Reinhard
Pharmazeutische Biologie

Pharmazeutische Biologie

Die biologischen Grundlagen für Studium und Praxis

Von Ernst Reinhard, Tübingen

Bearbeitet von
Ernst Reinhard, Tübingen
Theodor Dingermann, Frankfurt/M.
Wolfgang Kreis, Erlangen
Horst Rimpler, Freiburg

6., neu bearbeitete und erweiterte Auflage

Mit 491 Abbildungen, davon 27 vierfarbig, und 109 Tabellen

WVG

Wissenschaftliche Verlagsgesellschaft mbH Stuttgart 2001

Adressen der Autoren

Prof. Dr. Ernst Reinhard
Pharmazeutisches Institut
der Universität Tübingen
Auf der Morgenstelle 8
72076 Tübingen

Prof. Dr. Theo Dingermann
Institut für Pharmazeutische Biologie
der Universität Frankfurt
Marie-Curie-Straße 9
60439 Frankfurt a. M.

Prof. Dr. Wolfgang Kreis
Institut für Botanik und Pharmazeutische Biologie
der Universität Erlangen
Staudtstraße 5
91058 Erlangen

Prof. Dr. Horst Rimpler
Institut für Pharmazeutische Biologie
der Universität Freiburg
Schänzlestraße 1
79104 Freiburg i. Br.

Die Deutsche Bibliothek – CIP Einheitsaufnahme

Pharmazeutische Biologie : die biologischen Grundlagen für Studium und Praxis / Reinhard … -
6. Aufl.. - Stuttgart : Wiss. Verl.-Ges., 2001
ISBN 3-8047-1785-3

Birkenwaldstr. 44, 70191 Stuttgart
Printed in Germany
Druck und Bindung: Universitätsdruckerei H. Stürtz AG, Würzburg
Einbandgestaltung: Atelier Schäfer, Esslingen

Vorwort

Für die 6. Auflage wurde das Lehrbuch gründlich überarbeitet. Aus heutiger Sicht überflüssige oder überholte Textstellen und Abbildungen wurden gestrichen. Wo immer notwendig wurden Text und Abbildungen aktualisiert. Neu gefasst wurden die Darstellungen der Photosynthese, der Endoxidation, des Generations- und Kernphasenwechsels, sowie einige Teile im Kapitel Viren. Zahlreiche neue Abbildungen machen alte und neue Textstellen anschaulicher.

Besonders gründlich wurde das Kapitel Samenpflanzen überarbeitet und durch die Aufnahme von Beschreibungen der Klassen, Unterklassen, Überordnungen und Ordnungen erheblich erweitert. In den letzten zwei Jahrzehnten ist eine große Zahl neuartiger systematisch relevanter Daten, insbesondere von DNA-Sequenzen mehrere Gene aus unterschiedlichen Kompartimenten, erarbeitet worden. Gleichzeitig wurden neue, strikt phylogenetisch orientierte Methoden entwickelt, mit denen diese neuen Daten, aber auch die mit klassischen morphologisch-anatomischen oder chemischen Methoden gefundenen Merkmale analysiert werden können. Das hat zu einem enormen Aufschwung der Forschung auf diesem Gebiet und zu neuen Einsichten in die phylogenetischen Verwandtschaftsverhältnisse vieler Organismengruppen, darunter auch der Samenpflanzen, geführt. Auch wenn es noch eine ganze Reihe nicht gelöster Verwandtschaftsprobleme gibt, besitzen die auf diesen Arbeiten basierenden phylogenetischen Systeme schon jetzt eine vorher nie erreichte Aussagekraft, Konsistenz und Stabilität. Wir halten es daher für notwendig und angemessen, nun auch die Studenten mit dem derzeitigen Stand des Wissens auf diesem Gebiet vertraut zu machen.

Die Gliederung der Gymnospermae basiert auf den bis Mitte des Jahres 2000 publizierten Arbeiten. Die Gliederung der Angiospermae orientiert sich weitgehend an dem – auch über das Internet zugänglichen – System der Angiosperm Phylogeny Group (APG 1998). Nur in einem, durch neuere Ergebnisse gut begründeten Fall weicht die hier vorgestellte Gliederung von dem APG-System ab: Die Aufteilung der Scrophulariaceae im klassischen Sinne auf drei Familien wird bereits berücksichtigt.

Mit diesen Änderungen und Ergänzungen bemühen sich die Autoren des Lehrbuchs, den Stoff des 1. Ausbildungsabschnittes für das Fach Pharmazeutische Biologie abzudecken.

Wie in den vorhergehenden Auflagen, gehen die im Lehrbuch behandelten Themen allerdings an vielen Stellen über die Anforderungen des 1. Prüfungsabschnittes hinaus und schließen auch Wissensgebiete des 2. Prüfungsabschnittes ein.

Tübingen, Frankfurt/M., Erlangen, Freiburg,
im Frühjahr 2001 Die Verfasser

Inhaltsverzeichnis

Cytologie

Genetik

Viren

Bakterien

Pilze

Algen

Morphologie

Cytologie

1 Die Zelle als Elementareinheit des Lebens

Das Leben auf der Erde hat im Laufe der Evolution eine ungeheure Vielfalt und Mannigfaltigkeit von Organismen hervorgebracht. In Gestalt von Bakterien, Pilzen, niederen und höheren Pflanzen, den verschiedenartigsten Typen im Tierreich und schließlich im Menschen begegnet uns das Leben in den unterschiedlichsten Organisations- und Differenzierungsstufen, in einer überwältigenden Formenfülle. Diese Formenmannigfaltigkeit reicht vom einzelligen Organismus bis zu den hochdifferenzierten Organismen der Säugetiere. Schließlich bereichern noch einfachere Formen des Lebens, die Viren, diese Vielfalt.

Neben dieser Vielzahl der Formen steht eine Vielfalt der physiologischen Leistungen sowie der Anpassungen an unterschiedliche Lebensbedingungen.

Mit Ausnahme von Viren, Viroiden und Prionen, die ohnehin eine Sonderstellung einnehmen, sind **alle Lebewesen aus Zellen aufgebaut,** aus einer Zelle die Einzeller, z. B. Bakterien, aus vielen Zellen die Vielzeller.

1.1 Definition der Zelle

Die Zelle ist die kleinste, noch selbstständig lebensfähige morphologische Einheit, die mit allen Fähigkeiten des Lebens ausgestattet ist. Auch im vielzelligen Organismus sind die einzelnen Zellen relativ selbständig. Unter bestimmten Bedingungen können aus dem Verband herausgelöste Zellen in geeigneter Nährlösung lange weiterleben und sich vermehren.

Aus isolierten Zellen von Pflanzen, z. B. Mesophyllzellen, Wurzelparenchymzellen, Pollenkörnern und dergleichen können wieder ganze Pflanzen entstehen.

Dies bedeutet, dass jede einzelne Zelle eines vielfältig differenzierten Organismus über die genetische Information des gesamten Organismus verfügt. Zellen sind also (in der Regel) totipotent.

Aus der Zelle isolierte Organelle können in so genannten zellfreien Systemen nur noch Teilfunktionen der Zelle erfüllen.

1.2 Grundfunktionen der Zelle

Die Zelle steht mit ihrer Umgebung in einem stetigen Energie- und Stoffaustausch. Sie kann auf Änderungen ihrer Umgebung sinnvoll reagieren, d. h. sie ist reizbar. Schließlich vermag sie sich zu vermehren. Man kann die Zelle zwar in Partikel aufteilen, welche außerhalb der Zelle in so genannten zellfreien Systemen noch Teilfunktionen erfüllen können. Alle Funktionen, welche lebendiger Substanz zugeordnet sind, können jedoch nur innerhalb der elementaren Funktionseinheit Zelle erfüllt werden. **Stoffwechsel, Wachstum und Vermehrung sowie Mutation sind charakteristische Eigenschaften der lebenden Zelle.** Eine ausdifferenzierte Zelle einer höheren Pflanze lässt sich durch ihre **Fähigkeit zur Plasmolyse** als lebend erkennen.

Zellen können nur aus Zellen hervorgehen, entweder durch Teilung oder bei der Befruchtung durch Verschmelzung.

Die Zellen begegnen uns in den verschiedensten Differenzierungsformen. Bereits die einzelligen Lebewesen zeigen vielfältige, morphologische und physiologische Abwandlungen dieser Grundeinheit des Lebens. Noch mannigfacher abgewandelt ist die Zelle in den vielzelligen hochdifferenzierten Organismen. Hier begegnen uns Zellen als Leitelemente, als Nervenzellen, als Epidermen, als Drüsenzellen, als Assimilationszellen, als Blutzellen usw.

1.3 Zellgrößen

Zellen können die verschiedensten Formen und Größen besitzen. Dies entspricht ihren unterschiedlichen Funktionen. Die kleinsten Zellen finden sich bei Bakterien. Mikrokokken haben einen Durchmesser von etwa 0,2 mm = 200 nm. **Die Größe einer Tier- oder Pflanzenzelle liegt zwischen 10–200 µm.** Jedoch gibt es von diesen Durchschnittsgrößen sehr starke Abweichungen (Tab. 1.1, Abb. 1.1).

Verallgemeinernd lässt sich sagen, dass die Größe von Viren im unteren Nanometer-, die Bakterien im unteren Mikrometer- und die von Zellen höherer Pflanzen im oberen Mikrometer-Bereich liegt.

Tab. 1.1 Zellgrößen

Lein – Fasern	etwa 5 cm
Mark – Parenchymzelle	etwa 0,4 mm
Epidermiszelle	etwa 0,05 mm = 50 µm
Escherichia coli	etwa 0,003 mm = 3 µm

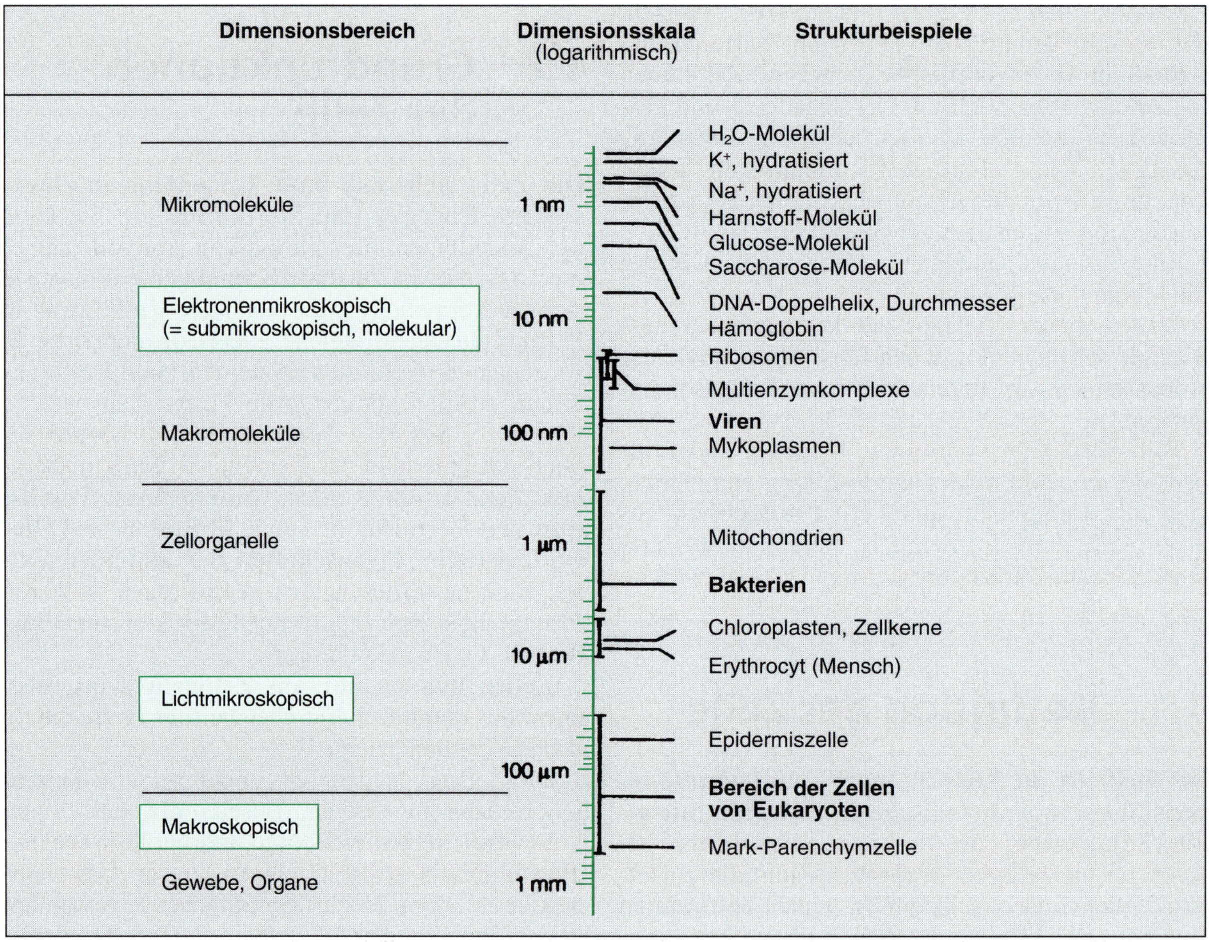

Abb. 1.1 Größenordnungen von Zellen und Molekülen

2 Gemeinsame Grundstrukturen der Zellen

Trotz der Vielfalt der Differenzierungen besitzen jedoch alle Zellen gemeinsame Grundstrukturen. Prinzipielle Unterschiede ergeben sich lediglich beim Vergleich der Zellen von *Prokaryoten und Eukaryoten.*

Eine Zelle ist vom Protoplasma erfüllt. Im **Protoplasma** von Eukaryoten lassen sich **Zellkern** und **Cytoplasma** unterscheiden. In der Regel besitzt eine Zelle einen Zellkern, ist **monoenergid.** Manche Zellen haben jedoch mehrere Zellkerne, sind **polyenergid**. **Kernlose Zellen,** wie **Zellen in Siebröhren,** haben nur eine sehr kurze Lebensdauer. Das *Cytoplasma* besteht aus einer hyalinen Grundsubstanz, dem **Hyaloplasma** (*Cytosol*) und den darin eingebetteten Zellorganellen und Einschlüssen.

Das *Protoplasma* (der Protoplast) ist immer von einer Hülle umgeben, die es nach außen begrenzt, der **Cytoplasmamembran.** Diese Cytoplasmamembran ist eine **Lipoproteidmembran,** die in ihren Grundstrukturen und in ihrem chemischen Aufbau bei den Zellen aller Lebewesen sehr weitgehende Übereinstimmungen zeigt. Bei pflanzlichen Zellen wird sie auch **Plasmalemma** genannt. Bei **tierischen Zellen** ist der Cytoplasmamembran eine sehr dünne Schicht von Glycolipiden, Glycoproteinen und Mucopolysacchariden vorgelagert. Diese Schicht, die Glycocalyx, trägt u. a. Antigenstrukturen und Hormonrezeptoren. Sie spielt eine wesentliche Rolle bei immunologischen Vorgängen, bei Wechselwirkungen zwischen Zellen und bei der Kommunikation der Zelle mit der Außenwelt. **Tierische Zellen besitzen jedoch keine den pflanzlichen Zellen vergleichbare Zellwand** (Tab. 2.1).

Bei den **Zellen höherer Pflanzen** wird der *Protoplast* von einer festen **Zellwand** umhüllt. Diese besteht in der Hauptsache aus **Cellulose** und ist bereits im Lichtmikroskop leicht sichtbar. Auch die Zellen der **Pilze** und **Bakterien** haben zusätzlich zur Plasmamembran eine mehr oder weniger feste **Zellwand.** Hauptbestandteil der Zellwand der **Pilze** ist das **Chitin** (*N-Acetylglucosamin,* polymerisiert). Die Zellwände der **Bakterien** sind sehr komplex zusammengesetzt und werden aus mehreren Grundsubstanzen aufgebaut. Für die Stützfunktion wesentlich ist hier die **Mureinschicht.**

Tab. 2.1 Beispiele für Unterschiede zwischen pflanzlichen und tierischen Zellen

	Tierische Zelle	Pflanzliche Zelle
Zellwand	–	+
Zentralvakuole	–	+
Plastiden	–	+
Streckungswachstum	–	+
Glycocalyx (Antigenstrukturen)	+	–
Golgi-Apparat	kompakt	dispers

Prokaryoten, also **Bakterien** (Eubakterien) und **Blaualgen** (Cyanobakterien), besitzen in ihren Zellen nur so genannte **Kernäquivalente**, Nukleoide. Diese bestehen aus **Desoxyribonukleinsäure** (DNA) und lassen sich im Mikroskop nach entsprechender Anfärbung als unregelmäßig geformte Strukturen erkennen. Demgegenüber haben alle übrigen Organismen, die **Eukaryoten,** in ihren Zellen in der Regel einen **Zellkern.** Dieser ist durch eine Membran, die **Kernhülle,** vom *Cytoplasma* abgetrennt und besteht aus **Kernplasma** (Karyoplasma), **Chromosomen** und **Nukleolen.** Es gibt jedoch auch kernlose Zellen.

Zur Aufklärung der Struktur der Zelle haben vor allem Lichtmikroskopie und Elektronenmikroskopie entscheidend beigetragen. Das Auflösungsvermögen des Lichtmikroskops ist durch die Wellenlänge des sichtbaren Lichtes begrenzt. Es liegt etwa bei 0,4 µm. Nur Strukturen, die größer als 0,4 µm sind, können im Lichtmikroskop wahrgenommen werden (Tab. 2.2). So bietet eine Zelle, etwa die **embryonale Zelle eines Eukaryoten im Lichtmikroskop** ein relativ einfaches Bild (Abb. 2.1). Bei *pflanzlichen Zellen* ist die **Zellwand** als mehr oder weniger dicke Schicht zu sehen. In manchen Fällen ist schon im Lichtmikroskop eine deutliche Schichtung zu erkennen. Die Zellwand ist stellenweise von **Tüpfeln** durchbrochen. Durch diese

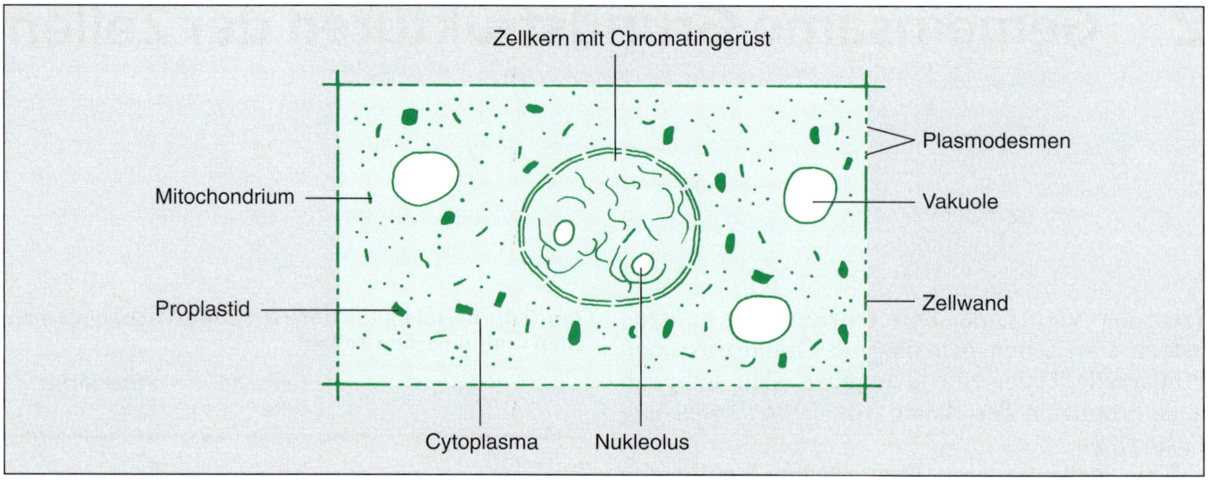

Abb. 2.1 Schema einer meristematischen Pflanzenzelle im Lichtmikroskop

Tab. 2.2 Größe von Zellbestandteilen

Lichtmikroskopie (Grenze des Auflösungsvermögens 0,4 µm = 400 nm)	
Chloroplasten	4,0–8,0 µm
Mitochondrien	0,5–0,8 µm = 500–800 nm
Elektronenmikroskopie (Grenze des Auflösungsvermögens 0,8 nm)	
Dictyosomen	0,2 µm = 200 nm
Ribosomen	10–15 nm
Elementarmembran	6–8 nm
Hämoglobin	6,4 nm
DNA-Helix	2,5 nm

Tüpfel verbinden Plasmakanäle, **Plasmodesmen,** die Protoplasten benachbarter Zellen. Es sind Bahnen des Stoffaustausches zwischen den Zellen. Alle Protoplasten einer Pflanze bilden über die Plasmodesmen eine Einheit, den **Symplasten.** Die Cytoplasmamembran pflanzlicher oder tierischer Zellen ist nicht sichtbar. Das **Cytoplasma** sieht man als durchsichtige, hyaline körnige Masse. Darin liegt der **Zellkern** (Nukleus, Karyon) als kugeliger oder elyptischer, formveränderlicher Körper. Bei entsprechender Färbung lässt sich im Zellkern ein feines Netzwerk, das **Chromatingerüst,** erkennen. Im Zellkern fallen noch durch ihre starke Lichtbrechung kugelige Körperchen, die **Nukleolen** oder Kernkörperchen, auf. An der Grenze des Auflösungsvermögens des Lichtmikroskops liegen die **Mitochondrien.** Nur mit sehr guten Mikroskopen und besonderen Techniken lassen sie sich als meist stäbchenförmige Gebilde wahrnehmen. In embryonalen pflanzlichen Zellen sind zusätzlich Proplastiden zu erkennen. In pflanzlichen und tierischen Zellen finden sich mehr oder weniger zahlreiche **Vakuolen** unterschiedlicher Größe. **Bei ausdifferenzierten pflanzlichen Zellen** (Abb. 2.2) nimmt eine große **Zentralvakuole** den größten Teil des Zellinnern ein. Das **Cytoplasma** bildet nur noch einen **dünnen wandständigen Belag.** Es lassen sich deutlich **Plastiden** nachweisen, je nach Funktion der Zelle **grüne Chloroplasten, farblose Leucoplasten** und **gelbe** oder **orangegefärbte Chromoplasten.** Schon im Lichtmikroskop ist zu sehen, daß der grüne Farbstoff der Chloroplasten, das Chlorophyll, nicht gleichmäßig in diesen verteilt, sondern in bestimmten Bereichen, den **Grana** angereichert ist. Daneben sind **tote Zelleinschlüsse,** z.B. **Stärkekörner, Oxalatkristalle** oder **Aleuronkörner** zu erkennen.

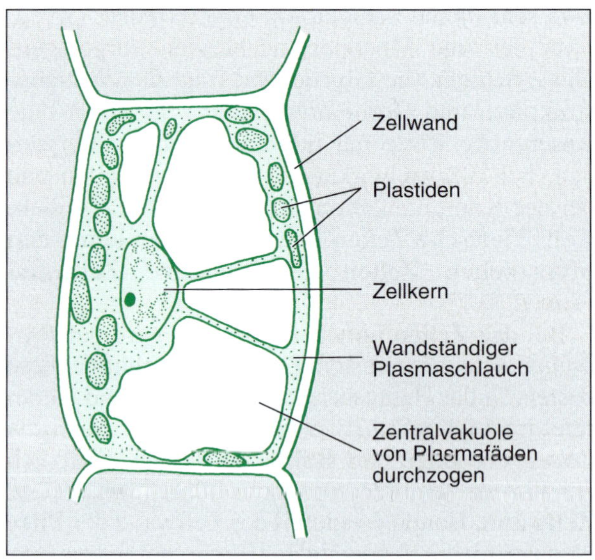

Abb. 2.2 Differenzierte Pflanzenzelle im Lichtmikroskop

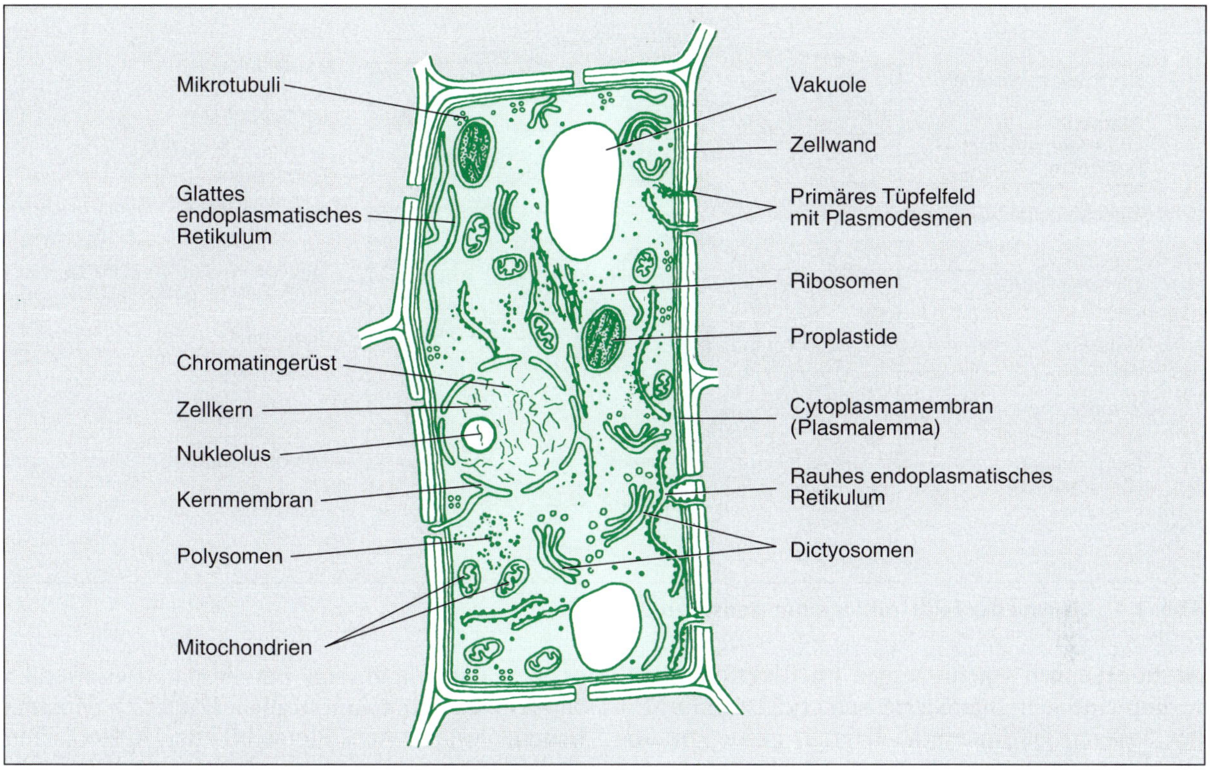

Abb. 2.3 Junge Pflanzenzelle im Elektronenmikroskop

Das **Elektronenmikroskop**, welches das Auflösungsvermögen des Lichtmikroskopes um etwa das 1000fache übertrifft, liefert ein wesentlich erweitertes Bild der Zelle (Tab. 2.2). Mit seiner Hilfe kann man erkennen, dass **zahlreiche Membransysteme** und Strukturen das im Lichtmikroskop so leer erscheinende Cytoplasma erfüllen und dieses in **viele voneinander getrennte Reaktionsräume (Kompartimente)** aufteilen (Abb. 2.3 und 2.4). Nun lässt sich die **Cytoplasmamembran** als **feine Doppellinie** um das *Cytoplasma* erkennen. Das *Cytoplasma* selbst wird vom Röhren-, Zisternen- und Bläschensystem des **Endoplasmatischen Retikulums** durchzogen. Dieses steht in unmittelbarem Zusammenhang mit der *Plasmamembran* sowie der *Kernmembran*. Die **Kernmembran ist eine Doppelmembran, die von Poren durchbrochen** ist. Sie ist ein Teil des Endoplasmatischen Retikulums.

Die Membranen des Endoplasmatischen Retikulums sind an der Außenseite teilweise dicht mit kleinen rundlichen Körnchen besetzt, die sich auch frei im Cytoplasma finden. Es sind die **Ribosomen,** resp. deren Untereinheiten. Der Teil des Endoplasmatischen Retikulums, der mit Ribosomen besetzt ist, erscheint im Elektronenmikroskop rau und körnig und wird deshalb als **raues Endoplasmatisches Retikulum** (Raues E.R.) bezeichnet. An die Membranen des so genannten **glatten Endoplasmatischen Retikulums** sind keine Ribosomen gebunden. **Das Membransystem des Endoplasmatischen Retikulums zieht sich durch die Plasmodesmen und ist so mit dem Membransystem der Nachbarzellen verbunden.**

Als Stapel übereinandergeschichteter, lang gezogener Hohlräume, so genannter Zisternen, erscheinen die **Dictyosomen.** Sie finden sich in mehr oder weniger großer Anzahl in der Zelle (Tab. 2.3). In ihrer Gesamtheit werden sie als **Golgi-Apparat** bezeichnet.

Besonders in den peripheren Bereichen des Cytoplasmas finden sich röhrenförmige Gebilde, die **Mikrotubuli**. Dies sind filamentöse Strukturen. Sie sind am Aufbau des **Cytoskeletts** beteiligt und regulieren u. a. Bewegungsvorgänge in der Zelle.

Die **Mitochondrien,** die im Lichtmikroskop gerade noch als stäbchen- oder kugelförmige Gebil-

Tab. 2.3 Zahl von Organellen pro Zelle (Eucyte)

Kern	1
Mitochondrien	500–200 000
Dictyosomen	20–mehrere Tausend
Ribosomen	etwa 10^6

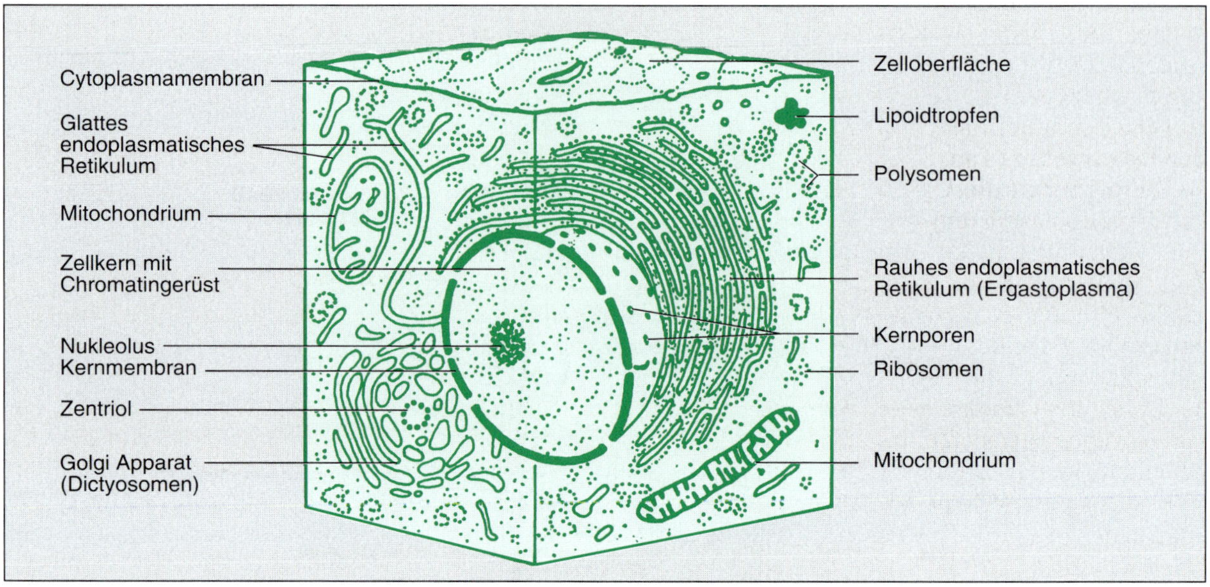

Abb. 2.4 Schema der Feinstruktur einer tierischen Zelle

de zu erkennen waren, zeigen im Elektronenmikroskop eine sehr charakteristische Feinstruktur. Einer äußeren Hüllmembran liegt in geringem Abstand eine innere an, die stark in den Innenraum des Mitochondriums, die so genannte *Matrix*, hinein gefaltet ist.

Eine ähnliche Feinstruktur zeigen die **Chloroplasten** der höheren Pflanzen. Auch hier wird der Innenraum – hier *Stroma* genannt – von einer Vielzahl von Lamellen, den **Thylakoiden**, durchzogen.

Die **Vakuolen** der pflanzlichen und tierischen Zelle werden von einer Biomembran vom Plasma abgegrenzt. Die **Biomembran**, die bei differenzierten pflanzlichen Zellen die große zentrale Zellsaftvakuole umgibt, wird **Tonoplast** genannt (Abb. 2.5).

Wesentlich einfacher ist die Zelle der Prokaryoten zusammengesetzt. Sie besitzt **keinen Zellkern,** sondern nur ein **Kernäquivalent, Nukleoid,** d.h. ein ringförmiges DNA-Molekül. Von den eben aufgezählten Zellorganellen der Eukaryoten-Zellen sind in der Prokaryoten-Zelle nur die **Ribosomen** vorhanden. Die **Funktionen anderer Zellorganellen der Eukaryoten-Zelle werden bei den Prokaryoten von der Cytoplasmamembran übernommen.** Beispielsweise sind zahlreiche Enzyme des Energiestoffwechsels, die bei Eukaryoten an Mitochondrien gebunden sind, bei Prokaryoten in der Cytoplasmamembran lokalisiert. Bei manchen Bakterien lassen sich Einstülpungen der Cytoplasmamembran in das Cytoplasma beobachten, die **Mesosomen**. Inwieweit diesen eine besondere Funktion zukommt, ist bis heute nicht eindeutig geklärt. Nach neueren Untersuchungen könnte es sich dabei lediglich um Präparationsartefakte handeln. Bei photoautotrophen Bakterien enthalten lamellenartige Ausstülpungen der Cytoplasma-

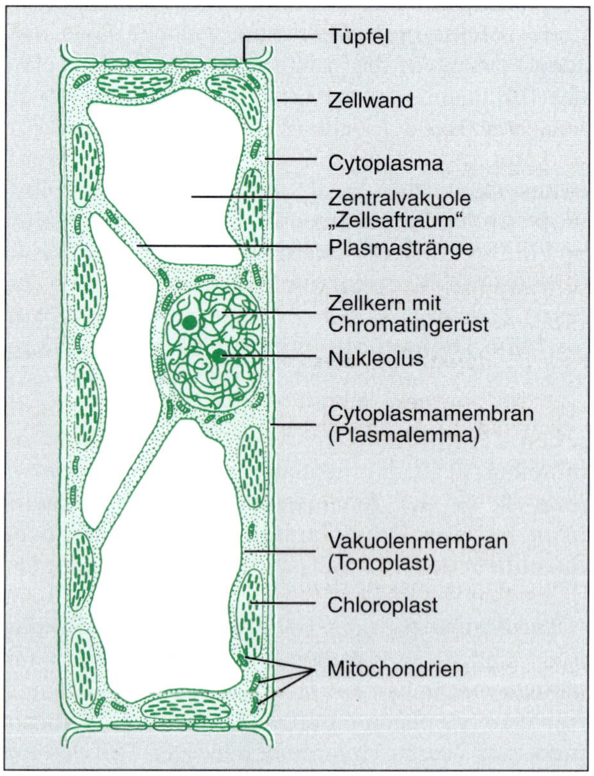

Abb. 2.5 Ausdifferenzierte Zelle aus dem Assimilationsparenchym einer höheren Pflanze im Elektronenmikroskop (nach Straßburger)

membran, die **Thylakoide,** die Photosynthesepigmente. Sie entsprechen funktionell den Thylakoiden der Chloroplasten höherer Pflanzen. **Zellen von Prokaryoten weisen also eine wesentlich geringere Kompartimentierung auf, als die Zellen der Eukaryoten** (Tab. 2.5). Sie besitzen als **einzige Biomembran die Cytoplasmamembran**, welche ihr Cytoplasma umgibt.

Je weiter man in den Feinbau der Strukturen der Zelle eindringt, desto mehr zeigt sich die grundsätzliche Einheitlichkeit alles Lebenden. Dies wurde besonders eindrucksvoll, als man in den letzten Jahrzehnten über die Erforschung der Feinstruktur der Zelle hinaus in den makromolekularen Bereich vorzudringen vermochte. Im Feinbau der Zellkomponenten, in ihrem molekularen Aufbau, besteht eine weitgehende Übereinstimmung zwischen Organismen der verschiedensten Systemzugehörigkeit. Trotz der Bereicherung der Cytologie in den letzten beiden Jahrzehnten durch das Elektronenmikroskop wären die Kenntnisse der Zelle ohne entsprechende chemische, biochemische und biophysikalische Arbeiten doch sehr unvollkommen. Nach Veraschung der Zellen lässt sich der Gehalt an Mineralstoffen, an anorganischen Ionen analysieren. Nach entsprechender Extraktion ist es möglich, durch vielfältige Aufarbeitungsgänge und Nachweisverfahren eine Übersicht über den Bestand der Zelle an organischen Molekülen zu gewinnen. Durch Homogenisierung von Zellen und Fraktionisierung des Homogenisates in der Ultrazentrifuge gelingt es, den größten Teil der Zellorganellen zu isolieren sowie ihren chemischen Bau und ihre Enzymausstattung zu bestimmen. So können Kenntnisse über die Funktion der einzelnen Zellbestandteile sowie über die Verteilung der ein-

Tab. 2.4 Lokalisierung wichtiger Enzyme und Stoffwechselvorgänge in der Zelle

Zellkern	**Chloroplasten**
DNA-Polymerasen Reduplikation der DNA *RNA-Polymerasen* Transkription der DNA unter Bildung von mRNA, tRNA und rRNA	Lichtphosphorylierung (ATP-Synthese) Elektronentransport Reduktion von Kohlendioxid Reduktion von Nitrit zu NH_4^+ Reduktion von Sulfat Synthese von Aminosäuren Synthese von Fettsäuren
Mitochondrien	**Dictyosomen**
Enzyme des Citratzyklus Atmungskette (Elektronentransport) Oxidative Phosphorylierung (ATP-Synthese) Fettsäureabbau *Leitenzyme:* Glutamatdehydrogenase Cytochromoxidase	Bildung der Plasmamembran und sekretorischer Vesikel *Leitenzym:* Galactosyltransferase
	Glattes endoplasmatisches Retikulum
Raues Endoplasmatisches Retikulum	Lipidsynthese Steroidsynthese Hydroxylierungen Biotransformationen *Leitenzym:* Glucose-6-Phosphatase
Proteinbiosynthese (Ribosomen!) Verteilung von Stoffwechselprodukten	
Ribosomen	**Mikrotubuli**
Proteinbiosynthese (Translation)	Cytoskelett Steuerung von Bewegungsvorgängen Spindelfasern
Lysosomen	**Cytosol**
Hydrolytische Enzyme (Hydrolasen)	Glykolyse Pentosephosphatzyklus Fettsäuresynthese Mononukleotid-Synthese Aminoacyl-t-RNA-Synthetase
Plasmamembran	**Glyoxysomen**
Energieverbrauchende Transportsysteme, ATPasen, Permeasen	Umwandlung von Reservefetten in Kohlenhydrate (u. a.)

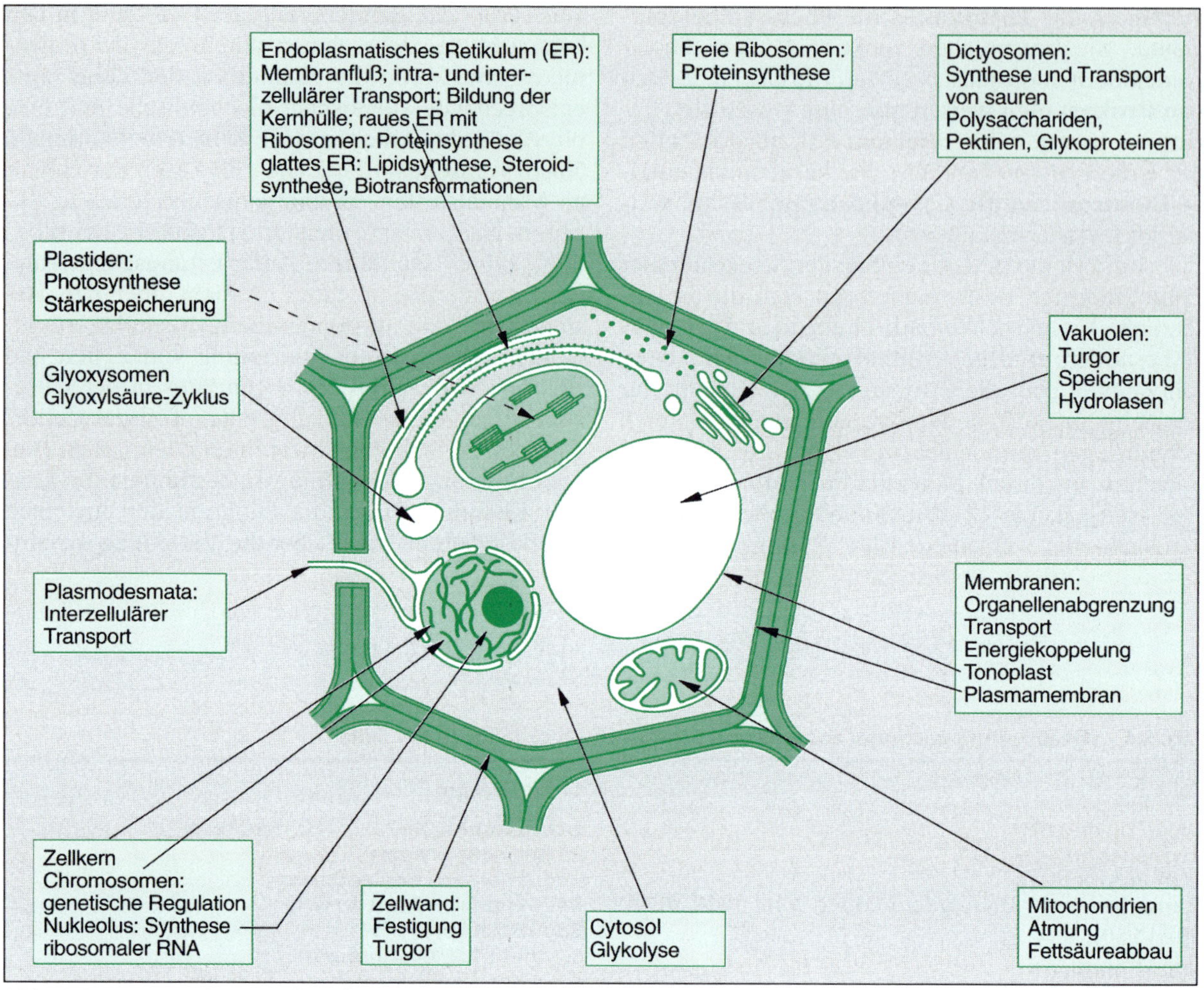

Abb. 2.6 Kompartimente der Pflanzenzelle und ihre wichtigsten Funktionen. (nach U. Lüttge, M. Kluge, G. Bauer, Botanik, Verlag Chemie, Weinheim 1988/89)

Tab. 2.5 Vergleich von Prokaryoten- und Eukaryotenzelle

	Procyte	Eucyte
Größenbereich	0,3–2,5 µm	10–200 µm
Zellkern	–	+
Organisation des Genoms	Ein zirkuläres DNA-Molekül	Mehrere lineare Moleküle in Chromosomen
Introns in Genen	–	+
Histone	–	+
Ribosomen	70 S	80 S
Kompartimentierung	Gering	Hoch entwickelt
Cytoplasmamembran	+	+
Mitochondrien	–	+
Plastiden	–	+
Mikrotubuli	–	+
Peptidoglykan als Wandsubstanz	+	–

zelnen Moleküle in der Zelle gewonnen werden (Abb. 2.6). Dabei ergab sich, dass die verschiedenen **Zellorganellen** nicht nur durch eine charakteristische Form, sondern auch durch eine **spezifische Enzymausstattung** gekennzeichnet sind. Diese Enzymausstattung, vor allem die für die Funktion der Organellen wichtigen Enzyme, die so genannten Leitenzyme (Marker-Enzyme), geben Aufschluss über die Funktion der verschiedenen Zellorganellen (Tab. 2.5). Der allgemeinen Übereinstimmung der Zellstruktur entspricht eine relative Einheitlichkeit grundsätzlicher Zellfunktionen. Viele Vorgänge des Stoffwechsels und der Energiegewinnung laufen in allen lebendigen Systemen recht ähnlich ab. Alle Organismen, die bisher untersucht wurden, arbeiten z.B. mit ähnlichen Enzymen des Glucoseabbaues, des Fettsäurestoffwechsels, der Zellatmung oder der Photosynthese.

Zusammenfassung

Die Zelle ist die kleinste noch selbstständig lebensfähige morphologische Einheit. Sie zeigt alle Eigenschaften des Lebens. Sie steht mit ihrer Umgebung in einem ständigen Stoff- und Informationsaustausch, sie kann sich teilen und dadurch vermehren. Grundsätzlich zu unterscheiden sind die Zellen der Prokaryoten (Procyte) und die Zellen der Eukaryoten (Eucyte). Zellen enthalten das Protoplasma und werden von einer Membran (Plasmamembran, Cytoplasmamembran) umgeben. Im Protoplasma der Eucyten sind Cytoplasma und Zellkern zu unterscheiden. Ein Procyte besitzt an Stelle eines Zellkerns nur ein Kernäquivalent.

Zellorganellen. Das Cytoplasma besteht aus dem Grundplasma oder Cytosol (Hyaloplasma) und darin eingebetteten Zellorganellen und Einschlüssen. Die wichtigsten Zellorganellen der Eukaryoten sind Mitochondrien, Dictyosomen, Endoplasmatisches Retikulum, Ribosomen, Mikrotubuli und bei Pflanzen zusätzlich Plastiden.

Bei Prokaryoten sind von diesen Zellorganellen nur die Ribosomen vorhanden.

Kompartimentierung. Durch die Membransysteme der Zellorganellen wird die Zelle der Eukaryoten in zahlreiche Reaktionsräume (Kompartimente) gegliedert. Die Zelle der Prokaryoten ist nur geringfügig kompartimentiert. Sie besitzt als einziges Membransystem die Cytoplasmamembran, die in manchen Fällen knäuel- oder lamellenartige Ausstülpungen erkennen lässt, denen spezielle Funktionen zukommen.

Zellwände. Die Zellen von Bakterien sind von einer festen, komplex zusammengesetzten Zellwand umgeben. Für die Stützfunktion wesentlich ist die Mureinschicht.

Zellen höherer Pflanzen besitzen eine Zellwand, deren Hauptbestandteil in der Regel Cellulose ist. Der Hauptbestandteil der Zellwand von Pilzen ist Chitin. Tierische Zellen besitzen keine starre Zellwand.

Die Funktion der Zellorganellen wird durch ihre Enzymausstattung und ihre Struktur bestimmt.

3 Die Zellwand Höherer Pflanzen

Alle pflanzlichen Zellen sind von einer Zellwand umgeben. **Sie verleiht der Zelle die äußere Form und gibt ihr die notwendige mechanische Festigkeit.** Die Zellwände Höherer Pflanzen lassen sich in **vier Schichten, Mittellamelle, Primärwand, Sekundärwand** und **Tertiärwand** unterteilen.

3.1 Bildung einer neuen Zellwand

Der **Aufbau einer neuen Wand** erfolgt durch den **Phragmoplasten.** Dies ist ein Plasmakörper in der Äquatorialebene einer Zelle, die sich im Endstadium der Kernteilung befindet. Im Phragmoplasten finden sich zahlreiche, parallel gerichtete Mikrotubuli. In der Umgebung des Phragmoplasten sind zahlreiche Dictyosomen zu beobachten. Von diesen werden mit **Protopektinen** gefüllte Vakuolen, die **Golgi-Vesikel** abgeschieden. In der Telophase wird die Bildung einer neuen Zellwand erkennbar. Kleine, färbbare, halbflüssige, zunächst nicht zusammenhängende **Golgi-Vesikel** lassen sich in der Äquatorialebene der Zelle nachweisen. Diese fließen schließlich zusammen. Der **Inhalt** der Golgi-Vesikel bildet die **Zellplatte**. Diese besteht aus Pektin. **Die Membranen** der Golgi-Vesikel fließen zur **Plasmamembran** beiderseits der Zellplatte zusammen. Die Zellplatte bildet die erste Trennungsschicht zwischen den beiden Tochterzellen. Sie wird von Kanälen des Endoplasmatischen Retikulums durchzogen. Diese bilden in der fertigen Zellwand die **Plasmodesmen**, die mehr oder weniger deutlich im Lichtmikroskop als **Tüpfel** sichtbar sind (Abb. 3.1). Noch während des Wachstums der Zellplatte wird von beiden Tochterzellen weiteres Zellwandmaterial auf sie aufgelagert. Es entstehen so beidseitig der Zellplatte die Primärwände. Sie schließen die Zellplatte zwischen sich ein. Diese wird im weiteren Verlauf der Zellwandbildung zur **Mittellamelle.**

Eine besondere Rolle bei der Bildung der Zellplatte spielen **Mikrotubuli,** die in einem Doppelring an jeder Seite der Teilungsebene angeordnet sind. Sie leiten die Golgi-Vesikel nach innen, bis diese die Teilungsebene erreichen. Dort fusionieren diese miteinander, bilden so die Zellplatte, sowie zu beiden Seiten davon die Cytoplasmamembran. Der Ring aus Mikrotubuli bewegt sich kreisförmig nach außen, während die Golgi-Vesikel weiterhin Vorstufen zur wachsenden Zellplatte hinzufügen. Schließlich fusioniert die Zellplatte mit der Zellwand der Mutterzelle und trennt damit die zwei durch die Zellteilung entstandenen Tochterzellen.

Die Dictyosomen bilden und sezernieren auch die Polysaccharide der Grundsubstanz der pflanzlichen Zellwand, Primär- und Sekundärwand, liefern also Hemicellulosen und Pektine.

Die in diese Grundsubstanz eingebauten **Cellulosefibrillen** werden jedoch **nicht vom Golgi-Apparat geliefert.** Cellulose wird von einem Enzymkomplex, der **Cellulose-Synthetase** synthetisiert. Dieser Enzymkomplex ist an die Plasmamembran der Zelle gebunden. Zuckernukleotide aus dem Cytosol, hauptsächlich UTP-Glucose, werden durch die Plasmamembran nach außen transportiert und durch die Cellulose-Synthetase an der Außenfläche der Plasmamembran zu Cellulose verknüpft. Neu gebildete Celluloseketten lagern sich sofort zu Mikrofibrillen zusammen und bilden so eine Schicht auf der Plasmamembran. Da die Celluloseschichten an der Außenseite der Plasmamembran gebildet werden, wird jede neue Wandlamelle unter der vorherigen abgeschieden. Die sekundäre Zellwand besteht daher aus konzentrisch angeordneten Lamellen. Diese schichtweise Verdickung der Celluloseschichten wird als **Appositionswachstum** bezeichnet. Die Schichtung der pflanzlichen Sekundärwände ist im Lichtmikroskop zu erkennen (Abb. 3.2).

Die Zellwand wird von zahlreichen Poren, den Tüpfelkanälen durchzogen (Abb. 3.2). Durch diese Tüpfelkanäle ziehen sich das endoplasmatische Retikulum und andere Bestandteile des Protoplasmas hindurch und vernetzen so die Protoplasten

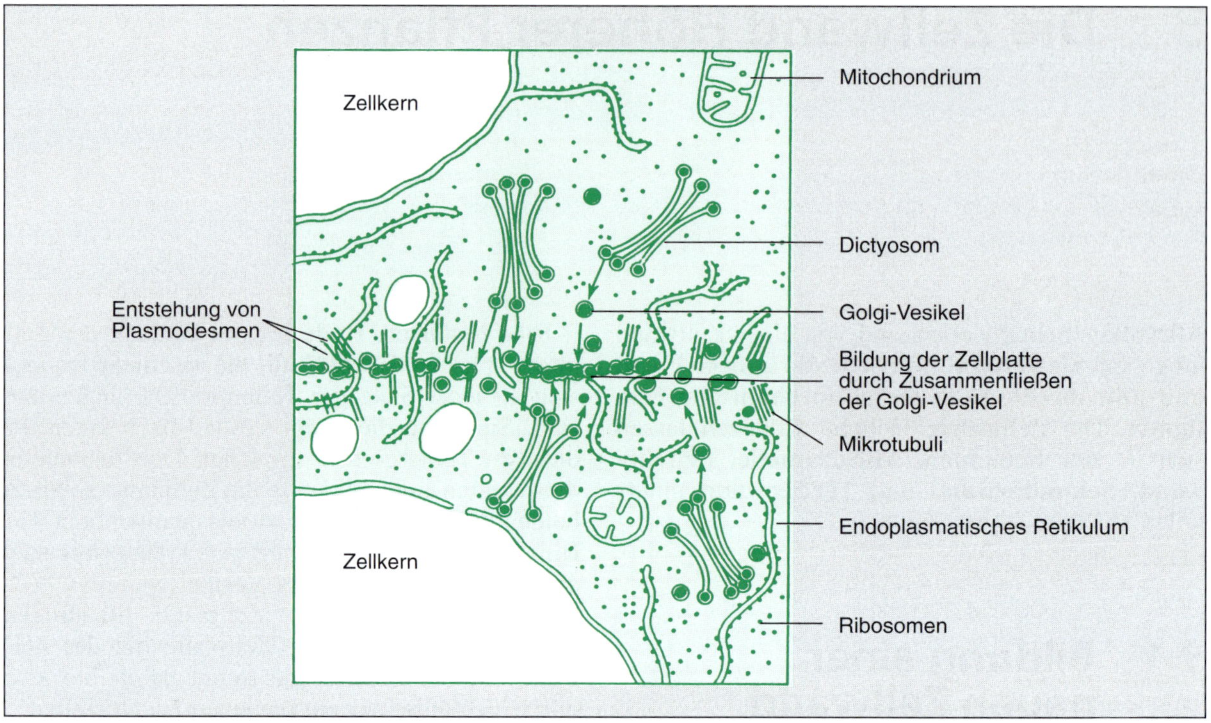

Abb. 3.1 Bildung der neuen Zellwand. Im Phragmoplasten bilden sich durch Zusammenfließen von Golgi-Vesikeln die Mittellamelle und die Cytoplasmamembranen der beiden neuen Zellen. Mikrotubuli sind ebenfalls beim Aufbau der Zellplatte beteiligt

benachbarter Zellen. Diese Plasmastränge, die Plasmodesmen, verbinden also die Protoplasten eines Gewebes zu einem gemeinsamen Protoplasten, dem **Symplasten.** Die Plasmodesmen bilden somit Transportwege für den Stofftransport zwischen den Zellen eines Gewebes.

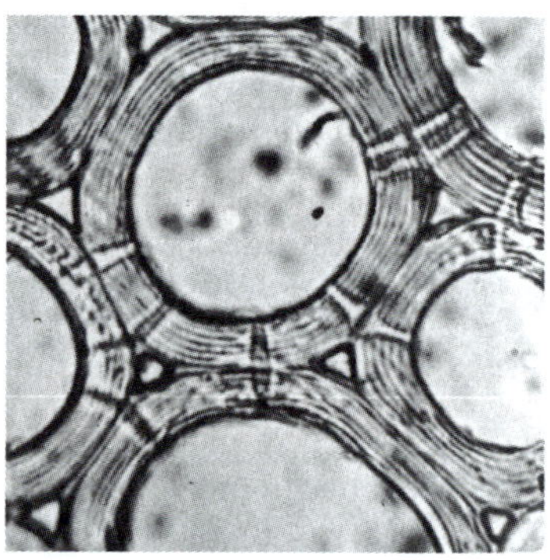

Abb. 3.2 Zellen mit verdickten Wänden, deren Schichtung deutlich zu erkennen ist (Sekundärwände). Die Wände sind von Tüpfeln durchbrochen. (Aus W. Nultsch, A. Grahle, Mikroskopisch botanisches Praktikum für Anfänger, Georg Thieme Verlag, Stuttgart 1968)

Auch Pflanzenviren, z.B. das Tabakmosaikvirus, können sich über die Plasmodesmen von Zelle zu Zelle ausbreiten.

Der pflanzlichen Zellwand kommen also Trenn- und Transportfunktionen zu. Die Transportfunktion der Zellwand äußert sich auch im extrazellulären Wasser- und Stofftransport. Diesem liegen Diffusionsvorgänge zugrunde. Er kann durch Ausbildung besonderer Wandstrukturen gelenkt und geregelt werden.

3.2 Schichtenbau der Zellwand

Die Zellplatte bildet in der fertigen Zellwand die **Mittellamelle** (Abb. 3.3). Diese hält die einzelnen Zellen eines Gewebes zusammen. Sie **besteht aus Pektinen** und erscheint im Elektronenmikroskop homogen. Auf die Mittellamelle lagern die beiden neu entstandenen Zellen beidseitig ihre Primärwand auf. Dies erfolgt bereits während des Wachstums der Zellplatte. **Die Primärwand bildet eine feine elastische, verformbare Haut.** Sie wird aus **Pektin und Hemicellulosen** aufgebaut, ist also chemisch ähnlich zusammengesetzt wie die Mittellamelle. In diese Grundsubstanz (Matrix) aus Pektin und Hemicellulosen sind miteinander verflochtene, submikroskopische Cellulosefibrillen als Gerüstsubstanz eingestreut (**Streutextur**). **Die Primärwand ist elastisch und dehnbar und kann sich der Größenzunahme beim Wachstum der Zelle anpassen.** Nach Erreichen der endgültigen Zellgröße verbinden Proteine die eingestreuten Cellulosefibrillen und stabilisieren so die Primärwand. Beteiligt an diesem Stabilisierungsprozess sind u. a. hydroxyprolinreiche Glykopeptide, so genannte Extensine. **Neben Polysacchariden enthält die fertig ausgebildete Primärwand also auch Polypeptide.**

Gegen Abschluss des Streckungswachstums der Zelle wird auf die Primärwand eine Verdickungsschicht abgelagert, die **Sekundärwand.** Diese ist die eigentliche **Festigungsschicht der Zellwand.** In der Sekundärwand herrschen die **Cellulosefibrillen** vor. Der Anteil der Grundsubstanz (Matrix) tritt zurück. Die Cellulosefibrillen sind hier parallel gelagert und verkleben und verwachsen streckenweise miteinander. Dies verleiht der Sekundärwand eine **Paralleltextur.** Die Fibrillen verlaufen meist schraubenförmig um das Zell-Lumen herum (Schraubentextur). Das wird vor allem in den Ring- und Schraubenverdickungen der Tracheiden und Gefäße deutlich. Die Sekundärwände pflanzlicher Zellen können, besonders bei Steinzellen oder Faserzellen, erhebliche Stärke erreichen. **Die Sekundärwand weist immer einen Schichtenbau auf.** Dieser äußert sich in einer mikroskopisch sichtbaren **Lamellenstruktur der Sekundärwand.** Besonders deutlich ist dies bei Sklerenchymfasern zu erkennen. Die einzelnen Schichten werden nacheinander durch **Appositionswachstum** aufgelagert. Die Strichrichtung der Fibrillen der verschiedenen Lamellen verkreuzt sich meist. Hierdurch wird die Sekundärwand zusätzlich verfestigt. In der Sekundärwand lagern sich kettenförmig verknüpfte Cellulosemoleküle zu einem Mizellarstrang (Elementarfibrille) zusammen. In manchen Abschnitten des Mizellarstranges sind die Cellulosemoleküle so geordnet, daß sich die Struktur eines Kristallgitters ergibt. Diese Bereiche werden als Mizellen bezeichnet. Sie wechseln mit weniger geordneten Abschnitten der Mizellarstränge ab.

Mehrere Mizellarstränge lagern sich zu einer Mikrofibrille zusammen. Die Zwischenräume zwischen den Mikrofibrillen sind die Intermizellarräume. Sie sind für Wasser und kleinere Moleküle zugänglich. Die Mikrofibrillen können sich zu Makrofibrillen zusammenlagern. Die Art der Anordnung der Mikrofibrillen in einer Ebene wird als Textur bezeichnet.

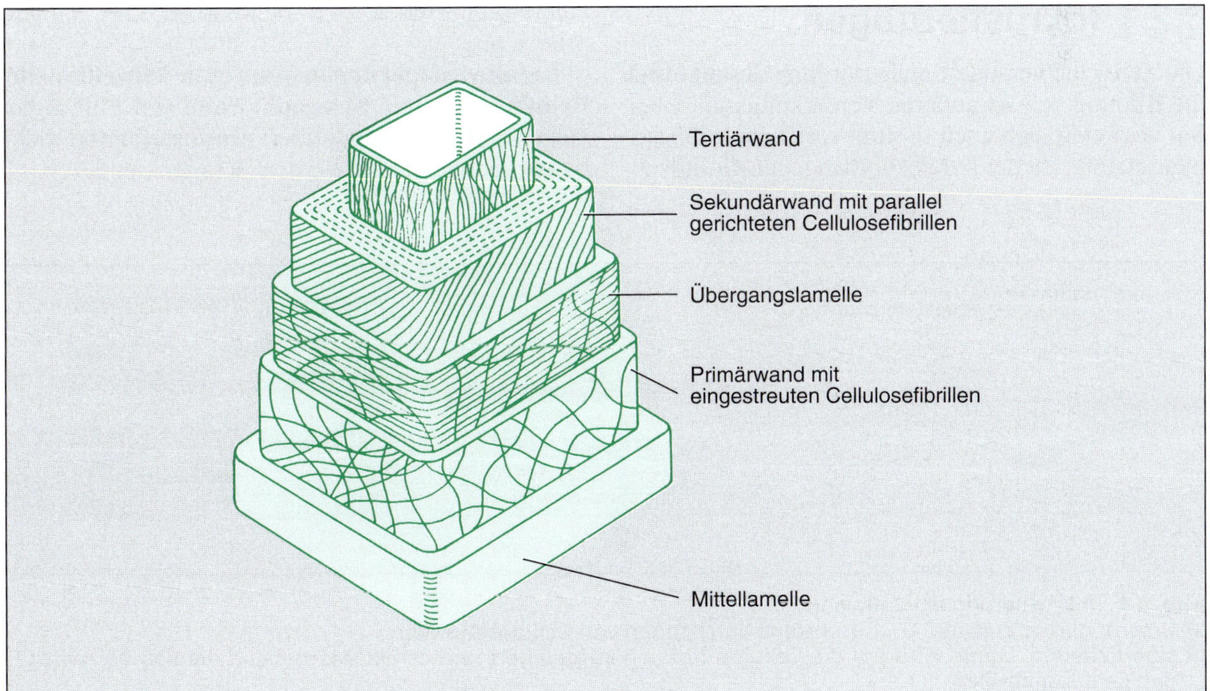

Abb. 3.3 Schema des Schichtenbaus der pflanzlichen Zellwand (Nach Meier)

Durch den Aufbau aus Fibrillen ergibt sich in der Zellwand ein System feiner Kapillaren. In diesen Kapillaren können Wasser, Ionen und kleinere Moleküle aufgenommen und geleitet werden.

Der Sekundärwand ist schließlich eine innere, **sehr dünne Abschlusshaut,** die **Tertiärwand,** aufgelagert. Ähnlich der Primärwand besteht sie zum großen Teil aus Pektinen als Grundsubstanz. In diese sind wieder Fibrillen eingelagert. Im Gegensatz zur Primärwand sind die Fibrillen hier jedoch parallel geschichtet, weisen also wie in der Sekundärwand eine Paralleltextur auf. Möglicherweise ist die Tertiärwand die Bildungsschicht für die Lamellen der Sekundärwand.

Die Zellwand besteht also aus einer gelartigen Grundstruktur (Matrix), in die mehr oder weniger dicht Cellulosefibrillen eingelagert sind. **In der Zellwand der Pflanze finden sich also Pektine (Galakturonane, Glucomannane, Rhamnogalakturonane, Xylane), Cellulose und Polypeptide.**

In der lebenden Zelle ist die Zellwand durch Wasser stark gequollen. Sie erlaubt im Gegensatz zur Plasmamembran die freie Diffusion von Wasser und Ionen und ist für im Wasser gelöste Stoffe permeabel (freier Diffusionsraum).

Durch sekundäre Ein- und Auflagerungen, also Inkrustierungen und Adkrustierungen, werden Struktur und Eigenschaften der Zellwand stark verändert.

3.2.1 Inkrustierungen

Die Zellwand verändert nicht nur ihre Gestalt durch die Bildung von sekundären Verdickungsschichten. Sie verändert sich auch in ihrer stofflichen Zusammensetzung. Zu der bereits vorhandenen Grundsubstanz der Matrix und der Gerüstsubstanz der Cellulosefibrillen treten durch nachträgliche Einlagerung weitere Wandstoffe, so genannte **Inkrusten** hinzu. Erst durch solche Inkrustationen wird die Wand zu einem starren, festen Gehäuse (Abb. 3.4).

Der weitgehende Ersatz der Grundsubstanz (Matrix) der Zellwände durch Lignin verleiht den Zellwänden die Fähigkeit, starken mechanischen Belastungen zu widerstehen. Auf diese Weise werden Zellen stabilisiert, deren Form nach Absterben der Protoplasten nicht mehr durch den Turgordruck aufrechterhalten werden kann.

Verholzung

Die wichtigste Zellwandinkrustierung ist die **Verholzung** oder **Lignifizierung.** Bei der Differenzierung der pflanzlichen Gewebe verholzen einzelne Zellen, Zellgruppen oder ganze Zellverbände. Im allgemeinen stirbt die Zelle nach der Verholzung (Lignineinlagerung) der Zellwand ab. Von dieser Lignifizierung kann je nach Zell- und Gewebetyp die Mittellamelle und die Primärwand (manche Bastfasern) oder die Sekundärwand (z.B. Leitelemente des Xylems, Steinzellen) betroffen werden. In den Sekundärwänden erfolgt die Verholzung durch Umkleidung der Cellulosefibrillen mit Lignin. Bei der Verholzung der verschiedenen Schichten der Zellwand wird die Grundsubstanz der Matrix weitgehend durch Lignin ersetzt. Lignineinlagerungen finden sich bei Farnen und Samenpflanzen.

Lignineinlagerungen können in **Mittellamelle, Primärwand** und **Sekundärwand** mit Phloroglucin-HCl (Rotfärbung) oder Anilinsulfat (Gelbfärbung) nachgewiesen werden (Reagenzien DAB).

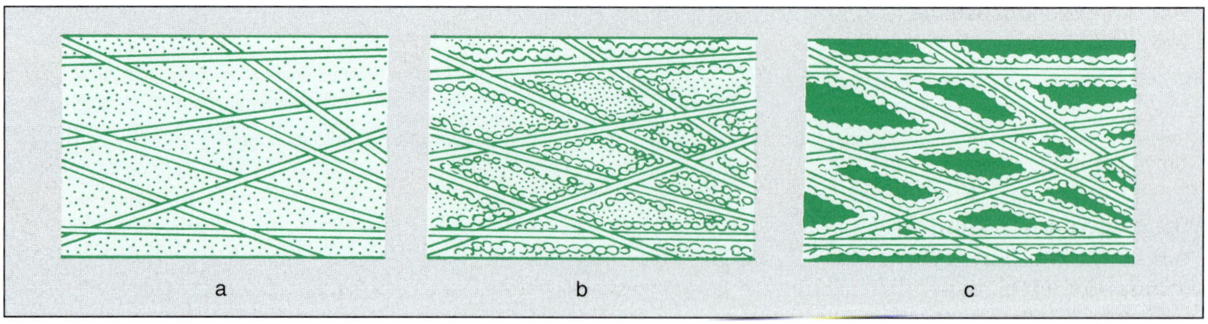

Abb. 3.4 Inkrustierung der Zellwand
a) Ursprünglicher Zustand, Grundsubstanz durchzogen von Cellulosefibrillen
b) Lignifizierung, Lignin wird auf die Cellulosefibrillen aufgelagert und erfüllt weitgehend die Räume zwischen den Cellulosefibrillen
c) Verkernung, Mineralisierung, die nach der Lignifizierung verbleibende Grundsubstanz wird durch Einlagerung von Mineralsalzen oder Gerbstoffen (Phlobaphenen) gänzlich verdrängt

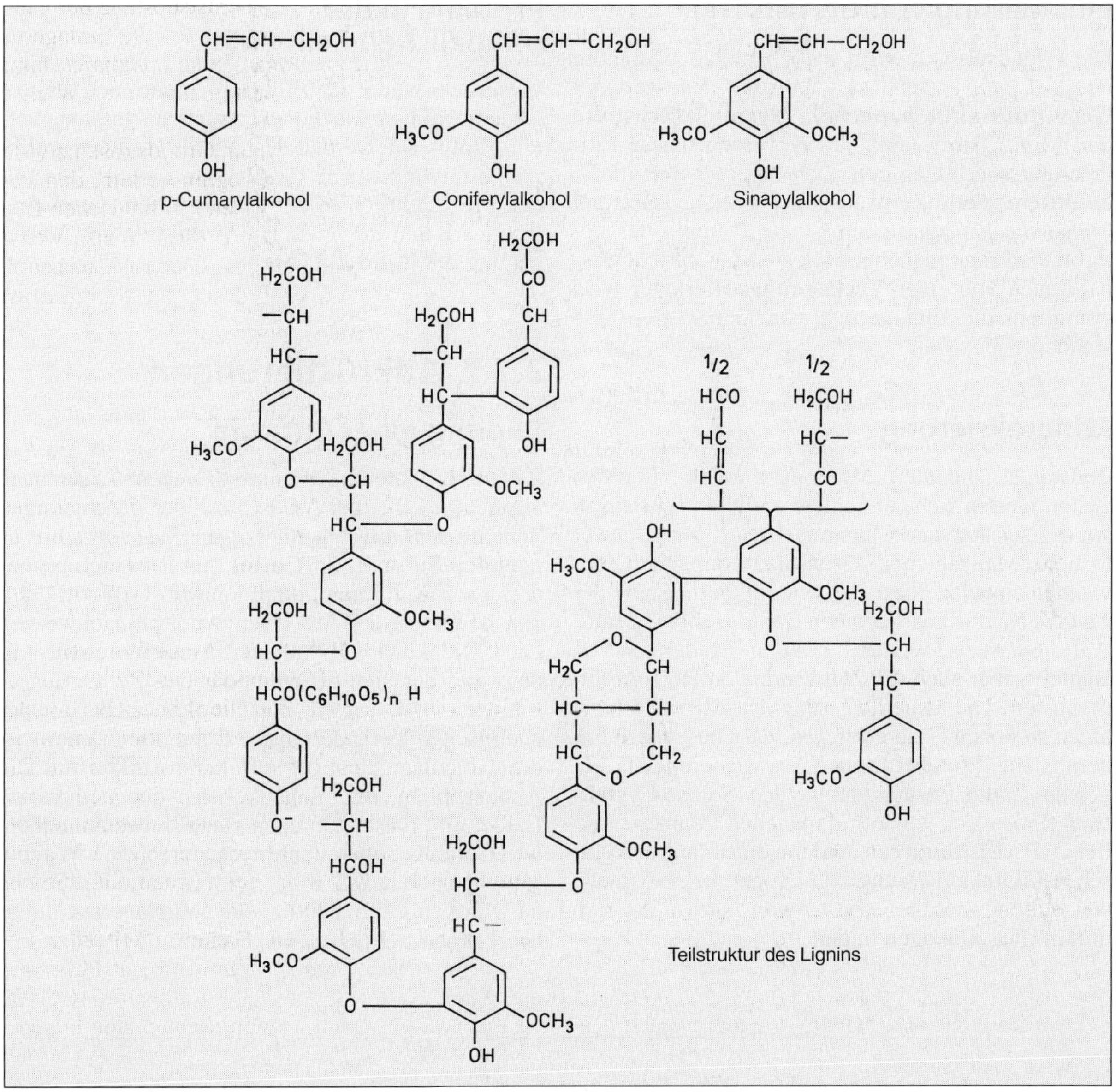

Abb. 3.5 Grundbausteine des Lignins (hier Coniferenlignin). Die Ligninmoleküle bilden komplexe dreidimensionale Gerüste

Man kennt drei chemisch verschiedene Formen von Ligninen, bei Liliatae, Magnoliophytina und Coniferophytina. **Vorstufen der Lignine sind Phenylpropane, Zimtsäurederivate, wie p-Cumarylalkohol, Sinapylalkohol und Coniferylalkohol, die sich vom Zimtalkohol und damit vom Phenylalanin ableiten** (Abb. 3.5). Sie werden im Cytoplasma gebildet und als Glykoside über Golgi-Vesikel aus der Zelle ausgeschieden. In der Zellwand werden die Glykoside durch eine β-Glucosidase gespalten. Die freigesetzten Alkohole werden enzymatisch unter Einwirkung einer Peroxidase zu Radikalen dehydriert und polymerisieren zum dreidimensionalen Lignin. Die Riesenmoleküle des Lignins durchwuchern das Gerüst der Cellulose-Mikrofibrillen. Die ursprüngliche Zellwandmatrix wird durch Lignin ersetzt. Lignin ist nach der Cellulose mengenmäßig die wichtigste organische Substanz in der Natur.

Lignine sind also Mischpolymerisate aus Phenylpropanderivaten, die in den Interfibrillärräumen der Zellwände polymerisiert werden. Die Ligninmoleküle sind mit den Polysacchariden der Zellwand kovalent verknüpft.

Einlagerung von Gerbstoffen

Die Grundsubstanz wird jedoch nicht vollständig durch Lignin ersetzt. Es können des weiteren **Gerbstoffe (Phlobaphene), Kernholzfarbstoffe** und Mineralstoffe eingelagert werden. Diese Einlagerungen erfolgen erst nach längerer Zeit in die ausdifferenzierte Zellwand. Ein typisches Beispiel für solche Einlagerungen ist die Bildung des gefärbten Kernes mancher Hölzer. Man spricht deshalb auch von einer **Verkernung.** Hierunter wird vor allem die Einlagerung von Gerbstoffen verstanden.

Mineralisierung

Zellwände enthalten Mineralstoffe. In alternden Zellen häufen sich oft schwer lösliche Substanzen wie Kieselsäure und Calciumsalze an. Auch schwer lösliche Mangan- und Eisensalze können in Zellwänden eingelagert werden. Sie füllen im Laufe der Zeit die Räume zwischen den Cellulosefibrillen aus. Auf diese Weise werden vor allem Epidermen von Blättern, aber auch die Zellwände von Hölzern mineralisiert. Die Mineralisierung der Zellwand kann einen so hohen Grad erreichen, dass besondere mineralisierte Protuberanzen (Auswucherungen) gegen das Zellinnere gebildet werden. Solche **Cystolithen** finden sich gehäuft in manchen Pflanzenfamilien, z. B. den Moraceen, und tragen zur mikroskopischen Charakterisierung von Drogen bei, beispielsweise die Cystolithen von *Canabis sativa,* die sich dort in Haarbildungen finden.

Proteine in der pflanzlichen Zellwand

In der Zellwand der Pflanzen finden sich Glykoproteine mit einem hohen Anteil an hydroxyliertem Prolin. Sie werden deshalb als Hydroxyprolinreiche Glykoproteine (HPRG) bezeichnet. Sie bilden offensichtlich in der Zellwand ein räumliches Netzwerk und tragen so zur Verkittung und Verfestigung der Zellwand bei.

3.2.2 Adkrustierungen

Bildung einer Cuticula

Zellen von äußeren Abschlussgeweben werden nach außen mit einer für Wasser schwer durchlässigen Schicht, der **Cuticula,** überzogen. Sie besteht aus lipophilen Substanzen **(Cutin)** und lässt sich besonders nach Anfärbung durch Fettfarbstoffe (z.B. Sudan-III-Glycerol DAB) mikroskopisch nachweisen. Die Cuticula wird als halbfeste Masse durch die Außenwand der sich differenzierenden Zellen ausgeschieden und erstarrt dort infolge nachträglicher chemischer Veränderungen. Bei Pollenkörnern ist die Cuticularschicht oft auffallend strukturiert. Die Außenschicht der Pollenkörner, die cutinisierte Exine, gibt diesen ein charakteristisches Aussehen. Die Cuticula selbst kann noch durch eine **Wachsschicht** nach außen abgegrenzt werden. Zahlreiche Blattdrogen lassen deutlich die aufgelagerte Cuticula erkennen, z. B. Uvae ursi Folium.

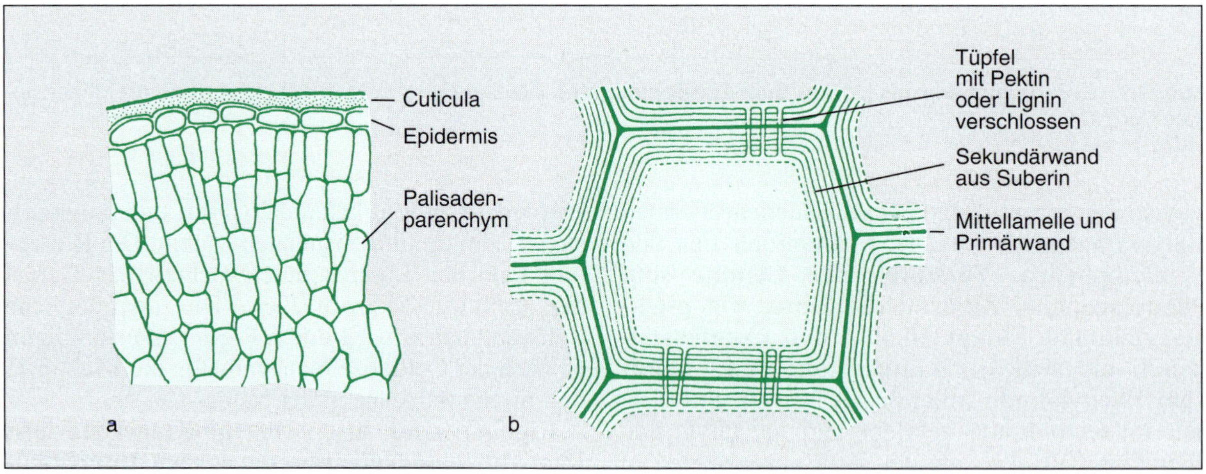

Abb. 3.6 Adkrustierungen (nach Sitte)
a) Cuticula bei Bärentraubenblättern
b) Feinbau einer verkorkten Zellwand

Verkorkung

Bei manchen Zellen ist der Zellwand auf der Innenseite eine Schicht aus einem lipophilen Wandstoff (**Suberin**) aufgelagert. Dies ist die Kork- oder Suberinlamelle. Diese **Suberinlamelle** findet sich beispielsweise in „Korkzellen“ des Periderms, in Zellen der Hypodermis oder Endodermis sowie in Exkretbehältern. Nach Bildung der Korklamelle stirbt die Zelle rasch ab. Die Korklamelle wird auf die Primärwand aufgelagert und bildet in verkorkten Zellen die Sekundärwand, die also in solchen Fällen aus Suberin besteht, dem keinerlei Gerüstsubstanz eingelagert ist. Nach elektronenmikroskopischen Befunden wechseln in der Suberinschicht Lamellen aus Suberin mit monomolekularen Lipidfilmen ab. Diese unterbinden, als extrem hydrophobe Zwischenschichten, sehr weitgehend den Wasserdurchtritt durch solche Zellwände (Abb. 3.6).

3.3 Die chemische Zusammensetzung der Zellwand

3.3.1 Gerüstsubstanzen

Die wichtigste pflanzliche Gerüstsubstanz ist die **Cellulose.** Dies ist eine hochpolymere Verbindung, die sich aus Glucosemolekülen zusammensetzt, die 1,4-β-glykosidisch miteinander zu langen, gestreckten Ketten verknüpft sind. Die Ketten- oder Fadenmoleküle der Cellulose kommen in der Natur nie frei vor, sondern stets in einem Kettengitterverband. Große Teile dieses Verbandes sind kristallin angeordnet (Mizellen). In den Sekundärwänden von Pflanzenfasern sind etwa 70% der Ketten kristallin geordnet und etwa 30% ungeordnet.

Die Cellulose kommt in allen Zellwänden von Höheren Pflanzen vor, ebenso in den Zellwänden der Grünalgen. Auch bei Rot- und Braunalgen ist sie verbreitet.

Die Zellwände von **Pilzen** enthalten entweder Cellulose oder Chitin als Gerüstsubstanz (Abb. 3.7).

3.3.2 Grundsubstanzen

Pektinstoffe

Der Grundbaustein der Pektine ist die **Galacturonsäure.** Diese ist durch α-1,4-glykosidische Bindungen zu hochpolymeren Ketten verbunden.

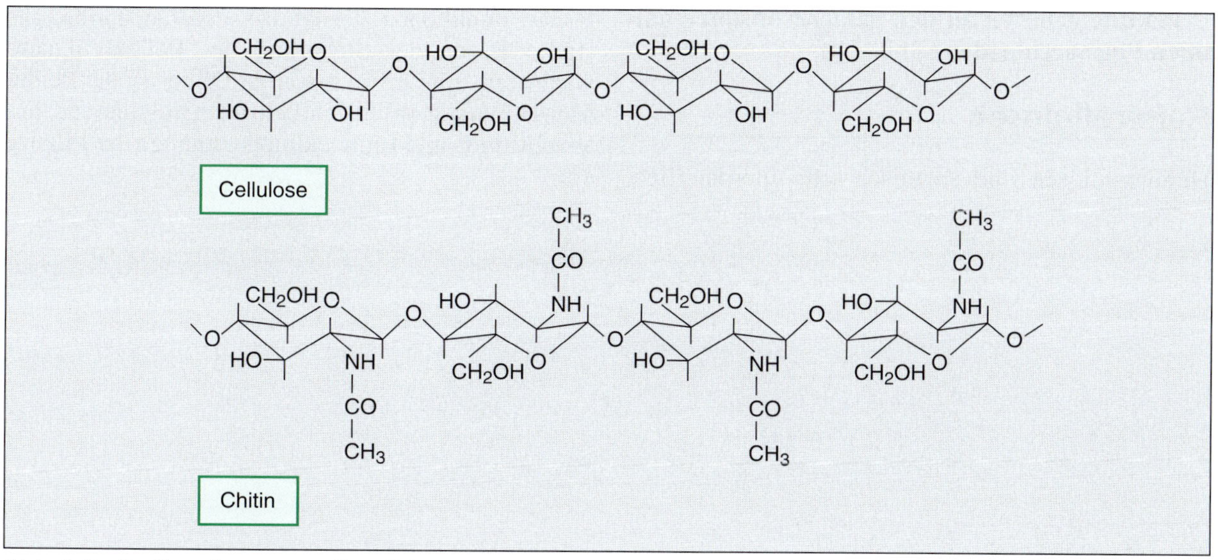

Abb. 3.7 Gerüstsubstanzen pflanzlicher Zellwände

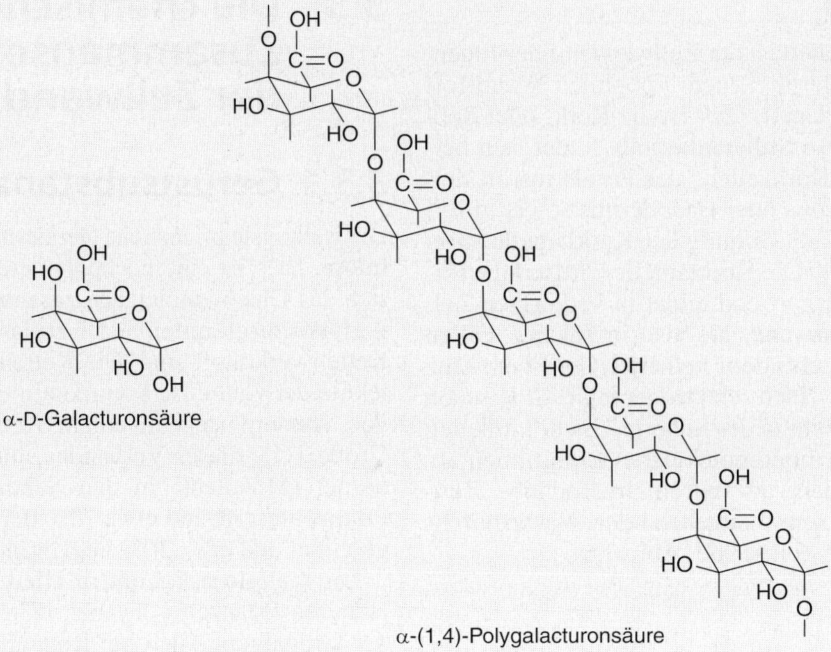

Abb. 3.8 Grundsubstanzen pflanzlicher Zellwände

Die α-1,4-Polygalacturonsäure ist die *Pektinsäure*, eine vielwertige Säure, mit zahlreichen Carboxylgruppen. Die Carboxylgruppen können mit Mg^{2+}- oder Ca^{2+}-Ionen leicht Salze bilden (Pektate). Pektinsäure ist eine sehr schwache Säure. In der Pflanze ist ein großer Teil der Carboxylgruppen mit Methylalkohol verestert. Solche *veresterten Pektinsäuren* werden als *Pektine* bezeichnet. Durch die zahlreichen hydrophilen Gruppen können Pektine starke Hydrathüllen ausbilden. Sie sind außerordentlich stark quellbar.

Pektine gehören zu den galacturonsäure-haltigen Polysacchariden (Abb. 3.8).

Hemicellulosen

Hemicellulosen sind chemisch sehr uneinheitlich. Bei der Hydrolyse können *Pentosen, z. B. Arabinose* und *Xylose, Hexosen* wie *Galactose* und *Mannose,* sowie *Galacturonsäure* oder *Glucuronsäure* auftreten.

Hemicellulosen dienen in der Pflanze, neben ihren Funktionen beim Aufbau der Zellwand, vielfach als *Reservesubstanzen.*

Die Polysaccharide der Matrix sind chemisch außerordentlich heterogen. Diese Heterogenität der chemischen Zusammensetzung ist offensichtlich die Voraussetzung für wichtige physiologische Funktionen der Matrix-Polysaccharide. Sie sind z. B. an der Steuerung des Pollenschlauchwachstums im Griffel beteiligt. Oligosaccharide der Matrix wirken offensichtlich auch regulierend auf Wachstums- und Entwicklungsvorgänge der Pflanze ein.

Zusammenfassung

Zellplatte. Die erste Trennwand zwischen zwei neu gebildeten Zellen ist die Zellplatte. Sie besteht aus Pektinen und wird durch Zusammenfließen von Golgi-Vesikeln gebildet. Auch Mikrotubuli sind am Aufbau der Zellplatte beteiligt. Die Zellplatte wird von Kanälen des Endoplasmatischen Retikulums durchzogen.

Zellwandschichten. Die Zellwand der höheren Pflanzen weist einen ausgesprochenen Schichtenbau auf. Die Mittellamelle, die aus der Zellplatte entsteht, besteht aus Pektinen. Die Grundsubstanz (Matrix) der Primärwand wird aus Pektin und Hemicellulosen aufgebaut. In diese Matrix aus Pektin und Hemicellulose sind Cellulosefibrillen eingestreut. Die Primärwand ist elastisch verformbar. Die Sekundärwand ist die eigentliche Festigungsschicht der pflanzlichen Zellwand. Sie besteht hauptsächlich aus Cellulosefibrillen. Diese sind parallel gelagert. Die Sekundärwand weist immer einen Schichtbau aus unterschiedlich gelagerten Schichten von Cellulosefibrillen auf. Dieser Schichtenaufbau erfolgt durch Appositionswachstum. Die Tertiärwand besteht wieder in der Hauptsache aus Pektinen, in die Cellulosefibrillen eingelagert sind.

In die Zellwand sind Inkrusten eingelagert, z. B. Lignin, Gerbstoffe (Phlobaphene) und Mineralsalze. Auflagerungen auf die Zellwand (Adkrusten) sind Cutin und Suberin.

Grund- und Gerüstsubstanzen. Pflanzliche Zellwände bestehen aus Grundsubstanzen und Gerüstsubstanzen. Wichtigste Gerüstsubstanz der Zelle höherer Pflanzen ist Cellulose (Grundbaustein β-D-Glucose). Grundsubstanzen sind Pektine (Grundbaustein Galacturonsäure) und Hemicellulosen.

Die Zellwände von Pilzen können Cellulose oder Chitin (Grundbaustein Acetylglucosamin) als Gerüstsubstanz ihrer Zellwände enthalten (Zellwände von Algen (s. Kap. 31.2)).

4 Die stoffliche Zusammensetzung der Zelle

Zum Aufbau der Zelle und zur Wahrnehmung ihrer vielfältigen Funktionen sind zahlreiche, sehr verschiedenartige chemische Verbindungen nötig. Doch lässt sich die Mannigfaltigkeit der einzelnen Verbindungen in der Hauptsache auf einige wenige Stoffklassen zurückführen (Tab. 4.1).

Makromoleküle wie **Proteine, Kohlenhydrate, Lipide** und **Nukleinsäuren** stellen den Hauptteil der organischen Verbindungen einer Zelle.

Solche Makromoleküle haben in allen Zellen die gleichen Funktionen. Die **Nukleinsäuren dienen der Speicherung und Übertragung der genetischen Information. Die meisten Proteine** der Zelle sind **Enzyme**, andere dienen jedoch auch als **Strukturelemente**. Proteine sind nach Struktur und Funktion die vielseitigsten Biomoleküle. Manchen Proteinen kommen auch **Speicherfunktionen** zu (Aleuron). Die **Polysaccharide** haben hauptsächlich zwei Funktionen. In Form von **Stärke, Glykogen** u. a. dienen sie als **Speicherformen** für energieliefernde Prozesse. Andere Polysaccharide, z. B. **Cellulose**, sind **Strukturelemente** pflanzlicher Zellwände. Auch **Lipide** üben zwei grundsätzliche Funktionen aus. Einige sind **strukturelle Hauptbestandteile aller Biomembranen**, andere dienen als **Energiespeicher** für energieliefernde Prozesse in der Zelle.

Tab. 4.1 Stoffliche Zusammensetzung einer Bakterienzelle

Stoffklasse	Prozentualer Anteil am Gesamtgewicht
Wasser	80
Trockenmasse	20
Trockenmasse:	
Ionen	1,3
Kleine organische Moleküle (Bausteine, Zwischenprodukte)	1,3
Proteine	10
Ribonukleinsäuren	3
Desoxyribonukleinsäure	0,4
Polysaccharide	2
Lipide	2

Makromoleküle verleihen Lösungen spezifische, so genannte kolloide Eigenschaften. Diese beruhen auf den Bindungen innerhalb der Makromoleküle und zwischen verschiedenen Makromolekülen. **Das Protoplasma ist eine solche kolloidale Lösung, ein Sol.**

Neben diesen Makromolekülen und ihren Grundbausteinen sind noch **anorganische Ionen** sowie **Wasser** an der stofflichen Zusammensetzung der Zelle beteiligt.

Neben diesen „primären" Bestandteilen der Zelle enthält vor allem die Pflanzenzelle zahlreiche **Sekundärstoffe,** wie Alkaloide, Cardenolide, Anthrachinone, Terpene u. dgl.

4.1 Am Aufbau der Zelle beteiligte Elemente

Von den rund 100 bekannten chemischen Elementen sind nur etwa 20 am Aufbau der lebenden Substanz beteiligt (Tab. 4.2). Vorwiegend handelt es sich um die leichteren Elemente des Periodensystems. Die sechs am häufigsten vorkommenden Elemente sind **Kohlenstoff, Wasserstoff, Stickstoff, Sauerstoff, Phosphor** und **Schwefel.** Sie werden vorwiegend für den **Aufbau der organischen Strukturen der Zellen** benötigt. Ihr Anteil an der lebenden Materie beläuft sich auf 96%, davon stellt Phosphor etwa 1% und Kohlenstoff 50%. Die Gesamtheit aller übrigen Elemente, die im Organismus zu finden sind, beträgt nur 4%.

Die Elemente **Natrium, Magnesium, Chlor, Kalium** und **Calcium** sind mit etwa 0,01% bis 1% am Aufbau der Zelle beteiligt. Diese liegen hauptsächlich in Form von Mineralsalzen vor, die in ihre **Ionen** dissoziiert sind. Die wichtigsten mineralischen **Kationen sind Na^+, K^+, Mg^{2+}, Ca^{2+}, die wichtigsten mineralischen Anionen Cl^-, SO_4^{2-}, CO_3^{2-}, NO_3^-, PO_4^{3-}**, wobei bei Pflanzen das Cl^--Ion am ehesten entbehrlich ist. Nährlösungen, auf denen Pflanzen kultiviert werden, brauchen das Cl^--Ion nicht zu enthalten.

Tab. 4.2 Am Aufbau der Zelle beteiligte Elemente

	Element	Wichtige Funktionen
Hauptbestandteile aller Zellen (mit 1–50% am Zellgewicht beteiligt)	Wasserstoff (H) Stickstoff (N) Sauerstoff (O) Phosphor (P) Schwefel (S)	Universelle Bausteine aller Zellen
Elemente, die in geringerer Menge in allen Zellen vorkommen (0,01–1%)	Natrium (Na)* Magnesium (Mg) Chlor (Cl)* Kalium (K) Calcium (Ca)	Beteiligung am Ablauf biophysikalischer Prozesse in der Zelle; Kofaktoren bei enzymatischen Reaktionen
Spurenelemente (<0,001%), nicht in allen Zellen vorkommend	Bor (B) Fluor (F) Silicium (Si) Vanadium (V) Mangan (Mn) Eisen (Fe) Cobalt (Co) Nickel (Ni) Kupfer (Cu) Zink (Zn) Molybdän (Mo) Iod (I)	Meist Kofaktoren bei enzymatischen Reaktionen

* Weniger bei Pflanzen, hauptsächlich bei tierischen Zellen

Am strukturellen Aufbau des Organismus ist nur Calcium in Form von Calciumphosphaten in den Knochen der Vertebraten in nennenswerter Menge beteiligt.

Weitere Elemente, die in der Zelle vorkommen, sind **Spurenelemente.** Zu ihnen gehören **Bor, Fluor, Silicium, Vanadium, Mangan, Eisen, Cobalt, Nickel, Kupfer, Zink, Molybdän** und **Iod.** Ihr Anteil an den Organismen beträgt im allgemeinen weniger als 0,001%. Fast alle diese Elemente sind in der Zelle als **Kofaktoren von Enzymen** wirksam. Beispielsweise spielen Eisen oder Kupfer für die Funktion der Atmungsenzyme eine wesentliche Rolle.

Eine **Ausnahme** bildet das **Silicium.** Es ist vorwiegend am Aufbau von Strukturen beteiligt, z. B. in den Schalen von Diatomeen (Kieselalgen) oder den verkieselten Stengeln von Schachtelhalmen und Gräsern.

4.2 Aufgaben von Ionen in der Zelle

Ionen sind für die Aufrechterhaltung fast aller Zellfunktionen von grundsätzlicher Bedeutung (Tab. 4.3). Von ihnen werden u. a. **Permeabilität, Kontraktilität** und **Reizvorgänge** beeinflusst. Magnesiumionen regulieren z. B. auch den Aggregatzustand der Ribosomen und erfüllen damit eine besondere Funktion bei der Proteinbiosynthese. Kationen wirken außerdem als Gegenionen zu negativ geladenen Makromolekülen, z. B. Proteinen, Nukleinsäuren, Phospholipiden. Beispielsweise kommt dem Zusammenspiel von Ca^{2+}-Ionen mit den in der Membran gebundenen negativ geladenen Phospholipiden eine wichtige Funktion bei der Regelung der Membranpermeabilität zu. Magnesium und Calcium sind auch als Kofaktoren von vielen Enzymen in der Zelle zu finden.

Darüber hinaus beeinflussen Ionen die Lösungseigenschaften vieler Zellbestandteile, die elektrische Ladung der Zelle und die Funktionen eines Großteils der Makromoleküle und Organellen einer Zelle.

In der Zelle wird ständig ein spezifisches Gleichgewicht der verschiedenen Ionen aufrechterhalten. Geringste Abweichungen im Ionengleichgewicht einer Zelle führen zu starken Störungen. Mangelerscheinungen und Mangelkrankheiten können die Folge von Störungen des Ionengleichgewichtes des Organismus sein.

Neben den bereits aufgezählten anorganischen Ionen der Zelle sind noch organische Elektrolyte für die Zelle von Bedeutung, z. B. organische Säuren, Aminosäuren, Peptide und Proteine.

In der pflanzlichen Zelle dienen Ionen einerseits zur Aufrechterhaltung und Regulation von Zellfunktionen (Tab. 4.3). Zum anderen sind sie wichtige Nährstoffe der Pflanzen. Die Pflanze vermag Elemente aus anorganischen Ionen in organische Substanzen einzubauen, zu „assimilieren“, z. B. Schwefel aus SO_4^{2-} oder Stickstoff aus NO_3^- (s. Kap. 16.12; 16.11). Das Defizit von Anionen, das bei diesen Prozessen entsteht, wird von der Pflanze durch Synthese organischer Säuren ausgeglichen, z. B. Oxalsäure, Äpfelsäure, Fumarsäure und Citronensäure. Neben ihrer allgemeinen Funktion als Substrate energieliefernder Prozesse dienen diese Anionen in der Pflanze auch zur Aufrechterhaltung des Ladungsgleichgewichtes in den Zellen.

K^+ ist für die pflanzliche Zelle wichtig, Na^+ dagegen kaum. In vielen Pflanzen ist Ca^{2+} mengenmäßig am stärksten vertreten. Cl^- wird von der Zelle nicht, höchstens in Spuren benötigt.

Alle Ionen in den Zellen sind hydratisiert. Die Dipole der Wassermoleküle gruppieren sich in mehr oder weniger geordneten Schalen um sie. Hierdurch verändern sich ihre Beweglichkeit und ihre Permeabilitätseigenschaften. Die Hydratation eines Ions ist seiner Ladung direkt und seinem Durchmesser umgekehrt proportional. Je stärker die Ladung, desto mehr Wassermoleküle sind an der Hydratationshülle beteiligt. Auch Proteine sind auf Grund ihrer Ladungen immer hydratisiert. Durch die Ausbildung von Hydrathüllen um Ionen liegt ein Teil des Zellwassers immer gebunden vor. Etwa 5% des Zellwassers sind so stark gebunden, dass sie als Lösungsraum nicht zur Verfügung stehen. Man unterscheidet deshalb zwischen freiem und gebundenem Wasser.

Ionen schwerer Elemente sind in der Zelle nur in geringen Konzentrationen vorhanden. Sie finden sich vor allem als Bestandteile prosthetischer Gruppen oder von Koenzymen, z. B. Fe^{2+} oder Co^{2+} in Enzymen von Elektronentransportketten, Zn^{2+} in verschiedenen hydrolytisch wirksamen Enzymen, sowie im Hormon Insulin.

4.3 Die Rolle des Wassers beim Aufbau und der Funktion der Zelle

Besonderer Erwähnung bedarf in diesem Zusammenhang das Wasser. Wasser hat im lebenden Organismus unter allen Verbindungen den **mengenmäßig höchsten Anteil** an der Zusammensetzung der Zellen. Der Wassergehalt (Hydratationsgrad) variiert je nach Organismus, ist aber immer recht hoch. Im Durchschnitt beträgt der Anteil des Wassers am menschlichen Organismus 63%. Bei Pilzen kann er 83%, bei Quallen 98% betragen. Er ist auch im gleichen Organismus in unterschiedlichen Geweben verschieden. Beispielsweise enthält die menschliche Lunge 70%, die Muskeln 83% Wasser. Der Wassergehalt verändert sich auch im Lau-

Tab. 4.3 Ionen und einige ihrer Funktionen in Zellen

Ion	Funktionen
NO_3^-, NH_4^+	Stickstoffquelle für organische Verbindungen
Na^+	Beteiligt bei Bildung von Aktionspotentialen und an aktiven Transportvorgängen
Mg^{2+}	Kofaktor vieler Enzyme, Zentralatom im Chlorophyll
PO_4^{3-}	Einbau in org. Verbindungen, z. B. Nukleinsäuren, Koenzyme, Phospholipide; Schlüsselrolle bei Energieübertragungsreaktionen
SO_4^{2-}	Schwefelquelle für org. Verbindungen, z. B. schwefelhaltige Aminosäuren
Cl^-	Osmoregulation, vor allem bei Tieren
K^+	Wirkung auf Pflanzenkolloide, Antagonist zu Ca^{2+}, beteiligt an der Osmoregulation bei Pflanzen
Ca^{2+}	Kofaktor in Enzymen, Bestandteil von Membranen, Regulation der Membranaktivität, Antagonist zu K^+, Knochensubstanz
I^-	Bestandteil des Thyroxins (Schilddrüsenhormon), reichlich in einigen Meeresalgen
BO_3^{3-}	Wichtig für manche Pflanzen, wahrscheinlich als Enzym-Kofaktor
SiO_4^{2-}	Einlagerung in Zellwände, Kieselskelett der Diatomeen, Strukturbestandteil
Mn^{2+}	Kofaktor vieler Enzyme
Fe^{2+}, Fe^{3+}	Kofaktor vieler Sauerstoff übertragender Enzyme und des Elektronentransports; Zentralatom des Blutfarbstoffs
Co^{2+}, Co^{3+}	Zentralatom des Cobalamins (Vitamin B_{12})
Ni^{2+}	Bestandteil der Urease
Cu^{2+}	Kofaktor vieler Sauerstoff übertragender Enzyme
Zn^{2+}	Kofaktor vieler Enzyme, besonders von Dehydrogenasen
MoO_4^{2-}	Kofaktor einiger Enzyme

fe der Entwicklung. Der zwei Monate alte menschliche Embryo enthält 94%, das Neugeborene 69% Wasser. Beim fertig ausgebildeten, vielzelligen Organismus kann der Wassergehalt sich nur noch geringfügig ändern. Ein Wasserentzug von 10% führt beispielsweise bei Säugetieren zu schweren Funktionsstörungen. Starker Wasser- und Ionenverlust sind lebensbedrohliche Erscheinungen bei manchen Erkrankungen, z. B. der Cholera (s. Kap. 23.1.1).

Der geringste Wassergehalt findet sich in Sporen von Pilzen und Bakterien oder in den Samen von Pflanzen. Er liegt zwischen 10% und 20%. Keiner der mit dem Leben verbundenen Vorgänge kann bei völliger Abwesenheit von Wasser ablaufen.

Die *Funktionen des Wassers* sind vielfältig. Es dient als **Lösungsmittel** für Elektrolyte und Nichtelektrolyte, als **Dispersionsmittel** für die kolloidal gelösten Makromoleküle des Cytoplasmas, als **Transportmittel** für aufzunehmende und auszuscheidende Substanzen, als **Substrat** bei einer Reihe von **enzymatischen Reaktionen** sowie als **Wasserstoffdonator bei** den Prozessen der **Chemo- und Photosynthese.**

Wasser ist also von fundamentaler Bedeutung für alle Lebensprozesse. Die wichtigsten Eigenschaften des Wassers lassen sich auf die Dipolnatur des Wassermoleküls zurückführen, die eine Polarität des Wassermoleküls bedingt. Diese Polarität bedingt die hohe Dielektrizitätskonstante und die innere Struktur des Wassers, die durch Bildung von Wasserstoffbrücken zustande kommt.

4.4 Die organischen Bausteine der Zelle

Der überwiegende Teil der organischen Substanz eines Organismus liegt in **hochmolekularer Form** vor, als *Proteine, Nukleinsäuren, Lipide* und *Polysaccharide.* Diese Makromoleküle mit Molekülmassen von 1000 bis zu mehreren Millionen sind Polymere, die aus kleinen Grundbausteinen zusammengesetzt sind. **Niedermolekulare organische Substanzen** sind in großer Vielfalt in jeder Zelle vorhanden. Jedoch sind die Konzentrationen dieser Stoffe, gleichgültig ob es sich um Aminosäuren, Zucker, Nukleotide oder Koenzyme handelt, sehr begrenzt. Sie sind Zwischenprodukte bei synthetischen Prozessen, Energiequellen oder Abbauprodukte für die energieliefernden Reaktionen sowie Kofaktoren oder Koenzyme von Enzymen. Charakteristisch für diese niedermolekularen Zellbestandteile ist in der Regel eine **relativ kurze Lebensdauer.** Wird eine derartige Substanz von einer Zelle aufgenommen oder in ihr gebildet, so wird sie meist sehr schnell durch nachfolgende Reaktionen umgesetzt (Abb. 4.1).

4.4.1 Aminosäuren und Proteine

Aminosäuren

Bedeutung der Aminosäuren für Bau und Stoffwechsel der Organismen

Aminosäuren sind die Grundbausteine der Proteine (Abb. 4.2). Die meisten Proteine sind aus nicht mehr als 20 verschiedenen L-α-Aminosäuren zusammengesetzt, manche aus erheblich weniger. Die 20 Aminosäuren, die als Grundbausteine von Proteinen dienen können, werden **proteinogene Aminosäuren** genannt (Tab. 4.4). Sie werden von Nukleinsäuren codiert (s. Kap. 11.8). Die Formeln dieser Aminosäuren sind in Abb. 4.2 zusammengestellt. Die Menge freier Aminosäuren, der so genannte Aminosäure-Pool in der Zelle ist gering. Die freien Aminosäuren stehen der Zelle für die verschiedenen Stoffwechselprozesse zur Verfügung (Tab. 4.5). Eine Reihe von Mikroorganismen sowie die grünen pflanzlichen Organismen sind in

Tab. 4.4 Die 20 proteinogenen Aminosäuren

Aminosäure	Seitenkette
a. Polare Aminosäuren	
Asparaginsäure	negativ
Glutaminsäure	negativ
Arginin	positiv
Lysin	positiv
Histidin	positiv
Asparagin	ungeladen, polar
Glutamin	ungeladen, polar
Serin	ungeladen, polar
Threonin	ungeladen, polar
Tyrosin	ungeladen, polar
b. Unpolare Aminosäuren	
Alanin	unpolar
Glycin	unpolar
Valin	unpolar
Leucin	unpolar
Isoleucin	unpolar
Prolin	unpolar
Phenylalanin	unpolar
Methionin	unpolar
Tryptophan	unpolar
Cystein	unpolar

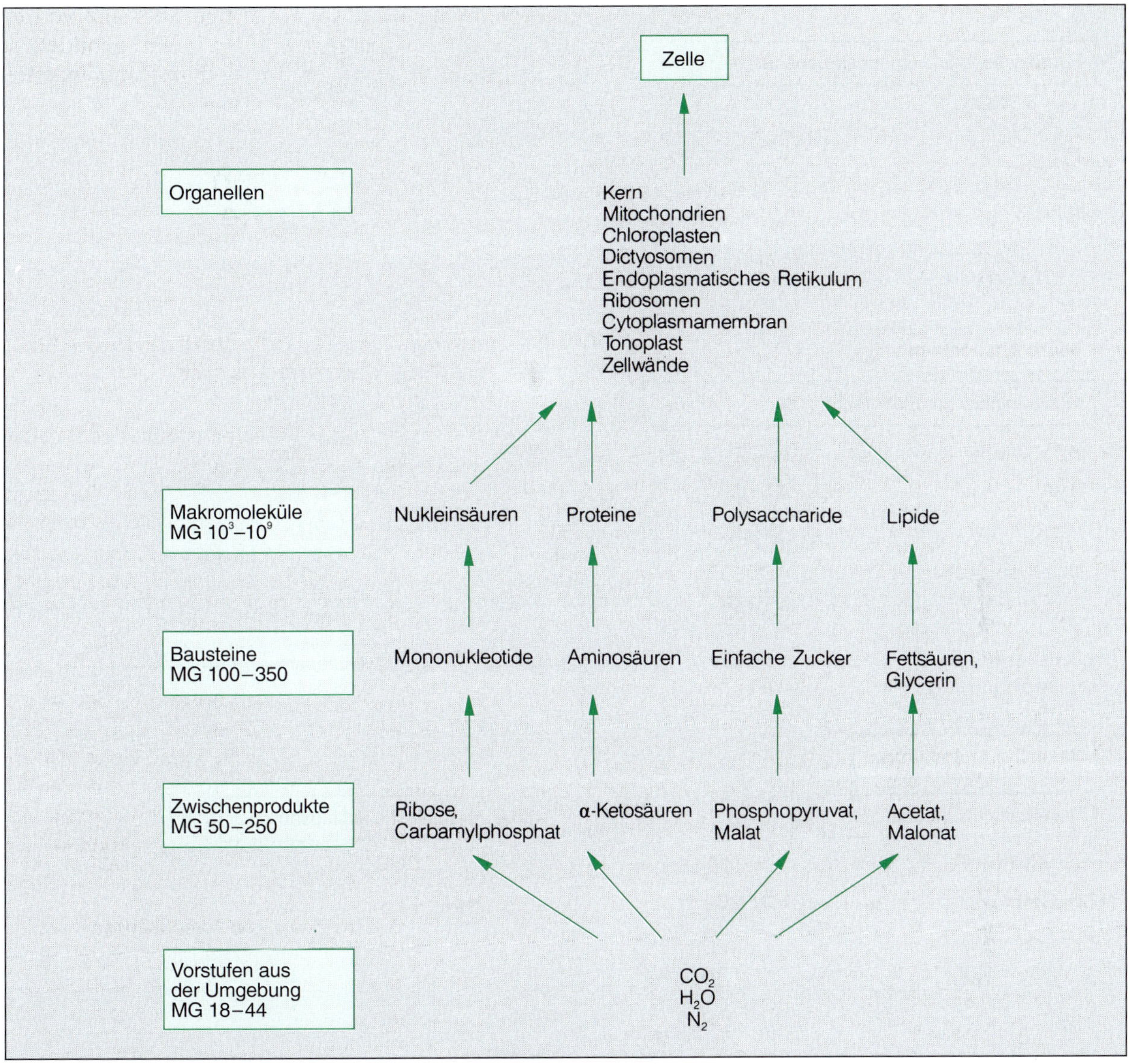

Abb. 4.1 Die Hierarchie der molekularen Organisation in der Zelle

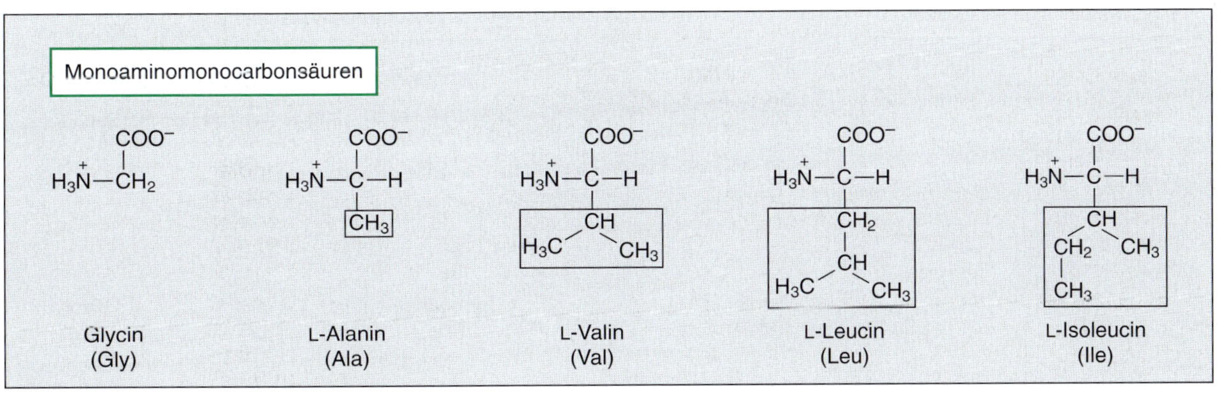

Abb. 4.2 Die proteinogenen Aminosäuren

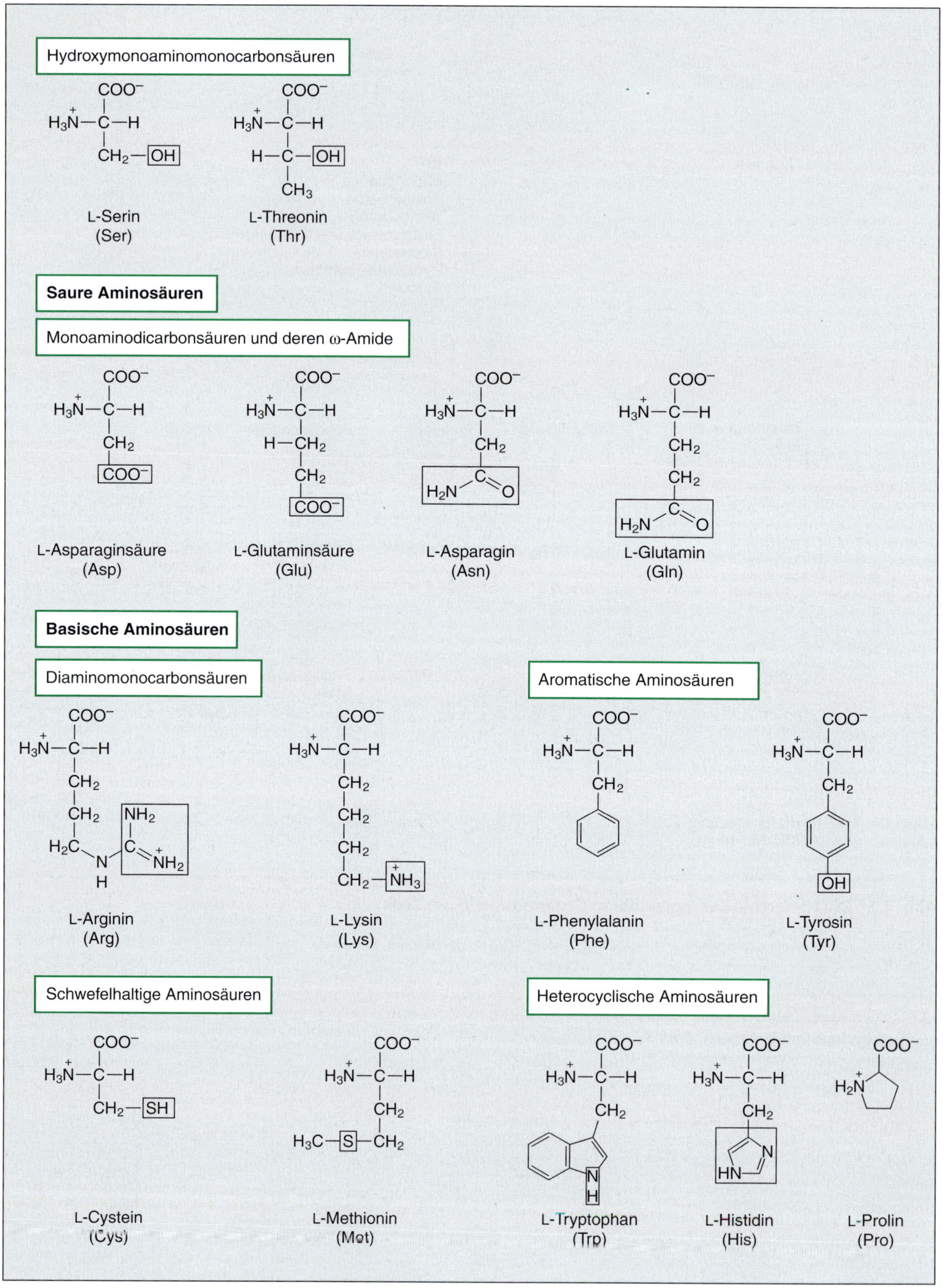

Abb. 4.2 Proteinogene Aminosäuren (Fortsetzung)

Tab. 4.5 Nichtproteinogene Aminosäuren und einige davon abgeleitete Verbindungen von biologischer Bedeutung

Name	Vorkommen, Funktion
β-Alanin	Teil der Pantothensäure und damit von Coenzym A sowie von natürlich vorkommenden Peptiden wie Carnosin u. a.
γ-Aminobuttersäure (GABA)	Bestandteil von Pflanzengewebe sowie der Hirnzellen von Säugern, einigen Amphibien und Vögeln
Sarcosin	Ein Zwischenprodukt im C_1-Stoffwechsel, Bestandteil der Aktinomycine
Betain	Bestandteil von pflanzlichen und tierischem Gewebe, Zwischenprodukt des Lipidstoffwechsels
O-Diazoacetylserin (Azaserin)	Antibiotikum
Homoserin	Wichtiges Zwischenprodukt im Aminosäurestoffwechsel von Pflanzen und Tieren
Ornithin	Wichtiges Zwischenprodukt bei der Harnstoffsynthese
Citrullin	Wie oben
Adrenalin, Tyramin Dopamin, Noradrenalin	Hormone
Ephedrin	Protoalkaloid
Taurin	Oxidationsprodukt von Cystein, Konjugationspartner der Gallensäuren

Tab. 4.6 Essentielle und nicht-essentielle Aminosäuren für den Menschen

Essentiell	Nicht-essentiell
Valin	Glycin
Leucin	Alanin
Isoleucin	Serin
Threonin	Cystein (abhängig von Methioninzufuhr)
Phenylalanin	Glutaminsäure
	Glutamin
Tryptophan	Prolin
Methionin	Asparaginsäure
	Asparagin
Lysin	Arginin (für Säuglinge essentiell)
	Histidin (für Säuglinge essentiell)
	Tyrosin (abhängig von Phenylalaninzufuhr)

der Lage, alle Aminosäuren z.T. aus Vorstufen selbst zu synthetisieren. Der Mensch sowie die meisten Tiere dagegen sind auf die Zufuhr bestimmter Aminosäuren von außen angewiesen. Derartige Aminosäuren werden für den betreffenden Organismus als **„essentiell"** bezeichnet (Tab. 4.6). Der Hauptteil der Synthese der nicht essentiellen Aminosäuren erfolgt im Säugetierorganismus in der Leber. Sie werden auf dem Blutwege zu ihrem Verwendungsort transportiert. Die Konzentration der freien Aminosäuren in einer Zelle wird durch Regelmechanismen innerhalb enger Grenzen konstant gehalten.

Neben ihrer Funktion als **Bausteine von Proteinen** erfüllen die Aminosäuren noch andere Aufgaben im Stoffwechsel der Zelle, beispielsweise als **Donatoren aktiver Gruppen** für die Biosynthese anderer Zellbestandteile. So überträgt etwa Methionin „aktive Methylgruppen", Serin „aktiven Formaldehyd", Glycin und Histidin „aktive Ameisensäure" (Tab. 4.7).

Methionin spielt eine wichtige Rolle im Intermediärstoffwechsel als „Methylgruppendonator". Bei verschiedenen Biosynthesen wird vom Methionin eine Methylgruppe auf andere Moleküle übertragen. Hierzu wird Methionin zunächst „aktiviert", also unter Spaltung von ATP an Adenosin gebunden. Von diesem „aktiven Methionin", dem Adenosylmethionin (Abb. 4.3), können Methylgruppen auf andere Verbindungen übertragen werden. Das Adenosylmethionin zerfällt bei der Methylgruppenübertragung in Adenosin und Homocystein.

In einer reversiblen Reaktion überträgt **Serin** die Hydroxymethylgruppe (CH_2OH), **Histidin** die Formylgruppe (—CHO—) z. B. auf Tetrahydrofolsäure. Tetrahydrofolsäure ist eine wichtige Verbindung im C_1-Stoffwechsel. Sie ist z. B. an der Synthese von Purinen und Pyrimidinen, Bestandteilen der Nukleinsäuren, als wichtiger Kofaktor beteiligt. Sie überträgt Hydroxymethylgruppen (aktivierter bzw. aktiver Formaldehyd) und Formylgruppen (aktivierte bzw. aktive Ameisensäure)

Tab. 4.7 Mögliche Rollen der Aminosäureester bei der Strukturierung der Proteine und der Funktion der Enzyme

Arginyl	Hydrophil; elektrostatische Wechselwirkungen
Lysyl	Hydrophil; elektrostatische Wechselwirkungen; Bindung prosthetischer Gruppen oder Kofaktoren in Amidbindung; bildet Schiffsche Basen; Ligand zu Metallionen
Histidyl	Hydrophil oder hydrophob (je nach Ionisierung); elektrostatische Wechselwirkungen; Protonen-Transfer; Ligand zu Metallionen; Wasserstroffbrücken; Akzeptor bei Transfer-Reaktionen
Glutamyl, Aspartyl	Hydrophil; Elektrostatische Wechselwirkungen; Protonen-Transfer; Ligand zu Metallionen; Kovalente Bindung zu Estern oder Amiden durch ω-Carboxyl
Glutaminyl	Hydrophil; Wasserstoffbrücken
Asparaginyl	Hydrophil; Wasserstoffbrücken
Seryl	Wasserstoffbrücken; Nukleophil; Kovalente Bindung des OH in Ester
Threonyl	Wasserstoffbrücken; Nukleophil; Kovalente Bindung des OH in Ester
Glycyl	Abwesenheit der Seitenkette erlaubt Flexibilität bei der Faltung und Wasserstoffbrückenbindung
Alanyl, Valyl, Leucyl, Isoleucyl, Phenylalanyl	Hydrophobe Wechselwirkungen; Determinieren sterische und konformationelle Spezifität: viele Alanylreste begünstigen die Bildung einer α-Helix, während viele Valyl- oder Isoleucylreste in einer Folge dies behindern.
Tyrosyl	Hydrophob; Wasserstoffbrücken; Protonen-Transfer; elektrostatische Wechselwirkungen bei hohem pH; Ligand zu Metallionen
Tryptophanyl	Hydrophob; Wasserstoffbrücken
Cysteinyl	Nukleophil; Acylakzeptor; Wasserstoffbrücken; Ligand zu Metallionen
Cystinyl	Querverbindungen durch Disulfidbrücken
Methionyl	Hydrophob; Wasserstoffbrücken zu S (?); Ligand zu Metallionen
Prolyl	Unterbrechung der α-Helix oder β-Strukturen; Hydrophob

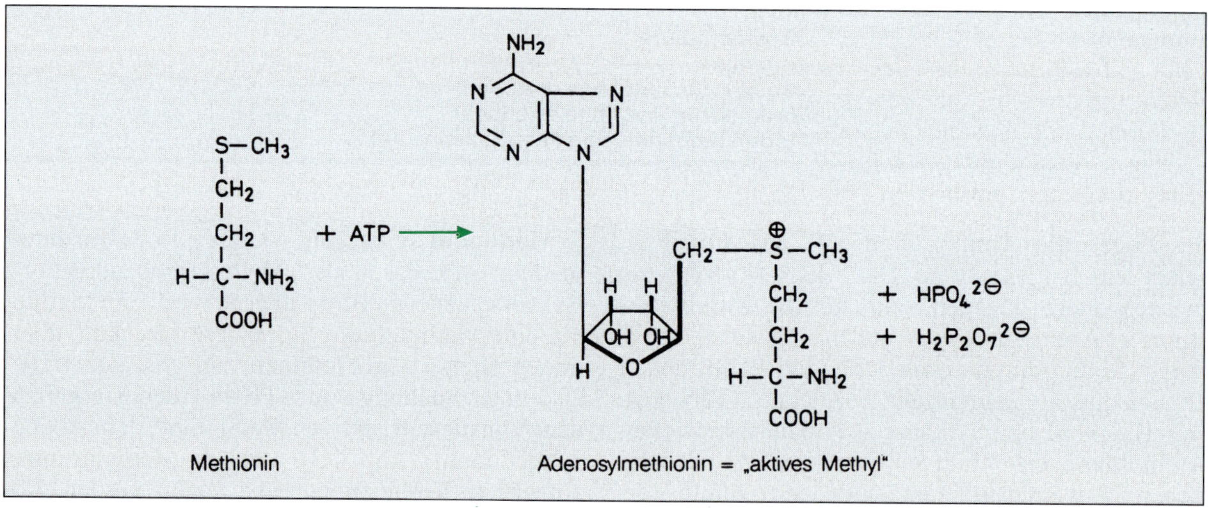

Abb. 4.3 Bildung von Adenosylmethionin

(Abb. 4.4). Tetrahydrofolsäure wird von manchen Mikroorganismen als Wuchsstoff benötigt.

Des weiteren sind Aminosäuren Ausgangsverbindungen bei verschiedenen Synthesen, z. B. der Nukleotide, von Alkaloiden und Porphyrinen.

Aminosäuren dienen der Zelle auch als **Stickstoffquelle.** Durch ihren Abbau und ihre Veratmung können sie von den Organismen für energieliefernde Prozesse nutzbar gemacht werden.

Struktur von Aminosäuren

Proteinogene Aminosäuren besitzen in der Regel zwei funktionelle Gruppen, die Aminogruppe ($-NH_2$) und die Carboxylgruppe ($-COOH$). Beide sind an C-1 gebunden. Die Aminogruppe steht bei den biologisch wichtigen Aminosäuren in α-Stellung zur Carboxylgruppe. Mit Ausnahme des Glycins trägt das α-C-Atom vier verschiedene Substituen-

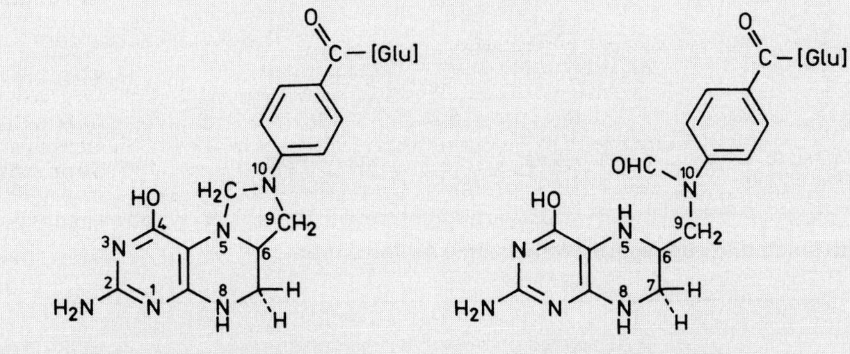

Abb. 4.4 Aktiver Formaldehyd und aktive Ameisensäure

ten. Es ist asymmetrisch substituiert und daher optisch aktiv. Dies führt zu Spiegelbildisomerie, Chiralität. Von einer Aminosäure sind daher, mit Ausnahme des Glycins, stets zwei Enantiomere möglich, die der L-Reihe resp. der D-Reihe zugeordnet werden können (Abb. 4.5). In den Proteinen kommen nur Aminosäuren der L-Reihe vor. Aminosäuren der D-Reihe finden sich z. B. in der Mureinschicht der Zellwände von Bakterien. Sind beide funktionelle Gruppen in wässriger Lösung dissoziiert, so liegt die Aminosäure als Zwitterion vor (Abb. 4.6). Beide Funktionsgruppen tragen entgegengesetzte Ladungen. In dieser Form liegen Aminosäuren unter physiologischen Bedingungen vor.

Durch Veränderung der Wasserstoffionenkonzentration kann jeweils eine der beiden Gruppen entladen werden, die Carboxylgruppe durch Erhöhung, die Aminogruppe durch Erniedrigung der Wasserstoffionenkonzentration.

Erscheinen bei einem bestimmten pH-Wert beide Gruppen ungeladen, so wird dieser pH-Wert als isoelektrischer Punkt bezeichnet.

Die proteinogenen Aminosäuren besitzen, mit Ausnahme des Prolins, alle ein gemeinsames konstantes Strukturmerkmal, die Carboxylgruppe mit dem benachbarten α-C-Atom, das die Aminogruppe trägt. Unterschiedlich ist jedoch bei allen Aminosäuren der vierte Substituent des α-C-Atoms, häufig als Seitenkette R oder variabler Anteil bezeichnet. Die Carboxylgruppe und die Aminogruppe am α-C-Atom sind in Proteinen stets an der Ausbildung von Peptidbindungen beteiligt. Die Seitenkette R, der variable Molekülanteil, bestimmt dagegen mit ihren unterschiedlichen chemischen und physikalischen Eigenschaften das Verhalten der einzelnen Aminosäuren im Verband einer Peptidkette. Einteilungen der Aminosäuren nach Struktur und Eigenschaften der Seitenketten geben die Abbildung 4.2 und Tabelle 4.8.

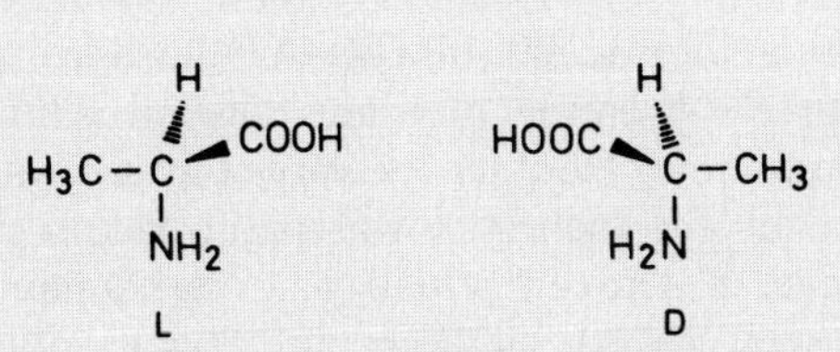

Abb. 4.5 Spiegelbildisomerie der Aminosäuren am Beispiel D, L-Alanin

Tab. 4.8 Einteilung der Aminosäuren

Name	Strukturmerkmal
Alanin Valin Leucin Isoleucin Phenylalanin Prolin	Unveränderte Kohlenwasserstoffkette (hydrophobe Gruppe) mit der Fähigkeit zur Ausbildung hydrophober Bindungen
	Mit polaren Gruppen:
Serin Threonin Tyrosin	–OH
Cystein Cystin Methionin	–SH
Asparagin Glutamin	–CO–NH^2
Tryptophan	Heterozyklus
Asparaginsäure Glutaminsäure	Mit einer zweiten Carboxygruppe, Aminodicarbonsäuren, saure Aminosäuren
Lysin Arginin Histidin	Mit einer zweiten Aminogruppe, basische Aminosäuren
Glycin Prolin Histidin	Passt in keine dieser Gruppen besitzen einen N-Heterozyklus

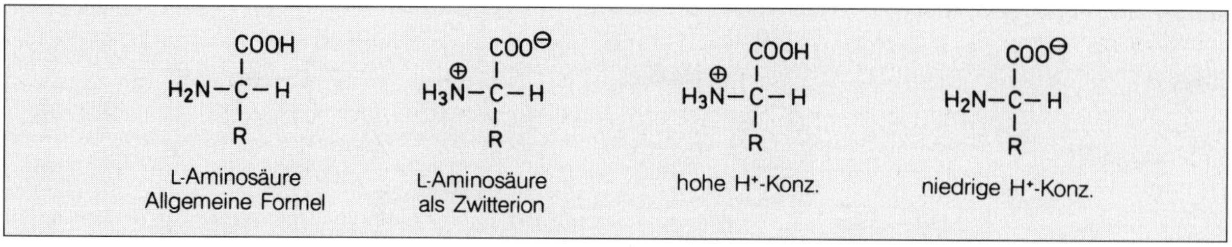

Abb. 4.6 Ladungszustände und allgemeine Formel von L-Aminosäuren

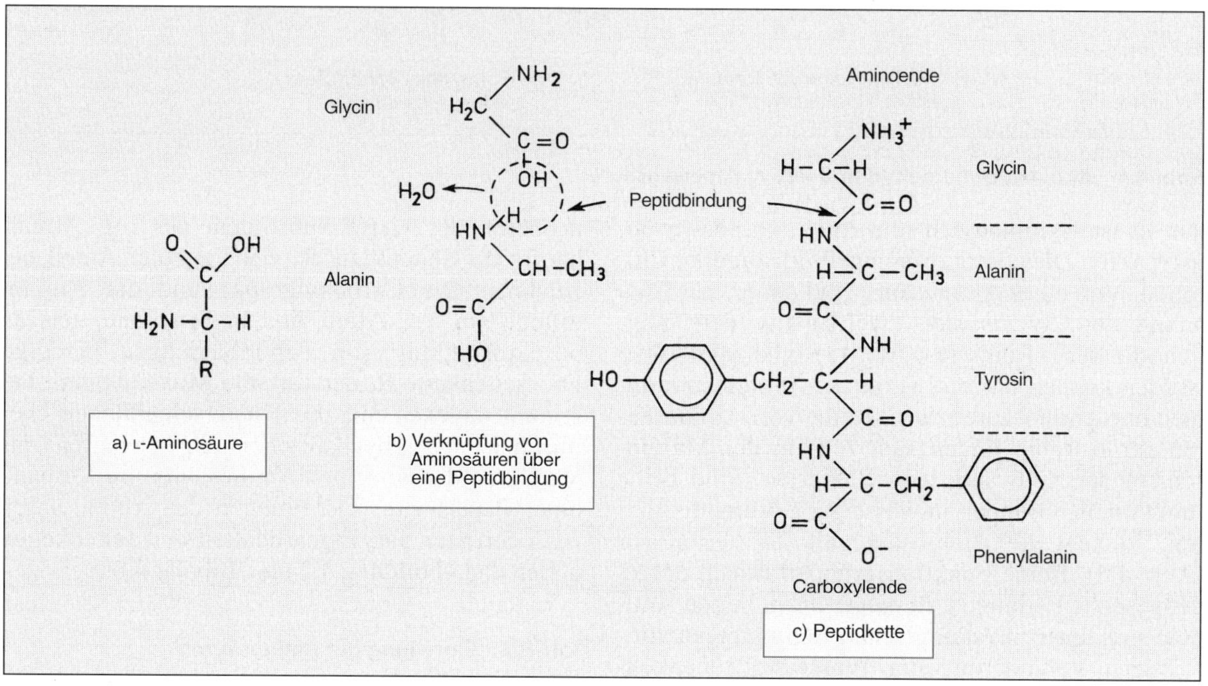

Abb. 4.7 Verknüpfung von Aminosäuren zu Peptidketten

Eine biologisch sehr wichtige Reaktion ist die Verknüpfung von Aminosäuren zum **Säureamid.** Die Aminogruppe einer Aminosäure reagiert mit der Carboxyl-Gruppe einer zweiten Aminosäure unter Wasserabspaltung. Die entstehende **Peptidbindung** verknüpft beide Aminosäuren zu einem Dipeptid. Durch Verknüpfungen mit weiteren Aminosäuren entstehen Peptide, resp. Proteine (Abb. 4.7).

Je nach der Zahl der miteinander verknüpften Aminosäuren spricht man von *Oligo-* oder *Polypeptiden.* Polypeptide mit einem Molekulargewicht von mehr als 10–12000 werden als *Proteine* bezeichnet. Biologisch wichtige Oligopeptide sind beispielsweise die Antibiotika *Penicillin* oder *Gramicidin S* oder das *Phalloidin*, ein stark wirksames Gift des *Knollenblätterpilzes.* Zu den Oligopeptiden gehören auch viele Peptidhormone, wie *Oxytocin* und *Vasopressin.*

Proteine

Proteine sind hochmolekulare Substanzen. Ihre Molekülmassen reichen von einigen Tausend bis zu mehreren Millionen (Tab. 4.9). Sie bilden die Grundsubstanz der Zelle. Mengenmäßig sind sie deren Hauptbestandteil. Sie stellen 50%–80% des Trockengewichts eines Zellhomogenates dar und bestimmen maßgeblich die Strukturen und Funktionen der Zelle. Kleinere Proteine bestehen aus etwa 70 bis 80 Aminosäuren, während große Proteine mehrere tausend Aminosäuren enthalten. Hochmolekulare Proteine sind in der Regel aus mehreren Polypeptidketten zusammengesetzt. Die einzelnen Ketten können dabei auch sehr unterschiedlich aufgebaut sein. Beispielsweise besteht das *Hämoglobin* aus vier Polypeptidketten, von denen je zwei identisch sind.

Tab. 4.9 Peptide und Proteine
Molekülmasse, Anzahl der Peptidketten und Disulfid-Bindungen von Proteinen

Proteine	Molekülmasse	Ketten	–S–S-Brücken
Insulin	5800	2	3
Ribonuklease	13700	1	4
Lysozym	14400	1	5
Myoglobin	17000	1	0
Papain	20900	1	3
Trypsin	23800	1	6
Chymotrypsin	24500	3	5
Carboxypeptidase	34300	1	0
Hexokinase	45000	2	0
Rinderserumalbumin	66500	1	17
Hämoglobin	68000	4	0
Alkalische Phosphatase	80000	2	4
Leber-Alkohol-Dehydrogenase	83000	2	0
Glycerinaldehyd-3P-Dehydrogenase	140000	4	0
Lactat-Dehydrogenase	140000	4	0
Aldolase	142000	3	0
Hefe-Alkohol-Dehydrogenase	150000	4	0
γ-Globulin	160000	4	25
Glutamat-Dehydrogenase	250000	4	0
Myosin	620000	3	0

In der Aminosäurezusammensetzung verschiedener Proteine zeigen sich sehr große Unterschiede. So treten in den *Histonen,* den basischen Proteinen des Zellkerns und den *ribosomalen Proteinen* vor allem basische Aminosäuren auf. Andere Proteine sind durch das bevorzugte Auftreten von sauren Aminosäuren (Glutaminsäure, Asparaginsäure) charakterisiert, z. B. *Pepsin.* In bezug auf die Aminosäurezusammensetzung zeigen homologe Proteine artspezifische Unterschiede. Dies gilt beispielsweise für die Proteine der Ribosomen verschiedener Herkunft sowie der Hämoglobine unterschiedlicher Arten und Rassen.

Proteine zeigen größte Vielfalt im Aufbau und in den spezifischen funktionellen Eigenschaften. Sie erfüllen in der Zelle zahlreiche **Funktionen.** Als **Enzyme** katalysieren sie die meisten chemischen Reaktionen. Als **Hormone** (Peptidhormone) erfüllen sie Regelfunktionen im Organismus. Als **Antikörper** sind sie Teil des Immunsystems der Säugetiere. **Serumalbumin** wirkt im Blut als Puffersubstanz. **Hämoglobin**, das eisenhaltige Protein der Erythrozyten, transportiert den Sauerstoff im Organismus. Daneben erfüllen sie mechanische Aufgaben, so etwa die **Skleroproteine** als Bestandteile von Stütz- und Gerüstsubstanzen des Körpers. Die Kontraktionsfähigkeit eines Muskels ist auf das Zusammenwirken zweier Proteine, des *Myosins* und des *Aktins* zurückzuführen.

Proteine, die in unterschiedlichen Arten von Pflanzen und Tieren vorkommen, sind für die jeweilige Art charakteristisch und können serologisch voneinander unterschieden werden. „Artfremdes Eiweiß" wird vom Immunsystem der Wirbeltiere und des Menschen als fremd erkannt.

Strukturen der Proteine

Die Primärstruktur der Proteine

In einer Polypeptidkette ist die **Reihenfolge, die Sequenz der einzelnen Aminosäuren,** genau festgelegt. Sie wird als **Primärstruktur** des Proteins bezeichnet. Die Primärstruktur ist **genetisch determiniert.** Diese definierte, unveränderliche Reihenfolge seiner Einzelbausteine **verleiht dem Proteinmolekül seine Spezifität.**

Mit der Primärstruktur in unmittelbarem Zusammenhang stehen die Sekundär- und Tertiärstruktur der Proteine.

Die Primärstruktur, d. h. Aminosäuresequenz einiger wichtiger Proteinmoleküle ist bekannt. Das erste Molekül, dessen vollständige Aminosäuresequenz bestimmt wurde, war das Insulin (Sanger 1954) (Abb. 4.8). Ebenso bekannt sind inzwischen die Aminosäuresequenzen für das Enzym Ribonuklease, das Lysozym, das Cytochrom c, das Hüllprotein des Tabakmosaikvirus, das Myoglobin, das Hämoglobin, und viele andere.

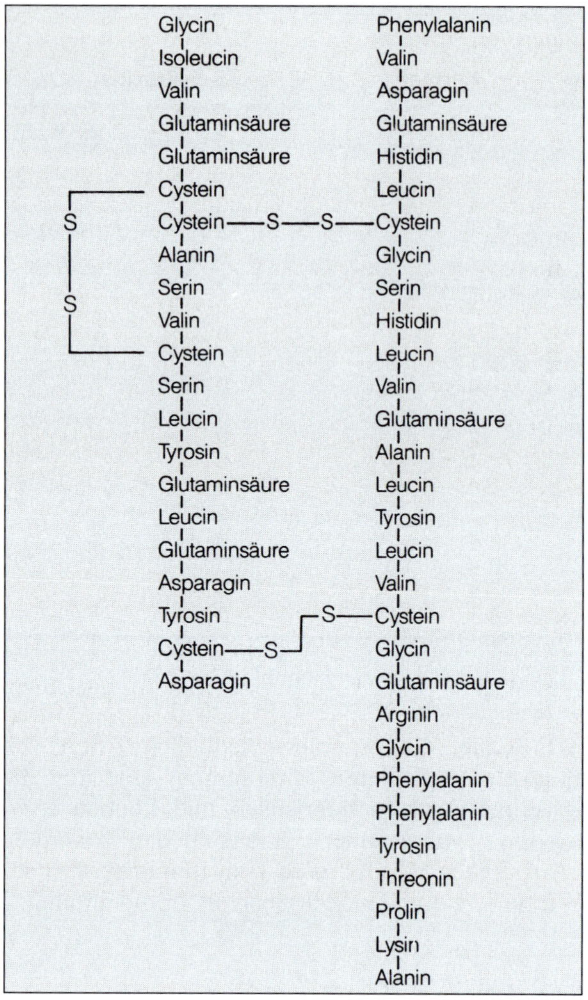

Abb. 4.8 Aminosäuresequenz (= Primärstruktur) im Insulin. Insulin besteht aus zwei über Schwefelbrücken verbundenen Polypeptidketten

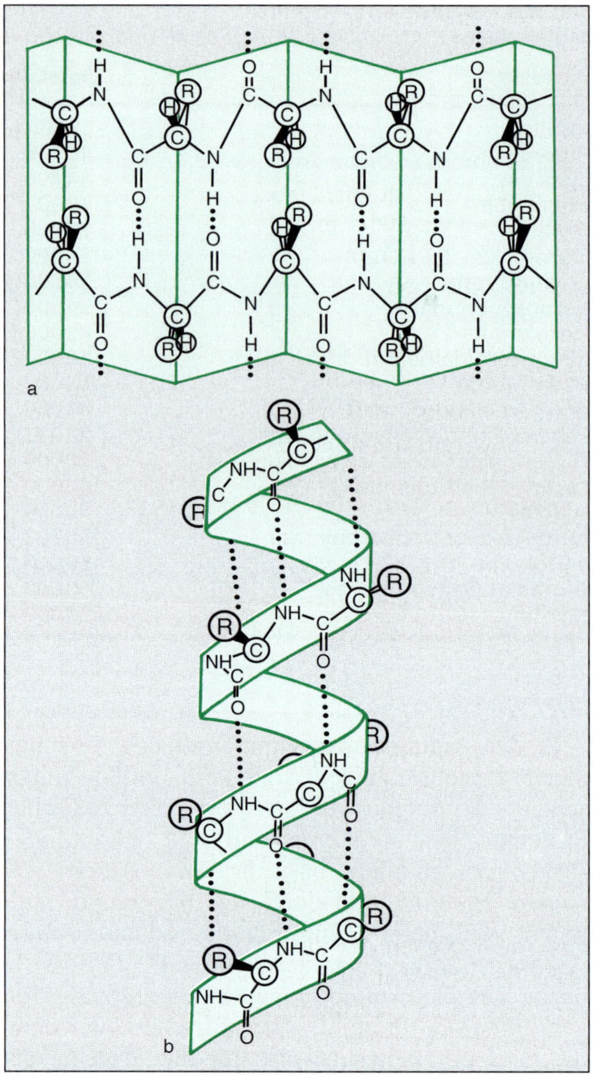

Abb. 4.9 Sekundärstrukturen von Proteinen (punktiert: Wasserstoffbrücken)
a) Faltblattstruktur zweier antiparalleler Polypeptidketten
b) α-Helix-Struktur einer Polypeptidkette

Die Sekundärstruktur der Proteine

In natürlichem Zustand liegen die Proteine nicht als gestreckte Polypeptidketten vor. Sie nehmen unter Ausbildung von Wasserstoffbrücken hauptsächlich zwischen >C=O und >N–H Gruppen die Gestalt einer Schraube, einer Helix, oder aber die Form eines Faltblattes an. Diese **Helix- bzw. Faltblattstruktur** wird als Sekundärstruktur der Proteine bezeichnet (Abb. 4.9).

Die einfachere Faltblattstruktur findet sich nur bei einer kleinen Gruppe von Strukturproteinen. Hierher gehören z. B. das *Seidenfibroin* und das *Keratin*. Die Ausbildung der Faltblattstruktur ist nur möglich, wenn die Peptidkette aus Aminosäuren mit sehr kurzen (Serin, Alanin) oder fehlenden Seitenketten (Glycin) zusammengesetzt ist. Die längeren Seitenketten der meisten Aminosäuren verhindern eine derart einfache Faltung der Kette aus räumlichen Gründen. Hier wird eine so genannte α-Helix ausgebildet. Diese Form ist sehr stabil, da sie zwischen den >C=O und >N–H Gruppen jeder Windung die größtmögliche Anzahl von Wasserstoffbrückenbindungen aufweist. Das Rückgrat dieser Spirale ist wieder die regelmäßig aufeinander folgende Gruppierung –NHCH(R)CO–. Die Reste R der Aminosäuren ragen aus dieser Spirale nach außen (Abb. 4.9).

Die Tertiärstruktur der Proteine

Die alpha-helikalen Spiralen der Sekundärstruktur sind meist nur über kurze Bereiche gestreckt. Insbesondere der Einbau von Prolin in der Polypeptidkette bedingt eine räumliche Auflösung der alpha-helikalen Strukturen über einen begrenzten Raum. Dadurch kann die Alpha-Helix mehrmals gebogen und gefaltet werden, es kommt zur Ausbildung der Tertiärstruktur. Die räumliche Anordnung der Faltungen wird durch die Bildung von **Disulfidbrücken,** weitere **Wasserstoffbrückenbildungen, Ionenbindungen** und **hydrophobe und hydrophile Wechselwirkungen** stabilisiert. Schließlich entsteht in den meisten Fällen ein dreidimensionales, dicht gepacktes, oft kugelförmiges (globuläres) Molekül (Abb. 4.10). Die räumliche Form der Tertiärstruktur ist nicht zufällig und veränderlich, sondern wird festgelegt durch die Aminosäuresequenz, die Primärstruktur, d.h. letztlich durch die Nukleotidsequenz in der DNA, die genetische Information.

Die Quartärstruktur der Proteine

Sind am Aufbau eines Proteins mehrere Polypeptidketten beteiligt, **die nicht durch Peptidbindungen zusammengehalten werden,** so wird die räumliche Zuordnung der einzelnen Peptidketten zueinander als Quartärstruktur bezeichnet. Die Quartärstruktur eines Proteins ist veränderlich. Die Zahl der Untereinheiten, die Art der Verknüpfung und die räumlichen Beziehungen sind variabel. Derartige Veränderungen in der Quartärstruktur bedingen allerdings wesentliche Veränderungen in der Funktion des Proteins. Ein Beispiel für ein solches zusammengesetztes Protein ist das Hämoglobin, das aus vier Peptidketten zusammengesetzt ist.

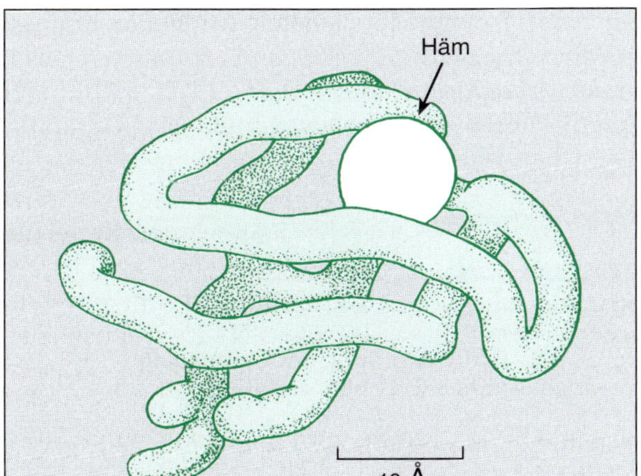

Abb. 4.10 Tertiärstruktur des Myoglobins

Die Folgestrukturen eines Proteins ergeben sich zwangsläufig aus der Primärstruktur. Durch die Windungen und Faltungen sowie durch Zusammenlagerung mehrerer Peptidketten erhält das Proteinmolekül eine spezifische, unverwechselbare Gestalt und Oberflächenstruktur. **Die biologische Funktion eines Proteinmoleküls, z.B. die Hormonnatur des Insulins, die Sauerstoffübertragung durch das Hämoglobin, die Funktion von Enzymen, hängt von dieser räumlichen Ordnung des Moleküls ab.** Wird die Primärstruktur, d.h. die Reihenfolge der einzelnen Aminosäuren in der Peptidkette geändert, etwa durch **Mutation,** so ergeben sich in dem betreffenden Bereich **veränderte Sekundär- und Tertiärstrukturen.** Dies kann zu einem teilweisen oder vollständigen Funktionsverlust des Proteins führen.

Protein-Komplexe

Zahlreiche Proteinmoleküle enthalten, neben dem Proteinanteil, noch eine Nichtprotein-artige Gruppe. Je nach der Natur dieser Gruppe, die zusätzlich zu den Aminosäuren im Protein enthalten ist, unterscheidet man:

- Phosphoproteine
- Lipoproteine
- Glykoproteine
- Metallproteine
- Nukleoproteine.

Zahlreiche Proteinmoleküle enthalten neben Aminosäuren noch andere Grundbausteine.

Bei den *Phosphoproteinen* sind bestimmte Aminosäuren des Proteinanteils, meist Serin, esterartig mit der Phosphorsäure verbunden. Beispiele dafür sind das im Magensaft vorkommende Verdauungsenzym *Pepsin* und das *Ovalbumin* im Eiklar.

Bei den *Lipoproteinen* sind verschiedenartige Lipideinheiten an die Carbonsäurereste der Polypeptidketten gebunden. Die Lipid- und Peptidanteile können sowohl durch elektrostatische Kräfte als auch durch kovalente Bindungen miteinander verbunden sein. Lipoproteine sind wesentliche Bestandteile von biologischen Membranen.

Glykoproteine enthalten einen Kohlenhydratanteil, der etwa 4% der Gesamtmasse des Moleküls ausmacht. Ist der Kohlenhydratanteil größer, spricht man von Mucopolysacchariden oder Mucoiden. Typische Glykoproteine sind die *γ-Globuline des Blutserums.* Hierher gehören auch die *Antikörper.* Zu den *Mucopolysacchariden* gehören u.a. Zellwandbestandteile von Bakterien.

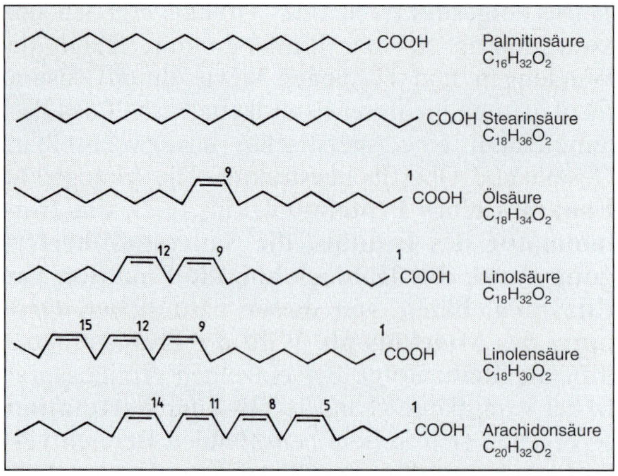

Abb. 4.11 Wichtige Fettsäuren in Pflanzen. Linolsäure und Linolensäure sind für den Menschen essentiell

Bei den *Chromoproteinen*, resp. *Metallproteinen* sind ein oder mehrere Atome verschiedener Metalle in das Protein eingebunden. Eine wichtige Verbindung dieser Art ist das *Hämoglobin.* Es enthält vier Eisenatome pro Molekül.

Eine biologisch sehr wichtige Gruppe der zusammengesetzten Proteine sind die *Nukleoproteine*. Sie bestehen aus Nukleinsäure und Protein, die zu sehr großen Einheiten verbunden sind. Sie werden in allen lebenden Zellen sowohl im Kern als auch im Cytoplasma gefunden. Ebenso sind sie Bestandteil aller Viren.

4.4.2 Lipide

Als Lipide wird eine sehr große Gruppe verschiedenartiger Substanzen biologischen Ursprungs zusammengefasst. Gemeinsam ist ihnen vor allem ihr Löslichkeitsverhalten. Sie sind weitgehend unlöslich in Wasser, gut löslich in organischen Lösungsmitteln, wie Ether, Chloroform, Benzol oder Hexan. Dies wird durch die aliphatischen oder aromatischen Kohlenwasserstoffe der Lipidmoleküle bedingt. Tragen derartige unpolare, hydrophobe Moleküle an einem Ende eine hydrophile Gruppe, so werden sie bipolar, d.h. sie besitzen dann einen ausgeprägt hydrophoben und einen hydrophilen Teil. Solche Lipidmoleküle schließen sich bei Anwesenheit von Wasser zu gerichteten Einheiten, Mizellen, zusammen. Dies ist besonders bei der Bildung von Biomembranen von Bedeutung. Die Bildung von *Biomembranen* innerhalb einzelner Zellen oder zwischen verschiedenen Zellen ist eine der Hauptfunktionen der Lipide. *Steroide, Phospholipide, Lipoproteine* und *Glykolipide* erfüllen hier wichtige Funktionen beim Stofftransport in die Zelle, aus der Zelle und innerhalb der Zelle. Daneben kommt den Lipiden in vielen Zellen, ebenso wie den Polysacchariden, eine *Funktion als Energiespeicher* zu. Als Energiespeicher sind vor allem die Neutralfette von Bedeutung. Sie sind Triglyceride von Fettsäuren (Abb. 4.11).

Fette sind für viele Tiere und den Menschen wichtig für die Ernährung. Sie können als Reservestoffe gespeichert werden. Nahrungsstoffe, die über den Normalbedarf hinaus aufgenommen werden, werden größtenteils in Fette umgewandelt und in Fettgeweben gespeichert. Gegenüber der Speicherung in Form von Kohlenhydraten bietet dies Vorteile. Fette sind sehr viel energiereicher. Ihre Verbrennungswärme beträgt 39 KJ/g, bei Kohlenhydraten dagegen nur 17 KJ/g. Fette sind im Gegensatz zu Kohlenhydraten nicht hydratisiert. Durch Fettspeicherung kann pro Gewichtseinheit neunmal so viel Energie gespeichert werden als beispielsweise bei der Speicherung von Glykogen.

Andere Lipide erfüllen besondere Funktionen, so z.B. *Phosphatide* und *Prostaglandine* sowie die zu den Steroiden gehörenden *Sexual-* und *Nebennierenrindenhormone,* das *Vitamin D*, das zu den Carotinoiden gehörende *Vitamin A*. Die Gruppe der vom Isopren abgeleiteten Moleküle umfasst neben einigen *Vitaminen* und *Hormonen* auch viele *sekundäre Pflanzenstoffe* (Tab. 4.10). Der Anteil dieser spezifischen Lipide am Gesamtli-

Tab. 4.10 Wichtige Lipide

Gruppe	Aufbau
Neutralfette, ubiquitäre Reservesubstanzen	Triacylglycerole: Triester von Fettsäuren mit Glycerol; z. B. Palmitinsäure (C_{16}), Stearinsäure (C_{18}), ungesättigte Fettsäuren
Phosphatide, Bestandteile von Biomembranen	Diester von Fettsäuren mit Glycerol. Eine Hydroxylgruppe des Glycerols mit Phosphorsäure verestert, die mit einem Amin, z. B. Cholin, verknüpft ist; z. B.: Lecithine, Cephaline
Steroide, ubiquitäre Substanzen	Grundgerüst: Steran, ein zyklischer Kohlenwasserstoff; z. B. Cholesterol, Steroidhormone
Carotinoide, bes. bei Pflanzen weit verbreitet	Grundbaustein: Isopren z. B. β-Carotin

pidgehalt einer Zelle ist jedoch im allgemeinen mengenmäßig gering.

Im Pflanzenreich wurden zahlreiche Arten von Fettsäuren gefunden. Nur wenige jedoch sind im Pflanzenreich weit verbreitet. Manche sind auf eine einzige Pflanzenfamilie beschränkt.

Fettsäuren können in drei Gruppen eingeteilt werden:

1. Gesättigte Monocarbonsäuren.
2. Einfach und mehrfach ungesättigte Monocarbonsäuren. Für die Doppelbindungen ist hier allgemein die *cis*-Konfiguration typisch.
3. Verbindungen mit Doppelbindungen in *trans*-Konfiguration, Dreifachbindungen, sowie verzweigte Ketten.

Höhere Pflanzen können mehrfach ungesättigte Fettsäuren bilden, z. B. Linolsäure und Linolensäure. Beide sind für Mensch und Säugetiere essentiell, d. h. sie müssen mit der Nahrung aufgenommen werden. Sie finden sich u. a. in Leinöl, Mohnöl und Sonnenblumenöl. Sie werden vor allem für Membranlipide, aber auch für die Biosynthese z. B. von Prostaglandinen und Leukotrienen, benötigt. Arachidonsäure ist eine Vorstufe der Prostaglandine. Sie findet sich in Prostaglandinfraktionen tierischer Fette. Von Pflanzen, Menschen und Tieren gebildete Fettsäuren enthalten in der Regel eine gerade Anzahl von C-Atomen.

4.4.3 Kohlenhydrate

Die Kohlenhydrate erfüllen in der Zelle zwei Hauptfunktionen. In niedermolekularer Form als **Mono-** oder **Disaccharide** sind sie **für die meisten Zellen die wichtigste, leicht erschließbare Energiequelle.** In hochpolymerer Form, als **Polysaccharide,** bilden sie in der Zelle **Reservestoffe** oder dienen als **Gerüstsubstanzen** zum Aufbau von Zellwänden (Abb. 4.12). Die *Glucose* ist in den meisten Zellen das wichtigste Monosaccharid. Von ihr ausgehend erfolgt die Synthese anderer Monosaccharide und deren Überführung in Di- und Polysaccharide.

Die Zelle vermag eine Vielzahl von verschiedenen Zuckern zu bilden und hieraus komplizierte Polysaccharide aufzubauen (Tab. 4.11). Dabei entstehen Makromoleküle mit Molekulargewichten bis zu mehreren Millionen. **Die wichtigsten** Polysaccharide, die als **Reservekohlenhydrate,** als Energiespeicher, dienen, sind für Tiere und Pilze das Glykogen, für Höhere Pflanzen die Stärke. Bei den Asteraceen dient Inulin als Reservesubstanz. Inulin ist im Zellsaft gelöst. Es ist ein Fructosan mit endständiger Glucose (Abb. 4.12, 4.14 und

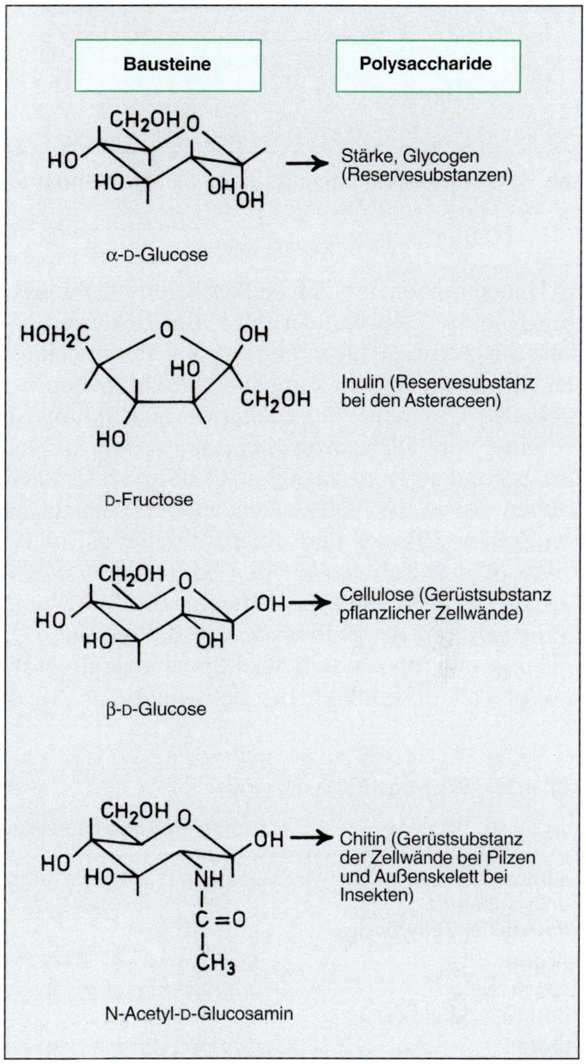

Abb. 4.12 Wichtige Polysaccharide und ihre Bausteine

Tab. 4.11). In manchen Pflanzenfamilien, z. B. Caesalpiniaceen, Fabaceen, lagern Zellen des Endosperms während der Samenreifung Kohlenhydrate als Reservestoffe in ihre Zellwände ein. Diese erscheinen dann im Mikroskop stark verdickt. Diese Reservestoffe bestehen oft aus Galactomanen. Diese setzen sich zusammen aus einer Kette von β-D-1,4-verknüpften Mannose-Molekülen, an die über α-D-1,6-Bindungen Galactose Einheiten gebunden sind (Abb. 4.13).

Andere Zellwandpolysaccharide, die als Reservestoffe dienen, sind Glucomannane, Xyloglucane u. a., die bei zahlreichen dikotylen Pflanzen (Magnoliidae) vorkommen.

Wichtige Polysaccharide, die als **Stütz- und Gerüstsubstanzen** dienen, sind die **Cellulose** als Hauptbestandteil der pflanzlichen Zellwand, **Chitin**

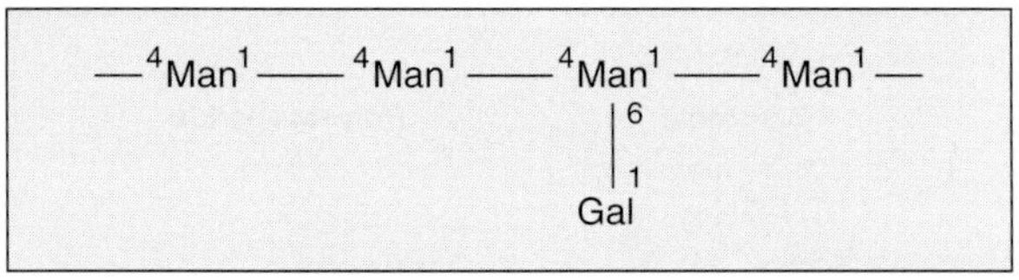

Abb. 4.13 Molekülausschnitt eines Galactomannans

als Hauptkomponente des Außenskeletts der Insekten sowie der Zellwand der Pilze. Bei Bakterien besteht die Zellwand überwiegend aus Polysacchariden, die meist eine sehr komplexe Struktur haben.

Häufig kommen Polysaccharide in Bindung an Proteine vor. Diese *Mucopolysaccharide* spielen eine besondere Rolle als Gleitsubstanz an Gelenkflächen sowie als Substanzen an der Oberfläche von Zellen, z. B. des tierischen Verdauungstraktes, sowie in den Zellwänden der Bakterien. Zu den Peptidoglycanen zählt das **Murein,** die Stütz- und Gerüstsubstanz der Zellwände von Bakterien.

Einige pharmazeutisch wichtige Kohlenhydrate kommen als Bestandteile der Zellwände von Algen vor. **Rotalgen** (Rhodophyceae) liefern Agar. **Agar** besteht aus unverzweigten und verzweigten, mit Schwefelsäuren veresterten Polygalactanen, Agarose und Agaropektin. Agar wird aus Rotalgen der Gattungen Gelidium und Gracilaria gewonnen. Er findet als Quellmittel in der Lebensmittelindustrie, Medizin und Pharmazie vielfältige Verwendung, z. B. zur Herstellung von festen Nährböden für Bakterien- und Pilzkulturen, als quellendes Laxans, als Tablettensprengmittel.

Carrageen ist ein Polygalactan, das aus Chondrus- und Gigartina-Arten gewonnen wird.

Eine Schleimsubstanz der **Braunalgen** (Phaeophyceae) ist die **Alginsäure,** ein β-D-1,4-Polymannuronid mit wechselnden Anteilen von Guluronsäure im Molekül. Sie ist Bestandteil der Zellwände, wird aber auch in Interzellularräume abgelagert. Salze der Alginsäure bilden hochviskose Lösungen (K^+, Na^+,) oder Gallerten (Ca^{2+}). Diese finden vielfache Anwendung in Pharmazie und Lebensmittelindustrie. Als Quelle für die Gewinnung von Alginsäure dienen Ascophyllum-, Laminaria- und Macrocystis-Arten (s. Kap. 31.2).

Tab. 4.11 Wichtige Polysaccharide

Polysaccharid	Darin enthaltene Monosaccharide
Cellulose Gerüstsubstanz pflanzlicher Zellwände	Glucose in β-1,4-glykosidischer Bindung
Pektine Grundsubstanz pflanzlicher Zellwände	Galacturonsäure in α-1,4-glykosidischer Bindung, α-1,2-Rhamnose
Stärke Reservepolysaccharid bei Pflanzen	Zwei verschiedene Formen: Amylose = Glucose in α-1,4-glykosidischer Bindung. Amylopektin = Glucose in α-1,4-glykosidischer Bindung, daneben im Molekül Verzweigungen durch α-1,6-glykosidische Bindungen
Glykogen Reservepolysaccharid bei Tieren und Pilzen	Glucose in α-1,4-glykosidischer Bindung, zahlreiche Verzweigungen durch 1,6-glykosidische Bindungen, mehr als im Amylopektin
Inulin Reservepolysaccharid bei Asteraceen	Fructose in β-1,2-glykosidischer Bindung
Alginsäure Polysaccharid bei Braunalgen	β-D-Mannuronsäure in β-1,4-glykosidischer Bindung, α-L-Guluronsäure (Gulurono-mannuronan)
Agar Bestandteil der Zellwände bei Rotalgen	Zwei verschiedene Bestandteile: Agarose, Agaropektin, Agarose: β-D-Galactose + 3,6-Anydro-α-L-galactose = Agarobiose (Galactane)
Carrageen Bestandteil der Rotalgen	L-Galactose, D-Galactose, 3,6-Anydro-L-galactose, 3,6-Anhydro-D-galactose, D-Galactose-4-sulfat, D-Galactose-2,6-disulfat (Galactane)
Chitin Außenskelett bei Insekten, Zellwandsubstanz bei Pilzen	N-Acetylglucosamin in β-1,4-glykosidischer Bindung
Galaktomannane Zellwandreservestoffe	Mannose in β-D-1,4-glykosidischer Bindung mit α-D-1,6-verknüpften Galactose-Einheiten

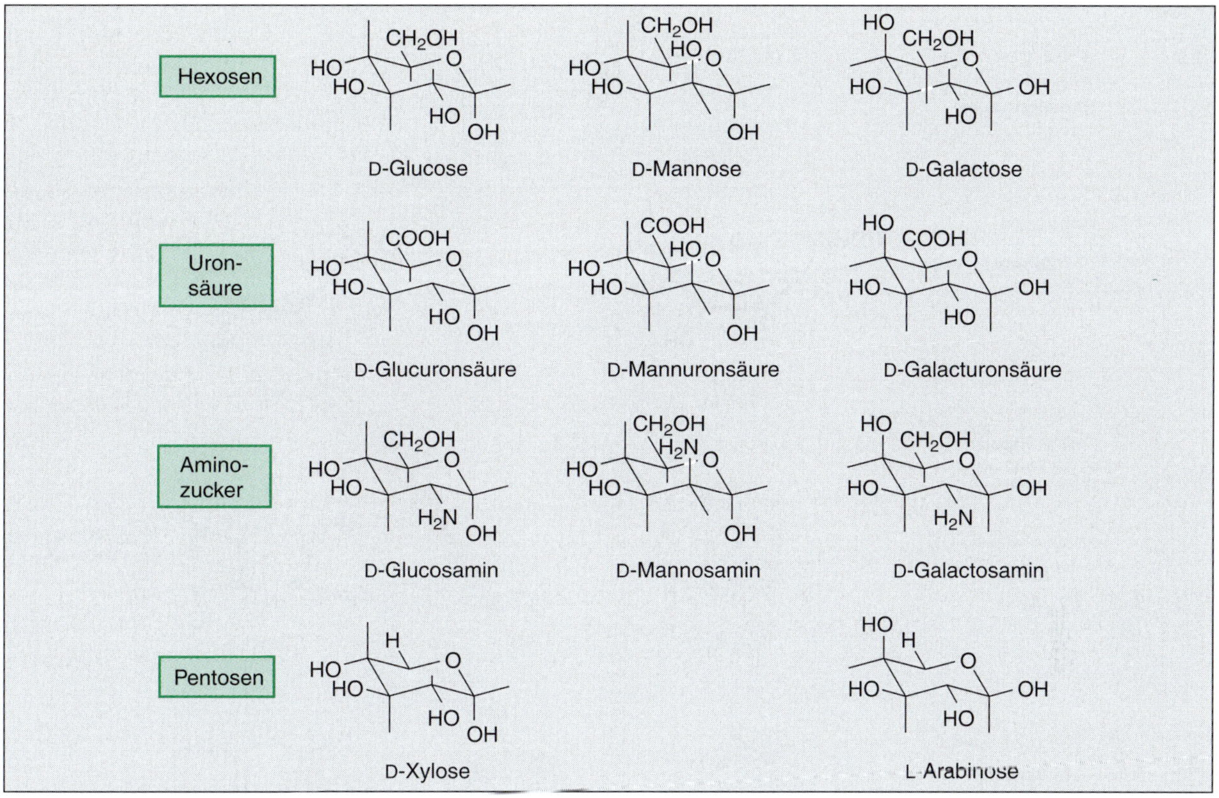

Abb. 4.14 Weitere wichtige Polysaccharidbausteine

4.4.4 Nukleinsäuren

Funktionen

Nukleinsäuren erfüllen in der Zelle sehr wichtige Funktionen. Die *Desoxyribonukleinsäure* (DNA) ist neben Proteinen der Hauptbestandteil der Chromosomen **im Zellkern** der **Eukaryoten.** In geringer Menge ist die **DNA** auch in anderen Zellorganellen dieser Organismen, **in Mitochondrien** und **Plastiden** enthalten. Aus ihr setzen sich bei den **Prokaryoten** die **Kernäquivalente** zusammen. Das so genannte „Bakterienchromosom“ besteht aus einem ringförmigen DNA-Molekül von beträchtlicher Länge (bis zu 1,2 mm). In den Zellen mancher Bakterien sind daneben weitere ringförmige DNA-Moleküle, „Plasmide“, nachgewiesen worden. Auch eine Gruppe von Viren, die so genannten **DNA-Viren,** enthalten DNA. Während jedoch **Viren** entweder nur DNA **oder** RNA enthalten, findet sich bei allen anderen Organismen (**Pro-** und **Eukaryoten**) DNA **und** RNA.

Die *Desoxyribonukleinsäure* bildet die **chemische Grundlage der genetischen Information,** d.h. der Erbeigenschaften der Organismen. Durch die Anordnung ihrer Bausteine, der Nukleotide, sind die Erbeigenschaften der Organismen festgelegt. Die Moleküle der Desoxyribonukleinsäure können identisch redupliziert werden. Mit der Reduplikation der DNA und der Weitergabe der Duplikate an die Tochterzellen bei der Zellteilung werden die Erbeigenschaften von Zelle zu Zelle weitergegeben. Wird die DNA verändert, entstehen Mutationen. Bei einigen Viren können diese Funktionen auch von der Ribonukleinsäure übernommen werden.

In den Zellen der Bakterien und der Eukaryoten ist Ribonukleinsäure (RNA) Bestandteil der Ribosomen (ribosomale RNA = rRNA).

Bei der Proteinbiosynthese im Cytoplasma spielen Messenger-RNA (mRNA) und Transfer-RNA (tRNA) eine große Rolle.

In den Zellen der Eukaryoten findet sich RNA auch im Nukleolus.

Chemische Zusammensetzung

Nukleinsäuren sind Makromoleküle mit Molekülmassen in der Größenordnung von einigen Hunderttausend bis Hundertmillionen. Durch Nukleasen, d.h. Enzyme, die Nukleinsäuren abbauen, las-

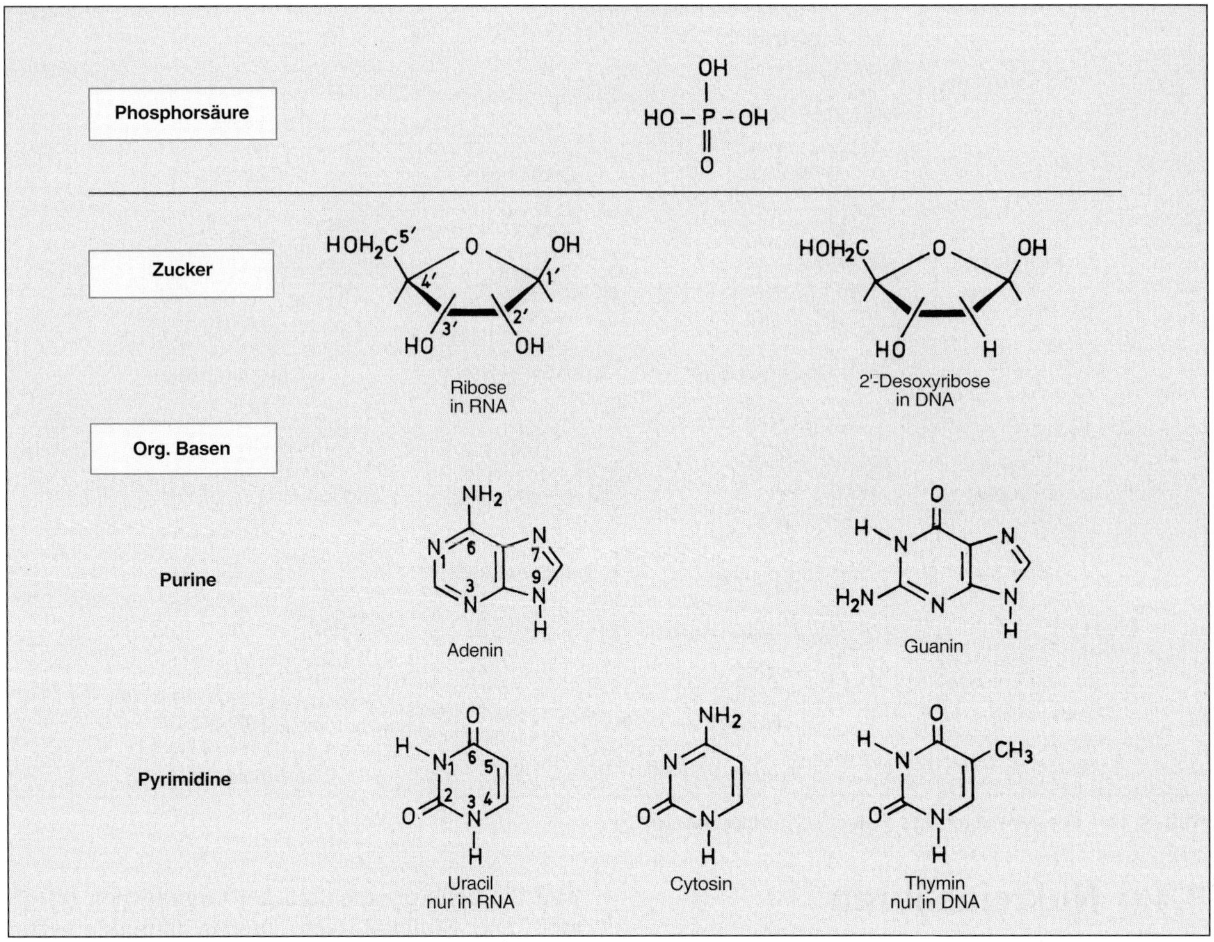

Abb. 4.15 Bausteine von Nukleinsäuren

sen sich diese Makromoleküle in Untereinheiten mit Molekülmassen von etwa 350 zerlegen. Diese Untereinheiten werden **Nukleotide** genannt. Die Molekülmassen zeigen, dass tausende solcher Bausteine zu einem Nukleinsäure-Molekül verbunden sind. Durch Säurehydrolyse lassen sich die einzelnen Nukleotide ihrerseits in jeweils drei Komponenten aufteilen. Diese sind eine heterozyklische **organische Base,** ein **Zuckermolekül** und **Phosphorsäure** (Abb. 4.15).

Als Zucker sind **Pentosen,** d. h. Zuckermoleküle mit fünf Kohlenstoffatomen am Aufbau der Nukleinsäuren beteiligt. Diese Pentosen liegen als zyklische Halbacetale vor. **Die Pentosen der Desoxyribonukleinsäure und der Ribonukleinsäuren sind verschieden.** Auf diesen Unterschied gründet sich die Einteilung der Nukleinsäuren und z.T. deren unterschiedliches chemisches Verhalten. Die Nukleotide der Desoxyribonukleinsäure enthalten **2-Desoxyribose** als Zuckerkomponente, die Nukleotide der Ribonukleinsäuren die **Ribose.**

Sowohl DNA als auch RNA enthalten in der Hauptsache nur **vier verschiedene Nukleotide,** die sich in ihren organischen Basen unterscheiden. Die Grundgerüste der Basen sind Purin- und Pyrimidinringe. Die **Purinbasen** der DNA sind **Adenin** und **Guanin**. Als **Pyrimidinbasen** sind **Cytosin** und **Thymin** enthalten. Die Purinbasen der RNA sind ebenfalls Adenin und Guanin. Als Pyrimidinbasen sind in der RNA **Cytosin** und **Uracil** enthalten. In den Molekülen der Transfer-RNA können weitere Basen enthalten sein, z. B. Methyl-, Acetyl- oder schwefelhaltige Derivate der eben aufgeführten Basen.

Generell unterscheiden sich also die beiden Nukleinsäuretypen durch ihre Zuckerkomponente sowie durch den Gehalt von Thymin in der DNA, resp. Uracil in der RNA (Abb. 4.15). **Nukleotide sind also Verbindungen aus Phosphorsäure, Pentose und organischer Base** (Abb. 4.16). Ist der Phosphatrest des Zuckers abgespalten, so spricht man von **Nukleosiden**. Nu-

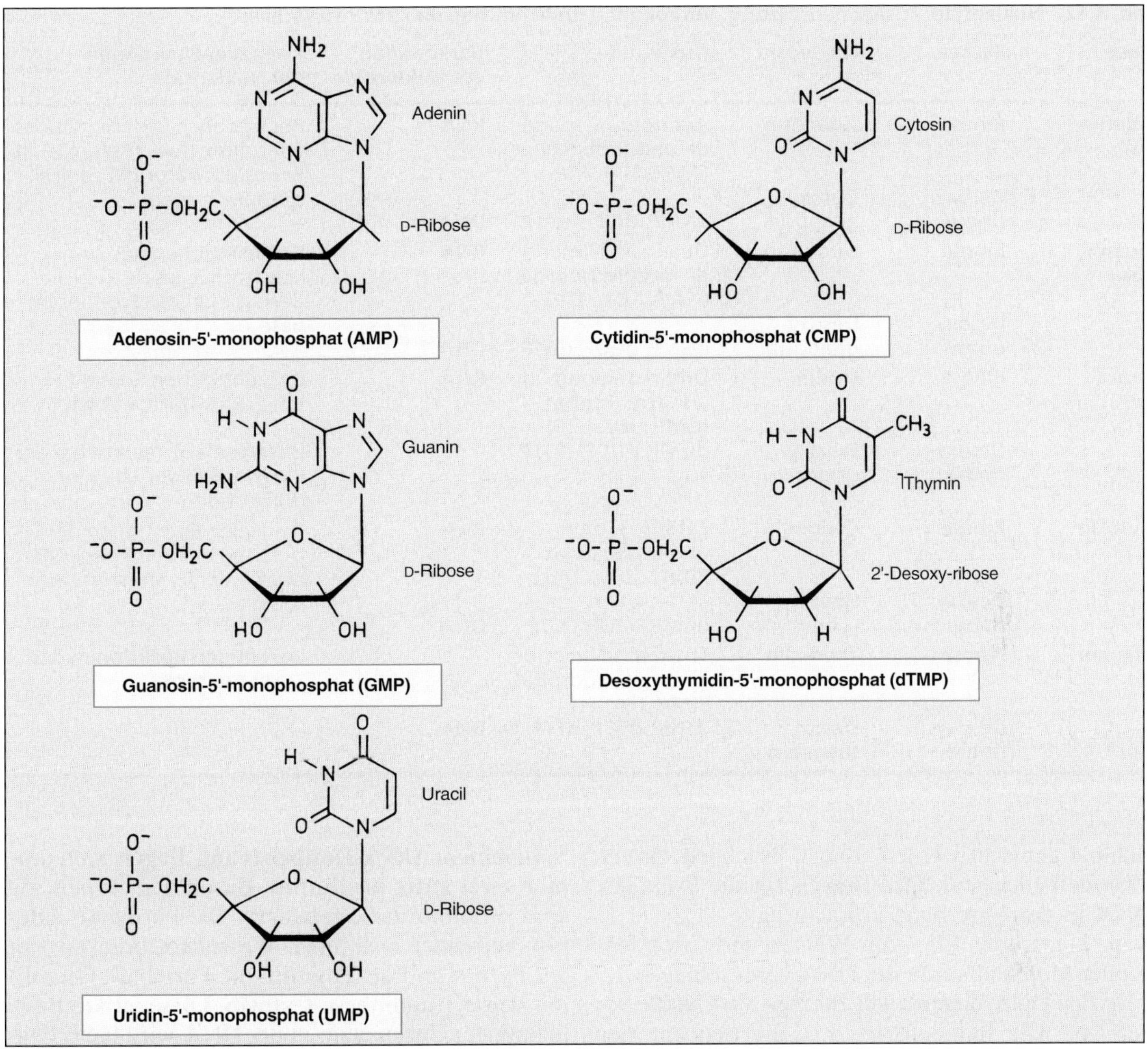

Abb. 4.16 Nukleotide. Die entsprechenden Nukleotide der DNA werden durch den Vorsatz Desoxy gekennzeichnet, z. B. Desoxyriboseadenosinmonophosphat, dAMP

kleoside bestehen also aus einer **organischen Base (Purin oder Pyrimidin)** und einem **Zucker**, einer Pentose. Letztere kann **Ribose** oder **2′-Desoxyribose** sein.

In den Nukleotiden ist das C-1 der Pentose **N-glykosidisch** mit dem Stickstoffatom in Stellung 3 der Pyrimidine bzw. dem Stickstoffatom in Stellung 9 der Purine verknüpft. Des weiteren ist die Pentose am C-5 mit einem Molekül Phosphorsäure über eine **Esterbindung** verbunden. **Nukleotide sind also 5′-Phosphorsäureester der entsprechenden Nukleoside.**

Nukleotide sind in den Organismen nicht nur Bausteine der Nukleinsäuren. Im Stoffwechsel der Zelle treten Nukleotide auf, bei denen der esterartig gebundene Phosphatrest durch Pyrophosphatbindungen nochmals mit einem oder zwei Phosphorsäureresten verknüpft ist. Diese Nukleotide spielen für die Prozesse der Energieumwandlung im Zellstoffwechsel eine Rolle. Hierher gehört z. B. das *Adenosintriphosphat* (Tab. 4.12). Ribose ist auch Bestandteil weiterer Verbindungen, wie NADPH+H^+ (Kap. 16.1.4) oder Coenzym A (Kap. 16.4.2).

Desoxyribonukleinsäure (DNA)

Die DNA besteht aus langen, unverzweigten, linearen Molekülen, die im Elektronenmikroskop

Tab. 4.12 Nukleotide: Zusammensetzung, Vorkommen und Funktion im Zellstoffwechsel

Base	Zucker	Nukleosid	Nukleotide	Vorkommen der Nukleotide	Koenzym-Funktionen der Nukleotide
Adenin (A)	Ribose	Adenosin	Adenosin-5′-mono-, di- und triphosphat (AMP, ADP, ATP)	RNA	Bei fast allen Reaktionen des Energiestoffwechsels; ATP ist Energiedonator bei zahlreichen Synthesen
	Desoxyribose	Desoxyadenosin	dAMP, dADP, dATP	DNA	–
Guanin (G)	Ribose	Guanosin	Guanosin-5′-mono-, di- und triphosphat (GMP, GDP, GTP)	RNA	Bei Reaktionen des Zuckerstoffwechsels; Energiedonator bei der Proteinsynthese
	Desoxyribose	Desoxyguanosin	dGMP, dGDP, dGTP	DNA	–
Uracil (U)	Ribose	Uridin	Uridin-5′-mono-, di- und triphosphat (UMP, UDP, UTP)	RNA	Bei zahlreichen Reaktionen des Zuckerstoffwechsels
	Desoxyribose	Desoxyuridin	dUMP, dUDP, dUTP	–	Intermediärprodukte bei der Biosynthese der Thyminnukleotide
Cytosin (C)	Ribose	Cytidin	Cytidin-5′-mono-, di- und triphosphat (CMP, CDP, CTP)	RNA	Bei vielen Reaktionen des Lipid- und einigen Reaktionen des Kohlenhydratstoffwechsels
	Desoxyribose	Desoxycytidin	dCMP, dCDP, dCTP	DNA	–
Thymin (T)	Ribose	Thymidin	Thymidin-5′-mono-, di- und triphosphat (TMP, TDP, TTP)		Bei einigen Reaktionen des Zuckerwechsels
	Desoxyribose	Desoxythymidin	dTMP, dTDP, dTTP	DNA	–

sichtbar gemacht werden können. Nachdem Avery 1944 den entscheidenden Beweis für die Rolle der DNA in der Vererbung erbracht hatte (Tab. 11.1, Kap. 11), wurde 1953 von Watson und Crick folgender Molekülbau für die DNA vorgeschlagen.

In der DNA liegen zwei Stränge von Nukleotiden vor. Die Reihenfolge, d.h. die Sequenz der Nukleotide ist in den DNA-Molekülen der verschiedenen Arten von Organismen genau festgelegt. Sie wird als **Primärstruktur** bezeichnet. Die Nukleotide in den einzelnen Strängen sind durch Phosphat-Zuckerbindungen esterartig miteinander verbunden. Es entsteht so eine Polynukleotidkette, die abwechselnd Phosphat und Zucker enthält. An jedem der Zuckermoleküle sitzt eine organische Base. In dieser Kette sind die einzelnen Nukleotide durch 3′,5′-Phosphodiesterbindungen miteinander verknüpft. Ein solcher Polynukleotidstrang besitzt eine **Polarität**. Diese resultiert daraus, daß an einem Ende der Polynukleotidkette eine Orthophosphatgruppe am C-5 der Desoxyribose steht. Das andere Ende der Polynukleotidkette bildet ein Desoxyribosemolekül mit einer freien OH-Gruppe am C-3 (Abb. 4.17). **Die beiden Polynukleotidstränge eines DNA-Moleküls besitzen eine gegenläufige Polarität.**

In einem DNA-Doppelstrang liegen sich immer zwei ganz bestimmte Basen gegenüber, sie sind miteinander „gepaart“. Die Purinbase **Adenin** verbindet sich über Wasserstoffbrücken mit der Pyrimidinbase **Thymin**, die Purinbase **Guanin** mit der Pyrimidinbase **Cytosin**. Diese strikte Festlegung der Basenpaare in der DNA wird unter dem Begriff **Komplementärprinzip** beim Aufbau der DNA verstanden. Ihr kommt für die Funktion der DNA eine entscheidende Bedeutung zu. Durch sie wird die Nukleotidsequenz eines Polynukleotidstranges im DNA-Molekül durch diejenige des anderen Stranges genau festgelegt **(komplementäre Basen)**.

Die Verknüpfung der beiden Nukleotidstränge eines DNA-Moleküls erfolgt durch zahlreiche Wasserstoffbrücken (Abb. 4.18). Wasserstoffbrücken können sich ausbilden zwischen einem kovalent gebundenen H-Atom und einem negativ geladenen Akzeptoratom. Es handelt sich hierbei um keine kovalente Bindung, sondern lediglich um eine besonders stark ausgeprägte Wechselwirkung von Gruppen gegensätzlicher Polarisierung. Hieraus resultiert die Gesetzmäßigkeit bei der „Basenpaarung“ in den DNA-Molekülen. Adenin und Thymin besitzen im Molekül jeweils zwei Möglichkeiten zur Ausbil-

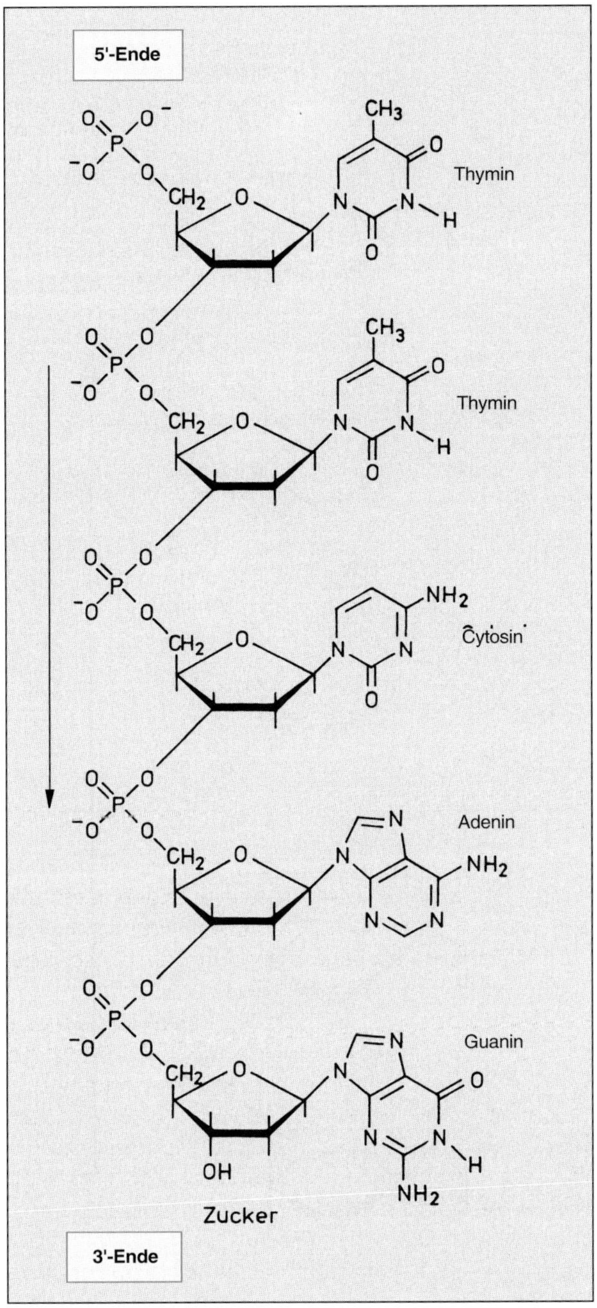

Abb. 4.17 Aufbau eines Nukleotidstranges der DNA. Die Nukleotide sind über 3′,5′-Phosphodiesterbindungen miteinander verknüpft. An einem Ende eines Nukleotidstranges steht eine freie 3′-OH-Gruppe, am anderen eine Phosphatgruppe. Hierdurch bekommt der Nukleotidstrang einen Richtungssinn, eine Polarität

dung einer Wasserstoffbrücke, Cytosin und Guanin besitzen jeweils drei solcher Möglichkeiten (Abb. 4.18). Aus räumlichen Gründen verbinden sich im DNA-Molekül immer jeweils eine Pyrimidinbase mit einer Purinbase (Abb. 4.19). Ein Ab-

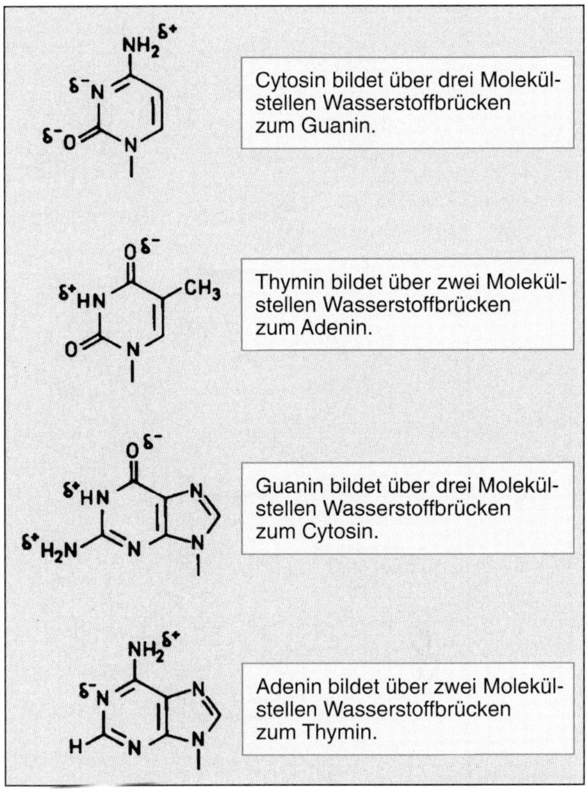

Abb. 4.18 Orte der Ausbildung von Wasserstoffbrükken zwischen den Basen der DNA. Diese Gesetzmäßigkeiten liefern auch das Verständnis für die Ausprägung von Punktmutationen

weichen vom Komplementärprinzip beim Aufbau der DNA ist so nicht möglich.

Die Bindungsenergie einer Wasserstoffbrückenbildung ist vergleichsweise gering. Sie beträgt 12–29 kJ/Mol, aber ihre Vielzahl stabilisiert die Verbindung der beiden Polynukleotidstränge im biologischen Temperaturbereich völlig. Die Wasserstoffbrücken können durch Temperaturerhöhung und durch den Einfluss von Proteinen/Enzymen gelöst werden.

Im DNA-Molekül sind die beiden, durch Wasserstoffbrücken miteinander verbundenen, gegenläufigen Polynukleotidstränge zu einer Doppelspirale, einer **Doppelhelix,** gewunden. Diese DNA-Struktur ist mit einer verdrillten Strickleiter vergleichbar. Die Basenpaare bilden die Sprosse, die Seile jeweils eine Zuckerphosphatkette. Eine Spiralwindung umfasst etwa 10 Basenpaare. Die Basenpaare stehen senkrecht in einer gedachten Zentralachse der Doppelspirale. Die komplementären Basen liegen sich in der Spirale nicht diametral gegenüber. Die Wasserstoffbrücken befinden sich also vor der Zentralachse (Abb. 4.20). Nicht alle

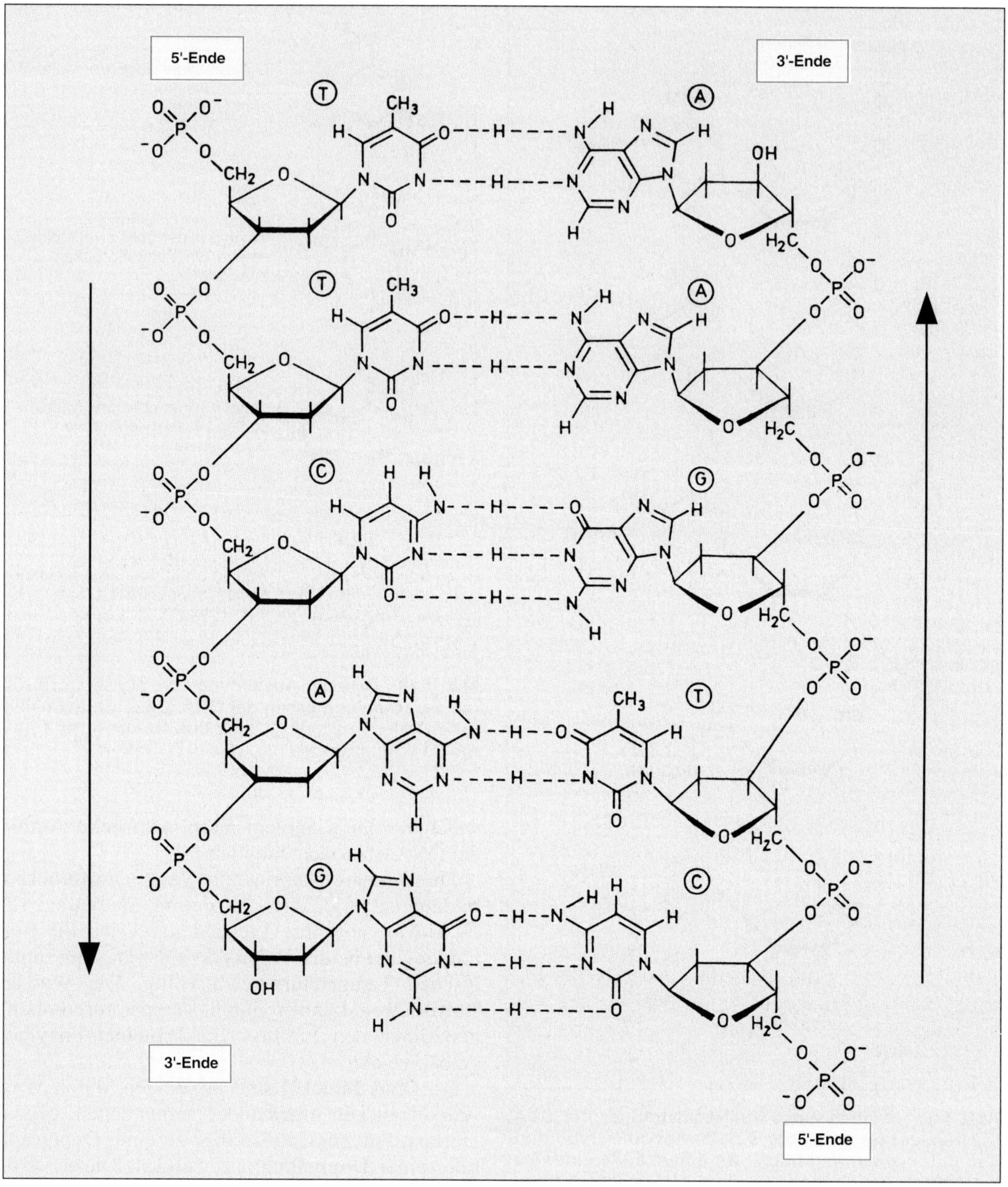

Abb. 4.19 Primärstruktur der DNA. Die beiden Nukleotidstränge haben eine gegenläufige Polarität. Sie werden über Wasserstoffbrücken verbunden

in der Natur vorkommende DNA hat eine Doppelspiralstruktur. Bei kleinen Bakteriophagen konnte auch einsträngige DNA nachgewiesen werden, deren Basen allerdings über große Bereiche miteinander Basenpaarungen eingehen.

Aufgrund der Basenanordnung in der DNA-Doppelhelix muß das molare Mengenverhältnis von Adenin zu Thymin sowie von Guanin zu Cytosin stets 1 : 1 sein. Ebenso ist in einem DNA-Molekül die Summe der Purinbasen Adenin + Gua-

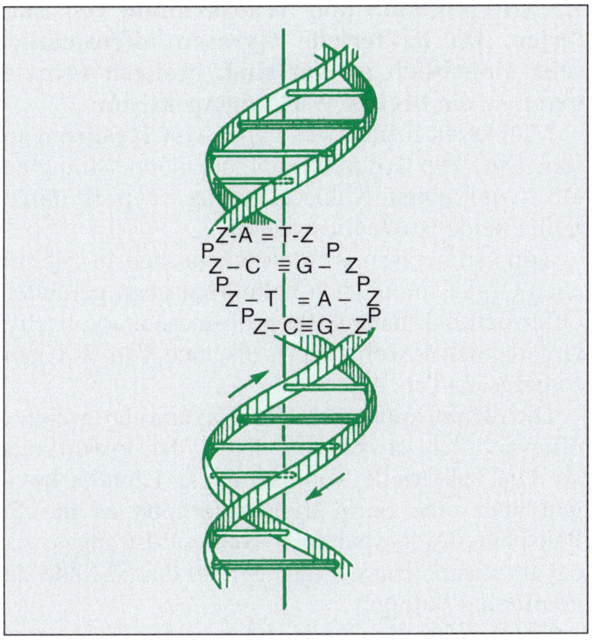

Abb. 4.20 Form und Struktur der doppelsträngigen Desoxyribonukleinsäure (Watson-Crick-Modell). Die DNA besteht aus zwei Polynukleotidsträngen, die sich in einer rechtshändigen Spirale umeinander winden. Das der Außenseite zugewandte Rückgrat eines Stranges bilden Zucker (Z) und Phosphatgruppen (P). Diese wechseln einander ab und sind kovalent miteinander verbunden. An jedem Zuckerrest findet sich eine der **vier Basen Adenin** (A), **Guanin** (G), **Thymin** (T), **Cytosin** (C). Die Basen weisen ins Innere der Helix.
Zwischen den Basen der beiden Nukleotidstränge bilden sich **Wasserstoffbrücken** aus. Hierdurch werden die beiden Nukleotidstränge zusammengehalten. Die natürliche DNA-Helix ist am stabilsten, wenn sich die Nukleotidstränge alle 10,5 Basenpaare einmal umwinden.

nin stets gleich der Summe der Pyrimidinbasen Thymin+Cytosin. **Die chemische Zusammensetzung von doppelsträngigen DNA-Molekülen unterschiedlicher Herkunft (unterschiedlicher Organismenarten) kann sich also nur im Verhältnis der Summe Adenin+Thymin: Guanin+Cytosin, oder vereinfacht im Verhältnis Adenin:Guanin oder Thymin:Cytosin unterscheiden** (Tab. 4.13).

Superhelikale Konformation der DNA

Die Funktionsfähigkeit der DNA wird durch ihre **topologische Form,** also von der Gestalt des Moleküls stark beeinflusst. Dies wurde vor allem zunächst bei ringförmiger DNA von Bakterien untersucht. Ringförmige bakterielle DNA besteht aus zwei helikal gewundenen Nukleotidsträngen. In der Zelle liegen diese Ringe oft verdrillt in Form einer **Superhelix** vor. Ringförmige DNA kann also im gleichen Organismus in zwei verschiedenen Strukturen vorkommen, als Ring oder verdrillt als Superhelix (Abb. 4.21). Beide Formen haben natürlich beim gleichen Organismus die gleiche Nukleotidsequenz, den gleichen Informationsgehalt. Sie **unterscheiden sich** jedoch **in ihrer Funktionsfähigkeit.** Man bezeichnet **doppelsträngige DNA-Ringe mit gleicher Nukleotidsequenz,** also mit gleicher chemischer Struktur, **jedoch mit unterschiedlicher räumlicher Struktur,** unterschiedlicher Topologie, als **Topoisomere.**

Die topologische Form beeinflusst die molekularbiologischen Eigenschaften der DNA. Für die **Transkription, Replikation** und **Rekombination** ist die Superhelix-Form notwendig. Auch die doppelsträngige DNA in den Chromosomen der Eukaryoten liegt in superhelikaler Form vor. Auch hier sind Topoisomerasen, „strangbrechende“ Enzyme an den Vorgängen der DNA-Replikation der Transkription und der Rekombination beteiligt (Kap. 11.1).

Durch Enzyme kann eine topologische Form in die andere überführt werden. Diese Enzyme sind die **DNA-Topoisomerasen.** Die Wirkung dieser Topoisomerasen beruht im Prinzip darauf, dass sie einen DNA-Ring öffnen, einen Abschnitt der DNA durch die Schnittstelle führen und den Ring wieder schließen (Abb. 4.22).

Tab. 4.13 Basenzusammensetzung der DNA in Zellen verschiedener Gewebe

Herkunft der DNA	$\frac{A+T}{G+C}$	A	T	G	C
Mensch, Milz	1,51	29,9	29,8	19,5	20,1
Mensch, Leber	1,53	30,3	30,3	19,5	19,9
Grünalge *Scenedesmus*	0,64	20,2	18,8	30,8	30,2
Hefe	1,79	31,3	32,9	18,7	17,1
Escherichia coli	0,92	23,9	23,9	26,0	26,2
Phage λ	1,06	25,7	25,7	24,4	24,2
Pocken-Virus	1,46	29,5	29,9	20,6	20,2

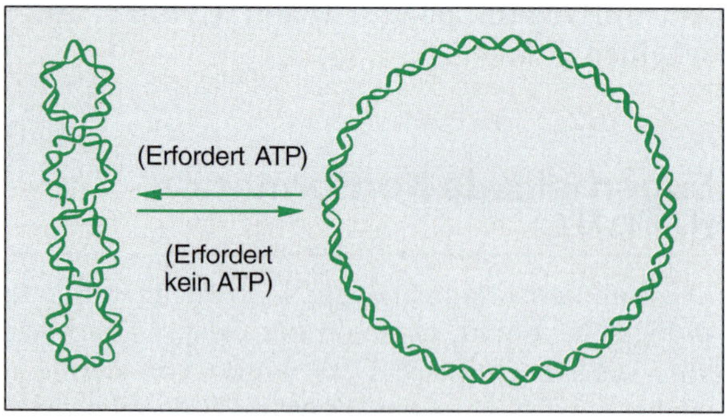

Abb. 4.21 Topoisomere der DNA. DNA kann in verschiedenen Formen, so genannten Topoisomeren vorkommen. Durch Topoisomerasen, z. B. Gyrase bei Bakterien, lassen sie sich ineinander überführen.
Rechts: ringförmiger „entspannter“ Zustand
Links: verknäuelt und verdrillt zur „Superhelix“. (Aus J.C. Wang „DNA-Topoisomerasen“ in Erbsubstanz DNA, Spektrum der Wissenschaft Verlagsgesellschaft mbH, Heidelberg 1985)

Auf Unterschieden zwischen prokaryotischen und eukaryotischen Topoisomerasen beruht die selektive Wirkung der Gyrasehemmer (Kap. 11.1).

Gyrasehemmer binden an die gyr-A-Untereinheit der Gyrase und hemmen damit die DNA-Replikation und Transkription von Bakterien. Da bakterielle Gyrasen offensichtlich sehr einheitlich gebaut sind, besitzen Gyrasehemmer ein breites Wirkungsspektrum.

Man kennt heute zwei Typen von Topoisomerasen. Der Typ I durchtrennt bei doppelsträngiger DNA nur einen Nukleotidstrang. Typ II durchtrennt beide Nukleotidstränge.

Topoisomerasen wurden inzwischen in zahlreichen Organismen, auch beim Menschen gefunden. Offensichtlich haben alle pro- und eukaryotischen Organismen sowohl Typ-I- als auch Typ-II-Topoisomerasen (Tab. 4.14).

Die Topoisomerasen der Eukaryoten weichen offensichtlich etwas von denen der Prokaryoten ab. Die bakterielle Topoisomerase I bindet kovalent über eine Serin-Hydroxylgruppe an das 5′-Phosphat des gespaltenen Nukleotidstranges, das eukaryotische Enzym dagegen an das 3′-Ende des geöffneten Stranges.

Die bakterielle Topoisomerase II, die Gyrase, führt unter ATP-Verbrauch superhelikale Bindungen in DNA-Ringe ein. Die eukaryotische Topoisomerase II führt unter Verbrauch von ATP eine Entspannung superhelikaler DNA aus.

Von den Typ-II-Topoisomerasen kann nur die DNA-Gyrase der Bakterien einen DNA-Ring

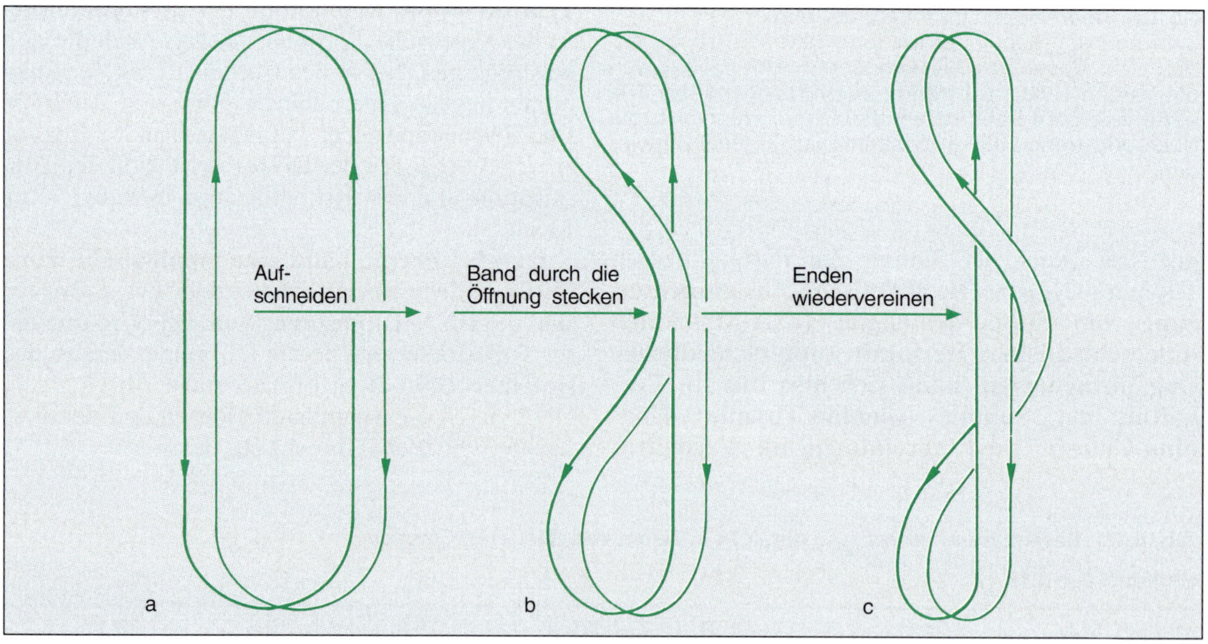

Abb. 4.22 Bildung der Superhelix durch DNA-Gyrase. Die DNA-Gyrase der Bakterien schneidet das ringförmige DNA Molekül durch beide Nukleotidstränge (a), steckt den gegenüberliegenden Abschnitt durch die Öffnung (b) und verbindet die Enden des durchtrennten Stranges wieder (c). Wenn dies an zahlreichen Stellen der DNA geschieht, resultiert eine verknäulte Form, eine „Superhelix“ mit hohem Verflechtungsgrad. (Aus J.C. Wang „DNA-Topoisomerasen“ in Erbsubstanz DNA, Spektrum der Wissenschaft Verlagsgesellschaft mbH, Heidelberg 1985)

Tab. 4.14 Topoisomerasen bei Pro- und Eukaryoten

	Zahl der Moleküle/Zelle	Struktur	Wichtigste Reaktion
Topoisomerase I			
In Bakterien	1000	Eine Untereinheit	Entspannung negativ-superhelikaler DNA
In Eukaryoten-Zellen	10^5–10^6	Eine Untereinheit	Entspannung negativ- und positiv-superhelikaler DNA
Topoisomerase II			
In Bakterien („Gyrase")	500	Zwei Untereinheiten	Überführung entspannter DNA in negativ-superhelikale DNA
In Eukaryoten-Zellen	10^4–10^5	Zwei Untereinheiten	Entspannung superhelikaler DNA

überspiralisieren. Anscheinend ist die DNA der Bakterien normalerweise negativ überspiralisiert, d.h. sie hat ein Defizit an Windungen im Ring. Topoisomerasen kontrollieren den Grad der Überspiralisierung. Die Gyrase überspiralisiert die DNA, eine Typ-I-Topoisomerase kann sie auf das erforderliche Maß entspannen.

Damit die genetische Information eines DNA-Moleküls verdoppelt, abgelesen oder mit der von anderen Genen rekombiniert werden kann, muß eine Vielzahl von Enzymen an die Nukleotidbasen binden.

In manchen topologischen Konformationen sind die sich paarweise gegenüberstehenden Basen für solche Enzyme zugänglich, in anderen nicht.

Die Doppelhelix eines DNA-Ringes kann sich leichter entwinden und die Basen in ihrem Inneren freigeben, wenn sie in superhelikaler, überspiraliger Form vorliegt. Durch Regulierung des jeweiligen Grades der Überspiralisierung wird offensichtlich die Geschwindigkeit der Replikation und Transkription gesteuert.

Topoisomerase Typ I wurde erstmals aus *E. coli* isoliert. Das Enzym durchtrennt nur einen DNA-Strang auf einmal. Es vermag überspiralige, doppelsträngige DNA-Ringe zu entspannen. Das Enzym durchtrennt die Zuckerphosphatbindung im Nukleotidstrang, steckt einen Abschnitt der DNA hindurch und knüpft die Zucker-Phosphatbindung wieder. Es verringert den Verflechtungsgrad eines doppelsträngigen DNA-Ringes. Topoisomerasen Typ II durchschneiden beide Stränge doppelsträngiger DNA-Ringe auf einmal. Sie überspiralisieren DNA-Ringe. Sie vermögen doppelsträngige DNA-Ringe in eine Reihe von topologischen Konformationen zu überführen. Die Gyrasen der Bakterien sind die einzigen Topoisomerasen, die entspannte DNA-Ringe überspiralisieren können. Die Reaktion ist energieabhängig und verläuft unter ATP-Verbrauch.

Ohne ATP verläuft die Reaktion in anderer Richtung. Die Gyrase entspannt dann, allerdings sehr langsam, überspiralige Ringe (Abb. 4.21).

Die Gyrase vermag auch zwei doppelsträngige Ringe miteinander zu verflechten. Dies ist etwa beim Einbau von Phagen in die DNA des Wirtsbakteriums notwendig.

Ribonukleinsäuren (RNA)

Die Strukturen der RNA-Moleküle sind vielfältiger als die der DNA. Man kann daher nicht von einer einheitlichen Struktur der RNA sprechen. Auch die Moleküle der RNA bilden Nukleotidketten mit 3′–5′-Phosphodiesterbindungen zwischen den Nukleotiden. Im Gegensatz zur DNA ist die **RNA fast immer einsträngig.** Ausnahmen bilden einige Viren, deren RNA doppelsträngig ist und eine der DNA entsprechende Doppelhelix-Struktur aufweist. Auch bei den einsträngigen RNA-Molekülen können Teilbereiche doppelsträngig sein, etwa bei den Molekülen der Transfer-RNA.

Aufgrund ihrer Funktionen werden im Allgemeinen drei RNA-Arten unterschieden (Tab. 4.15):

- ribosomale RNA (rRNA)
- Messenger-RNA (mRNA)
- Transfer-RNA (tRNA).

Daneben existieren nach neueren Untersuchungen offenbar noch weitere RNA-Arten, denen spezielle Funktionen in der Zelle zukommen.

Hierzu gehören z.B. die small nuclear RNAs (snRNA). Dies sind ubiquitär verbreitete RNA-Moleküle mit etwa 90 bis 220 Nukleotiden. Solche RNA-Moleküle sind mit Proteinen assoziiert. Diese Komplexe werden „small nuclear ribonucleoproteins" (snRNPs) genannt. Man nimmt an, daß einzelne snRNPs spezifische mRNA-Sequenzen mit Hilfe komplementärer RNA-RNA-Basen-

Tab. 4.15 Die drei hauptsächlichen RNA-Arten

	Größe (ungefähre Angaben)	**Funktion**
Transfer-RNA (tRNA)	80–90 Nukleotide	Übertragung von Aminosäuren zum Proteinsynthese-Apparat der Zelle
Ribosomale RNA (rRNA)	4 Arten (bei Eukaryoten) mit je. ca. 120, 150, 1700, 3500 Nukleotiden	Struktur und Funktionselemente der Ribosomen
Messenger-RNA (mRNA)	Sehr verschieden (einige hundert bis über zehntausend Nukleotide)	Die „messenger"-(Boten-)RNA überbringt dem Proteinsynthese-Apparat die Abschrift eines Gens

paarung erkennen können. Sie sind im Zellkern mit hnRNA-Ribonukleoproteinpartikeln assoziiert (hnRNA=heteronukleäre RNA).

Bei der Reifung (Prozessierung) der hnRNA zur mRNA spielt u.a. vermutlich snRNA eine Rolle. Wahrscheinlich ermöglichen sie das exakte Herausschneiden der Intronsequenzen (Kap. 11.4).

80–90% der zellulären RNA ist Bestandteil der Ribosomen. Es ist die **ribosomale oder rRNA.** Ribosomen sind submikroskopische, kugelförmige Zellorganellen, die sich aus Protein und rRNA zusammensetzen.

In den Molekülen der rRNA finden sich neben den vier Standardbasen in geringer Menge seltene Basen. Diese entstehen in den rRNA-Molekülen durch enzymatischen Umbau der Standardbasen.

Aufgabe der **Messenger-RNA (mRNA)** ist es, die Nukleotidsequenz der DNA in eine entsprechende Aminosäuresequenz in den Proteinen zu übertragen. Die **mRNA ist weitgehend einsträngig** und enthält ausschließlich die vier Standard-Basen Adenin, Uracil, Guanin und Cytosin. **Die Molekülmasse** von mRNA-Molekülen **kann innerhalb weiter Grenzen variieren,** in Abhängigkeit von der Größe und Zahl der zu determinierenden Proteine. Es liegt in der Größenordnung von 100000 bis einigen Millionen.

Die mRNA wird bei **Eukaryoten** im Zellkern gebildet. Sie liegt dort in anderer Form vor als später im Cytosol. Sie wird im Zellkern als **heteronukleäre RNA** (hnRNA) bezeichnet. Erst nach Umstrukturierung (Prozessierung) in funktionsfähige mRNA wird sie ins Cytosol ausgeschleust (Kap. 11.4). Die mRNA liegt, ehe sie sich mit den Ribosomen im Cytoplasma verbindet, als Ribonukleoproteinkomplex vor (Abb. 4.23, 4.24).

Bei Prokaryoten dient die an der DNA gebildete mRNA sofort und ohne Umstrukturierung als Matrize für die Proteinsynthese. mRNA-Moleküle von Prokaryoten und Eukaryoten weisen trotz gleicher grundsätzlicher Funktionen doch starke Unterschiede auf.

Bakterielle mRNAs variieren in der Zahl der von ihnen codierten Polypeptidketten. Einige codieren nur ein Protein. Sie sind **monocistronisch.** Die meisten jedoch haben codierende Sequenzen für mehrere Polypeptide. Sie sind **polycistronisch.** In diesen Fällen wird eine einzelne mRNA von einer Gruppe benachbarter Gene, einem Operon, transkribiert.

Alle bakteriellen mRNAs haben zwei unterschiedliche Regionen. Die codierende Region enthält die Information für die Polypeptidketten. Sie beginnt mit einem Start- und endet mit einem Terminationssignal. Bei einer monocistronischen mRNA können an beiden Enden des Moleküls zusätzliche, nicht codierende Abschnitte vorhanden sein. Vor der Startsequenz (AUG) findet sich der so genannte Leader. Auf das Terminationssignal der codierenden Region folgt der so genannte Trailer. Bei polycistronischen mRNA-Molekülen liegen zusätzlich zwischen den codierenden Sequenzen Nukleotidfolgen, die nicht für die Proteinbiosynthese genutzt werden, die so genannten intercistronischen Regionen (Abb. 4.25). Die Translation einer polycistronischen mRNA erfolgt sequentiell durch alle Cistrons hindurch.

Fast alle **eukaryotischen mRNAs** sind monocistronisch, jedoch ist jedes mRNA-Molekül gewöhnlich wesentlich länger, als es zur Codierung eines Proteins nötig wäre. Im eukaryotischen Cytoplasma ist die durchschnittliche mRNA etwa 1000 bis 2000 Nukleotide lang. Sie trägt an ihrem 5′-Ende (Leader) eine so genannte Cap-Struktur. Diese besteht aus einem methylierten Guanosin (m^7G), dessen 5′-OH-Gruppe untypischerweise über eine Triphosphat-Brücke mit der 5′-OH-Gruppe der ersten transkribierten Base der mRNA verknüpft ist. Am 3′-Ende befinden sich bei eukaryotischen mRNAs Oligo-A-Sequenzen (Trailer), die aus bis zu 300 Adenin-Nukleotiden bestehen. Diese sind nicht in dem korrespondierenden Gen codiert, sondern werden noch im Kern nachträglich an die mRNA synthetisiert. Die Cap-Struktur bindet an der 40S-Untereinheit der Ribosomen, an so genannte Cap-Bindungsproteine. Die

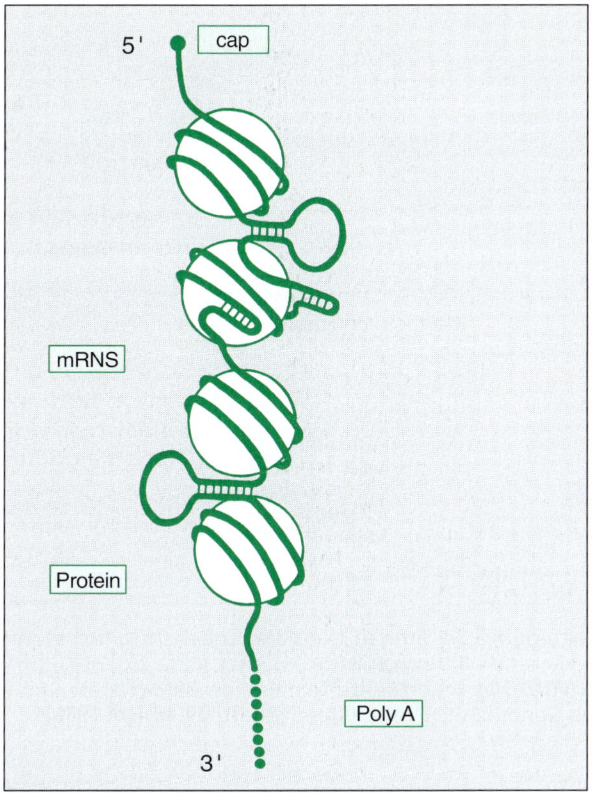

Abb. 4.23 Modell eines Messenger-Ribonukleoproteinpartikels. Am 3'-OH-Ende von fast allen mRNA-Molekülen findet sich eine Sequenz von etwa 200 Adenylat-Resten (Poly A). Am 5'-Ende steht meist ein untypisch verknüpftes Nukleotid, dessen Base (Guanin) methyliert ist. Diese Stück wird als Cap = Hütchen bezeichnet (Abb. 4.24). Die mRNA ist mit Proteinen zu Nukleoproteinpartikeln assoziiert. Durch lokale Basenpaarungen können kleine Teilbereich doppelsträngig sein

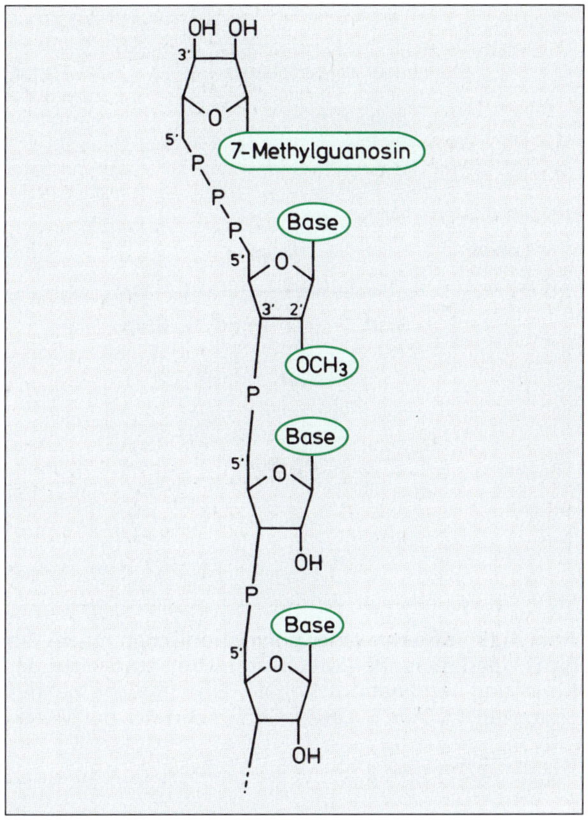

Abb. 4.24 Cap (Hütchen) der mRNA. Am 5'-Ende von eukaryotischer mRNA ist 7-Methylguanosin untypisch über eine 5'-5'-Triphosphatbrücke mit dem nächsten in 2'-Stellung methylierten Nukleosid verknüpft

Cap-Region tritt bei fast allen zellulären und **viralen mRNAs** auf und ist für die Translation im Cytoplasma wichtig. Einige virale mRNAs, z. B. die des Poliovirus, haben keine Cap-Struktur und können auch ohne Cap-Region translatiert werden. Eine Infektion mit Poliovirus hemmt die Translation der Wirt-mRNA. Dies könnte auf eine störende Einwirkung auf die Cap-Bindungsproteine zurückzuführen sein.

Die **transfer-RNA (tRNA)** spielt ebenfalls bei der Proteinbiosynthese eine wesentliche Rolle. Sie stellt etwa 10% der Gesamt-RNA der Zelle. Jedes Molekül ist ein einziger Polynukleotidstrang aus etwa 70 bis 90 Nukleotiden. Das Molekulargewicht beträgt etwa 30 000. **Für jede der 20 Aminosäuren gibt es mindestens ein, jeweils streng spezifisches tRNA-Molekül,** z.T. aber auch bis zu fünf verschiedene tRNA-Moleküle für eine Aminosäure (Degeneration des genetischen Codes).

Die tRNA enthält neben den vier Standardbasen in relativ großer Menge so genannte **seltene Basen.** Solche speziellen Basen entstehen sekundär durch enzymatische Umwandlung der zunächst in die tRNA eingebauten Standardbasen.

Die tRNA liegt in weiten Bereichen des Moleküls einsträngig vor. In Teilbereichen finden sich jedoch durch Ausbildung von Wasserstoffbrücken zwischen komplementären Basen Doppelhelix-Strukturen. Die Lage der **doppelsträngigen Bereiche** im Molekül ist bei den unterschiedlichen tRNA-Arten verschieden. Daraus ergeben sich **unterschiedliche Sekundär- und Tertiärstrukturen**, auf denen die **Spezifität der Reaktionen der tRNA mit entsprechenden Aminoacylsynthetasen beruht.** Neben dieser durch die Raumstruktur bedingten Spezifität besitzt **jedes tRNA-Molekül eine Anhaftungsregion für Aminosäuren.** Diese befindet sich am 3'-Ende des Mole-

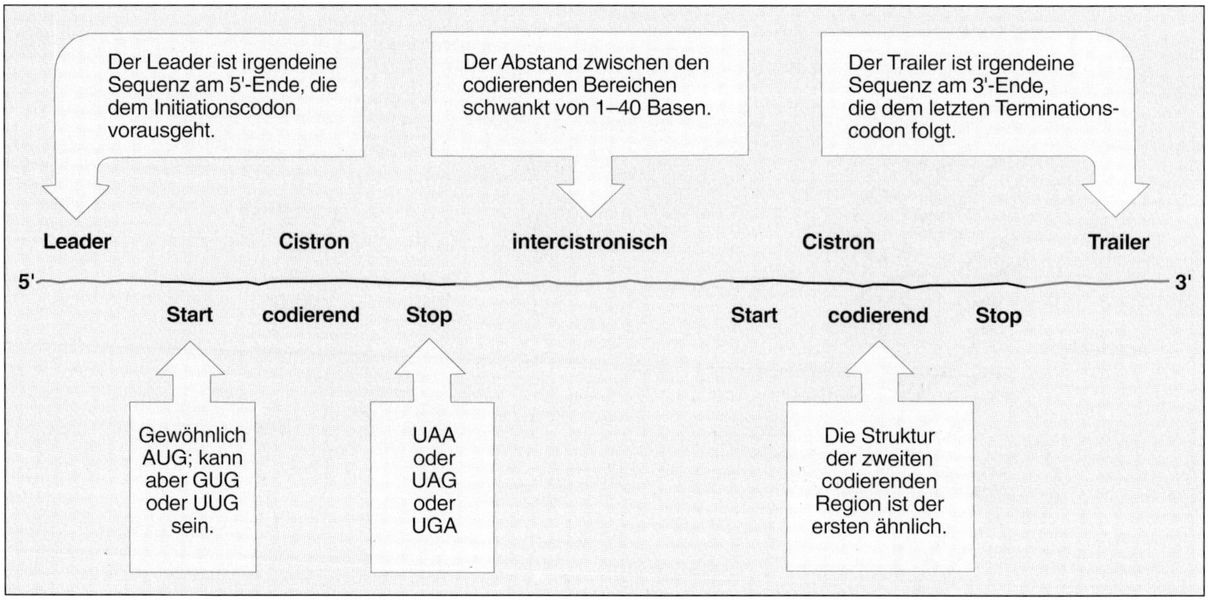

Abb. 4.25 Struktur einer polycistronischen mRNA eines Bakteriums. Sie enthält translatierende (cistronische) und nicht translatierende (intercistronische) Abschnitte. Jeder codierende Bereich (Cistron) besitzt seine eigenen Initiations- und Terminations-Signale. Eine typische bakterielle mRNA hat mehrere translatierende Bereiche, ist „polychistronisch". (Aus: B. Lewin, Gene, Lehrbuch der Molekularen Genetik, VCH Verlagsgesellschaft, Weinheim 1988)

küls und besteht immer aus der Basensequenz Cytosin-Cytosin-Adenin (Abb. 4.26, 4.27). Des Weiteren findet sich am Molekül jeder tRNA ein Nukleotidtriplett, das **Anticodon,** das ein Codon der mRNA erkennen kann. Die tRNA-Moleküle sind jeweils für eine bestimmte Aminosäure spezifisch. Es gibt also mindestens so viele unterschiedliche tRNA-Arten wie proteinogene Aminosäuren (Kap. 11.5.1).

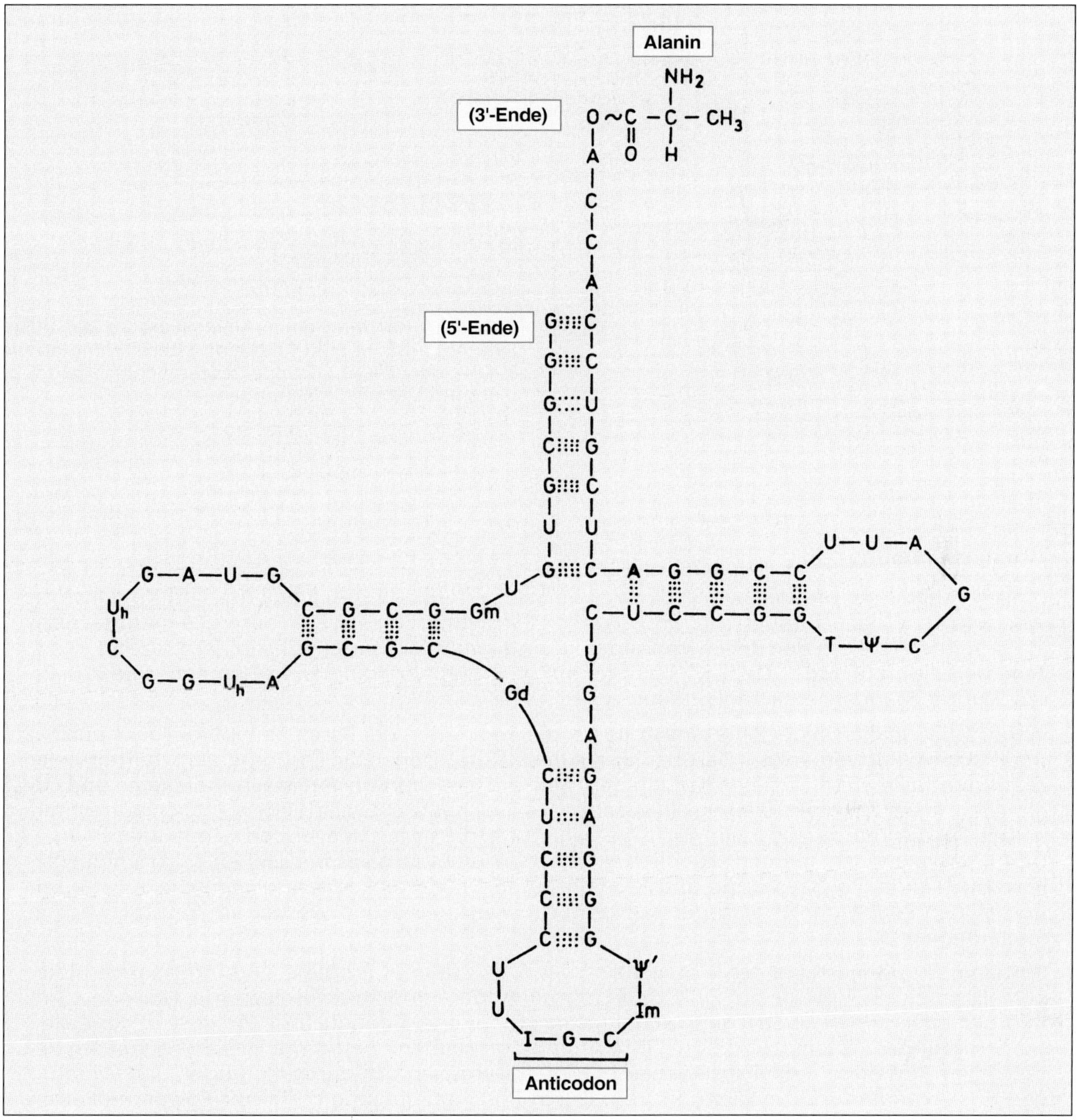

Abb. 4.26 Alanyl-tRNA aus Hefe mit gebundenem Alanin

γ = Pseudouridinphosphat
T = Ribothymidinphosphat
U_h = Dihydrouridinphosphat
Gm = 1-Methylguanosinmonophosphat
I = Inosinphosphat
Im = 1-Methylinosinphosphat
Gd = N-Dimethylguanosinmonophosphat

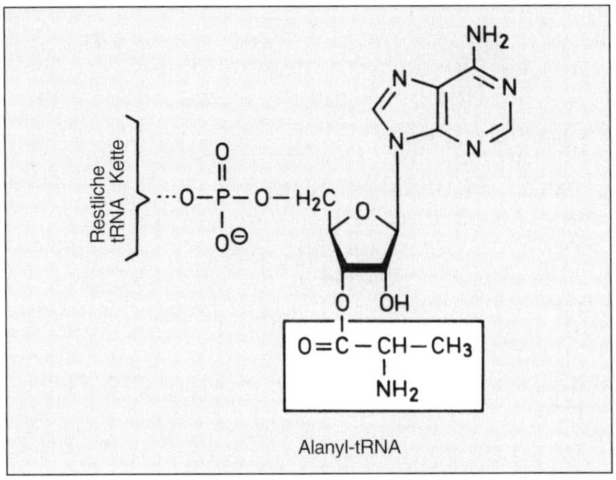

Abb. 4.27 Bindung einer Aminosäure an die tRNA. Eine Aminosäure wird über eine Esterbindung an die 3′-OH- (oder 2′-OH-) Gruppe des terminalen Adenosins eines tRNA-Moleküls gebunden

Zusammenfassung

Die am Aufbau der organischen Strukturen vorwiegend beteiligten Elemente sind Kohlenstoff, Wasserstoff, Stickstoff, Sauerstoff, Phosphor und Schwefel. Andere Elemente, die hauptsächlich in Form ihrer Ionen in den Zellen vorkommen, sind am Ablauf biophysikalischer Prozesse in der Zelle beteiligt, z. B. Mg^{2+}, Ca^{2+}, K^{+}. Andere, nur in Spuren vorkommende Elemente sind z. B. Eisen, Kupfer, Mangan, Zink, Molybdän u. a.

Ionen. Ionen spielen in der Zelle eine Rolle bei der Regulation der Permeabilität, bei der Kontraktilität und bei Reizvorgängen. Darüber hinaus beeinflussen Ionen die Lösungseigenschaften vieler Zellbestandteile, die elektrische Ladung der Zelle und die Funktion von Makromolekülen und Organellen. In der Zelle wird ständig ein spezifisches Gleichgewicht verschiedener Ionen aufrechterhalten. Für die Pflanze sind Ionen wichtige Nährstoffe, die sie aus dem Boden aufnimmt.
Den überwiegenden Teil der organischen Substanz eines Organismus stellen Makromoleküle, Proteine, Lipide, Polysaccharide und Nukleinsäuren. Niedermolekulare organische Substanzen sind in den Zellen nur in geringer Konzentration enthalten und werden im Zellstoffwechsel rasch umgesetzt.

Proteine. Grundbausteine der Proteine sind L-α-Aminosäuren. Proteine sind informative Moleküle. Die meisten Proteine der Zelle sind Enzyme. Andere sind Strukturelemente, Hormone, Antikörper, oder dienen als Energiespeicher (Aleuron) für energiebedürftige Prozesse in der Zelle. Die Struktur der Proteine wird durch ihre Aminosäuresequenz bestimmt. Diese ist genetisch determiniert. Aus dieser Primärstruktur eines Proteins ergeben sich durch Faltungen und Windungen die Sekundär- und Tertiärstrukturen. Durch Zusammenlegung mehrerer Polypeptidketten zu einem Protein resultieren Quartärstrukturen. Durch diese Sekundär-, Tertiär- und Quartärstrukturen ergeben sich die spezifische Gestalt und Oberflächenstrukturen eines Proteins. Von diesen hängt die biologische Funktion der Proteine in hohem Maße ab.

Lipide. Unter dem Begriff „Lipide" ist eine sehr heterogene Substanzgruppe zusammengefasst. Gemeinsam ist diesen vor allem ihr Lösungsverhalten, ihre lipophilen Eigenschaften. Die Hauptmenge der Lipide der Zelle finden sich als Strukturbestandteile von Biomembranen. Daneben spielen Lipide eine wichtige Rolle als Energiespeicher, z. B. in Form von Fetten und fetten Ölen. Besondere Funktionen erfüllen Lipide als Steroide (Steroidhormone), Carotinoide und Vitamine.

Kohlenhydrate. Kohlenhydrate sind in niedermolekularer Form für die meisten Zellen die wichtigste, leicht erschließbare Energiequelle. In hochpolymerer Form, als Polysaccharide sind sie Reservestoffe, sowie Gerüstsubstanzen in Zellwänden. Wichtigste Reservestoffe sind Stärke und Glykogen, wichtigste Gerüstsubstanzen in Zellwänden Cellulose und Chitin. Einige pharmazeutisch wichtige Polysaccharide kommen als Bestandteil der Zellwände von Algen vor, z. B. Agar und Carrageen (Rotalgen) und Alginsäure (Braunalgen).

Nukleinsäuren. Nukleinsäuren erfüllen in der Zelle wichtige *Funktionen.* In der Desoxyribonukleinsäure (DNA) ist die genetische Information der Organismen enthalten. Sie findet sich im Zellkern, in Mitochondrien und Plastiden der Eukaryoten und bei Prokaryoten in Kernäquivalenten und Plasmiden sowie bei DNA-Viren im Innern der Viruspartikel. Die DNA hat die *Grundstruktur* einer Doppelhelix, die allerdings in der Zelle durch weitere Faltungen und Windungen eine komplizierte Überstruktur (Superhelix) aufweist. Ribonukleinsäure (RNA) findet sich hauptsächlich als tRNA, mRNA und rRNA in den Zellen von Eu- und Prokaryoten. Die verschiedenen Ribonukleinsäuremoleküle spielen eine Rolle bei der Übertragung der genetischen Information von der DNA zu Proteinen. Je nach Funktion besitzen die verschiedenen RNA-Moleküle unterschiedliche Strukturen. Bei RNA-Viren dient RNA als Grundlage der genetischen Information.

Grundbausteine der Nukleinsäuren sind die Nukleotide. Diese bestehen aus einer organischen Base, einem Zuckermolekül und einem Molekül ortho-Phosphorsäure.

Als organische Basen finden sich in der DNA Adenin, Guanin (Purine) sowie Thymin und Cytosin (Pyrimidine). In der RNA ist Thymin durch Uracil ersetzt. Die Zuckerbestandteile der Nukleinsäuren sind Pentosen, Desoxyribose bei DNA- und Ribose bei RNA-Molekülen.

Neben ihrer Rolle als Grundbausteine der Nukleinsäuren besitzen Nukleotide weitere wichtige Funktionen im Zellstoffwechsel, z. B. in Form von Adenosintriphosphat im Energiestoffwechsel, als Uridintriphosphat bei Biosynthesen.

5 Biomembranen

5.1 Biomembranen in der Zelle

Membranen sind wesentliche Strukturelemente der Zelle, für deren Funktionen sie eine zentrale Rolle spielen. **Die Cytoplasmamembran,** bei pflanzlichen Zellen auch **Plasmalemma** genannt, **grenzt den Protoplasten nach außen ab.** Bei Pflanzen setzt sich diese äußere Plasmamembran über die Plasmodesmen in den Membranen der Nachbarzellen fort. Hier bilden also die Plasmamembranen eines Gewebes oder auch des gesamten Organismus eine Einheit, einen **Symplasten.** Membranen umschließen Vakuolen im Inneren der Zelle, z. B. die **Tonoplastenmembran** die große Zentralvakuole bei Pflanzenzellen. Weiter werden wichtige Zellorganellen, wie **Mitochondrien, Chloroplasten, Dictyosomen,** der **Zellkern** usw. von Membranen umgeben. Das Membransystem des **Endoplasmatischen Retikulums** bildet in der Zelle ein ausgedehntes System von Kanälen, deren Lage sich ständig verändert. **Durch Membranen wird die Zelle der Eukaryoten in zahlreiche Reaktionsräume, so genannte Kompartimente, gegliedert,** die besondere Stoffwechsel-, Transport- und Speicherfunktionen übernehmen. Etwa 60% bis 90% der Zellmasse sind Membranen. Der geordnete Verlauf von Lebensprozessen hängt wesentlich davon ab, dass bestimmte Stoffe durch die Membran hindurchtransportiert, andere wiederum zurückgehalten werden.

Membranen **trennen Zellkompartimente** voneinander. Sie erlauben jedoch einen **spezifischen Stofftransport** zwischen den Kompartimenten. Sie sind also im strengen Sinne stets **selektiv permeabel** und regeln den spezifischen Ein- und Austritt von Molekülen und Ionen.

Biologische Membranen sind keineswegs also nur Hüllen. Es sind vielmehr **hochspezifische Vermittler** zwischen Innen und Außen, also zwischen Zelle und Umgebung oder zwischen Organell und Cytosol. Die unterschiedlichen Funktionen verschiedener Zellen und Organellen bedingen die Konstruktion der jeweiligen Membran und die Eigenschaften der darin eingelagerten Proteine.

5.2 Stoffliche Zusammensetzung

Die Biomembranen sind ihrer stofflichen Zusammensetzung nach **Lipoproteinmembranen. Lipide und Proteine sind die hauptsächlichen Bestandteile der Membranen.** Proteine dienen z. B. dem Stoff-, Ionen- oder Elektronentransport.

Lipide bilden die Grundsubstanz, die Matrix der Membranstruktur. Auf Grund ihrer hydrophilen Eigenschaft bilden sie die Phasengrenze zwischen zwei wässrigen Kompartimenten.

In den meisten Membranen finden sich auch **Kohlenhydrate,** als **Glykoproteine** oder **Glykolipide.** Sie sind z. B. auf der Außenfläche der Cytoplasmamembran lokalisiert und wirken als Signalstrukturen bei der Zell-Zellerkennung. Im Lipidteil überwiegen die **Phospholipide,** wie *Lecithin, Cardiolipin* und *Sphingomyelin.* Phospholipide (Phosphatide) sind Phosphodiester. Die Phosphorsäure ist einerseits meist mit einem Glycerolderivat (meist Diacylglyceride), andererseits z. B. mit dem Aminoalkohol Cholin verestert. Cholin enthält basischen Stickstoff, der im physiologischen Bereich eine positive Ladung trägt. Da die Phosphatgruppe negativ geladen ist, sind solche Phosphatide, wie Lecithin, Zwitterionen. Die Zelle der Eukaryoten enthält ein weites Spektrum verschiedener Phospholipide. Das häufigst vorkommende Phospholipid ist dabei das Phosphatidylcholin. Die Plasmamembran der Bakterien besteht häufig nur aus einem Typ von Phospholipiden und enthält kein Cholesterol.

Phospholipide sind amphiphile Moleküle. Sie haben ein hydrophiles (polares) und ein hydrophobes (unpolares) Ende. Die Fettsäuren der Phospholipide variieren in ihrer Länge. Eine hiervon ist meist ungesättigt. Jede Doppelbindung verursacht eine Krümmung des Moleküls. Solche Unterschie-

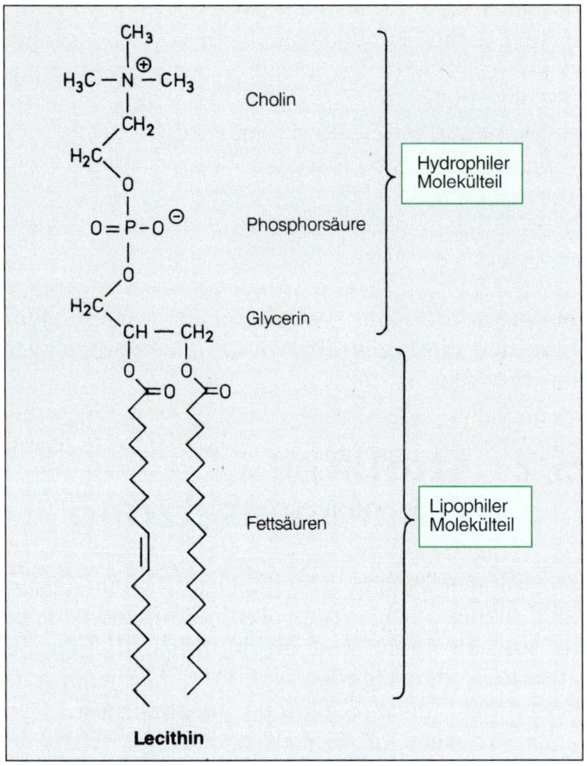

Abb. 5.1 Aufbau eines Phospholipids

de in der Länge und dem Gehalt an gesättigten und ungesättigten Fettsäuren sind von großer Bedeutung für die Fluidität der Membran (Abb. 5.1). Für die Stabilität der Membranen sind ferner neutrale Lipide, **Steroide** wie **Cholesterol** wesentlich. Cholesterol kommt nur in Membranen von tierischen Zellen vor. Es fehlt in Pflanzen, Hefen und Bakterien. Cholesterol lagert sich in die Zwischenräume von benachbarten Phospholipidmolekülen ein, versteift damit die Lipiddoppelschicht und vermindert ihre Fluidität und Permeabilität. Die **Proteine** der Membranen können **Strukturproteine oder Enzyme** sein. Die Ausstattung mit Enzymen variiert stark, je nach den speziellen Funktionen einer Membran. Eine Gruppe von Enzymen, die **Adenosintriphosphatasen** (ATPasen), scheint jedoch in allen Membranen vorzukommen. Diese Enzyme spalten ATP und setzen so die Energie frei, die für den *aktiven Transport von Stoffen* durch die Membran notwendig ist. Auch **Kohlenhydrate, Oligosaccharide** sind in geringer Menge in Form von *Glykolipiden* oder *Glykoproteinen* in Membranen enthalten. Außerdem sind ein- oder mehrwertige **Kationen,** insbesondere Ca^{2+} und Mg^{2+}, Bestandteile der Membranen. Sie sind für deren Stabilität sehr wesentlich.

Diese grundsätzliche chemische Zusammensetzung ist allen bisher untersuchten Zellmembranen gemeinsam, wohl kann sich aber der chemische Charakter der Lipide, ihr Mengenverhältnis und die speziellen Eigenschaften der Proteinschichten mit dem Zelltyp und der Funktion der Zelle ändern.

Die Dicke der Biomembranen beträgt durchschnittlich 7 bis 8 nm. Biomembranen können sich auch zu Doppel- resp. Mehrfachmembranen parallel anordnen, wie etwa bei Mitochondrien und Zellkern oder der Myelinscheide von Nervenzellen.

5.3 Struktur von Membranen

Biologische Membranen, also die Plasmamembran, der Tonoplast und die Biomembranen von Zellorganellen im Inneren der Zelle, haben die gleiche Grundstruktur. Sie lassen sich im Elektronenmikroskop, nach entsprechender Kontrastierung, als Doppellinien darstellen. Die bestehen aus Lipid- und Proteinmolekülen.

Biomembranen sind veränderliche, fließende Strukturen. Die meisten der Lipid- und Proteinmoleküle sind in der Membranebene beweglich.

Die **Lipidmoleküle** sind in einer zusammenhängenden Doppelschicht angeordnet. Diese ist etwa 5 nm dick. Diese Lipiddoppelschicht bildet die Grundstruktur einer Biomembran. Die Lipiddoppelschicht dient als Diffusionsbarriere für viele wasserlösliche (hydrophile) Moleküle.

Die **Proteinmoleküle** sind in die Lipiddoppelschicht integriert oder an einer ihrer Oberflächen assoziiert (Abb. 5.2). Integrale Proteine bilden die Basis für die Transportleistungen der Zelle, z.B. als Ionenpumpen, oder Carrierproteine, sowie für Signalstrukturen. Assoziierte Proteine sind reversibel an die Oberfläche von Membranen gebunden.

Die Membranproteine vermitteln die meisten, spezifischen Funktionen einer Biomembran, z.B. als Transportproteine, Enzyme, Rezeptoren oder Bindungsproteine zum Cytoskelett. **Biomembranen sind asymmetrisch.** Die innere und die äußere Oberfläche unterscheiden sich in der Zusammensetzung ihrer Lipide und Proteine. Dies spiegelt unterschiedliche Funktionen der verschiedenen Bereiche einer Biomembran wider.

Eine Biomembran besitzt eine **Mosaikstruktur,** die veränderlich ist und damit unterschiedliche Domänen mit unterschiedlichen Funktionen bilden

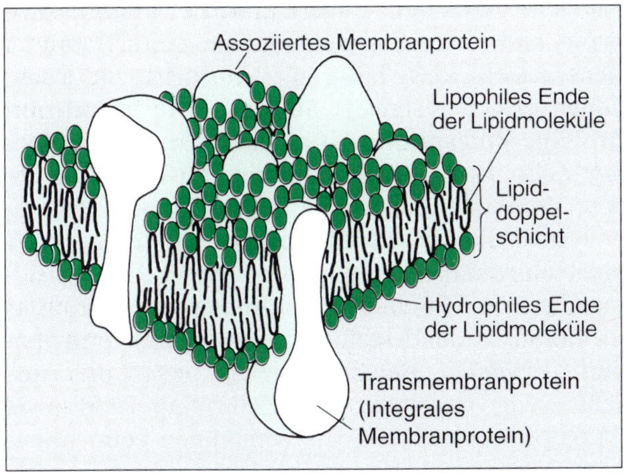

Abb. 5.2 Schematische, dreidimensionale Abbildung eines kleinen Abschnitts einer Zellmembran. (Nach Alberts et al.: Molekularbiologie der Zelle. VCH Verlagsgesellschaft, Weinheim 1990)

und verändern kann. Man spricht deshalb von einer flüssigen Mosaikstruktur oder beschreibt die Membranen nach dem „Fluid-mosaic"-Modell.

Biomembranen sind nicht fest und starr. Die Membranen unterschiedlicher Zellorgane können ineinander übergehen und dabei ihre Funktionen wechseln.

5.3.1 Membranlipide

Die **Grundstruktur** einer biologischen Membran besteht also aus einer **Doppelschicht von Lipidmolekülen.**

Die Lipidschicht biologischer Membranen ist eine zweidimensionale Flüssigkeit, deren Moleküle sich in seitlicher Richtung bewegen können. Dabei sind die Lipidmoleküle in der Membran so angeordnet, dass ihr hydrophiles Ende nach außen, ihr lipophiles Ende nach innen gerichtet ist. Die Lipidmoleküle sind gewöhnlich in ständiger thermischer Bewegung und können sich innerhalb der Membranebene frei bewegen. Damit verhält sich die Lipiddoppelschicht wie ein Flüssigkeitsfilm. Trotzdem ist die Doppelschicht stabil, da die Lipidmoleküle in ihr die günstigste Orientierung haben.

Ein wichtiger Faktor für die Fließeigenschaften der Biomembranen von eukaryotischen Zellen (Mensch, Tiere) ist das Cholesterol. Darüber hinaus beeinflusst es die Durchlässigkeit für kleinere wasserlösliche Moleküle und erhöht die mechanische Festigkeit der Lipiddoppelschicht.

Ein weiterer wichtiger Faktor für die Fluidität von Biomembranen ist der Bau der Fettsäuremoleküle in den Membranlipiden. In der Regel liegt in einem Molekül eine ungesättigte und eine gesättigte Fettsäurekette unterschiedlicher Länge vor. Dies verhindert Phasentrennungen in der Lipiddoppelschicht.

Membranlipide haben selten eine spezifische Funktion. Da sie aber die Grundsubstanz einer Biomembran darstellen, bestimmen sie auch im Wesentlichen deren physikochemischen Eigenschaften, vor allem die Flexibilität und Fluidität. Membranlipide bestehen aus einer polaren (hydrophilen) Kopfgruppe und einem unpolaren (hydrophoben) Schwanzteil. Es sind also amphipathische (amphiphile) Verbindungen.

Den lipophilen, unpolaren Bereich bilden die Acylreste von langkettigen, gestättigten (Palmitinsäure, Stearinsäure) oder ungesättigten (Ölsäure, Linolsäure, Linolensäure, Arachidonsäure, Myristinsäure) Fettsäuren. Die Fluidität einer Biomembran wird durch ihre chemische Zusammensetzung bedingt. Im Vergleich zur Palmitinsäure führt ein höherer Anteil von Myristinsäure, Ölsäure oder Linolsäure zu einer erhöhten Fluidität einer Biomembran. **Der Bau der Fettsäuremoleküle beeinflusst also die Fließeigenschaften einer Membran.**

Bei den Glycerolipiden sind die Fettsäuren über Esterbindungen mit Glycerol verbunden.

In den Sphingolipiden sind die Fettsäuren über Amidbindungen mit Sphingosin verbunden.

Die polare Kopfgruppe der Membranlipide besteht aus Phosphosäureestern oder Zuckerresten. Diese können elektrisch neutral oder positiv bzw. negativ geladen sein.

Cholesterol und andere Sterole besitzen als polare Gruppe eine Hydroxylgruppe. Die starre, planare Steroidstruktur, sowie eine unpolare Kohlenwasserstoff-Schwanzgruppe sind zwischen die Fettsäurereste eingelagert. Sie haben einen verfestigenden, stabilisierenden Effekt auf die benachbarten Acylkettenbereiche.

5.3.2 Membranproteine

Spezifische Aufgaben biologischer Membranen werden überwiegend von Proteinen erfüllt. Eine Biomembran enthält vielfältige Proteintypen und -mengen. Viele Membranproteine, so genannte Transmembranproteine, erstrecken sich durch die Lipiddoppelschicht hindurch. Sie besitzen lipophile Bereiche, welche mit den Lipidmolekülen im Inneren der Doppelschicht in Wechselwirkung treten. Die hydrophilen Abschnitte der Transmembranproteine (=Tunnelproteine) ragen auf beiden Seiten aus der Lipiddoppelschicht heraus. Die

Transmembranproteine sind meist glykosyliert. Ihre Oligosaccharidketten liegen stets auf der extrazellulären Seite der Membran. Andere Proteine, die mit Membranen assoziiert sind, sind nur an eine der beiden Membranaußenseiten gebunden (Abb. 5.3).

Viele Membranproteine diffundieren in der Membranebene. Sie können z. B. um eine Achse rotieren, die senkrecht zur Membranebene verläuft. Viele Membranproteine können sich in seitlicher Richtung in der Membran bewegen.

Biomembranen sind also zweidimensionale Flüssigkeiten, in denen sich Proteine bewegen können. Die Bewegung der Proteinmoleküle in der Membran ist jedoch nicht frei und willkürlich. Viele Zellen haben Mechanismen, mit denen sie Membranproteine in bestimmten Bereichen festhalten. Eine Zelle kann so funktionell verschiedene Membrandomänen voneinander abtrennen.

Man hat gute Hinweise darauf, dass Membranproteine, besonders in der Cytoplasmamembran, in Verbindung mit Elementen des Cytoskeletts stehen. Damit könnte eine Regulierung der lateralen Beweglichkeit von Membranproteinen verbunden sein, die vom Innern der Zelle her gesteuert wird.

Die **Membranproteine haben eine Vielzahl wichtiger Funktionen.** Proteine sind an den selektiven aktiven und passiven **Transportvorgängen** durch Biomembranen beteiligt. Sie bieten die Grundlage für die hochselektive Permeabilität der Membran. Andere Proteine dienen als spezifische **Rezeptoren** für Hormone, Neurotransmittersubstanzen, Antigene und Viren. Andere Proteine, wie etwa **Enzyme** sind in der Biomembran verankert. Damit ist sichergestellt, dass bestimmte biochemische Reaktionen örtlich festgelegt ablaufen. **Die Membranproteine sind spezifisch für jeden Membrantyp einer Zelle.** Das Endoplasmatische Retikulum hat andere Membranproteine als z. B. die Cytoplasmamembran oder die Mitochondrien. Dies ist Ausdruck der unterschiedlichen Funktionen verschiedener Biomembranen. Mit einem **Funktionswechsel** der Biomembran ist der **Austausch von Membranproteinen** verbunden. Beispiele hierfür bieten die Ausschleusung von Viren aus der Zelle (Kap. 19.5) sowie Funktionswechsel von Biomembranen beim Membranfluss zwischen verschiedenen, membranumschlossenen Organellen der Zelle (Kap. 19.5).

5.3.3 Membrankohlenhydrate

Auf der Außenseite von Plasmamembranen von bestimmten Eukaryotenzellen (bei Säugetieren) finden sich Kohlenhydrate, die in der Regel als Oligosaccharide an Membranproteine (Glykoproteine) oder seltener Membranlipide (Glykolipide) gebunden sind.

Ein einziges Glykoprotein kann viele Oligosaccharide tragen. Die kohlenhydratreiche Zone auf der Außenseite solcher Plasmamembranen wird als cell coat oder Glykocalyx bezeichnet. Ihr kommt offensichtlich eine Funktion bei Zell-Zell-Erkennungsvorgängen zu (Abb. 5.4).

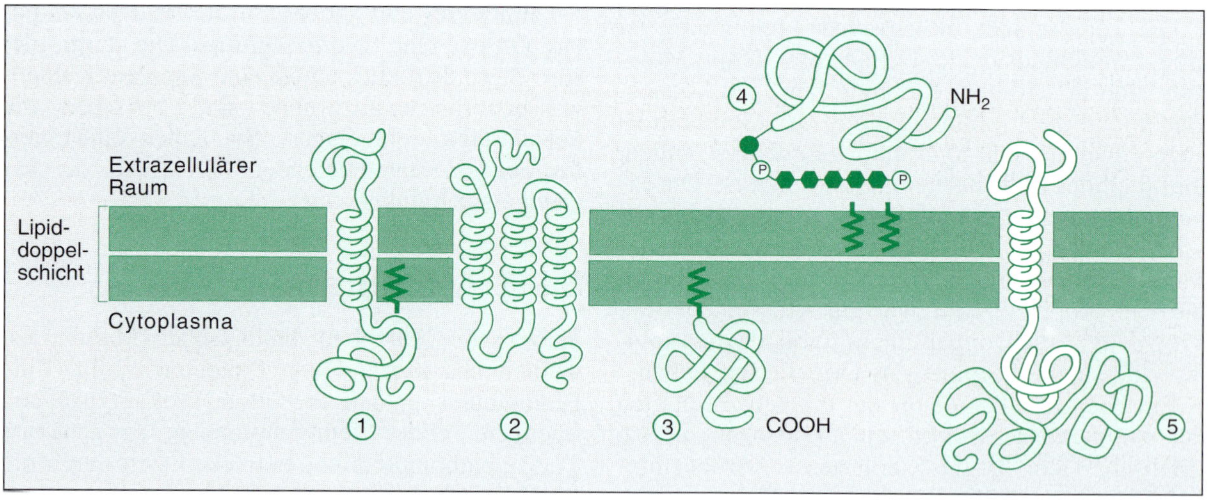

Abb. 5.3 Verknüpfungsarten von Membranproteinen mit der Lipiddoppelschicht. Transmembranproteine durchziehen die Lipiddoppelschicht 1. als einzelne α-Doppelhelix 2. mit mehreren α-Doppelhelices. Andere Membranproteine sind nur über ein kovalent gebundenes Lipid mit der Doppelschicht verbunden (3). Auf der Außenseite der Membran können Oligosaccharide an der Bindung beteiligt sein (4). Viele Proteine sind auch durch nicht kovalente Wechselwirkungen mit anderen Membranproteinen an die Membran gebunden (5). (Nach Alberts et al.: Molekularbiologie der Zelle. VCH Verlagsgesellschaft, Weinheim 1990.)

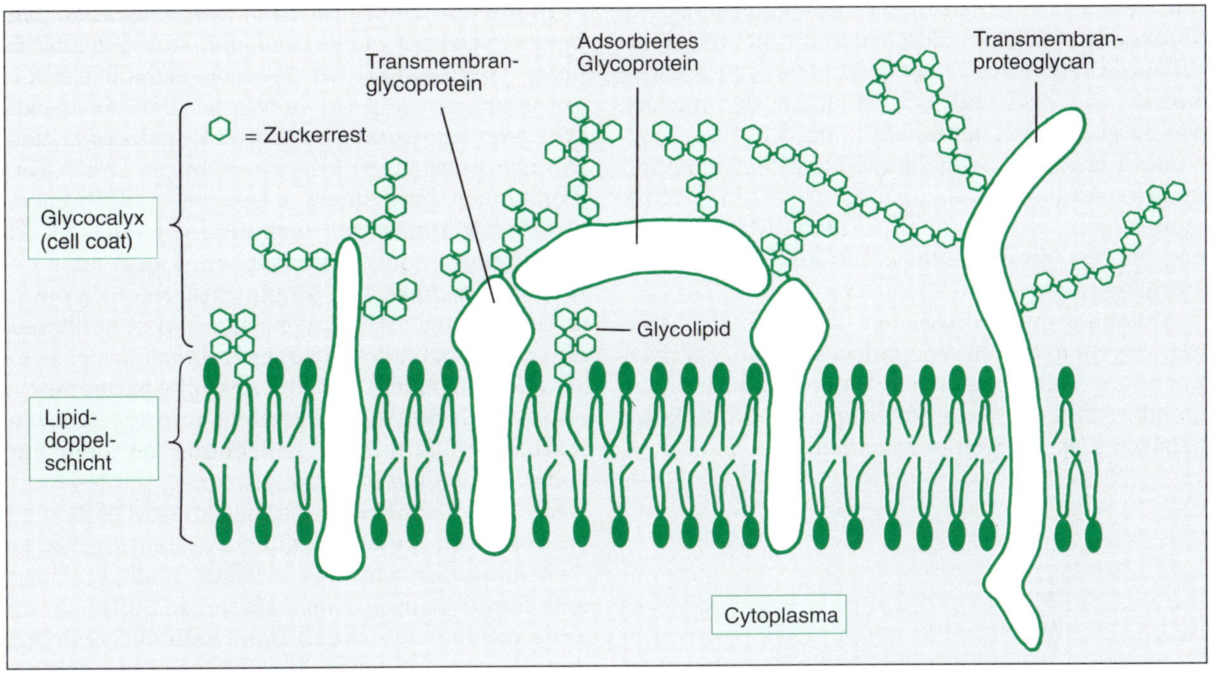

Abb. 5.4 Schematische Darstellung der Glykocalyx (cell coat). Sie besteht aus den Oligosaccharid-Seitenketten der Glykolipide und der integralen Membranproteine sowie aus den Polysaccharidketten der integralen Proteoglykane. Bei manchen Zellen gehören zur Glykocalyx auch von außen adsorbierte Glykoproteine und Proteoglykane (hier nicht dargestellt). Man beachte, dass alle Zuckerreste sich ausschließlich auf der Außenseite der Membran befinden. (Nach Alberts et al.: Molekularbiologie der Zelle. VCH Verlagsgesellschaft, Weinheim 1990.)

5.4 Funktionen von Biomembranen

Die Funktionen der Biomembranen in der Zelle sind äußerst vielfältig. Sie dienen einerseits als **Diffusionsbarrieren,** andererseits ermöglichen sie einen **selektiven Stoffaustausch. Sie erfüllen** somit **Trenn- und Verbindungsfunktionen.** Sie regeln den Ein- und Austritt von Molekülen in die und aus der Zelle, resp. in die verschiedenen Kompartimente innerhalb des Protoplasten.

Tab. 5.1 Membranfunktionen

Abgrenzung und Kompartimentierung innerer Milieus
Diffusionsbarriere
Osmotische Regulation
Stoffaustausch (passiver, aktiver und Massen-Transport)
Energietransformation (Photosynthese, Atmung)
Elektronentransport
Drüsenfunktion
Sensorische Erregungsbildung
Reizleitung in Nerven
Träger von Enzymen
Chemische Informationsübertragung
Stoffwechselvorgänge (z. B. Citratzyklus, Fettsäureabbau)

Biomembranen bilden die **strukturelle Basis von Enzymen** und können damit spezielle Stoffwechselfunktionen erfüllen. So werden z. B. zahlreiche **Energietransformationen** im Zuge der Photosynthese oder der Atmung durch membrangebundene Enzyme katalysiert und laufen an Membranen ab. Schließlich sind Biomembranen **Organellen der Reizaufnahme, Erregungsbildung, Reizleitung** und chemischer Informationsübertragung (Tab. 5.1).

5.4.1 Die Rolle von Biomembranen als Diffusionsbarrieren

Permeation

Die Lipiddoppelschicht stellt eine nichtwässrige Barriere zwischen zwei wässrigen Kompartimenten dar. Der Austausch von wasserlöslichen Molekülen und Ionen zwischen diesen Kompartimenten ist daher stark eingeschränkt. Tatsächlich können nur wenige kleine hydrophile Moleküle, wie etwa **Wasser** oder Ethanol, durch eine Biomembran **frei diffundieren.** Bereits der Durchtritt von kleinen **Ionen,** wie Na^+ und K^+, ist durch die meisten Membranen **stark behindert** (Abb. 5.5).

Die Eigenschaft von Biomembranen, kleine hydrophile Moleküle frei passieren zu lassen, größere jedoch nicht, wird als **Semipermeabilität** bezeichnet. Sie ist die Grundlage für alle osmotischen Vorgänge.

Moleküle mit hydrophoben Eigenschaften können dagegen in den lipophilen Bereich der Biomembran eindringen oder sich durch die Membran „hindurchlösen". Zu dieser Gruppe von Molekülen gehören z. B. die Steroidhormone.

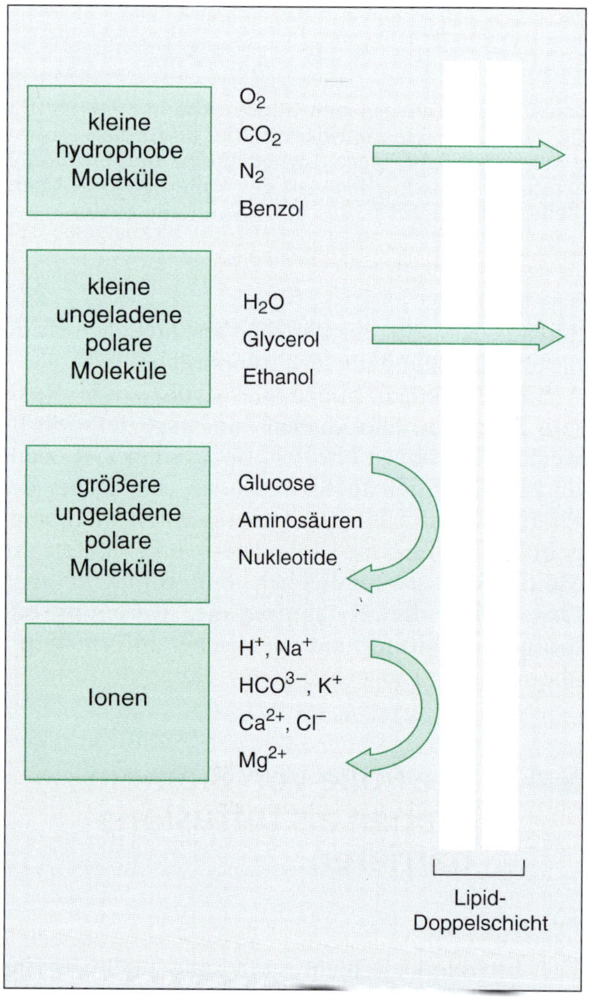

Abb. 5.5 Permeabilitätseigenschaften einer künstlichen Lipiddoppelschicht für unterschiedliche Molekülklassen. (Nach Alberts et al.: Essential Cell Biology, Garland Publishing Ing. New York 1998.)

Biomembranen sind also semipermeabel, oder besser, selektiv permeabel. Sie sind gut durchlässig (permeabel) für Wasser, jedoch weniger gut oder gar nicht für in Wasser gelöste organische oder anorganische Stoffe. Ungeladene, lipidlösliche Substanzen können recht gut durch Biomembranen permeieren. Dagegen sind Biomembranen für **Ionen** und **organische polare Stoffe**, wie **Glucose** oder **Aminosäuren, kaum oder gar nicht permeabel.** Die Möglichkeit einer Permeation (Diffusion) von Ionen durch Biomembranen nimmt mit steigender Ladungszahl und Ionengröße ab. **Hierdurch hält z. B. die Cytoplasmamembran ein osmotisches Gleichgewicht und ein Konzentrationsgefälle mit der Umgebung der Zelle aufrecht.** Dadurch wird ein bestimmtes, für den Stoffwechsel unbedingt notwendiges **inneres Milieu** gegenüber sehr unterschiedlich zusammengesetzten Außenlösungen aufrecht erhalten und verhindert, dass für die Zellfunktion notwendige Stoffe aus der Zelle diffundieren. **Auch innerhalb der Zelle bilden die verschiedenen Membransysteme Barrieren gegen einen freien Stoffaustausch.** Funkionell unterschiedliche, membranumschlossene Kompartimente der Zelle unterscheiden sich auch durch einen unterschiedlichen Stoffbestand.

Diese Funktionen der Membranen als Diffusionsbarrieren sind eng mit der Lebensfähigkeit der Zelle verbunden. Ein Erlöschen dieser Barrierenfunktion ist ein sicheres Zeichen für den Zelltod.

Die geringe Durchlässigkeit der Membran für Ionen ist für die Resorption von Arzneimitteln von großer Bedeutung. Viele Arzneimittel dissoziieren in wässriger Lösung in positiv und negativ geladene Ionen. Da die ionisierte Form eines Arzneimittels biologische Membranen fast nicht oder sehr viel schlechter zu passieren vermag als die nichtionisierte, elektrisch neutrale, möglicherweise auch lipidlösliche Substanz, spielt der Dissoziationsgrad von Stoffen, z. B. Arzneimitteln in wässriger Lösung, für die Resorption und den Stofftransport im Organismus eine wesentliche Rolle.

Schwache Säuren, wie Penicilline, werden besser aus dem Magen resorbiert, da sie im dort herrschenden sauren Milieu nicht dissoziiert sind. Schwache Basen wie Phenazon können ebenfalls bereits im Magen aufgenommen werden, da sie trotz des sauren Milieus nur teilweise dissoziiert vorliegen. Stärkere Basen werden erst im Dünndarm aus dem alkalischen Speisebrei resorbiert. Quartäre Ammoniumverbindungen, z. B. Curare, werden auf diesem Wege nur sehr langsam und in geringem Umfange aufgenommen.

Osmose

Semipermeable Membranen sind die Voraussetzung für die Osmose. Unter **Osmose** versteht man **Diffusion durch Membranen.**

Die Aktivität des Wassers zwischen zwei Lösungen unterschiedlicher Konzentration, die durch eine semipermeable – nur für Wasser durchlässige – Membran getrennt sind, ist dem Verhältnis der Molarität des Wassers in beiden Kompartimenten proportional.

Wasser diffundiert mit außerordentlicher Geschwindigkeit durch biologische Membranen. Selbst wenn die Konzentration des Wassers in beiden Kompartimenten, d.h. zu beiden Seiten der Membran gleich ist, werden Wassermoleküle durch die Membran hindurch ständig ausgetauscht, d.h. Wasser diffundiert ständig in beiden Richtungen durch die Membran. Die treibende Kraft hierbei ist die thermische Energie der Wassermoleküle, die eine Bewegung der Wassermoleküle ermöglicht.

Befinden sich zu beiden Seiten einer semipermeablen Membran Lösungen unterschiedlicher Wasserkonzentration, so strömt Wasser vom Kompartiment mit der höheren in das mit der niedrigeren Wasserkonzentration. Die Wasserkonzentration, die Molarität des Wassers, wird durch darin gelöste Stoffe verringert. Die Molarität des Wassers in der Zelle ist um so geringer, je höher die Molarität darin gelöster Stoffe ist.

Es lässt sich also auch formulieren, dass **Wasser aus dem Kompartiment mit der niedrigeren Konzentration gelöster Stoffe in das mit der höheren Konzentration gelöster Stoffe fließt.**

Durch die gelösten Stoffe wird die Beweglichkeit des Wassers behindert. Hierdurch entsteht ein Druckgradient in Richtung auf die konzentriertere Lösung. Man spricht auch von einer Potentialdifferenz des Wassers zwischen Kompartimenten unterschiedlicher Konzentration. Diese Potentialdifferenz ist die Triebkraft der einseitig gerichteten Diffusion von Wassermolekülen durch eine semipermeable Membran, also die Triebkraft der Osmose.

Kompartimente mit hoher Konzentration gelöster Stoffe entwickeln also eine Saugkraft für Wasser. Ihre Höhe bestimmt den osmotischen Wert des Kompartiments, resp. der Zelle. Der **osmotische Wert** eines Kompartiments bzw. einer Zelle kann als **osmotischer Druck** gemessen werden. Kompartimente, zwischen denen keine osmotische Druckdifferenz besteht, werden als **isoosmotisch** bezeichnet. Dies trifft in den allermeisten Fällen für die Zellen von Tieren und die sie umgebenden Körperflüssigkeiten zu. **Pflanzliche Zellen entwickeln immer einen hohen osmotischen Druck. Sie benötigen deshalb eine feste Zellwand.**

Osmotisch wirksame Substanzen in der Zelle sind vor allem **Elektrolyte** und **polare Nichtelektrolyte.** Zu den Elektrolyten zählen **anorganische und organische Ionen**, zu den polaren Nichtelektrolyten Zucker, Alkohole, Purine und Pyrimidine. **Makromoleküle, wie Nukleinsäuren, Proteine oder Polysaccharide sind osmotisch unwirksam.**

Die Zelle vermag durch **Regulation der Ionenkonzentration** den **osmotischen Druck zu regulieren.** Bei pflanzlichen Zellen kann dies auch über Auf- und Abbau von Polysacchariden erfolgen. **Glucose wird durch Polymerisation zu Stärke osmotisch unwirksam.** Andererseits kann durch Abbau von Stärke unter Freisetzung von Glucose der osmotische Druck der Zelle steigen. Die Zelle verfügt also über Regulationsmechanismen, um über den osmotischen Druck – über **Osmoregulation** – die Wasseraufnahme, resp. Wasserabgabe zu regulieren.

Der Aufbau von Konzentrationsgradienten zwischen dem inneren und äußeren Milieu von Zellen ist ein wichtiger Mechanismus, mit Hilfe dessen beispielsweise Exkretions- und Sekretionszellen einen passiven Wassertransport ermöglichen. **Absorptionsgewebe von Pflanzen, z.B. Rhizodermiszellen, halten immer einen Konzentrationsgradienten mit dem Bodenwasser aufrecht und können so Wasser aus dem Boden aufnehmen.**

Plasmolyse

Der osmotische Druck einer pflanzlichen Zelle kann u.a. durch Plasmolyse gemessen werden. Bringt man Zellen, z.B. Epidermiszellen, in eine hypertonische Lösung, d.h. eine Lösung mit höherer Konzentration gelöster, osmotisch wirksamer Substanzen als in der Zentralvakuole, so wird der Zelle Wasser entzogen. Der Plasmaschlauch löst sich von der Zellwand. Bringt man die plasmolysierte Zelle wieder in Wasser (=hypotonische Lösung), so nimmt die Zelle umgekehrt wieder Wasser auf. Der Plasmaschlauch drückt sich wieder fest an die Zellwand.

Bringt man die Zelle in eine Lösung mit gleicher Konzentration gelöster Stoffe wie in der Zentralvakuole, also in eine äquimolare (isotonische, isoosmotische) Lösung, so verliert die Zelle ihren Turgor, der Plasmaschlauch löst sich gerade etwas von der Zellwand ab. Dieser Zustand wird als

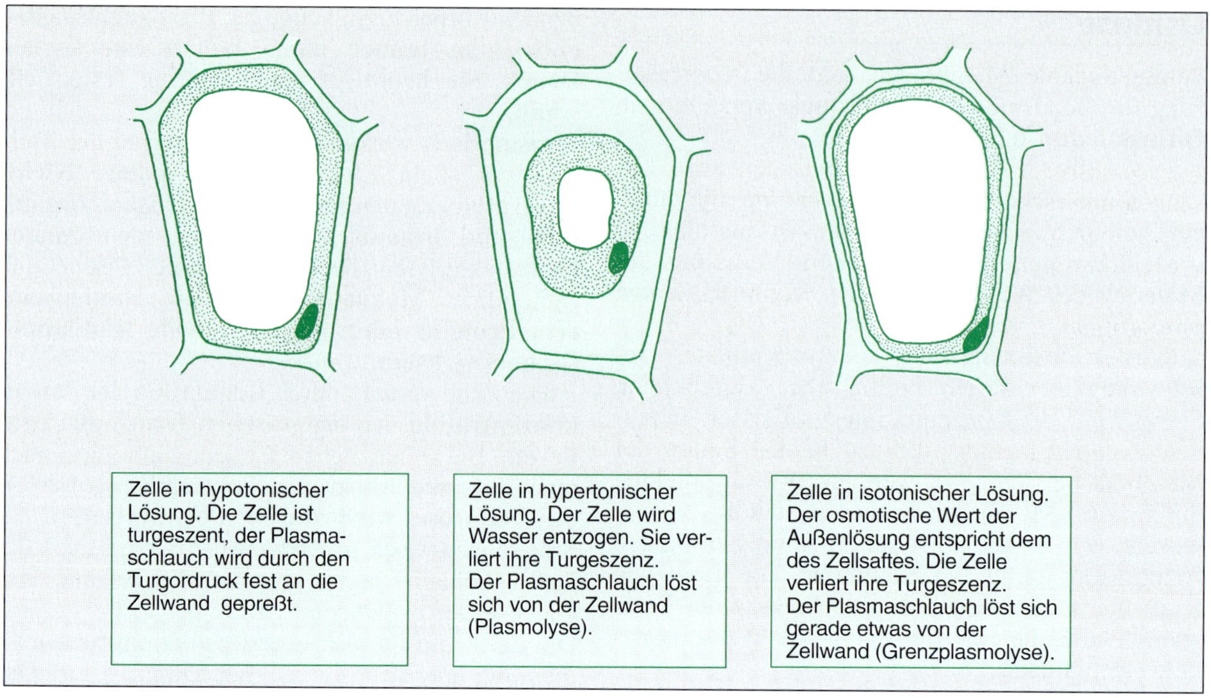

Abb. 5.6 Plasmolyse

Grenzplasmolyse bezeichnet (Abb. 5.6). Aus dem bekannten Druck der Außenlösung ergibt sich der osmotische Druck der Zelle. Er ist gleich dem der Außenlösung. Der osmotische Druck einer Lösung lässt sich in einem Osmometer messen.

5.4.2 Spezifischer Stofftransport durch Biomembranen

Neben ihrer Trennfunktion sind die Biomembranen Organelle des Stoff- und Informationsaustausches in der Zelle. Wasser, Nährstoffe, z.B. Glucose, Aminosäuren, Ionen sowie Nukleotide und zahlreiche Zellmetaboliten müssen von der Zelle aufgenommen, Endprodukte des Stoffwechsels ausgeschieden werden und dabei die Plasmamembran passieren. Auch zwischen den einzelnen Reaktionsräumen in der Zelle muss ein spezifischer, kontrollierter Stoffaustausch ermöglicht werden.

Für den vielfältigen Stoffaustausch zwischen den Kompartimenten einer Zelle sowie der Zelle und ihrer Umgebung enthalten Biomembranen zahlreiche **spezifische Translokatoren.** Dies sind spezielle Membranproteine, die man als **Membrantransportproteine** bezeichnet.

Jedes dieser Proteine ist darauf spezialisiert, eine bestimmte Klasse von Verbindungen oder nur ein bestimmtes Molekül zu transportieren.

Alle bisher bekannten Membrantransportproteine sind Proteine, welche die Lipiddoppelschicht mit mehreren α-Helices durchdringen (Multipass Transmembranproteine, s. Abb. 5.3).

Es gibt zwei Hauptklassen von Transportproteinen, Carrierproteine und Kanalproteine.

Die **Carrierproteine** binden spezifisch die zu transportierenden Moleküle und transportieren diese vermittels einer Konformationsänderung auf die andere Seite der Biomembran.

Die **Kanalproteine** dagegen formen wassergefüllte Poren durch die Lipiddoppelschicht. Wenn diese Poren geöffnet sind, erlauben sie z.B. anorganischen Ionen den Durchtritt durch die Membranen (Abb. 5.7, 5.8).

In beiden Fällen wird ein spezifischer Transport ermöglicht, einmal durch passiven Transport (=erleichterte Diffusion), zum anderen durch aktive Transportvorgänge (Tab. 5.2).

Der **spezifische Transport** ist von der freien Diffusion durch folgende Kriterien zu unterscheiden:

- Er ist normalerweise schneller als die freie Diffusion.
- Er wird durch spezifische Translokatoren vermittelt.
- Er ist substratspezifisch.
- Er verläuft bis zu einer Sättigung.
- Er ist spezifisch hemmbar.

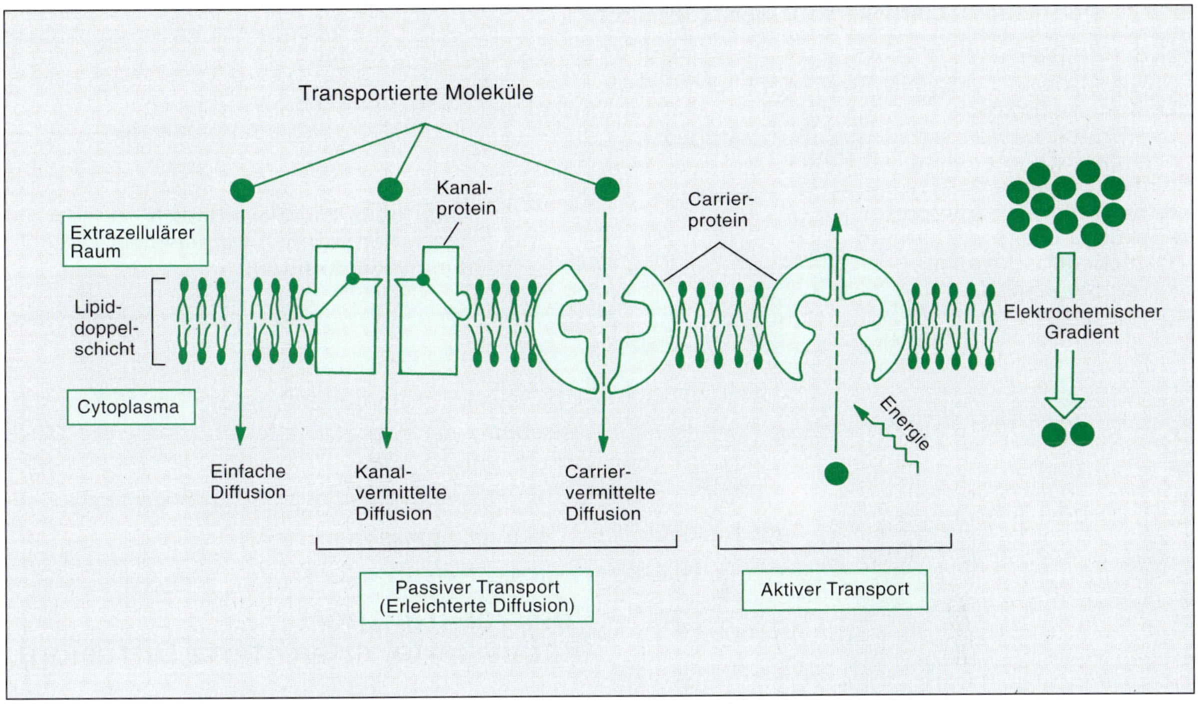

Abb. 5.7 Schematische Darstellung des *passiven Transports*, der einem elektrochemischen Gradienten folgt, und des *aktiven Transports*, der in der entgegengesetzten Richtung verläuft. Die einfache Diffusion und der von Membrantransportproteinen vermittelte passive Transport (auch „erleichterte Diffusion" genannt) laufen spontan ab; der aktive Transport dagegen erfordert die Zufuhr von Stoffwechselenergie. Durch einfache Diffusion können nur nichtpolare und kleine, ungeladene, polare Moleküle die Lipiddoppelschicht durchqueren; andere polare Moleküle werden mit nennenswerter Geschwindigkeit nur von Carrier- oder Kanalproteinen transportiert. (Nach Alberts et al.: Molekularbiologie der Zelle. VCH Verlagsgesellschaft, Weinheim 1990.)

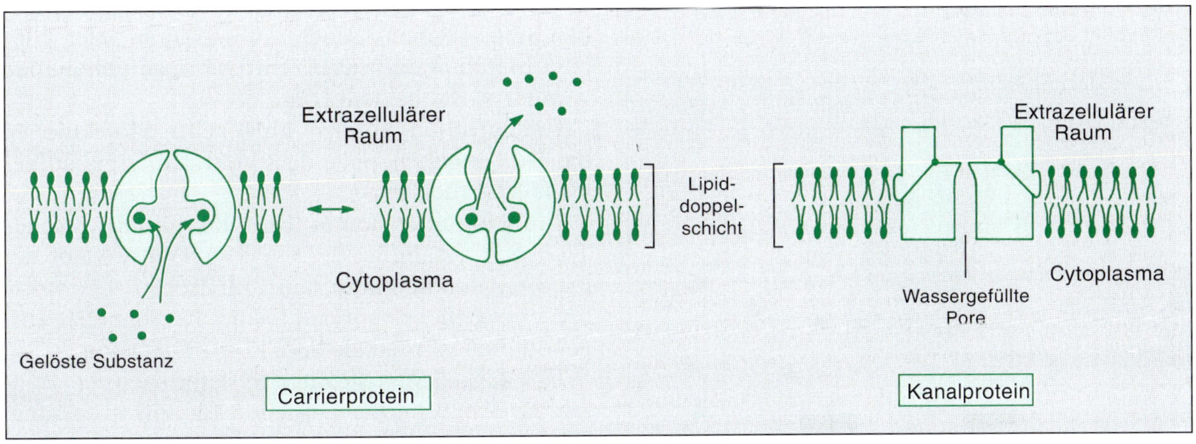

Abb. 5.8 Die beiden Klassen von Membrantransportproteinen in vereinfachter, schematischer Darstellung. Ein *Carrierprotein* kann zwei verschiedene Konformationen einnehmen und so die Bindungsstelle für das zu transportierende Molekül zuerst auf der einen und dann auf der anderen Seite der Membran zugänglich machen. Ein *Kanalprotein* dagegen bildet eine wassergefüllte Membranpore, durch die spezifische Ionen hindurchfließen können. (Nach Alberts et al.: Molekularbiologie der Zelle. VCH Verlagsgesellschaft, Weinheim 1990.)

Tab. 5.2 **Stofftransport durch Biomembranen (Übersicht)**

1. **Freie Diffusion** Diffusion kleiner hydrophiler bzw. lipophiler Moleküle 2. **Erleichterte Diffusion** Über Translokatoren, substratspezifisch, sättigbar, hemmbar, schneller als freie Diffusion	**Passiv, ohne Energieverbrauch** nur mit Konzentrationsgradienten
3. **Aktiver Transport** • Primärer aktiver Transport • Sekundärer aktiver Transport • Gruppentranslokation • Polyprenolzyklus	**Aktiv, unter Energieverbrauch** gegen Konzentrationsgradienten, nur in einer Richtung

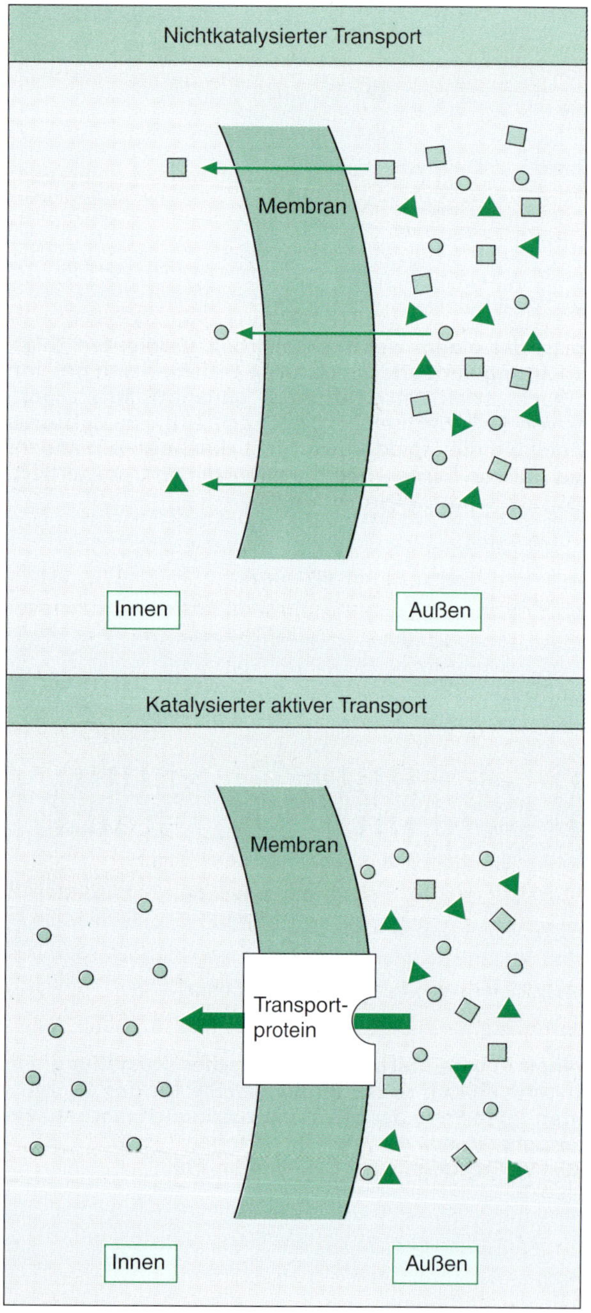

Es werden grundsätzlich zwei Formen von spezifischem Transport unterschieden (s. auch Abb. 5.9 und 5.10):

- Passiver Transport (katalysierte Diffusion)
- Aktiver Transport.

Passiver Transport (katalysierte, erleichterte Diffusion)

Die katalysierte Diffusion kann wie die freie Diffusion nur zu einem Konzentrationsausgleich zwischen zwei Kompartimenten führen.

Katalysierte Diffusion im Stoffaustausch mit der Umwelt ist nicht bekannt. Offensichtlich sind hier selektive Anreicherungsvorgänge durch aktiven Transport unerlässlich.

Bei Zellen im Inneren vielzelliger Organismen, die von einer körpereigenen Flüssigkeit mit relativ konstanter molekularer Zusammensetzung umgeben sind, können jedoch Aminosäuren oder Glucose durch katalysierte Diffusion aufgenommen werden, z. B. aus dem Blut.

Epithelzellen können umgekehrt Moleküle an das Blut abgeben, ohne dass hierfür Energie aufgewendet werden muss.

Ein gut untersuchtes Beispiel für ein solches Transportsystem, ist der Glucose-Translokator der Erythrozytenmembran beim Menschen. Über diesen kann Glucose um den Faktor 10^5 schneller aufgenommen werden als durch freie Diffusion.

Es sind auch Translokator-Systeme nach dem Prinzip der katalysierten Diffusion für Ionen bekannt. Dies sind die so genannten Ionenkanäle in den Plasmamembranen elektrisch erregbarer Zellen, Nervenzellen und Muskelzellen, für Na^+, K^+, Ca^{2+} und Cl^-.

Abb. 5.9 Transport durch eine Biomembran
Nichtkatalysierter Transport: wenig selektive, langsame Diffusion
Katalysierter aktiver Transport: schneller, sehr selektiver Transport bestimmter Moleküle durch Vermittlung von Translokatoren

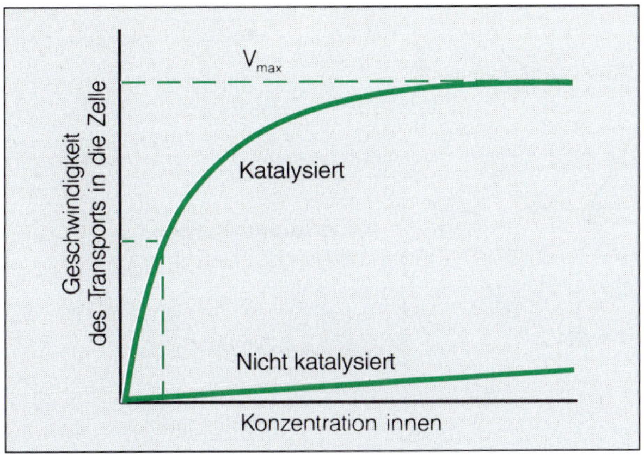

Abb. 5.10 Kinetik katalysierter (erleichterte Diffusion) und nichtkatalysierter (freie Diffusion) Transportprozesse. Katalysierte Transportprozesse verlaufen viel schneller als nichtkatalysierte

Passive Transportvorgänge durch Biomembranen benötigen keinen Energieaufwand von Seiten der Zelle. Sie können jedoch **nur in Richtung eines Konzentrationsgefälles** verlaufen. Spezifische Transportsysteme beschleunigen dabei lediglich den Transport von Stoffen durch die Membran in Richtung eines Konzentrationsgefälles. **Passive Transportsysteme können Substanzen in beiden Richtungen durch eine Biomembran transportieren.** Die Richtung des Transportes wird allein durch die Richtung des Konzentrationsgefälles der Substanz bedingt.

Aktiver Transport

Eine Zelle braucht Transportproteine, die Moleküle aktiv gegen ein Konzentrationsgefälle durch die Biomembranen transportieren. Dieser aktive Transport wird immer von Carriermolekülen ausgeführt. Der aktive Transport verläuft immer nur in eine Richtung und benötigt Energie. Ein Carrierprotein bindet spezifisch ein bestimmtes Molekül und transportiert es durch die Lipiddoppelschicht. Carrierproteine verhalten sich so wie membrangebundene Enzyme. Viele transportieren Moleküle eines Typs jeweils nur in einer Richtung durch die Membran. Man spricht hier von **Uniport.**

Beim **Cotransport** ist der Transport einer Molekülart vom gleichzeitigen oder nachfolgenden Transport einer zweiten Molekülart abhängig. Beide Moleküle können dabei in die gleiche Richtung (Symport) oder in die entgegengesetzte Richtung (Antiport) transportiert werden.

Aktiver Transport kann auch **gegen einen Konzentrationsgradienten erfolgen, also zu Stoffanreicherung führen.** Aktiver Transport ist immer an einen **energieverbrauchenden Prozess** gekoppelt. Er verläuft so weit bekannt, meist **nur in einer Richtung.**

Bei aktiven Transportvorgängen können verschiedene Mechanismen unterschieden werden.

Beim **primären aktiven Transport** (Uniport) ist eine enzymkatalysierte Reaktion und zwar eine Phosphorylierung und Dephosphorylierung eines Membranproteins **unter ATP-Verbrauch mit dem Transport** einer Substanz durch die Membran gekoppelt. Primäre aktive Transportsysteme sind Na^+/K^+-ATPase, Ca^{2+}-ATPase, K^+/H^+-ATPase und H^+-ATPase.

Die Na^+/K^+-ATPase bewirkt in tierischen Zellen eine Ungleichverteilung von Na^+ und K^+ zwischen Cytoplasma und Zellumgebung.

Die Ca^{2+}-ATPase hält die Konzentration von Ca^{2+} im Cytoplasma niedrig. Die H^+/K^+-ATPase in den Belegzellen des Magens ist für das saure Magenmilieu verantwortlich.

Die H^+-ATPase fungiert z.B. in Pflanzenzellen als Protonenpumpe.

Zellen verwenden einen erheblichen Teil ihrer chemischen Energie in Form von ATP für die ATPasen des aktiven Transports.

Beim **sekundären aktiven Transport** (Cotransport) ist der Transport eines Na^+-Ions oder eines Protons mit dem Transport eines organischen Moleküls gekoppelt. Man spricht deshalb von Cotransport. Voraussetzung hierfür ist ein elektrochemisches Potential dieser Ionen, das durch einen primären aktiven Transport aufgebaut wird.

Beim Vorgang des **Cotransports** selbst wird keine Energie benötigt, sondern das elektrochemische Potential des Ions ausgenutzt. Auf diese Weise werden Zucker und Aminosäuren in die Zelle transportiert.

Der sekundäre aktive Transport besteht aus zwei strukturell getrennten Transportsystemen, einmal der Na^{+-} oder H^+-ATPase, bei dem ATP verbraucht wird und einer katalysierten Diffusion in Gegenrichtung, in Form eines Cotransports. Die über dieses System rückdiffundierenden Na^+-Ionen oder Protonen nehmen gewissermaßen ein anderes Molekül mit, das angereichert werden kann, vorausgesetzt, die Zelle hält den aktiven primären Transportvorgang von Ionen bzw. Protonen aufrecht (Abb. 5.11 und 5.12).

Ein Beispiel für einen sekundären aktiven Transport ist die so genannte Natriumpumpe. Bei höheren Tieren ist eine treibende Kraft für den aktiven Transport von Substanzen in die Zelle, das aktive Ausschleusen – Herauspumpen – von Na^+ aus der Zelle. Die Na^+-Konzentration in der Zelle

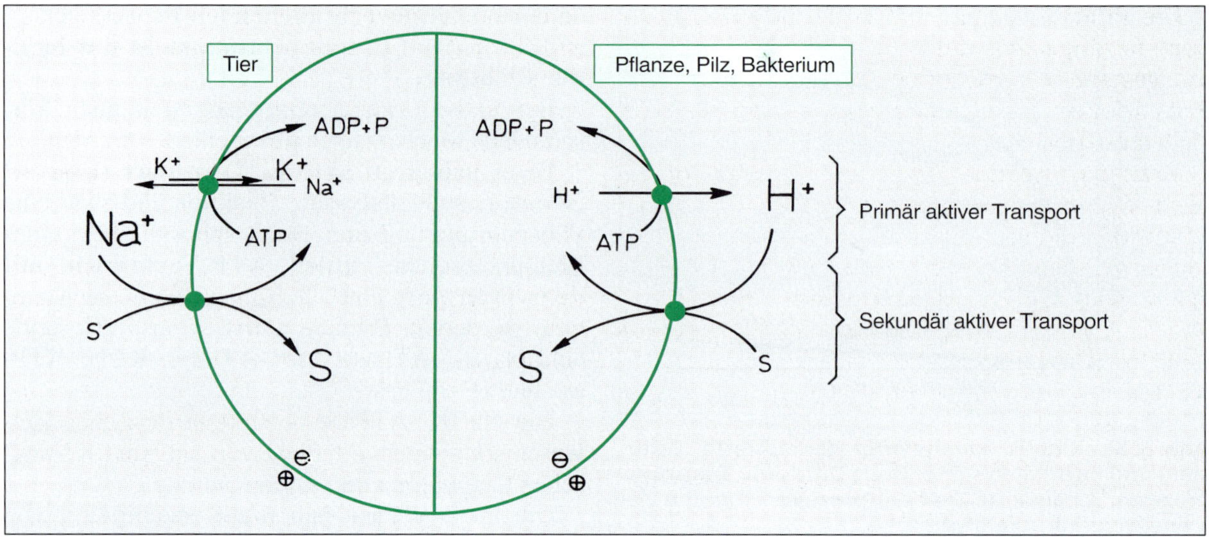

Abb. 5.11 Aktive Transportvorgänge. Durch primär aktive Transportvorgänge hält die Zelle Protonen- bzw. Ionengradienten mit der Umgebung aufrecht. Diese Vorgänge des „Ionenpumpens" sind energieabhängig und verlaufen unter ATP-Verbrauch.
Bei der Rückdiffusion von Protonen bzw. Ionen in die Zelle können diese andere Substrate, z.B. Glucose oder Aminosäuren, sekundär aktiv, ohne erneuten Energieverbrauch in die Zelle „mitnehmen" (Cotransport). (S=Substrat). Tierische Zellen (links) pumpen u.a. Na^+ und K^+. Pflanzen, Pilze und Bakterien (rechts) vornehmlich H^+. (Aus: W. Tanner, Biologie in unserer Zeit, 15, 58, 1985.)

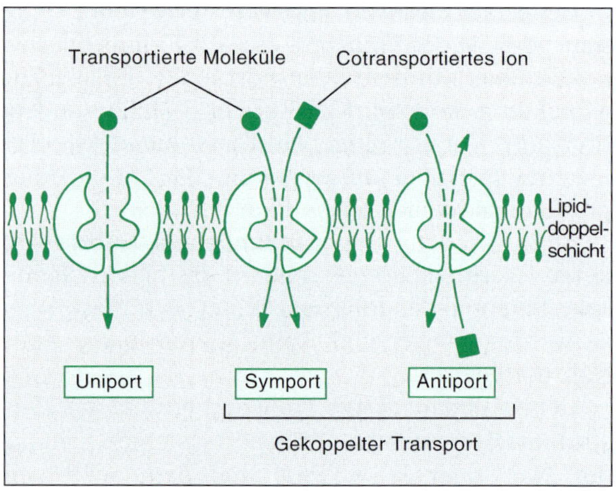

Abb. 5.12 Die Funktionsweise von Uniport-, Symport- und Antiport-Carrier-Proteinen. (Nach Alberts et al.: Molekularbiologie der Zelle. VCH Verlagsgesellschaft, Weinheim 1990.)

wird hierdurch niedrig, die der umgebenden Körperflüssigkeit hoch gehalten. Der so entstehende Na^+-Konzentrationsgradient von außen nach innen bildet offensichtlich die Grundlage für die aktive Aufnahme von Stoffen, wie K^+, Glucose oder Aminosäuren. Diese Natriumpumpe der tierischen Zellen verbraucht einen erheblichen Teil der gesamten ATP-Produktion der Zelle. Sie ist an ein in der Membran lokalisiertes ATPase-System gekoppelt.

Pflanzen scheinen solche Na^+-Pumpen nicht zu benötigen. Viele Pflanzenzellen können kein Na^+ pumpen.

Bei Prokaryoten sind weitere Transportsysteme bekannt. Gut untersucht ist das Phosphotransferase-System. Von diesem werden Zucker unter Verwendung metabolischer Energie in das Cytoplasma transportiert und dabei gleichzeitig zu Zuckerphosphaten phosphoryliert, also in energiereiche Verbindungen überführt.

Ein anderes Transportsystem dient bei Bakterien dazu, Zucker und Oligosaccharide aus dem Cytoplasma durch die Cytoplasmamembran zu transportieren. Dieser **Polyprenolzyklus** transportiert z.B. Bausteine für die Mureinschicht von innen nach außen durch die Cytoplasmamembran von Bakterien (Kap. 22.2.2).

Bei Eukaryoten werden von diesem Transportsystem Zucker resp. Oligosaccharide durch die Membranen des Endoplasmatischen Retikulums, resp. der Dictyosomenmembran transportiert, zur Synthese von Wandsubstanzen oder Glykoproteinen.

Der aktive Transport ist für den Zellstoffwechsel unentbehrlich. Hiermit können **Nährstoffe aus der Umgebung spezifisch aufgenommen und in der Zelle angereichert** werden. Die **Ionenkonzentration** innerhalb der Zelle oder bei Tieren auch in Körperflüssigkeiten wird mit Hilfe aktiver Transportvorgänge **reguliert.**

Die Pflanze vermag mit Hilfe aktiver Transportvorgänge aus den sehr heterogen zusammengesetzten, verdünnten Salzlösungen des Bodens selektiv Ionen aufzunehmen und in ihren Zellen anzureichern.

Transportsysteme sind genetisch determiniert. Durch genetische Untersuchungen an Bakterien konnte gezeigt werden, dass diese für eine Reihe wichtiger Nährstoffe und Stoffwechselprodukte, wie Zucker, Aminosäuren, anorganisches Phosphat und Sulfat, sowie Phosphatester spezifische Transportsysteme besitzen. Die Synthese dieser Transportsysteme kann über die Regulierung der Genaktivität gesteuert werden. Die Zelle vermag sich so unterschiedlichen Bedingungen, z. B. unterschiedlichen Nährstoffangeboten anzupassen.

In einigen Fällen ist die Biosynthese eines Transportsystems genetisch mit der Synthese spezifischer Enzyme für den Abbau der in die Zelle transportierten Substanz gekoppelt. Ein Beispiel dafür bietet das Transportsystem für β-Galactoside bei *E. coli* (Kap. 18.4.6).

Endozytose, Exozytose, Membranfluss

Makromoleküle, wie Proteine, Polynukleotide und Polysaccharide, können nicht durch Vermittlung von Transportproteinen durch Biomembranen transportiert werden. Ebenso kann die Aufnahme von großen Partikeln, z. B. Bakterien und Viren, nicht durch Vermittlung von Transportproteinen erfolgen. Hierzu dienen die Mechanismen der Endozytose oder der Exozytose. Hierbei erfolgt die Aufnahme oder Ausscheidung über die Bildung und Fusion membranumhüllter Vesikel (Abb. 5.13). **Diese Transportvorgänge sind also mit einem Verschmelzen von Biomembranen verbunden.** Durch Einstülpen von begrenzten Bereichen der Plasmamembran ins Innere der Zelle und Abschnüren kleiner Vakuolen können Bestandteile des Außenmediums **in die Zelle aufgenommen werden.** Allgemein nennt man solche Vorgänge **Endozytose.**

Man unterscheidet hierbei zwischen **Phagozytose** und **Pinozytose.** Bei der *Phagozytose* werden feste Partikel aus der Umgebung der Zelle aufgenommen. Bei der *Pinozytose* werden durch Einstülpen der Plasmamembran kleine Vakuolen aus der die Zelle umgebenden Lösung gebildet und so in die Zelle aufgenommen. Stoffaufnahme durch *Pinozytose* ist weit verbreitet. Es handelt sich hier nicht um ein unspezifisches „Trinken", sondern um eine **selektive Stoffaufnahme.** Die so aufgenommenen Substanzen werden offensichtlich vorher an der Plasmamembran adsorbiert und konzentriert, dann von der Membran eingeschnürt und in Form kleiner Vakuolen, den **Pinosomen,** in das Innere der Zelle transportiert.

Pinozytose und Phagozytose sind vor allem bei der Aufnahme von sehr großen Molekülen oder Teilchen, die nicht durch die Membran hindurch diffundieren oder aktiv transportiert werden können, von Bedeutung. Der Größenbereich der pino- oder phagozytierten Partikel reicht von Kolloiden bis zu Bakterien.

Durch **Exozytose,** Vorgänge also, die der Endozytose entgegengerichtet sind, können auf gleiche Weise Stoffe **aus der Zelle ausgeschleust** werden. Diese Möglichkeit ist für Sekretion und Exkretion von Bedeutung. Die Membranen von Vakuolen im Innern der Zelle, welche die auszuscheidenden Stoffe enthalten, z. B. Golgi-Vesikel, verschmelzen mit der Plasmamembran, so dass die Vakuole eine Öffnung nach außen erhält. Wenn ihr Inhalt entleert ist, geht die Vakuolenmembran in der Plasmamembran auf. Bei Exozytose und Endozytose liegen die Makromoleküle abgetrennt in membranumschlossenen Vesikeln. Sie vermischen sich zunächst nicht mit anderen Makromolekülen der Zelle. Die Vesikel verschmelzen nur mit ganz bestimmten Membranen. Hieraus resultiert ein gerichteter Stofftransport zwischen Zellumgebung und Zellinnerem, aber auch ein gerichteter Transport zwischen membranumschlossenen Organellen im Zellinneren.

Auch für den **intrazellulären Stoffaustausch** spielen solche Vorgänge eine wichtige Rolle. So können z. B. membranumschlossene Partikel vom *Endoplasmatischen Retikulum* abgeschnürt werden und zu *Golgi-Zisternen* verschmelzen. Hierdurch werden Proteine vom Endoplasmatischen Retikulum zu den *Dictyosomen* transportiert. Vesikel des *Endoplasmatischen Retikulums* können auch mit der *Tonoplastenmembran* verschmelzen und ihren Inhalt in die Vakuole entleeren. Des weiteren können Stoffwechselreaktionen durch Verschmelzen verschiedener Vakuolen in Gang gesetzt werden. So etwa werden die abbauenden Enzyme der *Lysosomen* unter Verschmelzung der Membranen beider Vakuolen in die *Pinosomen* entleert. Zum anderen kann sich auch die Pinosomenmembran auflösen und mit dem Vakuoleninhalt im Grundplasma der Zelle aufgehen.

Endozytose, Exozytose und intrazellulärer Stoffaustausch über membranumschlossene Vesikel ist also **mit einem Austausch von Membranstücken verbunden.** Teile der *Cytoplasmamembran,* der *To-*

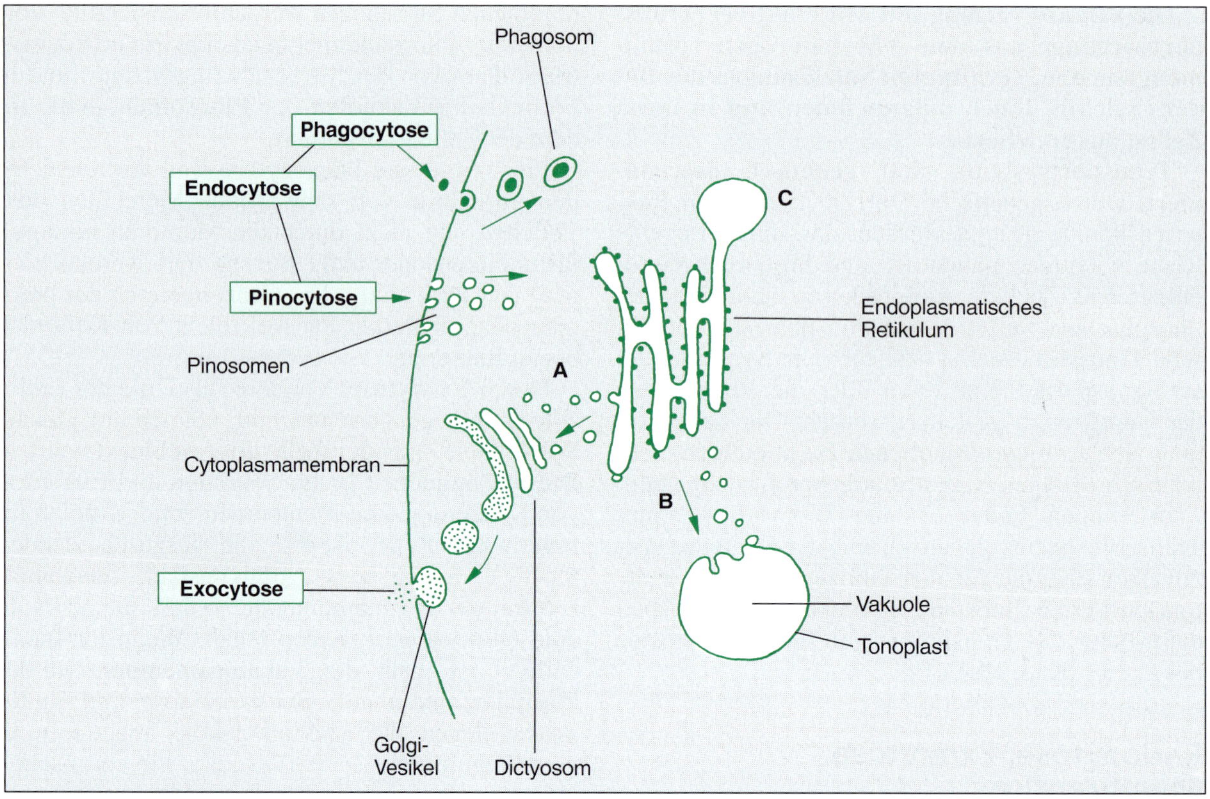

Abb. 5.13 Membranfluss
Endozytose: Aufnahme von Partikeln (Phagozytose), oder Flüssigkeit (Pinozytose) durch Abschnürung von Vesikeln an der Cytoplasmamembran
Exozytose: Ausscheidung aus der Zelle z. B. des Inhalts von Golgi-Vesikeln
A: Übergang von Vesikeln des Endoplasmatischen Retikulums zum Dictyosom
B: Übergang von Vesikeln des Endoplasmatischen Retikulums in eine Vakuole
C: Bildung einer Vakuole durch Vergrößerung der Zisterne des Endoplasmatischen Retikulums

noplastenmembran, des *Endoplasmatischen Retikulums,* der *Dictyosomen,* der *Lysosomen* und anderer Vakuolen können gegenseitig miteinander verschmelzen. Diese membranumschlossenen Zellorganellen können sich auch gegenseitig aufbauen, z. B. das *Endoplasmatische Retikulum* die *Kernmembran* und die *Dictyosomen.* Die *Cytoplasmamembran* entsteht nach der Teilung pflanzlicher Zellen durch Zusammenfließen von *Golgi-Vesikeln,* also aus *Dictyosomenmembranen.*

Innerhalb der Zelle findet ein Austausch von Membranen, ein Membranfluss statt (Abb. 5.13). **Ausgenommen hiervon sind die hochspezialisierten Membranen der Mitochondrien und Plastiden.**

5.4.3 Funktionen der Endozytose im Immunsystem

Endozytose ist nur bei Eukaryoten bekannt. Durch Endozytose aufgenommene Substanzen gelangen nicht direkt in das Cytoplasma von Zellen sondern bleiben zunächst membranumschlossen in Endosomen (Phagosomen, resp. Pinosomen).

Nach der Endozytose fusioniert das Endosom mit primären Lysosomen zu einem sekundären Lysosom, in dem das endozytierte Material abgebaut wird. Die Abbauprodukte, z. B. Zucker, Aminosäuren werden in das Cytoplasma transportiert.

Die Bewegungsvorgänge der Vesikel werden offensichtlich durch das Cytoskelett der Zellen kontrolliert. Eine Störung dieses Systems verhindert die Endozytose.

Bei Zellen von Säugetieren kann die Endozytose je nach Zelltyp über die Nahrungsaufnahme hinaus sehr **spezielle Funktionen** übernehmen. Zellen des

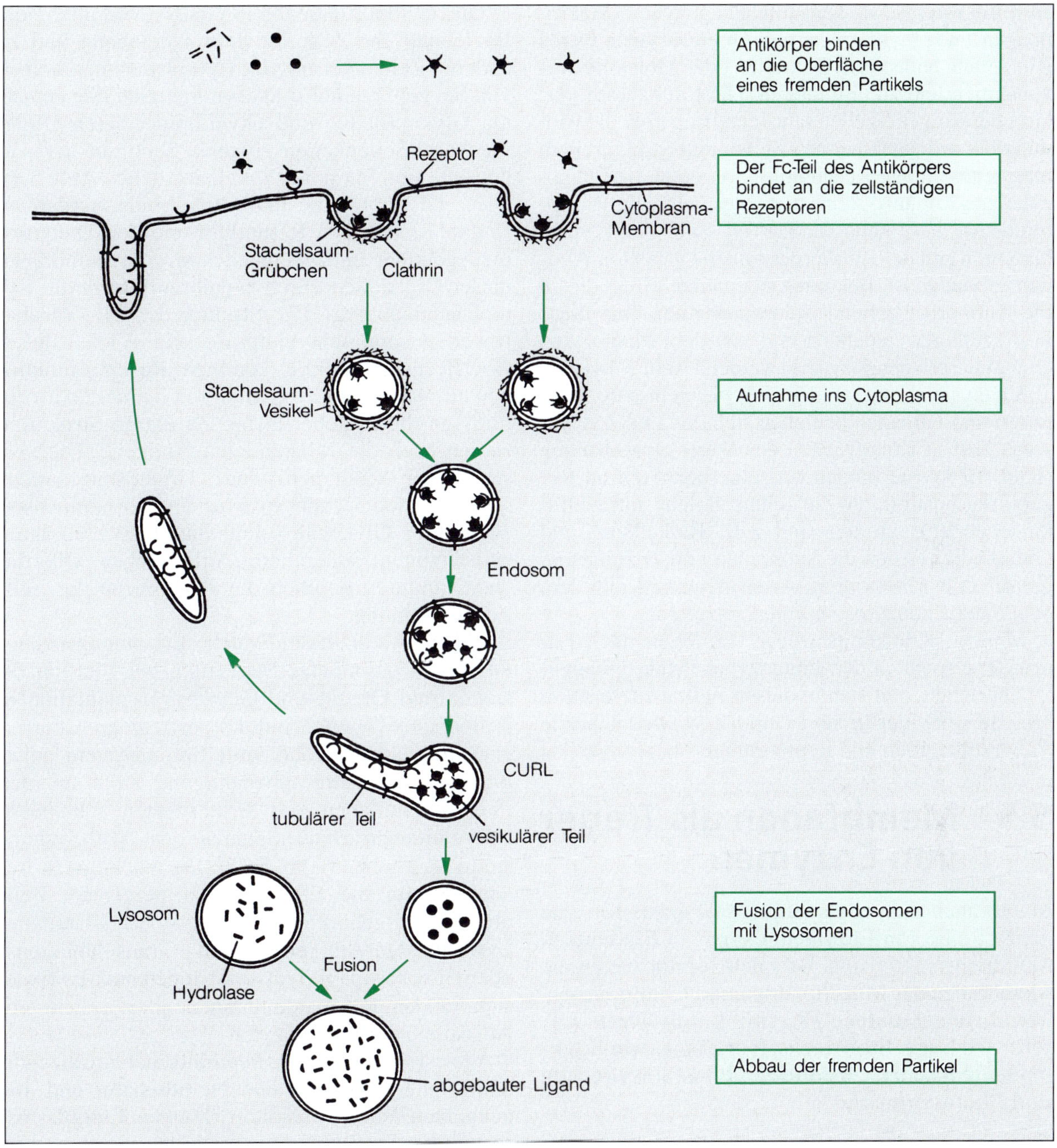

Abb. 5.14 Rezeptorgekoppelte Endozytose. Die rezeptorgekoppelte Endozytose ermöglicht die gezielte Aufnahme großer Moleküle oder Partikel, z. B. Viren und Bakterien.
Rezeptorgekoppelte Endozytose ist wichtig für die Funktion der Immunantwort. Polymorphkernige Granulozyten und Makrophagen phagozytieren in den Organismus eingedrungene Krankheitserreger, wenn diese vorher mit Antikörper oder Komponenten des Komplementsystems reagiert haben, also Signalstrukturen für die zellgebundenen Rezeptoren tragen.
Die Rezeptoren sind diffus über die Zelloberfläche verteilt. Sie sammeln sich, wenn sie ein Partikel gebunden haben, in „Stachelsaumgrübchen", d. h. mit dem Protein Clathrin verfestigten Membranteilen, so genannten coated pits. Diese stülpen sich nach innen und schnüren sich als „Stachelsaumvesikel" ab. Durch Abstoßen der Clathrinhülle wandeln sie sich in Endosomen um. Nach Abstoßung der Rezeptoren fusionieren diese mit Lysosomen, deren Enzyme das aufgenommene Partikel abbauen. (Aus A. Dautry-Varsat und H. F. Lodish, Spektrum der Wissenschaft, S. 98, 1984.)

Immunsystems, so genannte Phagozyten (Makrophagen, und polymorphkernige Granulozyten), weiße Blutzellen, haben z. B. Bakterien oder Moleküle aufzunehmen und zu eliminieren. Die Endozytose verläuft bei Säugetierzellen sehr spezifisch über die Bindung der aufzunehmenden Zellen und Strukturen an membranständige Rezeptoren. So tragen die Phagozyten des Immunsystems u. a. so genannte Fc-Rezeptoren. An diese kann der Fc-Teil eines Antikörpers binden, wenn der Antikörper seinerseits an ein Antigen gebunden ist. Bakterienzellen oder Viren, die an die Antikörper gebunden haben, können über diese Fc-Rezeptoren gebunden und von dem Phagozyten endozytiert (=phagozytiert) werden (Abb. 5.14).

Viren und intrazellulär sich vermehrende Bakterien und Parasiten bedienen sich des Endozytosewegs, um in Körperzellen des Wirts einzudringen (Kap. 19.5). Sie binden oft sehr spezifisch an Rezeptoren bestimmter Zielzellen. Solche intrazellulär-lebende Bakterien sind z. B. Rickettsien und Chlamydien. Auch die Sporozoen von *Toxoplasma gondii* und Plasmodium-Arten gelangen auf dem Wege der Endozytose in ihre Zielzellen.

Manche Krankheitserreger vermögen nach Endozytose sogar in den Phagozyten (Makrophagen) zu überleben, und sich in diesen Zellen zu vermehren. Beispiel hierfür sind *Legionella pneumophila*, Tuberkelbazillen und Lepraerreger.

5.5 Membranen als Träger von Enzymen

Membranen dienen als strukturelle Basis für eine ganze Reihe von Enzymen, die nur in Bindung an Membranen aktiv sind. Beispiele hierfür bieten die Membranen der Mitochondrien und Chloroplasten. **Membrangebundene Enzyme katalysieren z.T. sehr wichtige Stoffwechselvorgänge wie Elektronentransport, oxidative Phosphorylierung und Photosynthese.**

5.6 Spezielle Aufgaben der Cytoplasmamembran

Die Cytoplasmamembran grenzt den Protoplasten nach außen hin ab. Sie ist Barriere und Vermittler zur Außenwelt. Je nach Zelltyp können ihr über ihre Rolle als Diffusionsbarriere hinaus eine Vielfalt von Funktionen zukommen. Vor allem die Cytoplasmamembranen von Säugetierzellen sind in ihrem Feinbau gut untersucht.

Die Cytoplasmamembran muss vor allem die Beziehung der Zelle zu ihrer Umgebung und zu anderen Zellen vermitteln. Cytoplasmamembranen von Säugetierzellen sind asymmetrisch. Sie enthalten Glykoproteine und Glykolipide, deren Oligosaccharid-Seitenketten ausschließlich auf der Außenseite der Membran lokalisiert sind (Abb. 5.4). Diese Glykoproteine und Glykolipide werden im Endoplasmatischen Retikulum und den Dictyosomen gebildet und gelangen von den Membranen dieser Organellen durch Membranfluss in die Cytoplasmamembran. Die Struktur der Oligosaccharidketten kann sehr vielfältig sein. Vielen dieser Oberflächenstrukturen kommen Rezeptorfunktionen zu. An sie binden z. B. Viren bei der „Adsorption" an die Zelloberfläche. Zu diesen Strukturen zählen auch die zellständigen Antigene. Die verschiedenen Zelltypen eines Organismus unterscheiden sich in der Struktur und Zusammensetzung ihrer Glykocalyx und damit auch in ihren zellständigen Antigenen. Auf solchen Oberflächenstrukturen beruhen die Phänomene der Zell-Zell-Erkennung.

Für die Medizin sind solche Erkennungsphänomene von besonderer Bedeutung bei Bluttransfusionen und Organ- und Gewebstransplantationen. Zellen und Gewebe mit körperfremden Oberflächenstrukturen werden vom Immunsystem angegriffen. Die Blutgruppenantigene sind auf den Plasmamembranen der Erythrozyten lokalisiert. Die antigenen Determinanten des AB0-Systems sind Zuckerreste (Abb. 5.15). Die wichtigsten Rezeptoren für die Erkennung körpereigener Zelloberflächen gehören zum HLA-System (Humanes Lymphozyten-Antigen), auch Transplantations- oder Histokompatibilitätssystem genannt. Es findet sich in den Plasmamembranen aller Zellen, mit Ausnahme der Erythrozyten.

Viele Hormone, z. B. Peptidhormone, Catecholamine wie Adrenalin und Noradrenalin und alle bekannten Neurotransmitter, können Cytoplasmamembranen nicht passieren. Sollen sie ihre Wirkung entfalten, müssen sie an der Oberfläche von Zellen von Rezeptoren gebunden werden. Von dieser Bindung aus können sie in der Zelle Stoffwechselvorgänge auslösen. In seiner Struktur gut bekannt ist der Insulinrezeptor. Er besteht aus vier Untereinheiten.

Die Übertragung eines Nervenimpulses geschieht durch Neurotransmittersubstanzen. In der postsynaptischen Plasmamembran finden sich Rezeptoren zur Bindung dieser Transmittermoleküle. Durch deren Bindung werden Ionenkanäle in dieser Membran geöffnet.

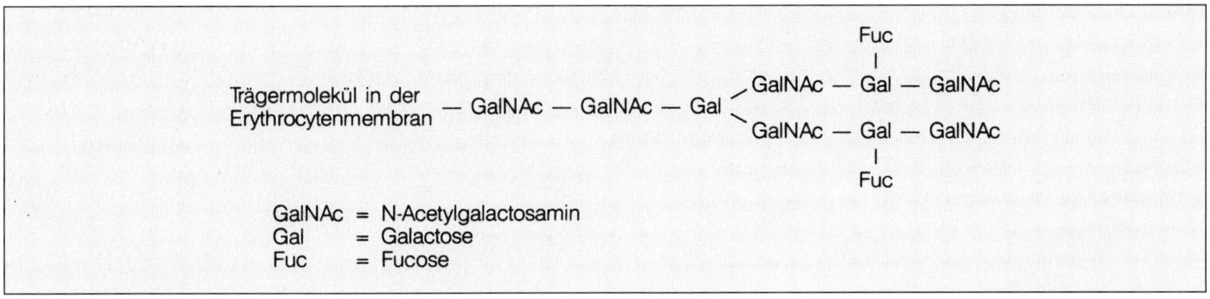

Abb. 5.15 Eine Determinante des AB0-Blutgruppensystems und zwar der Blutgruppe A, als Beispiel für einen Oberflächenrezeptor in einer Cytoplasmamembran. Bei der Blutgruppe B wäre der endständige Zucker eine Galactose, bei Blutgruppe 0 die Fucose (GalNAc ist abgespalten).
GalNAc = N-Acetylgalactosamin
Gal = Galactose
Fuc = Fucose

Zusammenfassung

Biomembranen bestehen aus Lipiden und Proteinen. Sie enthalten Aminoalkohole, Aminosäuren, Fettsäuren, Sterole und Zucker. Sie gliedern die Zellen von Eukaryoten in zahlreiche Reaktionsräume, Kompartimente. Biomembranen haben eine flüssige Mosaikstruktur. Grundstruktur ist ein doppelter Lipidfilm, in den Proteine eingelagert oder angelagert sind. Die Membranproteine verleihen der jeweiligen Membran ihre spezifische Funktion. Sie vermitteln z.B. die Transportvorgänge durch die Membran. Andere sind Rezeptoren für Hormone oder Neurotransmitter. In Membranen sind zahlreiche Enzyme eingelagert.

Biomembranen dienen als Diffusionsbarrieren. Sie sind semipermeabel, d.h. nur wenige kleine Moleküle z.B. Wasser können frei durch die Biomembranen diffundieren. Der Durchtritt anderer Moleküle resp. Ionen ist stark behindert und bedarf besonderer Transportmechanismen. Die Semipermeabilität von Biomembranen ist die Grundlage für alle osmotischen Vorgänge. Lipophile Stoffe dagegen können sich durch die Lipidschicht hindurchlösen. Pflanzliche Zellen entwickeln immer einen hohen osmotischen Druck. Sie benötigen daher eine feste Zellwand. Osmotisch wirksame Substanzen sind Ionen und polare Nichtelektrolyte, z.B. Zucker, Alkaloide. Makromoleküle sind osmotisch unwirksam. Die Lipidschichten von Biomembranen sind für die meisten wasserlöslichen Moleküle und Ionen undurchlässig. Zum Transport derartiger Moleküle dienen zahlreiche spezifische Transportproteine, die in die Biomembran integriert sind. Es sind dies Carrier- und Kanalproteine.

Carrierproteine binden niedermolekulare Stoffe und transportieren sie durch Konformationsänderung durch die Biomembran.

Dieser Transport kann ohne Energieaufwand als katalysierte, resp. erleichterte Diffusion entlang eines Konzentrationsgradienten erfolgen. Andere Carrier-vermittelte Transportvorgänge verlaufen aktiv unter Energieaufwand, meist über eine Hydrolyse von ATP, und können das gebundene Molekül gegen einen Konzentrationsgradienten transportieren.

Kanalproteine bilden wassergefüllte Poren, welche die Lipiddoppelmembran durchdringen. Sie ermöglichen anorganischen Ionen entsprechend ihrem Konzentrationsgradienten den Durchtritt durch die Biomembran. Solche Ionenkanäle öffnen sich gewöhnlich nur als Antwort auf spezifische Reize, die die Membran treffen, z.B. als Antwort auf die Bindung eines Neurotransmitters oder eine Veränderung des Membranpotentials. Durch Ein- bzw. Ausstülpungen und Bildung von Transportvakuolen sind Biomembranen an den Vorgängen der Endozytose und Exozytose beteiligt. Der Größenbereich der so transportierten Partikel reicht von Kolloiden bis zu Bakterien, einschließlich Zellen und Zellbestandteilen.

Innerhalb der Zelle kann ein Austausch von Membranteilen zwischen verschiedenen Membranen stattfinden. An diesen Vorgängen des Membranflusses sind die Cytoplasmamembran, die Tonoplastenmembran, das Endoplasmatische Retikulum, die Dictyosomen, Lysosomen und andere Vakuolenmembranen beteiligt. Nicht am Membranfluss beteiligt sind die Membranen der Mitochondrien und Plastiden.

Biomembranen vermitteln Erregungsleitung und Erregungsübertragung.

6 Zellorganellen

6.1 Der Zellkern

Die Zelle der Eukaryoten besitzt immer **einen Zellkern.** Nur **selten** sind in einer Zelle **mehrere Kerne** zu finden. So etwa bei manchen *Algen, Pilzen* (Basidiomyceten: Paarkernstadium) und *Protozoen,* bestimmten Zellen der *Leber* und des *Knochenmarks* sowie in *quergestreiften Muskelfasern.* In solchen mehrkernigen Zellen bildet ein Kern zusammen mit einem Teil des Cytoplasmas eine **Energide.** Vielkernige Zellen sind polyenergid. **Kernlose Zellen** sind äußerst selten. Sie können sich nicht mehr teilen und haben nur eine relativ kurze Lebensdauer. Beispiele hierfür sind die *Erythrozyten* der Säugetiere und die *Siebröhren* höherer Pflanzen.

Nahezu die gesamte Erbinformation einer Eukaryotenzelle ist im Zellkern enthalten (siehe Mitochondrien, Plastiden). **Der Zellkern ist so in der Zelle der Speicher, das Archiv der genetischen Information.** Im Zellkern ist die genetische Information in linearen, doppelsträngigen DNA-Molekülen gespeichert. Hier erfolgt die Replikation der DNA, hier beginnen die Genwirkketten mit der Synthese von RNA.

Die wichtigsten strukturellen Bestandteile des Zellkerns sind Chromatin, Nukleolen, Kernplasma und Kernmembran.

Gewöhnlich ist der Zellkern annähernd kugelförmig und liegt mehr oder weniger zentral in der Zelle. Je nach dem Funktionszustand der Zelle ändern sich Form und Funktion des Zellkerns sowie der Chromosomen. Insgesamt lassen sich drei verschiedene Zustände unterscheiden, der **Interphasenkern,** der **Mitosekern** und der **Arbeitskern.**

6.1.1 Interphasenkern und Arbeitskern

In diesem Zustand, also zwischen zwei Kernteilungen (Interphasenkern), und in differenzierten, nicht mehr teilungsbereiten Zellen (Arbeitskern), übt der Zellkern wichtige Funktionen aus. **Im Interphasenkern wird die DNA der Chromosomen verdoppelt. Im Arbeitskern und im Interphasenkern findet die RNA-Synthese statt.** In diesen beiden Funktionsformen ist der Zellkern von einer *Doppelmembran* umgrenzt. Sie besteht aus zwei Lamellen, die durch den perinuklearen Raum voneinander getrennt sind. **Die Kernmembran ist Bestandteil des Endoplasmatischen Retikulums.** Der Perinuklearraum steht mit dem Röhren- und Zisternensystem des Endoplasmatischen Retikulums in offener Verbindung. **Die Kernmembran ist von Poren durchbrochen,** durch die größere Moleküle aus dem Kern heraus oder in den Kern hinein transportiert werden können. **Die Kernporen verbinden Karyoplasma und Cytoplasma** und vermitteln den Austausch von Makromolekülen zwischen Karyo- und Cytoplasma. Die Kernporen haben einen inneren Durchmesser von etwa 8 nm. Sie sind an ihrem inneren und äußeren Rand von einem Ringwulst umgeben. Dieser besteht aus acht großen, octogonal angeordneten Proteinuntereinheiten (Porenkomplex) (Abb. 6.1). Der Zentralkanal der Kernporen dient dem selektiven Transport wasserlöslicher Moleküle zwischen Kernplasma und Cytoplasma. Im Bereich der Kernporen ist ein hoher ATP-Verbrauch festzustellen. Dies deutet auf aktive Transportvorgänge hin. Über diese aktiven Transportvorgänge werden z. B. Proteine in den Zellkern transportiert. Die Kernporen können sich erweitern, wenn sie von einem großen Protein aktiviert werden. Nur Proteine mit entsprechenden Signalstrukturen werden aktiv und selektiv durch die Kernporen hindurch in den Zellkern transportiert. Eine solche Struktur kann an einer beliebigen Stelle im Protein lokalisiert sein. Sie besteht aus einem kurzen Peptid, etwa vier bis acht Aminosäuren lang. Es ist reich an positiv geladenen Aminosäuren, Lysin und Arginin. Oft ist auch noch Prolin enthalten. Solche Signalstrukturen werden auch an viralen Proteinen gefunden, die für die Replikation viraler DNA im Zellkern benötigt werden.

Der Mechanismus, mit dem Proteine in den Zellkern aufgenommen werden, unterscheidet sich

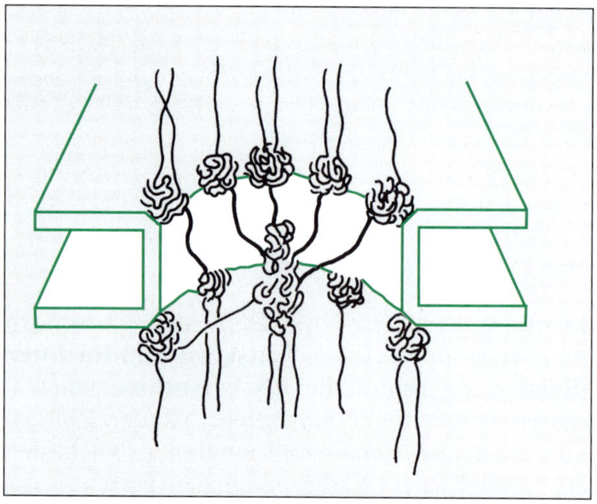

Abb. 6.1 Feinbau der Kernporen. An den Rändern der Kernporen befinden sich Kernporenkomplexe, bestehend aus acht Proteinuntereinheiten. Kernporen vermitteln einen aktiven, selektiven Stofftransport zwischen Zellkern und Cytoplasma.

grundlegend von den Transportprozessen, mit Hilfe derer Proteine in andere Zellorganellen aufgenommen werden. Der Transport in den Zellkern erfolgt nicht durch eine Biomembran hindurch, sondern durch mit wässriger Lösung gefüllte Poren. Wichtige Kernproteine, die durch die Kernporen in den Zellkern transportiert werden müssen, sind die Histone.

Die Kernporen transportieren Ribosomen-Untereinheiten und mRNA-Moleküle, die im Kern gebildet wurden, in das Cytoplasma. Sie können die Kernporen nur in einer Richtung, nämlich nach außen, passieren. Offensichtlich existieren auch hier spezifische Signalstrukturen. Ribosomen können nicht in den Zellkern gelangen. Damit ist sichergestellt, dass die Proteinsynthese nur im Cytoplasma stattfindet. Die Kernmembran trägt auf ihrer äußeren, cytoplasmatischen Oberfläche oft Ribosomen und ist mit dem Membransystem des Endoplasmatischen Retikulums verbunden (Abb. 6.2). Das Innere des Zellkerns, die Matrix, ist vom Karyoplasma erfüllt. In dieses sind die Chromosomen eingebettet. **Sie sind in diesem Stadium nicht als Einzelindividuen erkennbar, sondern liegen als lange, dünne, vielfach gewundene Fäden vor, die ein scheinbar regelloses Netzwerk innerhalb des Zellkerns, das Chromatingerüst, bilden.** Dies ist die Funktionsform der Chromosomen. **Chromatin ist ein filamentöser Komplex aus DNA und einer Vielzahl von Proteinen.** Im Innern des Kernes sind die **Kernkörperchen,** die **Nukleolen,** im Lichtmikroskop erkennbar. Sie bilden kugelige, stark lichtbrechende, elastische, homogen erscheinende Einschlüsse, die nicht von einer Membran umgrenzt sind. Ein Kern kann einen Nukleolus oder mehrere Nukleolen enthalten. Nukleolen treten durch ihre hohe Dichte und ihren kompakten Bau im Licht- und Elektronenmikroskop deutlich hervor. Ein Nukleolus enthält vor allem Proteine

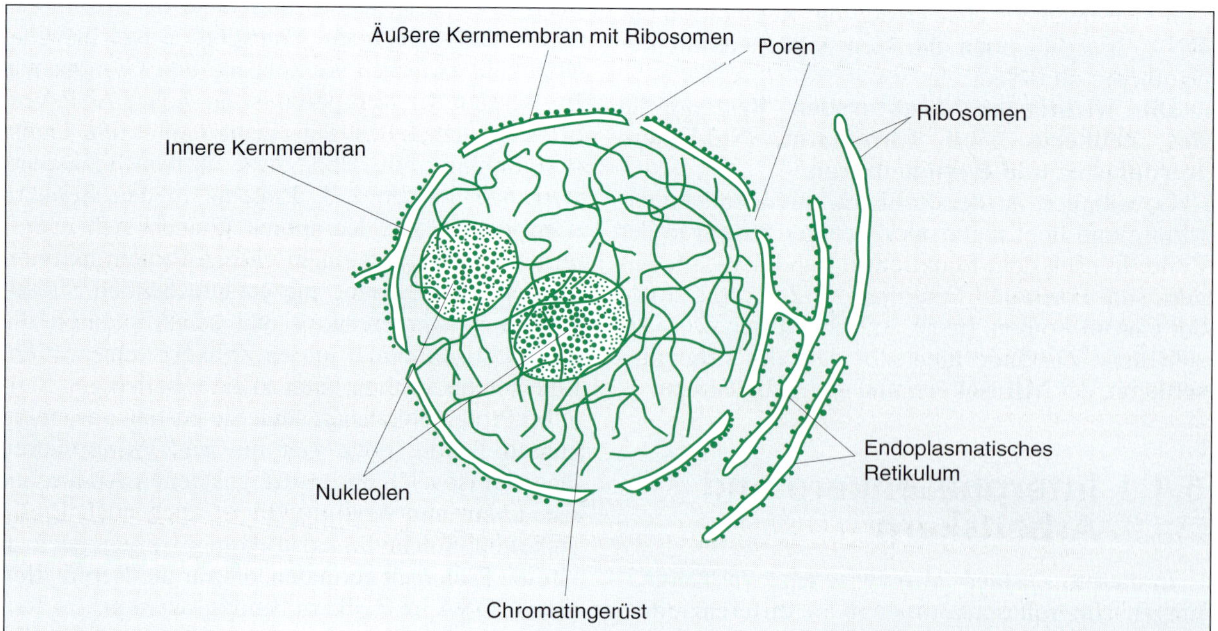

Abb. 6.2 Interphasenkern, Arbeitskern

(ca. 80%) und RNA (ca. 5%). Er wird immer von Chromatinfäden durchzogen. **Den Nukleolen kommt eine wesentliche Funktion bei der Synthese der ribosomalen RNA zu.** Hier findet durch die Nukleolus-eigene RNA-Polymerase I die Synthese und Prozessierung der großen RNA-Moleküle statt. In den Nukleolen werden die Präribosomen gebildet. Diese Vorstufen der cytoplasmatischen Ribosomen werden durch die Kernporen ins Cytoplasma transportiert. Erst dort werden die Ribosomen gebildet.

Die Kernhülle des Interphasenkerns kann auf ihrer cytoplasmatischen Seite Ribosomen tragen (Abb. 6.2).

6.1.2 Mitosekern/ Chromosomen

Bei Beginn der Kernteilung werden die Kernmembran und die Nukleolen aufgelöst. Die **Chromosomen** treten als lichtmikroskopisch erkennbare, individuell gestaltete Gebilde in Erscheinung. In dieser Form lassen die Chromosomen gewisse Struktureigentümlichkeiten erkennen. Sie haben die Gestalt kurzer, gedrungener Stäbchen, die oft etwas gekrümmt oder abgewinkelt sind und im Allgemeinen zwei Schenkel aufweisen, die durch eine Einschnürung voneinander getrennt sind. An dieser primären Einschnürung liegt das **Zentromer,** an dem die **Spindelfasern** während der Mitose angreifen.

Daneben sind auch sekundäre Einschnürungen an den Chromosomenschenkeln zu beobachten. Durch sie werden so genannte **SAT-Bereiche** abgesetzt. Der SAT-Bereich ist mit dem Chromosom durch ein dünnes Filament verbunden, in dem sich die DNA schlecht anfärben lässt. Man nahm daher früher an, dass dieser Teil des Chromosoms keine DNA enthielte (**S**ine **A**cido **T**hymonucleinico). Chromosomen mit einem solchen Anhang werden SAT-Chromosomen genannt. Das Filament der SAT-Chromosomen wird auch als Nukleolarfaden oder **Nukleolusorganisator** bezeichnet. An ihm entsteht nach der Kernteilung, beim Übergang der Chromosomen in die Funktionsform, der Nukleolus.

Struktur der Chromosomen

Während der Zellteilung wird im Inneren des Zellkerns das Chromatin stark verdichtet. Man nahm früher an, dass sich dabei die Chromatinfäden durch Spiralisierung verdichten.

Inzwischen gibt es genügend experimentelle Beweise, die einen anderen Mechanismus nahe legen. Danach baut sich ein Proteingerüst (Scaffold, Chromosomenskelett, Metaphasenscaffold) auf. Dieses besteht hauptsächlich aus zwei Proteinen. An dieses Gerüst lagern sich dicht gepackt die Chromatinfäden. Dabei können Windungen und Faltungen der DNA-Fäden auftreten, die zu topologischen Problemen führen. Diese können durch eines der beiden Scaffoldproteine gelöst werden, denn dieses Protein ist eine Typ-II-Topoisomerase. In der Metaphase der Zellteilung liegt dann das Chromatin in dichtester Packung vor und erscheint im Lichtmikroskop in der charakteristischen Gestalt eines Chromosoms. Ein solches „Metaphasenchromosom" besteht aus zwei DNA-Längsfäden, den Chromatiden. Jede Chromatide enthält als Grundstruktur eine langkettige, replizierte DNA-Doppelhelix und daran assoziierte Proteine. Die beiden identischen Chromatiden heißen Schwesterchromatiden. In der Anaphase der Mitose und in der Regel der Meiose II werden die Schwesterchromatiden auf die beiden neu entstehenden Tochterkerne verteilt. Unmittelbar nach der Kernteilung ist jede Chromatide einem noch nicht replizierten und daher einsträngigen Chromosom gleichzusetzen. Die erneute Verdoppelung der Chromatide erfolgt dann in der nächsten S-Phase des Zellzyklus.

Die Struktur der Chromosomen wird also durch ein zentrales Proteingerüst (Scaffold) aufrechterhalten. An dieses ist das Chromatin in Schleifen gebunden.

Nach Abschluss der Mitose lösen sich die Chromosomen wieder zu Chromatin auf. Dabei bleibt die Anheftung an die Scaffoldproteine erhalten. Damit bleibt auch im Interphasenkern die Schleifenanordnung des Chromatins erhalten. Die Schleifen werden an ihrer Basis durch die Scaffoldproteine zusammengehalten. Das größere der beiden Scaffoldproteine ist eine **Typ-II-DNA-Topoisomerase.** Diese kann auf Grund ihrer Lokalisation den topologischen Zustand einer Schleife bei der Transkription und Replikation bestimmen. An der Basis einer Chromatinschleife, also der Anheftungsstelle für die Scaffoldproteine finden sich charakteristische Nukleotidsequenzen.

Das Chromatin ist also ein System von DNA-Schleifen, welches das Innere des Zellkerns ausfüllt. Jede Schleife kann dabei als Bereich eines oder mehrerer Gene angesehen werden.

Auf den Chromatiden lassen sich in großer Zahl stark färbbare, in Größe und Gestalt unterschiedliche Knoten, die so genannten **Chromomeren,** nachweisen. Die Anordnung dieser Chromomeren ist für jedes Chromosom charakteristisch und bei

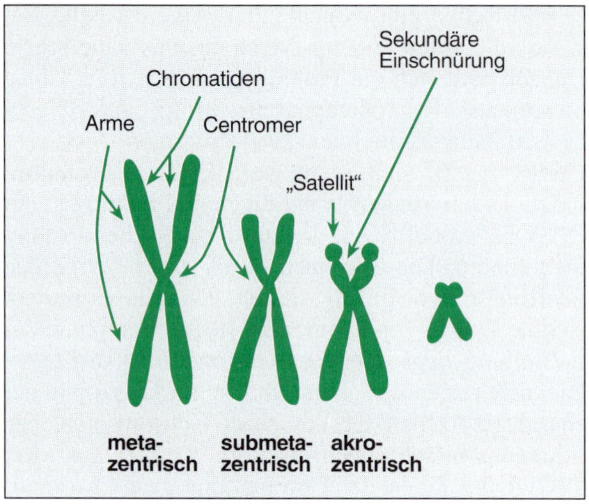

Abb. 6.3 Chromosomenformen. (Aus Bachmann.)

den Chromatiden ein und desselben Chromosoms gleich. **Homologe Chromosomen besitzen das gleiche Chromomerenmuster.**

Manche Chromatinabschnitte lassen sich mit DNA-spezifischen Farbstoffen besonders stark anfärben. Sie werden als **heterochromatische Zonen** von den normalanfärbbaren **euchromatischen Zonen** unterschieden. Die euchromatischen Bereiche enthalten fast alle Gene und mehr DNA als das Heterochromatin. Heterochromatin liegt auch während der Interphase in mitotisch kondensiertem Zustand vor. Es enthält einen hohen Anteil an repetitiven DNA-Sequenzen (Kap. 11.3.3) und ist transkriptionsinaktiv.

Euchromatin liegt in der Interphase dekondensiert vor. Es stellt den Bereich hoher Transkriptionsaktivität dar.

Die einzelnen Chromosomen einer Zelle haben in ihrer Transportform eine ganz bestimmte, unverwechselbare Gestalt (Abb. 6.3). Für Chromosomenuntersuchungen eignen sich besonders Chromosomen, die in der Metaphase einer Kernteilung in der Äquatorialebene einer Zelle angeordnet sind, so genannte Metaphasenchromosomen.

Die Anzahl der Chromosomen pro Zelle ist artkonstant (Tab. 6.1). **Auch die Verteilung der Formen der Chromosomen ist für jede Zelle einer Art konstant und charakteristisch. In diploiden Zellen entsprechen sich je zwei Chromosomen in Größe und Gestalt. Sie werden als homologe Chromosomen bezeichnet.**

Durch somatische Mutationen kann der Chromosomensatz einzelner Zellen allerdings innerhalb eines Organismus unterschiedlich werden (Kap. 12.1.1).

Tab. 6.1 Chromosomenzahlen verschiedener Organismen (2 n)

Drosophila (Fruchtfliege)	8
Rotklee	14
Erbse	14
Biene	16
Mais	20
Tomate	24
Katze	38
Mensch	46
Schimpanse	48
Kartoffel	48
Farn (Ophioglossum)	500–520

Stoffliche Zusammensetzung der Chromosomen

In den Chromosomen der eukaryotischen Organismen lassen sich **DNA, RNA,** verschiedene **Proteine** sowie Lipide, Polysaccharide und Metallionen nachweisen. Bei den Proteinen, die sich in Chromosomen nachweisen lassen, handelt es sich hauptsächlich um **Histone.** Dies sind **basische Proteine mit einem hohen Gehalt an Arginin, Lysin und Histidin. Das Massenverhältnis von DNA und Histonen in Eukaryotenzellen beträgt in der Regel 1:1.** Alle Histone sind stark basisch und mit DNA zu einem Nukleohistonkomplex verbunden. Sie werden synchron mit der DNA synthetisiert und weisen praktisch keinen Turnover auf. Es sind fünf verschiedene Gruppen von Histonen bekannt. Daneben finden sich als Bestandteile der Chromosomen so genannte Nichthistonproteine die auch als „saure" Proteine bezeichnet werden.

Feinbau von Chromatin und Chromosomen

Als Chromatin wird die Gesamtheit des chromosomalen Materials einer Zelle bezeichnet. Ein Chromosom kann chemisch definiert werden als DNA-Doppelhelix mit basischen und nichtbasischen Proteinen und etwas RNA.

Eukaryotenchromatin ist aus 15–35 nm dicken Fäden, Nukleofilamenten (Chromonemen), **aufgebaut,** die lockere bis dichte Überstrukturen bilden.

Die Nukleofilamente zeigen im Elektronenmikroskop eine Perlenketten-artige Struktur. **Durch**

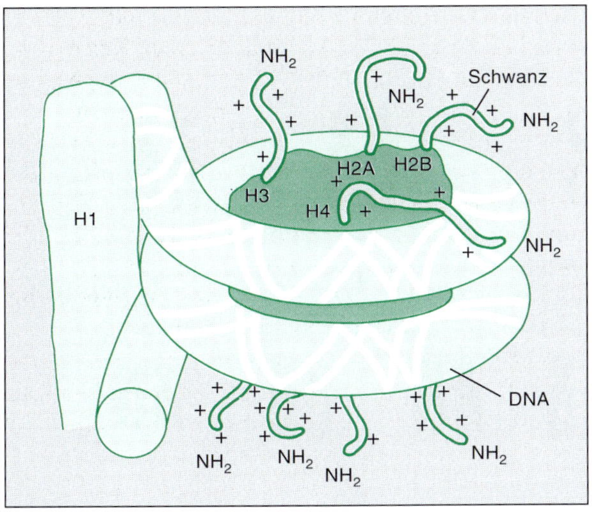

Abb. 6.4 Die Struktur des Nukleosoms. Ein Nukleosom ist ein Komplex aus Histonen und DNA. Er besteht im wesentlichen aus einem Core-Partikel (Histon-Rumpfteilchen), um das der DNA-Strang etwa zweimal herumgewickelt ist. Das Innere des Core-Partikels bilden 8 Histonmoleküle. Man vermutet, dass die Enden der Histone wie Schwänze aus dem Core-Partikel herausragen und mit anderen Molekülen in Wechselwirkung treten können. Nukleosomen und die Histon-freie DNA dazwischen bilden zusammen das Chromatin. (Aus Spektrum der Wissenschaft, S. 90, Januar 1993.)

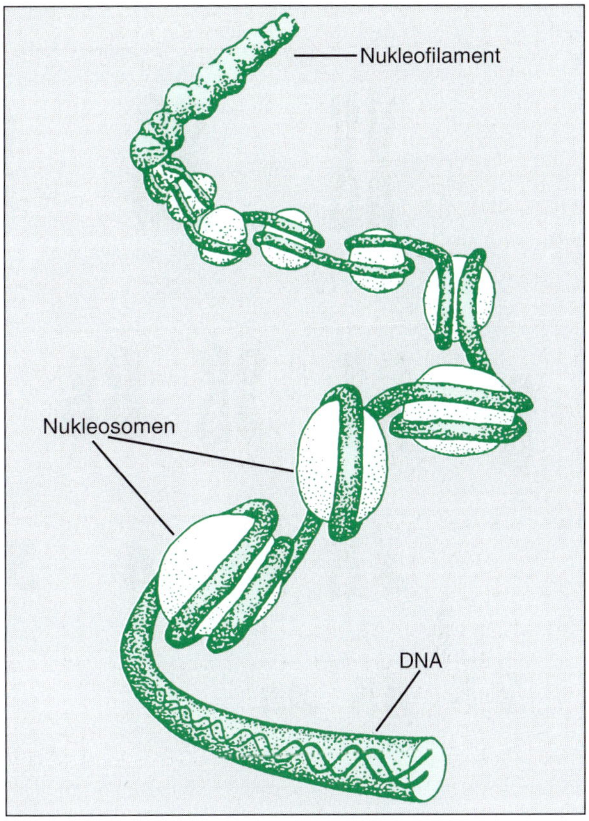

Abb. 6.5 Die DNA von Eukaryoten ist in den Nukleofilamenten um Histonkomplexe gewunden. (Aus G. Czihak, H. Langer, H. Ziegler, 1981.)

Endonukleasen können sie in Untereinheiten, die Nukleosomen zerlegt werden. Nukleosomen bestehen aus einem doppelsträngigen DNA-Abschnitt und Histonen (Abb. 6.4). 4 oder 5 Histone bilden durch Selbstorganisation stabile Oktamer-Komplexe, Core-Partikel. In den Nukleosomen umwindet die DNA dieses flach-ellipsoide Histonoktamer auf dessen Außenseite. Im Chromatin sind die Core-Partikel durch Verbindungsstrecken von DNA miteinander verbunden (Abb. 6.5).

Die Perlenkettenstruktur des Chromatins tritt nur nach Entfernung des H1-Histons auf. Dieses Histon ist nicht am Aufbau der Core-Partikel beteiligt. Es bewirkt vielmehr das Auftreten übergeordneter Chromatinstrukturen und reguliert so den Kondensationsgrad des Chromatins. Durch Wechselwirkung der Nukleosomen mit H1-Histonen werden die Core-Partikel zu dichteren Strukturen zusammengezogen. Dadurch bilden sich unterschiedlich dicke Nukleofilamente (Abb. 6.6). Nukleosomen-freie DNA kann an besonders transkriptionsaktiven DNA-Abschnitten beobachtet werden.

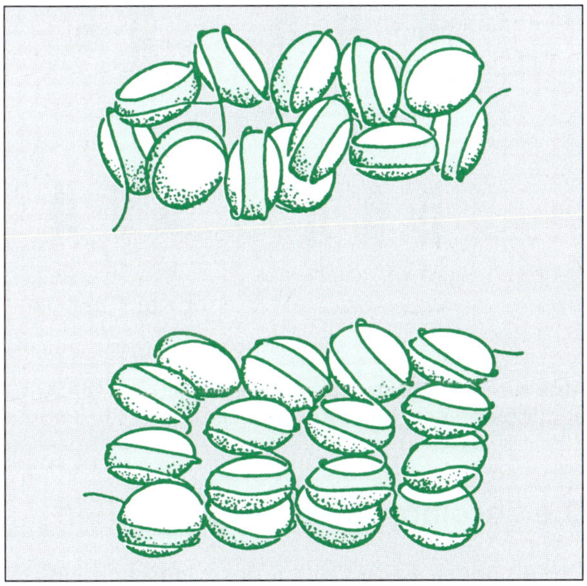

Abb. 6.6 Übergeordnete Chromatinstrukturen mit hohem Kondensationsgrad. Der Grundbaustein der Chromatinstruktur ist das Nukleosom. Jedes Nukleosom besteht aus einem zentralen Teil, dem Chromatosom, in dem die Helix in zwei superhelikalen Windungen um einen Komplex von Histonproteinen „herumgewickelt" ist. (Aus Kleinig/Sitte, 1984.)

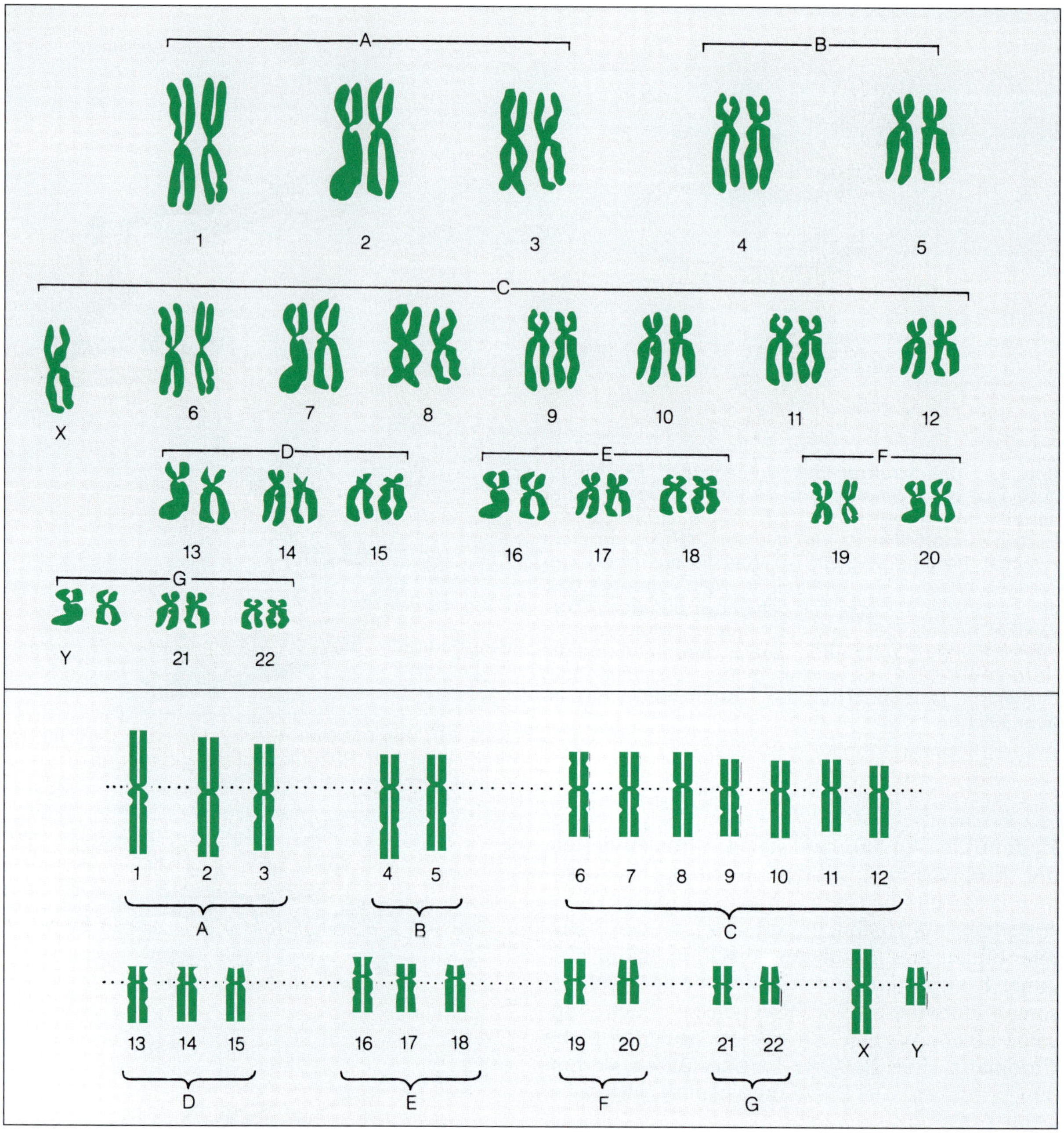

Abb. 6.7 Die Chromosomen des Menschen. Die Autosomenpaare nach Größe und Lage des Centromers geordnet (Metaphasenchromosomen). Haploider Chromosomensatz im männlichen Geschlecht.

Die Chromosomen des Menschen

Die diploiden Körperzellen des Menschen enthalten 46 Chromosomen. Davon sind 44 Autosomen und 2 Geschlechtschromosomen oder Heterosomen. Im weiblichen Geschlecht finden sich neben den Autosomen zwei x-Chromosomen, im männlichen Geschlecht je ein x- und ein y-Chromosom. Gelegentlich haben einzelne Zellen abnorme Chromosomenzahlen. So sind z.T. Leberzellen polyploid. In anderen Körperzellen können eines oder mehrere Chromosomen fehlen oder überzählig sein. Zellen mit abnormen Chromosomenzahlen werden im höheren Lebensalter häufiger.

Man ordnet Chromosomen des Menschen je nach ihrer Größe, der Lage des Centromers, dem Vorhandensein von Satelliten und anderen Merkmalen in 7 Gruppen und 22 Paare ein (Abb. 6.7).

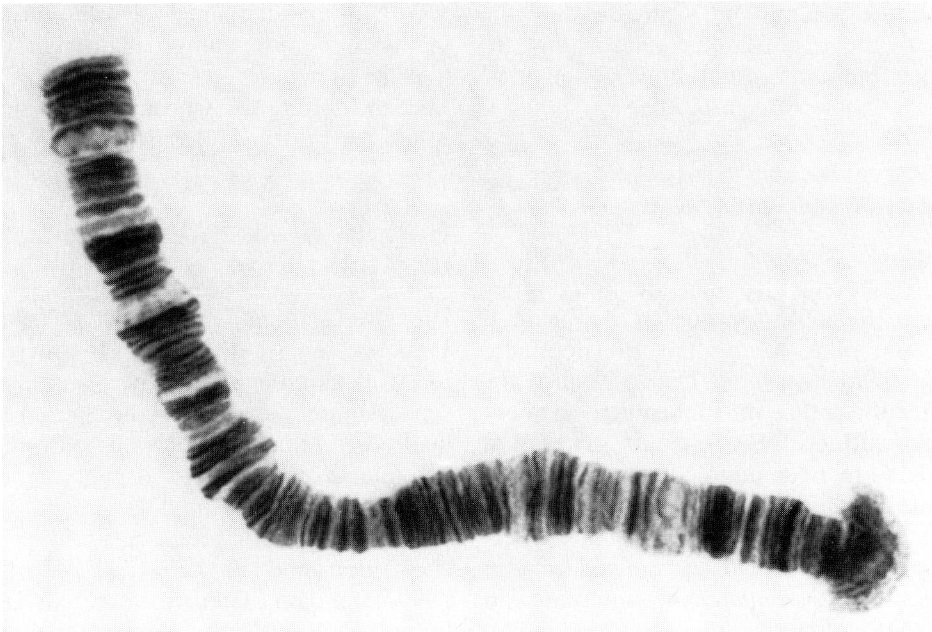

Abb. 6.8 Riesenchromosom von *Glyptotendipes pallens* (Chironomidae, Diptera). Aufnahme: Dr. O. Hoffrichter, Inst. f. Biologie I (Zoologie) der Universität Freiburg i. Br.

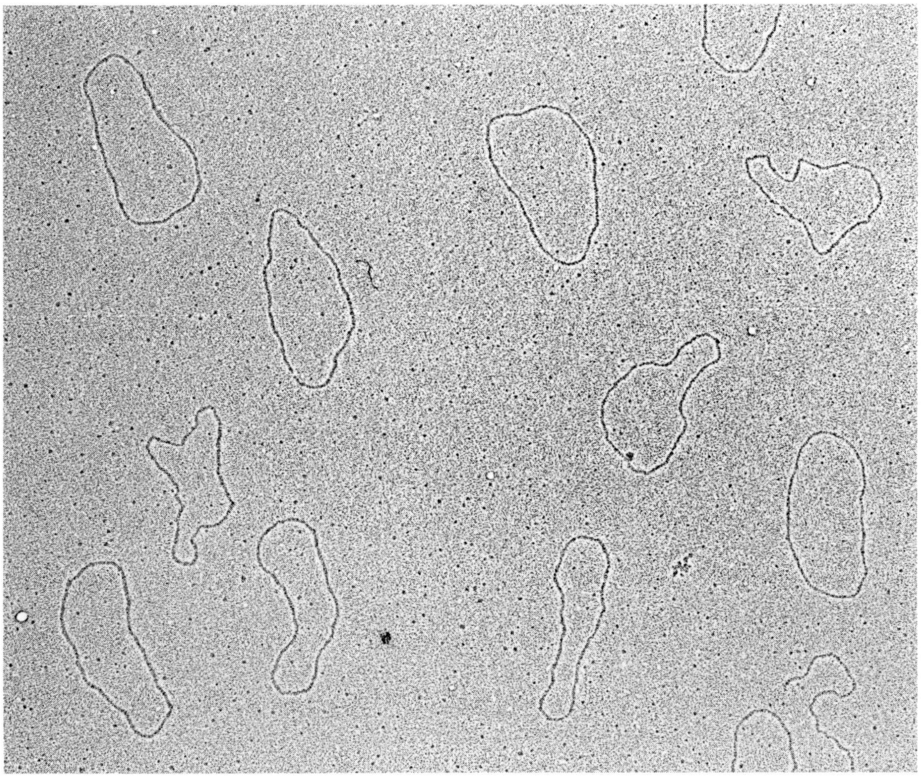

Abb. 6.9 DNA-Doppelstrangmoleküle des *E.-coli*-Phagen fd (RF) nach Spreitungspräparation und Schrägbedampfung. Aufnahme: Dr. H. Zentgraf, Inst. f. Virusforschung, Deutsches Krebsforschungszentrum Heidelberg.

Die genaue Einteilung und Zuordnung der Chromosomen ist eine wesentliche Voraussetzung für das Auffinden von Chromosomenanomalien, die zu erheblichen Funktions- und Entwicklungsstörungen führen können (Kap. 12.2.2).

Riesenchromosomen

Bei Zweiflüglern, Dipteren (z. B. Fliegen) sowie Schmetterlingen werden in den Zellkernen der Speicheldrüsen Riesenchromosomen beobachtet. Diese sind auch ohne Kernteilung als deutliche Dauerstruktur sichtbar, d. h. **sie lassen auch während der Interphase ihre im Lichtmikroskop erkennbare charakteristische Gestalt erkennen.** Hierauf beruht ihre Bedeutung für entwicklungsphysiologische Studien. Riesenchromosomen zeigen nach Anfärbung ein charakteristisches Querscheibenmuster. Dieses Muster ist konstant, wenn man Chromosomen aus gleichen Zellarten und Zellen gleichen Entwicklungsstadiums vergleicht.

Riesenchromosomen bestehen aus Hunderten von Chromatidsträngen. Diese entstehen durch vielfache Verdoppelung der Stränge, die ohne mitotische Trennung verlaufen. Die Querscheiben werden durch die Chromomeren der einzelnen Stränge gebildet (Abb. 6.8).

Genophore von Viren und Bakterien

Die ringförmige DNA in den Nukleoiden der Prokaryoten ist nicht mit Histonen überlagert. Sie wird durch anorganische Kationen und organische Amine, wie Putrescin, Spermidin, Spermin neutralisiert und durch RNA und Proteine in superhelikaler Konformation festgehalten. (Kap. 4.4.4). Ähnliches gilt für die DNA von Mitochondrien und Chloroplasten, (Kap. 6.4; 6.5) sowie für manche Viren und Phagen (Abb. 6.9). Auch diese DNA liegt damit letztlich immer als DNA-Proteinkomplex, als Nukleoproteinkomplex vor.

Zusammenfassung

In der Regel besitzt die Zelle der Eukaryoten einen Zellkern. Jedoch können in besonderen Fällen auch mehrkernige Zellen beobachtet werden. Im Laufe ihrer Differenzierung kernlos gewordene Zellen sind sehr kurzlebig. Ein Zellkern ist von einer Doppelmembran umschlossen. Diese weist Poren auf, wird vom Endoplasmatischen Retikulum gebildet und bleibt mit dem Membransystem des Endoplasmatischen Retikulums in Verbindung. Über dieses Membransystem sind die Kernmembranen benachbarter Zellen miteinander verbunden. Das Innere des Zellkerns wird vom Karyoplasma erfüllt. Hierin finden sich Chromatin und Nukleolen. Das Chromatin ist aus Nukleofilamenten aufgebaut. Diese bestehen aus DNA und Proteinen. Die Nukleofilamente liegen im Zellkern in Form von Schleifen vor, die durch Proteine (Scaffold-Proteine) zusammengehalten werden.

Diese Schleifenstruktur ermöglicht die Regulation der Funktionen der DNA (z. B. Replikation, Transkription) durch Topoisomerasen. Ein Scaffold-Protein ist eine Typ-II-Topoisomerase. Das Chromatingerüst ist im Lichtmikroskop nach spezieller Anfärbung sichtbar. Nukleolen, die im Lichtmikroskop deutlich zu erkennen sind, sind die Orte der Synthese und Prozessierung der mRNA. In den Nukleolen werden Präribosomen gebildet.

Chromosomen werden während der Zellteilung besonders in der Metaphase in ihrer individuellen Gestalt sichtbar. Sie lassen in ihrem Inneren Längselemente, Chromatiden, erkennen. Jede Chromatide besteht aus einer DNA-Doppelhelix mit assoziierten Proteinen. Diese Filamente zeigen im Elektronenmikroskop eine Perlenketten-artige Struktur. Diese wird verursacht durch Nukleosomen. Nukleosomen bestehen aus einem Kern von Histonen, um den die DNA gewunden ist.

Chromosomen bestehen aus DNA und basischen und nichtbasischen Proteinen. Basische Proteine, die Histone, sind an der Genregulation beteiligt. Die Zahl der Chromosomen pro Zelle ist artkonstant und typisch für die betreffende Art. In diploiden Zellen entsprechen sich je zwei Chromosomen in Größe und Gestalt. Es sind homologe Chromosomen.

Im Zellkern der Eukaryoten finden die Replikation von DNA, die Speicherung von DNA, die Transkription und die Prozessierung der RNA statt.

6.2 Das Endoplasmatische Retikulum (E. R.)

Vorkommen

Das Endoplasmatische Retikulum kommt, mit Ausnahme der Erythrozyten und Thrombozyten, **in allen tierischen und pflanzlichen Zellen,** auch bei Blaualgen (Cyanobakterien) vor. Lediglich bei Eubakterien konnte ein solches Membransystem nicht gefunden werden. Das stark gefaltete Membransystem des Endoplasmatischen Retikulums bildet im Normalfall mehr als die Hälfte der Membranmenge einer Eukaryotenzelle. Es erstreckt sich durch das ganze Cytoplasma.

Bau

Das lichtmikroskopisch homogen erscheinende Grundplasma der Zellen der Eukaryoten zeigt sich **im Elektronenmikroskop** durchzogen von einem **Netzwerk von miteinander verbundenen röhrenförmigen Kanälchen,** die häufig zu **flächigen Hohlräumen,** so genannten **Zisternen** oder **rundlichen Bläschen** unterschiedlicher Größe erweitert sind. Dieses Netzwerk **durchzieht als lockeres oder dichtes, mehr oder weniger geordnetes System große Teile der Zelle** (Abb. 6.10).

Das E. R. ist kein festes, starres System, sondern äußerst variabel. **Ausmaß und Form seiner Ausbildung sind in hohem Maße abhängig vom Entwicklungszustand und vom Stoffwechsel der Zelle.** Es kann ausgedehnt oder eingeschränkt, bei Bedarf neu aufgebaut oder weitgehend abgebaut werden. Zahlreiche Fremdstoffe, die in die Zelle eindringen, beispielsweise Arzneimittel, können seine Ausbildung hemmen oder stimulieren.

Die Kanäle, Zisternen und Bläschen des E. R. werden **von einer Biomembran umgeben.** Ihre Dicke ist variabel, beträgt jedoch im Durchschnitt etwa 7,5 nm.

Im Innern des E. R. findet sich eine serumartige Flüssigkeit. Auch größere Einschlüsse, Proteinkristalle, Lipidtröpfchen, lassen sich beobachten.

Das Membransystem des E. R. bildet als hohlkugelig gestaltete Zisterne die Kernmembran und steht andererseits mit der Plasmamembran in Verbindung. Die Innenräume des E. R. haben also eine offene Verbindung zum so genannten perinukleären Raum und zum Extrazellularraum.

Modifikationen

Das Membransystem des E. R. liegt in der Zelle in zwei Modifikationen vor, die nach dem Aussehen im Elektronenmikroskop als glattes und raues E. R. bezeichnet werden.

Die Membranen des **rauen Retikulums** sind **außen dicht mit Ribosomen besetzt.** An den Membranen im glatten E. R. fehlen diese. Die Bindung der Ribosomen an die Membranen des E. R. entspricht einer lockeren Assoziation. Sie ist in starkem Maße abhängig vom Zelltyp sowie von dessen Funktions- und Differenzierungszustand. Die raue granuläre Form findet sich meist in Form von parallel geordneten Zisternen, die dicht gepackt in den betreffenden Zellen liegen und als Ergastoplasma bereits in lichtmikroskopischen Untersuchungen beschrieben wurden.

Die **glatte Form des E. R.** ist **ausschließlich aus röhrenartigen Elementen aufgebaut.**

Beide Formen des E. R. stehen miteinander in Verbindung. Ihr Anteil in den einzelnen Zellen ist recht unterschiedlich. In pflanzlichen Meristemzellen oder in den Epithelzellen der Retina ist die raue Form nur spärlich ausgebildet. In Leberzellen findet sich neben einem großen Anteil des glatten Retikulums auch ein gut ausgebildetes, raues Retikulum. In endokrinen Pankreaszellen sowie in Plasmazellen, die der Antikörperbildung dienen, also in Zellen, die hauptsächlich Proteine bilden und sezernieren, ist bevorzugt die raue Form entwickelt.

Funktionen

Durch das Endoplasmatische Retikulum werden definierte, vom Grundplasma **getrennte Stoffwechselräume,** Kompartimente geschaffen. Das Innere des E. R. bietet einen **Transportweg** in der Zelle. Die Membranen des E. R. bilden eine **Matrix für zahlreiche Enzyme,** die an den verschiedensten Stoffwechselreaktionen der Zelle teilnehmen. **Die Enzymausstattung der Membranen ist je nach Funktion der Zelle im Organismus sehr unterschiedlich.** An den Membranen des E. R. verlaufen eine Reihe von außerordentlich wichtigen biochemischen Reaktionen, z. B. **Proteinbiosynthese, Biosynthese von Fettsäuren, Steroiden und Phospholipiden sowie Ionentranslokationen.** In Membranuntereinheiten des E. R. lässt sich eine Elektronentransportkette nachweisen. In den Leberzellen ist eine Vielzahl von wichtigen Stoffwechselenzymen an die Membranen des E. R. gebunden, die u. a. eine sehr wesentliche Rolle für die **Biotransformation von Arzneimitteln** spielen.

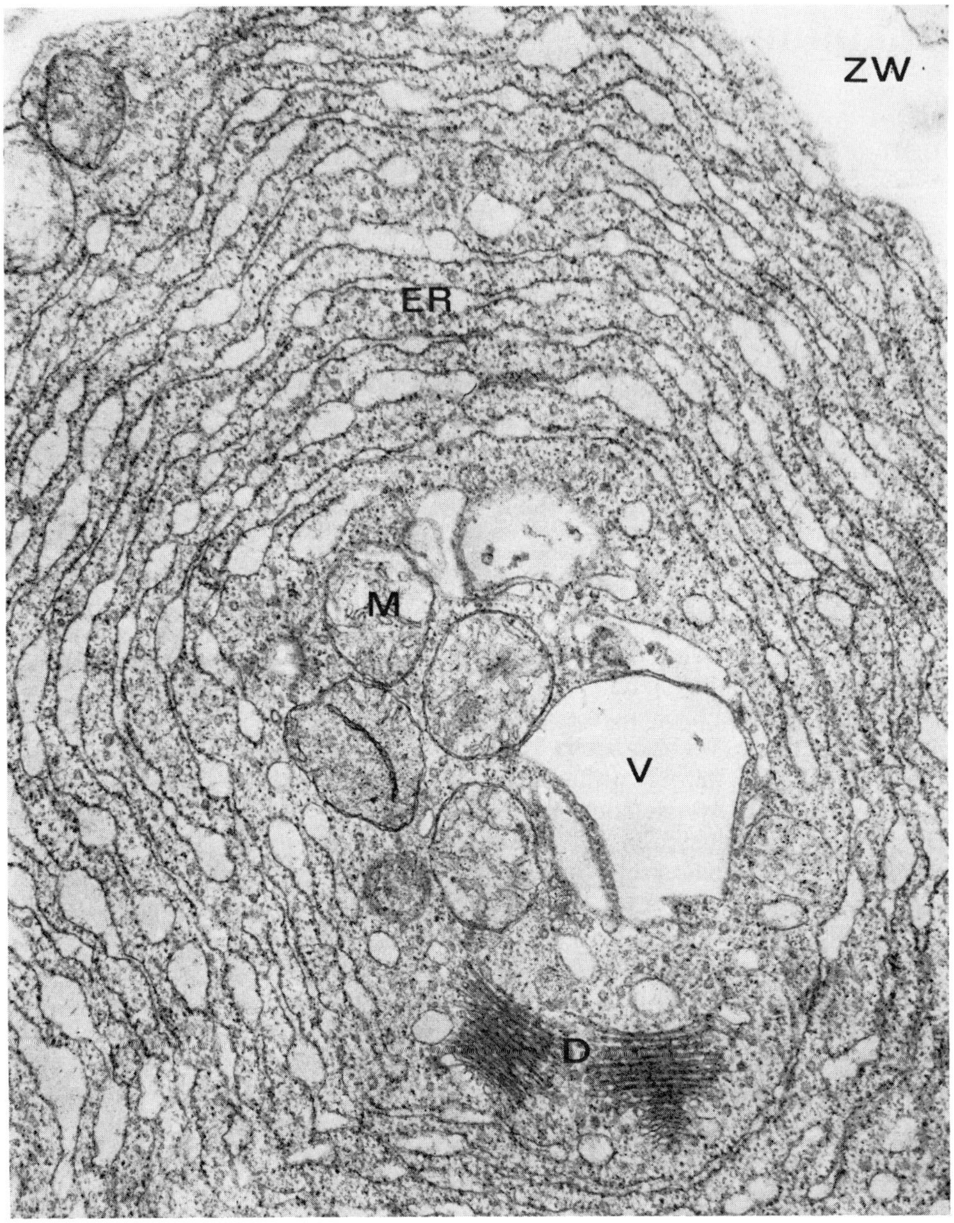

Abb. 6.10 Endoplasmatisches Retikulum in einer Rhizomzelle von *Acorus calamus*
ER = Endoplasmatisches Retikulum
ZW = Zellwand
V = Vakuole
D = Dictyosom
M = Mitochondrium.
Aufnahme: Prof. Amelunxen, Institut für Pharmazeutische Biologie, Kiel, aus Cytobiologie 1, 58 (1969)

Als spezifisches Enzym der Membranen des glatten E. R. tritt in verschiedenen Geweben, z. B. Leber, Niere, Nebenniere, Intestinum, **Glucose-6-Phosphatase** auf. In den Leberzellen hängt dieses Enzym eng mit der spezifischen Leistung dieses Organs, Glykogen zu synthetisieren, zusammen. Die Rückbildung des Membransystems des E. R. in verschiedenen Hepatom-Geweben oder nach Applikation toxischer oder kanzerogener Stoffe geht in diesen Organen mit dem Verlust der Synthesefähigkeit für Glykogen einher.

Funktionen des rauen E. R.

Die raue Form des E. R. findet sich massiert in **Zellen mit intensiver Proteinsynthese.** Durch die an der Außenseite der Membran gebundenen Ribosomen ist es ein Organell der Proteinbiosynthese. Die Proteine werden aus Aminosäuren an den Ribosomen gebildet und werden anschließend in das Innere des Retikulums aufgenommen. Proteingranula und Proteinkristalle lassen sich in den intrazisternalen Räumen des rauen E. R. beobachten. Das raue E. R. fungiert allgemein als **Sammelbecken und Transportbahn für die an seiner Oberfläche gebildeten Proteine.** Auch die Enzymausstattung der Lysosomen, die vom Grundplasma getrennt gespeichert wird, sammelt sich bei der Synthese zunächst in E. R.-Zisternen. Die am E. R. gebildeten und in das Lumen des E. R. aufgenommenen Proteine gehören zwei Gruppen an. **Transmembranproteine** durchqueren die E. R.-Membran nur teilweise und werden in diese integriert. Sie **werden durch Membranfluss in das Membransystem anderer Zellorganellen oder in die Cytoplasmamembran eingebaut.**

Proteine, die später als Sekrete aus der Zelle ausgeschieden werden, werden vollständig durch die E. R.-Membran transportiert und in das Lumen des E. R. aufgenommen. Sie werden von dort in das Lumen anderer Zellorganellen, z. B. der Dictyosomen, transportiert oder aus der Zelle ausgeschieden. Auch dieser Transport wird durch Membranfluss, d. h. Abscheidung von membranumschlossenen Vesikeln, Transportvesikeln, aus dem E. R. bewirkt (Kap. 5.4.2, Abb. 5.13). Alle Proteine, die in das Lumen des E. R. aufgenommen werden, müssen bestimmte Signalpeptide enthalten (Kap. 11.5.2, Abb. 11.27). Im Lumen des E. R. werden die aufgenommenen Proteine glykosyliert, d. h. kovalent mit Zuckern verknüpft. Die meisten Proteine, die sich im Lumen des E. R. ansammeln und von dort zum Golgi-Apparat, zu den Lysosomen, zur Plasmamembran transportiert oder aus der Zelle ausgeschieden werden, sind daher Glykoproteine (bei Säugetierzellen). Im Cytosol gebildete Proteine werden dagegen kaum glykosyliert.

Die Synthese der Oligosaccharide erfolgt an der Außenseite der E. R.-Membran unter Koppelung an ein membrangebundenes Lipid, dem Dolichol (Abb. 6.11). Dieses Lipidmolekül klappt im Verlaufe der Biosynthese des Oligosaccharids in der Membran zur Lumenseite hin um und transportiert so das Oligosaccharid in das Lumen des E. R. Das Oligosaccharid wird dann im E. R. in der Regel über die NH_2-Gruppe eines Asparaginrestes in einem Protein gebunden. Die N-gekoppelten Oligosaccharide werden noch im E. R. modifiziert, ein Vorgang, der im Golgiapparat fortgesetzt wird.

Die Proteinsynthese allgemein ist allerdings nicht von der Bindung der Ribosomen an die Membran des E. R. abhängig. Die Proteine des Grundplasmas werden an freien, d. h. nicht E. R.-gebundenen Ribosomen, gebildet. Es gibt jedoch Beweise, dass auch membrangebundene Ribosomen in nichtsekretorischen Geweben, z. B. im Gehirn, intrazelluläres Protein synthetisieren.

Manche Hormone, z. B. Thyroxin und Wachstumshormon, stimulieren die Bildung von intrazellulären Membranen und die Akkumulation von Ribosomen.

Funktionen des glatten E. R.

Das glatte Endoplasmatische Retikulum findet sich vor allem in Zellen, die Lipide oder Steroidhormone produzieren, also z. B. in **Talgdrüsen** oder in der **Testis.** Damit in Zusammenhang steht das Vorkommen von **Enzymen für den Auf- und Abbau von Lipiden und Steroiden an den Membranen des glatten E. R.** Die meisten Enzyme, die für die Cholesterolbiosynthese benötigt werden, finden sich in der Mikrosomenfraktion, die hauptsächlich Membranstücke des E. R. enthält. Teilprozesse der Cholesterolbiosynthese werden allerdings auch durch Enzyme, die an den Mitochondrien und im Cytoplasma lokalisiert sind, katalysiert. Die Cholesterolsynthese ist ein eindrucksvolles Beispiel für das Zusammenwirken verschiedener Zellorganellen im Zellstoffwechsel. Die Aufteilung der Reaktionskette auf verschiedene Zellstrukturen und Kompartimente ist sicher auch von Bedeutung für die Regulation solcher Biosynthesen. Die Membran des glatten E. R. bildet fast alle Lipide, die für den Aufbau neuer Biomembranen in der Zelle benötigt werden, auch Phospholipide und Cholesterol. Das hauptsächliche Phospholipid,

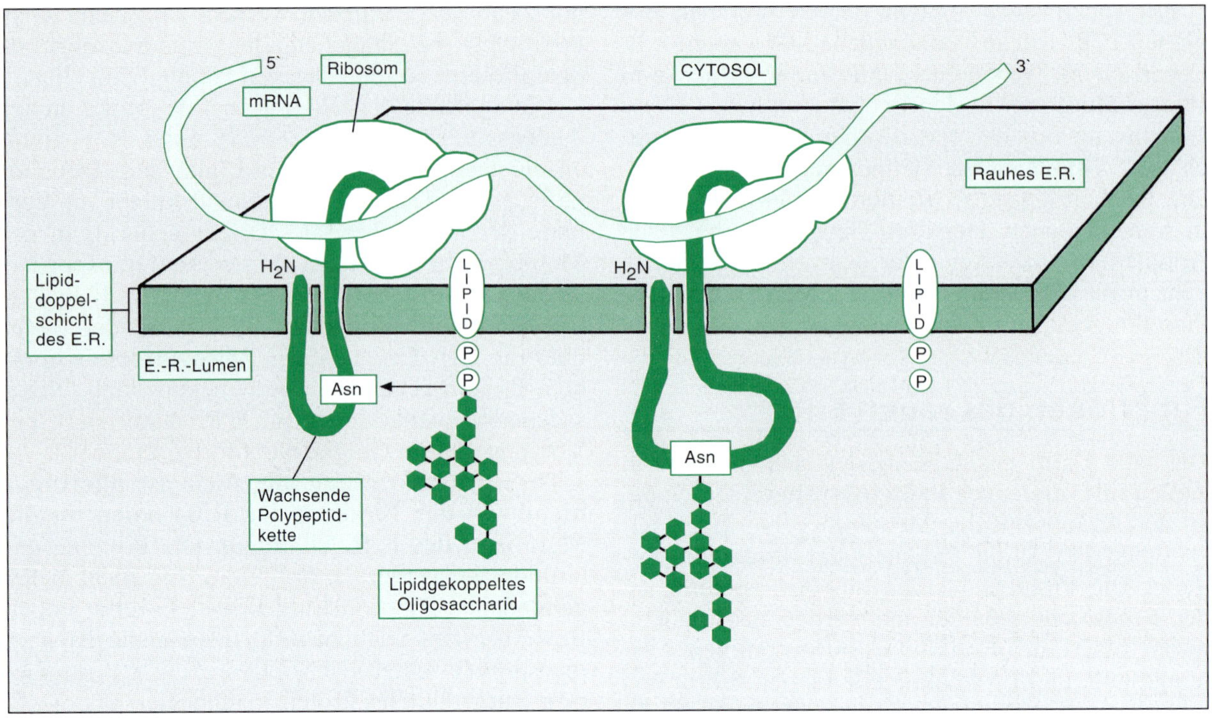

Abb. 6.11 ***N*-gekoppelte Proteinglykosylierung im E. R.** Eine Polypeptidkette wird fast sofort nach ihrem Eindringen ins E. R.-Lumen an den erreichbaren Asparaginresten glykosyliert. Asn = Asparaginrest. (Nach Alberts et al.: Molekularbiologie der Zelle. VCH Verlagsgesellschaft, Weinheim 1990.)

das an den Membranen des glatten E. R. synthetisiert wird, ist das Lecithin (Phosphatidylcholin). Die notwendigen Enzymsysteme sind an die E. R.-Membran gebunden. Deren aktive Zentren sind zum Cytosol hin ausgerichtet. Zunächst verknüpfen Acetyltransferasen zwei Fettsäuremoleküle mit einem Molekül Glycerinphosphat. Die entstehende Phosphatidsäure ist lipidlöslich und wird in die E. R.-Membran integriert. In weiteren Reaktionsschritten werden Cholin oder andere Bausteine mit der Phosphatidsäure verknüpft. Die meisten **Lipiddoppelschichten** für die **Biomembranen** der Zelle werden **im E. R. zusammengesetzt. Durch Membranfluss über Transportvesikel werden diese neugebildeten Membranen zur Plasmamembran, zu Dictyosomen, Lysosomen und Kernmembran befördert. Mitochondrien und Plastiden sind nicht am Austausch von Membranen über Membranfluss beteiligt. Zu diesen Organellen transportieren Phospholipidtransfer-Proteine die vom E. R. gebildeten Phospholipidmoleküle.**

An die Membranen des glatten Retikulums sind **zahlreiche Enzyme gebunden,** die verschiedene Stoffumwandlungen an körpereigenen und körperfremden Substanzen durchführen können. Desalkylierungen, hydrolytische Spaltung, Oxidationen, Desaminierungen, Abspaltungen von Seitenketten oder Koppeln mit anderen Molekülen wie Acetylierung, Sulfurierung, Hydroxylierung, Koppeln mit Glucuronsäure sind Reaktionen, die durch Enzyme des glatten E. R. katalysiert werden können. Proteine können im glatte E. R. zu Lipoproteinen umgebaut werden.

Diese Enzymsysteme sind für die Biotransformation von Arzneimitteln von größter Bedeutung. Im Wirbeltierorganismus laufen solche Prozesse vorwiegend in der Leber ab. **Diese Biotransformation dient vor allem der Umwandlung biologisch aktiver Stoffe in weniger wirksame oder unwirksame, wasserlösliche Verbindungen**. Lipoidlösliche Substanzen werden dabei in eine besser wasserlösliche Form überführt, die weniger gut in die Körperzelle hineingelangen und über die Niere ausgeschieden werden kann. In manchen Fällen ist das Resultat der Biotransformation allerdings keine Wirkungsabschwächung, also Entgiftung, sondern eine Wirkungsverstärkung, Aufgiftung. Diese Enzymsysteme können durch manche Arzneimittel und Gifte gehemmt werden, sodass

u. a. auch der Arzneimittelabbau verlangsamt wird. Durch eine solche Enzyminhibition, z. B. mit β-Diethylaminoethyldiphenylpropylacetat, wird der Abbau etwa von Hexobarbital, Phenazon oder Codein stark gehemmt. Im Elektronenmikroskop lassen sich parallel hierzu strukturelle Veränderungen des E. R. der Leberzellen beobachten.

Enzyminduktion

Von besonderer Bedeutung ist jedoch, dass diese Enzymsysteme **unter dem Einfluss bestimmter Arzneimittel auch vermehrt gebildet werden können.**

Eine solche Enzyminduktion lässt sich beispielsweise **nach Applikation von Barbituraten** beobachten. Diese Enzyminduktion ist **von einer starken Vermehrung des E. R. in den Leberzellen begleitet.** Bei chronischer Verabreichung von Phenobarbital an Ratten kommt es zu einer ausgesprochenen Proliferation des E. R. in den Leberzellen und im Zusammenhang damit zu einer Vergrößerung der Leber. Die Folge ist ein schnellerer Abbau der Barbiturate selbst, aber auch zelleigener Substanzen. Dieser schnellere Abbau beispielsweise der Barbiturate bedeutet eine Verkürzung und Abschwächung der Arzneimittelwirkung. Manche Arzneimittel beschleunigen auf diese Weise bei wiederholter Zufuhr ihren eigenen Abbau. Man nimmt an, dass hierin **eine der Ursachen der Toleranzsteigerung,** also der **Arzneimittelgewöhnung** liegt, denn wenn ein Arzneimittel im Organismus schneller abgebaut wird, kann der Organismus größere Mengen dieses Arzneimittels tolerieren. Bei zahlreichen Arzneimitteln wurden solche Toleranzsteigerungen durch Enzyminduktionen beobachtet, etwa bei Meprobamat, Phenylbutazon, Tolbutamid oder Hexobarbital. Jedoch können die Formen der Arzneimitteltoleranz damit keineswegs vollständig und befriedigend erklärt werden. Die Gewöhnung an Morphin oder Alkohol hat sicherlich andere Ursachen.

Durch Gabe von solchen Enzyminduktoren können auch andere Arzneimittel im Organismus schneller umgesetzt werden. Bei Gabe von Phenobarbital wird beispielsweise der Abbau von gleichzeitig gegebenem Phenazon, Testosteron, Pregnolon, Androsteron oder Griseofulvin stark erhöht. Da Steroidhormone als körpereigene Substanzen ohnehin normale Substrate der Enzyme des E. R. sind, wird mit einer Enzyminduktion ihr Umsatz im Organismus stark erhöht.

In den Membranen des E. R. wurde ein nicht mitochondriales **Elektronentransportsystem** gefunden, das vermutlich Elektronen über $NADH+H^+$ oder $NADPH+H^+$ zu Cytochrom P 450 transportiert. Dieses Cytochrom kann mit molekularem Sauerstoff reagieren und vermag daher u. a. Steroide und andere Substanzen zu hydroxylieren. Dies würde eine einleuchtende Erklärung für die Anwesenheit des Elektronentransportsystems in den Membranen des E. R. geben. Cytochrom P 450 ist ein induzierbares Enzym. Es ist an der Biotransformation u. a. von Arzneimitteln am glatten E. R., vor allem von Leberzellen, beteiligt.

Mit Cytochrom P 450 wird eine Gruppe von Monooxygenasen bezeichnet. Ihre prosthetische Gruppe ist Häm-b. Das Häm-Eisen ist mit Cystein-Schwefel des Apoproteins verknüpft. Es sind sog. Häm-Thiolat-Proteine.

Auch an den Membranen des rauen endoplasmatischen Retikulums können sich Enzyme des glatten E. R. befinden. Damit kann dieses zusätzlich zur Proteinsynthese auch Funktionen des glatten E. R. übernehmen.

Spezielle Funktionen des E. R.

In verschiedenen Zelltypen hat das E. R. spezielle Funktionen. In Muskelzellen steht das E. R., hier speziell **Sarkoplasmatisches Retikulum** genannt, in funktionellem Zusammenhang mit den Kontraktions- und Erschlaffungserscheinungen der Muskeln, möglicherweise durch Resorption und Speicherung von Ca^{2+} während der Erschlaffung. Für einen funktionellen Zusammenhang sprechen hier auch morphologische Kriterien, nämlich die spezielle Anordnung der Membranen im quergestreiften Muskel, die das Sarkolemma mit den kontraktilen Strukturen verbindet.

Besondere Differenzierungsformen sind die so genannten Myeloidkörper. Sie stellen ein lokal differenziertes System dicht gepackter Membranen in Form bikonvexer Linsen dar, die vor allem in Pigmentzellen der Retina vorkommen und wahrscheinlich lichtempfindliche Organellen darstellen.

Zusammenfassung

Das Endoplasmatische Retikulum bildet innerhalb der Zelle ein System von röhrenförmigen, flächigen oder abgerundeten Hohlräumen. Im Innern werden Metaboliten, Makromoleküle, vielleicht auch Ionen transportiert. Es bestehen enge Beziehungen zur Plasma- und zur Kernmembran. An die Membran des granulären oder rauen E. R. sind Ribosomen gebunden. An den Membranen des rauen E. R. findet Proteinbiosynthese statt. Diese Proteine werden in das Lumen des E. R. aufgenommen und dort zum größten Teil glykosyliert.

An die Membranen des glatten E. R. sind je nach der Funktion der Zelle verschiedene Enzyme gebunden. Diese sind u. a. am Steroid- und Lipidmetabolismus, an der Glykogenbiosynthese sowie an der chemischen Umwandlung, der Biotransformation, von Arzneimitteln beteiligt. Die Lipiddoppelschichten der meisten Zellmembranen werden an den Membranen des glatten E. R. gebildet. Durch Membranfluss werden diese mit membrangebundenen Proteinen zu den Membransystemen der Zelle, die am Membranfluss beteiligt sind, über Transportproteine transportiert. Phospholipidtransfer-Moleküle transportieren dagegen einzelne Lipidmoleküle zu den Membranen von Mitochondrien und Plastiden, da diese Zellorganellen nicht am Membranfluss beteiligt sind.

Das E. R. ist also Bildungsort für Transportproteine und Lipide.

Des weiteren werden Membranproteine und Membranlipide vieler membranumschlossener Zellorganellen am E. R. gebildet.

In den Membranen des E. R. finden sich Enzyme für fast die gesamte Lipidsynthese in der Zelle. Auch an den Membranen des rauen Endoplasmatischen Retikulums können sich Enzyme des glatten E. R. befinden. Damit kann dieses, zusätzlich zur Proteinsynthese, auch Funktionen des glatten E. R. übernehmen.

6.3 Dictyosomen, Golgi-Apparat

Vorkommen

Dictyosomen entstehen über Membranfluss aus dem Endoplasmatischen Retikulum. Dictyosomen **finden sich in den Zellen aller Eukaryoten.** Prokaroyten, also Bakterien und Blaualgen, besitzen dagegen diese Zellorganellen nicht.

In tierischen Zellen, vor allem in endokrinen Drüsenzellen, sind die Dictyosomen oft in bestimmten Bereichen massiert. Sie formen dann in ihrer Gesamtheit einen nach oben offenen Kelch, der die Sekretionsgranula umhüllt (Abb. 6.11 und 6.12). In Zellen höherer Pflanzen umringen die Dictyosomen gelegentlich den Zellkern. Jedoch hängt die Lokalisation dieser Zellorganelle vom Entwicklungszustand und der speziellen Funktion der betreffenden Zellen ab. Sowohl bei Tieren, etwa in den neurosekretorischen Zellen, als auch bei Pflanzen finden sich Dictyosomen unregelmäßig verstreut in der Zelle. **Die Gesamtheit der Dictyosomen einer Zelle wird Golgi-Apparat genannt.**

Dictyosomen sind je nach Funktion und Entwicklungszustand in mehr oder weniger großer Zahl vorhanden. Im Durchschnitt finden sich etwa 20 Dictyosomen pro Zelle. In Drüsenzellen kann ihre Zahl bis zu mehreren Tausend betragen. Einige einzellige Organismen dagegen besitzen nur ein Dictyosom.

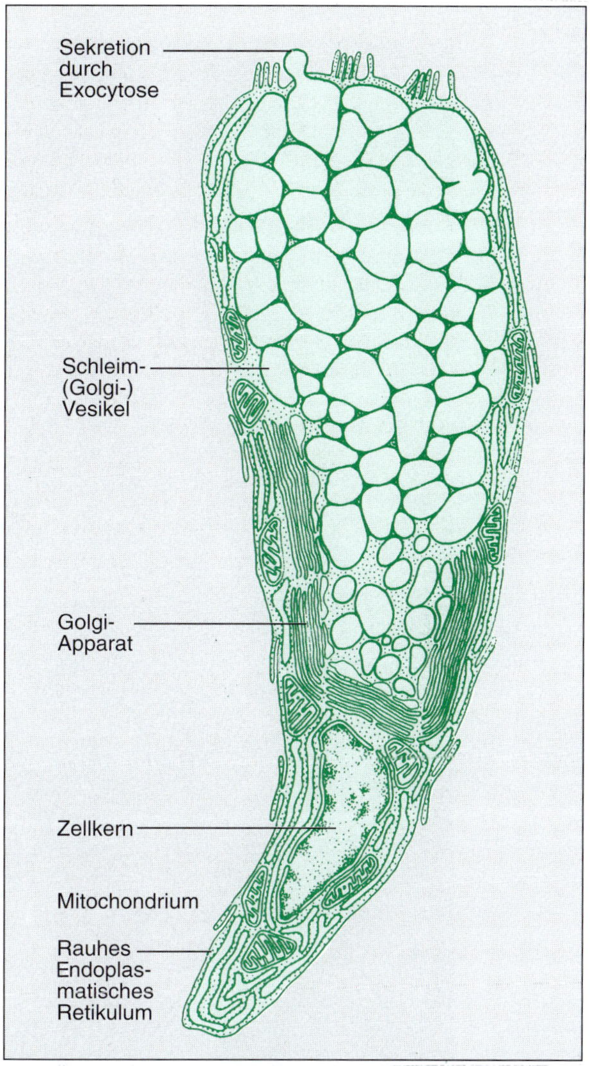

Abb. 6.12 Schleimsekretierende Zelle aus der Darmschleimhaut. Die Glykoproteine des Schleims werden im Golgi-Apparat gebildet und von den Golgi-Vesikeln ausgeschieden

Bau

Ein Dictyosom besteht aus einem Stapel von flachen Zisternen, d.h. flachen, von einer Biomembran umschlossenen Hohlräumen, den sog. Golgi-Zisternen. Jede Zisterne hat die Form einer Scheibe. Sie ist im Allgemeinen leicht gekrümmt und an der äußeren Umrandung gitterartig durchbrochen. In einem Dictyosom finden sich durchschnittlich 4 bis 8 Zisternen, die, parallel angeordnet, übereinandergestapelt erscheinen (Abb. 6.13).

Die Zisternen eines Dictyosoms sind nicht alle gleich. Diejenigen, die zur konvexen, äußeren Seite hin liegen, sind dünner, während diejenigen, die zur konkaven, inneren Seite hin orientiert sind, verdickt erscheinen. Je nach ihrer Lage im Dictyosom enthalten die Hohlräume der Zisternen verschiedene Inhalte. **Dictyosomen besitzen also eine anatomische und funktionelle Polarität,** mit einem inneren, distalen und einem äußeren, proximalen Pol (Abb. 6.15). An die konvexe Außenseite, also an den proximalen Pol grenzt oft eine Zisterne des Endoplasmatischen Retikulums an. An der konkaven inneren Seite, am distalen Pol sowie an den äußeren Rändern der einzelnen Zisternen, können zahlreiche kleine Vakuolen, die so genannten **Golgi-Vesikel** beobachtet werden. Dies sind kugelförmige Vakuolen mit einem Durchmesser von 20 bis 100 nm. Diese Vakuolen **entstehen durch Abschnüren der äußeren Teile der Zisternen, vor allem am distalen Pol des Dictyosoms.** Sie besitzen den gleichen Inhalt wie die Golgi-Zisternen und sind wie diese von einer Elementarmembran umschlossen.

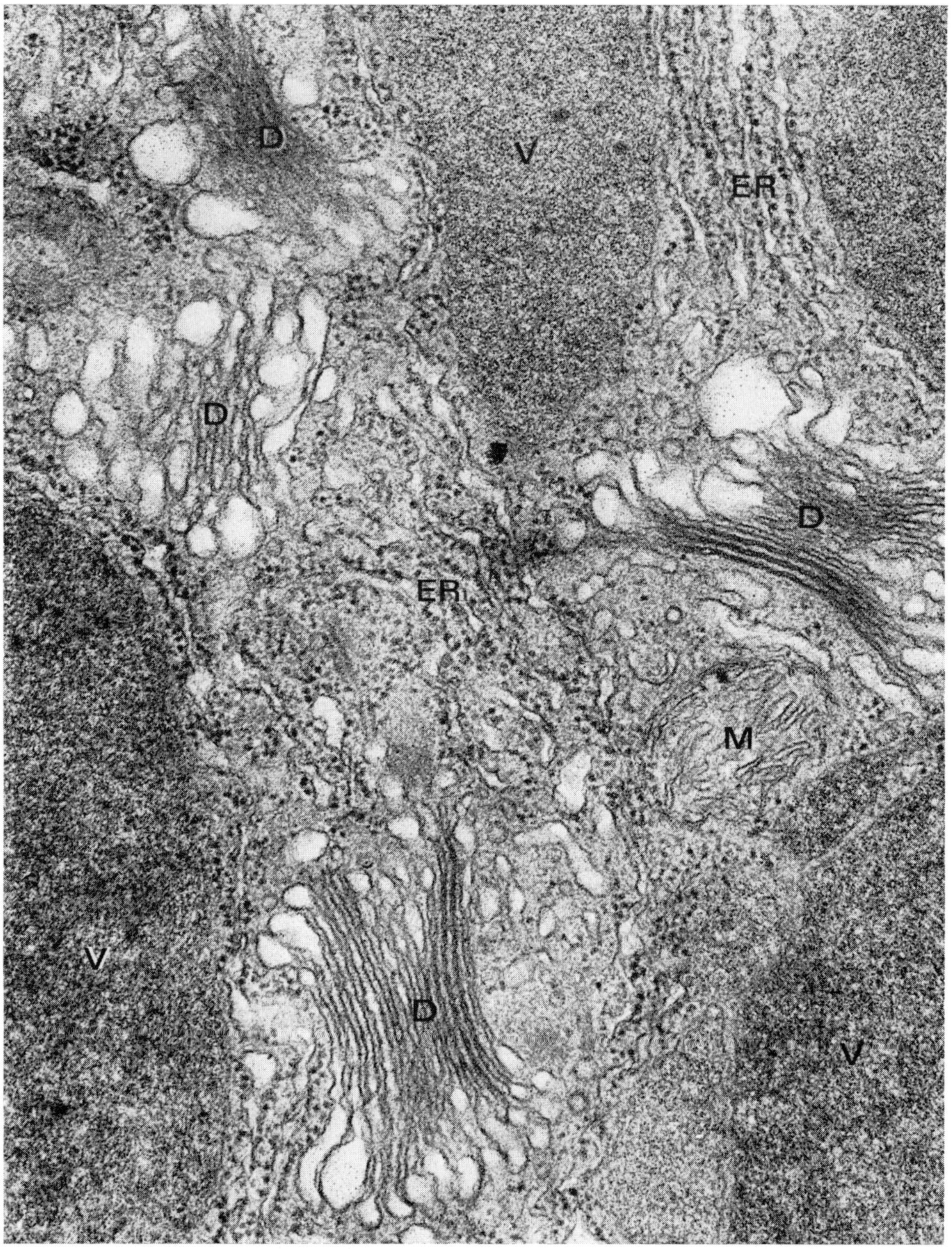

Abb. 6.13 Dictyosomen und granuläres Endoplasmatisches Retikulum aus einem Drüsenhaar von *Mentha piperita*
ER = Endoplasmatisches Retikulum, D = Dictyosomen, M = Mitochondrium, V = Gefüllte Vakuolen.
Aufnahme: Prof. Amelunxen, Institut für Pharmazeutische Biologie, Kiel.

Durch Verschmelzen zahlreicher Golgi-Vesikel können immer größer werdende Vakuolen entstehen. Diese finden sich vor allem am distalen Pol des Dictyosoms und werden in endokrinen Drüsenzellen in der Regel von den Zisternen umgeben.

Ein typisches Dictyosom besteht also aus einem Stapel übereinandergeordneter Zisternen sowie Golgi-Vesikeln und einer oder mehreren Golgi-Vakuolen.

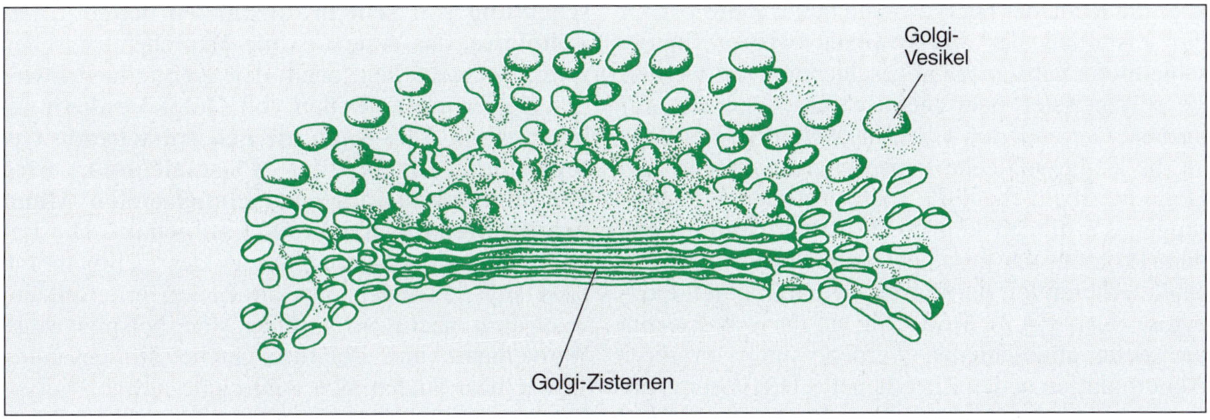

Abb. 6.14 Aktives Dictyosom einer Pflanzenzelle, halbschematisch. Original: Prof. Dr. H. Drawert und Dr. M. Mix

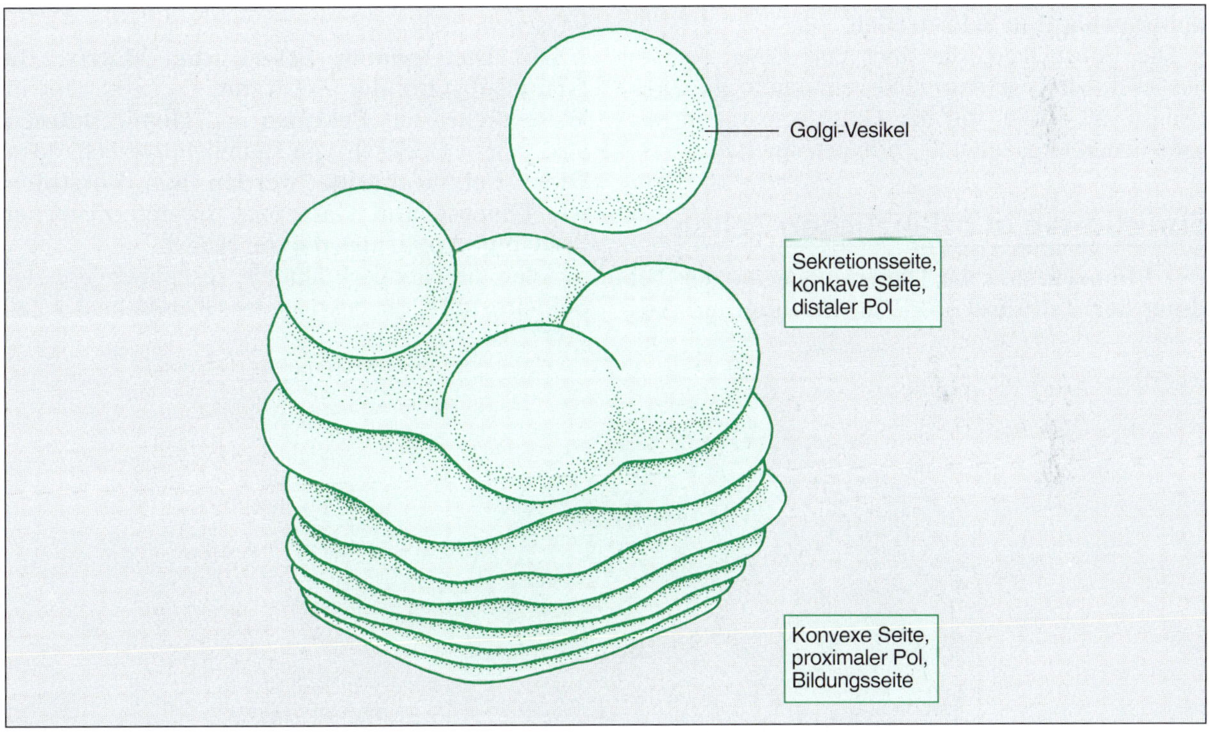

Abb. 6.15 Stapel von Golgi-Zisternen aus einer Schleimhautzelle des Darmepithels

Stoffliche Zusammensetzung

Durch histochemische Untersuchungen ließen sich **Polysaccharide, Mucopolysaccharide, Glykoproteine,** vereinzelt auch Lipide nachweisen. Ebenso finden sich Sulfomucine, d.h. mit H_2SO_4 veresterte Mucopolysaccharide. Solche Verbindungen sind vor allem in den distalen Zisternen sowie in den Golgi-Vesikeln enthalten. Dictyosomen haben eine charakteristische Enzymausstattung. Vor allem sind *Enzyme des Kohlehydratstoffwechsels* mit den Dictyosomen assoziiert, wie *Inosindiphosphatase* und *Glycosyltransferasen.* **Galactosyltransferase** kann als **Leitenzym für die Dictyosomen-Fraktionen** angesehen werden. Daneben finden sich noch verschiedene Phosphatasen, z.B. *Nukleosiddiphosphatase.*

Funktionen

Durch morphologische und autoradiographische Untersuchungen liegen zahlreiche Informationen über die Rolle der Dictyosomen in der Zelle vor. In die Zisternen der Dictyosomen werden unterschiedliche Substanzen abgeschieden. Dort werden sie polymerisiert oder chemisch umgewandelt und in dieser veränderten Form in den Golgi-Vesikeln an die Zellgrenzfläche transportiert, wobei in den Golgi-Vesikeln ebenfalls noch stoffliche Veränderungen stattfinden können. Die Abscheidung aus dem Protoplasten geschieht unter Fusion der Vesikelmembran mit der Plasmamembran durch Exozytose (Kap. 5.4.2). Stoffe, die auf diese Weise aus der Zelle abgeschieden werden, sind von ihrer Akkumulation in den Zisternen des Dictyosoms bis zu ihrer Abscheidung aus dem Plasma von einer Membran umhüllt und so vom Cytosol getrennt.

Die Dictyosomen sind also Organelle der Sekretkondensation und Sekretion und finden sich daher gehäuft in Sekretzellen.

Die Substanzen, die über den Golgi-Apparat ausgeschieden werden, sind sehr unterschiedlich, ebenso die Rolle, die der Golgi-Apparat in verschiedenen Organen und Zelltypen spielt.

Funktionen in pflanzlichen Zellen

Bei **Pflanzen** sind die Dictyosomen **an der Bildung der Zellwand** sowie an **Bildung** und **Ausscheidung von Schleimsubstanzen beteiligt.** Die **Zellplatte,** das erste flexible Häutchen zwischen zwei Tochterzellen nach der Kernteilung, wird durch **Zusammenfließen von Golgi-Vesikeln** gebildet (Kap. 3.1). **Auch die neu entstehende Cytoplasmamembran, das Plasmalemma, wird von den miteinander verschmelzenden Membranen dieser Golgi-Vesikel aufgebaut.** Die Beteiligung am weiteren Aufbau der Zellmembran lässt sich besonders gut an Zellen mit Spitzenwachstum nachweisen. Dies sind beispielsweise Wurzelhaare und Pollenschläuche. Im gesamten Wurzelhaar finden sich zahlreiche aktive Dictyosomen, deren Golgi-Vesikel an der Wurzelhaarspitze angereichert werden und dort Substanzen in die wachsende Zellwand abscheiden (Abb. 6.16). Auch bei Pollenschläuchen konnte dies nachgewiesen werden.

Die Dictyosomen liefern die Matrix, die Grundsubstanz der Zellwand. Diese besteht im Wesentlichen aus **Pektinen** und **Hemicellulosen,** also einem Gemisch von sauren Polysacchariden. **Diese Polysaccharide werden aus Vorstufen, wie Glucose und Galactose, in den Zisternen des Golgi-Apparates polymerisiert.**

Auch die chemisch ähnlich zusammengesetzten **Schleimstoffe,** die etwa an der Oberfläche der Zel-

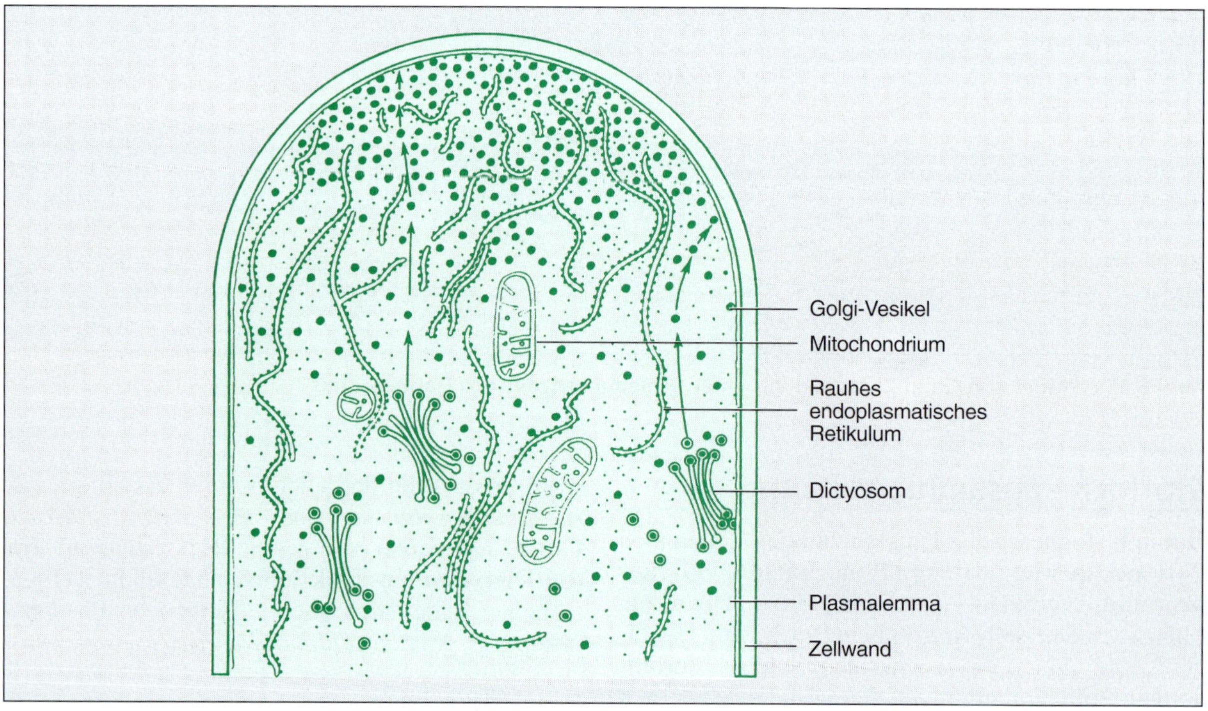

Abb. 6.16 Längsschnitt durch die Spitze eines Wurzelhaars, schematisch. Bildung von Golgi-Vesikeln am Rande der Golgi-Zisternen mit kontrastierbarer Substanz. Der Weg der Golgi-Vesikel von den Dictyosomen zur wachsenden Zellpartie ist durch Pfeile gekennzeichnet. (Nach Sievers.)

len der Wurzelhaube und der Wurzelhaare abgeschieden werden, werden ebenfalls im Golgi-Apparat synthetisiert und mit Hilfe der Golgi-Vesikel ausgeschleust. Auch bei **Braun- und Rotalgen** werden auf gleiche Weise **Schleimstoffe** produziert und ausgeschieden.

Fleisch fressende Pflanzen, wie etwa der Sonnentau und verwandte Arten, sezernieren an den äußeren Drüsenzellen der Tentakeln einen klebrigen **Fangschleim.** Auch dieser besteht aus einem Gemisch von sauren Polysacchariden und ist ein Produkt des Golgi-Apparates.

Hauptaufgabe der Dictyosomen pflanzlicher Zellen ist es also, ein großes Spektrum extrazellulärer Polysaccharide zu bilden und zu sezernieren.

Cellulose hingegen wird weder von Dictyosomen produziert noch durch Exozytose sezerniert.

Dictyosomen sind auch an der Abscheidung ätherischer Öle beteiligt. Zahlreiche Monoterpene, Bestandteile ätherischer Öle, liegen in der Pflanze als Glykoside vor, z. B. Thymol und Carvacrol als Glucoside und Galactoside in *Thymus vulgaris*.

Funktionen in tierischen Zellen

Bei tierischen Zellen ist der Golgi-Apparat vorwiegend an der **Ausscheidung proteinhaltiger Sekrete** beteiligt. In der großen Mehrzahl werden dabei Proteine abgeschieden, die einen mehr oder weniger großen Anteil an Kohlenhydrat besitzen, also **Glykoproteine.** Am besten untersucht ist die Beteiligung des Golgi-Apparates an der Bildung und Abscheidung der Zymogengranula durch die endokrinen Pankreaszellen. In den Milchdrüsen der Säugetiere wird das Milcheiweiß vom Golgi-Apparat geformt und ausgeschieden. Außer Pankreas und Milchdrüsen ist eine große Zahl von anderen sekretorisch tätigen Organen im Elektronenmikroskop untersucht worden. In zahlreichen Fällen ließ sich eine deutliche Beziehung zwischen der Aktivität des Golgi-Apparates und der Sekretion nachweisen. Wie die Zusammenstellung in der Tab. 6.2 zeigt, ist der Golgi-Apparat an der Bildung und Ausscheidung recht verschiedenartiger Sekrete beteiligt. Es handelt sich hierbei in erster Linie um Ausscheidung glycoproteinhaltiger Sekrete, die Enzym- (Pankreas), Hormon- (Plazenta), Nahrungs- (Milcheiweiß) und Gerüst- (Chondrozyten) Funktion haben.

Die Rolle des Golgi-Apparates in Zellen, die proteinhaltige Sekrete ausscheiden, kann am besten verstanden werden, wenn man den Weg radioaktiv markierter Substanzen in der Zelle verfolgt. **Die Proteine solcher über den Golgi-Apparat ausgeschleuster Sekrete werden an den Ribosomen des granulären Endoplasmatischen Retikulums gebildet. Dann gelangen diese Proteine in das Innere des E. R., werden dort bereits mit Oligosacchariden verknüpft und über membranumschlossene Vesikel zu den Dictyosomen transportiert. In den Zisternen der Dictyosomen werden** diese Glykoproteine modifiziert und teilweise mit H_2SO_4 verestert. Diese werden portionsweise mit den Golgi-Vesikeln abgeschnürt und aus der Zelle ausgeschleust (Abb. 6.17 und 6.18).

Tab. 6.2 **Sekrete, an deren Bildung und Ausscheidung der Golgi-Apparat beteiligt ist (Säugetiere)**

Bildungsgewebe	Sekret
Nervenzellen	Neurosekrete
Bauchspeicheldrüse	Enyzme
Magenschleimhaut	Schleimsubstanzen
Milchdrüsen	Nahrungsproteine
Hypophyse	
Schilddrüse	
Nebenschilddrüse	Hormone
Nebennierenmark	
Plazenta	
Plasmazellen	Antikörper

Der Golgi-Apparat ist jedoch nicht das einzige Organell der Zelle, in dem Proteine mit Zuckern verknüpft werden. In den sekretorischen Zellen der Schilddrüse wird beispielsweise die Mannose schon an Ribosomen, die an das E. R. gebunden sind, an das Thyreoprotein gebunden. Bei der anschließenden Passage durch die Dictyosomen werden Galactosemoleküle zugefügt. Tatsächlich findet sich in der Polysaccharidseitenkette dieses Proteins der Mannoseteil direkt an das Protein geknüpft, während sich der Galactoseteil am Ende der Seitenkette findet. Offensichtlich erfolgt die Bildung der Polysaccharidseitenkette in der Zelle schrittweise. Dies ist auch für die Bildung der Antikörper in den Plasmazellen bekannt. Auch hier wird nur ein Teil der Polysaccharidseitenkette in den Dictyosomen angeknüpft. **Auch im Lumen des E. R. können Proteine glykosyliert werden** (Kap. 11.5.2).

Nicht alle Abscheidung von Proteinen erfolgt über den Golgi-Apparat. Beim Wachstum der Fibroblasten werden die Collagenvorstufen nach ihrer Abscheidung ins E. R. direkt aus der Zelle

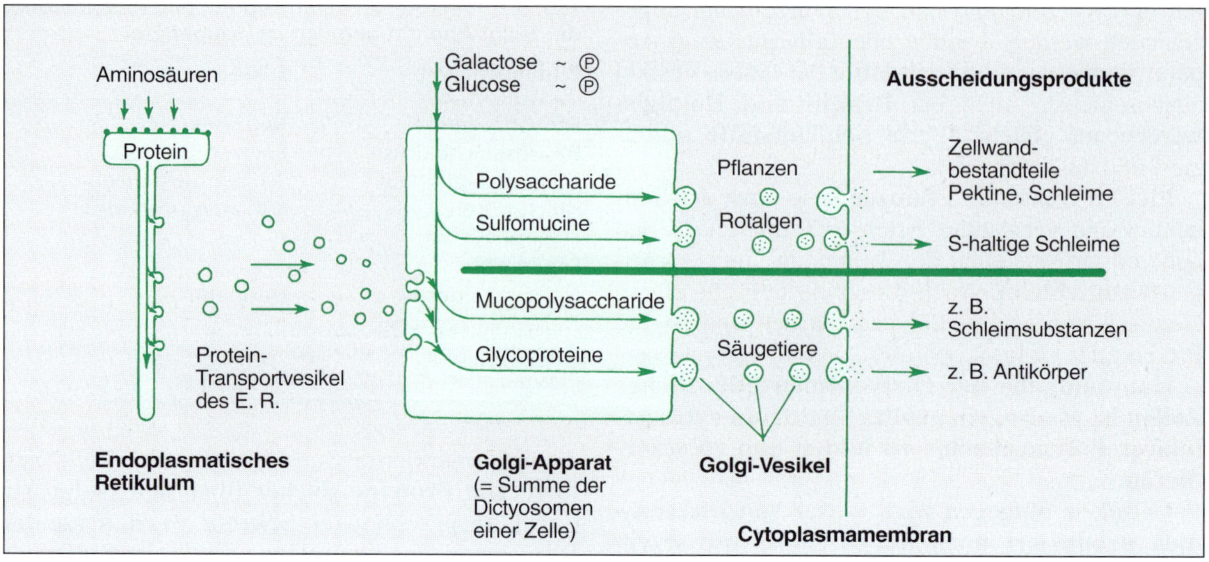

Abb. 6.17 Schematische Darstellung der Rolle des Golgi-Apparats in der tierischen und pflanzlichen Zelle

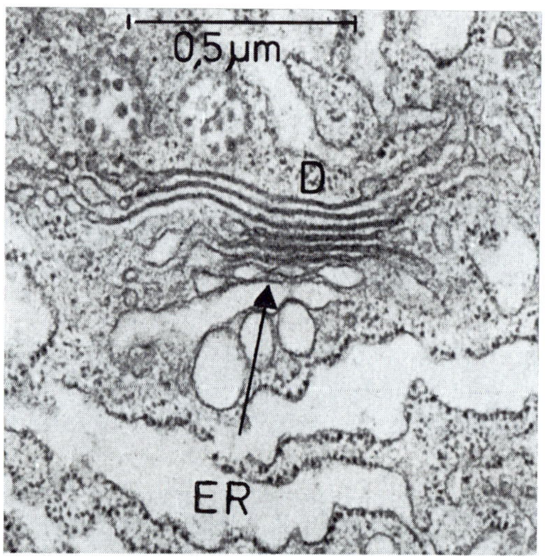

Abb. 6.18 Entstehung eines Dictyosoms aus dem Endoplasmatischen Retikulum (ER-Pfeil)

ausgeschieden, offensichtlich in ähnlicher Weise, nämlich durch Abschnüren von Transportvesikeln am nichtgranulären Teil des E. R.

Dictyosomen sind also in der tierischen Zelle Organelle, in denen Polysaccharide mit Proteinen verknüpft und aus der Zelle ausgeschieden werden können. Fast alle Proteine, die von tierischen Zellen ausgeschieden werden, seien es nun Verdauungsenzyme, Hormone, Schleimsekrete oder Antikörper, enthalten einen mehr oder weniger großen Anteil an Kohlenhydraten. Auch Bestandteile der Glykocalyx tierischer Zellen werden im Golgi-Apparat gebildet und durch Golgi-Vesikel an die Außenseite der Plasmamembran transportiert. Dabei verschmelzen die Membranen der Golgivesikel mit der Cytoplasmamembran und können so die durch Endozytosevorgänge entstandenen Verluste der Cytoplasmamembran kompensieren.

Zusammenhang zwischen Dictyosomen und E. R.

Der Übergang der Proteine vom Endoplasmatischen Retikulum in die Zisternen der Dictyosomen findet mit Hilfe kleiner Vakuolen, so genannter Übergangselemente statt. Solche Vakuolen finden sich in großer Zahl zwischen der äußersten Golgi-Zisterne an der proximalen Seite des Dictyosoms und den angrenzenden Teilen des E. R. Diese werden vom E. R. abgeschnürt und ihr Inhalt in die Zisternen des Dictyosoms aufgenommen. Untersuchungen an der Darmschleimzelle sprechen dafür, dass die Zisterne an der proximalen Seite eines Dictyosoms ständig durch Zusammenfließen solcher proteinhaltiger Vesikel neu gebildet wird, während die Zisterne an der distalen Seite in Golgi-Vesikel aufgelöst wird.

Zusammenfassung

Dictyosomen sind typische Organellen aller Eukaryotenzellen. Die Gesamtheit aller Dictyosomen einer Zelle wird Golgi-Apparat genannt. Dictyosomen sind aus Membranen aufgebaute Stapel übereinandergeschichteter Hohlräume. Über die Vorgänge des Membranflusses treten Dictyosomen mit anderen Biomembranen in Wechselwirkung.

Bei Pflanzenzellen dienen die Dictyosomen zur Umwandlung von Glucose in andere Zucker, z.B. Pektinbausteine, Hemicellulosen und saure Polysaccharide. Die Dictyosomen sind so an wichtigen Synthesevorgängen in der Zelle beteiligt. Die in den Dictyosomen gebildeten Stoffe werden in Golgi-Vesikeln in der Zelle transportiert. Der Golgi-Apparat ist so am Aufbau der Mittellamelle und am Aufbau der Zellwand beteiligt. In beiden Fällen werden Pektinstoffe, resp. Hemicellulosen von den Dictyosomen geliefert, niemals jedoch Cellulose. Auch Pflanzenschleime können in Dictyosomen gebildet und über Golgi-Vesikel durch Exozytose aus der Zelle ausgeschleust werden. Dictyosomen entstehen durch Zusammenfließen von Vakuolen, die vom Endoplasmatischen Retikulum abgeschnürt werden. Dabei findet ein Stofftransport vom E.R. zu den Dictyosomen statt.

6.4 Plastiden

Vorkommen

Plastiden sind **typische pflanzliche Zellorganellen.** Sie fehlen in Eubakterien, Cyanobakterien und Pilzen. In embryonalen Zellen höherer Pflanzen finden sich **Proplastiden.** Dies sind formveränderliche Organellen, gewöhnlich größer als Mitochondrien. Sie sind wie diese von einer Doppelmembran umgeben. Alle Plastidenarten der höheren Pflanzen leiten sich von den Proplastiden der embryonalen Zelle her. **Im typischen Falle entwickeln sich aus Proplastiden im Dunkeln Leukoplasten, im Licht Chloroplasten** (Abb. 6.19). **Chromoplasten können in Licht und Dunkel aus Proplastiden differenziert werden** (Abb. 6.20).

Funktionen

Leukoplasten enthalten kein Chlorophyll. Sie finden sich bei grünen Pflanzen in der Regel in farblosen, auch in unterirdischen Organen. Sie sind typisch für sich nicht mehr teilende Zellen, z.B. in den Epidermen oder vielen inneren Geweben von Pflanzen. Es sind vergrößerte Proplastiden. In **Speicherorganen** bzw. Speichergeweben **bauen sie aus Zucker Stärke auf.** Sie werden in diesen Fällen als **Amyloplasten** bezeichnet. Leukoplasten können auch noch andere Speicherfunktionen wahrnehmen. Beispiele sind die Öl-speichernden Plastoglobuli (Elaioplasten), oder die Protein-speichernden Proteinoplasten. Bei Belichtung können sich Leukoplasten zu Chloroplasten differenzieren.

Die **Chromoplasten** enthalten **Carotine** und **Xanthophylle,** sind daher orangerot oder gelb gefärbt. Die Farben vieler Blüten und Früchte können durch solche **Chromatophoren** hervorgerufen werden.

Die Chloroplasten sind Organellen der Photosynthese, d.h. der Transformation von Lichtenergie in chemische Energie. Ihre **grüne Farbe** wird durch den Gehalt an **Chlorophyll** bedingt. Bei Lichtmangel werden die Plastiden ergrünungsfähiger Gewebe zu **Etioplasten.** Diese sind durch Carotinoide schwach gelb gefärbt.

Herbstlaubplastiden, in denen Chlorophyll weitgehend abgebaut ist und in denen gelb oder rot gefärbte Pigmente, Carotinoide, vorherrschen, werden als **Gerontoplasten** bezeichnet. Sie entstehen aus Chloroplasten. Sie werden von den eigentlichen Chromoplasten unterschieden.

Die verschiedenen Formen der Plastiden, die Proplastiden meristematischer Zellen, die farblosen Leuko- und Amyloplasten, die bunten Chromoplasten und die grünen Chloroplasten **vermögen sich ineinander umzuwandeln** (Abb. 6.20). Eine Ausnahme bilden die Gerontoplasten.

Feinstruktur der Chloroplasten

Die Chloroplasten sind in den höheren Pflanzen in der Regel kugelig bis linsenförmig, mit einem Durchmesser von etwa 3–8 µm. Bei Algen können sie wesentlich größer und von sehr unterschiedlicher Gestalt sein.

Die Chloroplasten zeigen im Elektronenmikroskop eine charakteristische Feinstruktur.

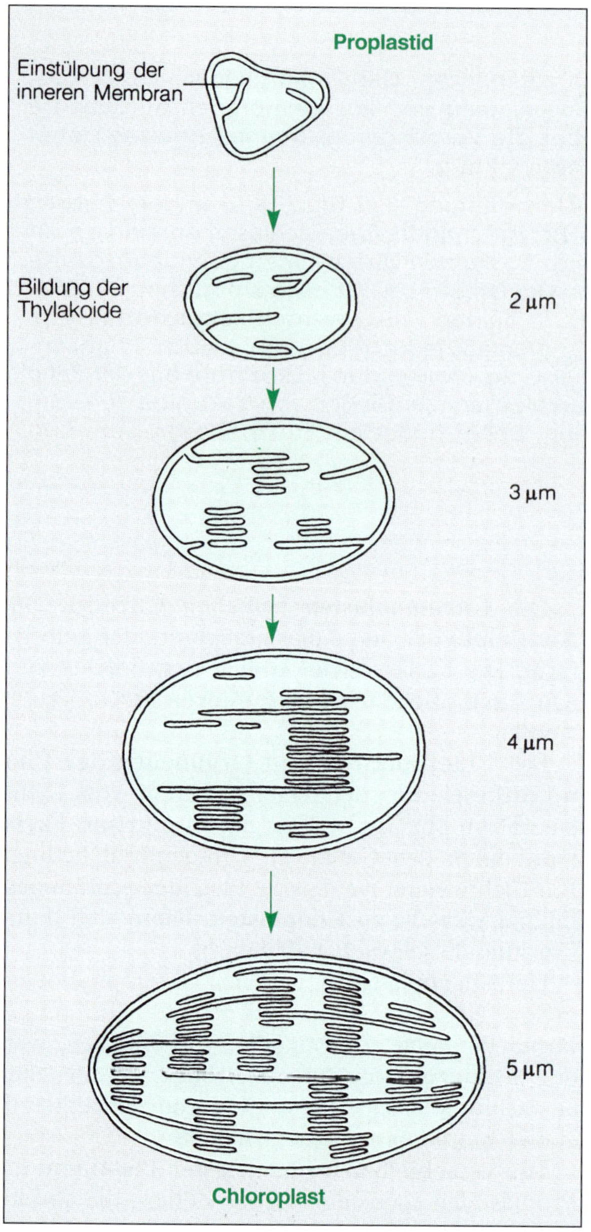

Abb. 6.19 Entwicklung eines Proplastiden zum Chloroplasten

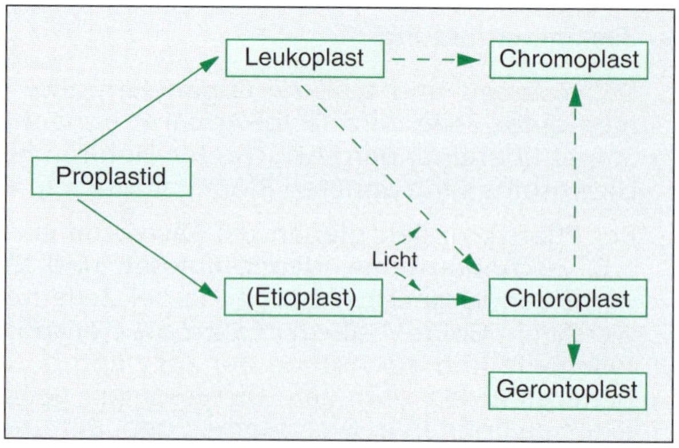

Abb. 6.20 Umwandlungsmöglichkeiten der Plastiden. Der häufigste Entwicklungsgang verläuft allerdings in einer Richtung

Sie sind von einer Doppelmembran umgeben, die einen Innenraum, das Stroma, einschließt. Das Stroma ist von zahlreichen Membranen durchzogen. Diese bilden ein System flacher Zisternen, hier Thylakoide genannt. Sie entstehen durch Abgliederung aus der inneren Chloroplastenmembran. Bei den Chloroplasten der höheren Pflanzen finden sich stellenweise **besonders dicke Thylakoidstapel, die Grana.** Sie entstehen durch gegenseitiges Überschieben von Seitenlappen der Thylakoide (Abb 6.21, 6.22 und 6.23). Diese Grana sind **schon im Lichtmikroskop als dichtgrüne Strukturen zu erkennen.** Bei den Chloroplasten der Algen ist eine solche Granastruktur nicht ausgebildet. Hier durchziehen die Thylakoide gleichmäßig das Stroma. Durch die Thylakoide wird eine enorme Vergrößerung der inneren Oberfläche eines Chloroplasten erreicht. **Der Chloroplast enthält also drei abgetrennte Membransysteme:**

- die gut permeable Außenmembran,
- die weniger gut durchlässige Innenmembran, in die einige spezielle Membrantransportproteine eingelagert sind und
- die Thylakoidmembran.

Diese Membranen umschließen drei Kompartimente,

- den Intermembranraum,
- das Stroma und
- den Thylakoidinnenraum.

Die Thylakoidmembranen sind Träger der Photosynthesepigmente und der Enzyme, die an den Lichtreaktionen der Photosynthese beteiligt sind. In der Thylakoidmembran sind das photosynthetische, lichtabsorbierende System, eine Elektronentransportkette und eine ATP-Synthetase lokalisiert. An den Thylakoidmembranen findet die **Photophosphorylierung** statt. Die Porphyrine des Chlorophylls dürften an der Flächengrenze von Protein und Lipidschicht angeordnet sein.

Die Grundsubstanz der Chloroplasten, **das Stroma, enthält die Enzyme für die Dunkelreaktionen der Photosynthese (Calvinzyklus), aber auch DNA und RNA sowie Ribosomen und Enzyme der Proteinbiosynthese.**

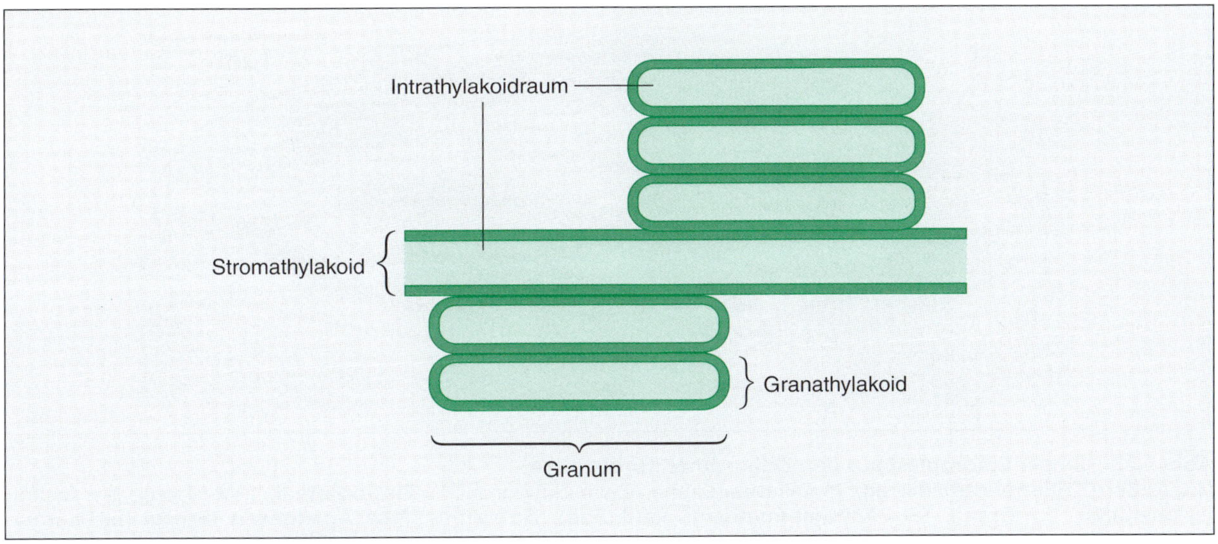

Abb. 6.21 Anordung der Thylakoide im Chloroplasten. (Nach Richter, Biochemie der Pflanzen, Georg Thieme Verlag, Stuttgart/New York 1996, verändert.)

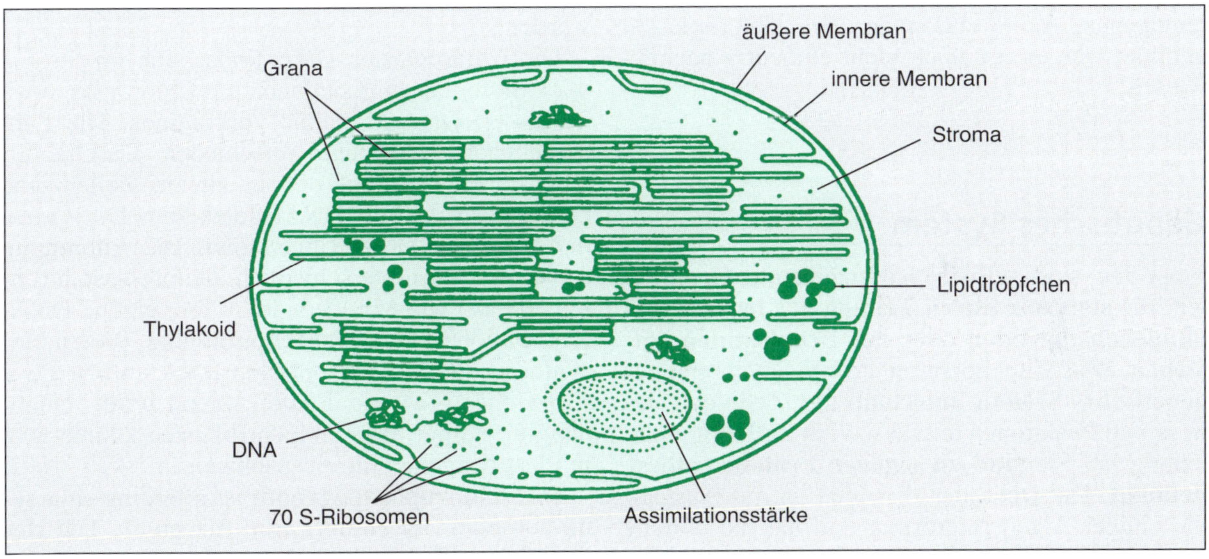

Abb. 6.22 Schema eines Chloroplasten

In den Chloroplasten wird während der Assimilation des Kohlenstoffs Stärke gebildet. Diese Assimilationsstärke (primäre Stärke, transistorische Stärke) wird nachts wieder abgebaut.

In den Chloroplasten werden jedoch nicht nur Kohlenhydrate als wichtigste Energiequelle für den pflanzlichen Organismus gebildet. Im Zusammenhang mit der CO_2-Fixierung entstehen in den Chloroplasten eine Vielzahl weiterer Verbindungen, z. B. Nukleotide für die Synthese chloroplasteneigener Nukleinsäuren sowie Proteine, Fettsäuren und Pigmente. Wichtige weitere Reaktionen, die im Chloroplasten ablaufen, sind die Nitratreduktion, die Nitritreduktion und die assimilatorische Sulfatreduktion. In den Chloroplasten werden also Stickstoff und Schwefel in organische Bindungen überführt.

Auch die Bildung von Aminosäuren zählt zu den wichtigsten Leistungen der Chloroplasten. Hierzu müssen allerdings, mit Hilfe spezifischer Translokatoren, Vorstufen aus dem Cytosol in die Chloroplasten eingeschleust werden. Solche Vorstufen fallen im Cytosol als Produkte der Glykolyse, des Citratzyklus oder des oxidativen Pen-

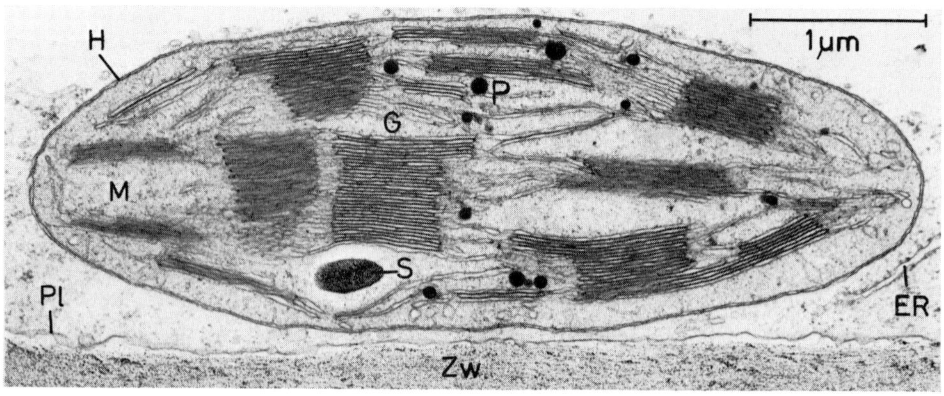

Abb. 6.23 Junger Chloroplast aus den Zellen einer Kürbisranke.
H = Äußere Chloroplastmembran, Pl = Plasmalemma, Zw = Zellwand, P = Plastoglobuli, M = Matrix, S = Assimilationsstärke, G = Grana, ER = Endoplasmatisches Retikulum. Aufnahme: Prof. Amelunxen, Institut für Pharmazeutische Biologie, Kiel, aus Lange/Strauss/Dobers, Biologie Bd. 3, Hermann Schroedel Verlag, Hannover.

tosephosphatzyklus an. Ob allerdings alle proteinogenen Aminosäuren in den Chloroplasten gebildet werden, ist noch nicht eindeutig nachgewiesen.

Genetisches System

Plastiden sind selbstreproduzierende Organellen, die stets nur durch Teilung aus bereits vorhandenen Plastiden oder aus Proplastiden entstehen. Wie Mitochondrien stellen sie ein **eigenes genetisches System innerhalb der Zelle** dar, das in seinen Funktionen teilweise vom Zellkern unabhängig ist. **Sie sind zu eigener Proteinsynthese befähigt.** Die DNA der Plastiden ist mit Ausnahme einiger Algen ringförmig und hat die übliche Doppelhelixstruktur. Sie unterscheidet sich in ihrer Basenzusammensetzung von der des Zellkerns und wird unabhängig von dieser repliziert. Sie bildet keine DNA-Histonkomplexe und unterscheidet sich auch hierin von der DNA-Struktur des Zellkerns. Ribosomen (70 S), tRNA- und RNA-Polymerase der Plastiden haben ähnliche Eigenschaften wie bei Mitochondrien und Bakterien. Wie dort ist auch hier die Proteinsynthese durch Chloramphenicol, Streptomycin, Erythromycin und Tetracyclin hemmbar, in Konzentrationen, die noch keinen Einfluss auf die kerngesteuerte Proteinsynthese des Cytoplasmas haben. Wie bei den Bakterien beginnt die Proteinbiosynthese in den Chloroplasten mit N-Formylmethionin und nicht mit Methionin wie im Cytosol der Zelle. Chloroplasten-DNA kann von *E.-coli*-RNA-Polymerase transkribiert werden.

Die Chloroplasten-DNA findet sich im Stroma der Chloroplasten. Es können pro Chloroplast etwa 20 bis 80 DNA-Moleküle vorkommen. Die Zahl ist je nach Pflanzenart verschieden. Darüber hinaus haben Chloroplasten in älteren Zellen eine geringere Zahl von DNA-Molekülen. Die Größe der einzelnen DNA-Ringe, sowie die Anordnung der Gene ist artunterschiedlich. Chloroplasten führen, ebenso wie Mitochondrien, ihre eigene DNA-Replikation, DNA-Transkription und Proteinbiosynthese durch. Chloroplasten-DNA enthält etwa 120 Gene. Etwa ein Fünftel davon wird lichtabhängig reguliert. Bei einigen Pflanzen konnte man in Plastidengenen Introns nachweisen.

Das Chloroplastengenom ist allerdings nur semi-autonom. Es **codiert nur für einen Teil der im Chloroplasten benötigten Proteine.** So wird z.B. durch Chloroplasten-DNA nur die größere Untereinheit der Ribulosebisphosphat-Carboxylase codiert. Die kleinere Untereinheit dieses Enzyms wird von Kern-DNA codiert. Die Gesamtheit aller in Plastiden lokalisierten Erbfaktoren wird als **Plastom** bezeichnet. Plastiden können sich innerhalb der Zellen teilen. Bei zahlreichen Pflanzen verliert die männliche Spermienzelle ihre Plastiden. Pflanzen übernehmen so ihre Plastiden nur von der Eizelle. Plastiden und ihre Erbfaktoren werden also nur von der mütterlichen Pflanze vererbt. Die Plastidenvererbung ist **matroklin,** d.h. die phänotypisch erkennbaren Eigenschaften der Nachkommen entsprechen den phänotypisch erkennbaren Eigenschaften der Mutter (Kap. 8.3).

Zusammenfassung

Plastiden sind typisch pflanzliche Zellorganellen. Sie entstehen aus Proplastiden. Verschiedene Funktionsformen der Plastiden können ineinander umgewandelt werden, z. B. Leukoplasten in Chloroplasten und umgekehrt. Leukoplasten finden sich in farblosen Organen der Pflanze. Als Amyloplasten können sie aus Glucose Stärke aufbauen. In ihnen bildet sich die Reservestärke. Sie speichern diese Reservestärke in Form von Stärkekörnern. Chromoplasten enthalten kein Chlorophyll, jedoch andere Farbstoffe, wie Carotine und Xanthophylle. Chloroplasten enthalten Chlorophyll. Sie sind die Organelle der Photosynthese. Chloroplasten sind von einer Doppelmembran umgeben. Ihr Innenraum, das Stroma, wird von zahlreichen Thylakoidmembranen durchzogen. Die Thylakoidmembranen sind Lipoproteinmembranen, in die u. a. die Photosynthesepigmente eingelagert sind. In den Chloroplasten wird ATP gebildet. Die Enzymsysteme für die Dunkelreaktion der Photosynthese finden sich im Stroma. Im Stroma der Chloroplasten finden sich auch DNA in Form von DNA-Ringen sowie 70S-Ribosomen, RNA und alle Enzyme, die zur Proteinsynthese nötig sind. Chloroplasten sind selbstreproduzierende Organellen. Sie können sich durch Teilung vermehren. Sie besitzen ein eigenes genetisches System und sind in Teilfunktionen vom Zellkern unabhängig.

Plastiden sind weder nur Ort der Photosynthese, noch dienen sie nur der Aufnahme von Speicherstoffen. Plastiden (Chloroplasten) produzieren ATP, NADH und NADPH. Darüber hinaus werden in Plastiden Purine, Pyrimidine und die meisten Aminosäuren gebildet. Die Fettsäuresynthese der Pflanzen findet in den Plastiden statt. In tierischen Zellen dagegen werden Fettsäuren ausschließlich im Cytosol gebildet.

Chloroplasten sind auch die Organellen, in denen durch die Nitritreduktase Nitrit zu NH_4^+ reduziert wird.

6.5 Mitochondrien

Vorkommen

Mitochondrien finden sich **in allen aeroben Zellen von Tieren und Pflanzen,** jedoch nicht in Bakterien. Sie sind außerordentlich formveränderlich, besitzen die Gestalt von Stäbchen oder sind rundlich. Sie sind bewegliche und plastische Organellen, die ihre Gestalt ständig ändern. Auch Verschmelzung von Mitochondrien sind bei Hefe, manchen Algen und höheren Pflanzen beobachtet worden. Unter bestimmten Außenbedingungen oder in Abhängigkeit vom Entwicklungsstadium können bei manchen Algen zahlreiche Mitochondrien einer Zelle zu einem Riesenmitochondrium verschmelzen, das dann wieder in Einzelmitochondrien auseinander fallen kann. Die Bewegung, Orientierung und Verteilung der Mitochondrien in den verschiedenen Zelltypen wird offensichtlich durch Mikrotubuli gesteuert. Mitochondrien sind in der Regel etwa **3 µm lang** bei einem Durchmesser von **1 µm, können also gerade noch im Lichtmikroskop wahrgenommen werden.** Ihre Anzahl pro Zelle variiert sehr stark. Sie kann je nach Organismus von 20 bis 5×10^5 betragen. Die Zahl der Mitochondrien pro Zelle ist auch abhängig von deren Funktion. In einer normal funktionierenden Leberzelle finden sich etwa 2 000–3 000 Mitochondrien. Bei unzureichender Nahrungszufuhr verringert sich diese Zahl auf 500–700. In der quergestreiften Muskulatur ist die Zahl der Mitochondrien pro Zelle Ausdruck ihrer Leistung. Je mehr ein Muskel beansprucht wird, desto mehr Mitochondrien sind in den Zellen enthalten. Diese Vermehrung oder Verminderung der Mitochondrien in der Zelle bedeutet natürlich letzten Endes eine Vermehrung oder Verminderung der Enzyme, die der Zelle für die Energiegewinnung zur Verfügung stehen.

Vermehrung

Mitochondrien vermehren sich ausschließlich durch Wachstum und Teilung vorhandener Mitochondrien oder durch Wachstum und Differenzierung von Promitochondrien. Letztere finden sich in embryonalen Zellen. Die mittlere Lebensdauer eines Mitochondriums ist bedeutend geringer als die der Zelle. Sie wurde für Lebermitochondrien auf 7 bis 10 Tage berechnet.

Feinstruktur

Im Elektronenmikroskop zeigen die Mitochondrien eine charakteristische Ultrastruktur. Sie sind umgeben von einer elastischen **Außenmembran.** Die **innere Membran** zeigt zahlreiche Ausstülpungen, die in den Innenraum, die Matrix hineinragen. Hierdurch entstehen zwei Kompartimente, ein äußeres zwischen den beiden Membranen, der Intermembranraum, und ein inneres, von der inneren Membran umschlossen, die Matrix. Diese ist von einer **feingranulären Grundsubstanz** erfüllt (Abb. 6.24).

Besonders auffällig sind die Ausbuchtungen der inneren Mitochondrienmembran, die in die Matrix hineinragen. Diese können sehr unterschiedlich gestaltet sein und im Schnitt röhrenförmig (Tubuli) oder lamellenartig (Cristae) aussehen. Diese Ausstülpungen, allgemein als Sacculi bezeichnet, vergrößern die innere Oberfläche der Mitochondrienmembran ganz erheblich (Abb. 6.25). An die **innere Mitochondrienmembran** ist das Enzym **ATP-Synthase** gebunden. Dieses katalysiert die Synthese von ATP. Es handelt sich um einen großen Enzymkomplex, durch den Protonen entlang ihres elektrochemischen Gradienten in die Matrix zurückfließen. Dies ist mit der Bildung von ATP aus ADP und P_i in der Matrix gekoppelt. **ATP wird also in der Mitochondrienmatrix durch oxidative Phosphorylierung von ADP gebildet.**

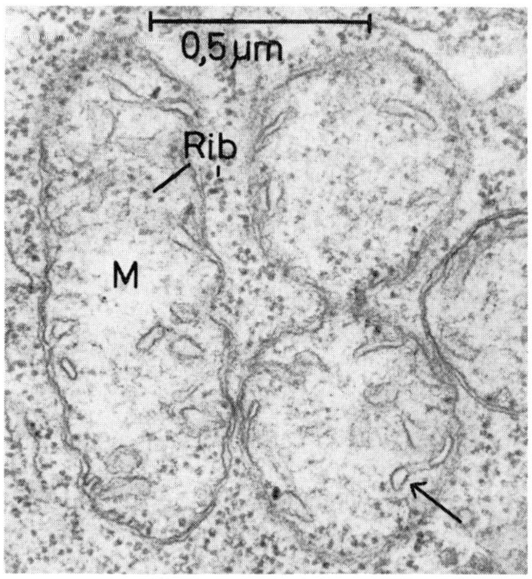

Abb. 6.21 Mitochondrien in Zellen von Erbsenwurzeln. In den Mitochondrien sind Ribosomen (Rib) zu erkennen. (Aufnahme: Prof. Amelunxen, Institut für Pharmazeutische Biologie, Kiel, aus Lange/Strauss/Dobers, Biologie Bd. 3, Hermann Schroedel Verlag, Hannover.)

Ein Antiportsystem in der Innenmembran der Mitochondrien transportiert ATP im Austausch gegen ADP ins Cytosol. Hierdurch wird in der Matrix eines Mitochondriums eine hohe ADP-Konzentration, im Cytosol eine hohe ATP-Konzentration aufrechterhalten.

Die Ultrastruktur der Mitochondrien ist in keiner Weise statisch. Sie befindet sich in ständiger Umgestaltung. Der Grad der Ausstülpungen der inneren Membran ist von der Funktion der Mitochondrien in verschiedenen Zellen abhängig. In manchen Tumorzellen ist das gesamte Zentrum der Mitochondrien von dicht gepackten, parallelen Innenlamellen ausgefüllt. Die Membranen der Mitochondrien sind Lipoproteinmembranen. Sie bilden die Grundstruktur, der zahlreiche Enzyme auf- oder eingelagert sind. Sie enthalten auch geringe Mengen Ribonukleinsäure.

Die Außenmembran enthält zahlreiche Kopien eines Transportproteins, des so genannten Porins. Dies macht die Außenmembran für Moleküle von 10000 Dalton und darunter, auch für kleine Proteine, durchlässig. Solche Moleküle können in den Intermembranraum eindringen. Dieser entspricht in der Zusammensetzung seiner kleinen Moleküle dem Cytosol. Die meisten dieser Moleküle können jedoch die innere Membran der Mitochondrien nicht passieren. Der Matrixraum ist daher in Bezug auf seine chemische Zusammensetzung vom Cytosol sehr verschieden. Des Weiteren finden sich an der äußeren Membran Enzyme, die an der mitochondrialen Lipidsynthese beteiligt sind. Die Permeabilität der äußeren Mitochondrienmembran ist wesentlich höher als die der inneren.

Die Innenmembran ist hochspezialisiert. Sie ist für Ionen besonders undurchlässig. Sie enthält ebenfalls eine Reihe von Transportproteinen, die sie für kleinere Moleküle selektiv permeabel macht. Sie enthält einen hohen Anteil an dem Phospholipid Cardiolipin. Auch die Matrix der Mitochondrien enthält zahlreiche Enzyme (Abb. 6.25).

Funktion

Mitochondrien sind die wesentlichsten Elemente für die Energiegewinnung der Zelle. Sie besitzen die **vollständige Enzymausstattung für den Fettsäureabbau, den Citratzyklus, die oxidative Phosphorylierung, sowie für den Elektronentransport in der Atmungskette.** Die Enzyme für diese Stoffwechselwege sind in der inneren Mitochondrienmembran lokalisiert. Eine große Zahl

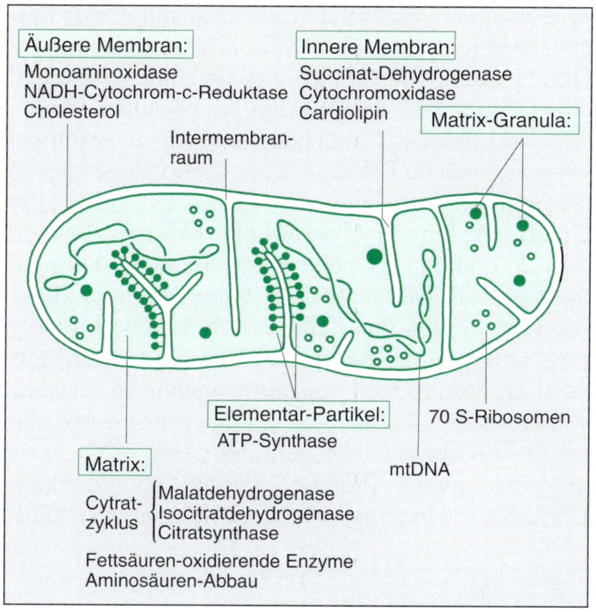

Abb. 6.25 Schema eines Mitochondriums mit wichtigen Struktur- und Funktionselementen. Innere und äußere Membran unterscheiden sich nicht nur in Gestaltung und Enzymausstattung, sondern auch in ihrer Lipidzusammensetzung (Cardiolipin/Cholesterol). Die innere Membran bildet durch Einfaltungen Cristae, an deren der Matrix zugewandten Seite ATP-Synthasekomplexe lokalisiert sind. (Orginal: H. Ziegler, Nach Strasburger, Lehrbuch der Botanik, 33. Auflage, Gustav Fischer Verlag, Stuttgart/Jena/New York.)

weiterer wichtiger Stoffwechselenzyme findet sich in der Matrix der Mitochondrien. Sie enthält Enzyme, die Pyruvat und Fettsäuren zu Acetyl-CoA metabolisieren und solche, die Acetyl-CoA im Citratzyklus oxidieren. Wichtige, an Mitochondrien gebundene Enzyme sind **Cytochromoxidase** und **Glutamatdehydrogenase** (s. Tab. 2.5, Kap. 2).

Jedoch sind manche Teilprozesse solcher energieliefernder Reaktionen nicht ausschließlich an Mitochondrien gebunden, sondern können parallel auch in anderen Bereichen der Zelle ablaufen.

Genetisches System

Mitochondrien enthalten in der Matrix DNA, RNA, 70S-Ribosomen sowie alle für eine eigene Proteinsynthese benötigten Enzyme. Sie sind in manchen Funktionen unabhängig vom Zellkern und **stellen ein eigenes genetisches System in der Zelle dar.** Darauf deuten, neben der Anwesenheit von Nukleinsäuren und Ribosomen, u. a. auch Veränderungen von Zellfunktionen, die auf Mutationen der mitochondrialen DNA zurückzuführen sind. In den Mitochondrien selbst werden jedoch nur eine vergleichsweise geringe Zahl von Proteinen gebildet. Der Großteil der mitochondrialen Proteine (u. a. Enzyme) wird an Ribosomen des Cytosols synthetisiert und in die Mitochondrien transportiert. Mitochondrien können eigene DNA synthetisieren und replizieren. Die gesamte DNA aller Mitochondrien der Zelle entspricht etwa 0,2% der DNA im Zellkern, ist also vergleichsweise gering. Die mitochondriale DNA liegt in Form doppelsträngiger DNA-Ringe in der Matrix vor. **Die DNA der Mitochondrien ist – wie die DNA der Bakterien und Plastiden – nicht mit Histonen assoziiert.** Diese DNA-Ringe haben einen Umfang von etwa 5 nm und ein Molekulargewicht von 9×10^6. In einem Mitochondrium existieren bis zu 6 solcher Ringe, die wie die Glieder einer Kette aneinanderhängen. Oft wurden auch DNA-Ringe gefunden, deren Umfang ein Mehrfaches von 5 nm beträgt. Solche DNA-Ringe wurden zuerst in Mitochondrien menschlicher Leukozyten von Patienten gefunden, die unter Leukämie litten. Auch in anderen Tumorzellen sind sie nachzuweisen. Insgesamt ist der DNA-Gehalt pro Mitochondrium zu gering, um die genetische Information für alle makromolekularen Elemente eines Mitochondriums zu enthalten. Mitochondriale DNA enthält Codebereiche für rRNA, mRNA, tRNA und für einige Strukturproteine und Enzyme. Man kann annehmen, dass die Enzymausstattung der inneren Mitochondrienmembran teilweise von mitochondrialer DNA codiert wird. In Hefezellen wurde nachgewiesen, dass die Cytochrome a, a_3, b und c_1 von mitochondrialer DNA determiniert werden.

Das Cytochrom c der Säugetiere wird jedoch zum Mindesten teilweise kernabhängig im Cytoplasma gebildet, in die Mitochondrien transportiert und dort eingebaut.

Die Ribosomen der Mitochondrien sind von denen des Cytoplasmas verschieden. Es sind 70S-Ribosomen. Auch enthalten Mitochondrien spezifische tRNA-Moleküle und Aminoacyl-tRNA-Synthetasen, die im Cytoplasma nicht vorkommen.

Die Proteinsynthese der Mitochondrien hat viele gemeinsame Züge mit derjenigen der Bakterien. Wie dort sind 70S-Ribosomen beteiligt. Ferner wird sie eingeleitet durch Bindung von Formylmethionyl-tRNA an das Ribosom. Im Cytoplasma der Zelle ist dies nicht der Fall. **Zahlreiche Antibiotika, z. B. Chloramphenicol, können wie bei Bakterien die mitochondriale Proteinsynthese stark hemmen.** Die cytoplasmatische Proteinsynthese dagegen wird von diesen Antibiotika nicht beeinflusst. Auch andere Ähnlichkeiten in Struktur und im Mechanismus der Replikation mitochondrialer DNA erinnern an die DNA der Bakterien.

Mutationen in der mitochondrialen DNA können zu pathologischen Veränderungen in der Zelle führen. Auf Grund der speziellen Eigenschaften mitochondrialer DNA und Proteinsynthese wird es vielleicht möglich sein, selektiv mitochondriale Funktionen zu beeinflussen und Stoffwechselstörungen zu beheben, die auf Funktionsstörungen der Mitochondrien zurückzuführen sind.

Mitochondriale DNA (mtDNA)

Die Mitochondrien der meisten Zellarten enthalten in ihrer Matrix 5 bis 10 DNA-Moleküle. Die mitochondriale DNA (mtDNA) von tierischen Zellen ist relativ klein und kann höchstens für zwei oder drei Dutzend Proteine codieren. Die mtDNA von Pflanzenzellen ist wesentlich größer. Sie zeigt beträchtliche Unterschiede in Größe, Struktur und genetischer Organisation von Art zu Art und auch innerhalb einer Zelle. Die mtDNA des Menschen codiert 2 rRNA-Moleküle, 22 verschiedene tRNA-Arten und 13 verschiedene Proteine. Fünf dieser Proteine sind eindeutig identifiziert worden. Es sind drei Untereinheiten der Cytochrom-c-Oxidase, Cytochrom b und eine Untereinheit der ATP-Synthase (Abb. 6.26). Die restlichen Untereinheiten dieser Enzyme werden von Zellkern-DNA codiert, im Cytoplasma gebildet und in die Mitochondrien transportiert. Funktionell zusammengehörige Proteine werden also teilweise von der Kern-DNA und teilweise von der mtDNA gebildet (Abb. 6.27). Auch die ribosomalen Proteine werden von Zellkern-DNA codiert und ins Mitochondrium eingeschleust.

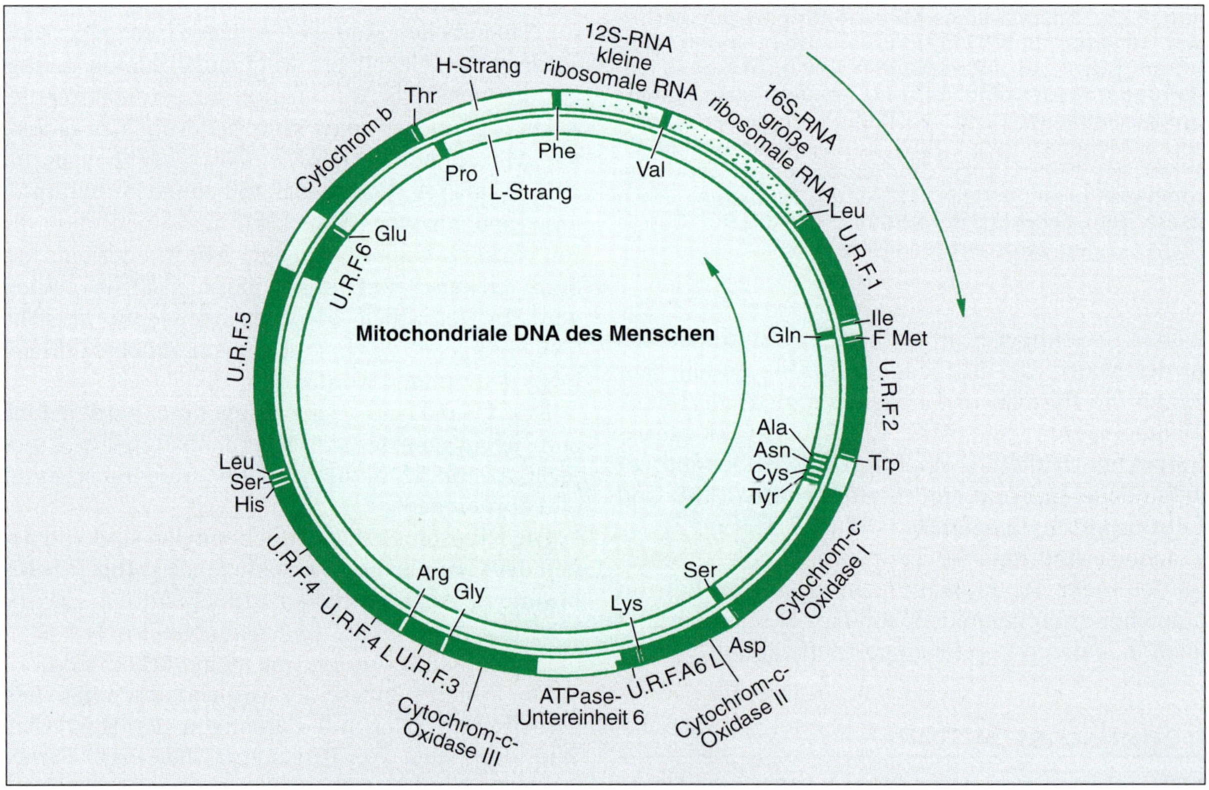

Abb. 6.26 Mitochondriale DNA des Menschen. Mitochondriale DNA besteht aus doppelsträngigen DNA-Ringen. In der Zelle liegen diese allerdings wie bakterielle DNA in superhelikaler Form vor.
Die Nukleotidsequenz der menschlichen Mitochondrien-DNA ist vollständig bekannt. Die langen dunklen Abschnitte kennzeichnen die Gene für bekannte Proteine. Punktiert sind die Regionen der Gene für ribosomale RNAs. Die Genorte für die tRNAs sind mit den jeweiligen Abkürzungen der zugehörigen Aminosäuren gekennzeichnet. Beide DNA-Stränge können abschnittsweise wechselnd als codogener Strang dienen. Die codierenden Sequenzen für Proteine, 12 SRNA, 16 SRNA, und einige tRNAs sind auf dem H-Strang (heavy = schwer) lokalisiert, die einiger weiteren tRNAs und eines Proteins auf dem L-Strang (light = leicht). Das menschliche Mitochondrien-Genom ist sehr kompakt, d. h. es enthält keine nichtcodierenden Sequenzen. In anderen mitochondrialen DNAs, z. B. der Hefe, sind nichtcodierende Sequenzen enthalten und mehrere Gene durch eingeschaltete Introns gestückelt (U.R.F. Abschnitte, die für noch unbestimmte Proteine codieren.) (Nach L. A. Grivell, Spektrum der Wissenschaft, 72, 1983.)

Bemerkenswert ist, dass die Mitochondrien zwar über eigene Erbinformation verfügen, jedoch entsprechende Reparaturenzyme in Mitochondrien nicht vorhanden sind. Mutationen in der mtDNA können daher nicht repariert werden.

Die Mitochondrien-Gene einiger Pflanzen und Pilze (z. B. Hefen) enthalten Introns, die beim Prozessieren der mRNA herausgeschnitten werden müssen.

Der Begriff **Plasmon** umschreibt die Summe aller Gene in Plastiden und Mitochondrien einer Pflanzenzelle.

Die Gesamtheit aller mitochondrialen Gene wird als **Chondriom** bezeichnet. Die Vererbung der mitochondrialen Erbeigenschaften ist, mit wenigen Ausnahmen (Hefen), **matroklin,** d. h. die mitochondrialen Erbeigenschaften werden von der Mutter auf die Nachkommen übertragen, „vererbt", da nur die Eizelle Cytoplasma zur Zygote beisteuert.

Wie neuere molekularbiologische Untersuchungen gezeigt haben, gibt es bei der mtDNA z. B. von *Saccharomyces cerevisiae* und *Neurospora crassa* Abweichungen vom genetischen Code.

So bedeutet z. B. die Basenfolge UGA im Standardcode ein Stoppzeichen und beendet damit die Synthese eines Polypeptids. Bei *Saccharomyces cerevisiae* und *Neurospora crassa* dagegen codiert diese Sequenz die Aminosäure Tryptophan. AUA codiert im Standardcode Isoleucin, bei *Saccharomyces cerevisiae* Methionin.

Zusammenfassung

Mitochondrien finden sich in allen aeroben Zellen von Tieren und Pflanzen. Sie besitzen in der Regel die Form von Stäbchen, sind etwa 3 µm lang und 1 µm im Durchmesser. Sie können im Lichtmikroskop gerade noch wahrgenommen werden. Sie vermehren sich durch Teilung oder entwickeln sich aus Promitochondrien. Mitochondrien sind wichtige Organellen zur Energiegewinnung der Zelle. Die Enzyme des Fettsäureabbaus, des Citratzyklus, der oxidativen Phosphorylierung, der Atmungskette sind an ihren inneren Membranen lokalisiert. Sie liefern ATP für den Zellstoffwechsel und verfügen über eine Elektronentransportkette. Sie enthalten in ihrer Matrix DNA, 70S-Ribosomen und alle für eine eigene Proteinbiosynthese notwendigen Enzyme. Wie die Chloroplasten stellen sie ein eigenes genetisches System dar, das in Teilfunktionen vom Zellkern unabhängig ist.

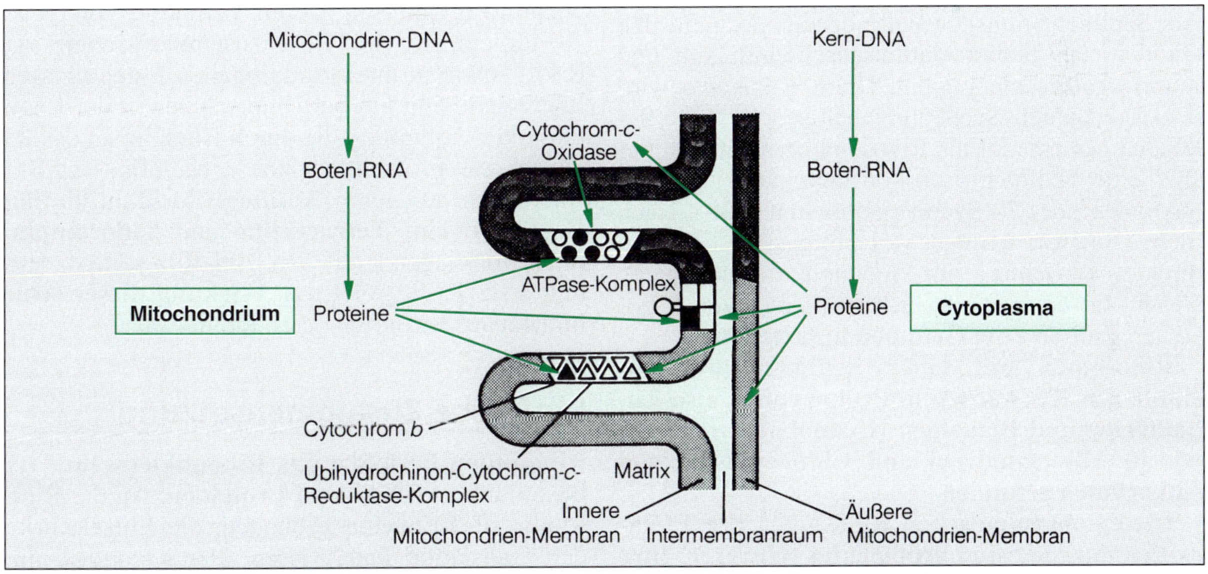

Abb. 6.27 Codierung von Proteinen der Mitochondrienmembran durch Mitochondrien- und Kern-DNA. Mitochondriale DNA trägt u. a. die Information für einige Proteine. 5 dieser Proteine sind identifiziert worden. Es sind Untereinheiten von Enzymen in der inneren Mitochondrienmembran. Die anderen Untereinheiten dieser Enzyme werden jedoch von Zellkern-DNA codiert, an den Ribosomen des Cytoplasmas synthetisiert und in das Mitochondrium eingeschleust. Da die genetische Information von Mitochondrien nicht ausreicht, um alle Proteine (und RNA-Moleküle) zu codieren, sind Mitochondrien, wie Chloroplasten, genetisch semiautonome Zellorganellen. Dunkel gekennzeichnet: die von der mtDNA codierten Proteine in der inneren Mitochondrien-Membran. (Nach L. A. Grivell, Spektrum der Wissenschaft, 72, 1983.)

6.6 Ribosomen

Vorkommen

Ribosomen finden sich in den Zellen aller Lebewesen entweder frei im Cytoplasma oder bei Eukaryoten, je nach den Funktionen der Zelle, auch an die Membranen des Endoplasmatischen Retikulums und des Zellkerns gebunden. Entsprechend liegen die Ribosomen bei Bakterien teilweise an die Cytoplasmamembran gebunden vor. Neben solchen „freien" und membrangebundenen Ribosomen des Cytoplasmas finden sich solche in anderen Zellorganellen, nämlich **in den Chloroplasten der grünen Pflanzen** sowie **in den Mitochondrien tierischer und pflanzlicher Zellen.** Ein Zusammenhang zwischen der Lokalisation in der Zelle und der Funktion der Ribosomen in der Proteinsynthese besteht nicht.

Vorstufen der Ribosomen werden bei Eukaryoten **in den Nukleoli** des Zellkerns gebildet.

Einteilung nach der Sedimentationskonstante

Ribosomen werden im allgemeinen charakterisiert durch ihre Sedimentationskonstante in der Ultrazentrifuge (Dichtegradientenzentrifugation). Als Sedimentationskonstante bezeichnet man den Quotient aus Sedimentationsgeschwindigkeit und Zentrifugalbeschleunigung. Diese Konstante wird in so genannten Svedbergeinheiten (S) 10^{-13} Sekunden gemessen. Eine Ribosomeneinheit z. B. besitzt eine Sedimentationskonstante von $70 \cdot 10^{-13}$ Sekunden oder 70 Svedbergeinheiten (70S). Nach ihren Dimensionen und Molekülmassen, die ja in direkter Beziehung zur Sedimentationskonstante stehen, lassen sich alle bisher untersuchten Ribosomen **grob in zwei Gruppen unterteilen.**

Ribosomen mit einer Sedimentationskonstante um 70S werden in Prokaryoten, also Eubakterien und Blaualgen (Cyanobakterien), sowie in Mitochondrien und Chloroplasten von Eukaryoten gefunden.

Die cytoplasmatischen Ribosomen der Eukaryoten dagegen sind größer und schwerer. Ihre Sedimentationskonstante liegt um 80S. Das höhere Partikelgewicht dieser Ribosomen beruht vor allem auf deren höherem Proteingehalt von maximal 55% im Vergleich zu 37% bei den 70S-Ribosomen.

Diese Einteilung in 70S- und 80S-Ribosomen dient nur einer groben Orientierung. Die 80S-Ribosomen von Tieren und Pflanzen unterscheiden sich in der RNA ihrer Untereinheiten wesentlich voneinander. Ribosomen aus Mitochondrien haben eine Sedimentationskonstante von 73S, die aus Bakterien und Chloroplasten 70S. Innerhalb der Bakterien variiert die Sedimentationskonstante artspezifisch zwischen 66S und 73S. Auch bei tierischen Zellen weisen die Ribosomen offenbar artspezifische Unterschiede auf.

Untereinheiten

Im Elektronenmikroskop erscheinen die Ribosomen als **dichte, rundliche Körnchen** (Abb. 6.28). **Sie bestehen aus einer größeren und einer kleineren Untereinheit. Die Untereinheiten der 70S-Ribosomen haben im Durchschnitt Sedimentationskonstanten von 50S resp. 30S, die Untereinheiten der 80S-Ribosomen solche von 60S bzw. 40S.** Diese Untereinheiten sind nur während der Translation (Elongation) miteinander verbunden. mit der Freisetzung der fertigen Polypeptidkette trennen sich die Untereinheiten wieder.

Bindung von Antibiotika

Zwischen 70S- und 80S-Ribosomen bestehen neben den Unterschieden in Größe und Molekulargewicht auch Unterschiede im Verhältnis von rRNA zu Protein, in der Basenzusammensetzung der RNA, sowie in ihren funktionellen Eigenschaften. Interessant sind hierbei Unterschiede in der Reaktion mit Antibiotika, die durch Bindung an das Ribosom die Proteinbiosynthese beeinflussen. Beispielsweise reagieren **Aminoglykosidantibiotika, Erythromycin, Tetracycline** und **Chloramphenicol** vorwiegend mit den **70S-Ribosomen.** Hierauf ist z.T. die **selektive Wirkung dieser Antibiotika** auf Bakterien zu erklären.

Stoffliche Zusammensetzung

Ribosomen bestehen aus Ribonukleinsäure (ribosomale = rRNA) und Proteinen. An die Ribosomen sind Enzyme gebunden, die Einzelschritte der Translation katalysieren. Der wichtigste niedermolekulare Bestandteil jedes Ribosoms sind zweiwertige Metallionen, hauptsächlich **Mg^{2+}.** Diese Ionen stabilisieren den Komplex aus beiden Untereinheiten. Sinkt die Mg^{2+}-Konzentration unter einen Grenzwert, so dissoziiert das Ribosom in die Untereinheiten, die getrennt nicht zur Proteinsynthese befähigt sind.

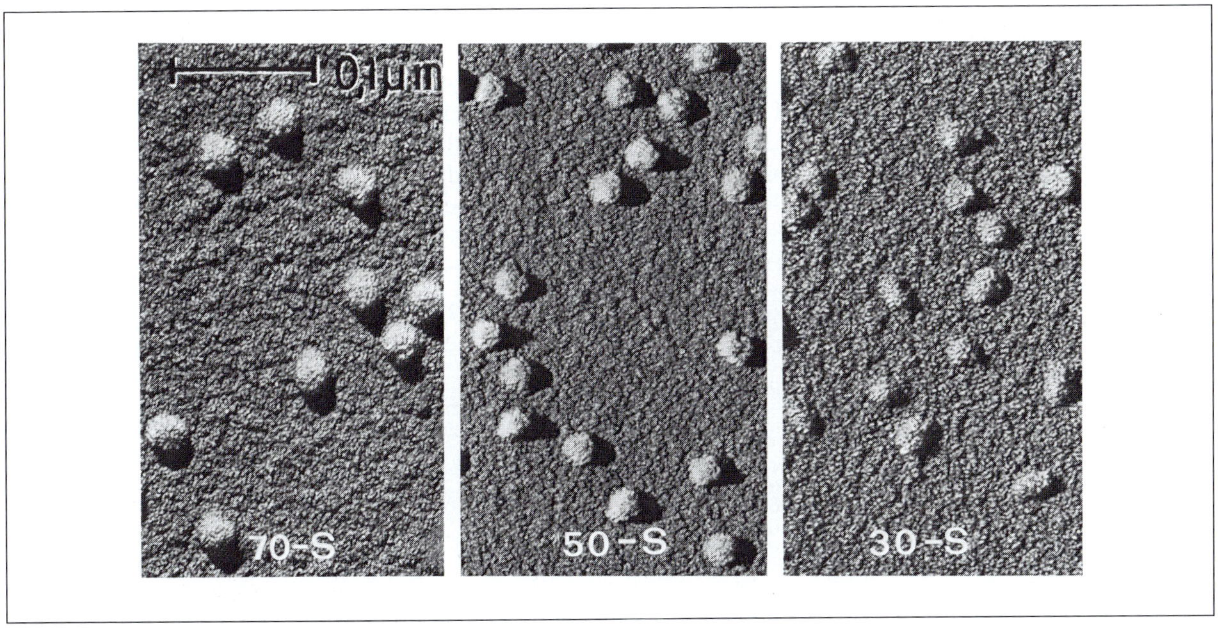

Abb. 6.28 70S-Ribosomen und ihre Untereinheiten im Elektronenmikroskop
(Aufnahme: Prof. Amelunxen, Institut für Pharmazeutische Biologie, Kiel, aus Schlegel, Allgemeine Mikrobiologie, Georg Thieme Verlag, Stuttgart.)

Durch Phenolbehandlung und Ultrazentrifugation lassen sich aus den Untereinheiten der Ribosomen rRNA-Moleküle isolieren. Diese unterscheiden sich deutlich in Molekulargewicht und Sedimentationskonstanten (Tab. 6.3).

Aus den 50S-Untereinheiten lassen sich zwei rRNA-Molekülarten isolieren, eine mit einer Sedimentationskonstante von 23S und eine kleinere von 5S. Die 30S-Untereinheit des Ribosoms enthält ein rRNA-Molekül mit einer Sedimentationskonstante von 16S. Die beiden größeren rRNA-Moleküle unterscheiden sich erheblich in ihrer Basenzusammensetzung. Allgemein hat die rRNA einen höheren Gehalt an Cytosin/Guanin als andere Nukleinsäuren. Auch kommen in den beiden hochmolekularen rRNA-Strängen methylierte Nukleotide vor. Etwa 60% der höher molekularen rRNA liegt in den Ribosomen in Form komplexer Muster aus Schleifen

Tab. 6.3 Die Bestandteile von 70S-Ribosomen

70S M_r 2,8 × 10^6	50S M_r 1,8 × 10^6	1 Molekül 5S-RNA
		1 Molekül 23S-RNA
		30 Polypeptidketten
	30S M_r 1 × 10^6	1 Molekül 16S-RNA
		20 Polypeptidketten

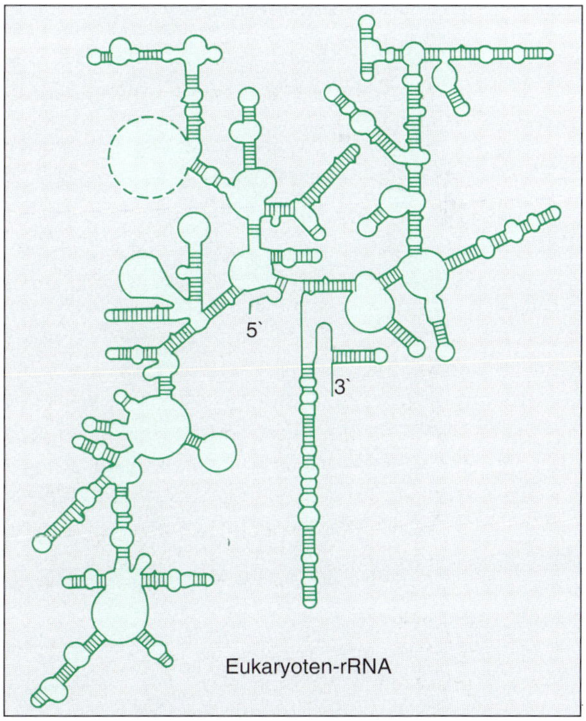

Abb. 6.29 Das komplexe Muster aus Schleifen und basengepaarten Stielen in der gefalteten Struktur der 18S-rRNA der Hefe *Saccharomyces cerevisiae*. Die Haupt-Strukturmerkmale scheinen allen bekannten 16S-artigen rRNAs gemeinsam zu sein. (Nach Alberts et al.: Molekularbiologie der Zelle, VCH Verlagsgesellschaft, Weinheim 1990.)

und doppelsträngigen Abschnitten (Abb. 6.29) vor. Es bestehen art- und organspezifische Unterschiede in der Zusammensetzung der rRNA.

Durch Behandlung mit Harnstoff und hohen LiCl-Konzentrationen lassen sich in der Ultrazentrifuge aus beiden Untereinheiten Proteine abspalten, die sich chromatographisch in einzelne Polypeptidketten auftrennen lassen.

Die 70S-Ribosomen enthalten etwa 60, die 80S-Ribosomen etwa 150 Polypeptidketten mit einer Molekülmasse von durchschnittlich 20 000. In diesen Proteinen überwiegen basische Aminosäuren.

Auch in der Proteinzusammensetzung der Ribosomen wurden artspezifische Unterschiede gefunden, etwa bei Leberribosomen verschiedener Tierarten.

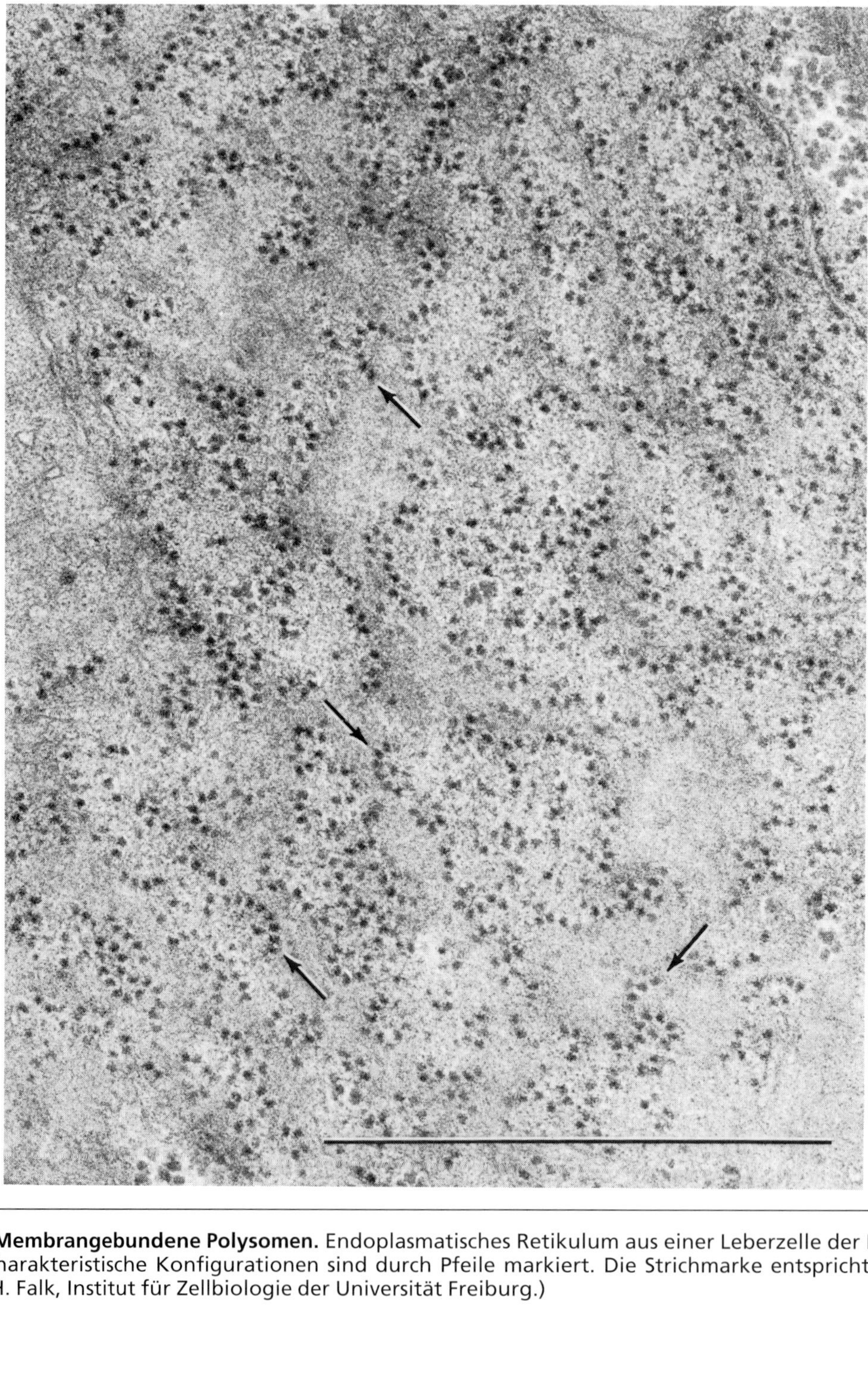

Abb. 6.30 Membrangebundene Polysomen. Endoplasmatisches Retikulum aus einer Leberzelle der Ratte. Einige besonders charakteristische Konfigurationen sind durch Pfeile markiert. Die Strichmarke entspricht 1 μm. (Aufnahme: Dr. H. Falk, Institut für Zellbiologie der Universität Freiburg.)

Funktion

Ribosomen sind die Organellen der Proteinbiosynthese. An ihnen laufen die Vorgänge der Translation ab. Hierbei kommt der ribosomalen RNA eine zentrale Rolle zu. Bei der Proteinbiosynthese treten die einzelnen Ribosomen zu größeren Funktionseinheiten, den **Polysomen,** zusammen (Abb. 6.30). Ein solches Polysom besteht in der Regel aus 4–7 Ribosomen, die durch ein fadenförmiges Molekül von messenger-RNA zusammengehalten werden. Solche Polysomen finden sich in Zellen mit starker Proteinsynthese in Gestalt von Rosetten oder von Spiralen, bei denen die kleinere Untereinheit der einzelnen Ribosomen nach innen orientiert ist. Sind die Polysomen membrangebunden, so sitzen die größeren Untereinheiten der Membran an. In Krebszellen oder Zellen, die von Viren befallen sind, können Polysomen wesentlich vergrößert sein und bis zu 30 Ribosomen umfassen.

Zusammenfassung

Ribosomen bestehen aus zwei unterschiedlich großen Untereinheiten. Beide bestehen aus rRNA und Proteinen. Die Aggregation der Untereinheiten zum vollständigen Ribosom ist eine wesentliche Voraussetzung für den Ablauf der Proteinbiosynthese. Ribosomen werden durch ihr Sedimentationsverhalten in der Ultrazentrifuge charakterisiert. Bei Prokaryoten finden sich 70S-Ribosomen. Diese sind teilweise frei im Cytoplasma lokalisiert, teilweise an die Cytoplasmamembran assoziiert. Die Zellen der Eukaryoten besitzen 70S- und 80S-Ribosomen. 70S-Ribosomen finden sich hier in den Mitochondrien und Chloroplasten. 80S-Ribosomen sind teilweise im Protoplasma lokalisiert, teils an die Membranen des rauen Endoplasmatischen Retikulums und des Zellkerns assoziiert.

Ribosomen sind die Organellen der Proteinbiosynthese. An ihnen spielen sich die Vogänge der Translation ab. Während der Proteinbiosynthese assoziieren mehrere Ribosomen mit mRNA zu einem Funktionskomplex, einem Polysom.

6.7 Mikrotubuli

Reversibler Zusammenbau aus Proteineinheiten

Mikrotubuli gelten als universelle Organisationsstrukturen eukaryotischer Zellen. In prokaryotischen Zellen sind keine Mikrotubuli und damit auch kein Cytoskelett vorhanden. Sie sind in fast allen pflanzlichen und tierischen Zellen beschrieben worden. Es sind gleichförmige Röhren mit einem Außendurchmesser von 25 nm, einem Innendurchmesser von etwa 20 nm und variabler Länge. Sie bestehen aus Untereinheiten, dem so genannten Tubulin. Tubulinmoleküle sind Heterodimere, die aus zwei fest miteinander verbundenen globulären Untereinheiten, α- und β-Tubulin, bestehen. Sie bilden in regelmäßiger Anordnung parallele Protofilamente, aus denen sich die Mikrotubuli zusammensetzen. Mikrotubuli sind labile Strukturen, die sich rasch zusammenfügen und wieder zerfallen.

In vitro polymerisieren Mikrotubuli spontan, wenn die Tubulinlösung eine bestimmte kritische Konzentration überschreitet. Die Untereinheiten aggregieren weiter, bis keinerlei Verlängerung mehr erkennbar ist. Die Mikrotubuli stehen dann in einem Fließgleichgewicht mit freiem Tubulin. Mikrotubuli-Untereinheiten werden ständig an einem Ende, dem Plus-Ende, hinzugefügt und werden am anderen Ende, dem Minus-Ende, abgestoßen. Mikrotubuli sind also dynamische Strukturen. Tubulinmonomere lagern sich reversibel zu Tubulinpolymeren, den Mikrotubuli, zusammen. Hierbei spielen die Tubulinkonzentration, GTP, Ca^{2+}, die Temperatur sowie verschiedene andere Faktoren eine wesentliche Rolle.

Dieser **reversible Aufbau der Mikrotubuli** lässt sich z. B. durch Behandlung der Zellen mit Colchicin demonstrieren. Die Mikrotubuli verschwinden, wenn die Zelle einer bestimmten Konzentration an Colchicin ausgesetzt wird. Wird das Colchicin wieder ausgewaschen, so bilden sich die Mikrotubuli innerhalb kurzer Zeit wieder zurück (Abb. 6.31).

Tubulin ist ein Protein mit einer Sedimentationskonstanten von 6S. Dies entspricht einer Molekülmasse von etwa 120 000 Dalton. Tubulin ist aus zwei verschiedenen Untereinheiten, α- und β-Tubulin, zusammengesetzt.

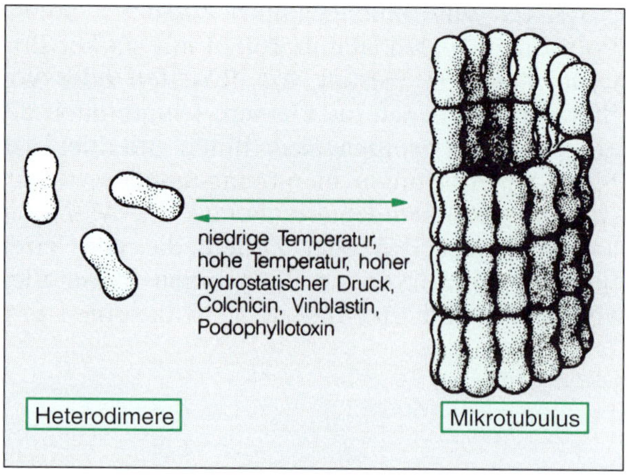

Abb. 6.31 Aufbau eines Mikrotubulus aus heterodimeren Tubulineinheiten mit Angabe einiger Faktoren, die die Aggregation bzw. den Zerfall von Mikrotubuli beeinflussen

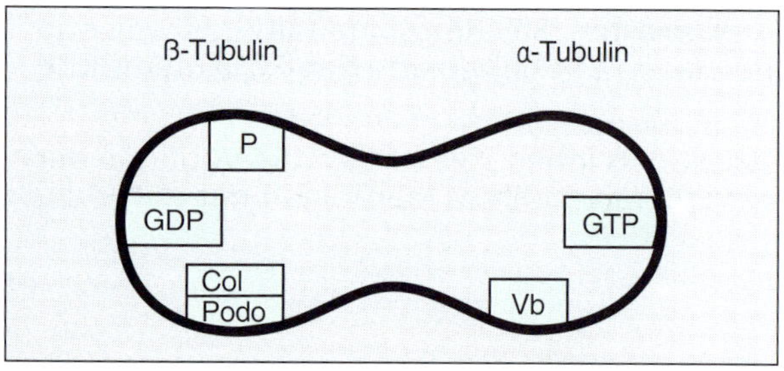

Abb. 6.32 Modell eines Tubulinmonomeren mit Bindungsstellen für GTP, GDP, Vinblastin (Vb), Colchicin und Podophyllin. Das Tubulin ist phosphoryliert (P). Tubulin zeigt einen polaren Aufbau

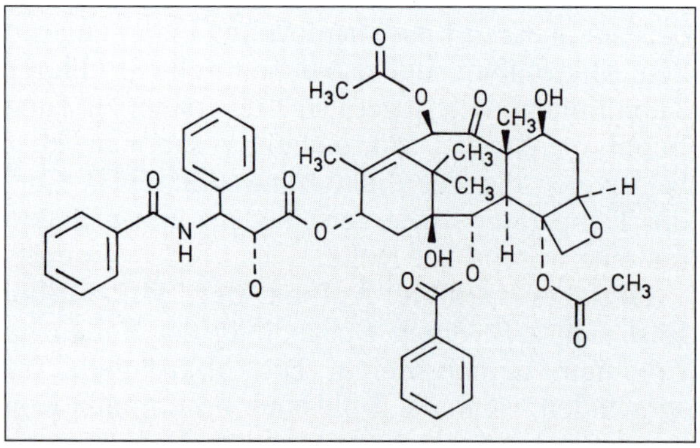

Abb. 6.33 Taxol

Tubulin ist mit Guaninnukleotiden assoziiert, vor allem mit Guanosintriphosphat (GTP). Tubulin besitzt offensichtlich Bindungsstellen für GTP und GDP. GTP spielt wahrscheinlich eine Rolle bei der Tubulinpolymerisation (Abb. 6.32).

Angriffsort für Colchicin, Vinblastin, Vincristin und Taxol

Tubulin vermag bestimmte Alkaloide, wie Colchicin, Vinblastin und Vincristin sowie Podophyllotoxin zu binden. Durch die Bindung dieser Verbindungen an Tubulin verändert sich dessen Konformation, sodass es nicht mehr in Mikrotubuli eingebaut werden kann. Dadurch verschiebt sich das Gleichgewicht zwischen Mikrotubuli und Tubulin zugunsten des Tubulins, so dass die Mikrotubuli aufgelöst werden. Hierdurch wird u.a. die Ausbildung des Spindelapparates während der Zellteilung verhindert. Daher werden solche Verbindungen als Spindelgifte bezeichnet (Kap. 9.1).

Vinblastin z.B. bildet mit Tubulin typische Kristalle. Diese enthalten pro Mol Tubulin ein Mol Vinblastin, d.h. Tubulin hat eine Bindungsstelle für Vinblastin. Diese Vinblastin-Tubulin-Kristalle können noch zusätzlich Colchicin binden. Es gibt also neben der Vinblastinbindungsstelle noch eine Colchicinbindungsstelle. Podophyllotoxin dagegen konkurriert mit dem Colchicin um die gleiche Bindungsstelle (Abb. 6.32).

Taxol ist ein Diterpen aus der Rinde der Pazifischen Eibe (*Taxus brevifolia*) (Abb. 6.33). Während die anderen der hier erwähnten Spindelgifte den Zerfall der Mikrotubuli in Tubulinmoleküle bewirken, fördert Taxol die Bildung der Mikrotubuli aus den Tubulindimeren und stabilisiert das Röhrensystem durch Verhinderung seiner Depolymerisation. Hierdurch bedingt stehen der Zelle keine freien Tubulindimeren für die Ausbildung des Spindelapparates zur Verfügung. Damit wird die Kern- und Zellteilung unterbunden. Taxol ist seit Anfang 1994 als Zytostatikum zur Behandlung des fortgeschrittenen Ovarialkarzinoms zugelassen. Wie alle Spindelgifte zeigt Taxol bei der Anwendung beim Menschen erhebliche Nebenwirkungen.

Bedeutung für die Zelle

Mikrotubuli haben unter anderem Cytoskelettfunktion. Blutplättchen (Thrombozyten) und Erythrozyten z.B. verdanken ihre Gestalt einem am Plättchenrand verlaufenden Band von Mikrotubuli. Vor allem bei wandlosen Zellen, z.B. tierischen Zellen, beeinflussen Mikrotubuli durch Zusammenlagerung zu verhältnismäßig festen intrazellulären Verstrebungen, dem Cytoskelett, die Zellform.

Die Mikrotubuli sind wesentliche Voraussetzung für eine geordnete Bewegung der einzel-

nen Organellen in der Zelle. Sie ermöglichen damit einen räumlich geordneten Ablauf der Bewegung der Organellen.

Mikrotubuli sind auch an der Verteilung und Motilität von Oberflächenrezeptoren beteiligt. Hierdurch beeinflussen Mikrotubuli verschiedene Zellfunktionen.

Eine wichtige Rolle spielen die **Mikrotubuli bei der Kernteilung,** d.h. bei der Verteilung der Chromatiden auf die beiden Zellpole. Sie sind **wesentliche Bestandteile des Spindelapparates,** der die Bewegung der Chromatiden vermittelt (Kap. 9.1). In der Anaphase der Kernteilung werden durch Vermittlung der Spindelfasern, die aus Mikrotubuli aufgebaut sind, die Chromatiden in Richtung auf die beiden Pole der Zelle verschoben.

Colchicin bindet an freies Tubulin und bewirkt dadurch eine Auflösung der Spindelmikrotubuli. Hierdurch wird die Anaphase blockiert. Durch das Ausbleiben der Anaphasenbewegung werden schließlich alle Chromatiden in einen einzigen Kern zusammengeschlossen, der damit die doppelte Zahl von Chromosomen enthält. **Durch Behandlung mit Colchicin kann deshalb eine Vervielfachung von Chromosomensätzen, eine Polyploidisierung, erreicht werden** (Kap. 12.2.1).

Auch die Alkaloide Vinblastin und Vincristin unterbinden die Kernteilung durch Auflösung des Spindelapparates. Aus diesem Grunde können sie, wie Colchicin und dessen Derivate, als Zytostatika in der Tumortherapie eingesetzt werden.

Auch an der Zellteilung, die während der Schlussphase der Kernteilung einsetzt, sind Mikrotubuli beteiligt. Während der Telophase werden die Spindelmikrotubuli abgebaut. Zwischen den neu gebildeten Tochterkernen bildet sich zunächst ein Bereich aus, der zahlreiche parallele Mikrotubuli enthält, der **Phragmoplast** (Kap. 3.1).

Zwischen der Mitose und Interphase läuft in der Pflanzenzelle ein charakteristischer Mikrotubuluszyklus ab. Die zunächst im Außenbereich des Cytoplasmas verteilten Mikrotubuli sammeln sich bei beginnender Prophase in einem ringförmigen Band, das den künftigen Teilungsäquator markiert. Während der Kernteilung kommt es zur Ausbildung des Spindelapparates und nach dessen Zusammenbruch in der **Telophase zur Anhäufung paralleler Mikrotubuli im Bereich des Phragmoplasten,** in dem die Zellplatte entsteht. Auch **die Orientierung der Cellulosefibrillen in der pflanzlichen Zellwand wird von Mikrotubuli gesteuert.** Die Mehrzahl der cytoplasmatischen Mikrotubuli einer Pflanzenzelle sind an der Innenseite der Cytoplasmamembran angeordnet. Sie winden sich in dicht gepackten Helices um die Zelle. Deckungsgleich zu den Mikrotubuli an der Innenseite der Cytoplasmamembran sind die Cellulosefibrillen an der Außenseite der Cytoplasmamembran angeordnet. Die Bildung der Cellulosefibrillen ist dabei nicht von der Anwesenheit von Mikrotubuli abhängig. Jedoch wird **eine entwicklungsspezifische Änderung in der Anordnung der Cellulosefibrillen von den Mikrotubuli gesteuert.** Z.B. finden sich Mikrotubuli immer dort, wo in speziellen Wandbereichen eine lokal begrenzte Verstärkung der Zellwand stattfindet, **z.B. bei der Aussteifung von Xylemzellen.**

Das **Cytoskelett pflanzlicher Zellen reagiert auf** extrazelluläre Signale, z.B. **Licht.** Pflanzen können auf Veränderungen der Lichtintensität oder Richtung des Lichteinfalls reagieren, indem sie die Lage ihrer Chloroplasten verändern. An dieser **Umorientierung der Chloroplasten** ist das Cytoskelett beteiligt.

Auch **Phytohormone,** z.B. **Gibberellinsäure, beeinflussen die Orientierung der Mikrotubuli.** Unter dem Einfluss von Gibberellinsäure orientieren sich die Mikrotubuli an den Innenflächen der Cytoplasmamembran senkrecht zur Längsachse der Zelle. Dies bewirkt eine entsprechende Celluloseauflagerung, welche nur ein Wachstum der Zelle in Längsrichtung erlaubt. Es resultieren so dünne, lange Sprosse.

Mikrotubuli finden sich häufig auch in Geißeln, den Bewegungsorganellen von z.B. Flagellaten, Zoosporen und Gameten. Die Geißeln der Bakterien sind dagegen völlig anders aufgebaut.

Das Mikrotubulussystem spielt bei der Organisation des Cytoplasmas eine zentrale Rolle. **Es steuert die Bewegung praktisch aller Zellorganellen** und bestimmt damit deren geordnete Verteilung im Cytoplasma. Hierdurch greift das Mikrotubulussystem regulierend in zahlreiche Stoffwechselvorgänge ein. Es koordiniert die Aktivität des Bewegungsapparates der Zelle. Durch direkte oder indirekte Beeinflussung von Zelloberflächen-Rezeptoren, d.h. von Membranproteinen, moduliert es die Wechselwirkungen der Zelle und ihrer Umwelt.

Das Mikrotubulussystem sichert so das Zusammenwirken der zahlreichen mechanischen, chemischen und metabolischen Vorgänge der Zelle.

Dem Cytoskelett der Zellen von Säugetieren und Mensch werden drei Sorten von Proteinfibrillen zugerechnet, die Aktinfilamente mit einem Durchmesser von ca. 6 nm, die Mikrotubuli mit einem Durchmesser von ca. 10 nm sowie intermediäre Filamente, mit einem Durchmesser von ca.

Tab. 6.4 Unterteilung der intermediären Filamente des Cytoskeletts bei Säugern und Mensch

Filamente	Typisch für
Keratinfilamente	Epithelzellen
Desminfilamente	Muskelzellen
Vimentinfilamente	Bindegewebszellen
Neurofilamente	Nervenzellen
Gliafilamente	Nähr- und Stützgewebe des Nervensystems

10 nm. Das Cytoskelett ist keine starre Struktur, sondern eher ein elastisches Netzwerk. Es hat zwar stützende Funktion und stabilisiert die Zellform, ist jedoch auch am Stofftransport innerhalb der Zelle und an der Bewegung von Zellen beteiligt.

Die intermediären Filamente sind von Zelltyp zu Zelltyp verschieden und spiegeln auch gewisse Entwicklungsstadien im Laufe der Differenzierung wider. Die intermediären Filamente lassen sich unterteilen (Tab. 6.4).

Zusammenfassung

Mikrotubuli sind Strukturen eukaryotischer Zellen. Sie bilden Röhren und bestehen aus Untereinheiten, dem so genannten Tubulin. Mikrotubuli sind u.a. am Aufbau der Spindelfasern während der Kernteilung beteiligt. Tubulin bindet Alkaloide wie z.B. Colchicin, Vinblastin und Vincristin. Durch diese Bindung wird der Aufbau der Spindelfasern und damit die Kernteilung unterbunden. Durch Colchicinbehandlung entstehen daher polyploide Zellen. Das Diterpen Taxol dagegen stabilisiert die Mikrotubuli in einer Zelle. Auch hierdurch wird die Kernteilung unterbunden. Mikrotubuli sind daneben noch an zahlreichen anderen Funktionen der Zelle beteiligt, z.B. als so genanntes „Cytoskelett" und der Formbildung von Zellen sowie an Transportvorgängen in der Zelle und an Bewegungsvorgängen der Zelle. Sie sind auch am Aufbau des Phragmoplasten beteiligt.

6.8 Vakuolen

6.8.1 Die Zentralvakuole bei Pflanzen

Parenchymzellen von Pflanzen sind im ausgewachsenen Zustand von einer großen, zentralen Vakuole erfüllt, der so genannten Zellsaftvakuole (=Zellsaftraum). Diese ist durch **eine** Biomembran, dem **Tonoplast**, gegen das Cytoplasma abgegrenzt. Der Tonoplast unterscheidet sich in Permeabilität und Struktur eindeutig von der Cytoplasmamembran. Die Zentralvakuole entsteht während der Entwicklung einer meristematischen zur ausdifferenzierten Pflanzenzelle durch Fusion kleiner Vesikel und Vakuolen. Letztere entstehen ihrerseits aus Vesikeln des Endoplasmatischen Retikulums und der Dictyosomen. In der ausdifferenzierten Zelle nimmt die Zentralvakuole bis zu 90% des Zellvolumens ein. Während des Zellzyklus zerfällt sie in kleinere Vakuolen und Vesikel, die nach erfolgter Zellteilung wieder miteinander verschmelzen.

Die Zentralvakuole ist das größte Kompartiment ausdifferenzierter Parenchymzellen von Pflanzen. Sie enthält eine wässrige Lösung zahlreicher anorganischer und organischer Ionen und Moleküle, z.B. Aminosäuren, Zucker, Nukleotide, organische Säuren, wie Äpfelsäure, Citronensäure, Oxalsäure. Auch Makromoleküle wie Proteine oder Pektine können sich in der Zellvakuole finden. Kohlenhydrate sind vor allem als Disaccharide enthalten, z.B. als Saccharose oder Fructose. Jedoch kann auch Glucose in beträchtlicher Menge im Zellsaft gespeichert werden. Saccharose kann als Reservestoff z.B. in Zellen der Zuckerrübe und des Zuckerrohrs gespeichert werden. Auch Inulin, ein Reservepolysaccharid der Asteraceen und Cichoriaceen, findet sich im Zellsaft gelöst.

Ihre wichtigste Aufgabe erfüllt die Zentralvakuole als osmotisches System bei der Regulierung des Zellturgors. **Durch die gelösten Stoffe enthält die Vakuolenflüssigkeit („Zellsaft") einen hohen osmotischen Wert. Auf diesem beruht die Saugkraft der Zelle für Wasser sowie die Gewebespannung (Turgor) pflanzlicher Gewebe.** Die molare Gesamtkonzentration des Zellsaftes liegt weit über der der Flüssigkeit außerhalb der Zellen. Der Zellsaft ist also hypertonisch und saugt deshalb Wasser durch Cytoplasmamembran und Tonoplast in die Zentralvakuole. Der hierdurch entstehende hydrostatische Druck, der **Turgordruck**, spannt die Zellwand und wird vom Zellwanddruck aufgefangen.

Die Zellsaftvakuole dient also über die **Regulierung des osmotischen Drucks** zur **Aufrechterhaltung der Turgeszens,** der **Regulierung des Wasserhaushaltes.**

Neben dem Grundtyp der Vakuole, bei dem eine einzige Vakuole den größten Teil der Zelle ausfüllt und der Protoplast auf einen dünnen Saum zwischen Vakuole und Zellwand beschränkt ist, gibt es Zellen, die mehrere Vakuolen enthalten. Bei der Ausdifferenzierung wird von allen Zellen ein solches Stadium durchlaufen, da sich die zentrale Vakuole durch Vereinigung vieler, anfänglich kleiner Vakuolen entwickelt. Beim dritten Vakuolentyp ist der Vakuolenraum durch zahlreiche Plasmastränge gegliedert.

Die Grundfunktion der Zentralvakuole steht zweifelsohne in Zusammenhang mit dem Wasserhaushalt der Pflanze. Die Vakuole stellt, wie der Protoplast, ein **osmotisches System** dar, das je nach Konzentration der osmotisch wirksamen Moleküle der Umgebung Wasser entzieht oder an diese abgibt. Durch osmotisch aktive Substanzen in der Vakuole entwickelt die Zelle **Saugkräfte,** die wesentlichen Anteil an der Wasseraufnahme der Pflanze haben (Kap. 17.2). Durch diese Saugkraft trägt die Vakuole wesentlich zur **Festigung der nicht verholzten Gewebe** bei. Auch beim Streckungswachstum der Pflanze ist die Vakuole beteiligt (Kap. 18.1.2).

Die Zentralvakuole ist wichtiger **Wasserspeicher** für die Pflanze. Neben Wasser können in der Vakuole zahlreiche andere Stoffe gespeichert werden. Zahlreiche so genannte **sekundäre Pflanzenstoffe** sind in der Vakuole nachweisbar. **Phenole, hydrophile Farbstoffe** wie **Anthocyane** und **Flavone, Alkaloide** und **Herzglykoside,** werden in der Vakuole vorübergehend oder dauernd gespeichert. Der Transport solcher Moleküle in die und aus der Vakuole wird durch die Tonoplastenmembran spezifisch geregelt.

Vor dem Transport vom Cytoplasma in die Vakuole werden diese Verbindungen glykosidiert. Dies erhöht ihre Wasserlöslichkeit. Manche dieser Verbindungen, z. B. die Herzglykoside, sind für Pflanzenzellen toxisch. Ihre Konzentration und Speicherung in der Vakuole kann als „Entgiftungsvorgang" angesehen werden. Neben diesen organischen Verbindungen finden sich in den Vakuolen auch anorganische Ionen sowie gelegentlich ungelöste Ca^{2+}-Salze von Oxal- oder Kohlensäure. Die kristallinen Einschlüsse, z. B. **Calciumoxalatdrusen, Rhaphiden** und **Kristallsand,** können zur mikroskopischen Erkennung von Drogen dienen.

Grundsätzlich besteht für alle Stoffe, die in der Vakuole gespeichert sind, die Möglichkeit, wieder in das Cytoplasma aufgenommen und damit wieder in den Stoffwechsel zurückgeführt zu werden.

Dies gilt vor allem für anorganische Ionen und organische Reservestoffe, wie Mono- und Disaccharide, Aminosäuren, Nukleotide und Enzyme. Auch Proteine, die als Reservestoffe dienen, können in der Zentralvakuole gespeichert werden, u. a. auch als **Aleuronkörner** und **Proteinkristalle.** Die Speicherproteine werden am rauen E. R. gebildet. Die Aleuronkörner entstehen entweder direkt aus E. R.-Vesikeln oder über die Dictyosomen durch Zusammenfließen von Golgi-Vesikeln. Bei der **Proteinspeicherung,** z. B. in Samen, handelt es sich allerdings um einen Grenzfall besonderer Art. Die Vakuolen gehen dabei graduell in spezielle Speicherorganellen über, so genannte Protein-Bodies. Bei der Mobilisierung der Proteine bei der Samenkeimung verschmelzen die leeren Protein-Bodies unter erneuter Bildung der Vakuolen. **Die Proteine sind die einzigen bekannten Makromoleküle, die zur Speicherung in die Zentralvakuole gelangen.** Reservestoffe wie Stärke, Glykogen und Speicherlipide (fette Öle) finden sich nicht in der Zentralvakuole. Reservestärke wird in besonderen Organellen, den Amyloplasten gebildet und gelagert. Fette Öle finden sich als flüssige Ansammlung, so genannte Oleosomen, im Cytoplasma. Solche verstreut im Cytoplasma liegende Öltröpfchen sind wegen ihrer hohen Lichtbrechung gut im Lichtmikroskop zu erkennen, z. B. auf Querschnitten von Bärentraubenblättern. Sie lassen sich mit Sudan-III-Glycerol rot anfärben. In der alten pharmakognostischen Literatur werden sie als „Phytosterintröpfchen" bezeichnet.

Eine besondere Rolle spielt die Zentralvakuole bei der **Speicherung von CO_2** in Form von Malat. Bei Crassulaceen, die an besonders heiße und trokkene Standorte angepasst sind, bleiben während des Tages die Spaltöffnungen geschlossen, um die Transpiration zu verringern und damit den Wasserverlust zu vermeiden. Während der Nacht werden die Spaltöffnungen geöffnet. Aufgenommenes CO_2 wird durch Einbau in Phosphoenolpyruvat unter Bildung von Oxalacetat gebunden. Oxalacetat wird in Malat überführt. Dieses wird in den Vakuolen gespeichert. Am Tag wird Malat aus der Vakuole in die Chloroplasten transportiert und dort decarboxyliert. Das so freigesetzte CO_2 dient der Photosynthese (Kap. 16.3.5).

Ein weiteres Beispiel für kurzfristige Speicherung in der Vakuole ist bei Hefen bekannt. Hefen speichern vor allem basische Aminosäuren in der Vakuole, z. B. liegen 95% des freien Arginins in der Vakuole vor. Wachsen Hefen auf einem stickstofffreien Medium, dann wird das Arginin des Vakuolenspeichers aufgebraucht. Wird dem Medium dann eine Stickstoffquelle zugesetzt, wird der Argininspeicher der Vakuole sofort wieder aufgefüllt.

Über den Transport sekundärer Pflanzenstoffe in die Vakuolen ist bisher nur wenig bekannt.

Viele dieser Verbindungen liegen in der Vakuole als Glykoside vor. Die entsprechenden zuckerübertragenden Enzyme, Glykosyltransferasen, sind im Cytoplasma und in Plastiden lokalisiert. Der Transport durch den Tonoplasten erfolgt mittels spezifischer Transportsysteme, durch aktiven Transport. Die Energie hierfür wird durch Tonoplasten-spezifische ATPasen geliefert.

Neben der Regulierung des Wasserhaushalts und der Stoffspeicherung dient die Zentralvakuole der ausdifferenzierten Pflanzenzellen auch als **lysosomales Kompartiment.** Der Zentralvakuole fällt somit eine Rolle beim Abbau organischer Strukturen und Moleküle zu. In allen daraufhin untersuchten Zentralvakuolen höherer und niedrigerer Pflanzen wurden Hydrolasen gefunden. Im Cytoplasma solcher Zellen lassen sich keine Lysosomen nachweisen. Die lysosomalen Enzyme finden sich dagegen im Zellsaft.

Auf Grund neuerer Untersuchungen ergibt sich, dass der Vakuole eine viel aktivere und vielfältigere Rolle im Stoffwechselgeschehen zukommt, als bisher angenommen wurde.

6.8.2 Spezialisierte Vakuolen

In spezialisierten Vakuolen von Dauerzellen von Pflanzen kann es zu einer Akkumulation praktisch nur einer Substanz kommen, z. B. von Gerbstoffen, Proteinen und Schleimstoffen.

Gerbstoffvakuolen finden sich etwa in Rinden und manchen Früchten (Ericaceen).

Vakuolen mit fetten Ölen finden sich gehäuft in Speicherorganen z. B. ölhaltiger Samen und Früchte. Fettes Öl wird jedoch nicht in der Zentralvakuole, sondern in kleinen, im Plasma verstreuten Vakuolen akkumuliert.

Aus **Kohlenhydraten bestehender Schleim** findet sich **in den Zentralvakuolen** mancher Zwiebeln und Knollen (z. B. *Bulbus Scillae*, *Tubera Salep*). Schleim dient in diesen Fällen als Reservepolysaccharid. Zur Osmoregulation und Unterstützung der Wasserspeicherung dienen Schleimsubstanzen in Vakuolen von Zellen in Blättern und Stengeln sukkulenter Pflanzen. In **Vakuolen** spezialisierter Zellen können sich auch **ätherische Öle** finden, z. B. in den Ölzellen von Kalmus (*Acorus calamus*), Ingwer (*Zingiber officinale*), Zimt (*Cinamomum ceylanicum*), Lorbeer (*Laurus noblis*) und Pfeffer (*Piper nigrum*). Solche Zellen werden auch als **Ölidioblasten** bezeichnet.

Zusammenfassung

Vakuolen sind mit Flüssigkeit erfüllte Räume innerhalb der Zelle, die durch Biomembranen gegen das Cytoplasma abgegrenzt sind. Typisch pflanzliche Zellen besitzen eine große Zentralvakuole. Diese ist durch die Tonoplastenmembran vom Cytoplasma abgegrenzt. In dieser großen Zentralvakuole finden sich Zucker, Glykoside, Proteine sowie Farbstoffe z. B. Flavonoide und Anthocyane. Auch Alkaloide können sich in der Zentralvakuole finden. Hochpolymere Substanzen, wie z. B. Stärke oder Cellulose werden dagegen in der Zentralvakuole nicht polymerisiert. Der Zentralvakuole der Pflanze kommt wesentliche Bedeutung bei osmotischen Vorgängen zu. Sie dient zur Aufrechterhaltung der Gewebsspannung.

6.8.3 Lysosomen

Vorkommen

Lysosomen sind von **einer** Biomembran umschlossene, kleine Vakuolen, die sich in tierischen und selten in pflanzlichen Zellen finden. In pflanzlichen Zellen übernimmt in der Regel die Zentralvakuole die Funktion der Lysosomen. Sie besitzen *keine im Elektronenmikroskop charakteristische Ultrastruktur* und können nur durch ihre biochemischen Eigenschaften, insbesondere durch ihre Enzymausstattung, von anderen Zellstrukturen unterschieden werden. Lysosomen enthalten zahlreiche Enzyme, meist *Hydrolasen,* mit weit differierender Spezifität und einem Wirkungsoptimum im sauren pH-Bereich (Tab. 6.5). Die absoluten und relativen Konzentrationen der lysosomalen Enzyme in den Zellen verschiedener Gewebe können beträchtlichen Schwankungen unterworfen sein. *Besonders reich an Lysosomen sind Leber, Niere, Milz und Leukozyten.* Primäre Lysosomen werden durch Abscheidung von Vesikeln aus Dictyosomen gebildet.

Funktion

Lysomen dienen dem intrazellulären Abbau von Makromolekülen. Sie enthalten eine große Zahl von Enzymen, z. B. Proteasen und Glykosidasen. Sie spielen in der Zelle eine wichtige Rolle für den Abbau von zellfremden und zelleigenen Stoffen. Durch ihren Bestand an hydrolytischen

Tab.6.5 Beispiele von Lysosomen-Enzymen

Enzym	Abbau von
Phosphoprotein-Phosphatase Kathepsin Kollagenase	Proteinen
Saure DNase Saure RNase Saure Phosphatase	Nukleinsäuren
Phospholipasen A und C Esterasen	Lipiden
β-Glucuronidase β-Galactosidase α-Mannosidase Hyaluronidase Muraminidase (Lysozym)	Strukturpolysacchariden
α-Glucosidase	Speicherpolysacchariden (Glykogen)

Enzymen sind die Lysosomen *zum Abbau aller wichtigen biologischen Verbindungen in der Lage.* Die Membran schützt jedoch das Cytoplasma der Zelle selbst vor einer Einwirkung dieser Hydrolasen und damit vor der Autolyse. Die abbauenden Enzyme können also nur zur Wirkung kommen, wenn Substanzen in die Lysosomen gelangen.

Der intrazelluläre Abbau von Substanzen durch die Lysosomenenzyme kann Substanzen exogener oder endogener Herkunft betreffen. Der erstere Vorgang wird als Heterophagie, der letztere als Autophagie bezeichnet.

Heterophagie

Partikel, z.B. Bakterien, Viren oder Makromoleküle, werden durch Endozytose (Phagozytose, Pinozytose) in die Zelle aufgenommen. In der Zelle liegen die so aufgenommenen Substanzen dann in membranumschlossenen Vakuolen. Diese Endozytosevesikel zeichnen sich durch eine charakteristische Hülle aus und werden deshalb als „coated vesicles" bezeichnet. Sie transportieren das endozytierte Material zu größeren Vesikeln, den Endosomen. Diese verschmelzen mit primären Lysosomen. In den so entstehenden Vakuolen, den sekundären Lysosomen („Verdauungsvakuolen"), wird das endozytierte Material dann durch lytische Enzyme abgebaut. Niedermolekulare Verbindungen, die hierdurch entstehen, werden in das Cytoplasma ausgeschleust und stehen dort für weitere Stoffwechselvorgänge zur Verfügung. Unverdaubares Material bleibt als Restkörper weiter von der Membran umschlossen und wird entweder in dieser Form in der Zelle deponiert oder durch Exozytose aus der Zelle ausgeschleust (Abb. 6.34). Bei den Protozoen stellen die Lysosomen reine Verdauungsorganellen dar. Bei den Metazoen erfüllen sie daneben noch speziellere Funktionen. In den Leukozyten sowie im gesamten Immunsystem erfüllen sie in erster Linie eine Abwehrfunktion. Leukozyten enthalten zahlreiche Lysosomen. Deren Bildung erfolgt im Golgi-Apparat der unreifen Granulozyten. Endozytose und Verdauung von Bakterien durch Leukozyten tritt besonders dann ein, wenn diese mit Antikörpern reagiert haben. In den Lysosomen der Makrophagen werden antigene Stoffe teilweise abgebaut und bestimmte Bereiche hiervon, die aus etwa 8–12 Aminosäuren bestehen, an der Zelloberfläche den T-Lymphozyten „präsentiert". Dies ist eine wesentliche Voraussetzung für den Ablauf einer Immunreaktion (Kap. 5.4.3).

Die Aufgabe der Lysosomen in der Niere besteht offensichtlich darin, die aus dem Primärharn resorbierten Proteine dem Organismus durch weiteren Abbau wieder zugänglich zu machen. In der

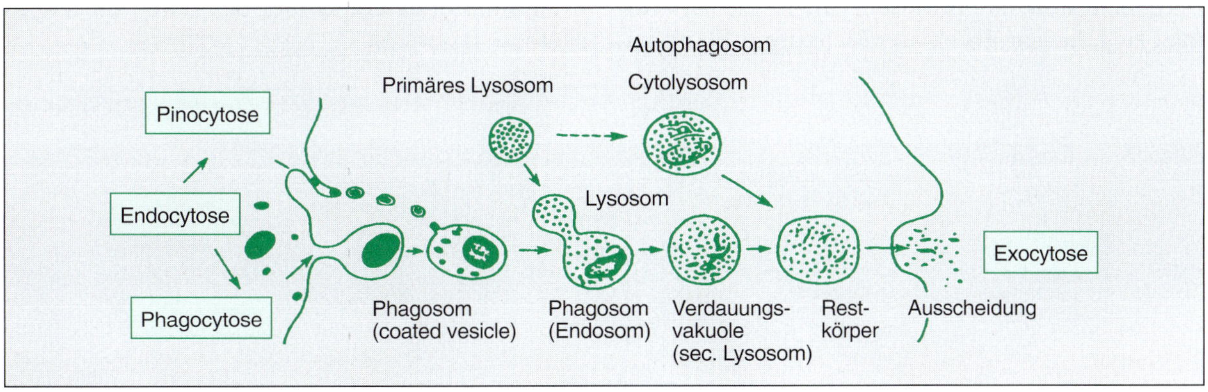

Abb. 6.34 Schematische Darstellung der Lysosomenfunktion

Schilddrüse spalten die lysosomalen Enzyme Thyreoglobulin und mobilisieren auf diese Weise Thyroxin.

Autophagie

Wie elektronenmikroskopische Untersuchungen zeigen, können Teile des Cytoplasmas, einschließlich darin enthaltener Organellen wie Mitochondrien, E.R., Dictyosomen, von einer Elementarmembran umhüllt und damit abgesondert werden. In diesen Vakuolen, den Cytolysosomen, werden die zelleigenen Substanzen abgebaut, autolysiert. Sie treten besonders unter unphysiologischen Bedingungen in der Zelle auf, wie Nahrungs- und Sauerstoffmangel, unter dem Einfluss von Zellgiften und nach Bestrahlung. Ebenso finden sie sich in Zellen, die Differenzierungsprozesse durchmachen. Bei der Embryonalentwicklung und der Metamorphose sind die Cytolysosomen am Umbau der Gewebe beteiligt, indem sie funktionslos gewordene Strukturen einschmelzen. Ihre physiologische Bedeutung besteht offensichtlich im intrazellulären Abbau von nicht mehr funktionsfähigen Teilen des Cytoplasmas.

Auf das Fehlen lysosomaler Enzyme können wahrscheinlich viele Speicherkrankheiten zurückgeführt werden. So fehlt den Lysosomen bei einer bestimmten Form der Glykogen-Speicherkrankheit die α-Glucosidase. Hierdurch kommt es zur Anhäufung von Glykogen in der Zelle. Ursache des Fehlens lysosomaler Enzyme sind im Allgemeinen Mutationen in einem Strukturgen, das bestimmte lysosomale Enzyme codiert. In anderen Fällen, z.B. der so genannten I-Zellkrankheit, ist das Fehlen der hydrolytischen Enzyme in den Lysosomen auf eine Fehlverteilung dieser Enzyme zurückzuführen. Sie finden sich nicht in den Lysosomen, aber im Blut der Patienten.

Lysosomale Enzyme müssen eine gemeinsame Erkennungstruktur aufweisen, um in die Lysosomen zu gelangen. Es ist dies Mannose-6-Phosphat. Über diesen Molekülteil werden lysosomale Enzyme am Mannose-6-Phosphat-Rezeptor an der Lysosomenmembran gebunden und können dann ins Lysosom aufgenommen werden.

6.8.4 Glyoxysomen

Glyoxysomen sind von einer Biomembran umschlossene Zellorganellen. Sie bauen Fettsäuren durch β-Oxidation zu Acetyl-Coenzym A ab. Sie finden sich nur in Kotyledonen und Endosperm von keimenden Samen von Pflanzen. Ihre Enzymausstattung ermöglicht die Umwandlung der in den Lipiden der Samen gespeicherten Fettsäuren zu Zuckern, welche die Keimpflanze zu ihrem Wachstum benötigt.

Die Umwandlung der Fettsäuren zu Zuckern verläuft über den Glyoxylatzyklus (Kap. 16.9.2).

Die Glyoxysomen gehören zu einer Gruppe von Zellorganellen, die unter dem Begriff Peroxisomen zusammengefasst werden. Sie tragen ihren Namen, weil sie über Enzyme verfügen, die organischen Substraten mit Hilfe molekularen Sauerstoffs Wasserstoff unter Bildung von Wasserstoffperoxid entziehen können.

Durch das Enzym Katalase wird dann H_2O_2 umgesetzt, um andere Verbindungen zu oxidieren, z.B. Ethanol zu Acetaldehyd. Solche „Entgiftungsreaktionen“ laufen z.B. in Leber und Nierenzellen etc. ab.

Peroxisomen sind sehr vielseitige Organellen. Sie können in verschiedenen Zelltypen recht unterschiedliche Enzyme besitzen.

In Pflanzen finden sich Peroxisomen auch in Blättern. Sie spielen dort eine Rolle bei der Photorespiration. Dabei wird Glykolat in Peroxisomen in ein Molekül Phosphoglycerat und CO_2 umgewandelt. In vielen Pflanzen geht durch die Photorespiration etwa ein Drittel des durch die Photosynthese fixierten CO_2 wieder verloren.

Genetik

7 Allgemeine Grundlagen

7.1 Begriffsbestimmungen

Eine wesentliche Eigenschaft aller Lebewesen ist die Fähigkeit, sich fortzupflanzen. Dies beruht im Grundsätzlichen auf der Möglichkeit, das Erbgut zu reduplizieren und neue Zellen aufzubauen. Die Entstehung eines neuen Organismus kann vegetativ oder sexuell erfolgen.

Vegetative Vermehrung von Organismen beruht auf **mitotischer** Kern- und Zellteilung und erfolgt unter Weitergabe der Erbfaktoren in unveränderter Form, in unveränderter Kombination. Die durch vegetative Vermehrung entstandenen Individuen sind im Allgemeinen dem Organismus, aus dessen Teilen sie entstanden sind, gleich im Aussehen (phänotypisch) und erbgleich (genotypisch). Die auf vegetativem Wege aus einem einzigen Individuum hervorgegangenen Nachkommen bilden einen Klon.

Geschlechtliche oder sexuelle Fortpflanzung ist mit der Verschmelzung von Geschlechtszellen, so genannten Gameten, zu einer Zygote verbunden. Durch die Vorgänge während der **Meiose** wird das elterliche Erbgut neu kombiniert. Die Nachkommen weisen neue Merkmalskombinationen auf. Sie sind zwar den Eltern ähnlich, unterscheiden sich jedoch von diesen in einzelnen Merkmalen. Offensichtlich wird von Generation zu Generation Information weitergegeben, in der die Eigenschaften der Nachkommen festgelegt sind.

Diese Information ist das Erbgut eines Organismus. Das Erbgut liegt als Summe voneinander trennbarer Teilinformationen, den Erbfaktoren oder Genen vor. **Die Gesamtheit aller Erbfaktoren eines Organismus wird als Genom oder genetische Information bezeichnet.** Bei Bakterien, Blaualgen und DNA-Viren besteht dieses Genom aus einem einzigen Molekül von Desoxyribosenukleinsäure, auf dem alle Gene aneinander gekoppelt lokalisiert sind. Bei Eukaryoten, die über wesentlich mehr Erbinformationen verfügen, ist das Erbgut auf mehrere DNA-Moleküle verteilt, auf denen jeweils ein Teil der Gene zusammengekoppelt vorliegen, in so genannten **Kopplungsgruppen.** Die Träger dieser Kopplungsgruppen sind die Chromosomen. **Erbeigenschaften, die auf einem Chromosom lokalisiert sind, werden bei der Kernteilung gemeinsam auf die Folgegeneration übertragen (=Faktorenkopplung), es sei denn, es erfolgt ein Kopplungsbruch. Jedes Gen nimmt auf dem betreffenden Chromosom, der betreffenden Kopplungsgruppe, einen ganz bestimmten Ort ein, den Genort oder Genlocus.**

Die Gesamtheit der Gene eines Organismus wird auch als dessen **Genotyp** bezeichnet. **Nach außen sichtbar wird die Funktion der Gene im Auftreten bestimmter Merkmale, der Phäne.** Die Summe aller Merkmale eines Organismus ist sein **Phänotyp.**

Der Phänotyp eines Organismus wird jedoch nicht nur von den Erbeigenschaften geprägt. Innerhalb des vom Erbgut gesteckten Rahmens wirken auch Umwelteinflüsse, wie Ernährung und Klima, auf die Merkmalsausbildung ein. Solche Umwelteinflüsse können auch bestimmen, welche Erbeigenschaften eines Individuums überhaupt in Merkmale umgesetzt werden. Der Phänotyp eines Organismus spiegelt also dessen Genotyp unter bestimmten Außenbedingungen wider. **Ein Merkmal kann von mehreren Genen beeinflusst werden (Polygenie). Ebenso kann ein Gen an der Ausbildung mehrerer Merkmale beteiligt sein (Polyphänie).**

Eine Reihe von Organismen besitzen jede Erbinformation, **jedes Gen nur in der Einzahl.** Hierunter fallen die meisten Viren, alle Bakterien sowie **Eukaryoten, die in ihrem Zellkern nur den einfachen, den haploiden Chromosomensatz besitzen, die so genannten Haplonten.**

Diploide Organismen – Diplonten – verfügen über die doppelte Erbinformation. Jedes Gen ist in allen Zellen zweimal vorhanden. Diejenigen Chromosomen eines diploiden Organismus, die die gleichen Gene tragen, sind **homologe Chromosomen.** Eines hiervon stammt vom väterlichen, das andere vom mütterlichen Gameten. **Auf homologen**

Chromosomen nehmen entsprechende Gene die gleichen Genloci ein. Solche Gene nennt man Allele. Allele können völlig identisch sein. Dann ist der Organismus für den betreffenden Genort homozygot. Allele können jedoch auch verschieden sein. Beispielsweise kann das eine Allel die Blütenfarbe Weiß, das andere Allel die Blütenfarbe Rot determinieren. **Ein Organismus mit einem solch unterschiedlichen Allelpaar ist in Bezug auf dieses Merkmal heterozygot.**

Solche Unterschiede von Allelen entstehen durch Mutation eines Gens. Im Allgemeinen ist das Erbgut konstant. Außerordentlich selten treten jedoch sprunghafte Veränderungen, Mutationen, auf. Individuen, die eine mutierte Information tragen, werden als Mutanten bezeichnet. Mutationen werden bei allen Organismen beobachtet. **Ein Gen kann also in verschiedenen Zustandsformen, verschiedenen Allelen, vorkommen.** Dies beruht auf Veränderungen der DNA innerhalb eines Gens. Ein Gen kann in mehreren Allelen vorkommen. Bei Drosophila z.B. konnten bei einem Gen für Augenfarbe 12 verschiedene Allele gefunden werden. Man spricht hier von **multipler Allelie. Sie beruht auf mehreren, verschiedenen Mutationen eines Gens** in verschiedenen Individuen. Die Änderung der Zustandsform eines Gens, etwa von der Blütenfarbe Rot nach Weiß, ist dem Mutationsereignis entsprechend. **Allele sind also homologe Gene auf homologen Chromosomen, die in verschiedener oder gleicher Zustandsform vorliegen können, d.h. eine unterschiedliche Nukleotidfolge besitzen können.**

Kreuzt man Individuen, die sich in einem Genort, einem Allel unterscheiden, spricht man von einem **monohybriden Erbgang.** Zeigen beide Eltern Unterschiede in zwei, drei oder mehreren Allelen auf, so spricht man von **dihybriden, trihybriden oder polyhybriden Erbgängen.**

Erbeigenschaften lassen sich durch Kreuzungsanalysen untersuchen. Die Erkenntnis der Gesetzmäßigkeiten ihrer Übertragung geht auf die Kreuzungsversuche von Gregor Mendel (1822–1884) zurück. Die Ergebnisse dieser Analysen sind in den drei nach ihm benannten **Mendel'schen Regeln** zusammengefasst (Tab. 7.1).

Tab. 7.1 Mendel'sche Vererbungsregeln

1. Mendelgesetz
Kreuzt man zwei reinerbige Rassen, die sich in einem Allelpaar unterscheiden, so sind die Nachkommen – die erste Filialgeneration (F_1-Hybriden) – unter sich gleich (Uniformitätsgesetz). Cytologische Grundlage: Bei der Befruchtung verschmelzen die männlichen und die weiblichen Geschlechtszellen zur Zygote. Daraus entwickelt sich durch erbgleiche, mitotische Teilungen der diploide Organismus. Bei gleichen reinerbigen Elternindividuen kann sich in der Zygote immer nur die gleiche Kombination von Erbanlagen ergeben. Dabei ist es gleichgültig, welcher der beiden Elternorganismen (bei Pflanzen!!) die männliche oder die weibliche Keimzelle liefert. Die Ergebnisse reziproker Kreuzungen sind gleich (Reziprozitätsgesetz).
2. Mendelgesetz
Kreuzt man zwei Monohybride der F_1-Generation, so sind die Individuen der Nachkommenschaft (F_2-Generation) untereinander nicht gleich, sondern spalten in bestimmten Zahlenverhältnissen auf (Spaltungsgesetz). Cytologische Grundlage: Bei der Meiose werden die homologen Chromosomen getrennt. Die haploiden Gameten können nur jeweils eines der beiden Allele enthalten (Gesetz von der Reinheit der Gameten).
3. Mendelgesetz
Kreuzt man zwei Rassen, die sich in zwei oder mehr Allelen unterscheiden, so werden die einzelnen Allele unabhängig voneinander vererbt und können neu kombiniert werden (Gesetz von der Neukombination der Gene). Cytologische Grundlage: Durch Zufallsverteilung werden bei der Meiose die väterlichen und mütterlichen Chromosomen auf die Tochterzellen (Tetraden) verteilt und dabei neu kombiniert. Dies gilt natürlich nur mit der Einschränkung, dass die Allele auf verschiedenen Chromosomen (=Kopplungsgruppen) liegen. Allele, die auf den gleichen Chromosomen liegen, können durch Neuverteilung der Chromosomen während der Meiose nicht neu kombiniert werden. Dies wäre nur möglich durch Kopplungsbruch (Stückaustausch zwischen homologen Chromosomen). Dieser Vorgang unterliegt jedoch nicht den Mendel'schen Regeln.

8 Verteilung des Erbgutes

8.1 Verteilung von Erbanlagen am Beispiel eines Haplonten

Die grundsätzlichen Vorgänge der Vererbung lassen sich sehr gut am Beispiel eines Haplonten ableiten. **Haplonten sind Organismen, die in allen vegetativen Zellen nur den einfachen, haploiden Chromosomensatz besitzen. Jedem erkennbaren Merkmal kann formal ein Gen zugeordnet werden.** Ein haploider Zellkern besitzt nur ein Exemplar jedes einzelnen Gens. Dieses stammt entweder vom väterlichen oder mütterlichen Elter. Die Ausbildung eines Merkmals wird nur von diesem einen Gen, diesem einen Allel determiniert. Die Gesetzmäßigkeiten der Neukombination von Erbanlagen werden hier nicht, wie bei den Diplonten, durch dominante oder rezessive Gene verdeckt bzw. kompliziert. **Der Phänotyp entspricht hier dem Genotyp.** Die Erbeigenschaften drücken sich unmittelbar als Merkmale aus.

Ein bekanntes Objekt für genetische Analysen ist der Pilz *Neurospora crassa*. Von Neurospora konnten zahlreiche Stoffwechselmutanten hergestellt und isoliert werden. Diese unterscheiden sich beispielsweise in der Fähigkeit, bestimmte Aminosäuren selbst synthetisieren zu können. Normalerweise ist Neurospora befähigt, alle Aminosäuren selbst zu synthetisieren. Solche *prototrophen Wildtypen* lassen sich zu *auxotrophen Formen* mutieren. Diese haben die Fähigkeit verloren, bestimmte Aminosäuren bzw. Substanzen selbst zu synthetisieren. Sie wachsen nur auf Nährmedien, denen diese Substanzen zugefügt sind. Solche Mutationen können z.B. die Aminosäuren *Prolin, Leucin, Arginin* und *Glycin* betreffen. Der Wildtyp kann diese selbst bilden. Er ist *Prolin*$^+$ (Pro$^+$), *Leucin*$^+$ (Leu$^+$), *Arginin*$^+$ (Arg$^+$) und *Glycin*$^+$ (Gly$^+$). Der Mutante müssen diese Aminosäuren über das Nährmedium zugeführt werden. Sie ist *Pro*$^-$, *Leu*$^-$, *Arg*$^-$ und *Gly*$^-$. Die Gene Arg$^+$, Arg$^-$, Gly$^+$, Gly$^-$ resp. Leu$^+$, Leu$^-$, Pro$^+$, Pro$^-$ liegen auf homologen Chromosomen. Sie sind auf das gleiche Merkmal wirkende Gene in unterschiedlichen Zustandsformen, d.h. es sind homologe Gene, Allele (Abb. 8.1).

Kreuzt man in einem angenommenen Beispiel den Wildtyp mit der auxotrophen Mutante, so werden durch die Vereinigung der Geschlechtszellen die Eigenschaften von Wildtyp und Mutante zusammengeführt. **Die diploide Zygote vereinigt die Eigenschaften beider Eltern. Beide Eltern bringen symmetrisch und gleichberechtigt ihr Erbgut in die Zygote ein. Dabei ist das Ergebnis reziproker Kreuzungen gleich. Der Genotyp von Zygoten aus Kreuzungen mit diesen Eltern ist immer gleich, ist uniform.** Bei Neurospora ist wie bei allen Haplonten die erste Kernteilung der Zygote sofort wieder eine **meiotische Teilung.** Der diploide Chromosomensatz der Zygote **wird dabei zu einem haploiden Chromosomensatz reduziert und die Chromosomen auf die Tochterzellen, hier die Sporen, verteilt. Hierbei kann das Erbgut neu kombiniert werden.** In der Nachkommenschaft treten Individuen auf, die den beiden Elterntypen gleichen. Daneben finden sich auch Individuen, die neue Merkmalskombinationen aufweisen. Solche **Rekombinanten** können beispielsweise *Prolin* und *Leucin* oder *Arginin* und *Glycin* selbst synthetisieren, während sie für die anderen beiden Aminosäuren noch auxotroph sind. Dabei zeigt es sich, dass die Erbeigenschaften für *Prolin* und *Leucin* einerseits und *Arginin* und *Glycin* andererseits immer gemeinsam weitergegeben werden. Sie sind offensichtlich strukturell aneinander gekoppelt, liegen auf der gleichen Koppelungsgruppe bzw. dem gleichen Chromosom. **Die vier möglichen Kombinationen,** die aus einer solchen Kreuzung zu erwarten sind, **treten im Verhältnis 1:1:1:1 auf, 50% der Nachkommen entsprechen den beiden Elterntypen, den Parentaltypen, 50% zeigen Neukombinationen von Erbeigenschaften, sind Rekombinanten. Diese Zahlenverhältnisse entsprechen einer Zufallsverteilung der Kopplungsgruppen während der Meiose** (Abb. 8.1).

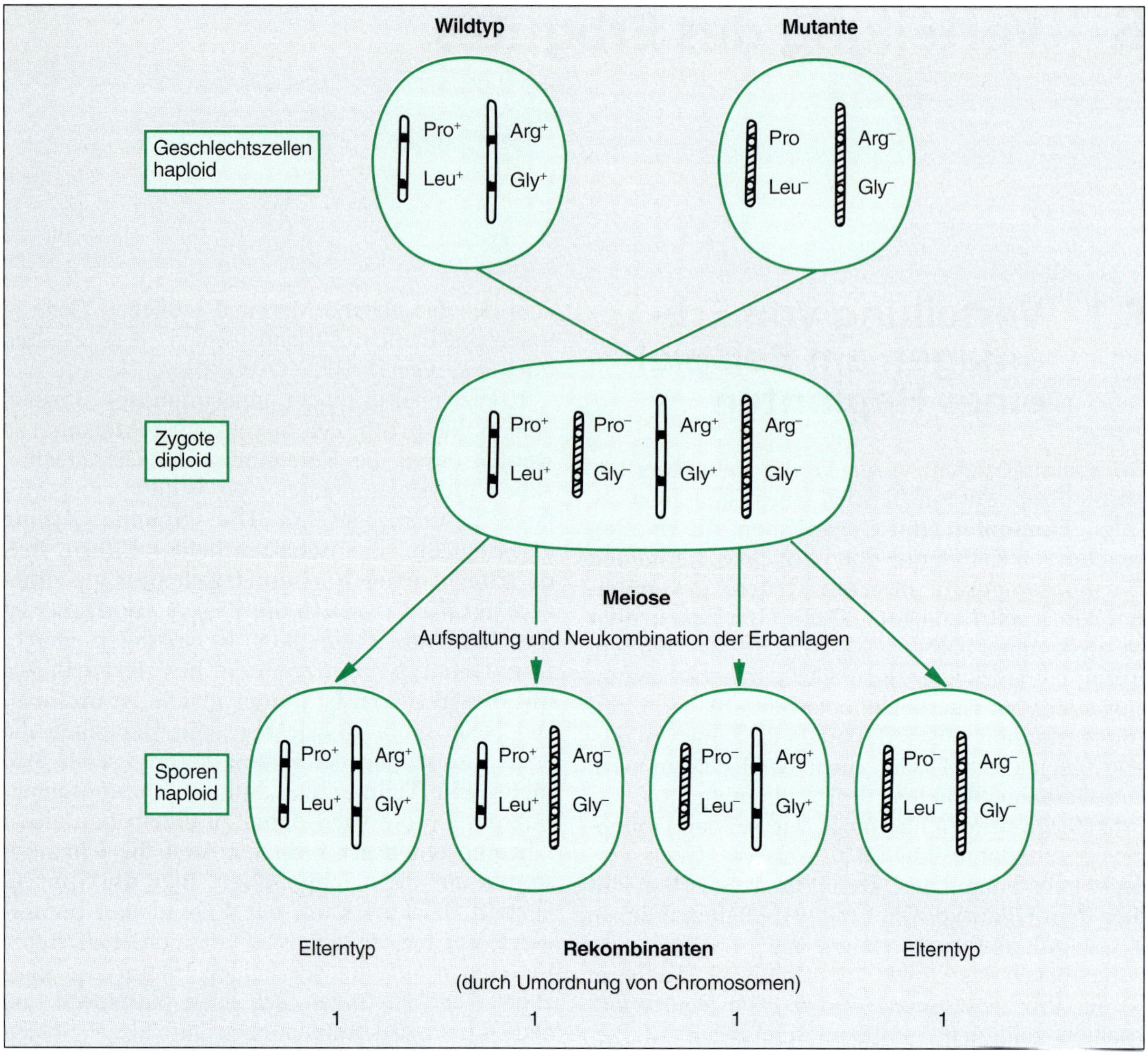

Abb. 8.1 Erbgang bei einem Haplonten

8.2 Kreuzungsverhältnisse bei diploiden Organismen

Diplonten haben in allen Körperzellen, mit Ausnahme der Zellen der Keimbahn, den doppelten Chromosomensatz. Damit ist **jedes Gen doppelt vorhanden.** Bei der Befruchtung wurde eines vom Vater und eines von der Mutter beigesteuert. **Ein Merkmal steht bei Diplonten also grundsätzlich unter der Kontrolle eines Genpaares.** Sind die beiden homologen Gene im gleichen Zustand, d.h. liegen gleiche Allele vor, so wird natürlich im Phänotyp das hierdurch festgelegte Merkmal auftreten. Der betreffende Organismus ist in Bezug auf dieses Merkmal homozygot, reinerbig. In Bezug auf dieses eine Merkmal liegt eine reine Linie vor. Sind die Allele dagegen verschieden, wirken sich beide unterschiedlich auf das Merkmal aus. Der Organismus ist dann in Bezug auf dieses Material heterozygot, mischerbig. Es liegt eine **Hybride,** ein **Bastard** vor. Dabei kann die Ausprägung des Merkmals verschieden erfolgen. Liegt es etwa in der Mitte zwischen den Merkmalen beider Eltern, spricht man von einer **intermediären Vererbung.** Bei Kreuzungen von weiß und rot blühenden Pflanzen z.B. kann die Blütenfarbe der Kreuzung, der Hybride, rosa sein, also intermediär sein. Beide Allele haben zur Merkmalsbildung beigetragen.

Allel Blütenfarbe rot Allel Blütenfarbe weiß	Blütenfarbe rosa	Intermediäres Verhalten der Allele.

In anderen Fällen bestimmt nur eines der beiden Allele das Merkmal. Dieses Allel ist **dominant,** das andere, das nicht auf den ersten Blick erkennbar zur Merkmalsbildung beiträgt, ist **rezessiv.** Seine Wirkung wird durch das dominante Gen überdeckt.

Allel Blütenfarbe rot (dominant) Allel Blütenfarbe weiß (rezessiv)	Blütenfarbe rot	Dominant-rezessives Verhalten der Allele.

Die Dominanz eines Gens ist in den allermeisten Fällen nicht absolut. Fast immer wird die Anwesenheit eines rezessiven Gens an kleinen Unterschieden erkennbar sein. Die Wirkung eines Allels ist u.a. auch von äußeren Einflüssen, Umwelteinflüssen, abhängig. Unter Umständen kann hierdurch die Dominanz eines Allels abgeschwächt werden. Dominantes oder rezessives Verhalten eines Allels ist also relativ und nur unter bestimmten Bedingungen ausgeprägt.

Da bei Diploiden jeweils ein Allelpaar auf die Merkmalsausbildung einwirkt, muss bei Diplonten der Genotyp, d.h. die Erbanlagen nicht mit dem Phänotyp, den erkennbaren Merkmalen übereinstimmen. Durch die Dominanz eines Gens verursacht, können gleichen Phänotypen unterschiedliche Genotypen zugrunde liegen. Die Deutung von Kreuzungsexperimenten wird hierdurch bei Diplonten komplizierter als bei Haplonten.

8.2.1 Monohybrider Erbgang, Mendel'sche Gesetze

Kreuzt man zwei reine, d.h. homozygote Linien, die sich in einem Merkmal unterscheiden, so erhält man in der ersten Filialgeneration (F_1) eine Nachkommenschaft von einheitlichem, uniformem Aussehen. Beide Eltern (Parentalgeneration) bilden Gameten (Geschlechtszellen). Die Gameten vom männlichen bzw. weiblichen Elter sind dabei jeweils unter sich gleich. Männliche und weibliche Gameten unterscheiden sich jedoch in Bezug auf das eine Merkmal bzw. Allel. Bei der Befruchtung werden jeweils ein väterliches und ein mütterliches Allel in der diploiden, heterozygoten Zygote vereinigt. Aus dieser Zygote, etwa der befruchteten Eizelle, entwickelt sich durch fortlaufende Mitosen, d.h. erbgleichen Teilungen, ein diploider Organismus, der in allen seinen Zellen den heterozygoten Zustand beibehält.

Alle Individuen der F_1-Generation sind erbgleich und erscheinungsgleich, sie haben den gleichen Genotyp und den gleichen Phänotyp in Bezug auf das eine Merkmal. Dabei ist es gleichgültig, welche der beiden Eltern als Vater oder Mutter diente. Die Ergebnisse reziproker Kreuzungen sind gleich. Diese Gesetzmäßigkeiten sind im 1. Mendel'schen Gesetz beschrieben. Sinngemäß sind diese auch auf die Zygote der Haplonten übertragbar. Bei Diplonten hängt der Phänotyp der F_1-Generation davon ab, ob sich das Merkmal intermediär oder dominant/rezessiv verhält.

Bei der **Meiose,** die in der **F_1-Generation** zur Bildung der Geschlechtszellen führt, werden die homologen Gene, die Allele, von Vater und Mutter getrennt. **Die Gameten der F_1-Generation sind ungleich. Kreuzt man zwei Individuen der F_1-Generation, so sind infolgedessen die Nachkommen, die F_2-Generation, unter sich nicht gleich**. Die Merkmale spalten auf, das Erbgut wird zum Teil neu kombiniert. **Durch Umverteilung der Chromosomen, der Kopplungsgruppen, bestehen 50% der Nachkommenschaft aus Individuen, die dem Parentaltyp gleichen und homozygot sind. 50% der Nachkommen sind wieder heterozygot. Die Aufspaltung im Genotyp in 50% Parentaltypen und 50% Heterozygote entspricht der Aufspaltung bei den Haplonten.**

Bei den Diplonten werden im Phänotyp diese Spaltungsverhältnisse **bei dominant/rezessiven Verhalten der Allele** maskiert. Hier **ergeben sich Aufspaltungen der F_2-Generation im Phänotyp im Verhältnis 3:1.** $^3/_4$ der Nachkommen gleicht phänotypisch dem einen Parentaltyp, $^1/_4$ dem homozygot rezessiven Parentaltyp. Welche der Individuen mit dem dominanten Allel homozygot oder heterozygot sind, kann nur durch Rückkreuzung mit einem homozygoten Parentalindividuum gefunden werden. **Bei intermediärem Verhalten der Allele spaltet die F_2-Generation im Phänotyp im Verhältnis 1:2:1** auf. $^1/_4$ der Nachkommen gleicht jeweils einem der Eltern, ist homozygot, $^2/_4$ der Nachkommen sind heterozygot. Bei intermediärem Verhalten der Allele lässt sich auch bei Diplonten, bei monohybridem Erbgang, in der F_2-Generation vom Phänotyp auf den Genotyp schließen. **Diese Gesetzmäßigkeiten sind im 2. Mendel'schen Gesetz niedergelegt.** Dies ist das so genannte **Spaltungsgesetz** und **beschreibt die statistische Verteilung von Merkmalen, die Zahlen-**

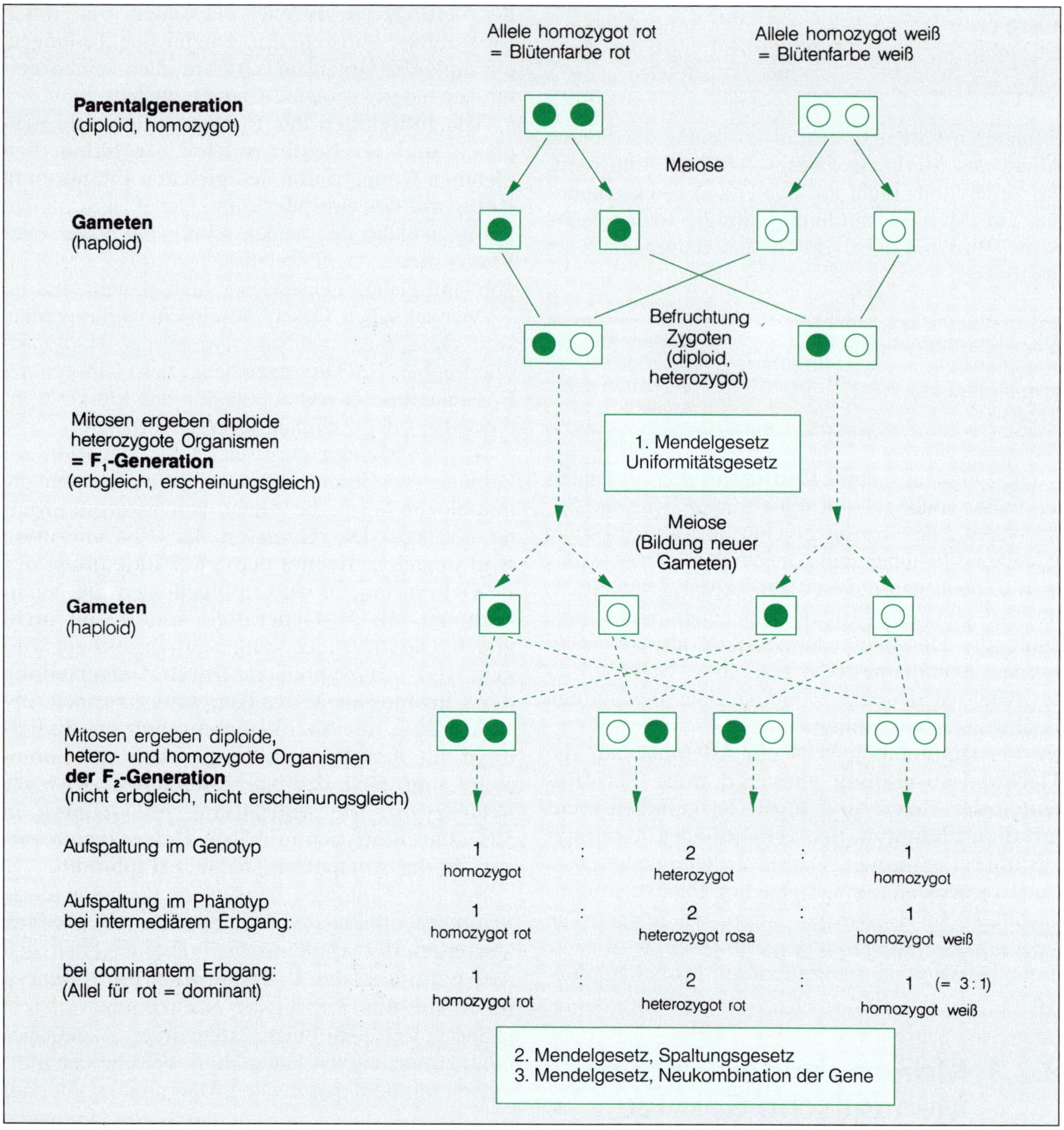

Abb. 8.2 Monohybrider Erbgang. Kreuzungsbeispiel zwischen einer Rasse mit roten und einer Rasse mit weißen Blüten.

verhältnisse bei der Aufspaltung der F_2-Generation, denen eine Umverteilung der väterlichen und mütterlichen Chromosomen bei der Bildung der Gameten der F_1-Generation und deren Kombination in der F_2-Generation zugrunde liegt. **Dieses Gesetz wird auch das Gesetz von der Reinheit der Gameten genannt.** Jeder Gamet enthält nur eines der Allele und ist in Bezug auf die Merkmalsbildung rein.

Das **dritte Mendel'sche Gesetz besagt, dass Gene bei der sexuellen Fortpflanzung neu kombiniert werden können.** Die am Beispiel des Haplonten *Neurospora crassa* gemachten Ausführungen über die freie und unabhängige Kombinierbarkeit von Kopplungsgruppen (=Chromosomen) gelten selbstverständlich auch für Diplonten und lassen sich auch hier durch entsprechende Kreuzungsanalysen, wie sie erstmals von Mendel durchgeführt wurden, ableiten. Für die Verteilung der Gene (Allele) gilt jedoch die Einschränkung, dass Gene nur frei und unabhängig kombiniert werden können, wenn sie auf verschiedenen Chromosomen (=Kopplungsgruppen) lokalisiert sind. Gene, die auf den gleichen Chromosomen liegen, werden gemeinsam vererbt und können durch Neuverteilung der Chromosomen während der Meiose nicht frei und unabhängig kombiniert werden.

Kreuzt man zwei reine Linien, die sich in zwei, drei oder mehr Merkmalen unterscheiden, spricht man von di-, tri- oder polyhybridem Erbgang. Die hier an einem monohybriden Erbgang (s. auch Abb. 8.2) abgeleiteten einfachen Zahlenverhältnisse werden dann wesentlich komplizierter.

Die Bedeutung der Neukombination der Erbanlagen durch geschlechtliche Fortpflanzung lässt sich durch folgendes Zahlenbeispiel verdeutlichen. In einer Art mögen durch zufällige Mutationen 10 neue Rassen entstanden sein, d. h. 10 Allele sind mutiert. Bei ausschließlich vegetativer, ungeschlechtlicher Vermehrung der Individuen dieser Rassen würde die Zahl der Rassen über lange Zeit hinweg erhalten bleiben. Bei der geringen natürlichen Mutationsrate (auf 10^6 bis 10^{11} Zellteilungen kommt im Durchschnitt eine Mutation) ist die Aussicht gering, dass neue Rassen in einem kurzen Zeitraum hinzukommen. Können sich jedoch diese 10 Rassen geschlechtlich vermehren, d. h. durch wechselseitige Befruchtung Genneukombinationen entstehen, so ergibt sich eine Kombinationsrate, d. h. eine mögliche Zahl neuer Rassen von $2^{10} = 1024$. Dies bedeutet, dass durch eine Kreuzung der 10 durch Mutation entstandenen Rassen 1024 im Genotyp verschiedene Genkombinationen entstehen können.

Durch die geschlechtliche Fortpflanzung und die damit verbundenen Vorgänge der Umverteilung von Chromosomen und der Neuverteilung von Genen auf homologen Chromosomen besitzen die Eukaryoten ein sehr erfolgreiches Verfahren zur Erzeugung genetischer Variation, der Voraussetzung für die Weiterentwicklung der Organismen und der Anpassung an sich ändernde Umweltbedingungen. Auch die häufig beobachtete Variabilität der wirksamen Inhaltsstoffe der Arzneipflanzen beruht u. a. auf dieser genetischen Variabilität. Natürlich spielen auch der Entwicklungszustand des Individuums und seine Umwelt eine Rolle bei der Variabilität der Inhaltsstoffe, bzw. allgemein der Merkmale. Genetische Variabilität von Merkmalen kann deshalb nur analysiert werden, wenn sich die fraglichen Individuen in gleicher Umwelt und in gleichem Entwicklungszustand befinden.

8.2.2 Neuverteilung der Gene durch Kopplungsbruch

Oft lassen sich unter der Nachkommenschaft von Kreuzungen auch Rekombinationen finden, deren zahlenmäßiger Anteil von der Zufallsverteilung abweicht. Der Anteil solcher Rekombinanten in der Nachkommenschaft liegt im Verhältnis zu den Parentaltypen unter 50%. Die Analyse dieser Rekombinanten zeigt, dass hier Erbeigenschaften, die normalerweise immer getrennt verteilt werden, da sie auf unterschiedlichen Kopplungsgruppen liegen, nun gemeinsam auftreten und auf die Nachkommenschaft der Rekombinanten gemeinsam weitervererbt werden. Dies kann nur durch **den Austausch von Stücken zwischen homologen Chromosomen** erklärt werden. Durch solche Austauschvorgänge wird die Kopplung von Genen durchbrochen, es kommt zu einem Kopplungsbruch. **Dieser Stückaustausch führt zu einer Neuverteilung von Genen auf Chromosomen, es bilden sich neue Kopplungsgruppen.** Dies geschieht durch ein **Cross-over,** ein Überkreuzen von Chromatiden homologer Chromosomen. Diese brechen an der Überkreuzungsstelle auseinander und verkleben wieder „über Kreuz" (Abb. 8.3).

Die Neuverteilung von Genen führt zusätzlich zur Neukombination der Chromosomen zur Rekombination von Erbeigenschaften. **Das Cross-over ist ein Zufallsereignis.** Es findet in den Chromosomentetraden an zufälligen Stellen statt. Die Wahrscheinlichkeit, dass Genpaare durch ein Cross-over getrennt werden, ist um so größer, je weiter die beiden Gene auf einem Chromosom auseinander liegen. Die Austauschhäufigkeit ergibt damit ein Maß für die relativen Genabstände. **Genaustausch durch Kopplungsbruch lässt sich nur erklären, wenn die Gene linear auf dem Chromosom angeordnet sind.**

Zusammenfassung

Aus solchen Kreuzungsexperimenten lässt sich folgendes ableiten. Das Erbgut besteht aus einer Summe von Teilinformationen, den Genen. Bei Eukaryoten sind diese Teilinformationen zu verschiedenen Kopplungsgruppen, den Chromosomen, zusammengeschlossen. Jede Kopplungsgruppe enthält zahlreiche Teilinformationen in einer eindimensionalen (linearen) Anordnung. Bei der Verschmelzung der Gameten steuern beide Eltern ihre Erbeigenschaften symmetrisch und gleichberechtigt zum Genom der Zygote bei. Bei der nächsten Meiose werden die einzelnen Kopplungs-

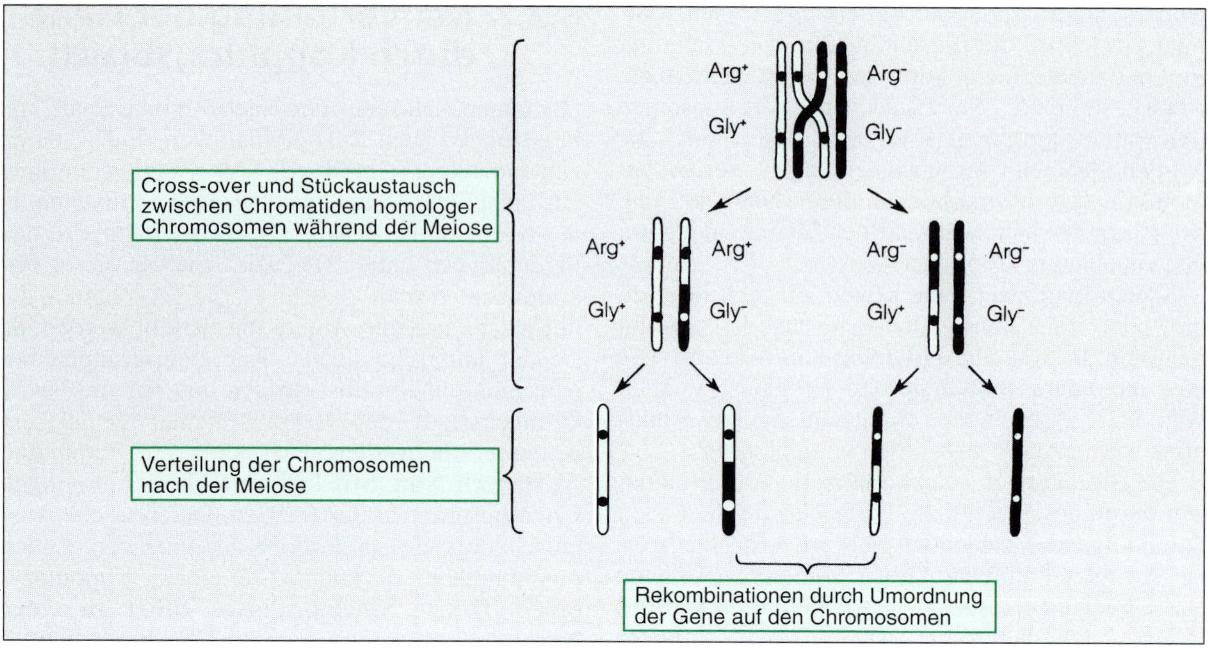

Abb. 8.3 Umordnung von Genen auf den Chromosomen durch Kopplungsbruch

gruppen der Gene unabhängig voneinander auf die Nachkommen verteilt. Dabei treten neue Merkmalskombinationen in festen Zahlenverhältnissen auf.

Die einzelnen Kopplungsgruppen werden nicht immer als feste Struktur zur nächsten Generation weitergegeben. Zwischen homologen Kopplungsgruppen (Chromosomen) der beiden Eltern können reziproke Austauschprozesse stattfinden. Hierdurch werden die Teilinformationen auf den Kopplungsgruppen neu kombiniert. **Kopplungsbrüche führen in der Nachkommenschaft zu rekombinanten Nachkommen, die nicht in festen Zahlenverhältnissen auftreten.** Der Prozentsatz der Umverteilung durch Stückaustausch ist jedoch für jedes Genpaar charakteristisch und gibt ein Maß für dessen relativen Abstand auf der Kopplungsgruppe.

8.3 Plasmatische Vererbung

Der weitaus größte Teil der genetischen Information ist bei den Zellen der Eukaryoten im Zellkern enthalten. Ein kleiner Teil jedoch findet sich auf der DNA von **Mitochondrien** und **Plastiden** (Kap. 6.5; 6.4).

Diese außerhalb des Zellkerns liegenden Organellen haben Anteil an Vererbungserscheinungen. Sie unterliegen jedoch nicht dem Verteilungsmechanismus von Mitose und Meiose und damit nicht dem der Mendel'schen Regeln.

Das gesamte **außerhalb des Zellkerns liegende Erbgut** wird als **Plasmon** bezeichnet und dem Erbgut des Zellkerns, dem Genom, gegenübergestellt. Das **Chondriom** ist das Erbgut der **Mitochondrien,** das **Plastom** das Erbgut der **Chloroplasten (Plastiden).**

Die Phänomene der plasmatischen Vererbung werden oft bei Artkreuzungen sichtbar. **Bei Artkreuzungen sind die Nachkommen reziproker Kreuzungen in der F_1-Generation in der Regel nicht gleich.** Sie zeigen in ihrem Phänotyp jeweils mehr Ähnlichkeiten mit dem mütterlichen Organismus, d. h. sie sind **matroklin.** Dies beruht darauf, dass bei der Befruchtung der Eizelle durch einen der generativen Kerne des Pollenschlauchs von der väterlichen Pflanze zwar das ganze Erbgut des Zellkerns, das Genom in die Eizelle übertragen wird, nicht jedoch Plastiden und Mitochondrien mit ihrem Anteil am Erbgut, dem Plasmon. Die Nachkommenschaft hat ein Genom, das von beiden Eltern stammt. Das Plasmon wird jedoch nur von der Eizelle, d. h. der mütterlichen Pflanze, eingebracht. Artunterschiede im Plasmon werden deutlich in einer mehr zur Mutter neigenden Merkmalsausprägung (Matroklinie). Auch bei der Befruchtung einer tierischen Eizelle durch eine Spermienzelle wird von der Spermienzelle nur der Zellkern (Genom), nicht aber die Mitochondrien (Plasmon) übertragen. Die befruchtete Eizelle und alle Zellen des Organismus, der sich daraus entwickelt, haben nur mütterliche Mitochondrien.

Dies kann bei Artbastarden, z.B. zwischen Pferd und Esel, gezeigt werden. Bei Maultieren ist die Pferdestute das mütterliche Tier. Sie haben Mitochondrien-DNA der Pferde. Beim Maulesel ist die Eselstute das mütterliche Tier. Sie haben Mitochondrien-DNA von Eseln. Auch hier erklärt sich die unterschiedliche Ausprägung der Nachkommen reziproker Kreuzungen, also Maultier und Maulesel, durch unterschiedliche Zusammensetzung des Plasmons. Die Genome der beiden Artbastarde sind gleich.

Zusammenfassung

Die Erbanlagen von Chloroplasten und Mitochondrien tragen zur Vererbung bei. Diese Erbanlagen unterliegen jedoch nicht der Mendel-Verteilung.

9 Kern- und Zellteilungen

9.1 Mitose

Bedeutung

Zellen vermehren sich durch Zweiteilung. Eine Abfolge von Zellteilungen lässt einen vielzelligen Organismus entstehen.

Vor der Zweiteilung der Zellen müssen die Zellbestandteile vermehrt und die DNA verdoppelt werden. Das Cytoplasma mit seinen Organellen und Molekülen wird bei der Zellteilung in etwa gleichmäßig auf beide Tochterzellen verteilt. Die DNA muss jedoch präzise auf beide Tochterzellen verteilt werden. Hierzu laufen bei der Kernteilung exakt gesteuerte Vorgänge ab.

Bei der mitotischen Kern- und Zellteilung, z.B. in Meristemen höherer Pflanzen, wird die Erbinformation gleichmäßig auf die beiden entstehenden Tochterzellen verteilt. **Hierbei werden alle Chromosomen einer sich teilenden Zelle verdoppelt und die Spalthälften, die Chromatiden, gleichmäßig auf die beiden Tochterzellen verteilt. Die mitotische Kern- und Zellteilung** ist **eine erbgleiche Teilung.** Dabei wird das Plasma einer Zelle ohne erkennbare Regelmäßigkeit durchtrennt. In den Zelkernen jedoch laufen geordnete Prozesse ab, die sich im Mikroskop verfolgen lassen.

Der Zellteilung geht immer die Kernteilung, d.h. die Verteilung der Chromosomen, voraus. **Lange vor der Kernteilung, noch in der Interphase, erfolgt die Verdoppelung der DNA in den Chromosomen.** Schon vor Beginn der Mitose sind die Chromosomen verdoppelt. Die Mitose kann in mehrere Stadien zerlegt werden, die sich im Lichtmikroskop verfolgen lassen (Abb. 9.1).

Prophase

Im Zellkern werden die Chromosomen als fädige Strukturen erkennbar. Die Chromosomen verkürzen sich durch Spiralisierung immer mehr. Es ist zu erkennen, dass die Chromosomen als eng zusammenliegende Doppelfäden vorliegen. Die beiden Einzelfäden sind die Spalthälften der Chromosomen, die Chromatiden. Die Chromatiden werden durch die Centromeren zusammengehalten.

Gegen Ende der Prophase wird die Kernmembran aufgelöst, die Nukleolen verschwinden.

Metaphase

Die Chromosomen sind nun maximal verdickt. Sie liegen in der Äquatorialebene der Zelle vor.

Auch die Centromeren sind nun gespalten.

Anaphase

Die Chromatiden trennen sich und wandern zu den Polen der Zelle. Die Centromeren werden dabei offensichtlich von den Spindelfasern geführt.

Telophase

An den Polen der Zelle angelangt, entspiralisieren sich die Chromatiden wieder und verlieren dabei ihre deutliche Gestalt. Kernmembran und Nukleoli werden neu gebildet. Die beiden Tochterkerne gehen in den Interphasenzustand über. Die Zelle wird durch Ausbildung einer neuen Querwand zweigeteilt.

Es sind zwei neue, **erbgleiche** Zellen entstanden.

Wesentlicher Vorgang der mitotischen Teilung ist die Verdoppelung der Desoxyribosenukleinsäure (DNA). **Diese findet bereits in der Interphase, lange vor der Verteilung der Chromosomen auf die Tochterzellen, statt** (Abb. 9.2).

Zellzyklus

Im Zellzyklus, d.h. der Zeit von Zellteilung zu Zellteilung, kommt nach einer Mitose, im Verlaufe der darauf folgenden Interphase zunächst eine Periode, in der keine DNA synthetisiert wird. Dies ist die G_1-Phase (Gap = Lücke). Sie ist durch starke RNA-Synthese, also auch Proteinbiosynthese, ge-

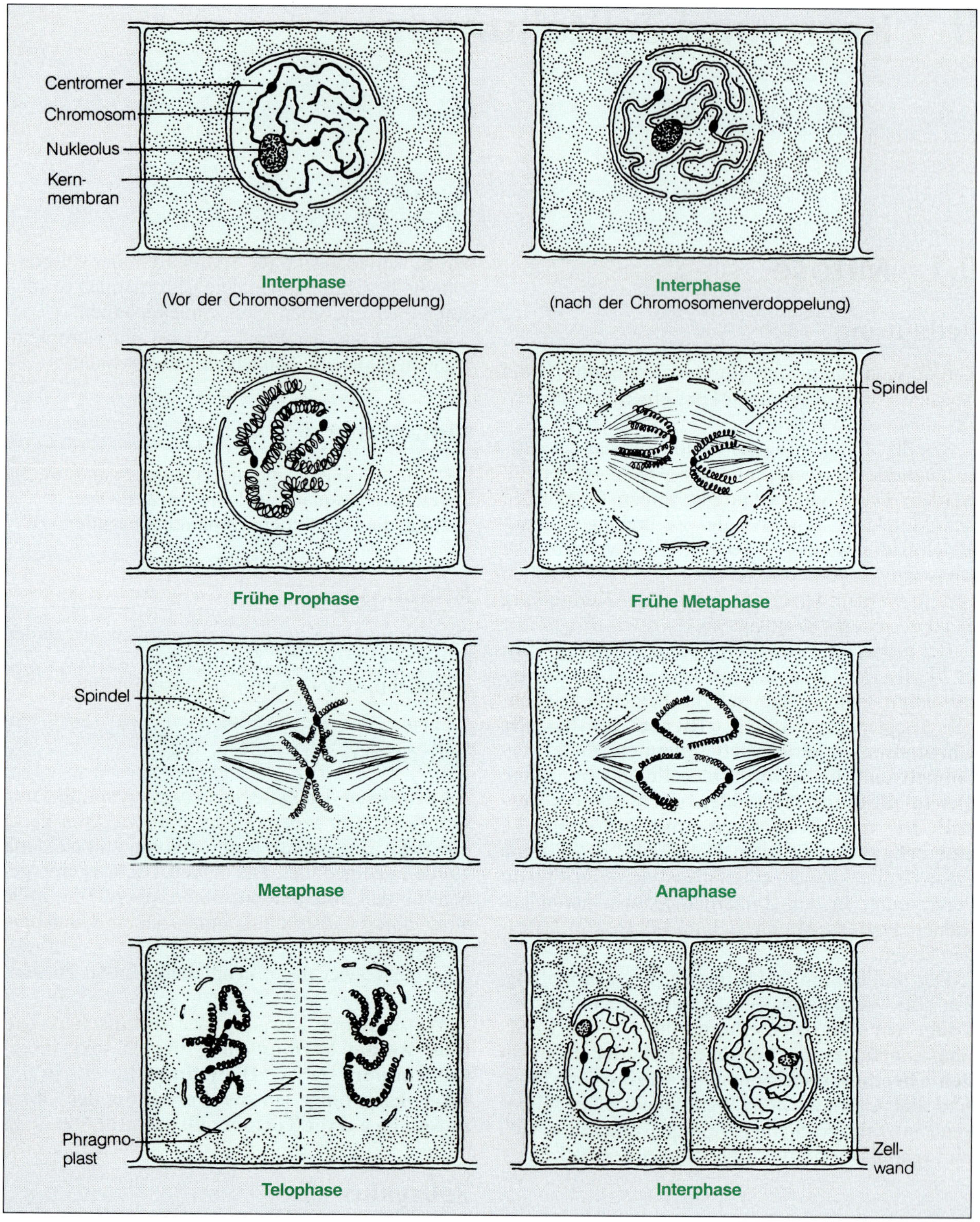

Abb. 9.1 Mitose einer Pflanzenzelle. Die Phasen sind halbschematisch gezeichnet. Aus Gründen der Vereinfachung ist nur ein Paar homologer Chromosomen abgebildet

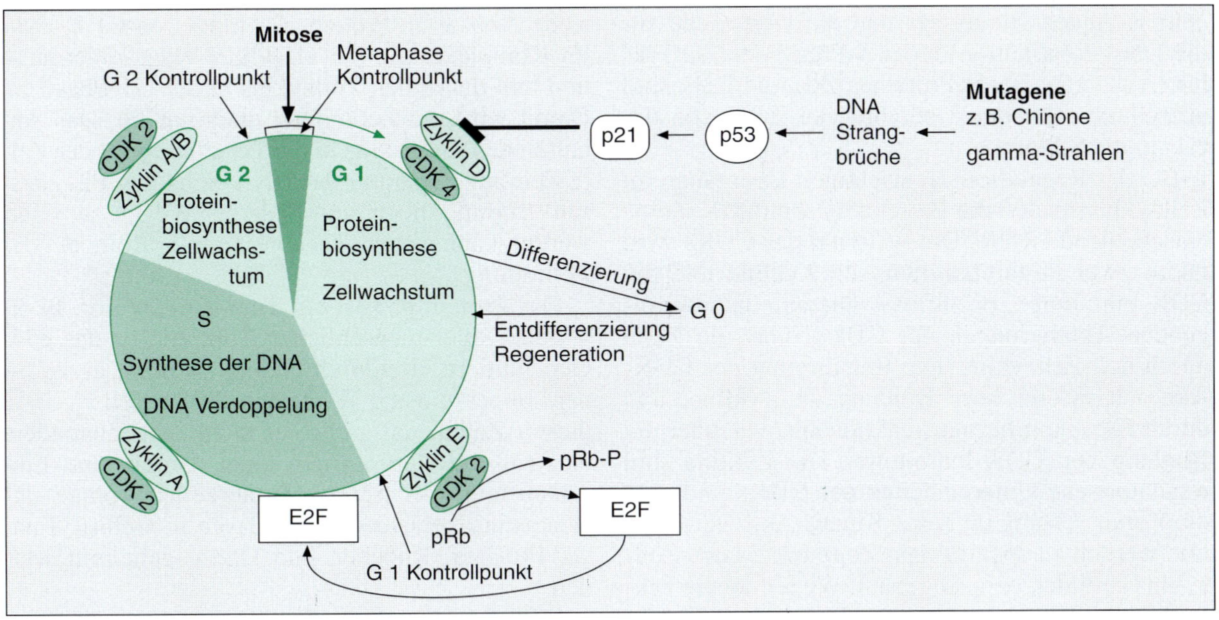

Abb. 9.2 Der Zellzyklus und Prinzipien seiner Regelung

kennzeichnet. In der darauf folgenden S-Phase (S = Synthese) findet die Replikation der DNA statt. Das gesamte Genom der Zelle wird während des Zellzyklus einmal repliziert. Daran schließt sich eine weitere Phase, die G_2-Phase, an. Jedes Chromosom besteht nun bereits aus zwei Chromatiden. Die Zelle kann nun in die eigentliche Mitose, die Transport- und Verteilungsvorgänge eintreten. Diese sind der letzte, mikroskopisch sichtbare Teil der Zellteilung. Der entscheidende Vorgang, die DNA-Replikation, findet also während der S-Phase statt und kann nur durch Messung des DNA-Gehaltes des Zellkerns erkannt werden. Die Vorgänge während der G1-, S- und G2-Phase finden zusammen in der Interphase zwischen zwei Kern- und Zellteilungen (M-Phasen) statt. Die Interphase macht die längste Zeitspanne des Zellzyklus aus.

Bei ihrer Vermehrung durchläuft also eine Zelle verschiedene, sich immer wiederholende, zyklische Phasen. In der G1-Phase nimmt die Zelle an Größe zu und überwacht die äußeren Bedingungen für ihr Wachstum. In embryonalen, resp. in Zellen der primären Meristeme, folgen darauf unmittelbar die S- und die weiteren Phasen des Zellzyklus. Zellen, die sich zu Gewebszellen differenzieren, z. B. zu Zellen des Assimilationsparenchyms, Zellen der Wurzelrinde, der Epidermis oder des Kollenchyms etc. verharren dagegen in der G1-Phase, gehen quasi in eine Dauerphase, die G0-Phase, über. Erst durch Vorgänge der Entdifferenzierung, z. B. bei Regeneration oder der Bildung von Sekundarmeristemen, kann der Zellzyklus solcher Zellen wieder weitergeführt werden.

Der Ablauf des Zellzyklus wird zentral gesteuert. Die Kontrolle wird von einer Vielzahl von Proteinen ausgeübt. Diese überwachen beispielsweise die Umgebung der Zelle, ihren Teilungszustand und DNA-Schäden. Des Weiteren steuern sie die für die Zellteilung nötigen Syntheseschritte. Außerordentlich wichtig ist die Überwachung der Zellumgebung. Unter für die Zelle ungünstigen Bedingungen wird der Zellzyklus angehalten. Man kennt drei Kontrollpunkte z. B. den G2-Kontrollpunkt. An dieser Stelle kommt das Wachstum der Zelle zum Stillstand. Erst wenn die Umgebungsbedingungen günstig sind, die DNA vollständig repliziert ist und die Zelle eine gewisse Größe erreicht hat, erfolgt der Übergang in die M-Phase.

Regulatoren des Zellzyklus sind zyklinabhängige Proteinkinasen (CDK = cyclin dependent kinases). Diese Kinasen aktivieren z. B. Schlüsselenzyme der DNA-Synthese und der DNA-Reparatur und reprimieren sie wieder. Die verschiedenen CDKs sind dabei bestimmten Zellzyklusphasen zugeordnet. CDK2 (und CDK4), die der G1-Phase zugeordnet sind, kontrollieren Gene für die DNA-Replikation. Ein Beispiel hierfür ist die Phosphorylierung des Retinoplastengenprodukts pRb in der G1-Phase. An den pRb-Komplex ist der Transkriptionsfaktor E2F gebunden. Durch die Phosphorylierung zu pRb-P durch CDK2 wird E2F aus dem Komplex freigesetzt und aktiviert Gene für die DNA-Replikation in der S-Phase des Zellzyklus (Abb. 9.2). Beide Proteine, pRb und E2F, sind unabdingbar für den Übergang der Zelle von der G1- in die S-Phase.

Bei der Regulation der wichtigen Übergänge im Zellzyklus spielen die Proteinkinasen (CDKs) eine entscheidende Rolle. Die Aktivität der CDKs wird durch zwei Proteinfamilien, die Zykline und die CDK-Inhibitoren, beeinflusst. Die aufeinander folgenden Aktivierungen der CDKs führt die Zelle durch den Zellzyklus. Die Regulierung der CDK-Aktivität erfolgt über Bindung an Zykline, und durch Phosphorylierungsreaktionen sowie über die Bindung von CDK-Inhibitoren. Die Zykline sind regulatorische Untereinheiten der CDKs und sind die Voraussetzung für deren Kinase-Aktivität. Zykline werden zu spezifischen Zeitpunkten des Zellzyklus gebildet, bzw. abgebaut. Wegen dieses zyklischen Auftretens werden sie als Zykline bezeichnet. Zykline binden an die Kinasen und aktivieren sie zur Phosphorylierung regulatorischer Faktoren. Bei Hefe wurden G1-Zykline nachgewiesen, die den G1-S-Übergang regulieren (Beispiel siehe Abb. 9.2). Eine weitere Zyklinklasse (Mitotisches Zyklin B) regelt den Übergang von G2-M. Diese Kinase bleibt inaktiv, solange sie selbst an zwei spezifischen Aminosäuren phosphoryliert ist. Erst beim Übergang von der G2- zur M-Phase wird sie durch Dephosphorylierung aktiviert und phosphoryliert ihrerseits Faktoren, die den Übergang von G2 zu M regulieren.

Zur Gruppe der zahlreichen CDK-Inhibitoren, die das Zellwachstum abbrechen können, zählt das Protein p21. Es bindet an alle G1-aktiven CDK/ZyklinKomplexe, unterbricht damit den Zellzyklus und gibt so der Zelle die nötige Zeit für eine DNA-Reparatur. P21 kann durch eine Vielzahl von Substanzen, z.B. Wachstumsfaktoren, Zytokine, Tumorpromotoren, Zytostatika, UV- und Gamma-Strahlung aktiviert werden. Diese Faktoren lösen zuerst die Bildung eines weiteren Proteins, des p53 aus. Unter dem Einfluss der oben genannten Faktoren wird p53 in den Zellkernen der betroffenen Zellen verstärkt gebildet. Auf der Ebene der Transkription, also durch Genregulation, erfolgt dann die Aktivierung der Bildung von p21 durch das Protein p53. P53 kann über zwei Bindungsstellen innerhalb des p21-Promotors an die DNA binden und damit die Transkription des p21 Gens induzieren. Dieser p53 abhängige Aktivierungsweg von p21 läuft dann ab, wenn in der DNA Strangbrüche, verursacht durch Gamma-Strahlung oder Zytostatika, auftreten (Beispiel siehe Abb. 9.2). Protein p21 bindet an CDK-Zyklin-Komplexe, die der G1-Phase zugeordnet sind, und hält damit den Zellzyklus in der G1-Phase an. Damit wird die Zellteilung unterbunden. Das Anhalten des Zellzyklus in der G1-Phase gibt der Zelle Zeit zur Reparatur der DNA-Schäden. P21, dessen Bildung noch auf anderen Wegen aktiviert werden kann, spielt also eine zentrale Rolle bei der Zellteilung.

Das Protein p53 ist ein Tumorsuppressor. In etwa 50% aller menschlichen Tumoren ist das p53-Gen mutiert. Hierdurch bedingt, kommt es zu einem ungebremsten Wachstum dieser Zellen, da in diesen Zellen das p21-Gen nicht in genügendem Ausmaß aktiviert werden kann. Durch eine Einschleusung von p21 in Tumorzellen konnte das Wachstum verschiedener Tumore in Gehirn, Lunge, Prostata, Knochen und Darm, gehemmt werden.

Wichtige Vorgänge der Regulierung des Zellzyklus und damit der Zellteilung laufen in der G1-Phase ab. In der frühen G1-Phase ist die Entscheidung über Wachstumsstillstand und eventueller Differenzierung (Einleitung der G0-Phase) oder Zellwachstum und Zellteilung noch offen. Zu einem späteren Zeitpunkt in der G1-Phase fällt diese Entscheidung und die Zelle ist damit für die eine oder andere Entwicklung programmiert.

Der Zellzyklus und damit Kern- und Zellteilung kann durch verschiedene Antibiotika gestört oder unterbrochen werden (Kap. 11.6).

Störungen der Kern- und Zellteilung

Die Bewegungen der Chromosomen während der Kernteilung werden vom Spindelapparat vermittelt. Dieser bildet sich während der Prophase aus, bei tierischen Zellen unter Vermittlung besonderer Zellorganellen, der Centriolen. Bei der Ausbildung des Spindelapparates wandern zahlreiche *Mikrotubuli* von den Polen der Zelle her auf die Kernhülle zu, die im Laufe der Prophase schließlich aufgelöst wird.

Durch Vermittlung der Spindelfasern, die an den Centromeren der Chromosomen angreifen, werden diese zu den Polen der Zelle bewegt. Der Spindelapparat kann bei den verschiedenen Organismen sehr unterschiedlich gestaltet sein. Am Ende der Kernteilung wird der Spindelapparat aufgelöst, und die Spindelmikrotubuli werden umgebaut. Zwischen den Tochterkernen bildet sich der Phragmoplast aus (Kap. 3.1). In ihm finden sich zahlreiche, parallel gerichtete Mikrotubuli (Kap. 6.7).

Die Funktion des Spindelapparates wird durch verschiedene Alkaloide gestört. **Colchicin** hemmt die Aggregation des Spindelproteins (Tubulins). Hierdurch wird das Auseinanderwandern der Chromatiden während der Kernteilung verhindert. Unter dem Einfluss von Colchicin können sich die Chromosomen zwar teilen, aber die Chromatiden werden nicht mehr getrennt. Es findet weder Kern- noch Zellteilung statt. Alle Chromatiden werden schließlich in einen gemeinsamen Kern eingeschlossen. Man nennt diesen Vorgang eine **Endomitose.** Dies führt zu einer Vervielfachung des Chromosomensatzes, zu **Polyploidisierung** (Kap. 12.2.1). Ein Diterpen aus der Eibe, das **Taxol,** unterstützt die rasche Ausbildung von Mikrotubuli und verhindert deren Depolymerisation. Hierdurch wird die Zellteilung unterbunden. Diese zytostatische Eigenschaft wird zur Behandlung des Ovarialkarzinoms genutzt.

Auch dimere Indolalkaloide aus *Catharanthus roseus*, besonders **Vincristin, Vinblastin** stören die Kernteilung. Wegen ihrer antimitotischen und damit zytostatischen Wirkung können sie als **Onkolytika** eingesetzt werden, z.B. bei gewissen Formen der Leukämie. Auch diese *Catharanthus*-Alkaloide interferieren mit den Mikrotubuli. Da die Zellteilung unter der Einwirkung von Colchicin und gleich wirkender Verbindungen, nicht über die Metaphase hinausgeht, bezeichnet man solche Verbindungen als Metaphasengifte. Unter ihrer Einwirkung kann keine Aufteilung der Chromosomen auf die Tochterzellen erfolgen. Zu den Zytostatika zählen auch einige Antibiotika (Kap. 11.6). Ihre zytostatische Wirkung beruht auf anderen molekularen Grundlagen.

9.2 Meiose

Bedeutung

Bei der Befruchtung vereinigen sich zwei haploide Gameten zur diploiden Zygote. Früher oder später im Entwicklungszyklus muss dann durch eine Meiose die Zahl der Chromosomen wieder auf den einfachen, den haploiden Satz gebracht werden. Die Reduktion des Chromosomenbestandes ist jedoch nur **eine** Folge der Meiose. **Im Laufe der Meiose finden jene Vorgänge statt, die zur Rekombination des Erbgutes führen, nämlich Umverteilung der väterlichen und mütterlichen Chromosomen und eine Umordnung der Gene auf den Chromosomen** (Abb. 9.3).

Prophase

Die Meiose weist eine besonders lange Prophase auf, in der die Vorgänge der Erkennung und Paarung der homologen Chromosomen, d.h. der sich entsprechenden Chromosomen beider Eltern, sowie des Cross-over ablaufen. Man teilt die Prophase hier deshalb in verschiedene Stadien ein.

Im *Leptotänstadium* (leptos = schmal, dünn) werden durch Spiralisierung der Chromosomen lange Chromosomenfäden erkennbar, die sich, wie in der Mitose, ständig verkürzen und verdicken. Im Gegensatz zur Mitose lassen sich hier jedoch noch keine Doppelstrukturen der Chromosomen erkennen. Im *Zygotän* (Zygos = Joch) **ordnen sich die homologen Chromosomen paarweise** an. Dieser Vorgang, **die so genannte Synapsis, ist der entscheidende ordnende Vorgang der Meiose.**

Diese Paarung je eines väterlichen und mütterlichen Chromosoms beginnt meistens an einem Ende der Fäden. Im *Pachytän* (pachys = dick) sind die homologen Chromosomen schließlich vollständig gepaart. Die Chromosomen werden weiterhin verkürzt und verdickt. Sie lassen nun eine Längsspaltung, d.h. eine Teilung in Chromatiden, erkennen, so dass vier parallele Stränge vorliegen, eine so genannte **Chromatidentetrade.** Die Chromosomen sind in diesem Stadium jeweils in zwei Schwesterchromatiden zerfallen. Im folgenden *Diplotän* (diploos = doppelt) wandern die homologen Chromosomen wieder auseinander. Zugleich werden sie stark verkürzt. An manchen werden beim Auseinanderwandern **Überkreuzungen zwischen Chromatiden** sichtbar, **so genannte Chiasmata. Diese sind cytologisch sichtbarer Ausdruck des Cross-over, des Stückaustausches zwischen homologen Chromosomen. Dieses Cross-over findet zwischen Nichtschwesterchromatiden bereits in früheren Stadien der Meiose,** im Zygotän der Prophase, statt. An den Überkreuzungsstellen verkleben die Chromosomen. An diesen Stellen bleiben die homologen Chromosomen beim Auseinanderwandern länger aneinander haften, wodurch die mikroskopisch sichtbaren Überkreuzungsfiguren, die Chiasmata, entstehen (Abb. 9.4).

Ein Chiasma ist Folge eines vorher stattgefundenen, nicht sichtbaren Cross-over. **In der Prophase der Meiose findet also der Stückaustausch zwischen Nichtschwesterchromatiden homologer Chromosomen statt. Dieser führt zu einer Rekombination, zu einer Neuordnung der Gene auf den Chromosomen, und durch „Kopplungsbruch" (= Faktorenaustausch) zu rekombinanten Nachkommen in der Nachkommenschaft.**

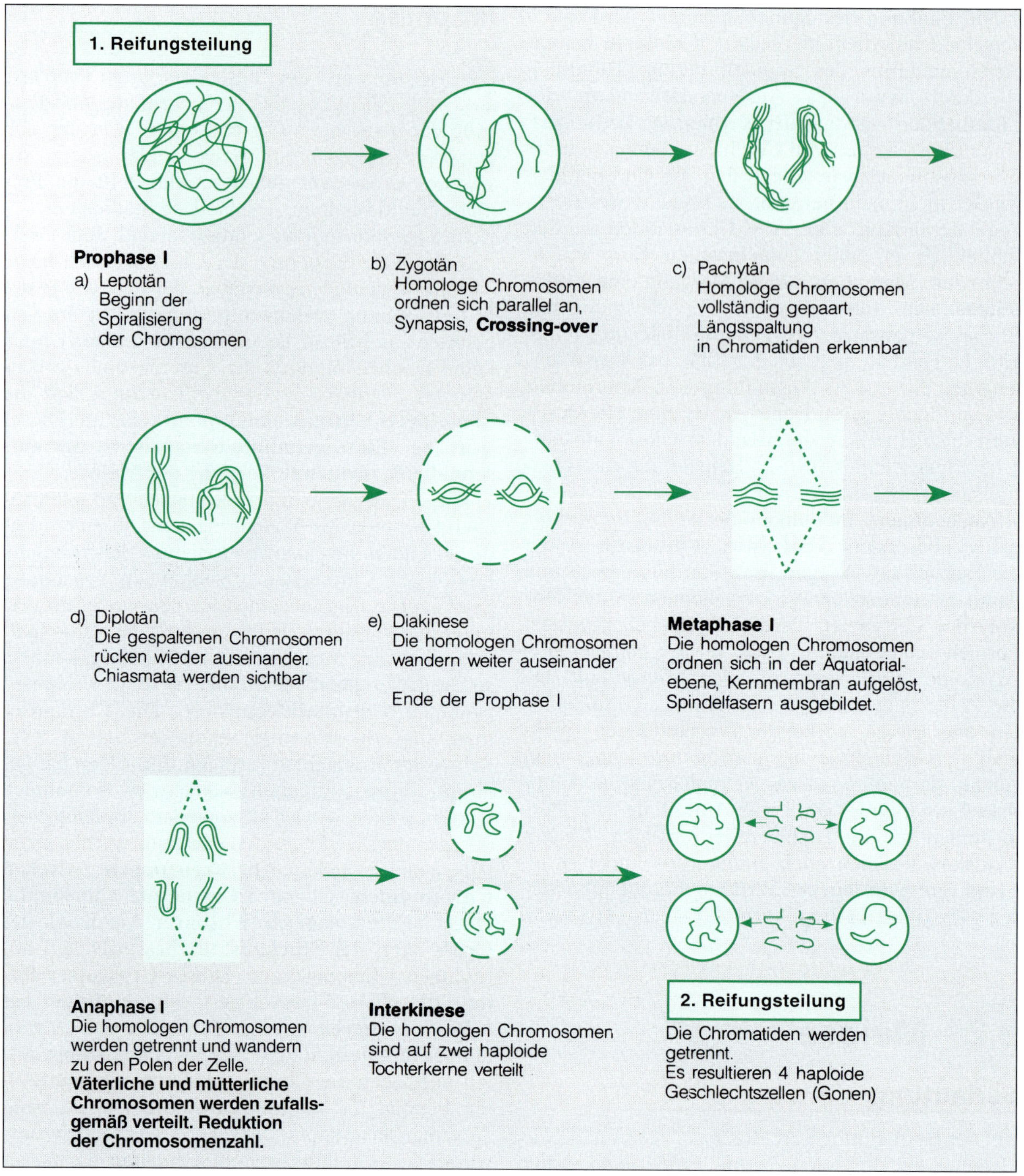

Abb. 9.3 Meiose am Beispiel von 2 Paaren homologer Chromosomen

Schließlich wird im Stadium der *Diakinese* Kernmembran aufgelöst. Die Nichtschwesterchromatiden rücken ganz auseinander.

Metaphase

In der Metaphase der Meiose ordnen sich nicht wie bei der Mitose einzelne Chromosomen in der Äquatorialebene der Zelle an, sondern **homologe Chromosomenpaare, Chromatidentetraden.**

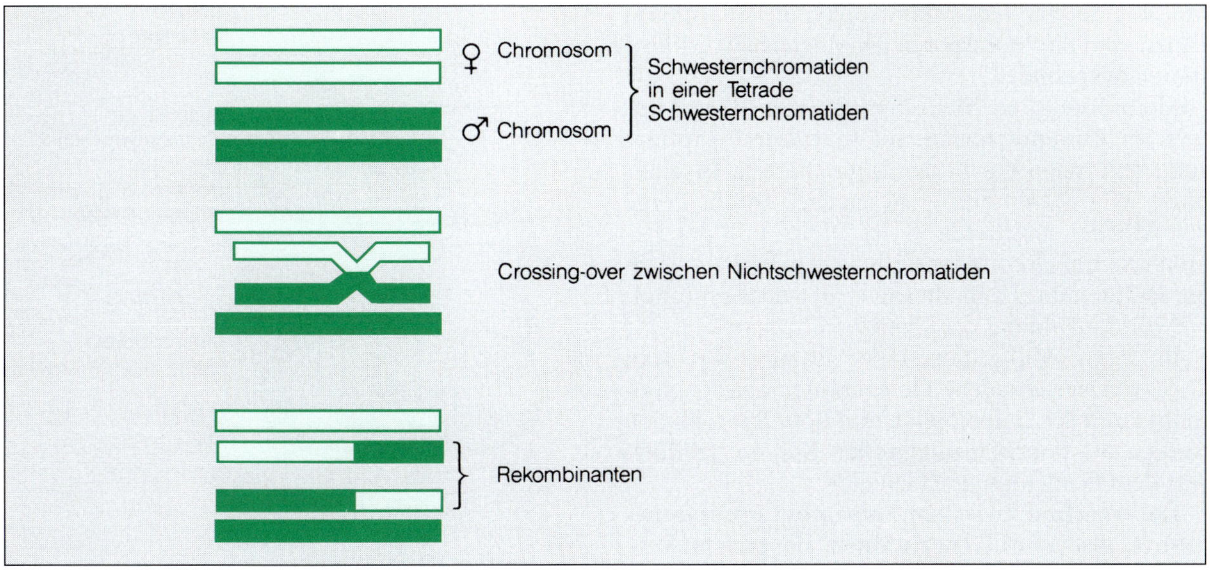

Abb. 9.4 Cross-over-Schema

Anaphase

Nun werden die homologen Chromosomen getrennt. Die Chromatidentetrade wird so aufgelöst, dass **jeweils zwei Schwesterchromatiden zu einem Pol der Zelle wandern. Dabei bleibt es dem Zufall überlassen, welches der homologen Chromosomen zu welchem Pol gelangt. Väterliche und mütterliche Chromosomen werden hierdurch vermischt, die Chromosomen neu kombiniert.** Die Folgen dieser Zufallsverteilung der homologen Chromosomen während der Anaphase äußern sich wieder durch rekombinante Nachkommen und drücken sich in den Gesetzmäßigkeiten der Mendel'schen Gesetze aus **(3. Mendel-Gesetz: Chromosomen, d.h. Kopplungsgruppen, sind frei und unabhängig kombinierbar).** Diese hier vollzogene Neukombination der Chromosomen ist eine weitere wesentliche Grundlage der Vererbungsvorgänge.

Telophase

An den Polen der Zelle finden sich nun jeweils zwei homologe Chromatiden. Sie entspiralisieren sich kaum.

An diese *Reduktionsteilung I* genannte Teilung schließt sich unmittelbar eine weitere Teilung an, *die Reduktionsteilung II.* Diese verläuft mitoseartig. Die Chromatidpaare ordnen sich erneut in den Äquatorialebenen der beiden Tochterzellen an. Die Schwesterchromatiden werden getrennt und wandern zu den Polen der Zellen. Schließlich entstehen neue Kernmembranen. **Durch diese Vorgänge sind vier haploide Zellen, Gameten, entstanden.**

In der Meiose erfolgen also die zytologischen Vorgänge, Cross-over und Neuverteilung der Chromosomen, die die Grundlagen der Ergebnisse von Kreuzungsexperimenten bilden.

9.2.1 Meiotische Systeme

Generationswechsel Kernphasenwechsel

In vielzelligen Organismen mit sexueller Fortpflanzung werden geschlechtlich differenzierte Keimzellen, Gameten, gebildet. Diese sind haploid und verschmelzen bei der Befruchtung paarweise zur diploiden Zygote. Aus dieser entwickeln sich die Individuen der nächsten Generation. Früher oder später im Generationszyklus müssen dann durch eine Reduktionsteilung, eine Meiose, die Chromosomen wieder auf den haploiden Satz reduziert werden. Die Produkte der Meiose, jeweils vier Meiozyten, sind im Pflanzenreich vielfach als Meiosporen ausgebildet. Häufig liegen sie als Tetraden vor. Bei vielzelligen Pflanzen werden sie meist endogen in Meiosporangien gebildet. In vielen Fällen, z.B. bei heterosporen Farnen und höheren Pflanzen entstehen aus Meiosporen geschlechtlich differenzierte weibliche (größere, Makrogametophyten) oder männliche (kleinere,

Mikrogametophyten) Gametophyten. In diesen Fällen sind die Meiosporen als Mega- bzw. Mikrosporen ausgebildet.

Meiosporen und Meiosporangien entstehen immer im Zusammenhang mit sexueller Fortpflanzung und treten nur in der Diplophase in Erscheinung. Mitosporen entstehen dagegen in der Folge von Mitosen und treten in der Diplo- und der Haplophase auf. Reduktionsteilung kann sofort nach der Befruchtung, irgendwann später oder unmittelbar vor der Bildung der Gameten erfolgen.

Im Entwicklungsgang einer Pflanze wechseln also zwei verschiedene Generationen ab, der Sporophyt und der Gametophyt. Auf dem Sporophyten werden als Fortpflanzungszellen Sporen gebildet. Auf dem Gametophyten Gameten.

Der Wechsel zwischen Sporophyt und Gametophyt, also zwei Generationen, die sich in verschiedener Weise fortpflanzen, wird Generationswechsel genannt. Sporophyt und Gametophyt können dabei selbstständige Individuen sein (z. B. bei Farnen: Der Gametophyt ist das Prothallium, die Farnpflanze ist der Sporophyt), **oder die eine Generation ist stark reduziert, entwickelt sich auf der jeweils anderen Generation und wird von dieser ernährt** (z. B. bei Moosen: Der Gametophyt ist die Moospflanze, der Sporophyt entwickelt sich auf dieser und besteht nur aus einem Stielchen, dem die Sporenkapsel aufsitzt. Z. B. bei höheren Pflanzen (Angiospermae): Hier ist der Gametophyt stark reduziert. Der männliche und der weibliche Gametophyt entwickelt sich auf dem Sporophyten. Der Sporophyt ist die Pflanze).

Je nach zeitlicher Lage der Reduktionsteilung im Generationszyklus ergeben sich haploide, diplohaploide oder diploide Organismen. Einen besonderen Fall stellen die Dikaryohaplonten dar (Ascomyceten, Basidiomyceten) (siehe Kap. 25).

Bei allen Organismen mit geschlechtlicher Fortpflanzung tritt im Entwicklungszyklus, im Wechsel zwischen Gametophyt und Sporophyt, ein Kernphasenwechsel auf. Die haploiden Gameten verschmelzen zur diploiden Zygote. **Eine haploide und eine diploide Phase wechseln einander ab** (Abb. 9.5).

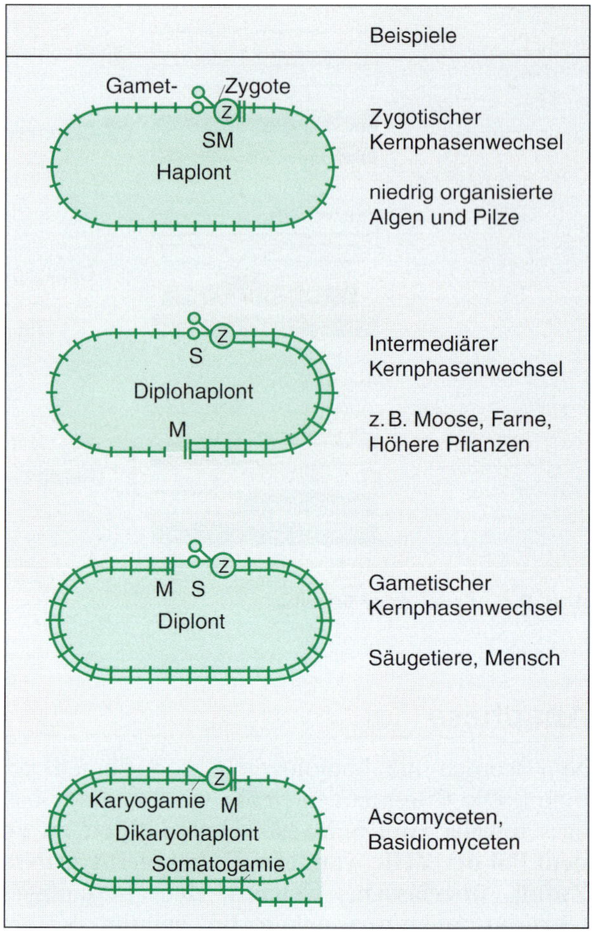

Abb. 9.5 Schema wichtiger Typen des Kernphasenwechsels. Ontogenetische Entwicklung im Uhrzeigersinn lesen.
S: Sexualvorgang, Verschmelzung der Geschlechtszellen, M: Meiose, Z: Zygote, einfache Linie: Haplophase, doppelte Linie: Diplophase, resp. dikaryotische Phase

Haplonten

Bei Haplonten erfolgt die Meiose, d. h. die Reduktion der Chromosomenzahl bereits als erste Teilung der Zygote (Zygotischer Kernphasenwechsel). Die diploide Phase beschränkt sich auf eine Zelle, die Zygote. Der Vegetationskörper dieser Organismen liegt in der haploiden Phase vor. Dies ist der Fall bei vielen Algen und Pilzen.

Diplohaplonten

Bei Diplohaplonten liegt die Meiose intermediär im Entwicklungszyklus (Intermediärer Kernphasenwechsel). Die Zygote und die nachfolgenden Zellen teilen sich mitotisch bis irgendwann im Entwicklungszyklus solcher Organismen eine Meiose und damit verbunden, die Reduktion der Chromosomenzahl stattfindet. Aus der Zygote entwickelt sich somit zunächst ein diploider Sporophyt, nach der Reduktionsteilung ein haploider Gametophyt. Die diploide Phase solcher Organismen ist nicht, wie bei den Haplonten, auf die Zy-

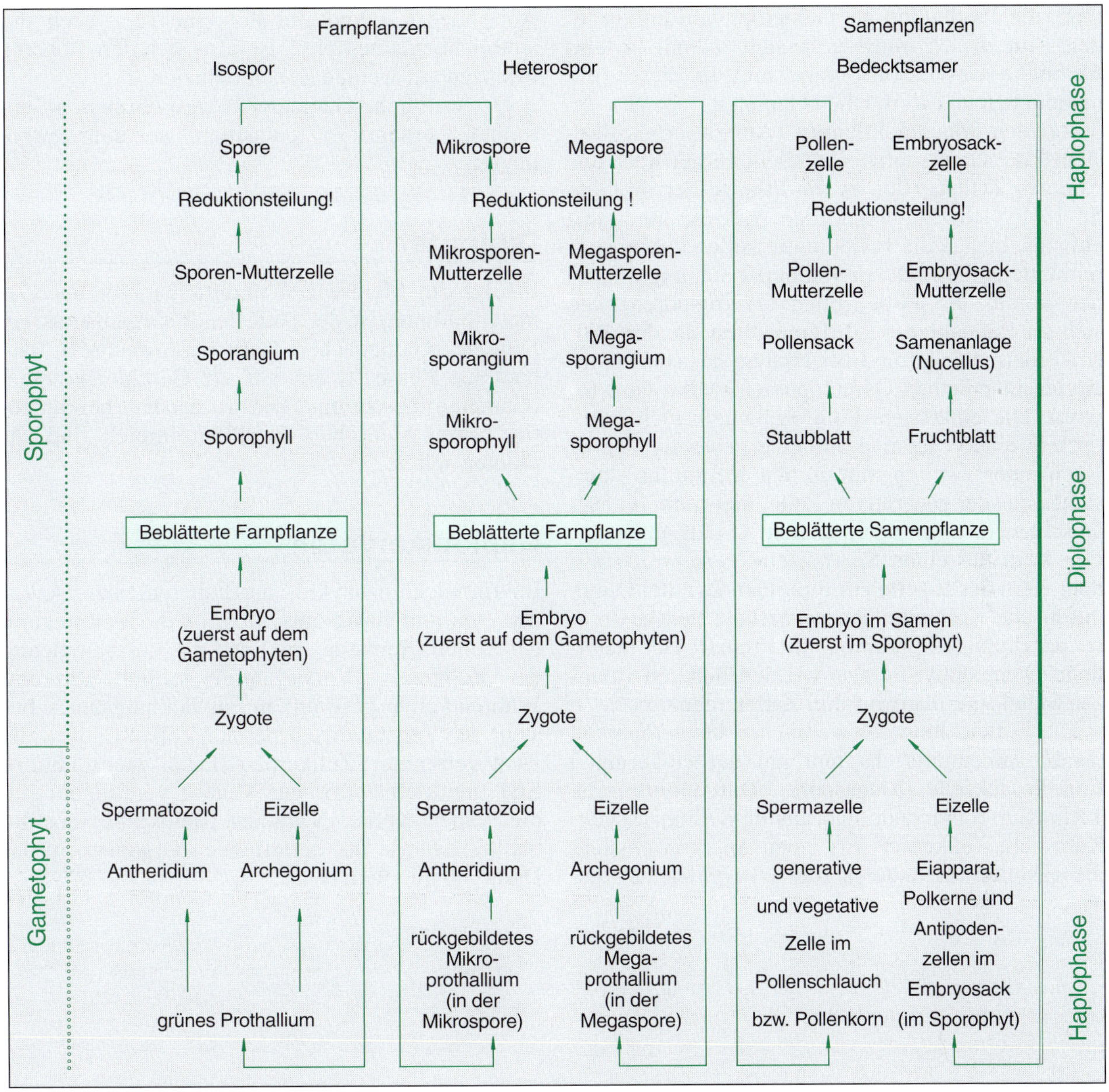

Abb. 9.6 Vergleich des Generations- und Kernphasenwechsels bei den iso- und heterosporen Farnpflanzen sowie den Samenpflanzen. Homologe Entwicklungsphasen, Fortpflanzungszellen und -organe stehen jeweils auf der gleichen Ebene. (Nach Straßburger, Lehrbuch der Botanik, 33. Auflage, Gustav Fischer Verlag, Stuttgart/Jena/New York.)

gote beschränkt. Dies ist der Fall bei höher organisierten Algen, z.B. Laminarien, Moosen, Farnen und höheren Pflanzen. Im Zuge der Höherentwicklung der Organismen wird die haploide Phase immer weiter reduziert. Bei Moosen beispielsweise ist die eigentliche Moospflanze der haploide Gametophyt. An ihr entwickeln sich in männlichen und weiblichen Geschlechtsorganen die Gameten. Nach der Befruchtung wächst aus der Zygote, der befruchteten Eizelle der Sporophyt, ein Stielchen mit der Sporenkapsel, der vom Gametophyten ernährt wird. Bei der Bildung von Sporen in der Sporenkapsel erfolgt die Reduktionsteilung. Die haploiden Sporen keimen aus und bilden nach einem kurzen Zwischenstadium (Protonema) den Gametophythen.

Farnpflanzen dagegen sind diploid (Sporophyten). Sie bilden meist an der Unterseite der Farnwedel nach der Reduktionsteilung haploide Sporen, aus denen sehr kleine selbstständige Organismen, die Prothallien als Gametophyten hervorgehen. Auf diesen entwickeln sich männliche und weibliche Geschlechtsorgane und in diesen die männlichen und weiblichen Gameten.

Bei den höheren Pflanzen (Angiospermae) bestehen die Gametophyten schließlich nur noch aus wenigen Zellen. Hier ist die Pflanze der diploide Sporophyt. Im Pollensack (dem Mikrosporangium) entwickeln sich die Pollenmutterzellen (Mikrosporenmutterzellen). Durch Reduktionsteilung entstehen daraus die Pollenzellen (Mikrosporen), die sich zu Pollenkörnern differenzieren. In den Pollenkörnern erfolgt die Entwicklung des stark reduzierten männlichen Gametophyten (Mikrogametophyt). Die einkernige Pollenzelle teilt sich mitotisch in eine vegetative und eine generative Zelle. Nach einer zweiten mitotischen Kernteilung entstehen aus der generativen Zelle, meist erst im Pollenschlauch, zwei Spermazellen (Mikrogameten). Der Kern der einen Spermazelle verschmilzt mit dem Kern der Eizelle zur diploiden Zygote. Durch mitotische Kernteilungen entwickelt sich aus dieser der diploide Sporophyt, die Pflanze. Der männliche Gametophyt ist also bei den höheren Pflanzen (Angiospermae) auf drei Zellen reduziert.

Die Entwicklung des weiblichen Gametophyten (Makrogametophyt) beginnt mit der einkernigen Embryosackzelle (Megaspore). Durch mitotische Teilungen entwickeln sich aus dem Embryosack-Kern acht Zellkerne. Aus einem hiervon entsteht die Eizelle, aus anderen die Synergiden (2), die Antipoden (3) und die Polkerne (2). Auch der weibliche Gametophyt ist also bei den höheren Pflanzen auf wenige Zellen reduziert.

Der weibliche Gametophyt wird durch den Sporophyten ernährt, er „parasitiert" auf dem Sporophyten.

Diplonten

Erfolgt die Meiose erst unmittelbar vor der Gametenbildung, ist der betreffende Organismus ein Diplont (Gametischer Kernphasenwechsel). Die haploide Phase ist nur auf die Geschlechtszellen (Gameten) beschränkt. Dies ist der Fall bei Säugetieren und Menschen. Im Pflanzenreich sind Diplonten selten.

Haplodikaryoten

Im Entwicklungszyklus der höheren Pilze, Askomyceten und Basidiomyceten, ist die Vereinigung der Zellen (Somatogamie) und die Verschmelzung der Zellkerne (Karyogamie) zeitlich getrennt. Während einer bestimmten Entwicklungsphase besteht der Vegetationskörper aus Zellen mit jeweils zwei getrennten Zellkernen (Dikaryotenstadium). Erst unmittelbar vor der Meiose vereinigen sich die beiden Kerne. Nach der Meiose beginnt die haploide Phase der betreffenden Organismen, der Dikaryohaplonten.

10 Parameiotische (parasexuelle) Systeme

Bei Prokaryoten gibt es kein meiotisches System mit seinen Möglichkeiten der Schaffung von Neukombinationen von Erbeigenschaften. Bei Bakterien sind jedoch andere Systeme des Genaustausches bekannt. Es handelt sich um parameiotische oder parasexuelle Prozesse. Sie führen wie die Meiose bei Eukaryoten zu neuen Merkmalskombinationen. Die molekulare Grundlage der genetischen Information bildet in einer Bakterienzelle ein ringförmiges doppelsträngiges DNA-Molekül. Vor der Teilung einer Bakterienzelle wird dieses redupliziert und die beiden Moleküle auf die Tochterzellen verteilt. Diese vegetative Vermehrung der Bakterienzellen führt zu erbgleichen Tochterzellen. Jede Bakterienzelle verfügt nur über die einfache Erbinformation. Veränderungen der DNA, Mutationen, sind unmittelbar im Phänotyp erkennbar. Für Vererbungsexperimente mit Bakterien sind vor allem auf Mutationen beruhende Stoffwechseländerungen von Bedeutung. Solche Stoffwechselmutanten unterscheiden sich vom Wildtyp etwa durch Resistenz gegen Antibiotika, Unvermögen zur Biosynthese von Aminosäuren oder Unvermögen, bestimmte Kohlenstoffquellen als Nährstoffe zu verwenden.

Durch das Studium der Übertragung solcher mutierter Gene ließen sich bei Bakterien drei parameiotische Prozesse finden:

1. **Transduktion**
2. **Transformation**
3. **Konjugation.**

Bei **Transduktionen** werden Gene mit Hilfe von Phagen von einem Bakterium auf das andere übertragen.

Von der **Transformation** einer Zelle spricht man, wenn diese durch Aufnahme von Bruchstücken fremder DNA, also Aufnahme neuer Erbeigenschaften, verändert, transformiert wird. Die fremde DNA wird stabil in die DNA der Empfängerzelle eingebaut. Bei der **Konjugation** schließlich werden durch eine plasmatische Verbindungsbrücke zwischen zwei Bakterien Eigenschaften von einer Zelle in die andere geschleust. Durch solche Neukombinationen von Genen entstehen in einer Bakterienpopulation Individuen mit veränderten Eigenschaften.

10.1 Die Transduktion

10.1.1 Bau und Vermehrung von Phagen

Zum Verständnis dieses parameiotischen Prozesses sind Kenntnisse der Phagenentwicklung notwendig. **Phagen sind Viren, die sich in Bakterienzellen vermehren.** Es gibt Tausende verschiedener Phagen. Für die Genetik wichtig und gut untersucht sind die Phagen T_1 bis T_7. Sie vermehren sich in bestimmten Stämmen von *Escherichia coli*. Diese Phagen sind in einen Kopf- und Schwanzteil gegliedert. Form und Größe des Kopfes weisen bei einzelnen Phagen Unterschiede auf. Er kann rund, polygonal oder zylindrisch sein. Auch Gestalt und Länge des Schwanzteiles sind verschieden. Am Ende des Schwanzteiles findet sich eine Platte mit 6 Krallen und 6 Schwanzfäden (Abb. 10.1). **Chemisch bestehen Phagen aus Protein und Nukleinsäure,** beispielsweise der Phage T_2 aus 60% Protein und 40% DNA. Als Nukleinsäure besitzen die meisten Phagen doppelsträngige DNA. Es gibt jedoch auch RNA-haltige Phagen. Die DNA von Phagen kann besondere Basen enthalten. So tritt beispielsweise bei den Phagen T_2, T_4 und T_6 an Stelle des Cytosins das 5-Hydroxymethylcytosin. Die DNA findet sich im Inneren des Phagenkopfes. Sie wird von Protein umhüllt. Ebenso wie die Hülle des Phagenkopfes bestehen Schwanzteil, Endplatte, Krallen und Schwanzfäden aus Protein.

Außerhalb von Bakterien zeigen Bakteriophagen keine Lebenserscheinungen. Sie besitzen wie andere Viren keinen eigenen Stoffwechsel und keine Enzymsysteme, die diesen aufrechterhalten könnten. Trifft ein Phage auf eine geeignete Bakterienzelle, so wird er an deren Oberfläche adsorbiert. Danach dringt die DNA des Phagen in die

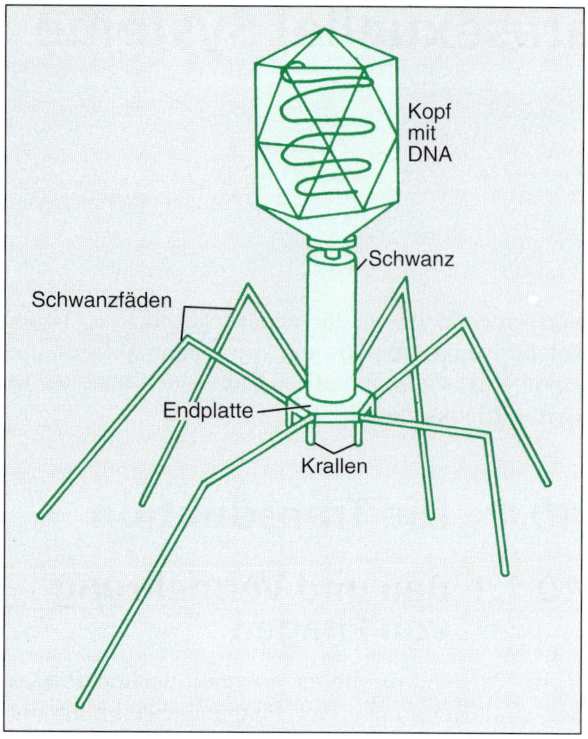

Abb. 10.1: Aufbau des Phagen T 4.
Die Phagenhülle besteht aus Protein. Im Kopfteil ist die DNA eingeschlossen. Die Schwanzfäden dienen der Erkennung des richtigen Bakteriums, die Krallen zum Anheften an der Bakterienoberfläche. Der Schwanzteil bildet eine Kanüle, durch die die Phagen-DNA in das Innere eines Bakteriums injiziert wird.

Bakterienzelle ein. Die Phagen-DNA determiniert die Synthese von Phagenproteinen mit Hilfe der Enzymsysteme der Zelle. Schließlich wird die Phagen-DNA repliziert und aus dieser und Phagenproteinen neue Phagen zusammengebaut. Der Aufbau der Phagen-DNA und des Phagenproteins erfolgt mit Hilfe zelleigener Aminosäuren und Nukleotiden, die durch Abbau von Proteinen und Nukleinsäuren der Bakterienzelle gewonnen werden. Dies führt zu einer Auszehrung und schließlich Auflösung, Lyse, der Bakterienzelle und damit zu deren Absterben. Schließlich platzt die Bakterienwand. Eine neue Phagengeneration wird freigesetzt, etwa 50 bis 300 neugebildete Phagen pro Bakterienzelle. Der Entwicklungszyklus eines solchen **virulenten Phagen** beträgt etwa 10 bis 20 Minuten (Abb. 10.2).

Das Eindringen von Phagennukleinsäure in eine Bakterienzelle muss nicht in jedem Fall unmittelbar zur Lyse dieser Zelle führen. Die DNA **temperenter Phagen** kann nach dem Eindringen in die Zelle in die DNA des Bakteriums integriert werden. Es kommt damit nicht zu einer Lyse der Bakterienzelle. Diese in die Bakterien-DNA eingebaute Phagen-DNA wird mit der Bakterien-DNA repliziert und bei der Zellteilung auf die Tochterzellen verteilt, also regelrecht vererbt (Abb. 10.3). Die Phagen-DNA kann jedoch nach einer mehr oder weniger langen Zeit der Integration in die Bakterien-DNA wieder freigesetzt werden. Dies führt, wie bei virulenten Phagen, zur Phagenvermehrung und in der Konsequenz zur Lyse der Bakterienzelle. Eine Bakterienzelle, die Phagen-DNA in ihrer eigenen DNA integriert enthält, nennt man **lysigen,** die integrierte Phagen-DNA einen **Prophagen. Lysigene Bakterien** sind häufig, beispielsweise bei Salmonellen, Staphylokokken, *Escherichia coli* oder *Pseudomonas aeruginosa.*

10.1.2 Konversion durch Phagen

Lysigene Bakterien können sich in verschiedenen Eigenschaften von Bakterien der gleichen Art, die keinen Prophagen tragen, unterscheiden. Beispielsweise geht bei Salmonellen die Anwesenheit bestimmter Prophagen mit dem Auftreten von O-Antigenen einher. In diesen Fällen determiniert das zusätzliche Genom spezifische Antigenstrukturen. Diphtherietoxine werden von Prophagen determiniert, d.h., nur Diphtheriebakterien, die einen Prophagen in ihrer DNA integriert haben, sind Krankheitserreger. Diphtheriebakterien ohne Prophagen sind harmlos. Auch die Bildung der Scharlachtoxine scheint an die Phagen-DNA in Scharlachbakterien gebunden zu sein. **Durch die zusätzliche genetische Information des Prophagen kann also eine Merkmalsveränderung, eine Konversion der betreffenden Bakterien eintreten. Man spricht von einer Phagenkonversion, besser von einer Konversion durch Phagen.**

10.1.3 Genübertragung durch Transduktion

Temperente Phagen können genetische Information von einem Bakterium in ein anderes übertragen, **transduzieren.** Bei der Trennung der DNA temperenter Phagen vom Bakteriengenom kann ein Stück der Bakterien-DNA mit herausgelöst werden. Diese genetische Information des Bakteriums wird in der Folge mit der Phagen-DNA vermehrt und in die entstehenden Pha-

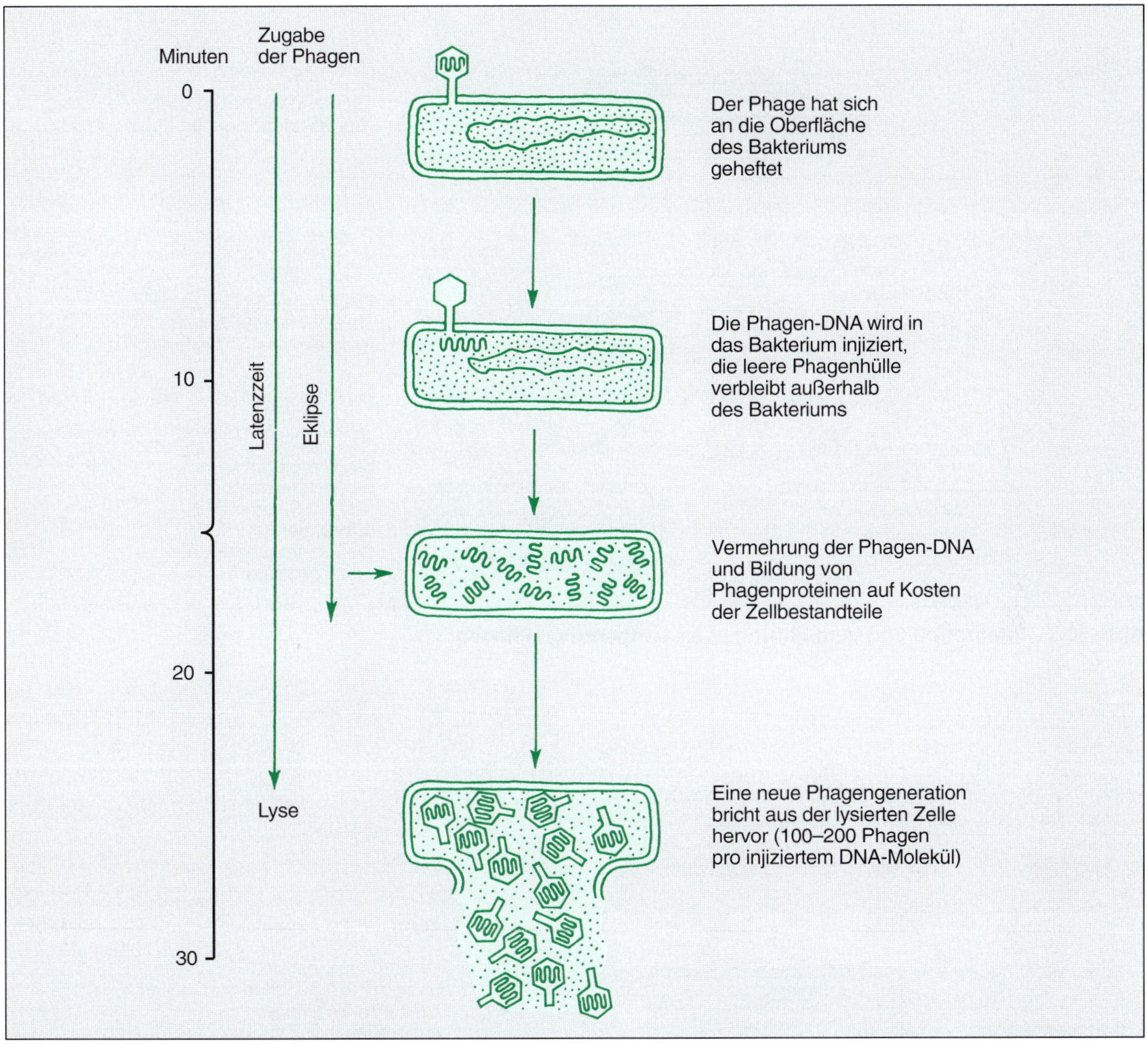

Abb. 10.2 Vermehrungszyklus virulenter Phagen

gen eingebaut. Nach Befall einer neuen Bakterienzelle durch solche Phagen kann das Stück mitgeschleppter Bakterien-DNA in die DNA dieses neu befallenen Bakteriums eingebaut werden, das damit diese genetische Information neu gewinnt (Abb. 10.4). Experimentell lässt sich eine solche Transduktion mit Hilfe von Stoffwechselmutanten demonstrieren. Wesentlich ist die **Transduktion von Resistenzeigenschaften bei Staphylokokken.** Dort werden allerdings nicht Resistenzgene aus dem Bakterienchromosom transduziert, sondern Resistenzfaktoren (Plasmide) übertragen (Kap. 10.4.1).

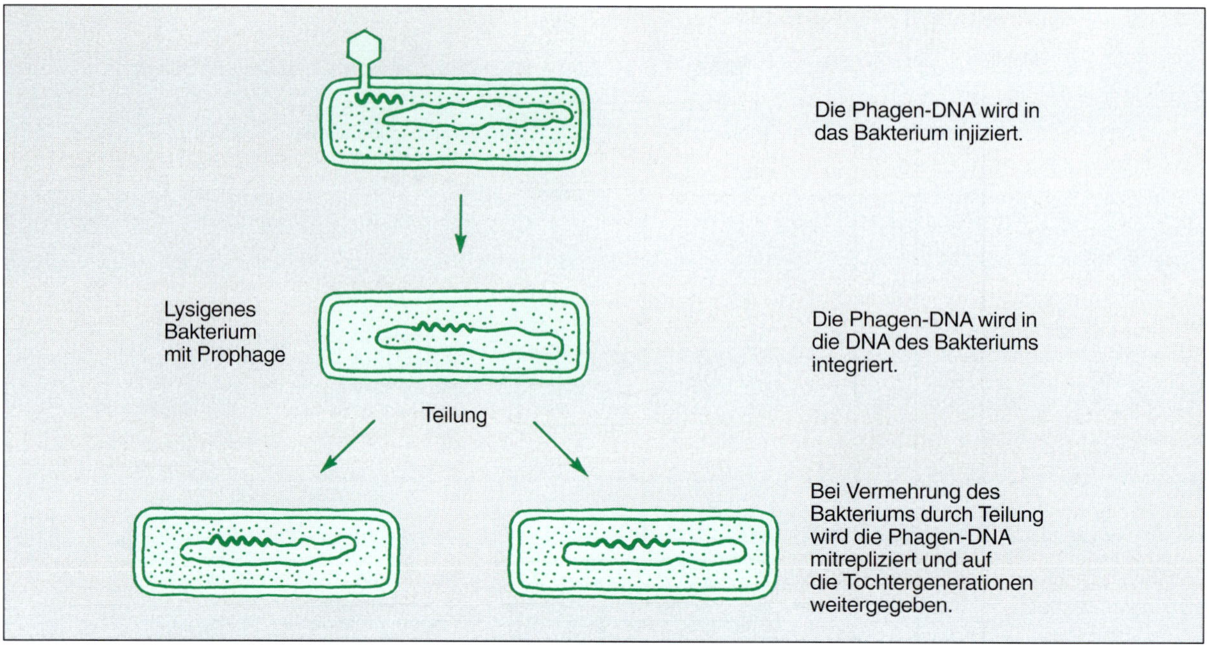

Abb. 10.3 Integration und Vermehrung eines temperenten Phagen

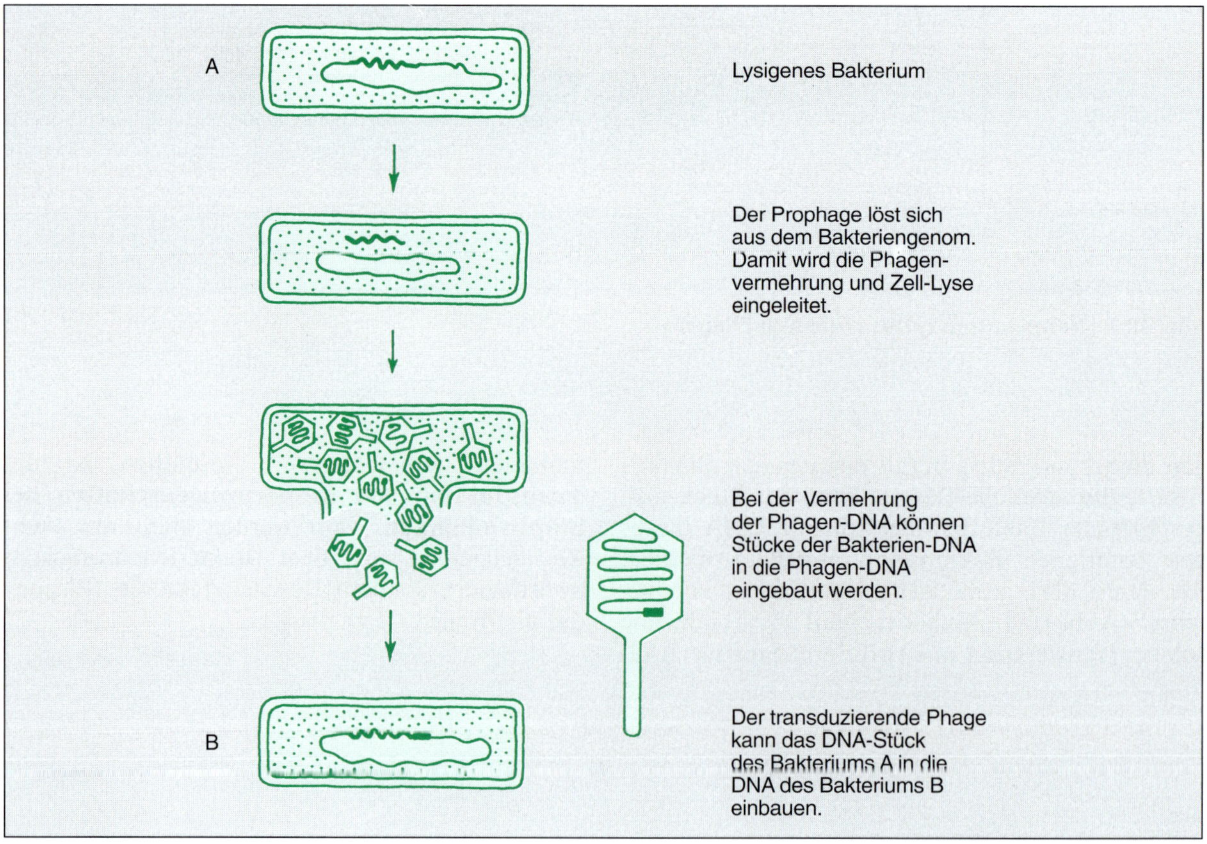

Abb. 10.4 Unspezifische Transduktion

10.2 Transformation

Bruchstücke von DNA können wie andere nieder- oder höhermolekulare Stoffe von der Bakterienzelle aufgenommen werden. Unter gewissen Voraussetzungen kann diese fremde DNA in die DNA der Bakterienzelle eingebaut werden. Sie wird dann mit dieser repliziert und wird Teil der Erbeigenschaften des Bakteriums. Durch diese zusätzliche genetische Information wird das betreffende Bakterium in seinen Eigenschaften verändert, **transformiert.** Die ersten Beobachtungen über Transformationen stammen von Griffith (1928). Er konnte nachweisen, dass hitzeabgetötete Zellen eines virulenten Pneumokokkenstammes Zellen eines nichtvirulenten Pneumokokkenstammes zu virulenten Zellen transformierten. Später ließen sich solche Transformationen auch mit zellfreien Extrakten des virulenten Stammes durchführen. **1944 konnte Avery die DNA als das transformierende Prinzip nachweisen.** Damit war gleichzeitig ein wichtiger Beweis für die Behauptung erbracht, die DNA sei das genetische Material.

Durch Transformation lassen sich verschiedene Eigenschaften übertragen, etwa die Änderung des Kapseltyps, Resistenz gegen Antibiotika oder andere biochemische Fähigkeiten (Abb. 10.5). Bei der Transformation werden offensichtlich doppelsträngige DNA-Bruchstücke mit einem Molekulargewicht um 5 Millionen

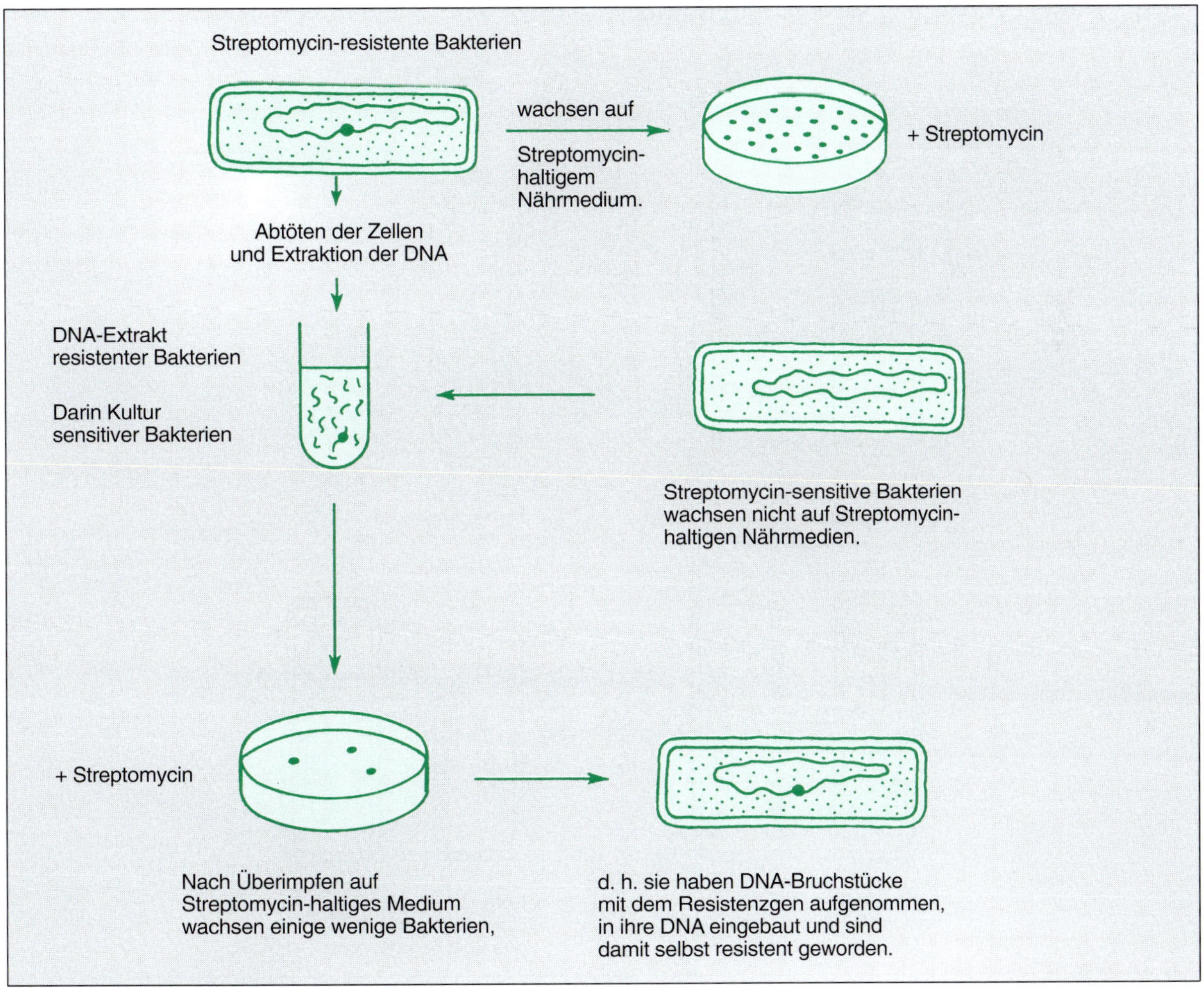

Abb. 10.5 Transformation

aufgenommen. Dies entspricht etwa $^1/_{200}$ bis $^1/_{500}$ des Gesamtgenoms einer Bakterienzelle. Kleinere DNA-Bruchstücke oder einsträngige DNA sind wirkungslos. Das Eindringen der DNA geht sehr schnell vor sich. Bereits nach 10 Sekunden ist sie in die Zelle aufgenommen. Man nimmt an, dass es in der Zelle zu einer Rekombination zwischen dem aufgenommenen DNA-Fragment und dem Genom der Zelle kommt. Hierdurch werden die übertragenen Eigenschaften erblich verankert.

10.3 Konjugation

Für eine Genübertragung durch Konjugation ist der direkte Kontakt zweier Bakterienzellen erforderlich. Zwischen den beiden Bakterien wird dabei eine Plasmabrücke, ein **Pilus,** ausgebildet. Durch diese Plasmabrücke wird genetische Information von einem Bakterium zum anderen übertragen. Diese Übertragung erfolgt nur in einer Richtung. Das eine Bakterium fungiert als **Donor,** das andere als **Rezeptor. Das Donorbakterium besitzt einen F-Faktor (Fertility), es ist F^+.** Dem Rezeptorbakterium fehlt dieser Faktor, es ist F^-. F-Faktoren sind ringförmige DNA-Moleküle. Sie tragen, wie das Bakterienchromosom, Erbeigenschaften, u.a. Gene, die die Pilusbildung determinieren. Ein solcher F-Faktor kann unabhängig vom Bakterienchromosom in der Zelle vorkommen. Er wird jedoch in der Regel synchron mit dem Bakterienchromosom repliziert, sodass sich im Allgemeinen ein F-Faktor pro Zelle findet. Der F-Faktor kann jedoch auch, ähnlich einem Prophagen, in das Bakterienchromosom integriert sein, d.h. die DNA des F-Faktors wird in die DNA des Bakterienchromosoms eingebaut. In diesem Zustand wird der F-Faktor mit dem Bakterienchromosom repliziert und bei der Zellteilung auf die beiden Tochterzellen verteilt. Ein F-Faktor kann in beiden Zuständen vorkommen, d.h. er kann zwischen Bakterienchromosom und Cytoplasma wandern.

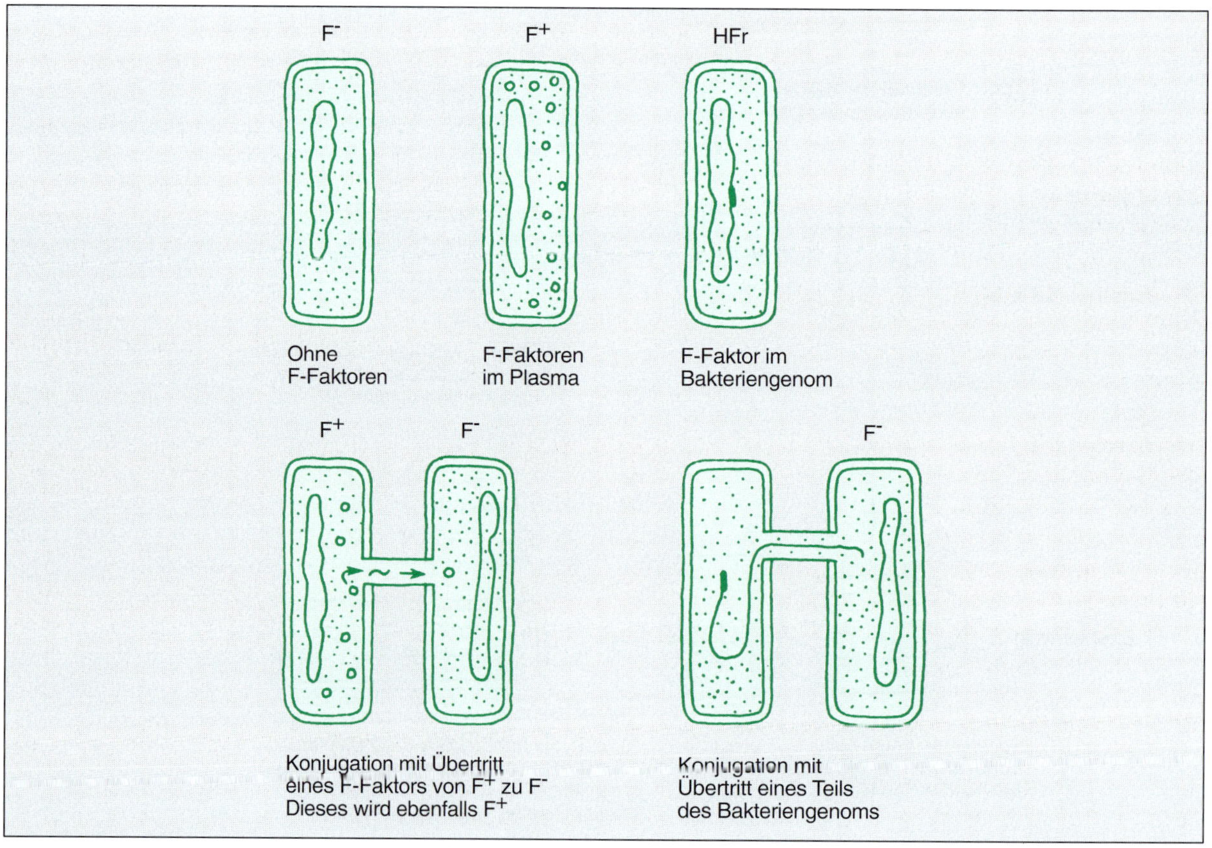

Abb. 10.6 Konjugation

Genübertragung erfolgt von F^+- zu F^--Bakterien. F^+-Bakterien konjugieren nur in sehr geringem Maße wieder mit F^+-Bakterien. F^--Bakterien konjugieren nicht miteinander. In vielen Fällen wird bei der Konjugation nur der F-Faktor übertragen. Hierdurch wird ein F^--Bakterium zu einem F^+-Bakterium und kann nun seinerseits mit F^--Bakterien konjugieren.

Seltener werden durch Konjugation auch Stücke des Bakterienchromosoms übertragen. Dies gilt für so genannte hfr-Stämme (high frequency of recombination). Bei diesen ist der F-Faktor in das Bakterienchromosom integriert. Er bricht vor der Konjugation an einer vorbestimmten Stelle auf und schiebt das Bakterienchromosom durch die Plasmabrücke des Pilus in das F^--Bakterium hinein. Hierbei werden häufig kleinere Stücke, wenige Gene, des F^+-Bakteriums in das F^--Bakterium übertragen und dann die Konjugation beendet. Der F-Faktor verbleibt in diesen Fällen in der Donorzelle. Durch Rekombination des übertragenen DNA-Stückes mit dem Bakterienchromosom der Rezeptorzelle wird das DNA-Fragment stabil eingebaut. In der Nachkommenschaft dieser Zelle treten Individuen mit neuen Merkmalskombinationen auf (Abb. 10.6).

10.4 Plasmide

Unter dem Begriff Plasmide werden Prophagen, F-Faktoren und R-Faktoren zusammengefasst. Sie wurden bisher bei Hefen und Bakterien gefunden. **Plasmide sind kleine, zirkuläre, doppelsträngige DNA-Moleküle, die nur wenige Gene tragen.** Ihre Größe beträgt etwa 1–2% des Bakteriengenoms. **Plasmide können sich unabhängig vom Genom der Wirtszelle vermehren.** Unter Umständen erfolgt die Replikation plasmidischer DNA wesentlich schneller als die DNA des „Bakterienchromosoms".

Die Plasmide können unabhängig vom „Bakterienchromosom" **durch Konjugation oder Transduktion von Bakterium zu Bakterium übertragen werden.**

Die Gene, die diese zusätzlichen DNA-Ringe tragen, sind zwar für ihre normalen Funktionen der Zelle entbehrlich, verändern jedoch die Eigenschaften der Trägerzelle ganz erheblich.

Plasmide sind wichtige Vektoren zur Aufnahme und zur Übertragung von fremden Erbeigenschaften. In Plasmide können z.B. menschliche Gene eingebaut und in Bakterien, z.B. *E. coli*, zur Expression gebracht werden (Kap. 14).

10.4.1 Übertragung von Resistenzen gegen Antibiotika

Von größter Bedeutung für Medizin und Pharmazie sind Plasmide, die Gene tragen, welche ihren Trägerbakterien Resistenzen gegen Antibiotika, Sulfonamide oder Desinfektionsmittel verleihen. Es sind dies so genannte R-Faktoren, Resistenz-Faktoren. Solche **R-Faktoren tragen Gene, die in der Trägerzelle die Bildung von Enzymen determinieren, welche Antibiotika und Sulfonamide inaktivieren. Sie verleihen dadurch der Trägerzelle eine Resistenz gegen diese Arzneimittel.** Man spricht hier von einer „extrachromosomalen" Resistenz. Selbstverständlich kann die Resistenz gegen Antibiotika auch durch Gene auf dem „Bakterienchromosom" determiniert werden. Neueren Arbeiten zufolge haben jedoch plasmidisch bedingte Resistenzen die größte Bedeutung.

Solche plasmidbedingte Resistenz ist bei verschiedenen Bakteriengruppen und Krankheitserregern bekannt, so bei den gramnegativen Enterobakterien, z.B. *Escherichia coli* (Darmbakterien), Salmonella (Typhus und Paratyphus), Shigella (bakterielle Ruhr) sowie einer Reihe von Eiter- und Entzündungsbakterien der Gattungen Aerobacter, Proteus und Klebsiella. Extrachromosomale Resistenz ist auch von den Staphylokokken, grampositiven Keimen, bekannt.

Auf den R-Faktoren finden sich in der Regel mehrere Resistenzdeterminanten. Die Trägerbakterien sind dadurch gegen mehrere Antibiotika gleichzeitig resistent. Man spricht deshalb von der „bakteriellen Mehrfachresistenz". **Hierdurch werden die Therapiemöglichkeiten mit Antibiotika stark eingeschränkt.**

Die R-Faktoren der Enterobakterien

Die R-Faktoren der Enterobakterien werden durch Konjugation übertragen. Gleich den F-Faktoren besitzen sie Gene, die die Ausbildung von Pili (=Plasmabrücken) an dem Trägerbakterium determinieren. In einer Zelle, die einen R-Faktor durch Konjugation neu erworben hat, vermehrt sich dieser im Cytoplasma sehr schnell und unabhängig von der bakteriellen DNA. An einem solchen Bakterium entstehen zahlreiche Pili, durch die R-Faktoren auf andere Bakterienzellen übertragen werden können. Hierdurch wird eine große Zahl von sensitiven Zellen in kurzer Zeit mit R-Faktoren infiziert und damit resistent.

Die R-Faktoren können so innerhalb der Enterobakterien auf alle Arten übertragen werden. Darüber hinaus ist der Nachweis der Übertragung auch auf *Pasteurella pestis* und *Vibrio cholerae* gelungen (Abb. 10.7).

Die R-Faktoren der Staphylokokken

Die R-Faktoren der Staphylokokken werden durch Transduktion übertragen. Viele Staphylokokkenstämme tragen Prophagen, die eine Transduktion von DNA des Wirtsorganismus ermöglichen, seien es nun Gene der Bakterien-DNA oder Plasmide wie R-Faktoren. Spontane Transduktion von Erbeigenschaften kann sehr oft in Mischkulturen von Staphylokokken beobachtet werden. Die Übertragung erfolgt nur innerhalb der Gattung Staphylokokkus. Die bestuntersuchten Faktoren sind die so genannten Penicillinase-Plasmide. Sie tragen Determinanten für die Ausbildung von β-Lactamasen und verleihen ihren Trägerbakterien Resistenz gegen β-Lactamantibiotika, Penicilline und Cephalosporine. Auch Resistenzdeterminanten gegen Erythromycin sowie gegen anorganische Derivate (in Desinfektionsmitteln) können auf solchen „Penicillinase"-Plasmiden enthalten sein.

Je nach der Kombination der Resistenzdeterminanten auf den Plasmiden lassen sich auch hier eine Reihe unterschiedlicher Faktoren nachweisen. So finden sich Plasmide, die ihren Trägerbakterien Resistenz gegen Tetracycline, Kanamycin oder Chloramphenicol verleihen. Anders als bei den R-Faktoren der Enterobakterien, bei denen verschiedene Resistenzdeterminanten gegen Antibiotika auf einem Plasmid gemeinsam vorkommen können, finden sich hier bei den

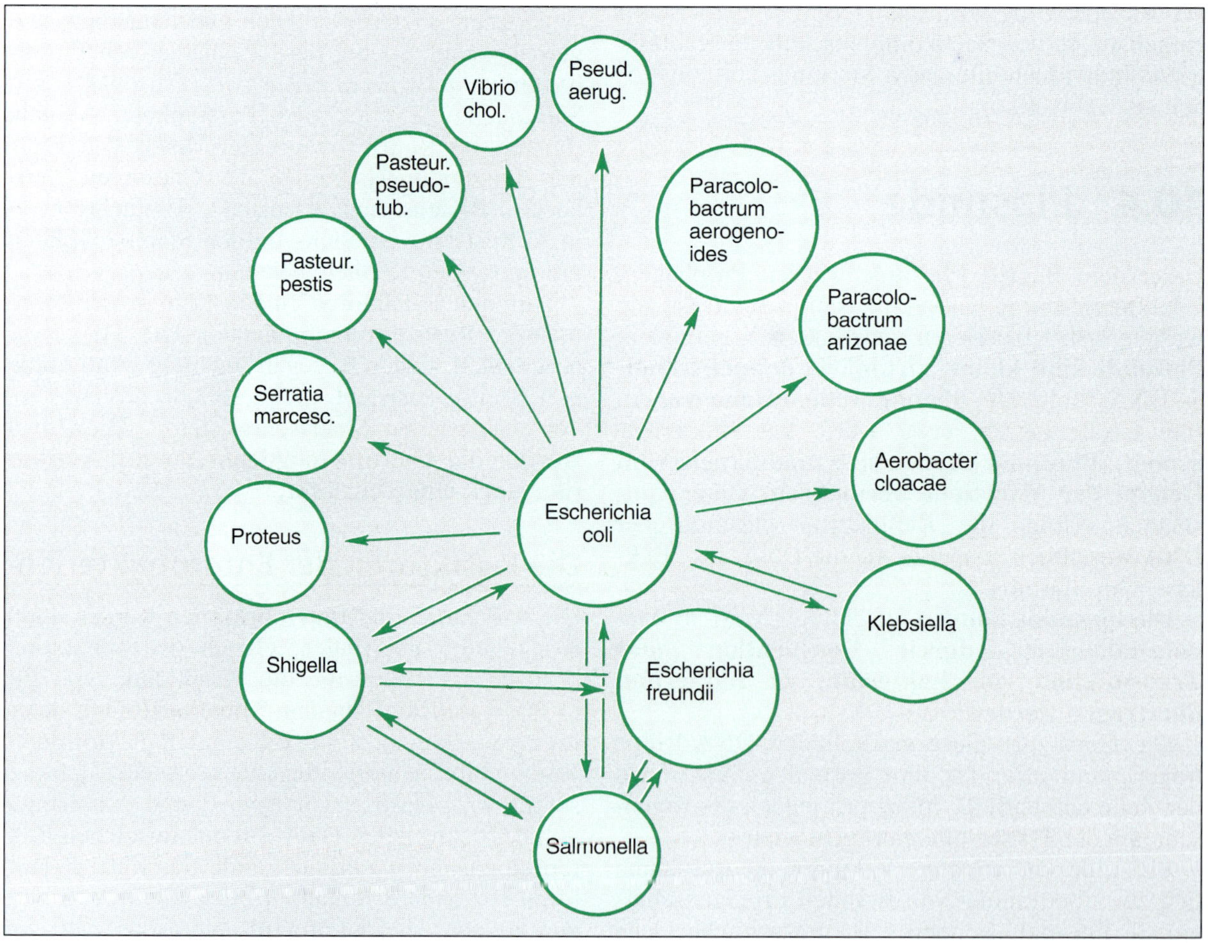

Abb. 10.7 Übertragungsmöglichkeiten von Mehrfachresistenzen von *Escherichia coli* auf pathogene Bakterien. (Aus Reploh-Otte, Lehrbuch der medizinischen Mikrobiologie, Gustav Fischer Verlag, Stuttgart 1978)

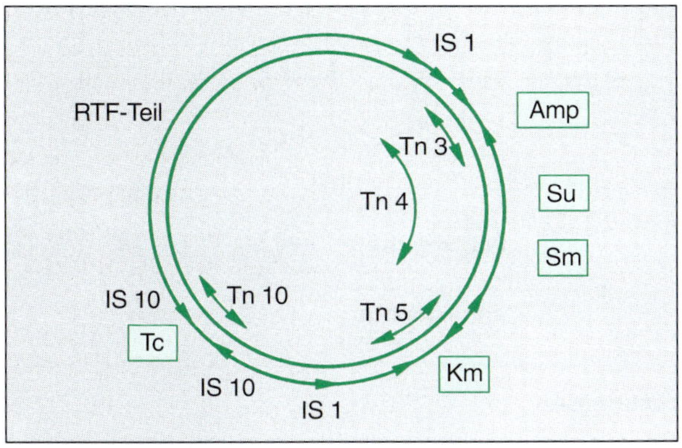

Abb. 10.8 Aufbau eines Resistenzfaktors
Ein Resistenzplasmid besteht aus einem doppelsträngigen DNA-Ring. Im RTF-Teil finden sich Gene, die für die Übertragung von Zelle zu Zelle (Ausbildung eines Pilus) verantwortlich sind. Im RTF-Teil liegen auch die Gene für die Replikation des Plasmids (Replikationsstartpunkte, Replikationsproteine).
Im rechten Bereich liegen die Gene für Resistenzen gegen Ampicillin (Amp), Sulfonamide (Su), Streptomycin (Sm), Kanamycin (Km) und Tetracycline (Tc). An den Genenden finden sich jeweils charakteristische Nukleotidsequenzen, gegenläufige komplementäre Sequenzen („insertet repeats") (Pfeile). An solchen Sequenzen können diese Gene aus dem Plasmid getrennt und in andere Plasmide oder die bakterielle DNA eingesetzt werden. Es sind **transponierbare „springende" Gene, so genannte Transposons.** (Tn 3, 4, 5, 10). Außerdem finden sich Insertionssequenzen (IS 1, 10).
Die Bereiche zwischen den Insertionssequenzen können als Block übertragen werden

Tab. 10.1 R-Faktoren mit unterschiedlichen Resistenzdeterminanten, gefunden bei *E. coli* in Deutschland und der Schweiz. (Nach Lebek)

R-Tetracyclin
R-Streptomycin
R-Chloramphenicol
R-Kanamycin
R-Streptomycin + Sulfonamid
R-Tetracyclin + Streptomycin
R-Tetracyclin + Sulfonamid
R-Chloramphenicol + Tetracyclin
R-Chloramphenicol + Sulfonamid
R-Chloramphenicol + Streptomycin
R-Tetracyclin + Streptomycin + Sulfonamid
R-Tetracyclin + Streptomycin + Ampicillin
R-Chloramphenicol + Streptomycin + Ampicillin
R-Tetracyclin + Chloramphenicol + Streptomycin
R-Streptomycin + Sulfonamid + Ampicillin
R-Chloramphenicol + Streptomycin + Sulfonamid
R-Tetracyclin + Chloramphenicol + Sulfonamid + Streptomycin
R-Tetracyclin + Streptomycin + Kanamycin + Neomycin + Ampicillin
R-Tetracyclin + Streptomycin + Kanamycin + Neomycin + Sulfonamid
R-Tetracyclin + Chloramphenicol + Streptomycin + Kanamycin + Neomycin + Sulfonamid + Ampicillin

Staphylokokken die Resistenzdeterminanten gegen Antibiotika wie Chloramphenicol, Tetracycline, Kanamycin jeweils auf getrennten Plasmiden.

Aufbau eines Resistenzfaktors

Nach heute gültigen Vorstellungen besteht ein solcher R-Faktor, ein solcher zusätzlicher DNA-Ring, aus einem so genannten RTF-Teil und verschiedenen Strukturgenen. Der RTF-Teil trägt Gene, die die Reduplikation des Plasmids sowie seine Übertragung durch Konjugation unter Pilusbildung determinieren. An diese RTF-Region angehängt sind Strukturgene, welche die Resistenz gegen verschiedene Chemotherapeutika determinieren (Abb. 10.8). Es sind eine Vielzahl von R-Faktoren bekannt geworden, die sich in der Kombination der Resistenzgene, die sie tragen, unterscheiden (Tab. 10.1).

Die Resistenzgene der R-Faktoren determinieren in der Trägerzelle die Bildung von Enzymen. Bei Enterobakterien werden diese Enzyme immer gebildet. Es sind konstitutionelle Enzyme. Sie sind in der Zellwand dieser gramnegativen Bakterien lokalisiert und inaktivieren Antibiotika beim Durchtritt durch die Zellwand.

Inaktivierung der Antibiotika

Alle Resistenzgene auf Plasmiden determinieren die Bildung von Enzymen, durch welche Antibiotika inaktiviert werden. Bei β-Lactamantibiotika wird durch β-Lactamasen der β-Lactamring geöffnet. Die dadurch entstehenden Verbindungen sind nicht antibiotisch wirksam (Abb. 10.9). Man kennt inzwischen eine Vielzahl von β-Lactamasen, bei grampositiven und gramnegativen Bakterien. Sie unterscheiden sich in verschiedenen Eigenschaften.

Die β-Lactamasen der grampositiven Staphylokokken haben Molekülmassen von 28000 bis 36000. Es sind adaptive Enzyme, die aus der Zelle ausgeschieden werden und bereits in der Umgebung der Zelle β-Lactamantibiotika inaktivieren können. Bei Staphylokokken sind die β-Lacta-

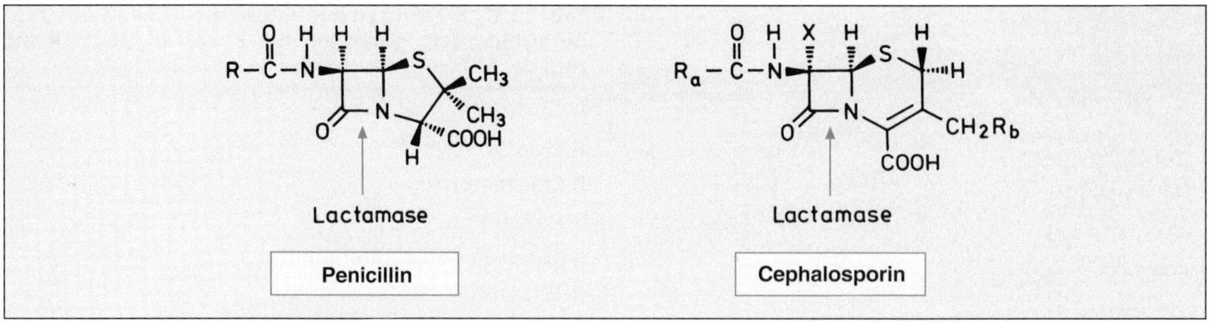

Abb. 10.9 Aufspaltung von β-Lactamantibiotika durch β-Lactamasen

Tab. 10.2: Substratprofile unterschiedlicher β-Lactamasen. Angegeben sind die relativen V_{max}-Werte der Enzyme für verschiedene Substrate. Der jeweilige Wert für Penicillin wurde willkürlich auf 100 festgelegt.
0 bedeutet keine Ringöffnung, d.h. das Trägerbakterium ist sensitiv gegen das betreffende Antibiotikum.
Je höher die Zahlen, desto schneller erfolgt die Inaktivierung des Antibiotikums durch eine gegebene β-Lactamase, d.h. das Trägerbakterium ist mehr oder weniger resistent gegen das betreffende Antibiotikum. Beispielsweise verleiht die β-Lactamase IA dem Bakterium, welches über dieses Enzym verfügt eine hohe Resistenz gegen Cefaloridin, eine geringe gegen Ampicillin und Carbenicillin.

Lactamase	PenG	Amp	Cef	Cefx	Carb
IA	100	0	8000	620	0
IIA	100	80	0	0	45
III (TEM)	100	180	140	2	10
IV C	100	170	70	0	50
VI (B 70)	100	60	10000	600	–

Pen G = Penicillin G
Amp = Ampicillin
Cef = Cefaloridin
Cefx = Cefalexin
Carb = Carbenicillin

masegene immer auf Plasmiden lokalisiert. β-Lactamasen gramnegativer Enterobakterien sind konstitutive Enzyme. Gene, die diese Lactamasen determinieren, können auf Plasmiden oder der bakteriellen DNA lokalisiert sein. Die pharmazeutisch bedeutsamste Eigenschaft der Lactamasen sind ihre unterschiedlichen Substratspektren.

Unterschiedliche β-Lactamasen inaktivieren unterschiedliche β-Lactame in sehr verschiedenem Ausmaß (Tab. 10.2).

Chloramphenicol wird durch Acetylierung inaktiviert. Ein entsprechendes Enzym, eine Chloramphenicol-Acetyltransferase, führt, unter Beteiligung von Acetyl-CoA, Acetylgruppen in C-1- und C-3-Stellung des Moleküls ein. Die acetylierten Derivate haben keinerlei antibiotische Aktivität.

Von großer Bedeutung ist die Inaktivierung von Aminoglykosidantibiotika, wie Streptomycin, Kanamycin und Gentamicin. Diese besitzen zahlreiche –OH- und $-NH_2$-Gruppen im Molekül (Abb. 10.10), die durch bakterielle Enzyme substituiert werden können. Durch solche Enzyme können Acetyl-, Adenyl- und Phophorylgruppen in das Molekül von Aminoglykosidantibiotika eingeführt werden (Tab. 10.3). Diese substituierten Verbindungen haben keine antibiotische Wirkung.

Einen Sonderfall stellt die Tetracyclin-Resistenz dar. Sie manifestiert sich nicht durch ein Enzym, sondern der Resistenzfaktor ist ein „Transportprotein". Dieses transportiert in der Zelle vorhandenes Tetracyclin aktiv nach außen.

Verlust von Plasmiden

Plasmide, also auch R-Faktoren, die Resistenzgene tragen, können der Trägerzelle spontan verloren gehen. Nach Absetzen einer Antibiotikabehandlung lässt sich beobachten, dass der Anteil R-Faktoren-tragender Bakterien und die Population nach einiger Zeit wieder überwiegend oder völlig aus sensitiven Keimen besteht.

Die Verlustspektren sind für einzelne R-Faktoren zwar charakteristisch, aber nicht für alle gleich. So fanden Lebek et al. Resistenzfaktoren, die in einem Stamm von *Salmonella „heidelberg"* zum Verlust aller Resistenzeigenschaften mit Ausnahme der Tetracyclinresistenz neigten. Andere R-Faktoren neigen dagegen in dem gleichen Stamm der Wirtsbakterien, *S. „heidelberg"*, erst zum Verlust der Tetracyclinresistenz und dann erst zum Verlust der restlichen Resistenzeigenschaften.

Hinsichtlich der Antibiotikatherapie bakterieller Infekte ist es tröstlich zu wissen, dass auch mehrfachresistente Erregerpopulationen wieder sensitiv, d.h. wieder einer Antibiotikabehandlung zugänglich werden.

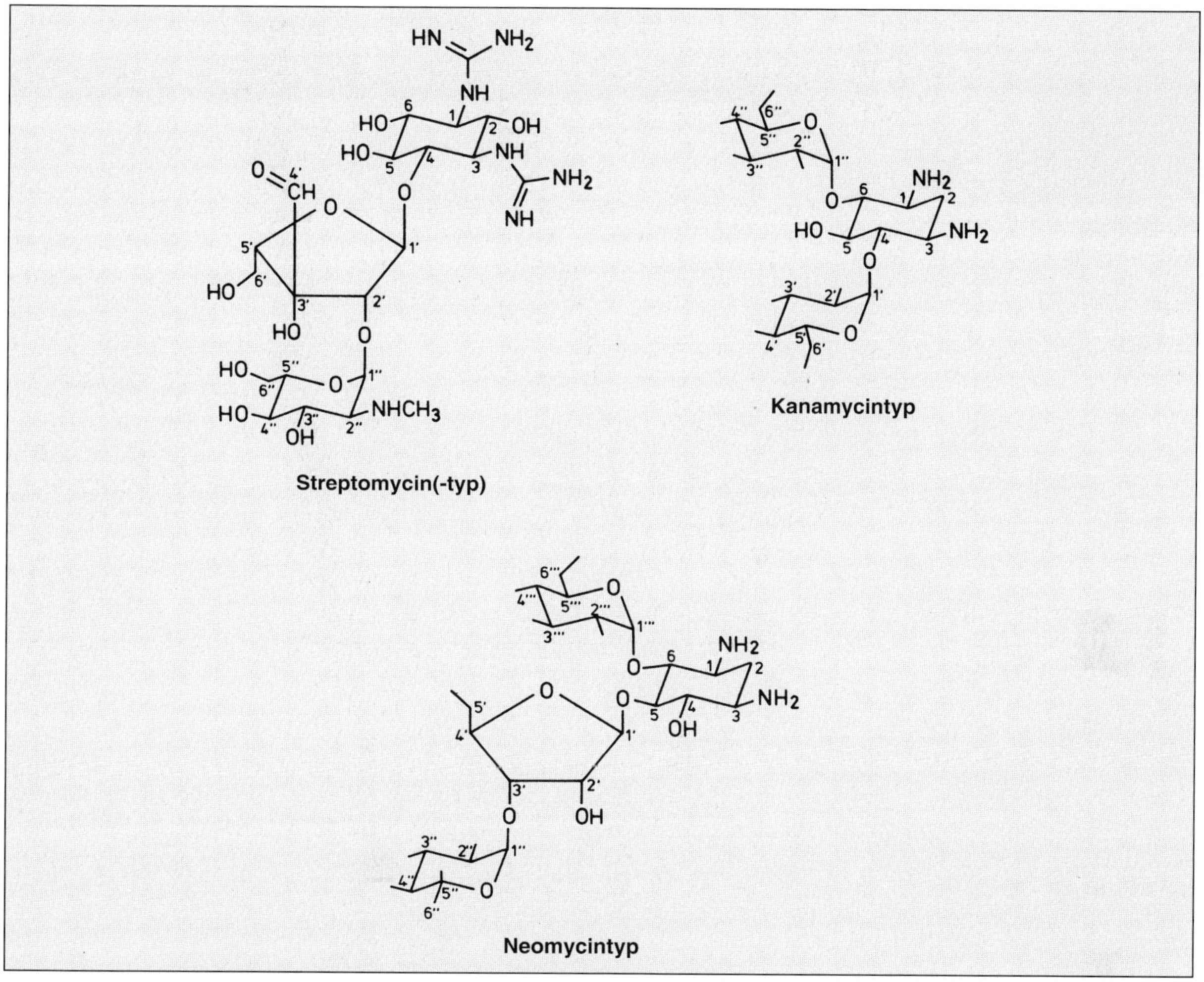

Abb. 10.10 Grundgerüste von Streptomycin, Kanamycin und Neomycin

Tab. 10.3 Plasmidbedingte Inaktivierung von Aminoglykosidantibiotika durch Enzyme. Es sind zahlreiche solcher Enzyme bekannt, die das Molekül des Antibiotikums an verschiedenen Stellen substituieren und damit inaktivieren. Deshalb erwerben Bakterien schnell Resistenzen gegen die Aminoglykosidantibiotika.

Chemische Modifikation	Position der Modifikation, abgekürzte Bezeichnung des Enzyms	Substrate
O-Nukleotidylierung (Adenylylierung): Aminoglykosid-Adenylyltransferasen	3″, [AAD(3″)]	Streptomycin, Spectinomycin
	4′, [AAD(4′)]	Kanamycin, Amikacin, Tobramycin, Neomycin
	2′, [AAD(2′)]	Gentamicin, Tombramycin, Kanamycin
	6, [AAD(6)]	Streptomycin
O-Phosphorylierung: Aminoglykosid-Phosphortransferasen	3″, [APH(3″)]	Streptomycin
	3′, [APH(3′)]	Neomycin, Kanamycin
	2″, [APH(2″)]	Gentamicin
	6, [APH(6)]	Streptomycin
N-Acetylierung: Aminoglykosid-Acetyltransferasen	6′, [AAC(6′)]	Kanamycin, Neomycin Amikacin
	2′, [AAC(2′)]	Gentamicin, Tobramycin
	3′, [AAC(3′)]	Gentamicin, Kanamycin, Tobramycin, Neomycin

11 Weitergabe und Umsetzung genetischer Information

Die Desoxyribosenukleinsäure stellt bei Prokaryoten, Eukaryoten sowie bei DNA-Viren das genetische Material dar (Tab. 11.1). Sie muss demgemäß zwei Funktionen erfüllen.

1. Sie muss sich mit Hilfe entsprechender Enzyme reduplizieren und die Erbanlagen von Zelle zu Zelle weitergeben können. Dies setzt eine genaue Kopierung der genetischen Information voraus. Bei jeder Reduplikation der DNA muss eine genaue Kopie des vorhandenen DNA-Moleküls hergestellt werden. Dies ist die **autokatalytische Funktion** der DNA.
2. Die genetische Information muss in Merkmalsbildung umgesetzt werden durch Übersetzen der Nukleotidsequenz der DNA in die Aminosäuresequenz von Proteinen. Dies geschieht in den Vorgängen der Proteinbiosynthese, bei der der DNA eine Schlüsselfunktion zukommt. Man spricht hier von der **heterokatalytischen Funktion** der DNA (Abb. 11.1).

Der Übersetzungsvorgang verläuft in zwei Hauptstufen:

a) die Transkription der DNA-Information in eine komplementäre Ribonukleinsäure (mRNA),
b) die Translation der mRNA-Information in die Aminosäuresequenz eines Proteins.

Tab. 11.1 Beweise für die Rolle der Nukleinsäuren als Träger genetischer Information

- **Transformation.** 1944 Nachweis der Rolle der DNA bei der Transformation durch Avery.
- **Virusinfektion.** Nur die DNA bzw. RNA ist für die Infektion einer Wirtszelle und die Vermehrung des Virus wichtig. Jede Virusinfektion ist Beweis für die Rolle der Nukleinsäuren als genetisches Material.
- **Transduktion.** Durch Phagen können Teile der DNA eines Bakteriums in ein anderes Bakterium übertragen werden. Dies führt zur Ausbildung neuer Merkmale.
- **Konstanz** der DNA-Menge in der Zelle.
- **Stabilität** der DNA im Stoffwechsel.
- **Mutationen,** d. h. Veränderungen der DNA führen zu Veränderungen der Erbeigenschaften.

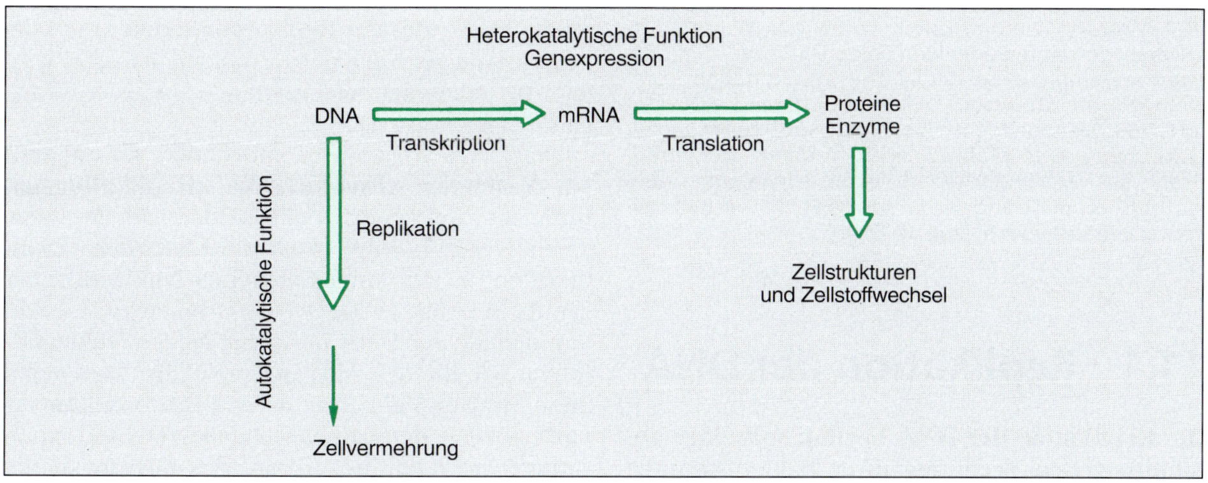

Abb. 11.1 Die zwei Funktionen der DNA

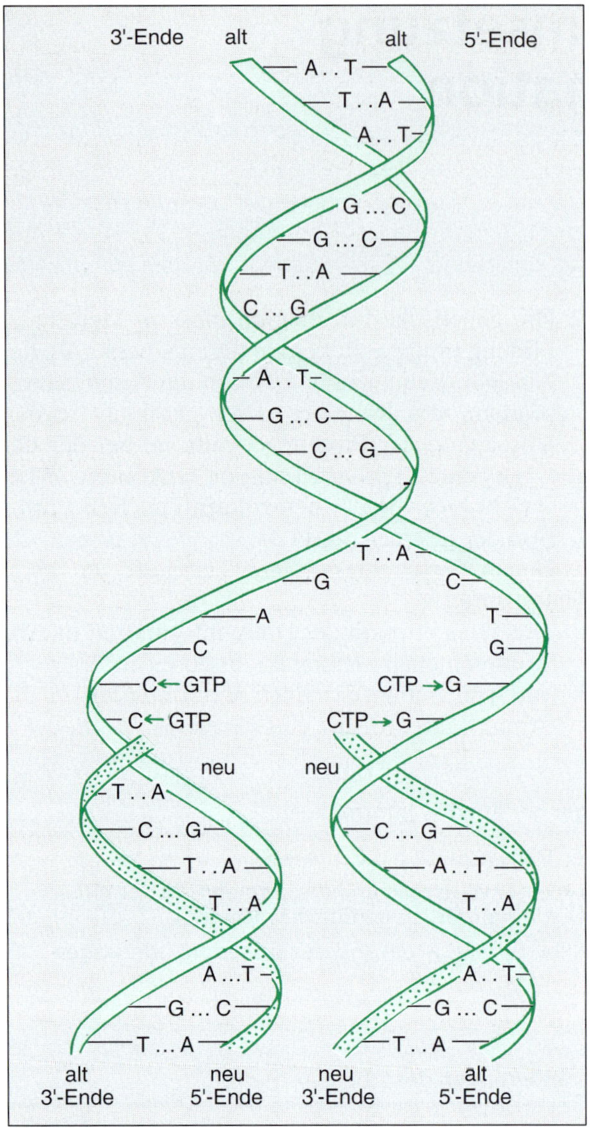

Abb. 11.2: Schema zur semikonservativen Reduplikation der DNA. Die beiden Stränge des ursprünglichen DNA-Moleküls werden durch Lösen der Wasserstoffbrücken getrennt. Jeder der beiden Stränge dient als Matrize (Template) bei der Synthese eines neuen, komplementären Stranges. Die Verdoppelung schreitet fort, bis zwei neue identische Doppelstränge vorliegen. Jedes neue DNA-Molekül enthält einen Nukleotidstrang des ursprünglichen Moleküls, sowie einen neusynthetisierten Strang (semikonservativ). Die Reduplikation verläuft vom 5′- zum 3′-Ende

11.1 Replikation der DNA

Die Replikation der DNA beginnt mit einer abschnittsweisen Trennung ihrer beiden komplementären Nukleotidstränge. Jeder Strang dient

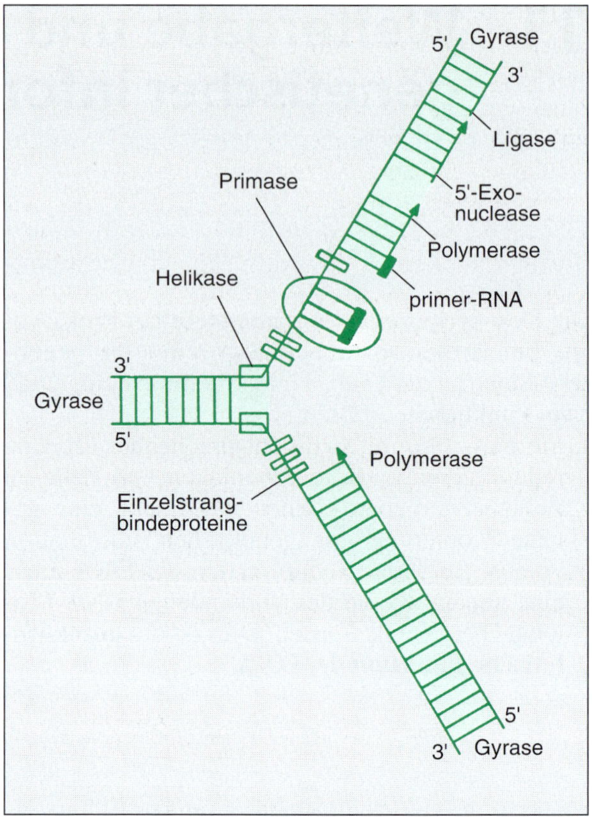

Abb. 11.3 Replikationsgabel bei einem Bakterium

dann als Matrize für die Bildung eines neuen DNA-Moleküls.

Das ganze Genom einer Zelle muss einmal für jede Zellteilung kopiert werden. Diese Replikation der DNA erfolgt semikonservativ. Die DNA besteht aus einer Doppelhelix. Die Basensequenz des einen Stranges ist komplementär zum anderen Strang. Die Basenpaare werden nur durch Wasserstoffbrücken zusammengehalten (Kap. 4.4.4). Bei der Replikation trennen sich die beiden Stränge. Nach der Komplementärregel wird dann an jedem der beiden Stränge ein neuer Strang gebildet (Abb. 11.2).

Der DNA-Strang wird entwunden. **Es entsteht ein Y-artiger Abschnitt, die „Replikationsgabel“,** mit zwei zunächst einzelsträngigen Zweigen, deren Nukleotidfolge dann als Matrize zur Synthese von neuen komplementären Nukleotidsträngen dient (Abb. 11.3). Dabei entstehen zwei Tochtermoleküle der DNA mit den gleichen Nukleotidfolgen wie die des Ausgangsmoleküls. Man nennt diese Art der Vermehrung der DNA **semikonservativ,** weil in den neu entstandenen DNA-Doppelsträngen noch ein Einzelstrang des Ausgangsmoleküls erhalten geblieben ist.

Die semikonservative Replikation der DNA wird von **DNA-Polymerasen** katalysiert. Alle Polymerasen können freie Nukleotide nur an das 3′-OH Ende einer schon vorhandenen DNA, der **„Primer"-DNA** anheften. Diese wird dann verlängert in der Nukleotidfolge, die dem Matrizenstrang komplementär ist. **Ausgangssubstanzen für die Neusynthese der DNA sind 5′-Triphosphate der vier in der DNA vorkommenden Nukleoside. Nach Abspaltung von Pyrophosphat werden die 5′-Monophosphate jeweils an das freie 3′-Ende des voranstehenden Nukleotids verknüpft** (Abb. 11.4). Der Kopiermechanismus der DNA ist außerordentlich genau. Die meisten Polymerasen machen nur wenige Fehler. Man schätzt, dass einmal unter 10^4 bis 10^5 Einbauschritten eine falsche Base in die wachsende DNA eingebaut wird, die mit der am alten Strang gegenüberstehenden Base nicht paaren kann. Dies würde immerhin zu einer Häufung von Mutationen führen. Deshalb existiert ein sehr wirkungsvoller Korrekturmechanismus, der nicht gepaarte Nukleotide wieder entfernt. Diese Korrekturenzyme sind **Exonukleasen.** Sie sind bei Bakterien mit den Polymerasen in einem Protein vereinigt. Bei Eukaryoten sind DNA-Polymerasen und Exonukleasen getrennt. Bei Bakterien wurden drei Polymerasen gefunden. Mit der **Polymerase I** sind noch eine 3′-Exonuklease und eine 5′-Exonuklease verknüpft. Die 5′-Exonuklease kann DNA-Einzelstränge durch Spalten der Phosphodiesterbindung aufschneiden. An der Schnittstelle kann das Enzym dann neue Nukleotide an das entstandene freie 3′-OH-Ende des alten Nukleotidstranges anheften. Die Polymerase I gleitet also am Nukleotidstrang (Strang 1) entlang, baut Nukleotide aus und ersetzt sie durch neue. Hierdurch werden Fehlstellen in der DNA repariert (Kap. 12.3.5). **Die Polymerase I ist ein Reparaturenzym.**

Durch eine **Topoisomerase (Gyrase)** (Kap. 4.4.4) wird vor der Replikationsgabel die topologi-

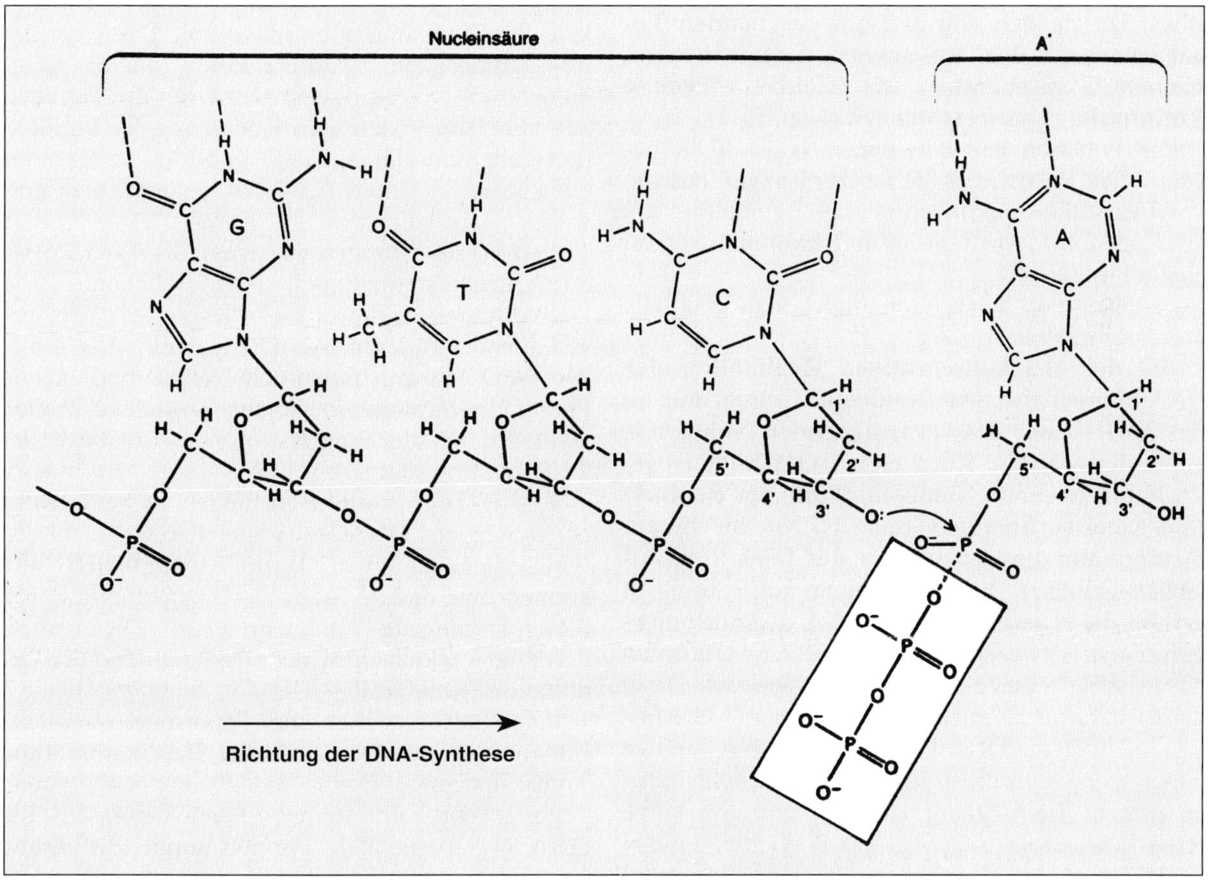

Abb. 11.4 DNA-Synthese. Bei jedem Polymerisationsschritt wird ein Trinukleotid in die wachsende Kette eingebaut. Es wird durch eine DNA-abhängige DNA-Polymerase über eine Phosphoresterbindung an die wachsende DNA gebunden. Die Bindung erfolgt über das 3′-C-Atom der Desoxyribose des letzten Nukleotids mit der Phosphatgruppe am 5′-Ende des Nukleotids. Bei der Reaktion wird die endständige Diphosphatgruppe des neuen verknüpften Nukleotids abgespalten

sche Konfiguration der DNA-Helix reguliert. **Helikasen** entwinden die Helix und trennen die Einzelstränge. Einzelstrangbindeproteine halten die beiden Stränge auseinander. **Am unteren Gabelast erfolgt durch die Polymerase III eine kontinuierliche DNA-Synthese.**

Am oberen Gabelast (Strang 2) erfolgt die DNA-Synthese diskontinuierlich. Die **Primase** im Primosom erzeugt am 3′-Ende der Replikationsgabel zuerst kurze RNA-Stücke als „primer". An diese werden dann durch die Polymerase Desoxynukleotide geknüpft und kurze DNA-Fragmente (Okazaki-Fragmente) polymerisiert. Die 5′-Exonuklease spaltet die Ribonukleotide des Primers ab, und die Polymerase ersetzt diese durch Desoxynukleotide. Die **Ligase** knüpft die letzte Phosphodiesterbindung und verknüpft damit die einzelnen Fragmente. An beiden Ästen der Replikationsgabel stellt die Gyrase den topologischen Zustand der DNA-Doppelhelix, den superhelikalen Zustand, wieder her. **Gyrasen erfüllen wichtige Funktionen bei der Replikation der bakteriellen DNA. Da sie sich von den entsprechenden Topoisomerasen der Eukaryoten unterscheiden, können Gyrasehemmer als selektiv wirkende Antibiotika eingesetzt werden** (Kap. 11.6).

Die Funktion der Polymerase II ist nicht bekannt. Die Polymerase III ist das Enzym, das die Polymerisationsreaktionen bei der Replikation der DNA ausführt. Auch sie ist mit Exonukleasen zu einem Protein vereinigt.

In eukaryotischen Zellen findet man ebenfalls drei Polymerasen.

Bei der semikonservativen Replikation der DNA können also neue Nukleotide immer nur an das 3′-OH-Ende des voranstehenden Nukleotids gebunden werden. Ein freies 3′-OH-Ende ist jedoch nur an einem Nukleotidstrang der Replikationsgabel vorhanden (Strang 1). **Nur an diesem Strang kann die Neusynthese der DNA kontinuierlich erfolgen. Am anderen Strang** (Strang 2) **erfolgt die Neusynthese der DNA diskontinuierlich.** Zunächst werden durch ein spezielles Enzym – die Primase – kurze RNA-Stränge gebildet. Diese dienen dann als „primer", an deren freies 3′-OH-Ende nun durch die DNA-Polymerase I DNA-Stränge anpolymerisiert werden können. Es entstehen also an diesem DNA-Strang zunächst einzelne kurze RNA-DNA-Moleküle von 1000–2000 Nukleotiden bei Bakterien, beziehungsweise 200 bei Eukaryoten, deren Basen über Wasserstoffbrücken mit den Basen des alten Strangs gepaart sind. Erst in einem weiteren Schritt werden die RNA-Stücke abgetrennt und durch DNA ersetzt. Dies erfolgt durch die Polymerase. Ihre 5′-Exonuklease entfernt die RNA und schließt die Lücke durch Einbau von Desoxynukleotiden. Die letzte noch offene Phosphodiesterbindung wird durch ein weiteres Enzym, eine Ligase, geschlossen.

An der DNA-Replikation sind noch weitere Enzyme und Proteine beteiligt. Bei der Replikation muss die DNA-Doppelhelix lokal auseinandergewunden, der topologische Zustand reguliert werden. Diese entwindenden Proteine sind Helikasen (nicht strangschneidend) und Topoisomerasen (strangschneidend). Bei Bakterien ist die Gyrase an diesem Vorgang beteiligt (Kap. 4.4.4).

Funktion der Topoisomerasen bei der Replikation der DNA

Die DNA liegt als Doppelhelix vor. Vor der Replikationsgabel muss die Windung der DNA aufgehoben werden. Hierzu müssen einmal die superhelikalen Bereiche aufgelöst und zum anderen die Doppelhelix entwunden werden. Ohne die Tätigkeit der Topoisomerasen müsste die DNA vor der Replikationsgabel ständig rotieren, um die Windungen der DNA aufzuheben. Durch die Tätigkeit der Topoisomerasen wird jedoch vor der Replikationsgabel ein „Drehgelenk" gebildet, so dass nur ein kurzer Abschnitt der DNA gedreht, also entwunden werden muss.

Typ-I-Topoisomerasen (Kap. 4.4.4) erzeugen einen **Einzelstrangbruch.** Hierdurch können die DNA-Stränge beiderseits an dieser Stelle frei gegeneinander rotieren. Als Drehgelenk wirkt dabei die dem Einzelstrangbruch gegenüberliegende Phophodiesterbindung. Solche Vorgänge finden nicht nur bei der Replikation, sondern auch der Transkription statt (Abb. 11.5).

Typ-II-Topoisomerasen binden an beide Doppelstränge der DNA-Helix gleichzeitig, erzeugen vorübergehend einen **Doppelstrangbruch** und können eine andere Stelle der Doppelhelix durch diesen Durchgang „hindurchreichen". Dies verhindert eine Verknäuelung der DNA während der Replikation (Kap. 11.1).

Insgesamt bewirken die Topoisomerasen eine Entwindung der DNA bei der Replikation (und Transkription).

Umgekehrt überführen Topoisomerasen die DNA in superhelikale Formen durch Einführung von negativ superhelikalen Strukturen.

Verschiedene Schritte der DNA-Replikation sind energieabhängig und benötigen ATP als energiereiche Verbindung. DNA-abhängige ATPasen sind z. B. Helikasen und Topoisomerasen.

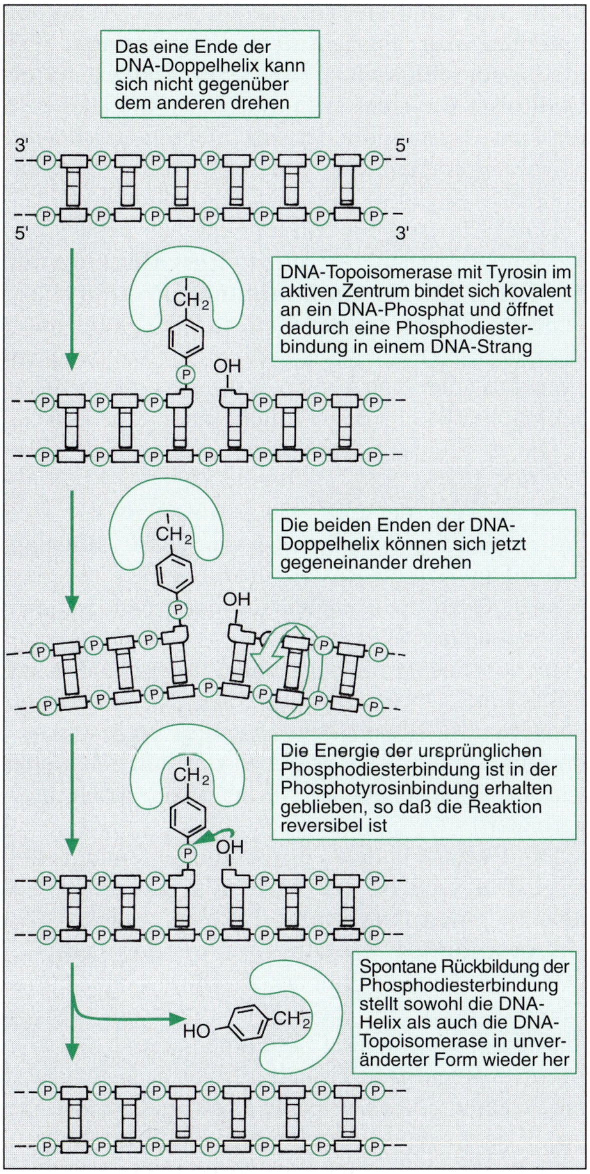

Abb. 11.5 Das DNA-Topoisomerase-I-Enzym der Eukaryoten führt vorübergehend einen Einzelstrangbruch („nick") in die DNA ein; derartige Enzyme bilden zeitweilig eine kovalente Bindung zur DNA. (Nach Alberts et al.: Molekularbiologie der Zelle, VCH Verlagsgesellschaft, Weinheim 1990.)

Die Menge an neusynthetisierter DNA in einem Organismus ist hoch. Schätzungsweise werden beim Menschen täglich etwa 200×10^9 Erythrozyten aus Vorläuferzellen gebildet. Schätzt man eine Zellteilung pro Vorläuferzelle eines Erythrozyten bei 2 m DNA pro diploider Körperzelle, so wird für 200×10^9 neuer Zellen eine Gesamtlänge von 400×10^6 km DNA neu gebildet. Dies entspricht etwa 1000mal der Entfernung der Erde zum Mond.

Die DNA-Reduplikation dauert, je nach Länge des zu verdoppelnden Moleküls, verschieden lange. Für die Replikation eines Phagengenoms lassen sich 7 Sekunden errechnen. Die Replikation einer ringförmigen Bakterien-DNA benötigt etwa 20 bis 30 Minuten. Die Replikation der ungleich längeren DNA-Moleküle in den Chromosomen von Eukaryoten beginnt an mehreren Stellen gleichzeitig. Die DNA-Replikation erfolgt hier abschnittsweise. In den einzelnen Abschnitten kann die Replikation synchron oder auch zeitlich versetzt erfolgen. Solche Abschnitte auf den DNA-Einheiten der Reduplikation nennt man Replicons.

An der Replikation der DNA sind also verschiedene Enzyme beteiligt, die bisher als einzelne Proteine beschrieben wurden. In Wirklichkeit sind die meisten dieser Proteine in einem Multienzymkomplex vereinigt, der sich schnell an der DNA entlangbewegt.

Der fehlerlose Ablauf der Replikation wird durch die enge Verbindung der Einzelproteine zu einem Multienzymkomplex erheblich gesteigert.

11.2 Replikation der RNA

RNA, die bei manchen Viren an Stelle von DNA die Funktion des genetischen Materials übernimmt, liegt in der Regel einsträngig vor. Bei der Replikation tritt jedoch ein Doppelstrangstadium auf. Die einsträngige Virus-RNA, die in eine Zelle eingedrungen ist, dient in manchen Fällen als Matrize für die Synthese eines zweiten komplementären RNA-Stranges. Dieser zweite neugebildete RNA-Strang dient dann seinerseits als Matrize für die Synthese von RNA-Molekülen, die mit dem ersten, ursprünglich in die Zelle eingedrungenen Molekül identisch sind (Kap. 19.5).

Ein Sonderfall liegt bei den Retroviren vor. Hier wird die virale RNA mit Hilfe einer „reversen Transkriptase" in eine komplementäre DNA umkopiert. Diese DNA kann dann in das Genom der Wirtszelle eingebaut werden. Sie dient auch als Matrize für die Neusynthese der viralen RNA (Kap. 20.5).

11.3 Umsetzung der genetischen Information (Transkription)

Die genetische Information, die in der DNA niedergelegt ist, muss während des Lebenslaufes eines Organismus in Merkmale umgesetzt werden. Durch Vererbungsexperimente lässt sich zeigen, dass Merkmale, Phäne, bestimmten Genen zugeordnet werden können. Seit den Experimenten von Beadle und Tatum mit Stoffwechselmutanten von *Neurospora crassa* ist erwiesen, dass Gene die Synthese von Enzymen und Strukturproteinen determinieren. Enzyme als primäre Genprodukte katalysieren dann z. B. Stoffwechselreaktionen, die die Grundlagen der Merkmalsbildung der Organismen sind. **Die primäre Genwirkung äußert sich in der Produktion von Proteinen. Man spricht deshalb von der Ein-Gen-ein-Enzym- oder besser der Ein-Gen-ein-Polypeptid-Hypothese.** Dies ist im Generellen zutreffend, lässt jedoch unberücksichtigt, dass neben solchen Genen, die die Struktur von Proteinen determinieren, den sog. Strukturgenen, auch Regulationsgene existieren. Auch bleibt unberücksichtigt, dass Proteine und damit Enzyme in manchen Fällen von mehreren Genen determiniert werden können. Ferner ist in der DNA noch Information für komplementäre RNA vorhanden, die als solche bei verschiedenen zellulären Prozessen eine wesentliche Rolle spielt (Transfer-, „ribosomale", Messenger-RNA).

Die genetische Information ist in der DNA in Form von Nukleotidsequenzen niedergelegt. Proteine bestehen aus Sequenzen von Aminosäuren. Die molekularen Vorgänge, die zur Bildung von Proteinen führen, müssen also in einer Übersetzung der Nukleotidsequenz der DNA zur Aminosäuresequenz der Proteine bestehen. Die DNA bildet allerdings nicht unmittelbar die Matrize, an der die Biosynthese von Proteinen direkt erfolgt. Vielmehr wird die Information der DNA-Nukleotidsequenz in einen komplementären RNA-Strang übersetzt (Messenger-RNA).

Genbegriff

Durch die Nukleotidsequenz der Nukleinsäuren ist die Aminosäuresequenz der Proteine schriftartig festgelegt. Diese „Schrift" besteht aus der sinnvollen Aufeinanderfolge von Nukleotiden. Am Aufbau von Proteinen sind 20 Aminosäuren beteiligt. Die DNA enthält dagegen nur vier unterschiedliche Nukleotide. Daraus folgt, dass nicht jeweils ein Nukleotid ein Buchstabe, ein Codezeichen, für eine Aminosäure sein kann, sondern nur Kombinationen von Nukleotiden. Durch Kombination von 2 Nukleotiden zu einem Codezeichen würden sich 16 (4^2) Möglichkeiten ergeben. Auch dies reicht nicht aus. Die Kombination von drei Nukleotiden zu einem Codezeichen eröffnet 64 (4^3) Möglichkeiten, genug, um alle Aminosäuren und eventuell Start und Endsignale zu determinieren. **Tatsächlich ist die genetische Information schriftartig in Dreierkombinationen von Nukleotiden, so genannten Tripletts, verschlüsselt. Jeweils ein Triplett ist ein Codewort für eine Aminosäure,** wobei allerdings für eine Aminosäure jeweils mehrere Codeworte existieren können. Die genetische Information besteht also aus einem Code aus Nukleotidtripletts.

Durch diesen genetischen Code wird die Struktur von Proteinen festgelegt. **Ein Abschnitt auf der DNA, der für ein bestimmtes Protein (Polypeptid) codiert, ist ein Gen.** Seit es gelungen ist (Sanger 1977), die vollständige Nukleotidsequenz eines DNA-Phagen zu bestimmen, ist dieser bisher gebräuchliche Genbegriff nicht mehr ganz korrekt.

Die Aufklärung der Nukleotidsequenz des Phagen ΦX 174 brachte als überraschendes Ergebnis, dass ein und derselbe DNA-Abschnitt für zwei Proteine codieren kann, dass sich **Gene „überlappen".** Die Triplett-Raster für die beiden „überlappenden Gene" sind dabei um einen Nukleotidrest gegeneinander versetzt.

Inzwischen wurde sogar ein Virus gefunden, das Teile seiner DNA mit jeweils einer Rasterverschiebung für die Biosynthese von drei verschiedenen Proteinen nutzt. In Bakterien oder höheren Zellen wurden „überlappende" Gene bisher noch nicht gefunden.

Die Definition eines Gens müsste demnach lauten: **„Ein Gen ist ein Abschnitt auf der DNA, der, in einem bestimmten Raster gelesen, für ein bestimmtes Protein (Polypeptid) codiert."** Dabei soll zunächst unberücksichtigt bleiben, dass Gene zu größeren, eventuell gemeinsam regelbaren Funktionseinheiten zusammengefasst sein können, die Regelgene enthalten, welche selbst nicht für Proteine codieren. Gene kontrollieren also primär Aminosäuresequenzen und damit die Spezifität von Enzymen und Strukturproteinen sowie in der Konsequenz die Stoffwechselleistungen der Zelle und die Merkmalsbildung eines Organismus.

11.3.1 Mosaikstrukturen von Genen

Gene bei Bakterien bestehen aus einem abgegrenzten, nicht unterbrochenen DNA-Abschnitt. Bei Strukturgenen enthält dieser DNA-Abschnitt die Information für ein Protein. Diese Information ist in Form von zusammenhängenden Nukleotidsequenzen, Tripletts, in einer ununterbrochenen Reihenfolge „niedergeschrieben" und wird Triplett für Triplett in Aminosäuren übersetzt. Die Gene haben einen durchgehenden Leseraster.

Die meisten **eukaryotischen Gene** sind anders strukturiert. Die Codierungssequenzen (**Exons,** exprimierte Abschnitte) können oft von langen, nicht-codierenden Sequenzen (**Introns,** intervening sequences, nicht exprimierte Abschnitte) unterbrochen sein. Diese Struktur der Gene wird in der Literatur auch als Mosaikstruktur bezeichnet. Die Intronsequenzen können sehr unterschiedlich lang sein. Beim Vergleich von Intronsequenzen homologer Gene aus verschiedenen Organismen finden sich enorme Unterschiede in der Länge und in den Nukleotidsequenzen der entsprechenden Introns. Im Gegensatz dazu sind die Längen vergleichbarer Exons von verschiedenen Organismen relativ einheitlich.

Das Ovalbumingen des Huhns, bei dem die Mosaikstruktur von Eukaryotengenen zuerst aufgeklärt wurde, besteht z. B. aus acht Exons, zwischen denen jeweils ein Intron liegt (Abb. 11.6).

Die Exons sind auf der DNA in gleicher Reihenfolge angeordnet wie in der Abschrift der mRNA.

Die gesamte Länge des Ovalbumin-Gens, – Exons und Introns – beträgt 7700 Basenpaare (Abb. 11.6). Damit ist das Gen etwa viermal länger als die fertige mRNA, die 1872 Basenpaare besitzt, und fast siebenmal länger, als der mRNA Abschnitt, der schließlich in Protein übersetzt wird (1158 Basenpaare).

Introns finden sich auch in Genen, die keine Proteine codieren. So haben z. B. auch die Gene für die ribosomale RNA und die Transfer-RNA Mosaikstruktur.

Mosaikstrukturen sind bei Eukaryoten und Viren, die sich in Eukaryoten vermehren, sehr weit verbreitet. Die weitaus meisten Gene der Wirbeltiere und der höheren Pflanzen weisen Mosaikstrukturen auf, bestehend aus Exons mit den codierenden Sequenzen und dazwischen liegenden Introns. Es gibt jedoch bemerkenswerte Ausnahmen. Die Gene für Histone und Interferone weisen keine Mosaikstruktur auf.

Es besitzen also nicht alle Eukaryotengene eine Mosaikstruktur. Bei eukaryotischen Einzellern, z. B. bei der Hefe *Saccharomyces cerevisiae*, sind die meisten Gene frei von Introns. Nur wenige Gene haben ein bis zwei kleine Intronsequenzen.

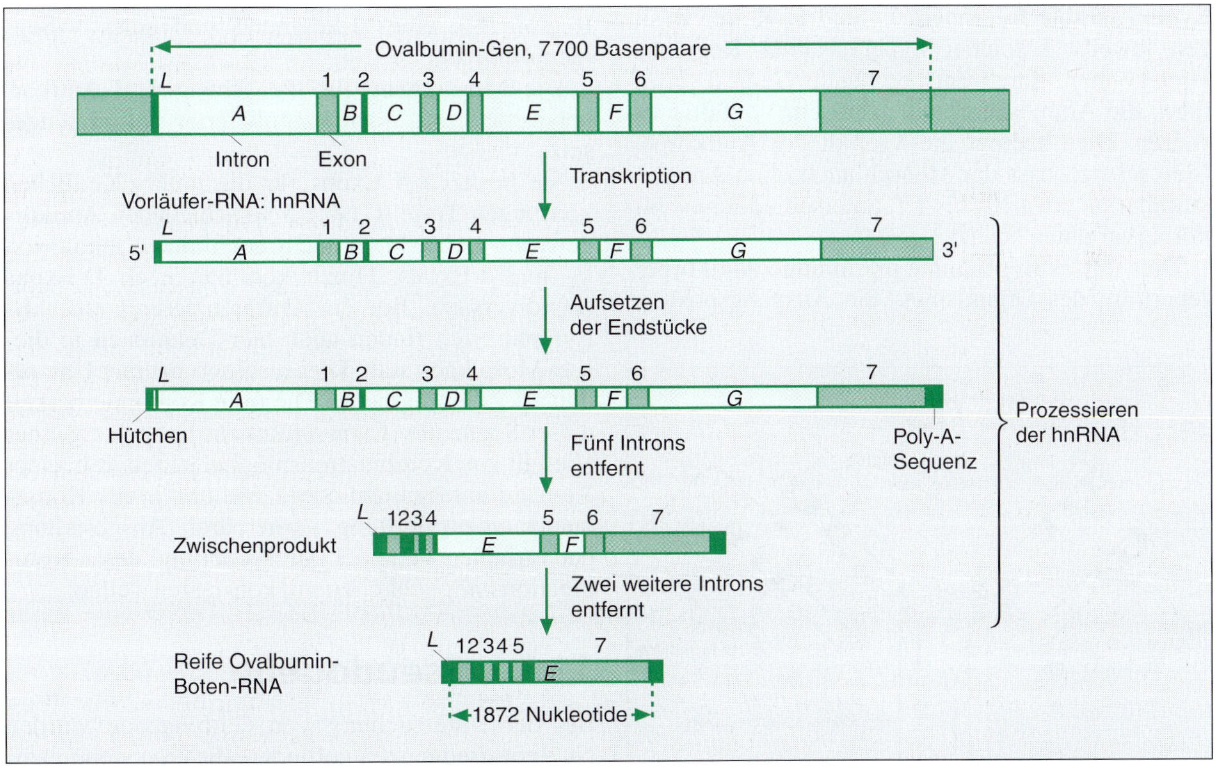

Abb. 11.6 Mosaikstruktur des Ovalbumingens. (Aus P. Chambon, Erbsubstanz DNA, Spektrum der Wissenschaft 1985.) Ein Beispiel für eine Mosaikstruktur zeigt das Ovalbumingen. Es besitzt sieben Exons, die durch Introns getrennt werden. Die genetische Information ist in sieben Teile zerstückelt. Beim „Prozessieren" der hnRNA im Zellkern werden auf das Primärtranskript zunächst Endstücke aufgesetzt, am 3′-Ende eine Nukleotidfolge von Adenosinmonophosphat, am 5′-Ende ein methyliertes Guanin über eine Triphosphatbrücke (das Hütchen oder cap). Dann werden schrittweise die Introns entfernt. Erst die prozessierte RNA wird aus dem Zellkern ins Cytosol ausgeschleust und kann dort als mRNA fungieren

Mosaikstruktur der Gene für Antikörper

Ein Antikörpermolekül besteht aus 4 Polypeptidketten, zwei „leichten" (L) mit jeweils etwa 220 Aminosäuren, und zwei „schweren" (H), mit jeweils etwa 330–440 Aminosäuren, je nach Antikörperklasse. Diese Polypeptidketten werden durch Disulfidbrücken verbunden. Sowohl L- als auch H-Ketten haben an einem Ende eine variable, am anderen Ende eine konstante Region (Abb. 11.7). Die **konstante Region** ist bei allen Antikörpern bis auf geringe Unterschiede zwischen den einzelnen Antikörperklassen gleich.

Die **variablen Regionen,** die Antigenbindungsstellen, sind jedoch ungeheuer vielfältig.

Die Variabilität der variablen Regionen ist durch die unterschiedliche Aminosäuresequenz in diesen Teilen des Antikörpermoleküls bedingt. Es ist die strukturelle Grundlage für die Vielfalt der Antikörper, für die Vielfalt der Antigenbindungsstellen. Dabei sind nur Teile der variablen Region direkt an der Antigenbindung beteiligt. Beteiligt sind etwa 20–30 Aminosäuren lange, so genannte **hypervariable Regionen.** L- und H-Ketten besitzen jeweils 3 solcher hypervariabler Regionen. Hier können, durch entsprechende Gene determiniert, die Aminosäuresequenzen sehr vielfältig variieren. Dies bedingt die Vielfalt der Antikörper. Man schätzt, dass der Mensch auch ohne Antigenstimulation etwa 10^6 bis 10^8 unterschiedliche Antikörpervarianten besitzt.

Dies ist das so genannte präimmune Antikörperrepertoire des Organismus, die Ausgangsposition für eine Immunantwort. Der Organismus ist also „von vornherein" mit der Möglichkeit für eine Immunantwort gegen eine riesige Zahl von Antigenen gerüstet. Grundlage hierfür ist die Struktur der Gene in den B-Lymphozyten, die die Polypeptidketten der Antikörper codieren.

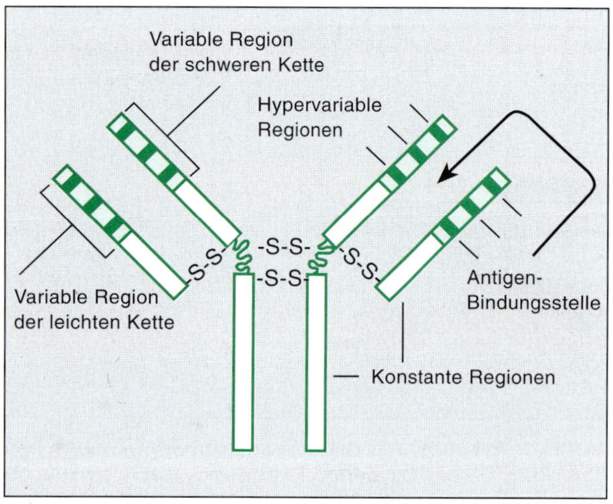

Abb. 11.7 Schema eines Antikörpermoleküls (Immunglobulin G). In den L- und H-Ketten finden sich je drei hypervariable Regionen. Diese bilden gemeinsam die Antigenbindungsstelle des Antikörpers

Variable und konstante Region jeder Antikörper-Kette wird von zwei unterschiedlichen Gensegmenten codiert. Bei einer L-Kette wird die konstante Region von einem einzelnen Gen codiert. Die **Mosaikgene,** die z. B. die variable Region einer L-Antikörperkette codieren, bestehen zunächst aus unterschiedlichen codierenden Segmenten (Exons), V-Segmente für „Variabilität", J-Segmente für joining (Verbindungsstücke) und einem Segment C, das für die Konstante Region codiert (Abb. 11.8). Sie sind durch Introns getrennt. Während der Differenzierung einer B-Zelle werden durch Deletion Abschnitte aus diesem Mosaikgen herausgeschnitten und entfernt. Die verbleibenden Segmente werden transkribiert und erst durch das „Prozessieren" der RNA entfernt.

Danach verbleibt eine mRNA, die die Information für die Aminosäuresequenz einer Konstanten Region (C), eines J-Segments und eines V-Segments enthält.

Die Mosaikgene für die schweren H-Antikörper-Ketten sind noch komplizierter zusammengesetzt.

Sie besitzen 5 Exons für die unterschiedlichen konstanten Teile (C) der 5 verschiedenen Antikörpertypen (Abb. 11.9), dazu noch eine Vielfalt von V- und J-Exons. Hinzu kommen noch D-Exons (D=diversity). Bei der Differenzierung eines B-Lymphozyten finden auch hier Deletionen in diesem Mosaikgen statt. Dies resultiert in einer Umordnung der Gensegmente. Die freie Kombinierbarkeit dieser Segmente (Exons) führt zur Entstehung einer Vielfalt von Kombinationsmöglichkeiten, d. h. einer Vielzahl unterschiedlicher Gene und in der Konsequenz einer vielfältig variierbaren Ausgestaltung der variablen Teile der Antikörper und deren Kombinationsmöglichkeiten mit konstanten Teilen.

11.3.2 Pseudogene

Bei der Untersuchung von Globingenen wurden Nukleotidsequenzen gefunden, die eine weitgehende Ähnlichkeit mit den aktiven Globingenen aufweisen. Im Gegensatz zu diesen können sie jedoch nicht exprimiert werden. In ihren Exons finden sich zahlreiche Stop- und Nonsens-Codons und daneben noch zahlreiche Leserastermutationen, hervorgerufen durch kleine Deletionen oder Insertio-

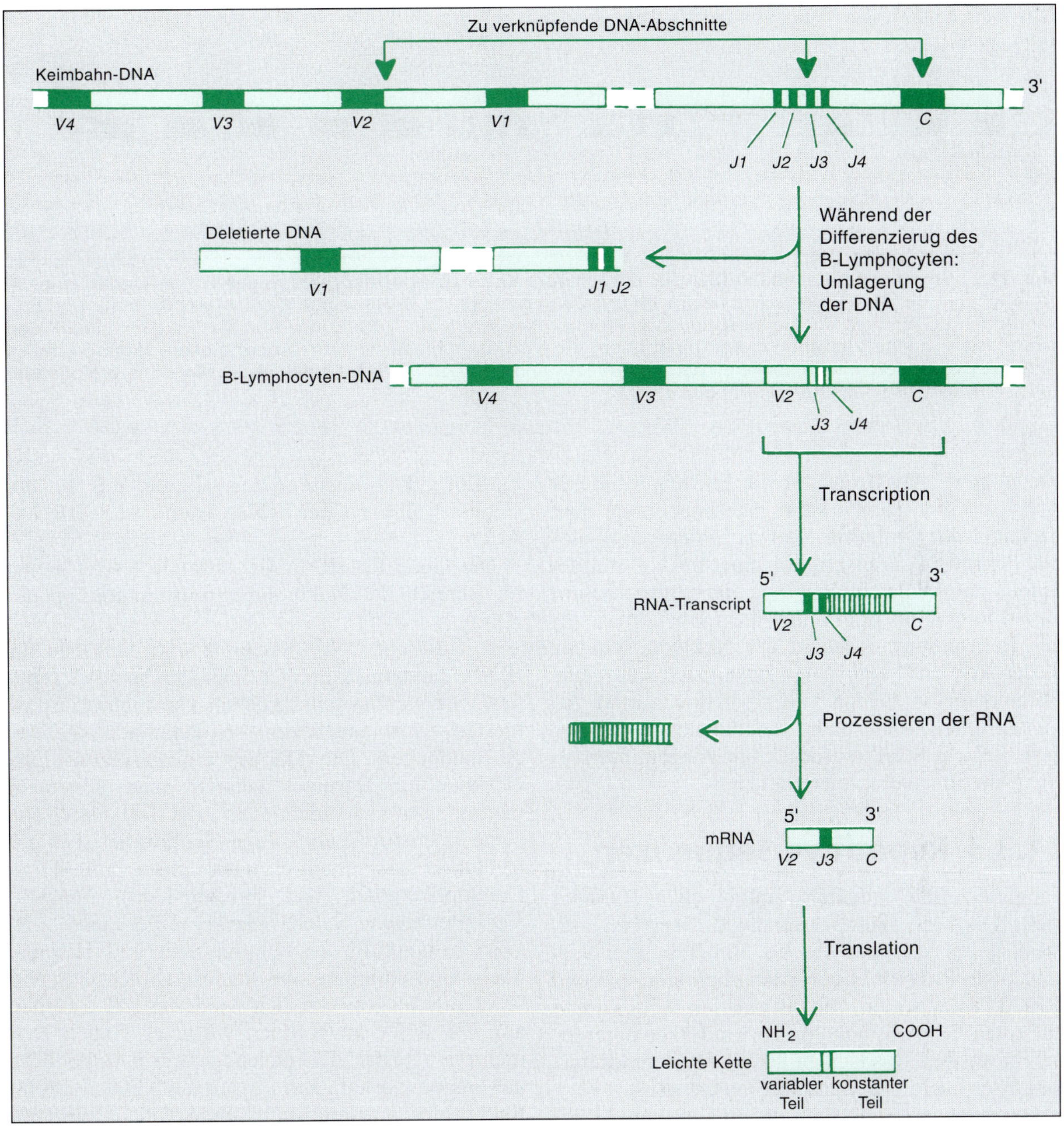

Abb. 11.8 Die Verknüpfung der V-, J- und C-Gensequenzen bei der Synthese einer L-Kette eines Antikörpers. In der Keimbahn-DNA liegen diese Gensequenzen, durch Introns getrennt, weit voneinander entfernt. Die V-Gensegmente lassen sich noch in Genfamilien unterteilen. Im Laufe der Differenzierung des B-Lymphozyten findet eine Umlagerung der Gene, unter Deletion von Genabschnitten, statt. Bei der Differenzierung der Keimbahn-DNA zur B-Lymphozyten-DNA geht also Erbinformation verloren. Beim Prozessieren der hnRNA werden weitere Sequenzen entfernt, sodass schließlich ein V-, ein J- und das C-Segment in der mRNA übrig bleiben. Durch Translation entsteht hieraus eine leichte Kette eines Antikörpers. (Nach Alberts et al.: Molekularbiologie der Zelle, VCH Verlagsgesellschaft, Weinheim 1990.)

nen. Solche funktionslosen Gene werden als **Pseudogene** bezeichnet. Pseudogene finden sich für viele Gene. Solche Pseudogene können während der Evolution enstanden sein.

Andere Pseudogene sind offenbar als das Ergebnis einer umgekehrten Transkription aus mRNA entstanden. In diesen Pseudogenen kommen keine Introns vor. Man bezeichnet sie auch als Retro-

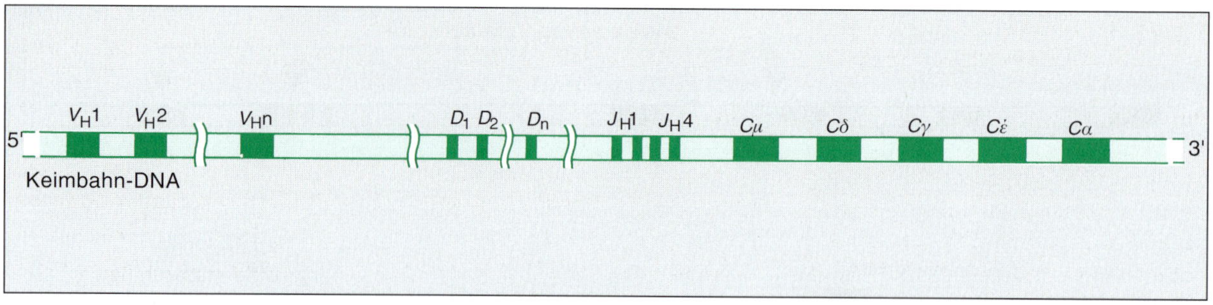

Abb. 11.9 Struktur der Keimbahn-DNA für die schwere Kette eines Antikörpers in der Vorläuferzelle eines B-Lymphozyten der Maus. Hier stehen etwa 1000 V-Gensegmente, 12 D-Gensegmente, 4 J-Gensegmente und 5 C-Gensegmente, je eines für die verschiedenen Antikörperklassen, zur Verfügung. Aus diesem „Sortiment" von Exons lässt sich eine Vielzahl von Kombinationen, die für unterschiedliche Antikörpermoleküle codieren, durch zufällige Deletionen und Prozessieren der hnRNA „zusammenfügen". (Nach Alberts et al.: Molekularbiologie der Zelle, VCH Verlagsgesellschaft, Weinheim 1990.)

Pseudogene. Als Grund für die Entstehung dieser Art von Pseudogenen kann man annehmen, dass im Laufe der Evolution einer Art gelegentlich einmal die reverse Transkription einer mRNA stattgefunden hat, vielleicht als Folge einer Infektion mit einem Retrovirus oder durch die Transkriptase eines Retroposons. Auch in der Nukleotidsequenz dieser Art von Pseudogenen finden sich zahlreiche Mutationen. In beiden Fällen ist dies darauf zurückzuführen, dass solche funktionslosen Pseudogene keinem Selektionsdruck unterliegen, der solche Mutationen eliminiert hätte.

11.3.3 Repetitive Sequenzen

Säugetierzellen enthalten haploid etwa 1000mal mehr DNA als das Bakterium *Escherichia coli*, produzieren aber nur 10- bis 30mal so viel verschiedene Proteine. Beim Menschen sind es etwa 50 000 Proteinsorten. Die Information dafür könnte auf einem DNA-Strang von 16 mm Länge untergebracht werden. Das ist weniger als 2% der Gesamtlänge des haploiden menschlichen Genoms.

Der genetische „Raum" der Eukaryoten ist offensichtlich weitgehend leer. Codierende Sequenzen sind auf der chromosomalen DNA verstreut und durch lange, nichtcodierende Sequenzen getrennt. Im Eukaryoten-Genom finden sich Sequenzwiederholungen, repetitive Sequenzen. Strukturell sind gehäuft auftretende (geclusterte) und einzeln im Genom verstreute (disperse) Repetitionseinheiten zu unterscheiden. In geclusterten hochrepetiven Sequenzen sind gewöhnlich relativ kurze Sequenzabschnitte tandemartig wiederholt. Solche Sequenzen speichern keine genetische Information. Ihre biologische Rolle ist unbekannt. Viele repetitive Sequenzen sind nicht informativ. Es gibt jedoch wichtige Ausnahmen, z. B. für die Gene der Histone, der rRNA-Arten und der tRNA-Arten.

Die Gene für rRNA (ribosomale RNA) liegen im Bereich der Nukleolusorganisator-Region der rDNA.

Auf diesem DNA-Abschnitt sind die Gene für rRNAs tandemartig hintereinandergeschaltet, repetiert. Sie werden unterbrochen von nicht-transkribierten Zwischenstücken, so genannten spacern, Abstandhaltern. Die rDNA ist ein Beispiel für eine Gen-Familie. Darunter versteht man allgemein mehrere bis viele identische oder fast identische Gene in einem Genom. Eine Genfamilie ist in der Evolution aus einem Ur-Gen entstanden, durch Genduplikationen und anschließende mutative Veränderungen. Solche Gen-Familien sind z. B. auch bekannt für Immunglobuline und Histone. Viele Gen-Familien sind geclustert, d. h. sie sind wie ein Schwarm von sich wiederholenden Genen auf der DNA angeordnet. Mitunter finden sich mehrere Cluster der gleichen Gen-Familie über das Genom verteilt. Ein Cluster kann bis zu 20 000 Repetitionseinheiten umfassen. Solche repetitiven Sequenzen codieren nur in bestimmten Entwicklungsstadien der Organismen und sind davor und danach inaktiv. Sie besitzen möglicherweise eine regulatorische Funktion. Während der Keimentwicklung von Seeigeln z. B. sind die geclusterten „frühen" Histongene aktiv. Nach Abschluss der Larvenentwicklung werden sie stillgelegt. Dafür werden die „späten" Histongene, die etwas andere Sequenzen besitzen, aktiviert.

11.3.4 Ablauf der Transkription

Die Vorgänge, die zur Übersetzung der Nukleotidsequenz in eine Aminosäuresequenz führen, die molekularen Vorgänge der Proteinbiosynthese also, müssen sehr spezifisch sein. An diesen Vorgängen sind neben DNA und entsprechenden Enzymsystemen mRNA, tRNA-Moleküle sowie Ribosomen beteiligt (Abb. 11.10).

Die als Nukleotidsequenz der DNA vorliegende genetische Information wird zunächst in eine komplementäre Nukleotidsequenz einer RNA, der mRNA (Messenger-RNA) überschrieben (=Transkription). Dies wird bei Bakterien durch ein Enzym, die DNA-abhängige RNA-Polymerase, katalysiert. Bei Eukaryoten sind drei verschiedene RNA-Polymerasen gefunden worden. Durch diese verschiedenen RNA-Polymerasen werden die verschiedenen RNA-Typen, mRNA, tRNA, ribosomale RNA, gebildet. Alle diese Polymerasen sind große, aus mehreren Untereinheiten zusammengesetzte Moleküle.

RNA-Polymerasen

Prokaryoten

Bei *E. coli* besteht die RNA-Polymerase aus 5 Untereinheiten. Sie werden als α, β, β' und σ bezeichnet. Für die korrekte Transkription ist ein Komplex aus allen 5 Untereinheiten notwendig, das so genannte Holoenzym. Es besteht aus zwei α-, einer β-, einer β'- und einer σ-Untereinheit. Die RNA-Polymerase kann bei Bakterien jedoch auch in einer anderen Form vorliegen. Diese besteht nur aus den Untereinheiten $2\times\alpha$, β und β'. Beide Formen erfüllen während der Transkription unterschiedliche Aufgaben. Die beiden α-Untereinheiten stabilisieren die Struktur der Polymerase. Bei der Zusammenlagerung der Polymerase bildet sich zunächst ein Dimer aus den beiden α-Untereinheiten. Daran lagern sich nacheinander die β- und die β'-Untereinheit an.

Die α-Untereinheiten vermitteln auch Kontakte der RNA-Polymerasen mit regulatorischen Proteinen, die den Start der Transkription bei manchen Bakteriengenen regulieren (Kap. 18.4.5).

Über die β-Untereinheit erfolgt die Bindung der Nukleotide. Sie spielt eine Rolle bei der Einleitung der Transkription. Die β'-Untereinheit vermittelt die Bindung der DNA-abhängigen RNA-Polymerase an die DNA.

Die σ-Untereinheit spielt eine Rolle bei der Erkennung von Startstellen der Transkription von Bakterien-Genen.

Eukaryoten

Die DNA-abhängigen RNA-Polymerasen I, II und III der Eukaryoten sind wesentlich komplexer gebaut als die der Prokaryoten. Sie bestehen aus 8 bis 12 Untereinheiten, zwei großen und bis zu 10 kleinen.

Die zwei großen Untereinheiten sind bei den verschiedenen Polymerasen unterschiedliche Pro-

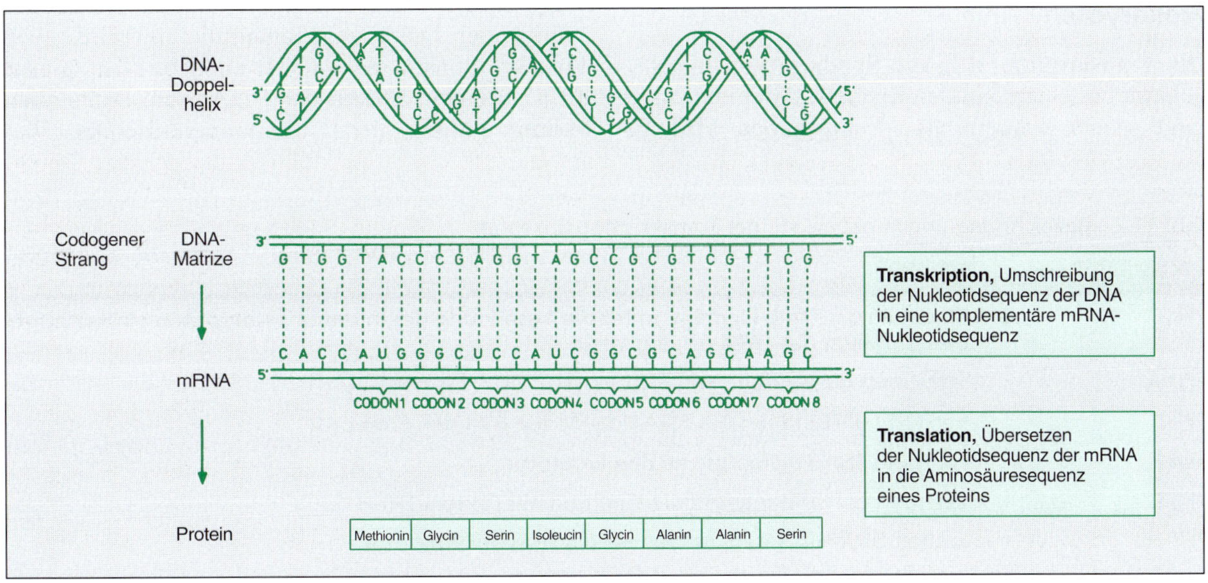

Abb. 11.10 Informationsübergang bei der Proteinbiosynthese

teine. In ihren Funktionen zeigen sie jedoch große Übereinstimmungen mit den Untereinheiten bakterieller Polymerasen. Die hauptsächliche Funktion der größten Untereinheit ist die Bindung an die DNA (β' bei Bakterien). Die zweitgrößte Untereinheit bindet Nukleotide (β bei Bakterien). Die drittgrößte Untereinheit vermittelt die Stabilität des Enzyms (α bei Bakterien).

RNA-Polymerasen sind die Schlüssel-Enzyme bei der Transkription von Genen. Für sich allein könnten sie diese Funktion jedoch nicht wahrnehmen.

Startstelle der Transkription ist eine bestimmte Nukleotid-Sequenz auf der DNA, der **Promotor.** An diese müssen die RNA-Polymerasen spezifisch und passgenau binden. Isolierte RNA-Polymerasen können dies nicht. Zur exakten Transkription sind bei Eukaryoten zusätzliche Proteine erforderlich. Es sind die so genannten **Transkriptionsfaktoren**. Bisher sind bereits über 100 solcher Transkriptionsfaktoren bekannt. Über diese Faktoren erfolgt u. a. auch die Regulation von Genen.

Die Transkriptionsfaktoren lassen sich nach ihrer Sekundärstruktur in 4 Gruppen unterteilen (Tab. 11.2).

Auf der DNA sind bestimmte Abschnitte, „Bindungsstellen", oder **Promotor**-Stellen vorhanden, die von dieser Polymerase spezifisch erkannt werden.

Der Promotor

Die RNA-Polymerase bindet stabil an eine Sequenz auf der DNA, die vor einem Strukturgen liegt. Eine solche Bindestelle ist der **Promotor.**

Prokaryoten

Die Transkription, d. h. die Synthese von mRNA, beginnt bei einem Nukleotid, meist Adenin, dessen Lage in der Sequenz als +1 angegeben wird. Es liegt auf dem nicht codogenen Strang der DNA. Etwa 10 Basenpaare stromaufwärts, also entgegen der Leserichtung der Polymerase, liegt eine Sequenz mit der Nukleotidfolge 5′-TATAAT-3′, die so genannte TATA-Box, oder die –10 Region. In einem Bereich, der etwa 35 Nukleotide (= Basenpaare, bp) stromaufwärts vom Start der Transkription liegt, in der –35 Region, findet sich eine weitere charakteristische Sequenz von Nukleotiden, mit der Folge 5′-TTGACA-3′. Die –10 und die –35 Regionen sind die Grundelemente eines Promotors von *E. coli* und anderen Bakterien (Abb. 11.13). Die Nukleotidfolgen beider Regionen können variieren. Weitere DNA-Sequenzen, stromaufwärts oder stromabwärts davon, beeinflussen die Transkription, besonders bei regulierbaren Genen (Kap. 18.4.5, Abb. 18.24).

Die RNA-Polymerase bindet schwach an irgendeine Stelle der DNA und gleitet dann, unter ständigem Lösen und Binden, am codogenen DNA-Strang entlang, bis sie auf eine Promotorsequenz trifft, an die sie stabil binden kann.

Eukaryoten

Auch bei Eukaryoten beginnt die Transkription bei einem Adenin-Molekül, dem die Position +1 zugeordnet wird. Bei Eukaryoten ist die Promotor-Region wesentlich ausgedehnter als bei Prokaryoten. Hier finden sich eine ganze Reihe von charakteristischen Nukleotidsequenzen, die die Bindung der Polymerasen an die DNA und, in Verbindung mit Transkriptionsfaktoren, den Ablauf der Transkription beeinflussen (Kap. 18.4.5 ff. und Abb. 11.13).

Die Polymerase trennt die beiden Nukleotidstränge der DNA gegebenenfalls mit Hilfe von Transkriptionsfaktoren (TFII-H; Tab. 11.2), gleitet dann an einem Strang der DNA, dem **codogenen Strang,** entlang, „liest" die Nukleotidsequenz die-

Tab. 11.2 Bezeichnung und Funktion einiger Transkriptionsfaktoren

Bezeichnung	Funktion
TFII-D	Bindet an das TATA-Element, leitet die Ausbildung des Initiations-Komplexes ein, wichtiger Bestandteil ist das TATA-Bindeprotein
TFII-A	Stabilisiert die Bindung von TFII-D an das TATA-Element
TFII-B	Verstärkt die Bindung der RNA-Polymerase II an den Promotor
TFII-F	Führt die RNA-Polymerase an den Promotor
TFII-E	Verstärkt die Bindung und die Funktion des Faktors TFII-H
TFII-H	Enthält DNA-Helikasen, entwindet die DNA am Promotor

TFII = Transkriptionsfaktoren für die RNA-Polymerase II

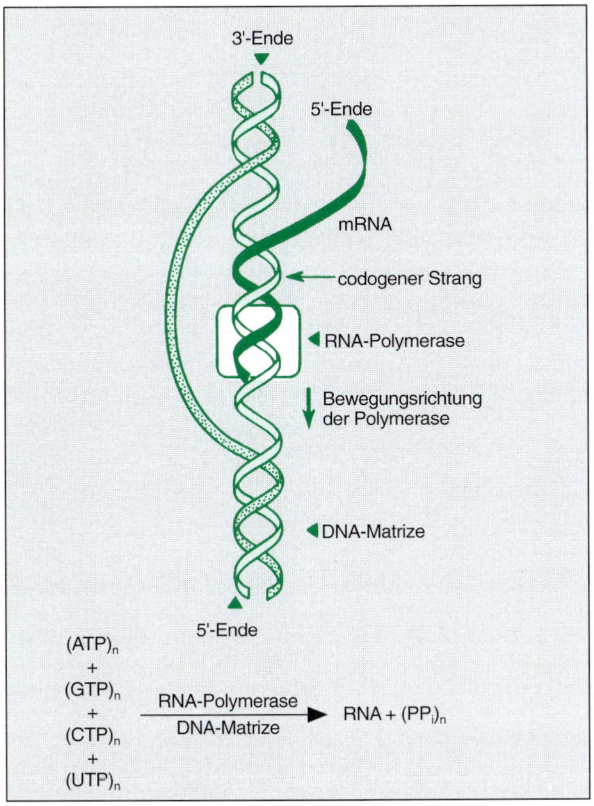

Abb. 11.11 Bildung von mRNA mit Hilfe der RNA-Polymerase. P_i = anorganisches Phosphat

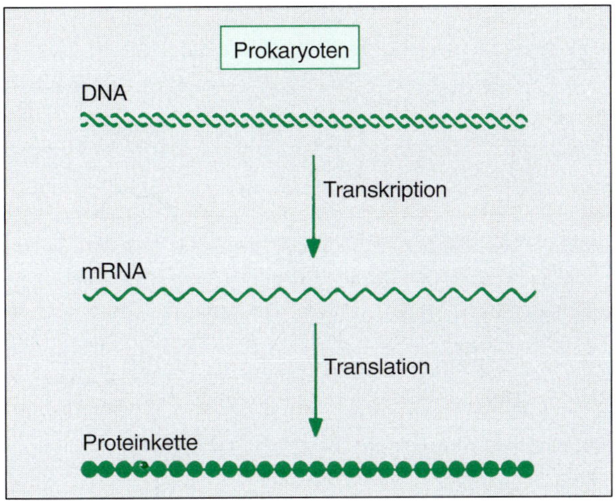

Abb. 11.12 Transkription und Translation bei Prokaryoten. Bei Prokaryoten ist die an der DNA transkribierte RNA bereits die fertige mRNA

ses DNA-Stranges in 3′- nach 5′-Richtung ab und knüpft Nukleotidtriphosphate zu einem mRNA-Molekül, unter Abspaltung von Pyrophosphat (Abb. 11.11). Hinter der Polymerase schließt sich die DNA-Doppelhelix wieder.

Bei einem Transkriptionsvorgang erfolgt die Bindung der mRNA jeweils nur an einem der beiden DNA-Stränge. Jedoch können beide DNA-Stränge als codogener Strang dienen, wechselweise in verschiedenen Abschnitten der DNA. Beispielsweise wird beim Bakteriophagen T4 sofort nach der Infektion einer Bakterienzelle zunächst ein Bereich an einem DNA-Strang transkribiert, später dann, in einem anderen Bereich der DNA, der andere DNA-Strang als codogener Strang genutzt.

Der codogene Strang der DNA dient dabei als Matrize für die Synthese des mRNA-Moleküls. Dessen Nukleotidfolge ist derjenigen des codogenen DNA-Stranges komplementär. An doppelsträngiger DNA beginnt die mRNA-Synthese in vitro nach einer temperaturabhängigen Verzögerungsphase. Die DNA-Helix wird lokal aufgetrennt. Dies kann an zahlreichen Stellen der DNA gleichzeitig geschehen. Bei der Synthese der mRNA ist die Polymerase stabil an die DNA gebunden. Am Ende eines Syntheseab-

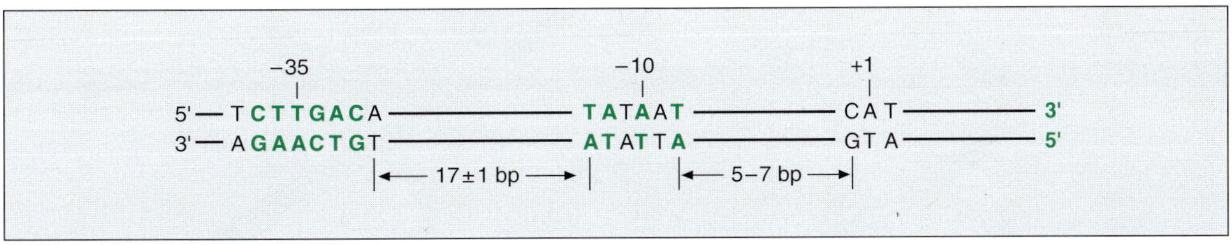

Abb. 11.13 Organisation eines möglichen Promotors im Genom von *E. coli*. Der Promotor legt den Startpunkt der Transkription fest. Diese beginnt meist bei einem Adenin-Nukleotid auf dem nicht-transkribierten Strang der DNA. Dessen Lage im Gen wird als +1 bezeichnet. Etwa 10 Basenpaare „stromaufwärts" (d. h. entgegen der Leserichtung der Polymerase) liegt die TATA-Box, auch −10 Region genannt. Weiter „stromaufwärts" liegt die −35 Region. Beide Regionen bestimmen, in Verbindung mit Transkriptionsfaktoren, den exakten Startpunkt der Transkription. Der untere Strang in der Abbildung wird transkribiert. Es ist der codogene Strang.

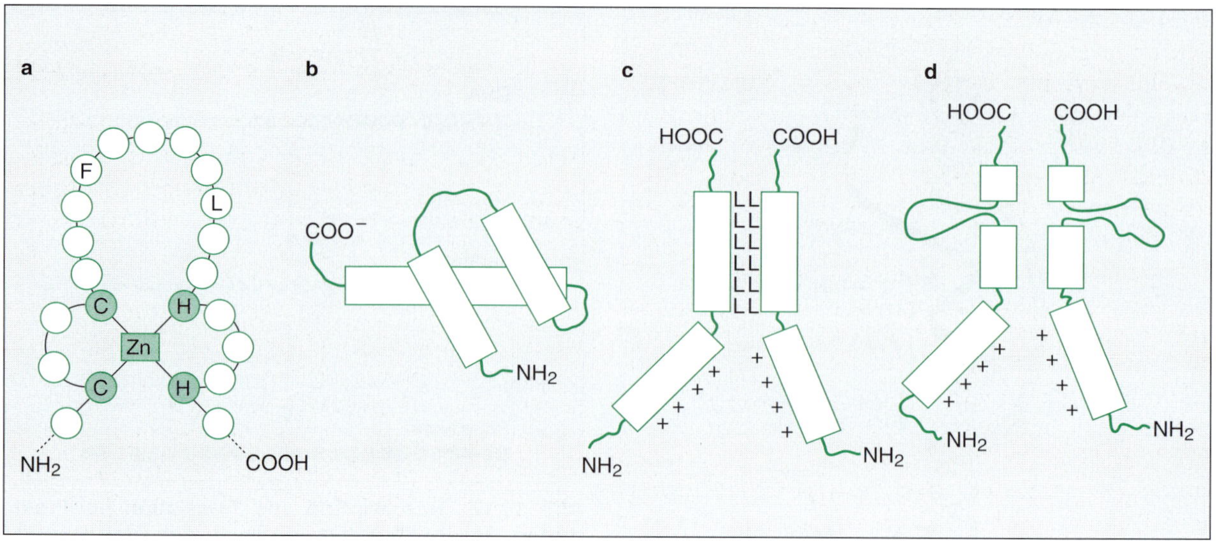

Abb. 11.14 Bau von Transkriptionsfaktoren
a) Transkriptionsfaktoren mit „Zinkfinger-Motiv". Beispiele hierfür sind Faktoren, die mit Steroidhormon-Molekülen reagieren. Sie regulieren Hormon-kontrollierte Gene.
b) Transkriptionsfaktoren mit Homöobox-Domäne, resp. Helix-turn-Helix Struktur. Sie besitzen drei charakteristische Domänen in Form von α-Helices.
c) Transkriptionsfaktoren mit Leucin-„Reißverschluss". Sie besitzen eine Region mit basischen Aminosäuren. Diese bindet an die regulatorische Sequenz des Promotors.
d) Transkriptionsfaktoren mit Helix-loop-Helix Struktur. Die Sekundärstruktur dieser Transkriptionsfaktoren besteht aus zwei α-helikalen Bereichen, die durch eine Schlaufe (loop) von Aminosäuren verbunden sind.
Allen Transkriptionsfaktoren ist gemeinsam, dass sie sowohl an die DNA als auch an regulatorische Proteine binden können. Es sind allosterische Adaptermoleküle.

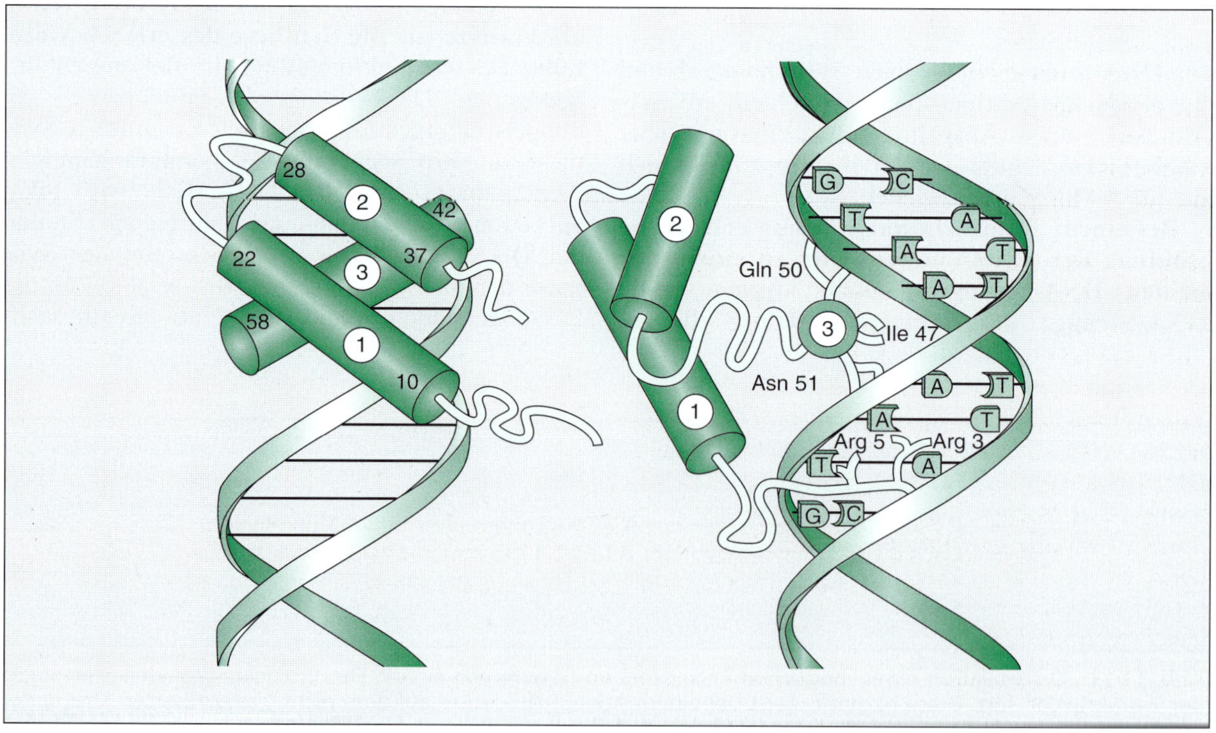

Abb. 11.15 Dreidimensionale Darstellung eines Transkriptionsfaktors mit Homöobox-Domäne. Solche Transkriptionsfaktoren finden sich in Pflanzen, Tieren und Menschen. Sie können an der Embryonal-Entwicklung beteiligt sein

schnittes dissoziiert dieser Enzym-DNA-Komplex unter gleichzeitiger Freisetzung des mRNA-Moleküls. **Beim Vorgang der Transkription wird also die Information eines Teilabschnittes der DNA auf ein komplementäres mRNA-Molekül überschrieben.** Dabei muss die Polymerase den richtigen Strang der DNA auswählen und daran die genaue Anfangsstelle erkennen. Bei Eukaryoten geschieht dies mit Hilfe von Transkriptionsfaktoren (Abb. 11.14 und 11.15). Die Polymerase überschreitet beim Hinweggleiten über die DNA etwa 25 bis 35 Nukleotide pro Sekunde (etwa 10 Codons). Zahlreiche Polymerasemoleküle können hintereinander über den gleichen Abschnitt der DNA hinweggleiten und zahlreiche identische mRNA-Moleküle synthetisieren. Dieser Prozess des Wachstums der RNA-Kette geht so lange weiter, bis das Enzym auf eine weitere, spezielle DNA-Sequenz, das Terminatorsignal trifft. Dort löst sich die Polymerase sowohl von der DNA als auch von der RNA.

Durch die Überschreibung der Information in mRNA-Moleküle wird eine transportable Teilinformation erhalten. Außerdem bietet dieser Vorgang die Möglichkeit zur Regulation der Genablesung. Die beteiligte DNA-abhängige mRNA-Polymerase konnte aus Mikroorganismen sowie aus tierischem und pflanzlichem Material isoliert werden. Die Polymerasen höherer Organismen unterscheiden sich in ihrer Struktur von denen der Bakterien und Viren. Hierdurch wird eine selektive Hemmung etwa bakterieller Polymerasen und damit der Proteinbiosynthese von Bakterien durch Antibiotika möglich (Kap. 11.6).

Die DNA-abhängige RNA-Polymerase von Bakterien wird durch **Rifamycine,** z. B. Rifampicin, gehemmt.

In Prokaryoten ist die an der DNA gebildete mRNA meist sofort funktionstüchtig. Da kein Zellkern vorhanden ist, beginnt häufig bereits die Proteinbiosynthese auf der entstehenden mRNA, während die Transkription der mRNA an der DNA noch im Gange ist, d. h. bei Prokaryoten entspricht letztlich die DNA-Nukleotidsequenz unmittelbar und kontinuierlich über das Zwischenprodukt mRNA der Aminosäuresequenz eines Proteins (Abb. 11.12).

11.4 Prozessieren der mRNA bei Eukaryoten

Grundsätzlich anders verhält es sich in Eukaryoten. Hier sind Transkription und Translation schon räumlich in verschiedene zelluläre Kompartimente getrennt. Die Bildung der mRNA erfolgt im Zellkern, während die Proteinbiosynthese im Cytoplasma abläuft. **Im Zellkern erfolgt eine weitgehende Modifikation sämtlicher primärer RNA-Transkripte, also der mRNA, tRNA und rRNA.**

Dies hängt damit zusammen, dass in fast allen Genen eukaryotischer Organismen so genannte intervenierende Sequenzen oder Introns vorkommen, die zusammen mit den für ein Protein codierenden Sequenzen **(Exons)** in RNA transkribiert werden. Introns sind also DNA-Abschnitte, die nicht für eine Aminosäuresequenz codieren. Introns unterbrechen die codierenden Abschnitte (Exons) eines Gens (Kap. 11.3.1). Häufig sind die nicht-codierenden Introns bei weitem länger als die für ein Protein tatsächlich codierenden Exons.

Bei der Herstellung einer mRNA in Eukaryoten entsteht im Zuge der Transkription im Zellkern zunächst ein RNA-Transkript, das das gesamte Gen, Introns und Exons, umfasst. Diese RNA wird allgemein als **heterogene nukleäre RNA** (hnRNA) bezeichnet. Diese hnRNA, also das primäre Transkript, wird zunächst an beiden Enden modifiziert. An das 5′-Ende wird das so genannte Cap, an das 3′-Ende eine Sequenz von Adenylatresten (Poly A) angefügt (Abb. 4.23 und 4.24, Kap. 4.4.4). Die meisten mRNAs tierischer und pflanzlicher Zellen enden an der Stelle, wo eine Kette von 150 bis 250 Adenin-Nukleotiden angeheftet wird, an der Poly(A)-Stelle. Die Anheftung der Poly(A)-Enden erfolgt noch während der Transkription. Die Polyadenylierung kann für die Regulation der Genexpression auf der Ebene der Translation von Bedeutung sein.

Im Zellkern liegt die RNA nie frei vor. Schon im Laufe der Transkription wird sie von Proteinen bedeckt. Es entsteht so das heterogene nukleäre Ribonukleo-Protein (hnRNP). Sehr spezifische enzymatische Mechanismen sind vorhanden, um aus einer hnRNA die Introns zu entfernen und die Exons zu einer kontinuierlichen mRNA zu verknüpfen. Das eigentliche Spleißen bewirken andere Proteine, die so genannten snRNP-Partikel (small nuclear ribonucleo-protein). Diese Partikel binden meist schon an die noch wachsenden RNA-Ketten. Während des Spleißens bilden sie auf der prä-mRNA die komplexen Strukturen des

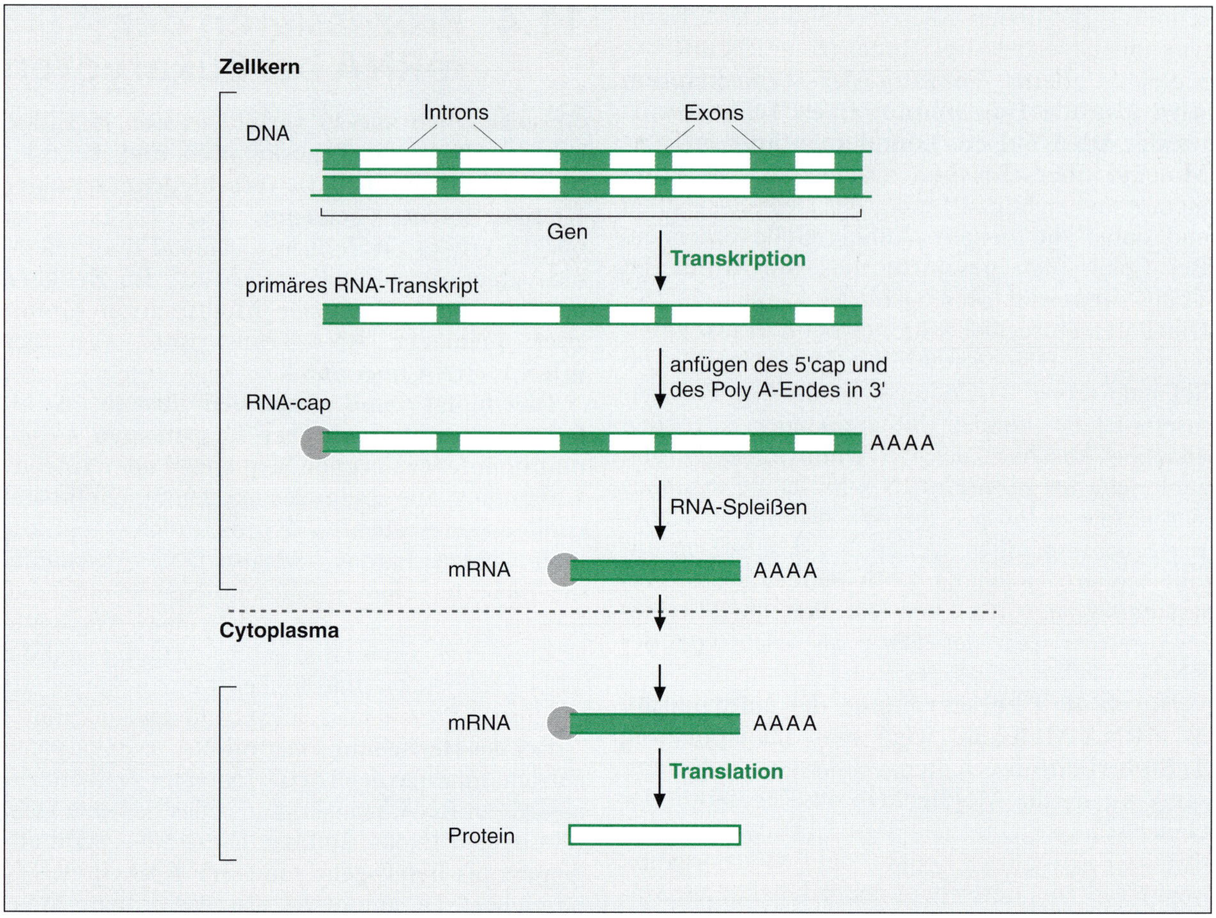

Abb. 11.16 Transkription und Translation bei Eukaryoten. Bei Eukaryoten haben die meisten Strukturgene eine so genannte Mosaikstruktur. Codierende Sequenzen (Exons) werden durch nicht-codierende Sequenzen (Introns) unterbrochen. Am Gen der DNA wird zunächst eine hnRNA transkribiert, die Exons und Introns miterfasst. Aus dieser hnRNA müssen die Intronsequenzen herausgeschnitten und die Exonsequenzen direkt miteinander verknüpft werden. Zusätzlich müssen am 5′-Ende die cap-Struktur und am 3′-Ende der mRNA eine Poly(A)-Kette angefügt werden. Letztere besteht aus 150 bis 250 Polyadenylat-Molekülen. Erst dann kann diese RNA als mRNA fungieren

Spleißkörperchens (Spleißosom). Diese Vorgänge des Schneidens und Verbindens erfolgen im Zellkern der Eukaryoten, ehe die funktionsfertige mRNA aus dem Kern transportiert wird. Erst dann kann im Cytoplasma der Prozess der Translation, die Proteinbiosynthese, beginnen (Abb. 11.16). Die fertige mRNA wird in das Cytoplasma ausgeschleust und wird dort zunächst an die kleine Untereinheit der Ribosomen gebunden. An die cap-Struktur werden cap-spezifische Proteine gebunden, die am Transport der mRNA und an der Initiation der Translation beteiligt sind.

Alternatives Spleißen

RNA-Spleißen bietet u. a. die Möglichkeit der Produktion unterschiedlicher Proteine vom gleichen Gen. Das primäre Transkript kann auf unterschiedliche Weise gespleißt werden, wobei auch Exons entfernt werden können. Das Spleißing-Muster kann typisch für unterschiedliche Zellen sein. Damit entstehen aus einer prä-mRNA unterschiedliche mRNAs, die sich durch An- oder Abwesenheit bestimmter Exons unterscheiden. Sie codieren somit verwandte, aber unterschiedliche Proteine. Ein Gen kann also die Information für mehrere Proteine tragen. Beispiele sind die Gene für Immunglobuline (Kap. 11.4, Abb. 11.8 und 11.9), für Strukturproteine wie Fibronectin, für α-Tropomyosin (s. Abb. 11.17) oder für das Hormon Calcitonin (s. Abb. 11.18). Alternatives Spleißen ist oft die Grundlage für zellspezifische Gen-Expression und damit offensichtlich eine wichtige Grundlage der Zelldifferenzierung. Alternatives Spleißen wird auch bei der Expression vieler Genome von Viren beobachtet.

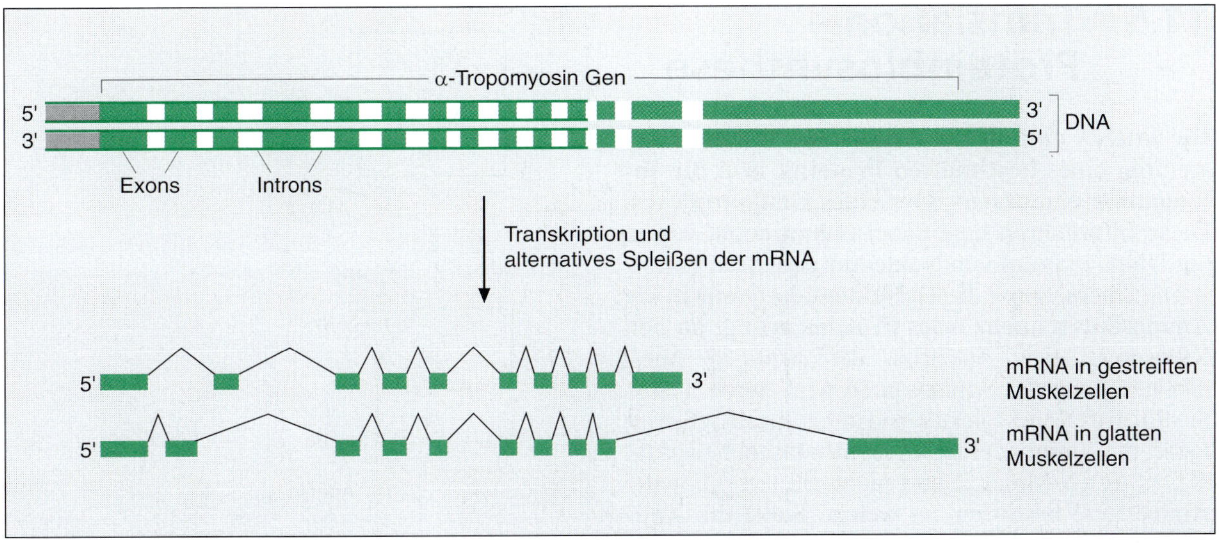

Abb. 11.17 Alternatives Spleißen des Tropomyosin-Gens der Ratte. Das Protein α-Tropomyosin reguliert die Kontraktion von Muskelzellen. Durch alternatives Spleißen des entsprechenden Gens werden in unterschiedlichen Zellen verschiedene mRNAs und in der Konsequenz unterschiedliche α-Tropomyosine gebildet. So ist z. B. Tropomyosin in gestreiften Muskelzellen unterschiedlich von dem in glatten Muskelzellen. Beide erfüllen jedoch die gleiche Funktion

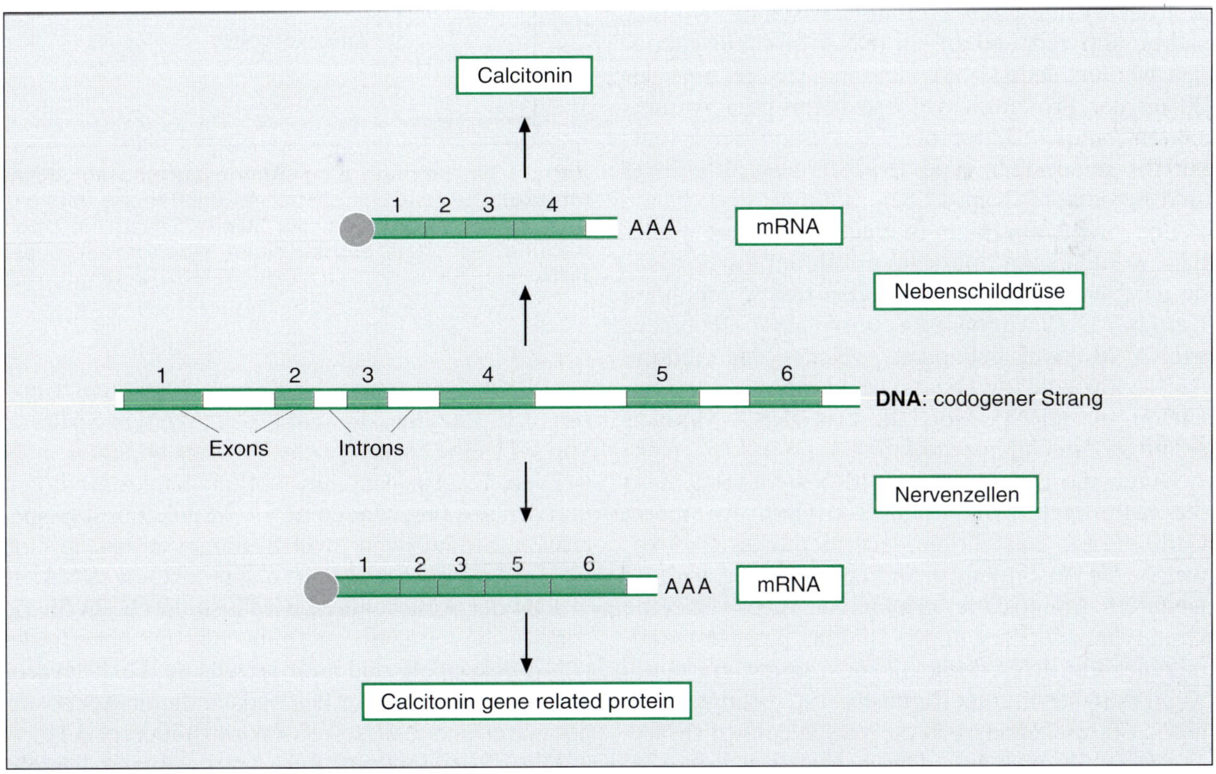

Abb. 11.18 Alternatives Spleißen des Gens für Calcitonin. Das Gen für das Hormon Calcitonin ist aktiv in den Zellen der Nebenschilddrüse und den sensorischen Ganglion-Zellen des Rückenmarks. Gen-Expression in der Nebenschilddrüse liefert Calcitonin, Gen-Expression in Nervenzellen das Neuropeptid *Calcitonin gen related protein* (CGRP). Dies wird verursacht durch unterschiedliches Spleißen in den unterschiedlich differenzierten Zellen. Das Gen enthält 6 Exons. In den Zellen der Nebenschilddrüse werden die Exons 1 bis 4 durch Spleißen verbunden. Die Exons 5 und 6 gehen dabei verloren. In Nervenzellen wird dagegen das Exon 4 beim Spleißen entfernt

11.5 Translation – Proteinbiosynthese

Die mRNA enthält die Anweisung für die Herstellung eines bestimmten Proteins, also die Information eines Gens oder eines Genkomplexes. Diese Information liegt dabei immer noch, wie in der DNA, in Form von Nukleotidsequenzen vor.

Die Übersetzung dieser Nukleotidsequenz in die Aminosäuresequenz eines Proteins erfolgt an den Ribosomen. Die Spezifität der richtigen Aneinanderreihung der Aminosäuren wird durch Transfer-RNA(tRNA)-Moleküle und durch spezifische Enzyme, die **Aminoacyl-tRNA-Synthetasen**, bewirkt.

Das tRNA-Molekül und nicht die angekoppelte Aminosäure bestimmt, an welche Stelle die Aminosäure in die wachsende Polypeptidkette eingebaut wird.

11.5.1 Ablauf der Translation

Aktivierung der Aminosäuren

Vor der Synthese des Proteins müssen die Aminosäuren aktiviert und an ein tRNA-Molekül gebunden werden. Jede tRNA kann nur jeweils eine der 20 an der Proteinbiosynthese beteiligten Aminosäuren binden. Jeder der 20 Aminosäuren entspricht mindestens eine tRNA, meist allerdings sind es mehrere (Kap. 11.8).

Ehe eine Aminosäure in eine Proteinkette eingebaut werden kann, muss sie mit ihrem Carboxyende an das 3′-Ende der passenden tRNA gebunden werden. Die Aminosäure wird also an einem t-RNA Molekül gebunden, welches das richtige Anticodon enthält. Dieses ist komplimentär zum Codon im mRNA-Molekül. Das tRNA-Molekül erfüllt so eine Adapterfunktion.

Durch die Bindung an ein tRNA-Molekül wird die betreffende Aminosäure aktiviert. An ihrem Carboxyende entsteht eine energiereiche Bindung, welche die Ausbildung einer Peptidbindung zu einer weiteren Aminosäure ermöglicht. Dies ist eine Grundvoraussetzung für die Bildung einer Polypeptidkette. Ein tRNA-Molekül funktioniert nur dann, wenn es in bestimmter Raumstruktur vorliegt. Auch hierin unterscheiden sich die verschiedenen tRNA-Moleküle (Kap. 4.4.4). Durch Reaktion mit ATP wird ein energiereiches Anhydrid von Aminosäure und Adenosinmonophosphat gebildet (Abb. 11.19). Die aktivierten Aminosäuren werden dann je an ein Molekül tRNA gebunden. Aktivierung und Verknüpfung mit tRNA wird durch die *Amino-*

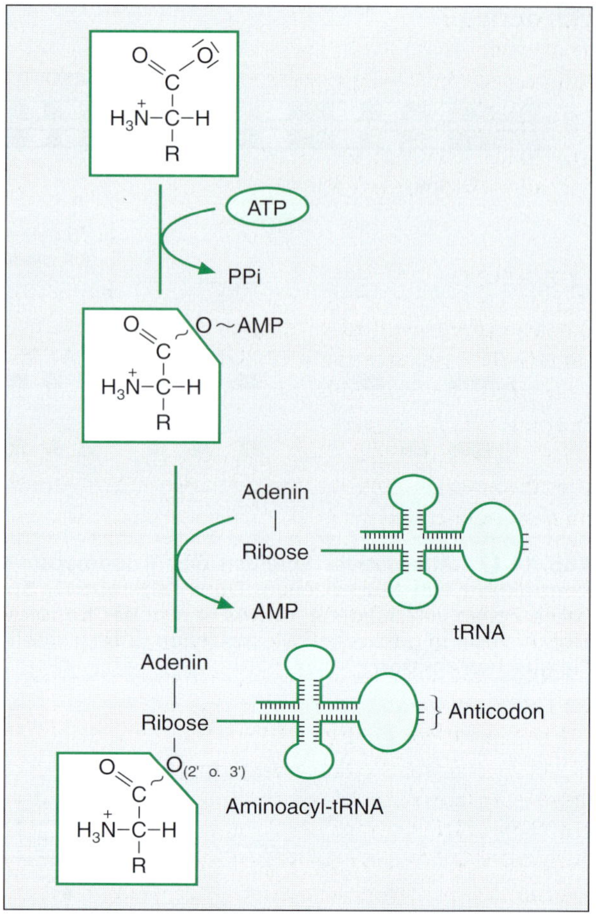

Abb. 11.19 Bindung einer Aminosäure an ein tRNA-Molekül. Die erste Teilreaktion ist die Bildung der Aminoacyl-AMP-Verbindung, der zweite Schritt die Übertragung auf den endständigen Adenosin-Rest der tRNA

acyltRNA-Synthetasen katalysiert. Dies sind Ligasen, d. h. Enzyme, die durch gleichzeitige Spaltung von ATP eine energiereiche Bindung erstellen.

Diese Enzyme sind hinsichtlich der Aminosäuren und den entsprechenden tRNA-Molekülen sehr spezifisch. Sie besitzen zwei Bindungsstellen, je eine für die Aminosäure und die entsprechende tRNA.

Jede der Aminosäuren wird also durch ein für sie spezifisches Enzym an eine für sie spezifische tRNA gekoppelt, und zwar jeweils an die 3′-Hydroxylgruppe der Ribose des endständigen Adenosins der betreffenden tRNA. Kofaktor ist hierbei ATP.

Die „Aktivierung" von Aminosäuren besteht in der Bildung von Aminosäurederivaten mit hohem Gruppenübertragungspotential. Die Carboxylgruppe der Aminosäuren reagiert mit ATP unter Abspaltung von Pyrophosphat und Bildung einer Aminoacyl-AMP-Verbindung.

Aktivierung:
Aminosäure + ATP + Enzym ⇌
Aminoacyl-AMP-Enzym + Pyrophosphat

Übertragung:
Aminoacyl-AMP-Enzym + tRNA ⇌
Aminoacyl-tRNA + AMP + Enzym

Initiation

Die Proteinbiosynthese, die Verknüpfung der einzelnen Aminosäuren, findet an den Ribosomen statt. Sie verläuft bei Mikroorganismen in folgenden Teilschritten.

Ein Molekül mRNA assoziiert mit der 30S-Untereinheit eines Ribosoms. Festgelegt durch ein entsprechendes Startcodon, in den allermeisten Fällen UAG, wird nun bei Bakterien als erste Aminosäure Formylmethionin (Abb. 11.20) in Form eines Formylmethionin-tRNA-Komplexes ($tRNA^{fMet.}$) angelagert. Dann tritt zu diesem Startkomplex die 50S-Untereinheit dazu. Damit kann die Proteinbiosynthese beginnen (Abb. 11.22).

Eine modifizierte Form einer Methionyl-tRNA ist bei *E. coli* für die Initiation der Proteinbiosynthese erforderlich. Es ist dies N-Formylmethionin-tRNA. Diese dient bei Prokaryoten als Initiations-tRNA. Die Formylgruppe blockiert die Aminogruppe der ersten Aminosäure bei der Proteinbiosynthese. Hierdurch wird die Polymerisationsrichtung bei der Proteinbiosynthese eindeutig festgelegt. Aminosäuren werden nur an das Carboxylende einer wachsenden Polypeptidkette gebunden. Nach Abschluss der Synthese eines Proteins werden die Formaldehydgruppe und in vielen Fällen auch Methionin wieder abgespalten.

Auch bei Eukaryoten wird eine Proteinsynthese durch eine Methionyl-tRNA eingeleitet.

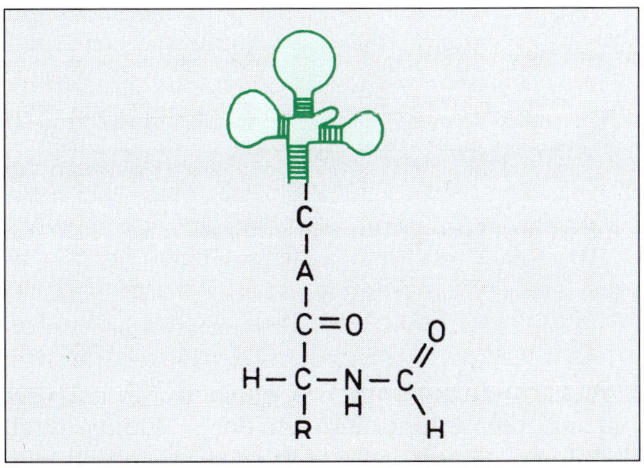

Abb. 11.20 N-Formylmethionin-tRNA

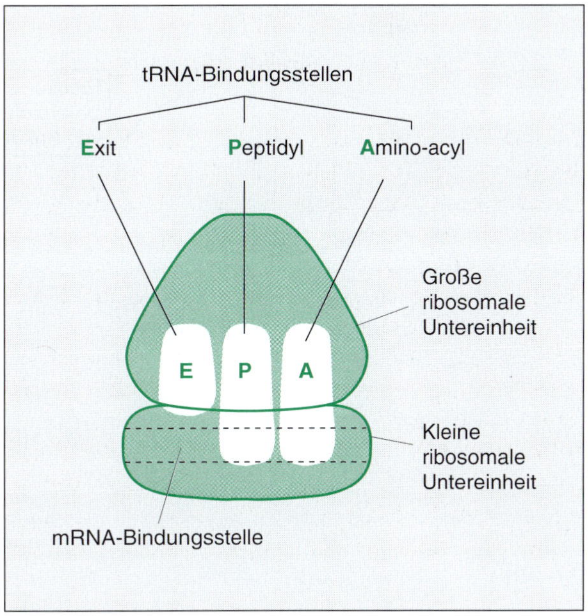

Abb. 11.21 Schema eines Ribosoms mit Bindungsstellen für RNAs

Diese bindet an das AUG-Triplett der mRNA, d. h. das Startcodon zur Proteinsynthese. **Das Methionin auf der Initiations-tRNA trägt bei Eukaryoten im Gegensatz zu den Prokaryoten keine Formylgruppe.**

Für den korrekten Ablauf der Translation müssen zusätzlich noch Initiationsfaktoren und GTP an das Ribosom gebunden werden. Bei Bakterien sind hauptsächlich drei Initiationsfaktoren beteiligt. Für die Initiation der Translation in eukaryotischen Zellen ist eine große Zahl solcher Faktoren notwendig.

Elongation

Jedes Ribosom hat eine Bindungsstelle für mRNA und drei Bindungsstellen für tRNA, die A(aminoacyl)-, die P(peptidyl)- und die E(exit)-Bindungsstelle (Abb. 11.21). an die A- und P-Stelle binden tRNAs, die mit einer Aminosäure verknüpft (beladen) sind. Von der E-Stelle werden die tRNA-Moleküle, nach Übertragung ihrer Aminosäure auf die wachsende Proteinkette, aus dem Komplex freigesetzt. Während der Translation sind immer nur zwei dieser Bindungsstellen zum gleichen Zeitpunkt besetzt. In den nachfolgen- den Schema-Zeichnungen zum Ablauf der Translation sind nur die Bindungsstellen A und P für mit Aminosäure beladene tRNAs dargestellt. Die $tRNA^{f\text{-}Met}$ besetzt die P-Stelle. Entsprechend der Basen-

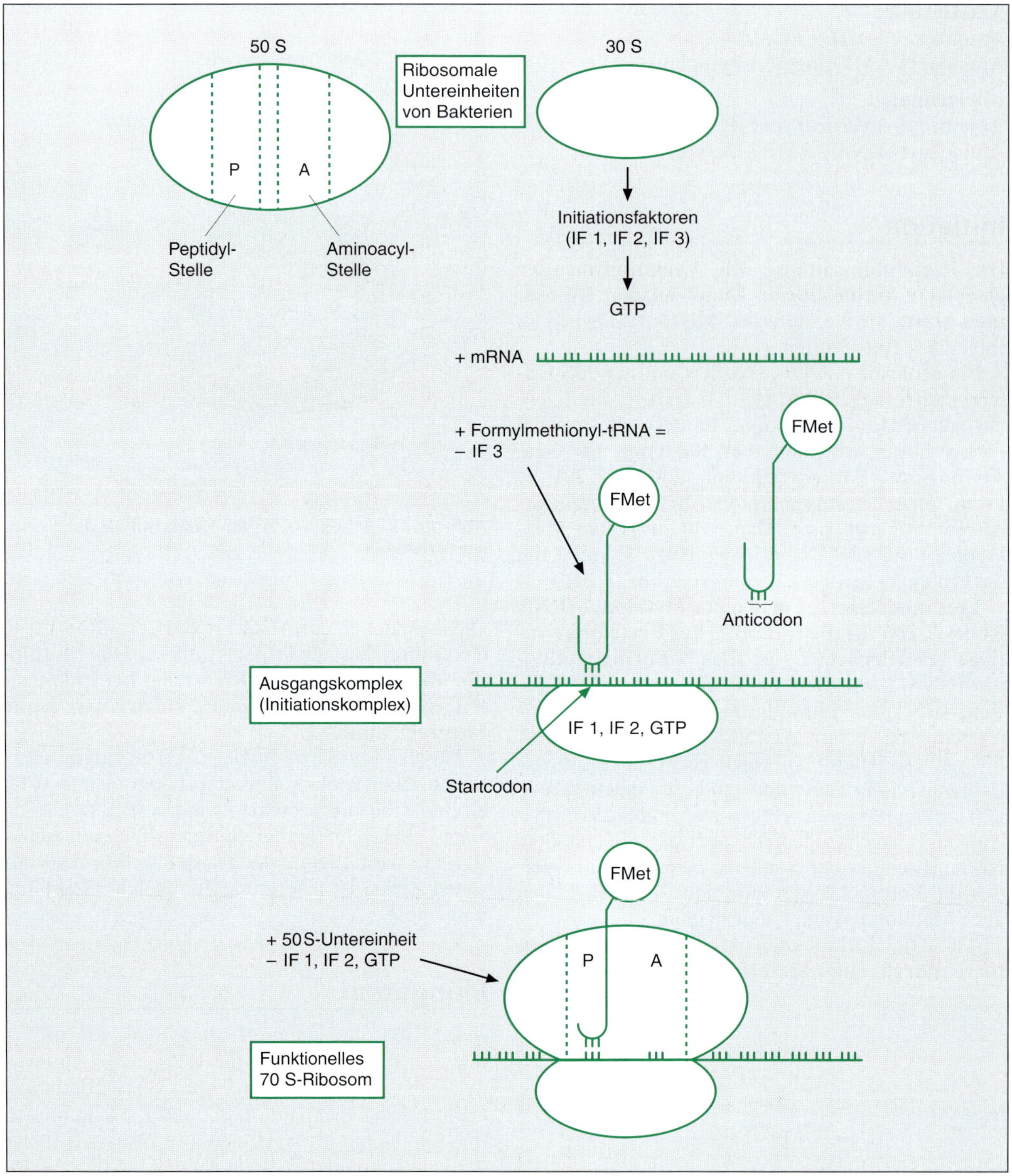

Abb. 11.22 Entstehung eines funktionellen 70S-Ribosoms. Initiationsphase der Proteinsynthese

sequenz des nächsten Tripletts wird nun eine tRNA-Aminosäure an die A-Stelle angelagert. Katalysiert durch ein Enzym, das sich an der 50S-Untereinheit befindet, die *Peptidyltransferase,* wird dann Formylmethionin von seiner tRNA getrennt und auf die Aminosäure an der A-Stelle durch Knüpfen einer Peptidbindung übertragen (Abb. 11.23). An der A-Stelle befindet sich nun

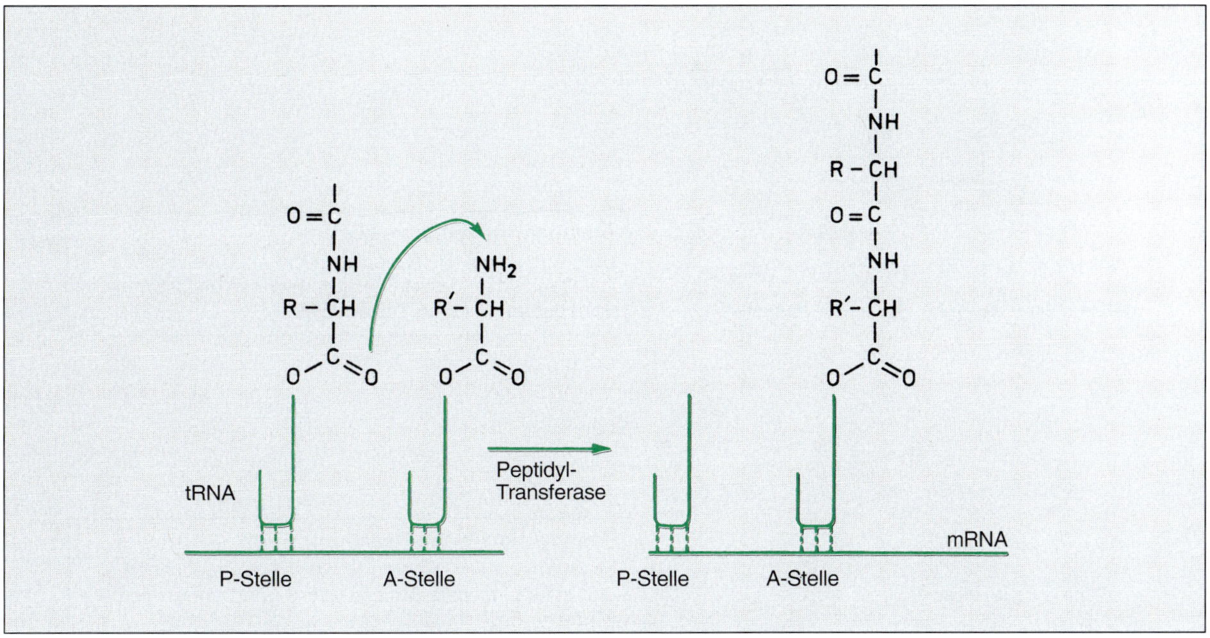

Abb. 11.23 Peptidyltransferase-Reaktion, Bildung einer Peptidbindung

eine tRNA mit einem Dipeptid. Die mRNA rückt nun am Ribosom um ein Stück weiter. Hierdurch wird der tRNA-Dipeptidkomplex an die P-Stelle transportiert. Diese Fortbewegung der mRNA benötigt Energie, die durch Spaltung von GTP zu GDP+P gewonnen wird. An die nun wieder freie A-Stelle wird nun, wieder festgelegt durch das nächste Triplett der mRNA, der nächste tRNA-Aminosäure-Komplex angelagert. Das Peptid an der P-Stelle wird von der tRNA getrennt und auf die dritte tRNA-Aminosäure übertragen. Hierdurch bildet sich an der A-Stelle ein Tripeptid. Daraufhin rückt die mRNA wieder ein Stück am Ribosom weiter, sodass die A-Stelle wieder frei wird. Durch ständiges Wiederholen dieser Vorgänge entsteht schließlich ein Polypeptid (Abb. 11.24).

Termination

Ein Endsignal, ein entsprechendes Triplett auf der mRNA, beendet schließlich die Biosynthese des Polypeptids und verursacht dessen Ablösung vom Ribosom (Abb. 11.25). Der Kettenabbruch erfolgt dann, wenn auf der mRNA eines der Stopp-Codons erreicht wird. Stop-Codons sind die Triplets **UAA, UGA und UAG.** Für die Stopp-Codons gibt es keine passende tRNA. Diese Tripletts werden hoch spezifisch von „Release"-Faktoren (Terminationsfaktoren) erkannt und damit blockiert. Bei Prokaryoten sind zwei Terminationsfaktoren bekannt. RF-1 terminiert bei den Stopp-Codons UAA und UAG, RF-2 bei den Stopp-Codons UAA und UAG. Es kommt in der Folge dazu, dass durch enzymatische Hydrolyse die fertig gestellte Polypeptidkette vom Ribosom entlassen wird. Schließlich dissoziiert das Ribosom in seine 30S- und 50S-Untereinheiten, die mRNA wird freigesetzt.

Regulation der Translation

Die Mechanismen der Regulation der Translation sind noch wenig bekannt. Ein interessantes Beispiel für die Translationskontrolle bieten die Polio-Viren. Diese können die Synthese von Wirtszell-Proteinen unterbinden, indem sie Proteine abbauen, die zu Bindung der cap-Struktur an die mRNA benötigt werden. Dies verhindert die Bindung der Wirtszell-mRNAs an die Ribosomen, welche dann zur Bindung der inakten Virus-mRNAs zur Verfügung stehen.

Polysomen

Die Proteinbiosynthese verläuft in der Regel an Polysomen. Die mRNA durchläuft gleichzeitig mehrere Ribosomen, an denen – zeitlich versetzt – gleiche Proteinmoleküle gebildet werden. An einem solchen Polysom können etwa 5 bis 7 Ribosomen beteiligt sein. Ist am ersten Ribosom die Po-

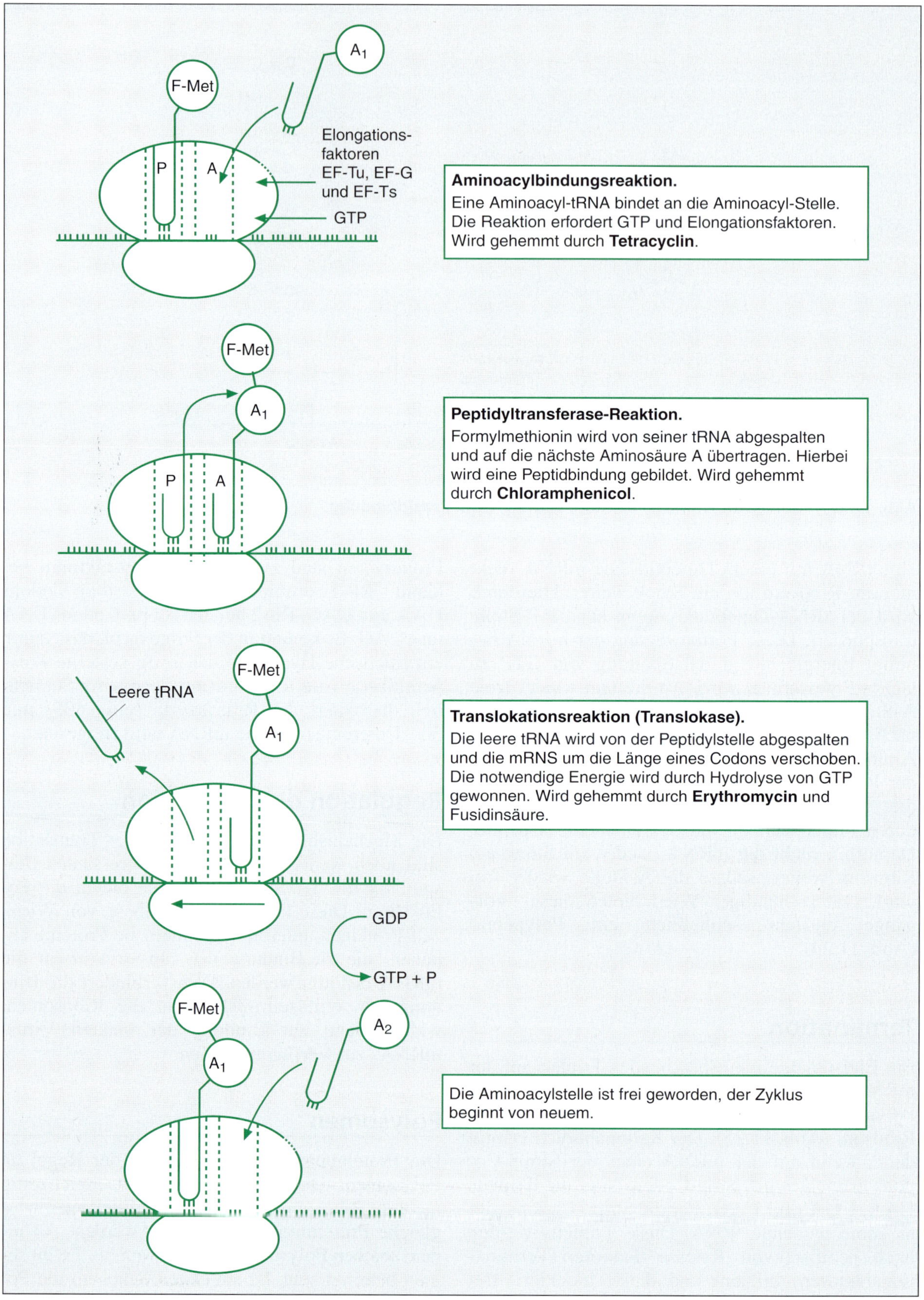

Abb. 11.24 Schritte der Kettenverlängerung (Elongation) bei der Proteinsynthese und ihre Blockierung durch Antibiotika

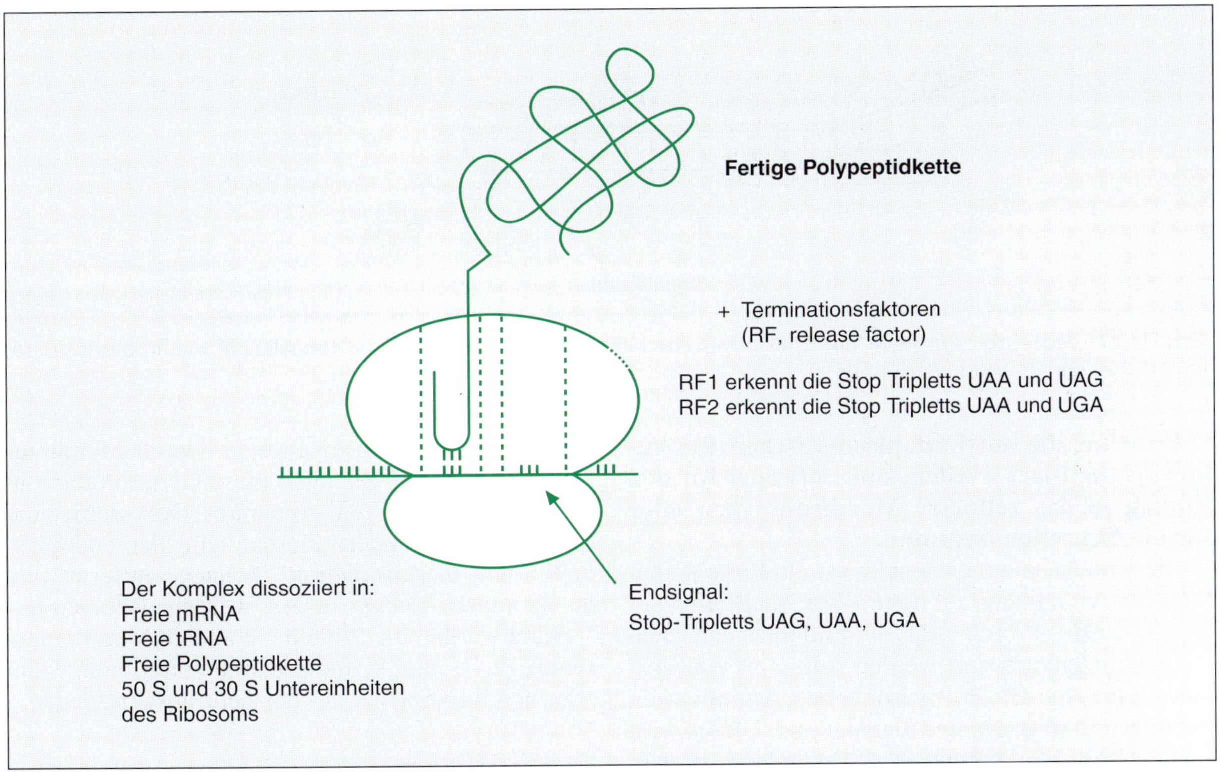

Abb. 11.25 Beendigung der Proteinsynthese (Termination)

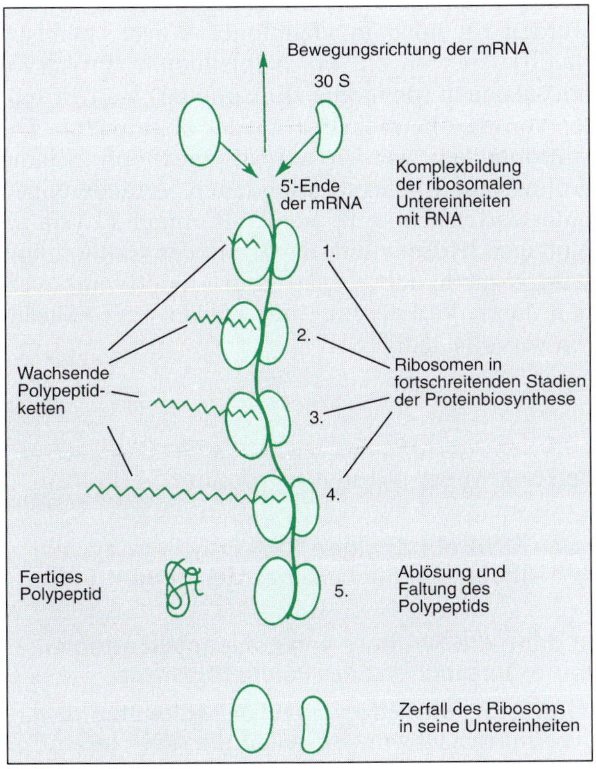

Abb. 11.26 Polysomenkomplex

lypeptidkette vollendet, wird dieses aus dem Polysomenkomplex entlassen. Die beiden Untereinheiten dissoziieren wieder. Die mRNA bindet an ein neues Ribosom, an dem die Proteinsynthese von neuem beginnt. Auf diese Weise dient ein mRNA-Molekül als Matrize für zahlreiche gleiche Proteinmoleküle (Abb. 11.26).

Die Proteinbiosynthese verläuft bei Eukaryoten im Prinzip gleich. Hier findet sich jedoch an Stelle von Formylmethionin das Methionin als Startaminosäure.

11.5.2 Proteinbiosynthese am Endoplasmatischen Retikulum

Bei Eukaryoten läuft die Proteinbiosynthese an zwei Orten ab, einmal an Ribosomen im Cytosol, zum anderen an Ribosomen, die an das Endoplasmatische Retikulum gebunden sind (raues Endoplasmatisches Retikulum (Kap. 6.2).

Viele Proteine, die im Cytosol produziert werden, bleiben dort und erfüllen ihre Aufgaben im Zellstoffwechsel. Andere Proteine gelangen in den Zellkern (z. B. Histone) oder in die Mitochondrien.

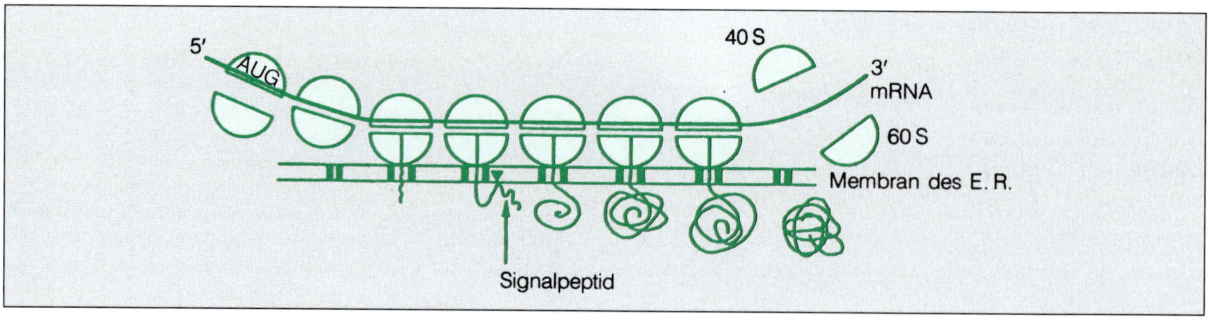

Abb. 11.27 Proteinbiosynthese am Endoplasmatischen Retikulum der Eukaryotenzelle. ▼ = Signalpeptidase, spaltet das Signalpeptid wieder ab

Proteine, die am Endoplasmatischen Retikulum synthetisiert werden, sind entweder für den Einbau in das zelluläre Membransystem oder für die Exkretion bestimmt.

Die Unterscheidungssignale, wo ein Protein synthetisiert wird, liegen auf der mRNA. Zu Beginn der Synthese eines Proteins, das am Endoplasmatischen Retikulum synthetisiert werden soll, wird zunächst eine Folge von 20–30 hydrophoben Aminosäuren gebildet, ein so genanntes Signalpeptid. Dieses wird von einem Proteinkomplex des Endoplasmatischen Retikulums erkannt. Die Proteinsynthese wird unterbrochen, bis das Ribosom einen Platz an einem spezifischen Punkt der Membran des Endoplasmatischen Retikulums gefunden hat. Damit bleibt das Ribosom mit anhängender mRNA an der Membran haften. Das Signalpeptid wird wieder abgespalten, sobald es seine Erkennungsfunktion erfüllt hat. Die Proteine, die an der Membran des Endoplasmatischen Retikulums gebildet werden, werden in die Hohlräume dieses Membransystems hineinsynthetisiert (Abb. 11.27). Im Lumen des Endoplasmatischen Retikulums wird das Protein durch die membranständige Glykosyl-Transferase modifiziert (Kap. 6.3). Das Enzym bindet verzweigte Oligosaccharide meist an die Amino-Seitengruppen von Asparaginmolekülen im Protein. Durch Membranfluss (Kap. 5.4.2) gelangen diese Glykoproteine in die Zisternen des Golgi-Apparates. Dort werden die Zuckerreste verändert. Bestandteile der endoplasmatischen Glykosidierung können entfernt und durch andere Zucker ersetzt werden. Über Golgi-Vesikel werden die Proteine in andere Membransysteme, z. B. die Cytoplasmamembran, eingebaut oder durch Exozytose aus der Zelle ausgeschieden.

Modifikationen neu synthetisierter Proteine

Die an den Ribosomen gebildeten Polypeptide sind häufig noch nicht die endgültigen Produkte. Sie werden oft noch in vielfältiger Weise chemisch modifiziert. Sowohl Formylmethionin (Prokaryoten) als auch Methionin (Eukaroyten) werden später von den Peptidketten wieder abgespalten. Disulfidbrücken werden oxidativ geknüpft. Einige Aminosäuren können gesonderten Veränderungen unterworfen sein, z. B. werden Prolin und Lysin im Kollagen hydroxyliert, das Lysin des Calmodulins wird N-methyliert. Glyko- und Lipoproteine werden durch Verknüpfung mit Zucker oder Fettsäuren vervollständigt.

Zusammenfassung

Die Übertragung der Information von Genen in die Funktionsstruktur von Proteinen verläuft in mehreren Teilschritten.

An der DNA wird mit Hilfe spezifischer Enzyme, den DNA-abhängigen RNA-Polymerasen, ein Molekül mRNA gebildet. Dieses ist eine Kopie der Nukleotidsequenz eines der beiden DNA-Stränge.

Die mRNA assoziiert sich mit Ribosomen, an denen dann die Synthese von Polypeptidketten erfolgt. Die Nukleotidsequenz der mRNA legt die Aminosäuresequenz des Polypeptids fest.

Die Anlagerung der Aminosäuren an das Ribosom erfolgt mit Hilfe von tRNA-Molekülen. Die Aminosäuren werden durch spezifische Enzyme, die Aminoacyltransferasen an die tRNA gekoppelt. Für jede Aminosäure existieren spezifische tRNA- und Aminoacyltransferase-Moleküle.

Proteinbiosynthese ohne Beteiligung von Ribosomen

Die Biosynthese von **Polypeptidantibiotika** durch Bakterien der Gattung Bacillus findet **ohne Beteiligung von Ribosomen** statt. Ihre Bildung wird durch einen Multienzymkomplex katalysiert.

11.5.3 Die Lebensdauer der mRNA

Die Geschwindigkeit der mRNA-Synthese in Bakterienzellen liegt bei 20 bis 50 Polymerisationsschritten in der Sekunde. Bei *E.-coli*-Zellen beginnt der Abbau von mRNA-Molekülen schon 1–3 Minuten nach ihrer Synthese. Die kurze Lebensdauer der mRNA ist offensichtlich Teil einer Regulationsstrategie, welche die Expression von genetischer Information nur für den Zeitraum zulässt, in der sie benötigt wird.

Bei Tieren und Pflanzen hat die mRNA eine wesentlich längere Lebensdauer. Dies betrifft vor allem mRNAs, die die Information zur Synthese zellspezifischer Proteine tragen. Die mRNA für Globin z. B. hat eine Halbwertszeit der Lebensdauer von 17 Stunden. Die Lebensdauer der meisten mRNAs der Eukaryotenzellen liegt bei etwa 30 Minuten. Die Werte variieren jedoch beträchtlich, abhängig von der Bedeutung der resultierenden Proteine für die Zelle.

Die unterschiedliche Lebensdauer der mRNAs sind z.T. bedingt durch Nukleotidsequenzen in der mRNA selbst. Es sind Sequenzen, die zwischen dem 3′-Ende, bestimmt durch die Stop-Codonen der codierenden Sequenz, und dem Poly(A)-Ende liegen, die so genannte 3′-nichttranslatierte Region.

11.5.4 Weitere Unterschiede der mRNA bei Prokaryoten und Eukaryoten

Prokaryotische mRNA-Moleküle haben fast immer mehrere Codierungsregionen, d. h. es ist polygenische (polycistronische) mRNA. Sie **enthält die Information für mehrere Proteine.** Jede einzelne Codierungsregion ist eingerahmt vom Initiations- und vom Terminationscodon.

Eukaryotische mRNAs sind dagegen immer monogenisch (monocistronisch). Sie **tragen die Information zur Synthese eines Proteins.** Dies kann jedoch in manchen Fällen ein sehr langes, so genanntes Polyprotein sein, das nach der Synthese proteolytisch in kleinere funktionelle Proteine zerlegt wird.

11.6 Hemmung von Replikation, Transkription und Translation

Viele Antibiotika hemmen die Vorgänge, die zur Ausprägung der genetischen Information führen. In die Transkription greifen *Aktinomycine, Daunorubicin* und *Rifamycine* ein. Die Translation wird u. a. durch *Chloramphenicol, Tetracycline, Aminoglykosidantibiotika und Macrolidantibiotika* gehemmt. Neben diesen in der Medizin verwendeten Antibiotika sind noch eine Reihe weiterer Antibiotika bekannt, die in die Vorgänge der Proteinsynthese eingreifen, z. B. Puromycin und Chalkomycin (Tab. 11.3).

11.6.1 Hemmung der Replikation und Transkription

Matrizenblocker

Aktinomycine, Mitomycin, Daunorubicin und Bleomycine hemmen die DNA-abhängige Bildung von mRNA. Sie greifen direkt an der DNA an, blockieren also die Matrize für die Biosynthese der RNA. Daher werden diese Antibiotika auch als Matrizenblocker oder Matrizeninhibitoren bezeichnet. Diese Antibiotika bilden Assoziate mit der DNA. Konzentrationsabhängig hemmen diese Verbindungen auch die Replikation der DNA und damit die Zellteilung. Hierauf gründet sich ihre Verwendung in der Tumortherapie.

Chromopeptidantibiotika (Aktinomycine)

Für die Bindung von *Aktinomycinen* (Abb. 11.28) an die DNA ist eine 2-Aminopurin-Gruppierung notwendig. In der DNA ist diese nur im Guanin enthalten. Mit dieser Gruppierung reagiert die

Tab. 11.3 Antibiotika, die Transkription oder Translation hemmen

Transkription	Translation
Aktinomycine	Chloramphenicol
Mitomycine	Tetracycline
Daunorubicin	Aminoglykosidantibiotika
Rifamycine	Makrolidantibiotika Lincomycin Puromycin

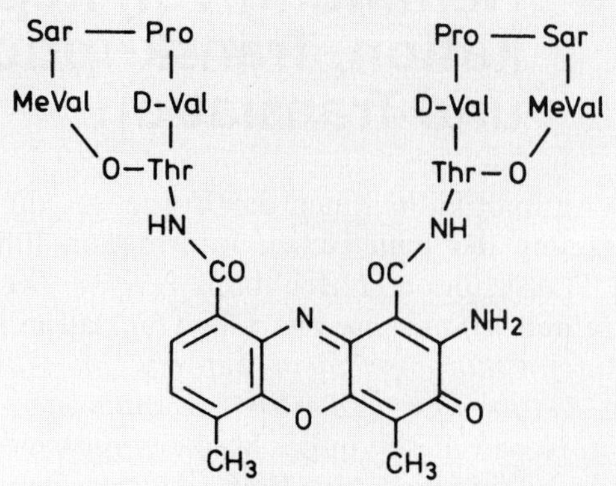

Actinomycin D

Abb. 11.28 Actinomycin D

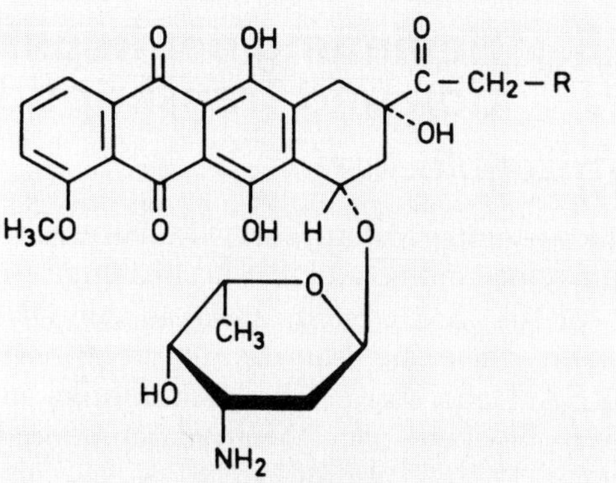

R = –H Daunorubicin
R = –OH Doxorubicin

Abb. 11.29 Daunorubicin und Doxorubicin

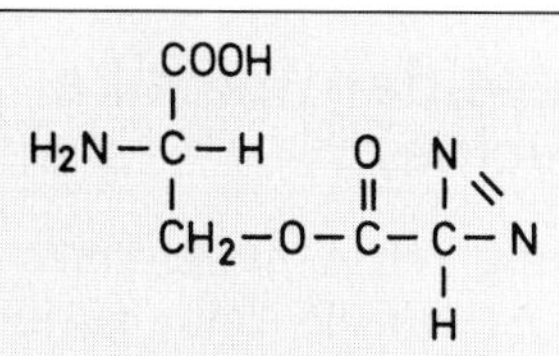

Azaserin

Abb. 11.30 Azaserin

chromophore Gruppe des Antibiotikums. Bei der Komplexbildung schiebt sich der Chromophor flach über oder unter ein Guanin-Cytosin-Basenpaar in die DNA-Helix ein. Man spricht von einer **Interkalation.**

Aktinomycine sind starke Inhibitoren der DNA-abhängigen RNA-Polymerase-Reaktion. Die Hemmwirkung wird von der Sekundärstruktur der DNA und deren Guaningehalt beeinflusst. Die in die DNA eingeschobenen Aktinomycinmoleküle verhindern das Fortschreiten der RNA-Polymerase an der DNA-Matrize. Durch Aktinomycine wird auch die Replikation der DNA und damit die Zellteilung verhindert.

Benzochinone (Mitomycine)

Mitomycine wirken durch eine **Alkylierung** der DNA. Hierdurch werden die beiden komplementären DNA-Stränge offensichtlich durch kovalente Bindungen miteinander verbunden. Die beiden DNA-Stränge einer Doppelhelix „verkleben“ dadurch miteinander und können zur DNA-Reduplikation und RNA-Synthese nicht partiell gelöst werden. Durch Mitomycine wird also die DNA-Replikation und die RNA-Biosynthese blockiert. Mitomycine wirken auf Säugetierzellen stark toxisch.

Anthracyclinantibiotika (Daunorubicin, Doxorubicin)

Zu den Anthracyclinantibiotika gehören Daunorubicin (=Daunomycin) und Doxorubicin (Adriamycin) (Abb. 11.29). Anthracycline sind sehr toxische Verbindungen. Sie wirken durch **Komplexbildung mit DNA als Matrizenblocker.** Sie hemmen die Biosynthese von DNA und RNA in gleichem Maße. Die Wirkung hängt nur wenig von der Basensequenz der DNA ab. Der genaue molekulare Mechanismus der Hemmwirkung ist noch nicht in allen Einzelheiten aufgeklärt. Offensichtlich verhindert auch Daunorubicin eine Trennung der komplementären DNA-Stränge bei der DNA-Replikation und bei der RNA-Biosynthese. Daunorubicin bildet nicht nur mit DNA, sondern auch mit RNA, Oligonukleotiden und Mononukleotiden Komplexverbindungen. Die Hemmwirkung ist wesentlich geringer als die von Aktinomycin. Daunorubicin und Doxorubicin werden wegen ihrer Antitumorwirkung klinisch eingesetzt, z. B. bei verschiedenen Formen der Leukämie.

Azaserin, Bleomycin

Azaserin (Abb. 11.30) und Bleomycine blockieren ebenfalls die Funktion der DNA. Bleomycine sind Glykopeptide mit starker Antitumorwirkung (Abb. 11.31).

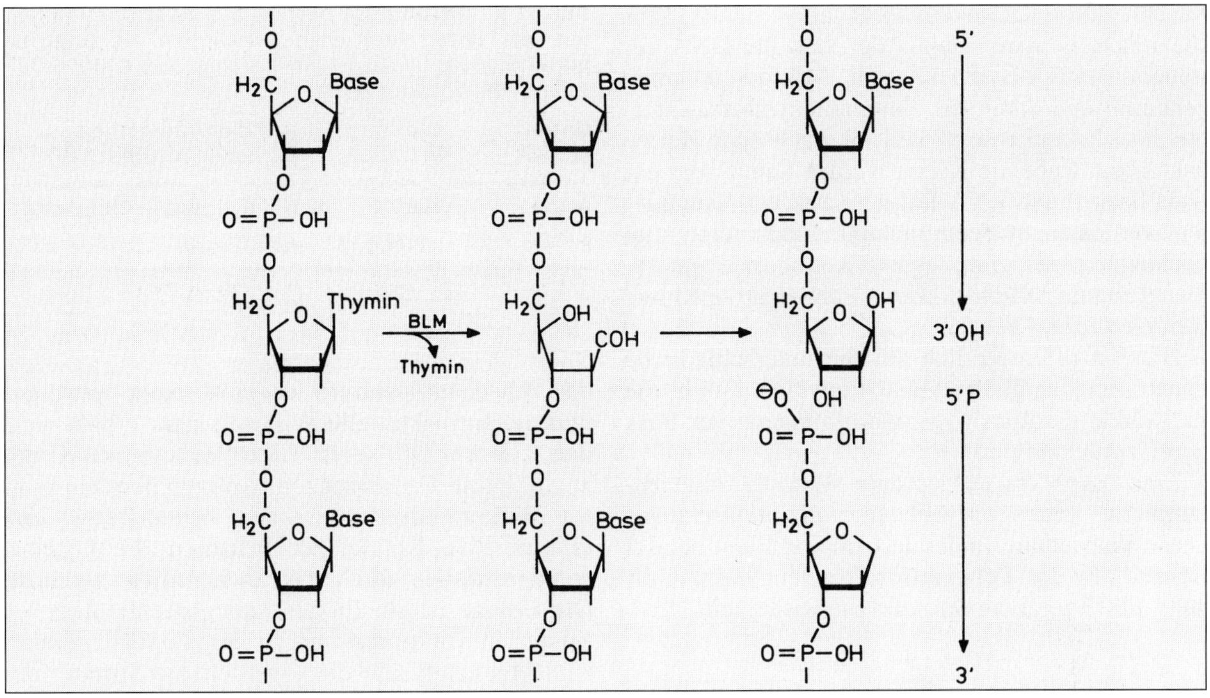

Abb. 11.31 Wirkungsmechanismus der Bleomycine. Bleomycine (BLM) trennen aus einem Nukleotidstrang doppelsträngiger DNA Thyminmoleküle heraus. An den betroffenen Stellen spaltet die DNA, es entstehen Einzelstrangbrüche. Bleomycin wird durch seine Reaktion mit der DNA nicht inaktiviert

Tab. 11.4 Die wichtigsten Antitumor-Antibiotika.

Antibiotikum	Stoffklasse	Produktionsstamm
Actinomycin C_1, C_3	Chromopeptid	*Streptomyces antibioticus*
Doxorubicin Daunorubicin	Anthracycline	*S. peucetius*
Chromomycin A_3	C-Glykosid	*S. griseus*
Mithramycin		*S. plicatus, S. argillaceus, S. atroolivaceus.*
Mitomycin C	Benzochinon	*S. caespitosus*
Bleomycin A_2, B_2	Glykopeptid	*S. verticillus*
Neocarzinostatin	Peptid	*S. carzinostaticus*

Alle diese Verbindungen wirken nicht spezifisch auf Mikroorganismen. Sie blockieren ebenso die DNA- und RNA-Synthese von Pflanzen- und Säugetierzellen. Ihrer Anwendung beim Menschen steht ihre Toxizität im Wege. Wegen ihrer Hemmwirkung auf das Zellwachstum können sie in der Tumortherapie eingesetzt werden. Jedoch sind auch hier die Möglichkeiten ihrer Anwendung stark eingeschränkt, da sie auch DNA- und RNA-Synthese bei gesunden Zellen hemmen. Des Weiteren wirken diese Verbindungen wegen ihrer Wechselwirkung mit der DNA mutagen. Auch dies verbietet ihre breitere Anwendung beim Menschen (Tab. 11.4).

Hemmung der RNA-Polymerase – Rifamycine

Einen grundsätzlich anderen Wirkungsmechanismus als die vorgenannten Antibiotika haben die *Rifamycine*. Sie blockieren nicht die DNA-Matrize, sondern sind **Hemmstoffe der DNA-abhängigen RNA-Polymerase.**

Ihre Wirkung ist unabhängig von der Basenzusammensetzung und der Sekundärstruktur der DNA.

Rifamycine zeigen Hemmwirkung nur am freien Enzymprotein. Sobald die RNA-Polymerase an die DNA gebunden ist, ist sie durch Rifamycine nicht mehr hemmbar.

Durch *Rifamycine* kann also nur der Start der RNA-Synthese gehemmt werden. Einmal in Gang gekommen, läuft die RNA-Synthese auch in Anwesenheit von Rifamycin ab. Rifamycin wirkt sehr spezifisch. Es wird selektiv der Start der DNA-gesteuerten RNA-Synthese von Mikroorganismen gehemmt und damit die Proteinbiosynthese unterbrochen. Rifamycine wirken auf wachsende Keime bakterizid. Ruhende Keime werden kaum oder gar nicht beeinflusst. RNA-Polymerasen von Säugetieren werden nicht beeinträchtigt. Rifamycine sind hochaktiv gegen grampositive Keime, wie *Staphylokokken* und *Streptokokken*. Gramnegative Keime werden weniger beeinflusst.

Dies ist offensichtlich auf die unterschiedliche Penetrationsfähigkeit des Rifamycins durch die Zellwände grampositiver und gramnegativer Bakterien zurückzuführen.

Eine besonders ausgeprägte Wirkung zeigt Rifampicin gegen *Mycobakterium tuberculosis*. Diese Verbindung findet deshalb vor allem bei der Behandlung der **Tuberkulose** Anwendung. Abbildung 11.32 zeigt die Struktur von Rifamycin.

Hemmung der Gyrase – Chinolone

Bei der Suche nach neuen Wirkstoffen gegen bakterielle Infektionen sind in den letzten Jahren die **Chinolone** immer stärker in den Vordergrund getreten. Es sind synthetische Verbindungen. Sie zeichnen sich durch ein breites Wirkungsspektrum aus. Insbesondere bei schweren bakteriellen Infektionen sind sie den herkömmlichen Antibiotika überlegen. Als erstes Präparat dieser Gruppe wurde die Nalixidinsäure eingeführt. Sie wirkt bakterizid auf gramnegative Bakterien und Kokken. Abgesehen von ihrem Einsatz bei Harnwegsinfektionen hat Nalixidinsäure keine größere medizinische Bedeutung erlangt. Durch Molekülvariationen, z.B. durch Einfügen eines Fluor-Atoms, konnte das Wirkungsspektrum der Chinolone erweitert und die antibakterielle Wirkung stark erhöht werden, z.B. im Ofloxacin, Ciprofloxacin oder Cinoxacin. Diese Verbindungen verfügen über ein breites Wirkungsspektrum gegen gramnegative und grampositive Keime. **Sie hemmen die Gyrase, werden daher auch Gyrasehemmer genannt.** Die Gyrase ist ein Enzym, das ausschließlich bei Bakterien vorkommt und zu den Topoisomerasen zählt. Es katalysiert die superhelikale Struktur der DNA in der Bakterienzelle. Ohne Gyrase kann sich diese Superhelix, die weitere Faltung der DNA-Helix nicht entwickeln. Dies führt zu einer Blockierung der Funktion der bakteriellen DNA und in der Folge zum Absterben der Bakterienzellen. Da Gyrase bisher in höheren Organismen nicht gefunden wurde, ist dieser Effekt selektiv für Mikroorganismen.

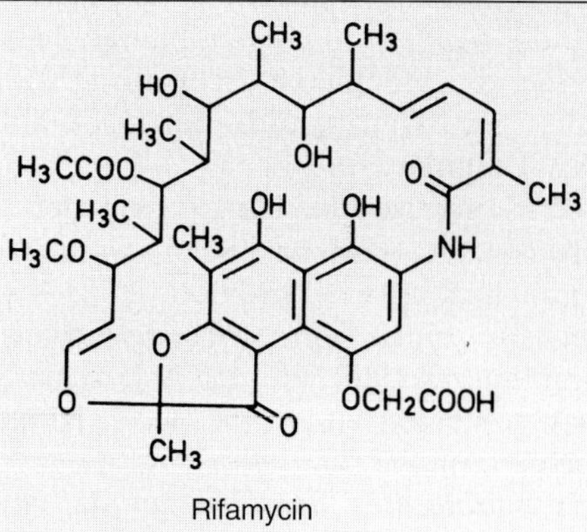

Abb. 11.32 Rifamycin

Tab. 11.5 DNA-Gyrase besteht aus zwei Untereinheiten, die unterschiedlichen Antibiotika als Angriffspunkt dienen. Gyrase ist ein Tetramer von 400 000 Dalton mit der Struktur $A_2 B_2$.

Untereinheit	Größe in Dalton	Auf die Untereinheit wirkende Antibiotika
A	105 000	Nalidixinsäure, Chinolone
B	95 000	Novobiocin

Die DNA-Gyrase der Bakterien besteht aus zwei Untereinheiten. Chinolone blockieren die Funktion der DNA nach Bindung an die größere Untereinheit (A). Novobiocin dagegen bindet an die kleinere Untereinheit (B) (Tab. 11.5).

Weitere Topoisomerasehemmstoffe

Eine Reihe von Zytostatika hemmt Topoisomerasen. Möglicherweise binden sie dabei an die Topoisomerase und verformen die DNA-Helix an der Angriffsstelle des Enzyms. Die DNA kann dann nicht in die entspannte Form überführt werden. Damit können Reduplikation und Transkription nicht ablaufen. Die Zelle geht zugrunde.

Das Alkaloid Camptothecin hemmt bei Säugetieren spezifisch die Topoisomerase I. Als das Ziel etablierter Zytostatika erwies sich die Topoisomerase II. Hohe Topoisomerase-II-Konzentrationen finden sich in schnell wachsenden Tumorzellen. Etoposid, Teniposid und Anthracycline hemmen die Topoisomerase II. Etoposid und Teniposid sind halbsynthetische Derivate des pflanzlichen Mitosehemmstoffes Podophyllotoxin. Zu den Anthracyclinen zählen Substanzen wie Daunorubicin, Doxorubicin und Epirubicin.

Das Flavonoid Genistein hemmt die Tyrosinkinase und blockiert daneben auch die Topoisomerase II.

Topoisomerasehemmstoffe sind für die Tumortherapie bedeutsam.

11.6.2 Hemmung der Translation (Proteinbiosynthese)

Die Biosynthese der Proteine kann in verschiedenen Teilprozessen durch Antibiotika gehemmt werden.

Chloramphenicol wird bevorzugt von der 50S-Untereinheit der 70S-Ribosomen gebunden. An Untereinheiten von 80S-Ribosomen kann Chloramphenicol nicht binden. Es hemmt so spezifisch die Proteinsynthese von Bakterien. Jedoch wird auch die Proteinbiosynthese höherer Organismen, die an 70S-Ribosomen von Plastiden und Mitochondrien abläuft, gestört. Der genaue Wirkungsmechanismus von Chloramphenicol ist noch nicht bekannt. Es muss vor Bildung des Startkomplexes aus 30S-Untereinheit, mRNA, Formylmethionyl-RNA und 50S-Untereinheit an die 50S-Untereinheit binden, um wirksam zu werden. Bereits in Gang gekommene Proteinbiosynthesen werden nicht mehr gehemmt.

Vermutlich wirkt **Chloramphenicol** durch Blockierung der Peptidverknüpfungsreaktion, also über die **Hemmung der Peptidyltransferase.** Dabei reicht die Bindung von einem Molekül Chloramphenicol an eine 50S-Untereinheit aus, um die Proteinsynthese in Bakterien zu hemmen. Andere Antibiotika, wie *Erythromycin* und *Lincomycin,* konkurrieren mit *Chloramphenicol* um die gleiche Bindungsstelle.

Nach Chloramphenicolbehandlung können schwere Knochenmarkschäden auftreten. Reversible Knochenmarkschäden beobachtet man zudem regelmäßig an Patienten, die höhere Chloramphenicoldosen erhielten. Chloramphenicolbedingte Schäden können auch zur aplastischen Anämie mit letalem Ausgang führen. Inwieweit solche Nebenwirkungen auf die Hemmung der mitochondrialen Proteinsynthese zurückzuführen ist, ist noch nicht geklärt. Die aplastische Anämie könnte auch durch Metaboliten des Chloramphenicols verursacht werden, da sie häufig erst im Abstand von mehreren Jahren nach der Arzneimittelbehandlung auftritt.

Tetracycline binden ebenfalls an Ribosomen, und zwar **an 70S- wie an 80S-Ribosomen.** Jedoch wird die Proteinbiosynthese von Bakterien weitaus stärker gehemmt. Vermutlich blockieren **Tetracycline die Bindung der Aminoacyl-tRNA an das Ribosom.** Tetracycline binden an beide Untereinheiten von Ribosomen, bilden jedoch stabilere Komplexe mit den kleineren Untereinheiten.

Streptomycin bindet an ein Protein der 30S-Untereinheit von 70S-Ribosomen. Hierdurch wird offensichtlich die Konfiguration des Ribosoms verändert. Die Proteinbiosynthese kann noch ablaufen, jedoch ist die hohe Spezifität der Wechselwirkung zwischen der Aminoacyl-tRNA und der mRNA gestört. Die Pyrimidinnukleotide der mRNA werden nicht mehr richtig abgelesen. Hierdurch entstehen Proteine, deren Aminosäuresequenz gestört ist, so genannte **„Non-sense"-Proteine.**

Durch Zerlegung der 30S-Untereinheiten ließ sich das Protein, an das Streptomycin bindet, auffinden. Die Wirkung von Streptomycin ist konzentrationsabhängig. In niederen Konzentrationen kommt es zur Ausbildung von Nonsense-Proteinen. Höhere Konzentrationen bewirken eine völlige Hemmung der Proteinbiosynthese. Streptomycin bewirkt auch Veränderungen der Membraneigenschaften und damit Permeabilitätsänderungen. Andere Aminoglykosidantibiotika, wie *Neomycin, Kanamycin* und *Gentamicin* haben den gleichen Wirkungsmechanismus wie Streptomycin. Sie verursachen jedoch in gleichen Konzentrationen wesentlich höhere Raten von Ablesefehlern. Ihre Bindung erfolgt an andere Proteine der 30S-Untereinheit. Streptomycin kann nur sehr bedingt bei der Behandlung von Tuberkulose angewandt werden. Unter Einfluss von Streptomycin entwickeln die Erreger sehr schnell Resistenz. Dies beruht u.a. auf der Mutation des Gens, welches das Protein der 30S-Untereinheit an das Streptomycin bindet, determiniert.

Macrolide binden nur an die 50S-Untereinheit von 70S-Ribosomen. Sie hemmen vermutlich die Translokation, d.h. die **Übertragung der Peptidyl-tRNA von der Aminosäurehaftstelle auf die Peptidhaftstelle des Ribosoms.**

Fusidinsäure, ein Antibiotikum mit steroidähnlicher Struktur, hemmt ausschließlich das Wachstum von **grampositiven Keimen.** Es findet klinische Anwendung gegen grampositive Infektionen (z.B. Staphylokokken), die gegen gebräuchlichere Antibiotika resistent sind. Fusidinsäure **hemmt die Translokation und verhindert die Spaltung von GTP zu GDP.**

Die Übertragung der Erbinformation kann also durch verschiedene Antibiotika gestört oder ganz blockiert werden. Nur solche Substanzen, die hierbei mehr oder weniger selektiv die Vorgänge bei Bakterien stören, können in der Therapie Verwendung finden.

11.7 Hemmung von Replikation, Transkription und Translation durch Antimetaboliten

Die Übertragung der genetischen Information kann auch noch durch so genannte Antimetaboliten gestört werden. Antimetaboliten der Nukleinsäuresynthese sind strukturanaloge Verbindungen zu natürlichen Nukleotiden. Solche Verbindungen werden an Stelle von natürlichen Nukleotiden in die DNA eingebaut. Dies führt zur Bildung von mutierter, d.h. stark funktionsgestörter DNA. Solche nukleotidstrukturanaloge Verbindungen sind z.B. *5-Iod-2′-desoxyuridin, Cytarabin* und *Vidarabin* (Abb. 11.34). (Kap. 12.2.3).

Diese Verbindungen haben keine selektive Wirkung. Sie können in sehr beschränktem Umfang in der Virustherapie eingesetzt werden. *5-Iod-2′-desoxyuridin* etwa wird zur Behandlung von *Herpes corneae* verwendet. Die Erreger dieser Krankheit vermehren sich in den Zellen der Hornhaut. Diese Zellen zeigen selbst selten Zellteilung und DNA-Replikation. Die DNA der Viren wird im Verhältnis wesentlich schneller vermehrt. 5-Iod-2′-desoxyuridin wird an Stelle von *Thymin* vornehmlich in die DNA der Viren eingebaut. Dadurch wird die Matrizenfunktion dieser DNA gestört. Es werden fehlerhafte Proteine codiert. Dies verursacht Fehler im Zusammenbau der Virionen. Die Virusvermehrung wird gehemmt (Kap. 19.5).

Die Selektivität solcher Arzneimittel ist gering. Sie beruht nur auf quantitativen Unterschieden der DNA-Syntheseraten von Viren und ihren Wirtszellen. Substanzen mit geringer therapeutischer Breite, die zudem mutationsauslösend sind, können nur äußerlich angewandt werden.

Spezifischere Wirkungen zeigen Aciclovir (Zovirax®) und Ganciclovir (Cymeven®). Beide Verbindungen leiten sich vom Guanosin ab. Es sind Acycloguanosine. Diese beiden Substanzen selbst sind keine antiviralen Hemmstoffe. Sie werden jedoch in Zellen, in denen sich Herpesviren vermehren, durch eine Virus-spezifische Thymidinkinase an der Seitenkette zum Monophosphat phosphoryliert. Dieses wird dann durch wirtszelleigene Enzyme zum Triphosphat phosphoryliert (Abb. 11.33). Die Triphosphate beider Verbindungen sind dann die wirksamen Hemmstoffe. Die Triphosphate haben eine um 10- bis 30fach höhere Affinität zur viralen Polymerase als zum entsprechenden Enzym der Wirtszelle. Sie werden also bevorzugt in die virale DNA eingebaut. Nach Einbau dieses Antimetaboliten in die DNA ist an dieser Stelle des Moleküls keine 3′–5′-Verknüpfung mehr möglich. Dies ist jedoch für die Kettenverlängerung der DNA unerlässlich. Es kommt daher zum Kettenabbruch, d.h. zum Abbruch der Verlängerung der viralen DNA und damit zum Abbruch der Virusvermehrung in der Zelle. Beide Substanzen werden also erst in und nur in den Zellen in die aktive Form überführt, in denen sich auch Viren vermehren. Sie besitzen zudem eine hohe Affinität zur viralen Polymerase. Aus beiden Gründen haben diese Verbindungen im Vergleich mit anderen Antimetaboliten eine relativ geringe Toxizität gegenüber dem Wirtsorganismus. Auf Grund dieser guten Verträglichkeit ist Aciclovir zur topischen Behandlung von Lippenherpes seit Juli

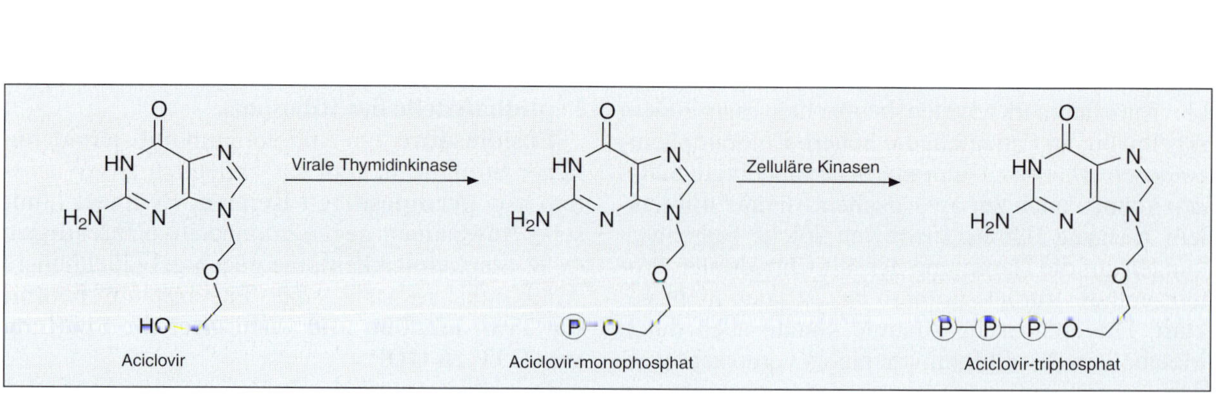

Abb. 11.33 Überführung von Aciclovir in die Wirkform

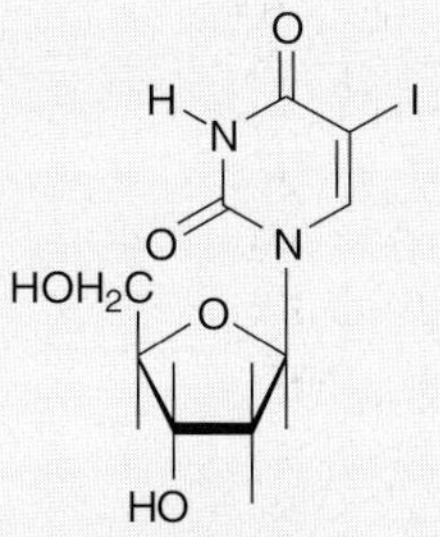

Idoxuridin
(5-Iod-2´-desoxyuridin)

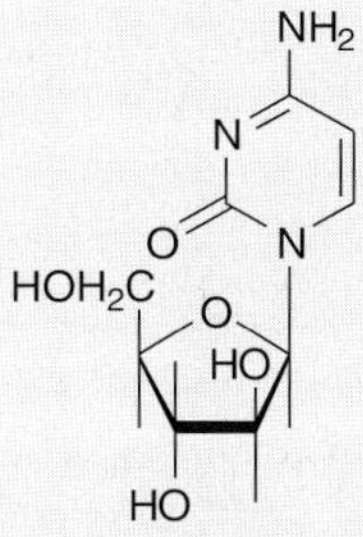

Cytarabin
(1 β-D-Arabinofuranosyl-cytosin)

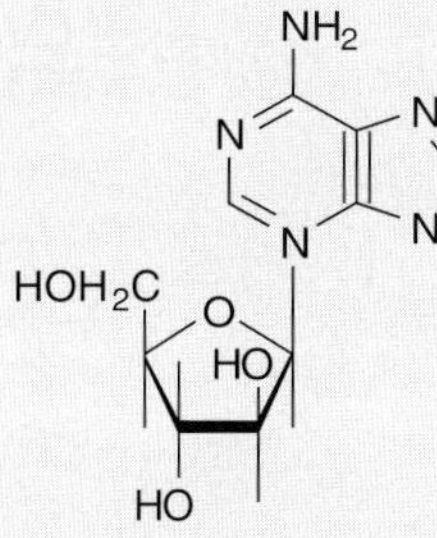

Vidarabin
(β-D-Arabinofuranosyl-adenin)

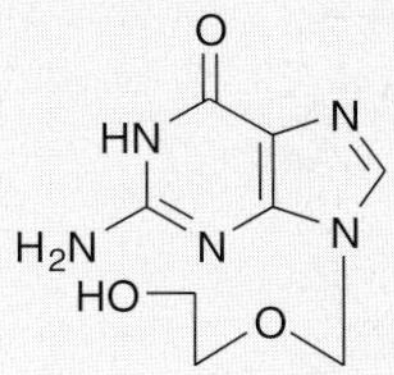

Aciclovir

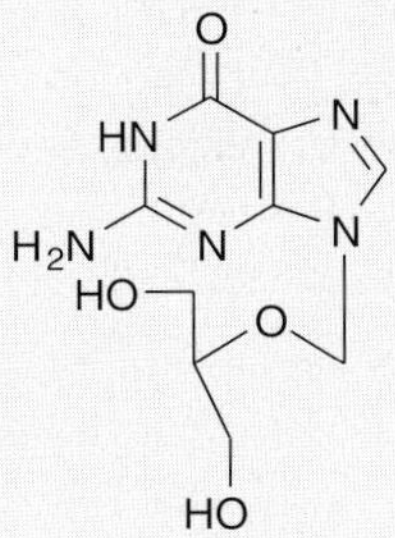

Ganciclovir

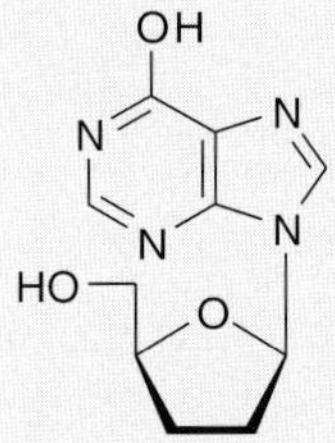

Didanosin
Didesoxyinosin

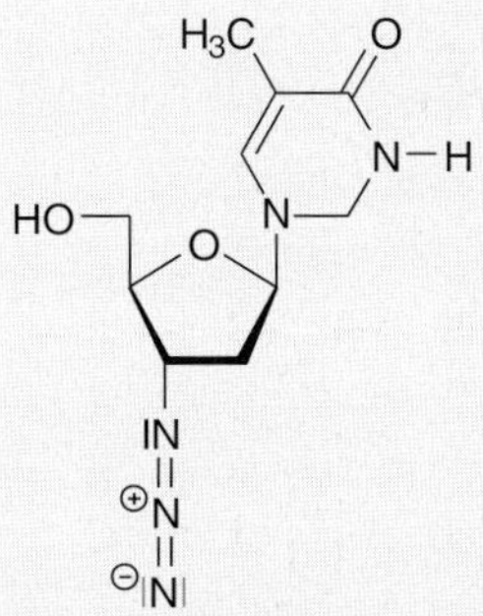

Zidovudin
(3´-Azido-3´-desoxythymidin, AZT)

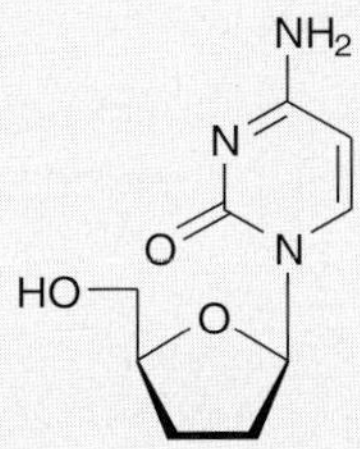

Zalcitabin

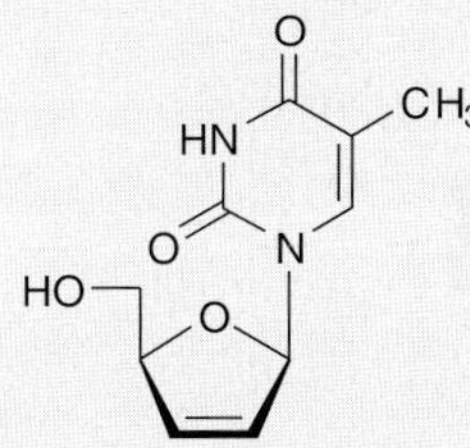

Stavudin

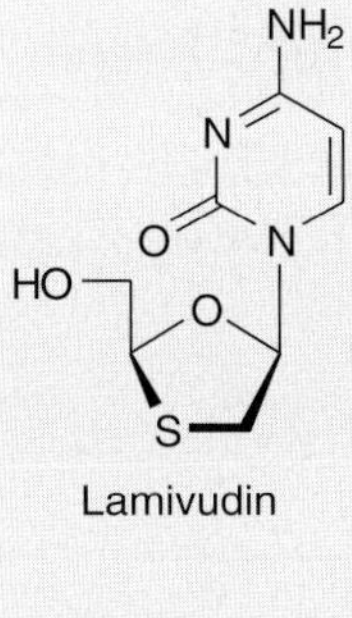

Lamivudin

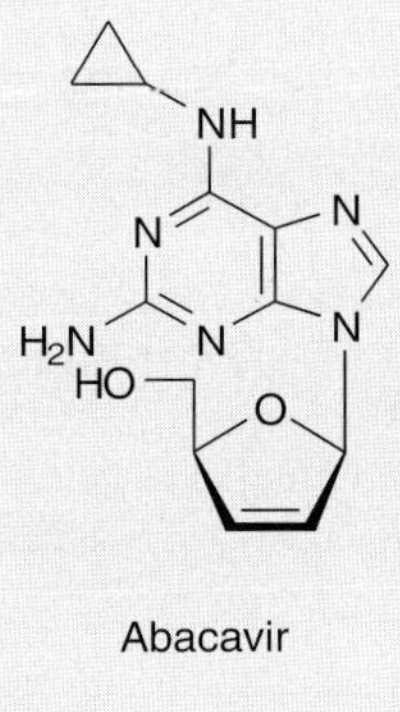

Abacavir

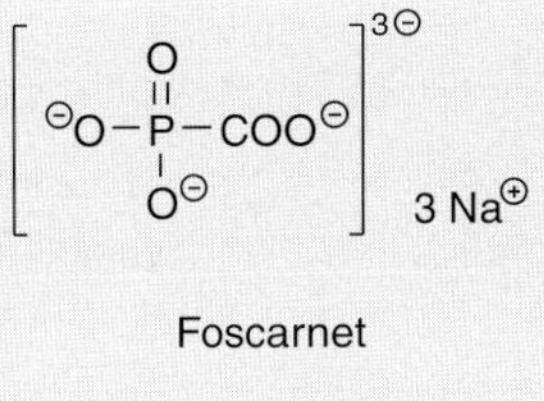

Foscarnet

Abb. 11.34 Verbindungen, die als Virustatika wirken

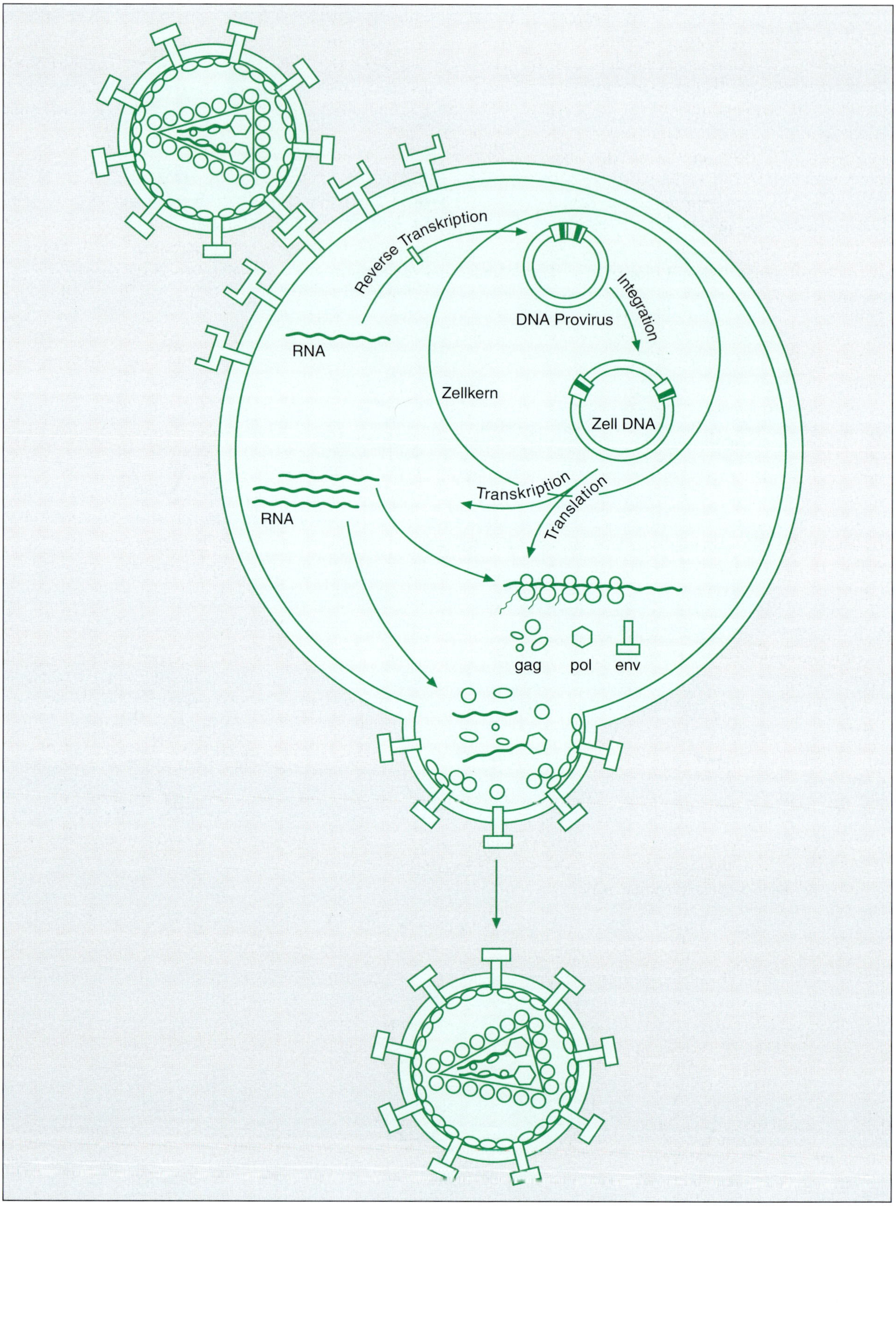
Reverse Transkription
DNA Provirus
Integration
RNA
Zellkern
Zell DNA
Transkription
Translation
RNA
gag
pol
env

1992 von der Rezeptpflicht befreit (Zovirax® Creme). Aciclovirhaltige Arzneiformen zur systemischen Anwendung stehen dagegen, wegen des Risikos möglicher Nebenwirkungen, unter Rezeptpflicht. Ihr Anwendungsgebiet ist darüber hinaus eingeschränkt auf Personen mit angeborener Immunschwäche oder einem Infektionsrisiko durch Herpesviren (Herpes-simplex-Virus, Varizella-Zoster-Virus) bei immunsuppressiver Behandlung.

Ganciclovir ist nur als Infusionslösung zur intravenösen Applikation im Handel (Cymeven®). Es hat, als Infusion verabreicht, erhebliche Nebenwirkungen, ist nur für ein eng begrenztes Indikationsgebiet zugelassen und steht unter Rezeptpflicht. Es wird zur Behandlung von Lebens- und Augenlicht-bedrohlichen Erkrankungen durch Cytomegalie-Viren verwendet.

Weitere wichtige Arzneimittel sind die Nukleosidanaloga Zidovudin (Azidothymidin, Retrovir®) und Didesoxyinosin (Didanosin, Videx®). Beide hemmen die Reverse Transkriptase, also ein Enzym, welches die RNA von Retroviren (HIV) in DNA transkribiert (Abb. 11.35). Beide sind zugelassen zur Prophylaxe und Behandlung von HIV-Infektionen (Aids). Didanosin soll weniger Nebenwirkungen haben als Retrovir. Wie dieses kann es jedoch nur den zeitlichen Verlauf einer Aidserkrankung hinauszögern. Eine Heilung dieser Krankheit ist auch durch dieses Arzneimittel nicht möglich (Kap. 20.5).

Auch die Reverse-Transkriptaseinhibitoren (Zidovudin, Didanosin, Zalcitabin, Stavudin, Lamivudin und Abacavir) müssen in der Zelle zunächst zum Triphosphat phosphoryliert werden. Sie werden alle von der Reversen Transkriptase als Nukleotidbausteine „anerkannt" und in die provirale DNA eingebaut. Der Einbau dieser Verbindungen blockiert jede weitere Elongation dieser DNA-Kette. Er führt zum Kettenabbruch. Das Spektrum der retroviralen Reverse-Transkriptase-Hemmer wurde durch eine neue Klasse von Hemmstoffen erweitert (Abb. 11.36). Diese sogenannten „Nichtnukleosidären Inhibitoren der Reversen Transkriptase" (NNRTI) sind keine Substrate der Reversen Transkriptase, sondern fungieren als nichtkompetitive Inhibitoren (Kap. 16.1.12). Strukturell gleichen sie daher auch nicht mehr den Nukleotiden, denn sie binden nicht am aktiven Zentrum des Enzyms, sondern an einer anderen Stelle. Durch die Bindung wird allerdings die Struktur des Enzyms so verändert, dass es seine enzymatische Aktivität einbüßt.

Ein weiterer Hemmstoff der viralen DNA-Replikation ist Foscarnet-Na. Es handelt sich dabei um das Trinatriumsalz der Phosphonoameisensäure. Foscarnet ist selbst die aktive Form und hemmt als solches die DNA-Replikation. Es ist zugelassen bei Lebens- und Augenlicht-bedrohlichen Erkrankungen durch Cytomegalieviren bei Patienten mit erworbener Immunschwäche (Aids). Foscarnet wirkt auf Cytomegalieviren virustatisch. Foscarnet-Na ist als Infusionslösung zur intravenösen Applikation im Handel (Foscavir®).

Seit November 1992 ist Foscarnet (Triapten®) auch als antivirale Creme zugelassen, zur topischen Anwendung bei Symptomen rezidivierender Haut- und Schleimhautinfektionen durch Herpes-simplex-Virus (HSV) Typ I und II wie Herpes labialis, Herpes integumentalis und Herpes genitalis.

Auch *Aminosäurenanaloge* wie *p-Fluorphenylalanin* können die Proteinbiosynthese stören. Solche Verbindungen werden an Stelle der richtigen Aminosäuren in Proteine eingebaut. Falls dieser Einbau an einer „kritischen" Stelle eines Proteins erfolgt, kann dies zu Strukturveränderungen und Funktionsverlust der Proteine führen. Auch durch *p-Fluorphenylalanin* lässt sich die Virusvermehrung hemmen. Hierbei wird die Struktur der Capsid-Proteine verändert, so dass kein Zusammenbau fertiger Virionen erfolgen kann. Da *p-Fluorphenylalanin* auch die Proteinbiosynthese der Wirtszelle hemmt, kann es nur sehr bedingt in der Virustherapie eingesetzt werden, z. B. zur Behandlung von Herpes corneae.

11.8 Der genetische Code

Die Erbinformation ist in der DNA in Form von Dreierkombinationen von Nukleotiden, so genannte Tripletts, festgelegt. Sie muss von festen Anfangspunkten aus gelesen werden, da sich nur

◄

Abb. 11.35 Entwicklungsgang eines HI-Virus (Aids). Das Virus bindet über geeignete Rezeptoren an die Plasmamembran (Adsorption). Es wird in die Zelle aufgenommen, die ssRNA wird freigesetzt, es entsteht ein DNA-Provirus, das in die Zell-DNA integriert wird. Die virale DNA wird mit der Zell-DNA repliziert. Gelegentlich kann die virale DNA jedoch zu viraler RNA transkribiert werden. Die virale RNA kann als mRNA mit Ribosomen der Zelle zur Translation viraler Proteine dienen (gag, pol, env). Virale RNA und virale Proteine werden schließlich zu neuen Viren zusammengebaut und an besonders vorbereiteten Stellen aus der Zelle ausgeschleust. Störung der Reversen Transkription unterbricht den Entwicklungszyklus

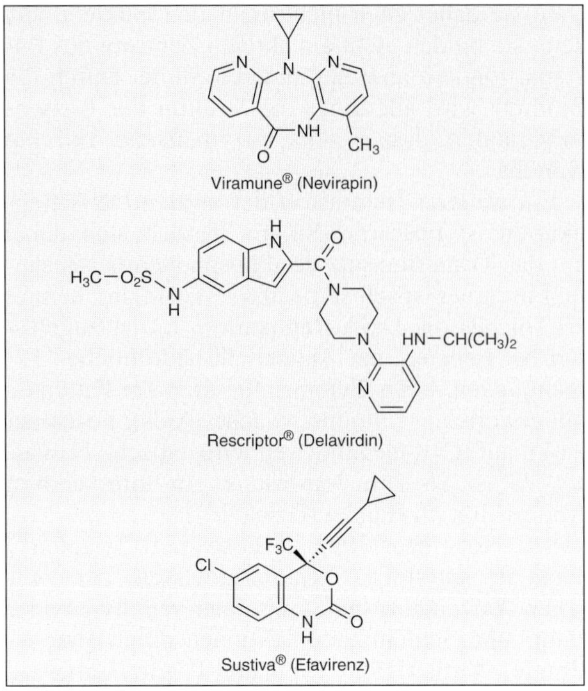

Abb. 11.36 Nichtnukleosidäre Inhibitoren der Reversen Transkriptase (NNRTI)

so sinnvolle Tripletts ergeben. Die Entschlüsselung des genetischen Codes, d.h. die Zuordnung von bestimmten Tripletts zu Aminosäuren konnte mit Hilfe biochemischer und genetischer Methoden gelöst werden.

Die ersten Hinweise auf die Art des genetischen Codes ergaben sich aus Experimenten von Matthei und Nirenberg von 1961 bis 1966. Sie konnten in zellfreien Systemen mit Hilfe synthetischer mRNA in vitro Proteine synthetisieren. Ein solches zellfreies System besteht aus den Enzymen der Proteinbiosynthese, sämtlichen tRNA-Molekülen, Ribosomen, allen proteinogenen Aminosäuren und energieliefernden Systemen. Wird dazu eine mRNA gegeben, die nur aus einer Folge von Uridinphosphat, also einer Basenfolge Uracil–Uracil–Uracil besteht, so wird diese Basenfolge in eine Phenylalanin–Phenylalanin–Phenylalanin-Aminosäuresequenz übersetzt. Mit anderen Worten, Polyuridinsäure als mRNA codiert ein Protein, das aus Polyphenylalanin besteht. Einer mRNA-Basenfolge Uracil-Uracil usf. entspricht auf der DNA eine Basenfolge Adenin–Adenin– usf. Die Experimente zur Entzifferung des genetischen Codes wurden mit Hilfe von künstlichen mRNA-Molekülen in zellfreien, proteinsynthetisierenden Systemen durchgeführt. **Daher wird der genetische Code als Basenfolge der mRNA beschrieben.**

Allerdings sagt die Beziehung Polyuridinsäure/Polyphenylalanin oder entsprechend z.B. Polyadeninsäure/Polylysin noch nichts über die Notwendigkeit von Nukleotid-Tripletts als Codons aus.

Die endgültige Aufklärung des genetischen Codes ist einer von Khorona angewandten Technik zu verdanken. In seinem Labor gelang es, künstliche mRNA mit gemischter Basenzusammensetzung und bekannter Basenfolge zu synthetisieren. Im Experiment von Nirenberg und Matthei eingesetzt, ließen sich die Codeworte, d.h. die **Triplettfolgen** für alle Aminosäuren aufklären. Bei Verwendung von Poly UG, z.B. 5′-UGUGUG-3′, wird immer ein Polypeptid Cys–Val–Cys–Val–Cys– erhalten.

Wo auch immer der Raster beginnt, es kann immer nur ein Peptid entstehen, das alternierend aus Cystin und Valin besteht. Der Beginn der Einteilung in Tripletts entscheidet lediglich darüber, welche Aminosäure am Anfang steht.

Solche Experimente, die auch entsprechend mit künstlicher mRNA mit drei verschiedenen Basen in bekannter Reihenfolge durchgeführt werden können, bestätigen, dass dem **genetischen Code ein Triplettraster** zugrunde liegt, bei dem der Beginn der Ablesung für die weitere Triplettfolge entscheidend ist. **Rasterverschiebungen** führen zur Bildung von nicht funktionsfähigen Proteinen. Die aus biochemischen Versuchen bekannt gewordenen Codons konnten durch genetische Experimente in vivo vielfältig bestätigt werden. Heute sind die Codeworte für alle Aminosäuren bekannt. Ebenso konnten Start- und Endcodonen gefunden werden, die den Beginn bzw. das Ende einer Translation signalisieren (Abb. 11.37).

Als Startertriplett fungiert bei Eukaryoten AUG, das sonst Methionin codiert. Bei Prokaryoten wird als Startertriplett GUG angetroffen, das am Start für Formyl-Methionin steht, innerhalb einer mRNA jedoch für Valin kodiert. Als „Stopp“-Signale fungieren üblicherweise die Tripletts UAA, UAG und UGA.

Nur für zwei Aminosäuren, Tryptophan und Methionin, existiert jeweils ein einziges Codewort. Alle anderen 18 proteinogenen Aminosäuren werden von zwei oder mehr Tripletts codiert (je 6 z.B. für Leucin, Arginin und Serin). **Man nennt deshalb den genetischen Code „degeneriert“.** Diese Degeneration erfolgte jedoch offensichtlich nicht wahllos. Die synonymen Codewörter für ein und dieselbe Aminosäure unterscheiden sich meist nur in der dritten Base, während die beiden ersten konstant bleiben (Abb. 11.37).

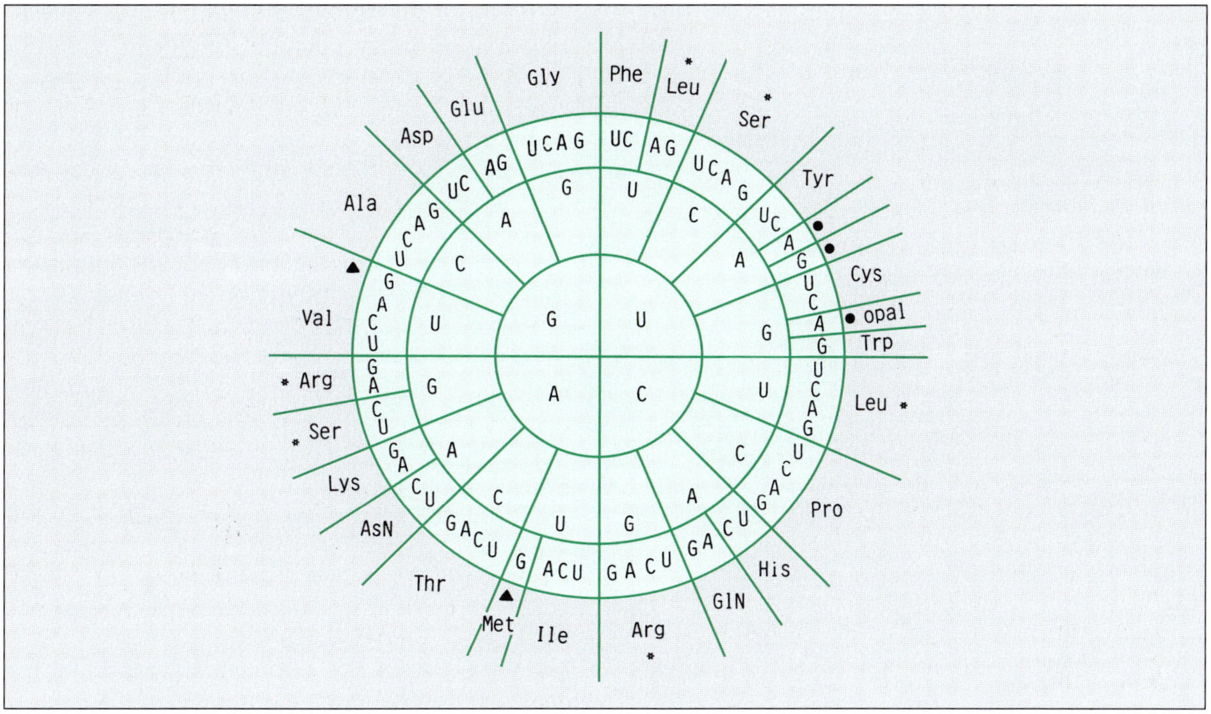

Abb. 11.37 Die Code-„Sonne". Die Codons sind von innen (5′) und außen (3′) zu lesen; sie geben die Basensequenz der mRNA-Codons wieder, die für die außerhalb des Kreises stehende Aminosäure codieren
* zweimal auftretende Aminosäuren, • Terminator-Codons, ▶ Starter-Codons, die am Anfang der Translation stehend stets F-Met einbauen, in der Mitte des Messengers aber die in der Sonne angegebenen Aminosäuren

Bis vor kurzem galt die Feststellung, dass der **genetische Code universell** sei, d.h. dass in allen Organismen gleiche Basen-Tripletts die gleiche Bedeutung besitzen. Diese Feststellung muss inzwischen etwas eingeschränkt werden. Zunächst wurde gefunden, dass einige Tripletts in den Mitochondrien für andere Aminosäuren codieren als im Zellkern.

So steht z.B. das Triplett AUA im Zellkern für Isoleucin, bedeutet aber im „mitochondrialen Code" Methionin. Auch im Zellkern einiger Protozoen wurden Abweichungen vom „Universal-Code" gefunden.

In jeder Zelle gibt es mehr als zwanzig verschiedene tRNA-Arten. Es kann also mehrere tRNA-Arten für ein und dieselbe Aminosäure geben. In *E.-coli*-Zellen werden z.B. drei verschiedene Serin-spezifische tRNAs gefunden, eines für die Codons UCU und UCC, ein weiteres für die Codons UCA und UCG, ein drittes für die Codons AGU und AGC. Manche tRNA-Arten können also offensichtlich an mehrere Codons binden.

Das Codon auf der mRNA muss sich an das Anticodon der tRNA binden. Codon und Anticodon werden „antiparallel" gebunden. Die 5′-Base des Codons bildet Wasserstoffbrücken mit der 3′-Base eines Anticodons. Die mittleren Basen von Codon und Anticodon bilden ebenfalls Standardwasserstoffbrücken zwischen sich aus. Die dritte, die 5′-Base des Anticodons, kann jedoch in der Wahl ihres Partners auf dem Codon wechseln, z.B. kann Uracil als 5′-Base im Anticodon mit Adenin oder Guanin, im Codon an 3′-Stelle stehend, paaren. Inosin als „ungewöhnliche" Base in 5′-Stellung im Anticodon kann mit Uracil, Cytosin und Adenin, im Codon in 3′-Stellung stehend, Wasserbrücken ausbilden. Diese Abweichungsmöglichkeit von der Standardbasenpaarung in Nukleinsäuren wurde bereits 1965 von Crick als „Wobble"-Hypothese formuliert.

Der genetische Code ist also ein **Rastercode,** bei dem eine Folge von drei Nukleotiden ein Codewort ergibt. **Anfangs- und Endsignale bestimmen die genaue Einhaltung des Rasters.** Der **Code ist degeneriert,** da für viele Aminosäuren mehrere **Tripletts** (Synonyme) existieren. **Rasterverschiebungen** führen zu nichtfunktionsfähigen Proteinen. Rasterverschiebungen können z.B. durch Acridine bewirkt werden.

12 Veränderungen des Erbgutes

12.1 Mutation

12.1.1 Begriffe, Definitionen

Mutationen sind bleibende Veränderungen des Erbmaterials. Neben Stoffwechsel und Reproduktion gehört der Erbwandel durch Mutation zu den charakteristischen Vorgängen des Lebens. Er ist eine wesentliche Voraussetzung der Evolution. Mutationen können bei allen Organismen und in allen Zellen auftreten.

Bei Vielzellern finden sich Mutationen sowohl im *Soma,* also in den Körperzellen, als auch in der *Keimbahn.* Als Keimbahn wird eine Folge von Zellgenerationen bezeichnet, an deren Ende die Meiose steht. **Mutationen in der Keimbahn** führen zu Veränderungen des Genotyps der Keimzellen. Eine Erbänderung in der Keimbahn findet sich in allen Zellen der folgenden Generation wieder. **Somatische Mutationen** betreffen nur ein Einzelindividuum. Hier findet die Mutation in Körperzellen außerhalb der Keimbahn statt. Mutationen, die im Soma während der Embryonalentwicklung stattfinden, führen zu so genannten Mosaiken. Der Organismus besteht in der Folge aus Bereichen mit normalen und Bereichen mit mutierten Zellen. Ein Beispiel ist der Mosaik-Mongolismus beim Menschen. Die Entstehung dieses Krankheitsbildes lässt sich durch eine fehlerhafte Chromosomenverteilung in einer Zelle während der Embryonalentwicklung erklären. **Die Auswirkung einer somatischen Mutation ist um so umfangreicher, je früher sie in der Entwicklung des Organismus eintritt.** Die Chromosomensätze von somatischen Zellen eines Organismus können also unterschiedlich sein.

Bei haploiden Organismen sind Mutationen sofort im Phänotyp erfassbar. Sie äußern sich beispielsweise als veränderte Stoffwechselleistungen oder als morphologische Veränderungen. **Bei diploiden Organismen führen Mutationen zu heterozygoten Zellen** bzw. Organismen, da mit allergrößter Wahrscheinlichkeit nur eines der beiden Allele mutiert. **Die meisten Mutationen sind hier rezessiv, d.h. sie sind im Phänotyp nicht erkennbar.** Solche rezessiven Mutationen werden nur dann bemerkbar, wenn sich Individuen paaren, die im gleichen Allel gleichsinnig mutiert sind. Hierdurch kann ein Teil der Nachkommen in Bezug auf das betroffene Allel homozygot werden, wodurch die Erbänderung im Phänotyp erkennbar wird. In seltenen Fällen ist das mutierte Allel dominant, oder eine Mutation führt zu einem intermediären Phänotyp.

In der Regel führen Mutationen nur zu mehr oder weniger geringfügigen Veränderungen des Erbgutes eines Individuums. Stärkere Veränderungen bedingen meist den Tod des betroffenen Organismus (Letalmutationen).

Mutationen führen zu zufälligen Veränderungen. Sie sind nie gerichtet und als solche für den betroffenen Organismus zunächst einmal weder gut noch schlecht. Erst die Reaktion des mutierten Organismus mit Umweltfaktoren, also der Selektionsdruck eines gegebenen Lebensraumes, entscheidet, ob sich eine Mutation nachteilig auswirkt oder von Vorteil für den betroffenen Organismus ist. Meist haben auch nicht-letale Mutationen nachteilige Folgen. Sie setzen die Vitalität herab, d.h. verglichen mit nicht-mutierten Individuen ist die Überlebens- und Vermehrungsaussicht der Mutante vermindert.

Mutation ist im Zusammenwirken mit der Selektion der Motor der Evolution. Die natürliche oder „spontane“ Mutationsrate eines Gens ist jedoch sehr gering. Sie liegt bei 10^{-5} bis 10^{-9} pro Verdoppelung eines Gens. Beispielsweise findet sich unter 10^5 bis 10^9 Bakterien des gleichen Typs ein Individuum, das in Bezug auf das in Frage stehende Gen mutiert ist (Tab. 12.1). Diese niedrige **spontane Mutationsrate** ist zweckvoll. Hierdurch wird, trotz möglicher Veränderlichkeit, die Lebensfähigkeit auf dem bewährten Niveau gehalten. Gewisse Veränderungen sind jedoch notwendig, um die Fähigkeit der Art zur Anpassung an Umweltveränderungen zu garantieren und die Evolution zu ermöglichen. Wegen des Gleichgewichtes von Neumutation und Selektion besitzt jede dip-

Tab. 12.1 Mutationsraten beim Menschen (Mutationen pro Gen und Genom). (Aus Bachmann)

Autosomal dominant	
Muskeldystrophie	5×10^{-7}
Zwergwuchs	$4{,}3\text{–}7 \times 10^{-5}$
Autosomal rezessiv	
Amaurotischer Schwachsinn	$1{,}1 \times 10^{-5}$
Epidermolysis bullosa lateralis	$5{,}0 \times 10^{-5}$
X-gekoppelt rezessiv	
Hämophilie B	$0{,}5\text{–}2 \times 10^{-6}$
Muskeldystrophie (Becker-Typ)	$4{,}7 \times 10^{-5}$

loide Population genotypisch ein beachtliches Reservoir rezessiver Mutationen. In allen Organismen gibt es relativ häufige (1:10000) und seltene Mutationen. Dies ist abhängig von der Mutationsrate sowie der Erhaltung des mutierten Allels in der Population. Die Höhe der Mutationsrate hängt auch vom Entwicklungsstadium des Organismus ab.

Mutationen können durch verschiedene Faktoren experimentell ausgelöst werden, vor allem durch Strahlung und chemische Agenzien. Sie können die Mutationsrate wesentlich erhöhen. Man spricht dabei, im Gegensatz zur spontanen Mutation, von **induzierten Mutationen.**

Spontane und induzierte Mutationen führen im Wesentlichen zu gleichen Veränderungen der DNA. Mutationen können durch Rückmutationen wieder aufgehoben werden.

12.2 Mutationstypen

Nach der Art der Veränderung des Erbgutes lassen sich verschiedene Mutationstypen unterscheiden.

12.2.1 Genommutationen

Durch Veränderung der Anzahl der Chromosomen pro Zelle ergeben sich abnorme Chromosomensätze (Tab. 12.2).

Euploidie (Polyploidie) (numerische Veränderung des ganzen Chromosomensatzes)

Polyploide Organismen entstehen durch Vervielfachung des ganzen Chromosomensatzes in allen Zellen bedingt durch Endomitosen (Kap. 9.2). Dies kann spontan erfolgen, jedoch auch induziert werden, z. B. durch Colchicin (Kap. 6.7). Polyploidie findet sich häufig bei Kulturpflanzen wie Weizen, Tabak und Kartoffeln. **Polyploide Pflanzen weisen eine höhere Anpassungsfähigkeit an veränderte Umweltbedingungen auf als die entsprechenden diploiden.** Sie enthalten eine größere Anzahl von Allelen als diese. In Übereinstimmung damit steht die geographische Verbreitung polyploider Samenpflanzen. Diese stellen einen hohen Anteil der Angiospermenflora junger Siedlungsgebiete oder extremer Standorte. So beträgt z. B. in der Flora Nordgrönlands der Anteil polyploider Pflanzen etwa 86%.

Bei Arzneipflanzen wurde vielfach versucht, durch Polyploidisierung die Ausbeute an wirksamen Inhaltsstoffen zu beeinflussen. Jedoch sind hier die Ergebnisse sehr widersprüchlich. Keineswegs führt eine Vermehrung der Chromosomenzahl zwangsläufig zu einer Erhöhung des Gehaltes an Wirkstoffen. Eine Alkaloiderhöhung durch Polyploidisierung wurde verschiedentlich für *Datura stramonium, Atropa belladonna, Lobelia inflata* und *Hyoscyamus niger* berichtet. Diese Ergebnisse sind jedoch nicht gesichert. Als Folge der Polyploidisierung ist oft die Entwicklung der Pflanze verlang-

Tab. 12.2 Terminologie der Genommutationen. (Nach Barthelmeß)

Heteroploid	Euploid	Orthoploid	(Haploid)	n	
			Tetraploid	4n	Polyploidie
			Hexaploid	6n	Polyploidie
			Oktoploid	8n	Polyploidie
		Anorthoploid	Triploid	3n	Polyploidie
			Pentaploid	5n	Polyploidie
			Heptaploid	7n	Polyploidie
	Aneuploid	Hypersom	Trisom	2n + 1	
			Dopp. trisom	2n + 2	Verschiedene
		Hyposom	Monosom	2n – 1	
			Dopp. monos.	2n – 2	Verschiedene
			Nullisom	2n –2	Gleiche

Tab. 12.3 Häufige Trisomien beim Menschen. (Nach W. Lenz, Medizinische Genetik)

	Trisomie 13 (Patau-Syndrom)	Trisomie 18 (Edwards-Syndrom)	Trisomie 21 (Down-Syndrom)
Häufigkeit	1:7600–1:9000	1:3500–1:6700	1:600
50% verstorben	Bis Ende des 1. Monats	Bis Ende des 2. Monats	Bis zum 10. Lebensjahr
Funktionelle Symptome	Taubheit Krämpfe Hypotonie der Muskulatur Verzögerte psychische Entwicklung	Schwere Entwicklungsverzögerung	Schwachsinn Häufige Infekte
Chemische Besonderheiten	Embryonales und fötales Hämoglobin		Vermehrte Serumharnsäure, Anomalien im Tryptophanstoffwechsel

samt und die Blühphase verzögert. Dies kann in speziellen Fällen von praktischer Bedeutung sein. Bei *Fagopyrum tartaricum*, aus dessen Blättern Rutin gewonnen wird, ist als Folge der Genomvervielfachung die vegetative Phase verlängert. Diese Pflanzen liefern einen höheren Blattertrag als die diploiden und damit einen höheren Ertrag an Rutin.

Bei Tieren ist Polyploidie extrem selten. Beim Menschen ist das Auftreten einer Polyploidie in der Zygote letal. Etwa 3% aller Totgeburten werden durch Triploidie des Fötus bedingt. **Triploide Pflanzen sind lebensfähig, können jedoch nur vegetativ vermehrt werden.**

Nicht alle Zellen eines Organismus müssen zwangsläufig den gleichen Chromosomensatz haben. Durch **Endomitosen** kann während der Differenzierung in bestimmten Zellen oder Geweben eines diploiden Organismus eine Vervielfachung des Chromosomensatzes stattfinden. In Insektenlarven ist z.B. Polyploidie in Speicheldrüsen oder Darmzellen beobachtet worden. Die Leber von Säugetieren enthält oft tetraploide Zellen. Solche endoploiden Zellen zeichnen sich durch eine hohe Enzymproduktion aus.

Aneuploidie (Trisomie) (numerische Veränderung einzelner Chromosomen)

Aneuploide Organismen entstehen durch numerische Veränderungen einzelner Chromosomen. Bestimmte Chromosomen können überzählig sein oder fehlen. Individuen mit fehlenden oder überzähligen Chromosomen entstehen durch fehlerhafte Verteilung während der Meiose oder Mitose. Der Verlust eines Chromosoms ist meist letal.

Häufig sind **Trisomien.** Bei trisomen Individuen findet sich in den betroffenen Zellen ein Chromosom zu viel, d.h. es sind von einem Chromosom, das bei einem diploiden Organismus normalerweise doppelt vorhanden ist, drei Exemplare vorhanden. Ein Beispiel überzähliger Chromosomen bietet unter den Arzneipflanzen die Gattung *Datura* mit normalerweise 2 × 12 Chromosomen. Hier konnten alle 12 möglichen Fälle von Trisomie gefunden werden. Die Pflanzen unterscheiden sich phänotypisch. Auswirkungen auf die Inhaltsstoffe wurden nicht untersucht.

Genomanomalien beim Menschen

Beim Menschen führen Trisomien zu mehr oder weniger stark ausgeprägten Krankheitsbildern.

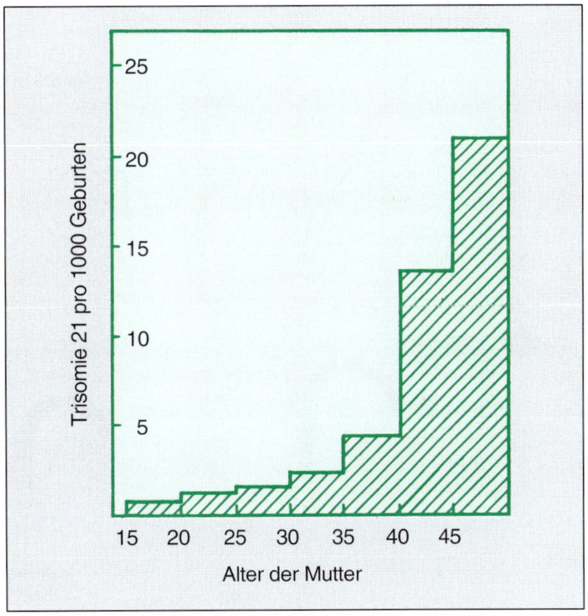

Abb. 12.1 Häufigkeit der Trisomie 21 in Abhängigkeit vom Alter der Mutter

Trisomien können autosomale und Geschlechtschromosomen betreffen.

Autosomale Trisomien

Solche Chromosomenanomalien sind u. a. für die Chromosomen 13, 18 und 21 beschrieben (Tab. 12.3). Autosomale Trisomien sind häufige Ursache für Fehlgeburten.

Die weitaus häufigste dieser Chromosomenanomalien ist die Trisomie 21, bekannt als **Mongolismus**. Sie entsteht u. a. durch Störungen der Meiose bei der Mutter. Mit dem Alter der Mutter wächst die Wahrscheinlichkeit des Auftretens solcher Chromosomenanomalien bei den Kindern (Abb. 12.1).

Trisomien können auch durch Störungen der Mitose in der frühen Embryonalentwicklung verursacht werden, wenn bei der Zellteilung beide Chromosomen in eine Zelle wandern.

Je nachdem, wann in der Entwicklung eine solch fehlerhafte Mitose stattfindet, werden größere oder kleinere Bereiche des sich entwickelnden Individuums trisom. Ein Beispiel ist der *Mosaik-Mongolismus*. Bei etwa 2% aller Mongoloiden ist die Krankheitsursache auf diese Weise entstanden.

Heterosomale Trisomien

Auch die Geschlechtschromosomen können von solchen Anomalien betroffen werden. Auf etwa 1000 weibliche Neugeborene kommt eines mit einem überzähligen x-Chromosom. Diese xxx-Individuen erscheinen körperlich völlig normal, bleiben jedoch geistig etwas zurück.

Auf etwa 1000 männliche Neugeborene kommen 1–2 mit dem Chromosomenbild xyy. Dieses abnorme Chromosomenbild bedingt körperliche und geistige Entwicklungsstörungen sowie Unfruchtbarkeit. Dieser Chromosomenzustand ist ausschließlich auf Störungen in der Spermiogenese zurückzuführen.

Chromosomenanomalien lassen sich bereits vor der Geburt feststellen.

12.2.2 Chromosomenmutationen

Mutagene Faktoren

Chromosomenmutationen sind Strukturänderungen einzelner Chromosomen. Chromosomenmutationen treten **selten spontan** auf, können aber

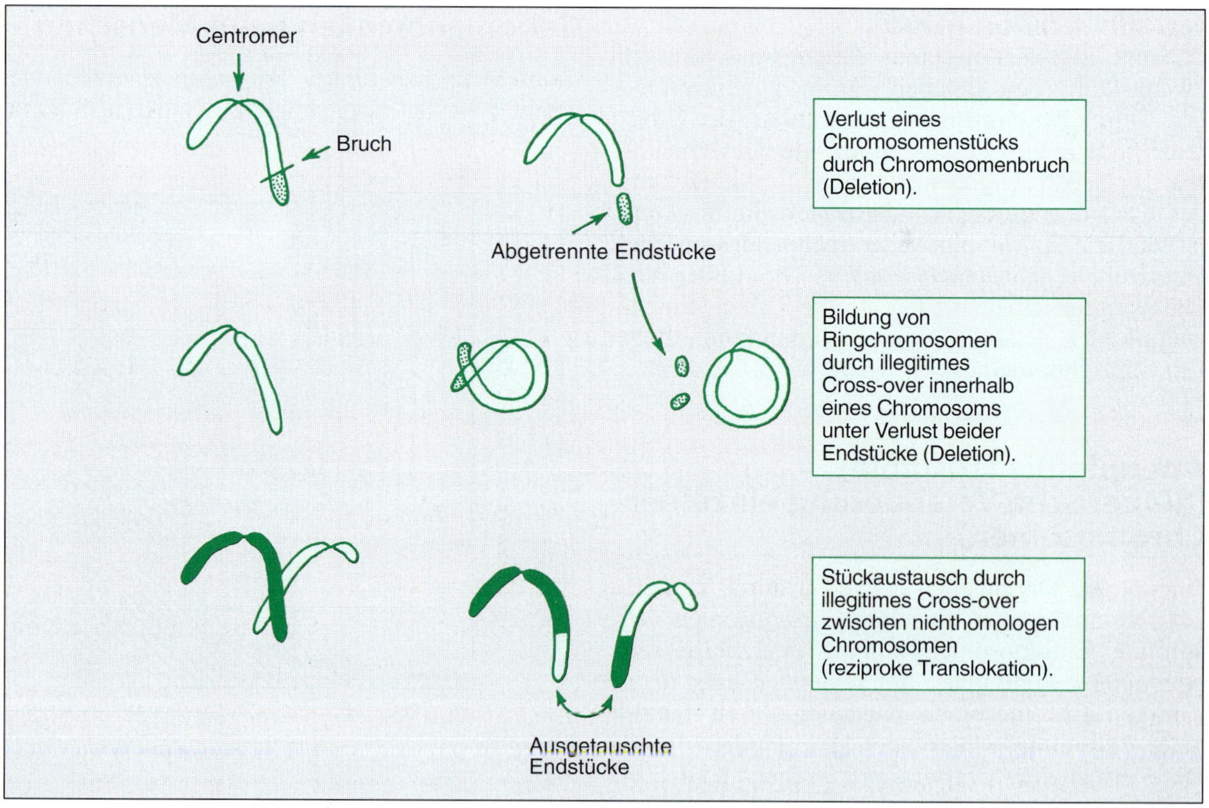

Abb. 12.2 Vereinfachtes Schema zur Entstehung von Chromosomenmutationen

durch verschiedene Einflüsse **induziert** werden, so **durch Strahlung, Virusinfektion** und **chemische Agenzien,** wie *Benzol* oder *Senfgas.*

Bei Überlebenden von Hiroshima und Nagasaki, bei Personen, die durch Unfall einer **Neutronenstrahlung** ausgesetzt, oder Patienten, die mit **Röntgenstrahlung** behandelt wurden, ließen sich **Chromosomenfragmente, Ringbildung** und **Translokationen** nachweisen. Das gehäufte Auftreten von *Leukämie* nach Strahlenexposition kann seine Ursache in Chromosomenmutationen haben. **Virusinfektionen**, etwa *Windpocken, Masern, Herpes simplex* können Chromosomenmutationen auslösen. Kinder mit *Rötelembryopathie* zeigen vermehrt Chromosomenbrüche.

In *Tumorzellen* sind oft abnorm gebaute Chromosomen zu beobachten. Bei *chronischer myeloischer Leukämie* findet sich in den entarteten Zellen des Knochenmarkes gewöhnlich das so genannte *Philadelphia-Chromosom.* Dies ist ein Chromosom 21, bei dem ein Teil des langen Armes fehlt.

Die Entstehung von Chromosomenmutationen lässt sich durch Cross-over an nichthomologen Stellen erklären (Abb. 12.2). Hierdurch können Chromosomenstücke verloren gehen sowie Endstücke auf dem gleichen oder verschiedenen Chromosomen ausgetauscht werden.

Mutationstypen

Bei **Inversionen** wird ein Chromosomenabschnitt im gleichen Chromosom gedreht. Er wird in umgekehrter Richtung wieder eingebaut.

Bei **Duplikation** wird ein Chromosomenabschnitt verdoppelt.

Der **Verlust eines Chromosomenstücks,** eine **Deletion** oder „partielle Monosomie“ ist beim Menschen an verschiedenen Chromosomen beschrieben worden. Es zieht mehr oder weniger tief greifende Folgen nach sich (Tab. 12.4). Bei einer Deletion am Chromosom 5 bleiben Säuglinge in ihrer geistigen und körperlichen Entwicklung zurück. Auffallend ist der weite Augenabstand. Kinder mit dieser Deletion schreien als Neugeborene kläglich wie junge Katzen. Diese Deletion ist deshalb als *Katzenschrei-Syndrom* bekannt. **Durch Deletionen kann der Coderaster der DNA verschoben werden.**

Ringchromosomen können entstehen, wenn ein Chromosom an beiden Enden ein Stück verliert und die Bruchenden verschmelzen. Ihre Entstehung hat Entwicklungsstörungen und morphologische Anomalien zur Folge. Ringbildungen wurden beim Menschen am Chromosom 18 und 21 beobachtet.

Bei **Translokationen sind Stücke zwischen nicht homologen Chromosomen ausgetauscht.** Haben beide Chromosomen nach dem Austausch der Fragmente noch ein Zentromer, können die weiteren mitotischen Teilungen ungestört verlaufen. Solche *stabilen reziproken Translokationen* haben im allgemeinen keine Konsequenzen für den Betroffenen. Die Anordnung des genetischen Materials ist zwar verändert, aber es ist weder vermehrt noch vermindert worden. Die Chromosomenzahl ist normal, die Translokation balanciert.

In der Meiose, bei der Paarung homologer Chromosomenabschnitte kann das Vorhandensein von Translokationschromosomen jedoch zu Störungen führen. Die exakte Verteilung homologer Chromosomenabschnitte auf die Tochterzellen ist nicht mehr garantiert. Translokationschromosomen können unverändert auf die Nachkommen vererbt werden und brauchen sich nicht in irgendeiner Weise bemerkbar zu machen. Jedoch ist der chromosomale Apparat, welcher der gleichmäßigen Genverteilung auf die Keimzellen dient, gestört. Dies kann in seltenen Fällen zu einem Ausfall von Chromosomenstücken und damit einer quantitativen Veränderung des Genbestandes bei den Nachkommen führen. *Es ist eine der Grundlagen von familiärer Häufung multipler Missbildungen.*

Ein Beispiel ist der *Translokationsmongolismus.* Er ist selten bei mongoloiden Kindern junger Mütter zu beobachten. Er beruht auf einer Translokation zwischen Chromosomen der Gruppen G und D durch zentrische Fusion. Personen mit einer *Translokation 21/21* können keine gesunden Kinder zeugen oder gebären, auch wenn sie selbst phänotypisch normal sind.

Translokationen treten bei der Entwicklung von Lymphozyten regelmäßig auf und führen zur Festlegung der *Antigenspezifität.*

Translokation als Ursache von Krebsentstehung

Chromosomentranslokationen können Ursache von *Krebsentstehung* sein. (Abb. 12.3). Dies ist nachgewiesen beim menschlichen *Burkitt-Lymphom.* Das Burkitt-Lymphom ist ein sehr schnell wachsender Krebs der B-Zellen. Durch reziproke Translokation in B-Zellen wird ein Onkogen, ein potenziell krebserzeugendes Gen, in die Nähe einer DNA-Sequenz verlagert, welches normalerweise die Antikörperproduktion verstärkt. Diese sehr ak-

Tab. 12.4 Phänotyp bei Deletionen (Mensch). (Nach Lenz, Medizinische Genetik)

Deletion am Chromosom Nr.	4	5	18	21
Katzenschrei	–	+	–	–
Schwachsinn	+	+	+	+
Hirnmissbildungen	+	–	–	–
Gaumenspalte	+	–	–	–
Karies	–	–	+	–
Vermehrte Wirbelmuster	–	(+)	–	+

tive Sequenz verstärkt dann am neuen Genort die Aktivität des nun in seine Nachbarschaft geratenen Onkogens. Dieser Mechanismus ist offensichtlich auch Ursache für andere Tumorarten, z. B. bei B-Zell-Leukämien. Offensichtlich liegen auf Chromosom 18 und Chromosom 11 des Menschen Onkogene, die durch Translokation zu Chromosom 14 unter den Einfluss von Verstärkersequenzen kommen. Es sind die bcl-Gene (**B**-**C**ell-**L**eukämie).

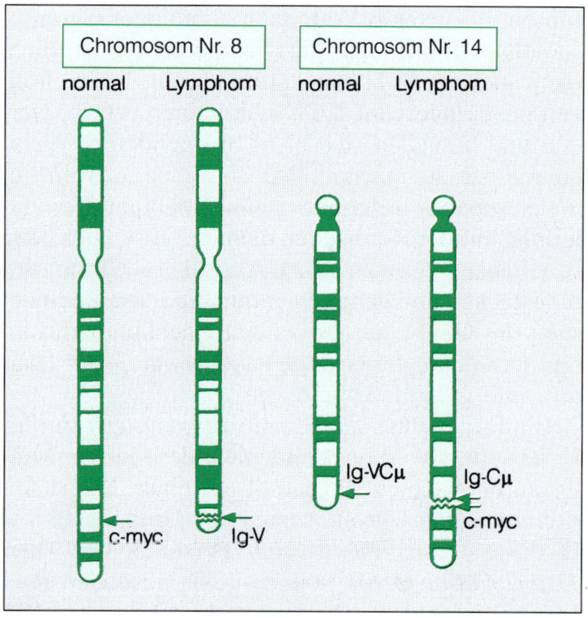

Abb. 12.3 Reziproke Translokation in Zellen des Burkitt-Lymphoms. Es findet ein Austausch zwischen Chromosom Nr. 8 und Chromosom Nr. 14 statt. Vom Chromosom Nr. 8 gelangt hierdurch ein größerer Chromosomenabschnitt an das Chromosom 14. Auf dem translozierten Chromosomenstück des Chromosoms 8 befindet sich das so genannte c-myc-Gen. Normalerweise wird dieses Gen nur zu Beginn des Zellzyklus kurz aktiviert. Durch die Translokation gerät das Gen nun in die Nachbarschaft einer sehr aktiven Gengruppe Ig-Cμ, die in Lymphozyten ständig hochaktiv ist. Sie codiert für die schwere Kette eines Antikörpers. Hierdurch wird auch das c-myc-Gen ständig aktiviert, der Zellzyklus läuft ständig und schnell ab, d. h. die Zelle wird zu ständigem Wachstum, zur Proliferation angeregt. Das c-myc-Gen wird zum Onkogen. Es wird am neuen Genort nicht mehr richtig reguliert. Es ist neben ein Verstärkerelement geraten. Das Endstück von Chromosom 8 kann auch auf die Chromosomen 2 und 22 übertragen werden. (Nach R. Knippers, Molekulare Genetik, Thieme Verlag, Stuttgart 1985)

12.2.3 Genmutationen (Punktmutationen)

Veränderungen der Basenstruktur

Gen- oder Punktmutationen beruhen auf kleinsten molekularen Änderungen in der DNA. Sie haben ihre Ursache in chemischen Veränderungen der Purin- bzw. Pyrimidinbasen, im Einbau von Basenanalogen, im Verlust oder Austausch von Nukleotiden. **Punktmutationen führen zu einer Änderung der Nukleotidsequenz in der DNA und damit primär zum Falscheinbau von Aminosäuren in Proteine. Punktmutationen sind Ursache zahlreicher Enzymdefekte, die zu erblich bedingten Stoffwechselstörungen führen können. Bei diploiden Organismen** sind solche Punktmutationen in den allermeisten Fällen **rezessiv**. In einem Gen können mehrere Punktmutationen gleichzeitig auftreten.

Mutagene Faktoren

Durch Strahlung oder chemische Agenzien können Veränderungen in der DNA hervorgerufen werden. Diese primären Veränderungen, die Prämutationen, können in manchen Fällen durch besondere Enzymsysteme wieder repariert werden. Prämutationen werden erst nach DNA-Replikation als echte Mutationen, d. h. dauerhafte Basenänderungen manifest. Für einzelne mutationsauslösende Faktoren ist der molekulare Wirkungsmechanismus aufgeklärt.

UV-Strahlung

UV-Strahlen werden direkt von den Nukleinsäuren absorbiert. Das Absorptionsmaximum bei 260 nm fällt mit dem Maximum der mutagenen Wirkung zusammen. Die Wirkung des UV-Lichtes betrifft vor allem die Pyrimidine in der DNA, also Cytosin und Thymin. Cytosin lagert unter UV-Wirkung an eine Doppelbindung Wasser an. Es entsteht ein Hydrat, das jedoch nicht sehr langlebig ist, d.h. diese Veränderung der DNA kann spontan wieder in den Ausgangszustand zurückschlagen. **Die hauptsächliche Wirkung von UV-Strahlung besteht in der Dimerisierung von Thyminmolekülen, die in einem DNA-Strang benachbart sind.** Durch Öffnen der Doppelbindung und Verknüpfungen zwischen C-4 und C-5 entsteht ein Cyclobutanring zwischen den beiden Pyrimidinbasen (Abb. 12.4). Diese Verbindung ist stabil. Thymidindimere verzerren die räumliche Struktur der DNA.

Reparatur von UV-Schäden

1. Photoreaktivierung. Diese Prämutation lässt sich durch ein **lichtabhängiges Enzym löschen,** d.h. die Dimeren werden wieder gespalten. Eine Bakterienpopulation, die mit UV-Licht von 260 nm bestrahlt wurde und nach dieser mutagenen Bestrahlung mit langwelligem UV-Licht um 350 nm oder mit Blaulicht nachbestrahlt wird, ergibt eine wesentlich geringere Ausbeute an Mutanten, als ohne diese Nachbehandlung. Man spricht hier von einer Photoreversion oder Photoreaktivierung. Das hierbei beteiligte Enzym, die Photolyase, bindet an das Thymidindimer und spaltet nach Beleuchtung mit Licht der Wellenlänge 340–400 nm den Cyclobutanring (Abb. 12.5).

Die ursprünglichen Monomerstrukturen werden wieder freigesetzt. Bei dieser Reaktion wird keine Nukleotidsequenz aus der DNA herausgeschnitten, wie das für andere DNA-Reparatursysteme kennzeichnend ist. Die menschliche Photolyase ist isoliert und charakterisiert worden. Dieses Enzym benötigt für seine Aktivierung ein Photon des Wellenlängenbereichs von 300 bis 600 nm. Es vermag nach einer UV-Bestrahlung der Haut, die noch kein Erythem hervorruft, innerhalb von 20 Minuten etwa 20% der Pyrimidindimeren zu spalten. Die Photolyase ist auch bei Bakterien und niederen Eukaryoten weit verbreitet.

2. Exzisisionsreparatur (Dunkelreversion). Prämutationen können durch spezielle Endonukleasen erkannt und aus der DNA entfernt werden.

So erkennt z.B. die **uvr-Endonuklease** Thymindimeren und schneidet unter Verbrauch von ATP auf beiden Seiten der geschädigten Stelle den betroffenen DNA-Strang auf (Abb. 12.6). Hierdurch wird das Thymindimer einschließlich einiger Nukleotide beiderseits der Schadstelle entfernt. In die entstandene Lücke werden dann durch das Enzym **DNA-Polymerase I** die fehlenden Nukleotide komplementär zum erhalten gebliebenen Strang der DNA wieder eingesetzt. Die Verbindung zum alten Strang wird durch das Enzym **Ligase** geschlossen (weitere Reparaturenzyme Kap. 12.2.3).

Durch entsprechende Nukleasen können auch Prämutationen, die durch chemische Mutagene erzeugt wurden, erkannt und entfernt werden.

Der Ausfall dieses Reparaturweges verursacht z.B. die Krankheitserscheinungen der Xeroderma pigmentosum. Störungen dieser Art lassen sich pränatal erkennen. Die entsprechende Nuklease lässt sich nicht nachweisen.

Ionisierende Strahlen

Ionisierende Strahlenarten, α-, β- oder γ-Strahlen, werden nicht selektiv von der DNA absorbiert. Ob ihre mutagene Wirkung nur auf direkte „Treffer" der DNA oder auch auf Sekundärreaktionen über Veränderungen im Plasma zurückzuführen ist, ist noch umstritten. Nach Bestrahlung von isolierter DNA mit Röntgenstrahlen lassen sich Peroxide und Glykole vor allem der Pyrimidinbasen nachweisen. Des weiteren lassen sich Brüche in der DNA beobachten, die auf Esterspal-

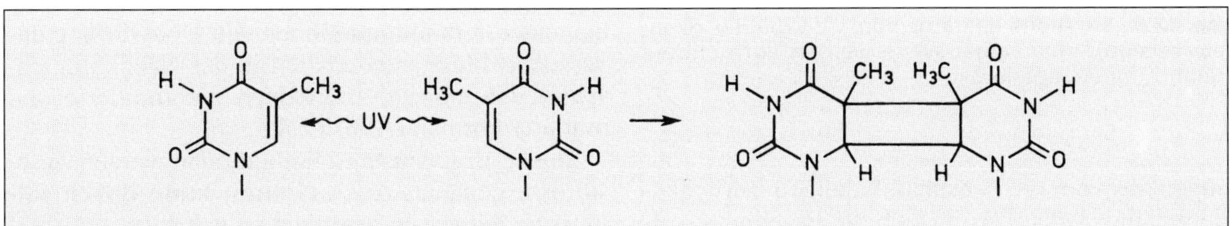

Abb. 12.4 Durch UV-Strahlung werden zwei am gleichen Nukleotidstrang benachbart stehende Thyminmoleküle dimerisiert

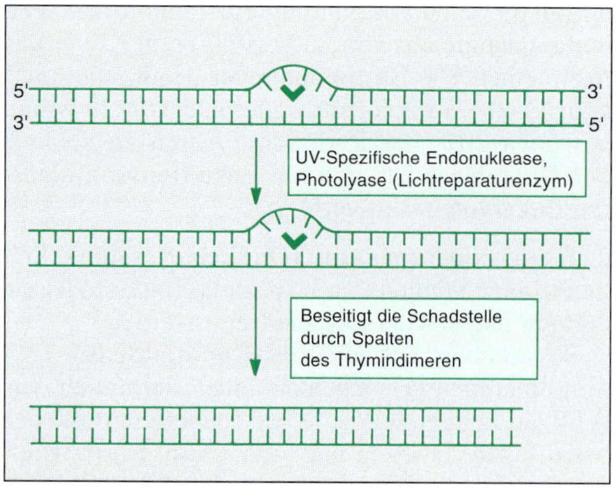

Abb. 12.5 Lichtreparatur von einer UV-Mutation (Spezifisch für UV-Mutationen)

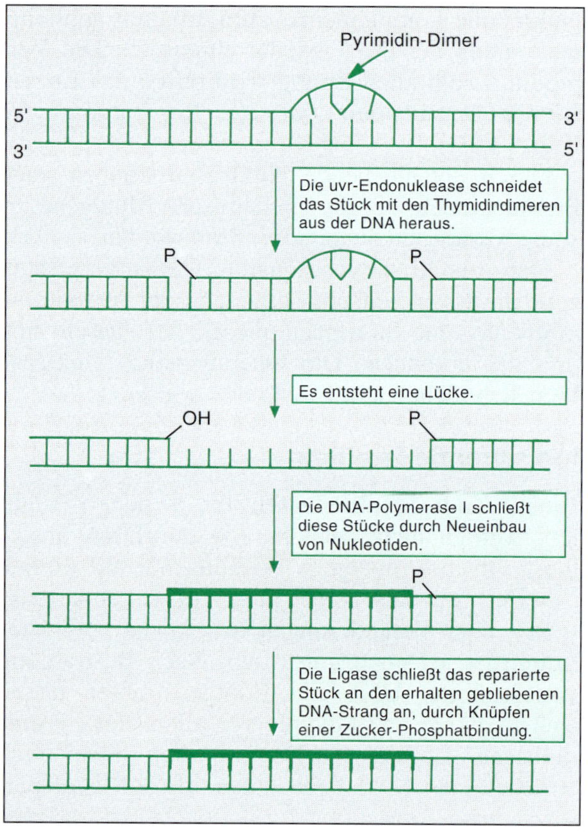

Abb. 12.6 Exzisionsreparatur von UV-Schäden (Dunkelreversion). In analoger Weise werden auch andere Prämutationen repariert

tungen der Zucker Phosphatbindungen zurückzuführen sind. Jedoch lassen sich die Ergebnisse solcher In-vitro-Versuche nicht ohne weiteres auf die Verhältnisse in der Zelle übertragen.

Chemische Agenzien

Von zahlreichen Stoffen aus den verschiedensten Verbindungsklassen wurde eine mutagene Wirkung berichtet. Diese Wirkungen wurden hauptsächlich an höheren Pflanzen, z. B. Zwiebelwurzelspitzen oder Bakterien, Phagen und Viren untersucht. Dabei wurden in der Regel sehr hohe Dosierungen der betreffenden Verbindung verwendet. Diese Ergebnisse lassen sich nicht ohne weiteres auf die Verhältnisse bei Säugetieren und beim menschlichen Organismus übertragen. Hier werden nur bei extrem hoher Dosierung oder lang dauernder Einwirkung mutagene Effekte erreicht, die sicher nur in seltenen Fällen in der Keimbahn auftreten. Arzneimittel, deren mutagene Wirkung in Versuchen mit Mikroorganismen erwiesen wurde, z. B. *Actinomycin, Mitomycin* oder *Basenanaloge,* werden ohnehin nur in sehr speziellen Fällen unter strenger ärztlicher Kontrolle angewandt.

Erwartungsgemäß führen Änderungen solcher Molekülstellen der Purine und Pyrimidine, die die Ausbildung von Wasserstoffbrücken zwischen komplementären Basen in der DNA ermöglichen, zu Mutationen. Jedoch können auch Substanzen, die die Wasserstoffbrückenbildung nicht direkt beeinflussen, durch Verschiebung des Gleichgewichtes zwischen den tautomeren Formen von Pyrimidinen und Purinen und der damit verbundenen Änderung der Bindungskapazität, mutagene Wirkung haben.

Salpetrige Säure (Nitrit)

Salpetrige Säure ruft Mutationen durch Desaminierung von Cytosin zu Uracil beziehungsweise von Adenin zu Hypoxanthin hervor. Dies wurde zuerst am Tabakmosaikvirus beobachtet und dann an Phagen und Bakterien bestätigt.

Durch Desaminierung von Adenin zu Hypoxanthin ergibt sich nach zweimaliger Replikation der DNA ein **Basenaustausch** A : T zu G : C, da Hypoxanthin mit Cytosin paart. Wird Cytosin desaminiert, ergibt sich entsprechend ein Basenübergang C : G bis T : A (Abb. 12.7). Da bei dieser, wie auch bei anderen Punktmutationen, ein DNA-Strang unverändert bleibt, finden sich in der Nachkommenschaft prämutierter Individuen nichtmutierte und mutierte Formen (Abb. 12.8).

Solche Basenaustauschmutationen werden Transitionen genannt. Auch **Guanin kann durch salpetrige Säure desaminiert werden.** Es entsteht Xanthin. Diese Verbindung kann vermutlich mit keiner anderen Base paaren und stört daher die

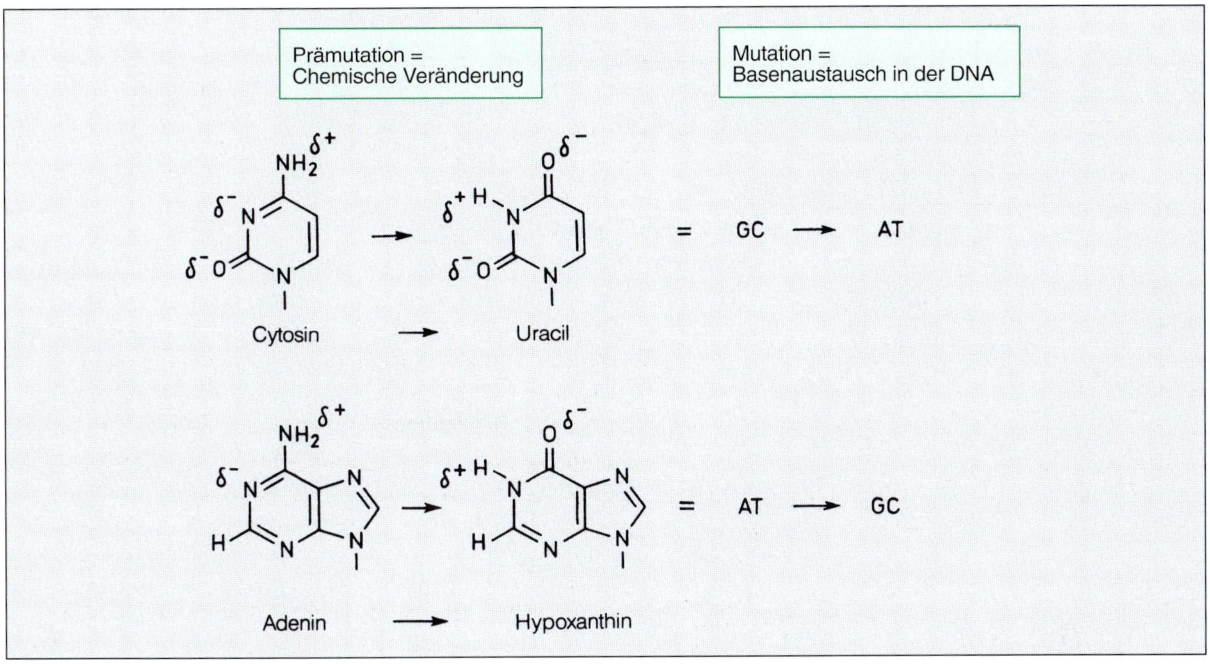

Abb. 12.7 Die molekularen Grundlagen der mutagenen Wirkung von salpetriger Säure (HNO_2). Ihre Einwirkung führt zu einer Desaminierung von Basen, die eine NH_2-Gruppe tragen. Hierdurch ändern sich die Möglichkeiten zur Ausbildung von Wasserstoffbrücken zwischen den Basen (Nitritmutanten)

DNA-Replikation. Diese Desaminierung ist letal. Auch spontane Desaminierungen, z.B. von Cytosin zu Uracil, treten auf. Man schätzt ihre Zahl auf etwa 100 pro Genom und Tag.

Basenanaloge

Auch durch Einbau von Basenanalogen in die DNA können Mutationen ausgelöst werden (Tab. 12.5). An Stelle des Thymins werden z.B. in 5-Stellung halogenierte Uracilderivate in die DNA eingebaut. Dies sind 5-Iod- und 5-Bromuracil. Der Ionenradius dieser Halogenidionen entspricht etwa dem Ionenradius der CH_3-Gruppe in 5-Stellung des Thymins. Das entsprechende Fluorderivat des Uracils wird an Stelle von Uracil in die RNA eingebaut. Der Ionenradius des Fluor entspricht etwa dem des H-Atoms.

Der Einbau einer basenanalogen Verbindung in die DNA hat als solcher keine Konsequenzen. **Diese ergeben sich erst, wenn durch eine tautomere Umlagerung die Möglichkeiten zur Ausbildung von Wasserstoffbrücken verändert werden** (Abb. 12.9).

Wird z.B. *Bromuracil* an Stelle des Thymins in die DNA eingebaut, so löst dies zunächst keine Mutation aus, da die basenanaloge Verbindung bei der Replikation ebenfalls mit Adenin paart. Lagert sich Bromuracil jedoch in die **Enolform** um, besteht die Möglichkeit zur Ausbildung von drei Wasserstoffbrücken. In dieser Form kann eine Verbindung mit Guanin erfolgen. Es resultiert dann nach den beiden folgenden Replikationen ein **Basenübergang** T : A bis C : G. Geht die Enolform wieder in die Ketoform über, so wird hierdurch die Prämutation aufgehoben. Es resultieren dann wieder normale Nachkommen. Wird Bromuracil bereits in der Enolform in die DNA eingebaut, so ersetzt es dort Cytosin und paart mit Guanin. Wandelt es dann die Ketoform um, erfolgt nach entsprechenden Replikationen der Übergang C : G bis T : A.

Basenanaloge können in besonderen Fällen in der Virustherapie verwendet werden (Kap. 11.7). Auf tautomeren Umlagerungen der vier normalen Basen können auch spontane Mutationen beruhen.

Alkylierende Agenzien

Starke Mutagene sind alkylierende Agenzien, wie *Dimethylsulfat*, β-Propiolacton, Stickstofflost, Diethylsulfat, Ethylen- und *Propylenoxid, Methyl-* und *Ethylmethansulfonat* sowie *Aflatoxine* (Kap. 28). Alkylierung findet vorwiegend am Stickstoff in 7-Stellung des Guanins statt, kann jedoch auch, weitaus weniger häufig, bei der 1-Position des Adenins und der 3-Position des Cytosins erfolgen. Durch Substitution in Position 7 des Guanins entsteht ein quarternäres, stark basisches

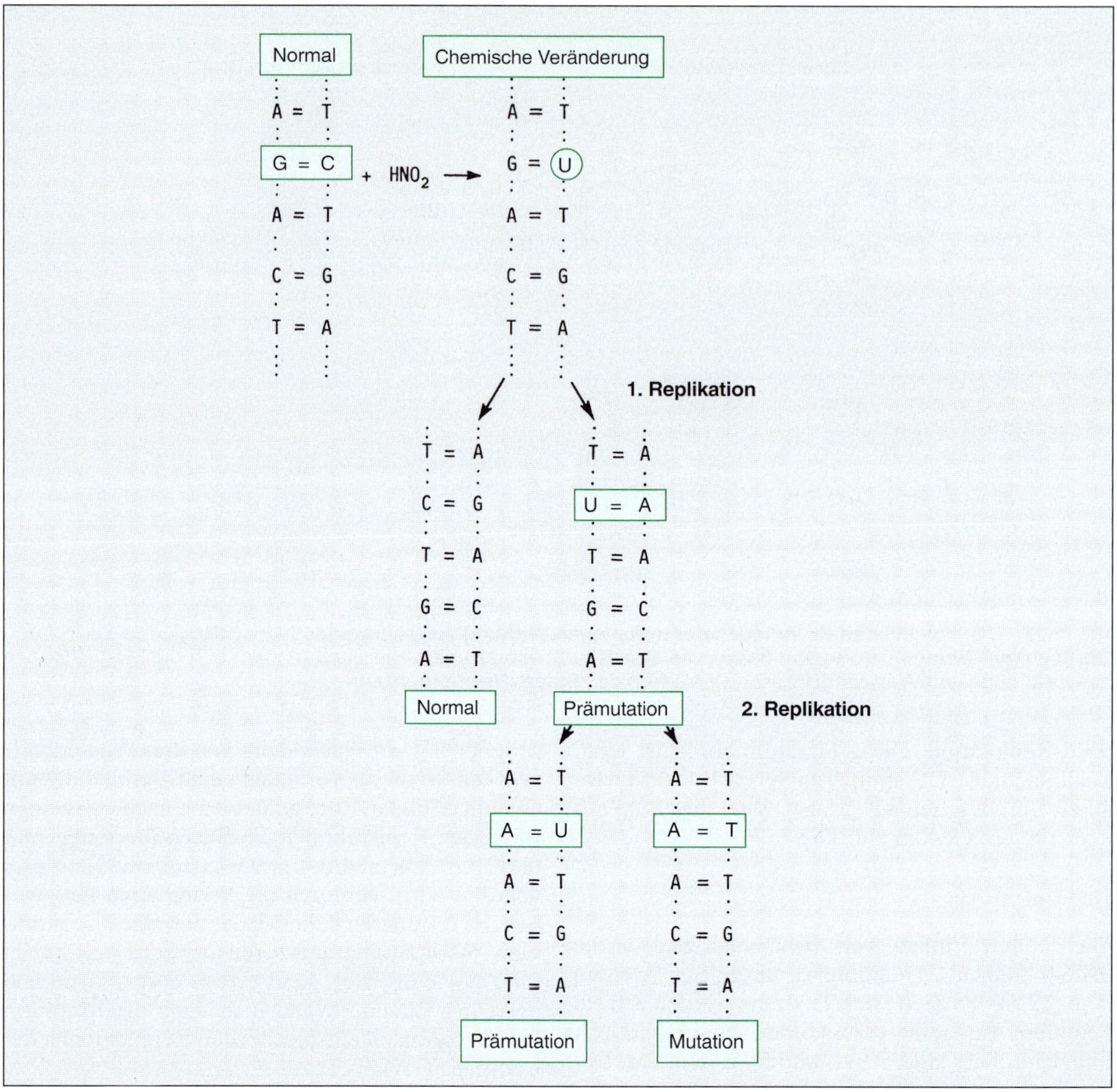

Abb. 12.8 Basenaustauschmutation (GC → AT) nach Desaminierung von Cytosin. Erst nach der 2. DNA-Replikation zeigen sich stabile Mutanten

Tab. 12.5 Vergleich des Stoffwechselverhaltens einiger Purin- und Pyrimidinbasenanaloge bei der Nukleinsäurebiosynthese

5-Bromuracil bzw. 5-Brom-2′-desoxyuridin 5-Ioduracil bzw. 5-Iod-2′-desoxyuridin 5-Trifluormethyluracil bzw. 5-Trifluormethyl-2′-desoxyuridin	Einbau in DNA, dagegen nicht in RNA
5-Fluoruracil bzw. 5-Fluoruridin 5-Fluororotsäure 2-Thiouracil	Einbau in RNA, dagegen nicht in DNA
8-Azaguanin 6-Thioguanin 5-Fluorcytidin	Einbau sowohl in DNA als auch in RNA
6-Mercaptopurin 4-Azauracil bzw. 4-Azauridin 5-Fluor-2′-desoxyuridin	Kein Einbau in Nukleinsäuren

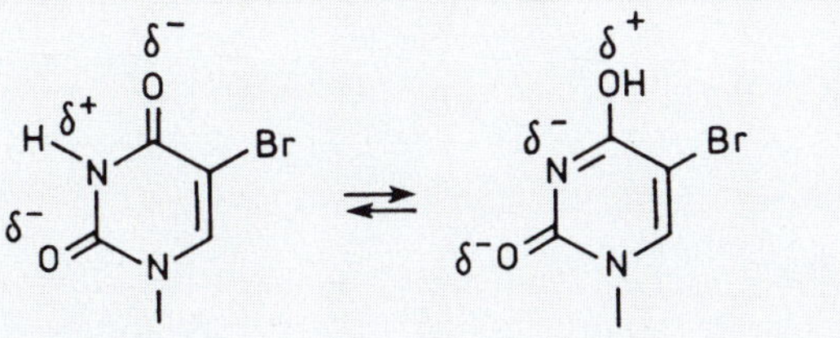

Abb. 12.9 Keto-Enoltautomerie von Bromuracil und die Veränderung der Möglichkeiten zur Ausbildung von Wasserstoffbrücken

N-Atom. Hierdurch wird die Glykosidbindung an N-9 zur Desoxyribose instabil. Das 7-Alkylguanin löst sich leicht aus der DNA. 7-Alkylguanin kann auch mit Thymin paaren (Abb. 12.10).

Acridinderivate

Acridinderivate haben eine flache, basenähnliche Form. Sie schieben sich in die DNA zwischen zwei benachbarte Basenpaare ein und drängen sie auf etwa den doppelten Abstand auseinander. Eine solche **Interkalation** verursacht während der folgenden DNA-Replikation Einschübe oder Ausfälle einzelner Nukleotidpaare. Hierdurch wird der Raster der DNA-Tripletts verschoben. Man spricht hier von Schubmutationen bzw. **Leserastermutationen.**

Leserastermutationen treten gehäuft in DNA-Abschnitten auf, in denen mehrere gleiche Nukleotidpaare hintereinander vorkommen.

Leserastermutationen ereignen sich vor allem dann, wenn einer der beiden DNA-Stränge Lücken aufweist, z.B. in der Nähe der Replikationsgabel, oder bei Rekombination und Reparaturprozessen.

Leserastermutationen können auch durch Verlust (Deletion) oder Einfügen (Insertion) von Nukleotiden in der DNA hervorgerufen werden. Auch hierdurch wird das normale Leseraster verändert. Es tritt ein Leserasterwechsel ein, ein „Frame shift" (frame shift mutation).

Mutationen durch spontanen Zerfall der DNA

Bei hoher Temperatur und in Gegenwart starker Säuren wird die glykosidische Bindung zwischen der Desoxyribose und den Purin-, rsp. Pyrimidinbasen gelöst. Die Phosphat-Zucker-Kette der DNA bleibt jedoch erhalten (AP-Stellen). Solche Depurinierungen oder Depyrimidinierungen ereignen sich selten auch unter physiologischen Bedingungen (Abb. 12.11).

Bei der Replikation der DNA können gegenüber solchen basenfreien Stellen beliebige Nukleotide in den neuen DNA-Strang eingebaut werden. Sehr häufig kommt es aber dabei zum Einbau von d-ATP. Daraus resultiert oft ein Übergang von GC zu AT.

Man schätzt, dass täglich etwa 5 000 Purinbasen aus der DNA jeder menschlichen Zelle verloren gehen.

Mutationsorte

Punktmutationen können an beliebigen Stellen innerhalb eines Gens auch an mehreren Stellen gleichzeitig erfolgen. Sie sind jedoch nicht gleichmäßig über die DNA verteilt. Es existieren bevorzugte Stellen häufiger Mutation, so genannte hot spots. Die Verteilung der Mutationshäufigkeiten über die DNA, d.h. das Mutationsspektrum, ist charakteristisch für das betreffende Mutagen. Spontanmutationen sind ebenfalls in charakteristischen Spektren verteilt.

12.2.4 Reparatur von DNA-Schäden (Prämutationen)

Die Reparaturmöglichkeiten von UV-Schädigungen wurde bereits geschildert.

Durch **chemische Veränderungen** werden in der DNA einer Zelle täglich Tausende von Zufallsveränderungen (Prämutationen) verursacht. Jedoch resultieren daraus im Durschnitt nur wenige Mutationen pro Jahr. Die übrigen Prämutationen werden sehr effektiv durch DNA-Reparaturmechanismen wieder rückgängig gemacht. Hierbei werden die verschiedenen Prämutationen von unterschiedlichen Reparaturenzymen erkannt.

DNA-Glykosylasen

DNA-Glykosylasen sind eine Gruppe relativ kleiner Enzyme. Sie erkennen in der DNA „fremde" Basen und entfernen diese durch Spaltung der Glykosylbindung zwischen Base und Zucker. DNA-Glykosylasen sind sehr spezifisch und erkennen nur jeweils einen Typ einer falschen Base.

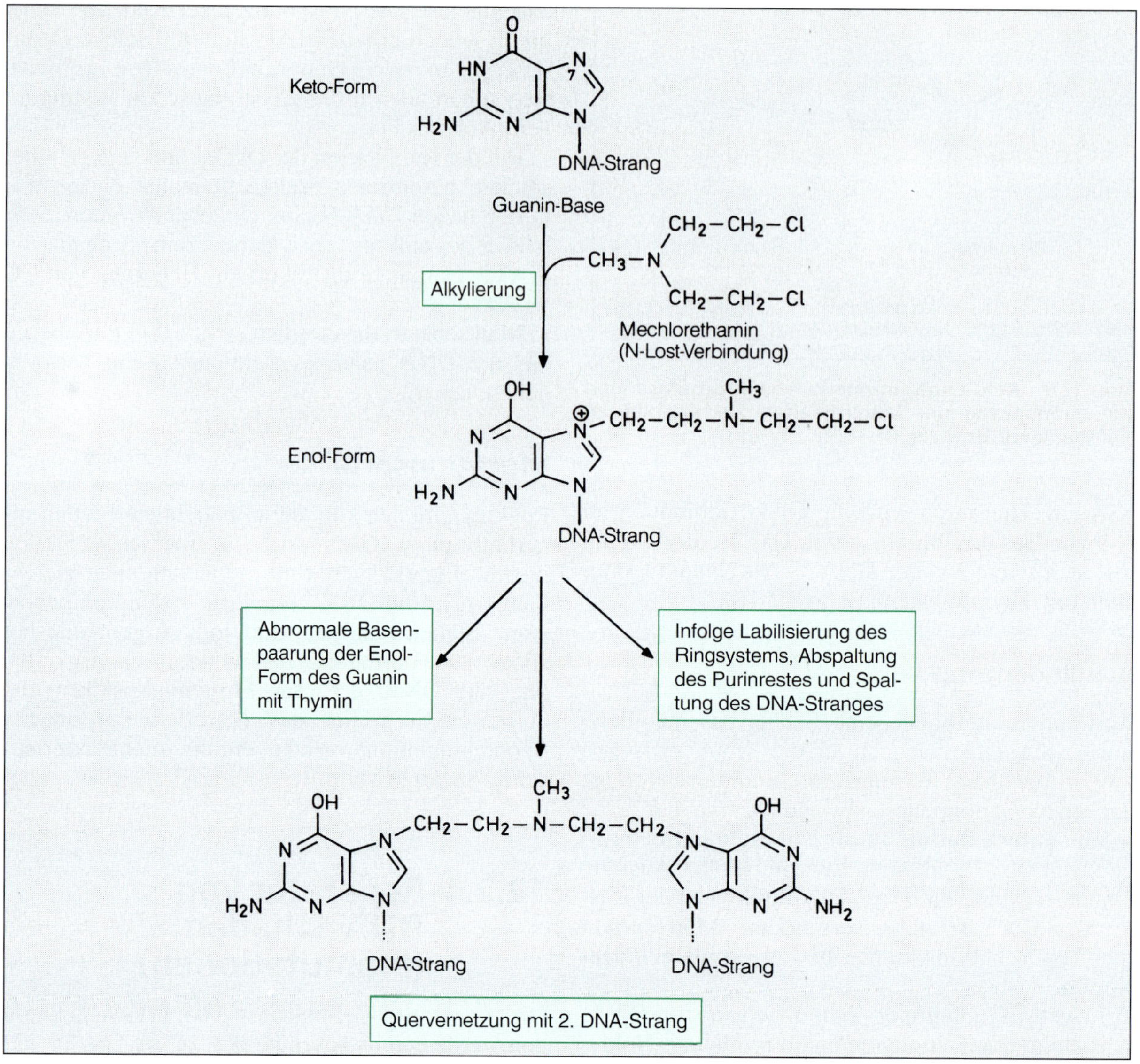

Abb. 12.10 Wirkungsmechanismen alkylierender Agenzien. (Nach Jungermann.) Die DNA wird vornehmlich am Stickstoff in Position 7 des Guanin alkyliert. Es kann dann: **1.** eine falsche Basenpaarung eintreten, mit Thymin an Stelle von Cytosin, da alkyliertes Guanin hauptsächlich in der Enolform vorliegt. **2.** eine Guaninabspaltung eintreten. Hierdurch wird der DNA-Strang gespalten (s. Bleomycine) und damit unterbrochen. **3.** bei bifunktionell alkylierenden Verbindungen eine Querversetzung mit einem anderen Guaninmolekül erfolgen

Die häufigsten sind die Uracil-DNA-Glykosylasen und die Hypoxanthin-DNA-Glykosylasen. Sie erkennen die durch Desaminierung von Cytosin entstandenen Uracylreste, resp. die durch Desaminierung von Adenin entstandenen Hypoxanthinreste in einem DNA-Strang und entfernen diese.

Andere DNA-Glykosylasen erkennen und entfernen alkylierte Basen aus der DNA. Die 3-Methyl-Adenin-DNA-Glykosylase z.B. erkennt in 3-Stellung methyliertes Adenin.

Man kennt zahlreiche verschiedene DNA-Glykosylasen. Jede ist spezifisch für die Reparatur einer ganz bestimmten Strukturänderung der Nukleotide.

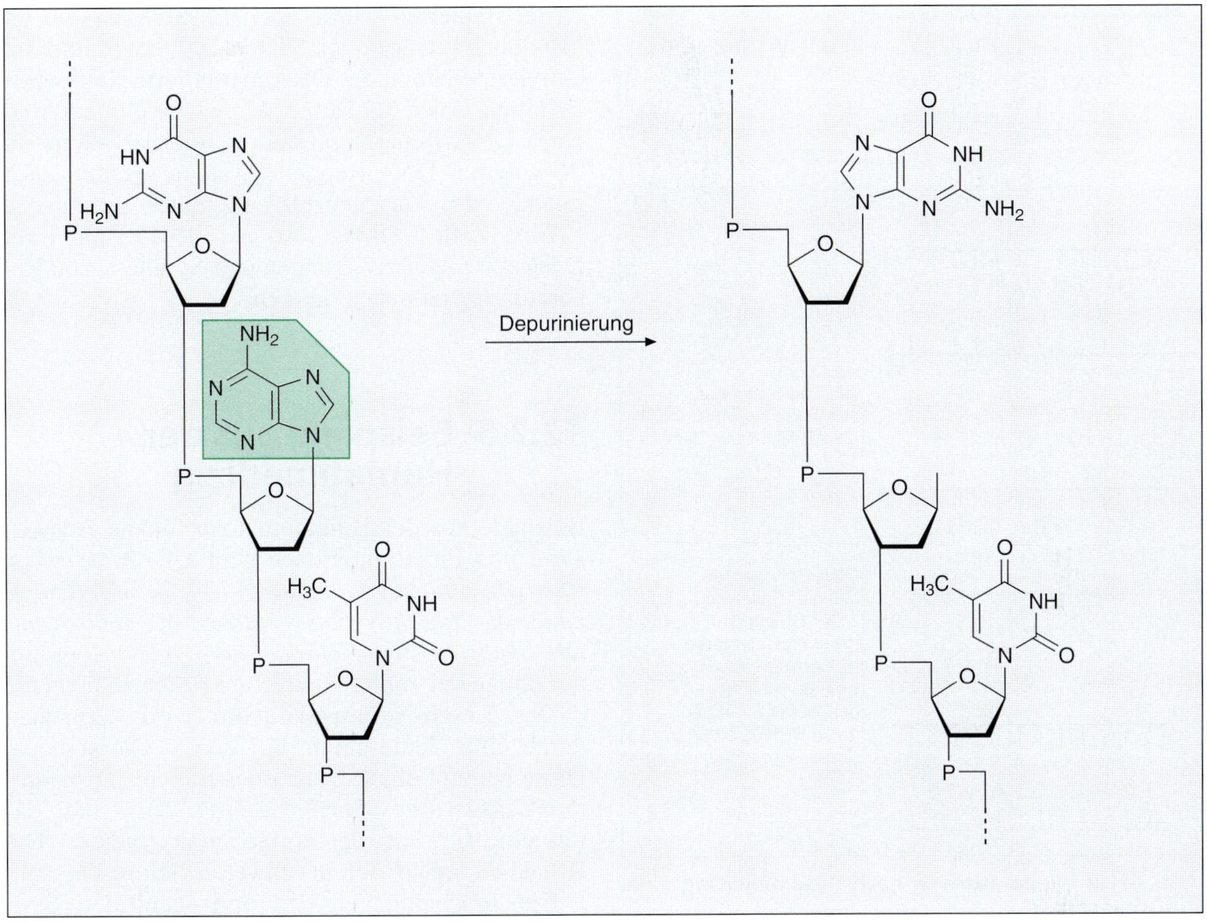

Abb. 12.11 Mutationsauslösung durch Depurinierung

AP-Endonukleasen

Das Ergebnis der Glykosylasewirkung ist in jedem Falle eine fehlende Pyrimidin- oder Purinbase, resp. die Bildung einer apyrimidinischen oder apurinischen Stelle, allgemein eine AP-Stelle.

Solche AP-Stellen werden von AP-Endonukleasen erkannt. AP-Endonukleasen schneiden aus dem DNA-Strang der eine AP-Stelle enthält, ein Stück mit dieser Stelle heraus, sodass ein 5′-Phosphat und ein 3′-OH-Ende entsteht. Hierdurch entsteht eine Lücke im betreffenden DNA-Strang. Diese Lücke wird durch die DNA-Polymerase I aufgefüllt, indem an das 3′-OH-Ende der erhalten gebliebenen Teile des DNA-Stranges Nukleotide angefügt werden. Die Ligase schließt schließlich den neu gebildeten DNA-Strang an das andere Ende des erhalten gebliebenen Stranges an (Abb. 12.12).

DNA-Glykosylasen und AP-Endonukleasen sind bei Prokaryoten und Eukaryoten weit verbreitet.

O^6-Methylguanintransferase

Dieses Enzym trennt Methylgruppen von Guaninmolekülen, die an der O^6-Stellung methyliert sind. Es überträgt diese auf eine enzymeigene Cystein-Seitenkette. Da das Enzym die Methylgruppe nicht weitergeben kann, inaktiviert es sich damit selbst.

Alkylierende Verbindungen können kanzerogen wirken. Durch solche Verbindungen können Säugetierzellen transformiert werden, d. h. sie wachsen ungeordnet und unkontrolliert als Krebszellen. Es konnte gezeigt werden, dass die Transformation einer Zelle mit der Verweildauer von O^6-Methylguanin korreliert ist, d. h. Zellen in denen alkyliertes Guanin nicht entfernt wird, werden mit größerer Wahrscheinlichkeit zu Tumorzellen als Zellen mit nicht alkyliertem Guanin. Der O^6-Methylguanintransferase kommt so eine besondere Bedeutung zu.

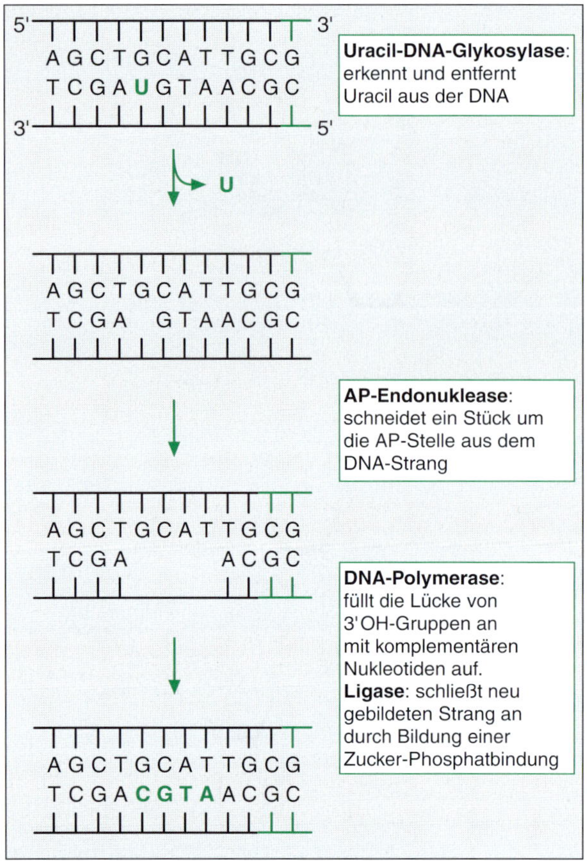

Abb. 12.12 Reparaturweg nach Desaminierung eines Cytosinrestes

SOS-System

Alkylierende Verbindungen, polyzyklische Kohlenwasserstoffe oder UV-Bestrahlung können tief greifende Schäden in der DNA verursachen, mit schwer wiegenden Konsequenzen für den betreffenden Organismus. Diese Störung der Struktur der DNA resultiert aus einer Unterbrechung der DNA-Replikation.

In diesen Fällen werden 15 Gene aktiviert. Es sind din-Gene (**d**amage **in**duced).

Im Zuge der SOS-Reaktion wird auch die Aktivität anderer Gengruppen erhöht, z. B. die der uvr-Gene (uv-r = repair), die uvr-Endonukleasen codieren.

Andere Gengruppen die im Rahmen der SOS Reaktion aktiviert werden, codieren für Proteine, welche die Zellteilung verhindern oder die Aktivität von Nukleasen blockieren.

Insgesamt werden durch diese Mechanismen in verstärktem Maße Reparaturenzyme für die Zelle verfügbar.

Bei Bakterien wurde über das SOS-System hinaus noch ein weiteres System gefunden. Es wird aktiviert, wenn in der DNA methylierte Nukleotide auftreten. Auch bei Hefezellen wurde ein induzierbares DNA-Reparatursystem gefunden. Solche induzierbaren DNA-Reparatursysteme werden auch in anderen Eukaryotenzellen vermutet.

Eine Zelle vermag also auf Schädigung ihrer DNA mit Genaktivierungen und Synthese von Reparaturenzymen zu reagieren.

12.2.5 Beispiele aus der Humanmedizin

Beispiele aus der Humanmedizin für die Auswirkung von Punktmutationen sind z. B. *Albinismus, Phenylketonurie, Galaktosämie, Sichelzellenanämie,* das *Lesch-Nyhan-Syndrom*, das *androgenitale Syndrom* sowie *Xeroderma pigmentosum*, um nur einige der zahlreichen Krankheiten zu nennen.

Das **Lesch-Nyhan-Syndrom** wird verursacht durch eine Genmutation auf dem x-Chromosom. Diese bedingt einen Defekt des Enzyms *Hypoxanthin-Guanin-Phosphoribosyl-Transferase* und damit eine Störung der Nukleotidbiosynthese. Die Krankheit äußert sich in schweren Gehirnschäden.

Die Erscheinungen des **androgenitalen Syndroms** werden durch *Cortisonmangel* bedingt. Sie umfassen u. a. Pseudohermaphroditismus und Virilisierung bei Mädchen, Pseudopubertas praecox bei Knaben und Nebennierenrindenhyperplasie. Je nach dem quantitativen Ausmaß des Enzymdefektes sind die Krankheitsbilder mehr oder weniger ausgeprägt. Gestört sind vor allem die Umwandlung von *Pregnenolol* zu *Progesteron* durch Defekt einer *3β-Dehydrogenase* sowie die Umwandlung von *Progesteron* zu *Cortisol* durch Ausfall der *21-Hydroxylase*, und der *11β-Hydroxylase* (Abb. 12.13).

Xeroderma pigmentosum zählt zu den Erbkrankheiten, die zur Bildung bösartiger Hauttumoren disponieren. Sie beruht auf einem Defekt von DNA-Reparaturenzymen. Sie äußert sich in einer verstärkten Bildung von Sommersprossen, Hautatrophie, Keratosen. Maligne Melanome bilden sich vor allem an Stellen, die der Sonne (UV-Strahlung) ausgesetzt sind.

Diese Erbkrankheit ist äußerst selten. Die Betroffenen sind schon als Kinder sehr lichtempfindlich und bekommen Monate bis Jahre nach der ersten Sonnenexposition, an allen bestrahlten Hautstellen Lichtschäden, aus denen sich Hauttumoren entwickeln können.

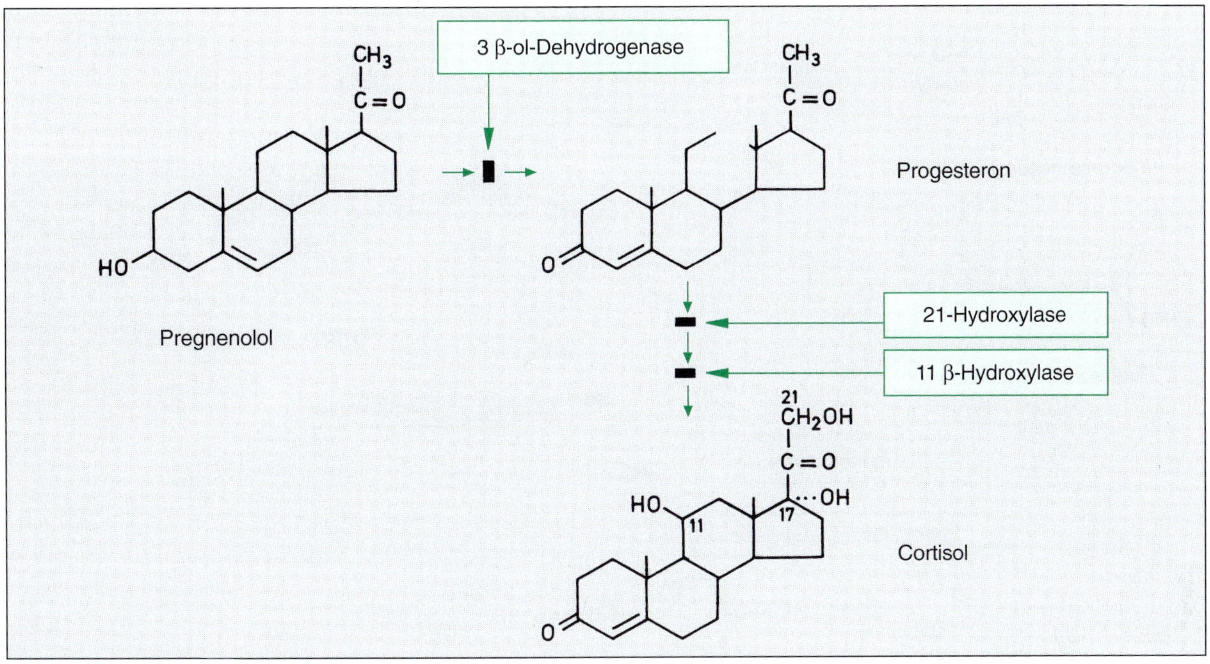

Abb. 12.13 Störungen der Steroidsynthese durch Enzymdefekte bei den androgenitalen Syndromen

Bei der **Galactosämie** besteht der primäre Defekt in einem Mangel an *Galactose-1-Phosphat-Uridyl-Transferase* (Abb. 12.14). Hierdurch kommt es zur Anhäufung von Galactose-1-Phosphat in verschiedenen Geweben, die durch toxische Konzentrationen geschädigt werden. In der Folge kommt es zu vielfältigen Krankheitserscheinungen, wie Leberzirrhose, Funktionsstörungen der Nieren, Trübung der Augenlinsen. Die vielfältigen Symptome der Galactosämie lassen sich durch eine Diät ohne Milchzucker verhüten und in begrenztem Maße heilen.

Die **Phenylketonurie** beruht auf einem Defekt der *Phenylalaninhydroxylase.* Dieses Enzym katalysiert die Umwandlung von *Phenylalanin* zu *Tyrosin* (Abb. 12.15). Völliger Mangel an *Phenylalaninhydroxylase* führt u.a. zu Schwachsinn, verminderter Pigmentierung von Haut, Haaren und Iris.

Durch eine andersartige Mutation des betreffenden Gens kann eine Variante der *Phenylalaninhydroxylase* resultieren, die bedingt funktionsfähig ist, jedoch durch höhere Phenylalaninkonzentrationen gehemmt wird. Dies führt zu einer milden Form der Phenylketonurie. Phenylketonurie ist bereits wenige Wochen nach der Geburt durch vermehrte Ausscheidung von *Phenylalanin, Phenylmilchsäure, Phenylessigsäure* und vor *allem Phenylbrenztraubensäure* zu erkennen.

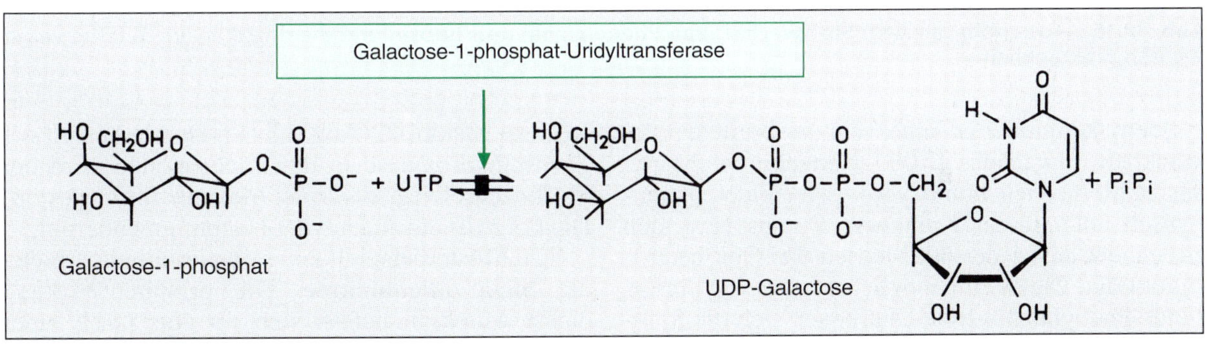

Abb. 12.14 Molekulare Grundlage der Galactosämie. Das Enzym baut im Säugling die Galactose der Milch in eine verwertbare Form ab. Ausfall des Enzyms führt zur Anreicherung von Galactose-1-Phosphat in verschiedenen Geweben und somit zu den Erscheinungen der Galactosämie

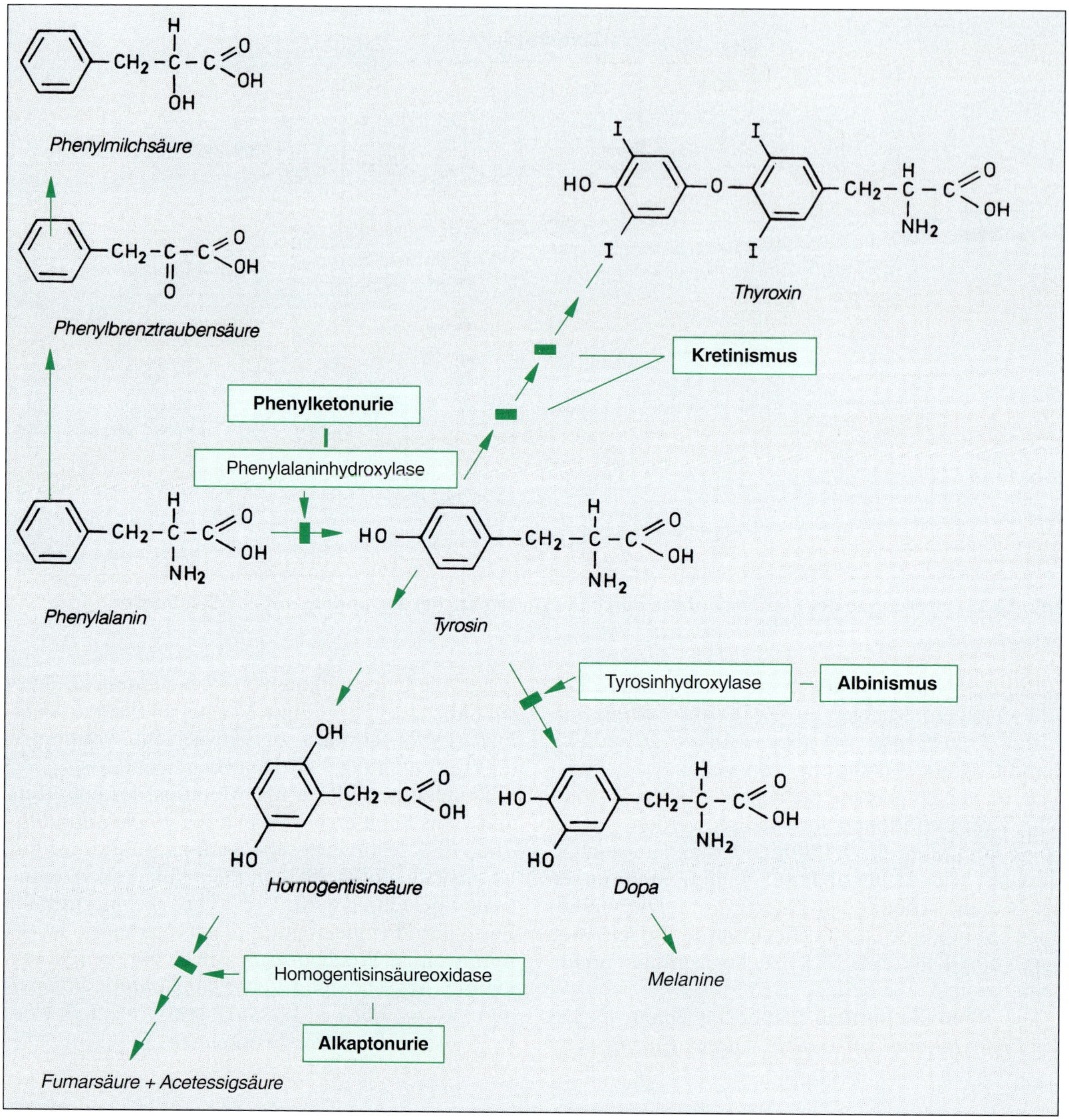

Abb. 12.15 Ausschnitt aus dem Stoffwechsel von Phenylalanin und Tyrosin und die durch Enzymdefekte verursachten Erbkrankheiten

Phenylketonurie ist eine sehr verbreitete Erbkrankheit. Etwa jedes 15 000. Neugeborene besitzt das mutierte Gen homozygot, d.h. leidet phänotypisch unter dieser Krankheit. Daraus lässt sich errechnen, dass jeder 60. Mensch das Gen heterozygot trägt. Durch eine möglichst frühzeitig einsetzende Phenylalanin-freie Diät lassen sich die Symptome der Krankheit unterdrücken.

Auch der **Albinismus** ist auf eine Mutation zurückzuführen, als deren Folgen der Tyrosinstoffwechsel gestört ist (Abb. 12.15). Durch Ausfall der Tyrosinhydroxylase in den Melanozyten wird der Stoffwechselweg, der zum Melanin führt, gestört. Die Folge ist ein Ausfall der Hauptpigmentierung.

Ein Musterbeispiel einer Punktmutation bietet die **Sichelzellenanämie.** Die primäre Wirkung dieser Mutation äußert sich im Austausch einer Aminosäure im Hämoglobin.

Das normale Hämoglobin erwachsener Menschen besteht aus je 2 α- und β-Ketten. Am Ende

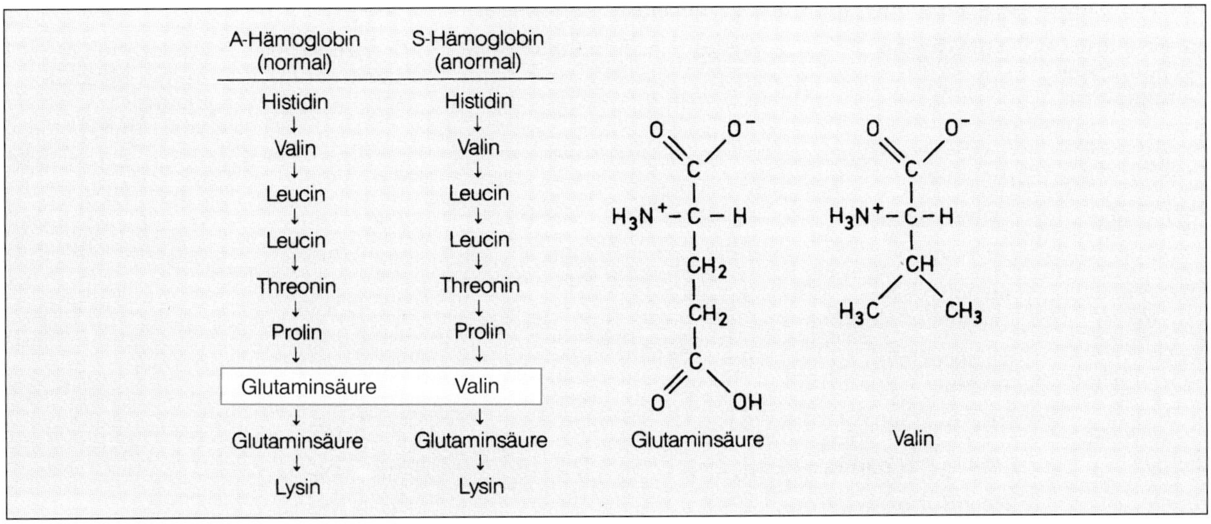

Abb. 12.16 Eine Mutation und ihre Folgen. Der Austausch von Glutaminsäure der β-Kette durch Valin führt zum Sichelzellenhämoglobin. Die unterschiedliche elektrische Ladung der beiden Aminosäuren bedingt eine Verschiebung des isoelektrischen Punktes des Hämoglobins. Dies verursacht eine veränderte Löslichkeit des Proteins im reduzierten Zustand und ist Ursache der Sichelzellenanämie

der normalen β-Ketten findet sich die Aminosäure-Reihenfolge *Valin – Histidin – Leucin – Threonin – Prolin – Glutaminsäure – Glutaminsäure.* Im Sichelzellenhämoglobin (S-Hämoglobin) ist das eine Molekül *Glutaminsäure* durch ein Molekül *Valin* ersetzt (Abb. 12.16). Personen, bei denen die Mutation homozygot auftritt, besitzen nur Sichelzellenhämoglobin. Die roten Blutkörperchen, die S-Hämoglobin enthalten, verändern bei verringerter Sauerstoffkonzentration ihre Form. Die vorher ovalen Zellen werden sichelförmig. Die Krankheit äußert sich in Anämie, Herzerweiterung, Knochendeformierungen, Lähmungen, temporärer oder dauernder Blindheit. Personen, die das mutierte Gen heterozygot tragen, haben zur Hälfte Erythrozyten mit normalem, zur anderen Hälfte mit S-Hämoglobin. Sie sind phänotypisch normal. Die Krankheit macht sich nur bei schweren Belastungen störend bemerkbar.

Die Sichelzellenanämie ist vor allem in Zentralafrika und Südostasien häufig. Ihr Hauptverbreitungsgebiet deckt sich mit dem der Malaria tropica. Die Träger des Sichelzellengens haben in Malariagebieten bessere Überlebenschancen. Mit Malaria infizierte Zellen bleiben leicht an Gefäßwänden hängen. Erythrozyten mit Sichelzellenhämoglobin werden bei der dadurch verursachten starken Sauerstoffabgabe sichelförmig und können in diesem Zustand von den Zellen der Gefäßwände phagozytiert werden. Hierdurch werden Erythrozyten mit Malariaparasiten selektiv aus dem Organismus entfernt. Die an sich nachteilige Mutation verleiht ihren Trägern unter besonderen Bedingungen – in Malariagebieten – Vorteile. Dies erklärt, dass in solchen Gebieten etwa 30% der Bevölkerung das Sichelzellengen tragen. In den USA, wohin dieses Gen mit den Sklaven eingeschleppt wurde, beträgt der Anteil im schwarzen Bevölkerungsteil nur noch 9%. Dies ist auf eine allmähliche Ausverdünnung des Gens zurückzuführen, da dort die Malaria ausgerottet ist.

Neben der Sichelzellenanämie sind zahlreiche weitere erbliche Blutkrankheiten bekannt, die durch Mutationen bedingte Veränderungen in der Aminosäuresequenz des Hämoglobins verursacht werden (Tab. 12.7). Solche Punktmutationen beruhen auf einer chemischen Veränderung einer einzigen Base in der DNA und dadurch bedingt einem Basenaustausch in der DNA und damit einer Veränderung eines Code-Tripletts in der mRNA. Einige dieser abnormen Hämoglobine sind ebenfalls weniger stabil als normales Hämoglobin. Beim *Hb Zürich* können als Folge dieser verminderten Stabilität nach Gabe oxidierender Medikamente, vor allem von *Sulfonamiden,* schwere hämolytische Erscheinungen beobachtet werden.

Allgemein müssen erblich bedingte Enzymdefekte sich nicht unbedingt und in jedem Falle unmittelbar in Krankheitserscheinungen äußern. Erst durch Zusammenwirken mit einem äußeren Faktor, z. B. der Gabe eines Medikaments, wirken sich solche Enzymdefekte aus. Ein Beispiel hierfür ist neben der erwähnten Hämoglobinvariante Hb Zürich ein *Isoenzym der Pseudocholinesterase.* Das

Tab. 12.7 Mutative Änderungen des Hämoglobins. (Aus Bartelmeß)

Bezeichnung des anormalen Hämoglobins	Krankheitsbild	Kette	Stelle	Änderung im Hämoglobin Aminosäure	Änderung im mRNA-Molekül Ersatz von durch
Torino	Anämie	α	43	Phe → Val	U → G
Chesapeake	Polyzythämie	α	92	Arg → Leu	G → U
Bibba	Anämie	α	136	Leu → Pro	U → C
Hb C	Sichelzellen-anämie (mäßig)	β	6	Glu → Lys	G → A
Hb S	Sichelzellen-anämie	β	6	Glu → Val	A → U
Hb E	Thalassämie	β	26	Glu → Lys	G → A
Genova	Hämolyt. Anämie	β	28	Leu → Pro	U → C
Zürich	Nach Sulfonamid schwere hämolyt. Krisen	β	28 63	His → Arg	A → G
Sydney	Hämolyt. Anämie	β	67	Val → Ala	U → C
Rainier	Erythrozythämie	β	145	Tyr → His	U → C
Freiburg	Zyanose	β	23	Val ausgef.	(Guanin ausgef.?)

(A = Adenin, C = Cytosin, G = Guanin, U = Uracil)

Tab. 12.8 Genetisch bedingte Besonderheiten in der Reaktion auf Medikamente. (Aus Lenz, Medizinische Genetik)

Medikament oder Medikamente	Enzym und Varianten	Häufigkeit Erblichkeit	Klinische Erscheinungen bei Zufuhr des Medikaments
Succinylcholindichlorid „Suxamethonium" (Muskelrelaxans bei Narkosen)	Pseudocholinesterase. Mehrere Varianten mit verminderter oder fast völlig fehlender Aktivität	1:2500 bis 1:3000 Autosomal rezessiv. Heterozygoten nachweisbar	Abnorm protrahierte Muskelschlaffheit bei Narkose mit Succinylcholin. Behandlung: Bluttransfusion (Blut und Plasma enthalten Pseudocholinesterase)
Probenecid, Phenacetin, Nitrofurantoin, Sulfanilamid, Tolbutamid, Primaquin usw. Ebenso *Vicia faba* (Saubohne) und Johannisbeeren	Glucose-6-phosphat-Dehydrogenase. Etwa 50 Varianten mit verminderter oder fehlender Aktivität	Nord- und Mitteleuropa 0%; Südeuropa stellenweise 3 bis 10 bis 35% der männlichen Bevölkerung. Häufig im vorderen Orient, Thailand, Südchina, Neuguinea, Afrika. X-chromosomal mit intermediärer Manifestation bei Heterozygoten	Hämolytische Anämie
Isoniazid, Sulfadimidin, Hydralazin	Acetyltransferase	Enzymdefekt (langsame Inaktivierung) bei 52 bis 56% der Europäer und Nordamerikaner, 11% der Japaner. Autosomal-rezessiv. Heterozygoten nachweisbar	„Neuritis" nach Isoniazid bei Spätausscheidern, weit häufiger kein Einfluss auf therapeutische Wirksamkeit der üblichen Isoniaziddosen

Vorliegen dieser Enzymvariante wirkt sich bei ihren Trägern nur nach Gabe von *Succinylcholinchlorid* (Muskelrelaxans) aus und führt zu lang anhaltendem Atemstillstand. Weitere Beispiele genetisch bedingter Besonderheiten in der Reaktion auf Medikamente sind in Tab. 12.8 zusammengefasst.

12.2.6 Inaktivierung von Viren

Chemische und physikalische Eingriffe in die Struktur der Nukleinsäuren, die zu Mutationen führen, können auch Inaktivierung von DNA- oder RNA-Viren bewirken. Dies kann im Auftreten letaler Mutanten oder der Unterbindung der korrekten Replikation gegeben sein. Durch Inaktivierung will man im Idealfalle ein nichtinfektiöses, also nicht mehr vermehrungsfähiges Virus erhalten, das jedoch noch Antikörperbildung zu induzieren vermag.

Die erste Substanz, durch die inaktiviertes Virus für Impfstoffe gewonnen wurde, war Formaldehyd. Dieser reagiert mit Aminogruppen der Nukleinsäure und des Hüllproteins. Die antigenen Eigenschaften des Hüllproteins werden hierdurch nicht merklich beeinflusst. Die Addition von $H_2C{=}O$-Gruppen zu Aminogruppen von Purinen und Pyrimidinen der Nukleinsäure unterbindet deren Matrizen- und Messengerfunktion und führt damit zur Inaktivierung des Virus. Auf der Grundlage der Inaktivierung des Poliovirus durch Formaldehyd war der Salk-Impfstoff aufgebaut. Zur Immunisierung gegen Maul- und Klauenseucheviren wird ebenfalls Impfstoff mit formaldehydinaktivierten Viren verwendet.

Die Verwendung inaktivierter Viren in Impfstoffen hat jedoch große Nachteile. Beispielsweise ist die Bindung von Formaldehyd an Aminogruppen reversibel. Nach Entfernen des Formaldehyds oder starker Verdünnung der Lösung kann daher die Infektiosität der Viren zurückkehren. Dies bedeutet ein erhebliches Risiko bei Schutzimpfungen. Deshalb wird heute in zunehmendem Maße der Einsatz von Lebendimpfstoffen angestrebt. Diese basieren auf der Verwendung von Mutanten, die noch voll vermehrungsfähig sind und die volle Antigenität besitzen. Sie sind jedoch so abgewandelt, dass sie nicht mehr pathogen wirken können. Hierauf beruht z.B. der Impfstoff gegen *Poliomyelitis* von *Sabin*. Die Impfviren wurden durch zahlreiche Passagen auf Gewebekulturen selektioniert.

12.2.7 Ames-Test zur Mutagenitätsprüfung

Von zahlreichen Chemikalien in unserer Umwelt ist bekannt, dass sie kanzerogen wirken können. Kanzerogenität ist oft mit Mutation des Erbgutes verknüpft (Kap. 12.2.2). Ständig werden neue Verbindungen produziert, vor deren Verwendung ein Mutagenitätstest durchgeführt werden muss.

Allgemein wird hierzu heute das Verfahren von Ames benutzt. Man mißt dabei die Rückmutation einer histidinbedürftigen, auxotrophen Mutante von *Salmonella thyphimurium* zum Wildtyp, zur Prototrophie.

Histidinbedüftige Mutanten von *Salmonella typhimurium* können nur auf Nährmedien wachsen, denen die Aminosäure Histidin zugesetzt ist. Durch Rückmutation können sie die Fähigkeit zu eigener Histidinbildung wieder erlangen. Sie sind dann wieder prototroph und wachsen wieder auf histidinfreien Nährmedien. Bei der Mutagenitätsprüfung wird die Zahl der Bakterienkolonien gemessen, die auf einem histidinfreien Medium entstehen.

Bei den verwendenten Salmonella-Stämmen ist durch eine weitere Mutation ein wichtiges Reparatursystem ausgeschaltet. Hierdurch wird die Empfindlichkeit gegen Mutationen erheblich gesteigert. Viele kanzerogene, mutagene, Verbindungen werden erst im Säugetierorganismus in eine aktive Form übergeführt. Ein Beispiel hierfür ist Aflatoxin (Kap. 28). Dieser Tatsache wird im Ames-Test Rechnung getragen. Man gibt eine Fraktion aus der Rattenleber in der die wichtigsten Enzyme zur Biotransformation angereichert sind, die so genannte S9-Fraktion dem Nährmedium zu.

Auf Agarplatten mit histidinfreiem Nährsubstrat werden 10^8–10^9 Testbakterien und die S9-Fraktion des Leberhomogenisats verteilt. In die Mitte der Agarplatte wird eine Filterpapierscheibe gelegt, die mit der Verbindung getränkt ist, deren mutagene Wirkung untersucht werden soll. Die Substanz diffundiert in den Agar und erreicht die Bakterien. Rückmutanten erscheinen als Ring von Bakterienkolonien rund um die Filterpapierscheiben. Ausgewertet wird die Zahl der Kolonien im Verhältnis zur Konzentration der mutagenen Verbindung. Aflatoxin B_1 beispielsweise erzeugt in einer Konzentration von 0,1 µg pro Platte etwa 2200 Kolonien rückmutierter Bakterien.

13 Transponierbare Elemente („Springende Gene")

Das Auftreten eigenartiger Mutationen bei Bakterien, Pflanzen und Tieren führte zur Entdeckung einer besonderen Art von Gensequenzen. Sie sind nicht, wie normale Gene, an einer festen, definierten Stelle im Genom fixiert, sondern können von einer Stelle an eine andere übertragen, transponiert werden. Solche Nukleotidsequenzen können sich zwischen verschiedenen Stellen des Genoms hin und her bewegen. Es sind transponierbare Elemente, Insertionssequenzen, Transposons und Plasmide.

13.1 Transponierbare Elemente bei Bakterien

13.1.1 Insertionssequenzen

Die einfachsten transponierbaren Elemente sind die Insertionssequenzen (IS). Je nach Typ bestehen IS-Elemente von *E. coli* aus 800 bis 2000 Basenpaaren. Jedes IS-Element ist eine selbstständige Einheit und codiert nur für solche Proteine, die es für seine eigene Transposition braucht. Zwar besitzt jedes IS-Element eigene typische Nukleotidsequenzen, bestimmte Merkmale sind ihnen jedoch gemeinsam. IS-DNA ist meist an beiden Enden von sehr kurzen Sequenzwiederholungen eingerahmt. Die Reihenfolge der Nukleotide ist dabei spiegelbildlich gegenläufig (invertierte Sequenzwiederholungen). Sie sind meist 15 bis 25 Basenpaare lang.

Die kürzeste Insertionssequenz IS1 von *E. coli* codiert für zwei Proteine, die beide für die Transposition notwendig sind. Andere IS-Elemente haben einen langen Bereich der die Transposase codiert. Eine Funktion der Transposase ist die Vorbereitung des Einbaus eines IS-Elements in die DNA durch deren Aufschneiden an der Integrationsstelle.

Falls eine Insertions-Sequenz mitten in ein Strukturgen eingefügt wird, führt dies zu einem Verlust dieser Genfunktion. Die Transposition von IS-Elementen ist eine häufige Ursache von Mutationen in Bakterienkulturen.

13.1.2 Transposons

IS-Elemente haben nur die genetische Information für die eigene Transposition. Transposons dagegen haben darüber hinaus zusätzliche genetische Information, z.B. Gene für Antibiotikaresistenzen. Sie bestehen aus dem zentralen Bereich, der die Funktionsgene enthält und sind flankiert von invertierten Sequenzwiederholungen (Abb. 13.1). Manche Transposons werden als solche aus der Wirts-DNA herausgeschnitten und an einer anderen Stelle wieder eingesetzt (Schnitt- und Klebeweg, *cut and past*). Andere werden vor der Transposition repliziert und nur die Kopie wird verlagert, während das ursprüngliche Transposon an der ursprünglichen Stelle verbleibt (Replikativer Weg). Manche Transposons bedienen sich beider Mechanismen.

Resistenzgene gegen Antibiotika können durch Transposition von einem DNA-Molekül auf ein anderes übertragen werden, etwa von einem Plasmid auf ein anderes oder von einem Plasmid auf die DNA des „Bakterienchromosoms" und umgekehrt.

Es sind zahlreiche solche Transposons entdeckt worden (Tab. 13.1).

Der pharmazeutisch, resp. medizinisch wichtigste Aspekt im Zusammenhang mit Transposons, ist der Übergang von Transposons vom Bakterienchromosom auf Plasmide. Dabei entstehen Plasmide, die ein oder mehrere Resistenzgene enthalten können. Solche Resistenzplasmide (R-Plasmide, Kap. 10.4) verbreiten sich in einer Bakterien-Population rasch durch Konjugation (Kap. 10.3), falls Antibiotika anwesend sind, und somit nur solchen Bakterien das Überleben ermöglicht wird, die diese Antibiotika inaktivieren können. Über diesen Mechanismus sind bereits 1955 in Japan multiresistente Shigella-Stämme entstanden, die zahlreiche Antibiotika inaktivieren konnten. Infektionen mit solchen Bakterienstämmen waren mit den meisten der damals verfügbaren Antibiotika nicht mehr therapierbar (Tab. 13.1).

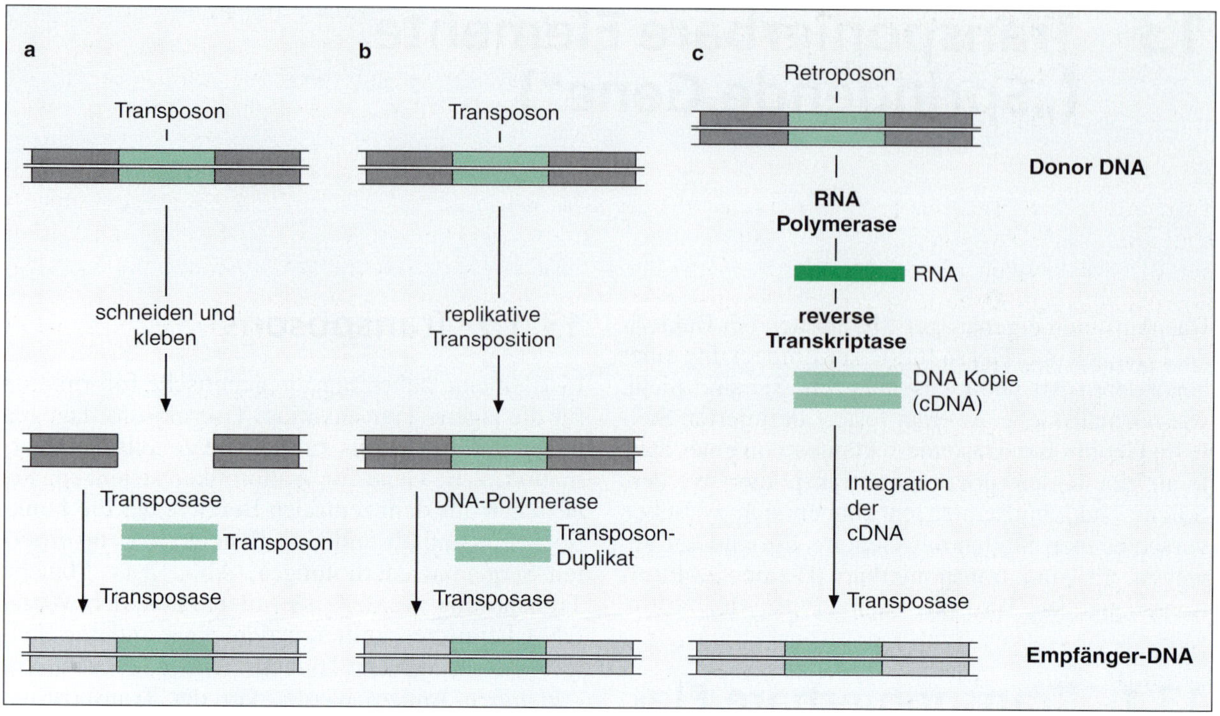

Abb. 13.1 Das Transposon Tn3. Das Transposon Tn3 ist etwa 5000 Nukleotide lang. Es trägt drei Gene. Zwei davon codieren für Enzyme, die die Transposition katalysieren, eine Transposase und eine Resolvase. Das dritte Gen codiert für eine β-Lactamase, die Ampicillin inaktiviert. Begrenzt wird das Tn3-Transposon von 38 Nukleotiden langen „gegenläufigen“ komplementären Enden (Inserted repeats). Diese Nukleotidsequenzen sind gleich. Sie laufen jedoch an den Enden in unterschiedlicher Richtung. Das Transposon Tn3 kann in Resistenzplasmide eingebaut werden
Verschiedene Strategien der Verlagerung von Transposons, resp. Retroposons im Genom:

a. Die Transposon-Sequenz wird aus der ursprünglichen DNA (Donor-DNA) herausgeschnitten. Diese wird an den Schnittstellen wieder „verklebt“, verliert jedoch die auf dem Transposon lokalisierte Information. Das „freie“ Transposon kann sich im Genom bewegen und an anderer Stelle wieder in das Genom integriert werden.
b. Das Transposon wird durch eine DNA-Polymerase repliziert. Das Transposon-Duplikat kann an anderer Stelle in eine andere DNA-Sequenz eingebaut werden.
c. Die genetische Information von Retroposons wird durch eine RNA-Polymerase in RNA transkribiert. Von dieser RNA-Sequenz wird durch eine Reverse-Transkriptase doppelsträngige DNA, synthetisiert. Diese DNA kann an anderer Stelle im Genom wieder in die DNA integriert werden. Diese Strategie hat viele Gemeinsamkeiten mit der Vermehrung der Retroviren

Tab. 13.1 Einige bakterielle Transposons und durch diese verursachte Resistenzen gegen Antibiotika

Bezeichnung	Ungefähre Größe (Basenpaare)	Endstruktur	Resistenz gegen
Klasse I			
Tn 5	5700	IS 50	Kanamycin
Tn 9	2650	IS 1	Chloramphenicol
Tn 10	9300	IS 10	Tetracyclin
Klasse II			
Tn 3	5000	38	Ampicillin
Tn 501	8200	38	Quecksilber-Salze
Tn 1000 ($\gamma\delta$)	5700	35	
Tn 4	20500	140	Ampicillin, Streptomycin, Sulfonamide, Quecksilber-Salze

13.2 Transponierbare Elemente bei Eukaryoten

Transponierbare Elemente, „springende Gene“ sind auch bei Eukaryoten zu finden. Sie sind denen der Prokaryoten vergleichbar gebaut. Vermutlich enthält jedes Genom ein ganzes Spektrum beweglicher DNA-Sequenzen. Sie liegen gewöhnlich in jeder Zelle in mehreren Kopien vor.

Ihre Länge variiert von einigen hundert bis zu mehreren zehntausend Basenpaaren. Auch bei den Transposons der Eukaryoten gibt es mehrere Mechanismen der Transposition. Bei einem Typ solcher transponierbarer Elemente gleicht der Vorgang einem Teil des Entwicklungszyklus von Retroviren. Sie werden daher als **Retrotransposons** (Retroposons) bezeichnet. Die Transposition solcher Elemente beginnt mit der Transkription des gesamten Elements. Dabei wird eine RNA-Kopie erhalten. Diese wird durch eine Reverse Transkriptase schließlich wieder in doppelsträngige DNA überführt. Retroposons kommen in den Genomen aller Eukaryoten vor. Wie bei den Retroviren wird auch hier, in Eukaryotenzellen, der normale Fluss der genetischen Information umgekehrt. Auch hier dient RNA als Matrize für die Synthese von DNA. Der Fluss der genetischen Information verläuft hierbei also rückwärts (retro). Manche Retroposons haben Sequenz-Übereinstimmungen mit Retroviren. Mit bestimmten Proteinen (gag-Proteinen) bedeckt, können einige von ihnen in der Zelle als Virus-ähnliche Partikel nachgewiesen werden. Andere RNA-Transkripte werden in DNA-Kopien umgeschrieben. Diese gelangen durch Integration an verschiedene Stellen des Genoms. Falls sie in aktive Gene eingebaut werden, können sie Mutationen auslösen.

Andere transponierbare Elemente werden aus der Wirtszell-DNA herausgeschnitten und ohne Replikation an einer anderen Stelle wieder eingebaut. Die DNA wird wieder geschlossen. Durch das Wiederverbinden der DNA an der Austrittstelle des Transposons kommt es dabei oft zu Veränderungen der Nukleotidsequenz, d.h. zu Mutationen („Schneiden und Kleben“).

Andere transponierbare Elemente replizieren sich vor der Transposition. Es wird durch Replikation eine DNA-Kopie gebildet, die dann an einer zufälligen anderen Stelle in das Genom eingebaut wird (replikativer Weg) (Abb. 13.1). Ein solches Element kann sich nur innerhalb einer einzigen Zelle und ihren Nachkommen im Genom hin und her bewegen.

Transponierbare Elemente können nicht nur sich selbst bewegen. Sie bewirken auch Verschiebungen und Umordnungen in den benachbarten DNA-Sequenzen des Wirtsgenoms. Sie verursachen z.B. Chromosomenbrüche. Hierdurch entstehen Translokationen, Deletionen oder Inversionen. Auch Genmutationen werden durch Transposons ausgelöst. Transponierbare Elemente können auch die Genfunktion verändern, sie können Gene an- und abschalten. Ein Beispiel liefert der Mais. Hier wurden Transposons im Phänotyp bunt gesprenkelter Maiskörner entdeckt. Wenn ein Transposon in ein Gen, das für die rotviolette Pigmentierung von Maiskörnern verantwortlich ist, insertiert wird, so wird das Gen verändert. Es kann keine Pigmentierung mehr stattfinden. Das Maiskorn bleibt gelblich-weiß. Springt das Transposon wieder aus dem Gen heraus, so kann die betroffene Zelle und deren Nachkommen wieder Pigment bilden, das betreffende Gen ist rückmutiert (Abb. 13.2).

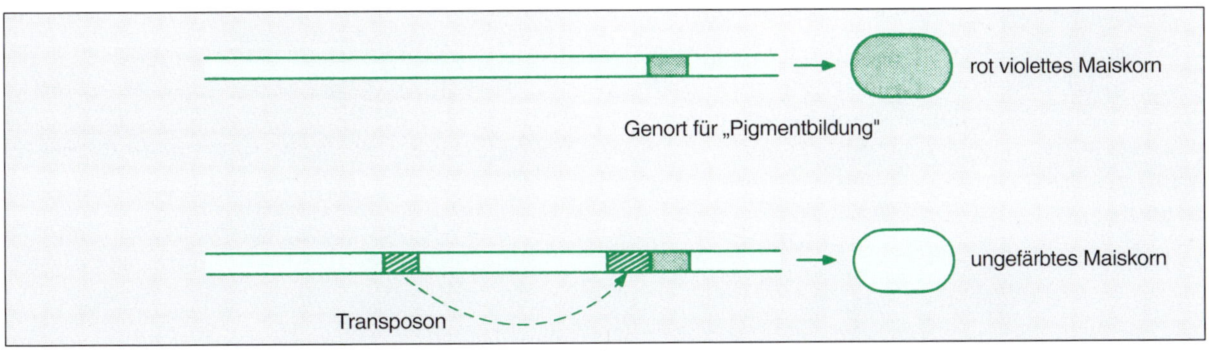

Abb. 13.2 Mutation durch transponierbare Elemente. Ein transponierbares Element, das an einen Genort für Pigmentbildung verlagert wird, führt dort u.U. zu einer Mutation. Das Enzym für Pigmentbildung fällt aus. Pigmentbildung z.B. im Maiskorn unterbleibt. Springt das Transposon erneut an eine andere Stelle, wird das Gen für Pigmentbildung rückmutiert. Das Pigment kann wieder gebildet werden, d.h. springende Gene schalten andere Gene an und aus. (Nach N.V. Fedoroff, Erbsubstanz DNA, Spektrum der Wissenschaft 1985.)

Eine typische Folge von Transpositionen ist also die Auslösung von Mutationen. Dies gilt für Prokaryoten wie für Eukaryoten.

Bei Pflanzen kennt man auch den Austausch von Gen-Sequenzen zwischen den DNA-Molekülen der Plastiden und Mitochondrien. Ein solcher Austausch kann auch zwischen der DNA dieser Organellen und der DNA im Zellkern stattfinden.

Auch Bakteriengene können in pflanzliche Zellen übertragen werden. Bodenbakterien, wie *Agrobacterium tumefaciens* können bei höheren Pflanzen die Bildung von Tumoren auslösen. Die Bakterien selbst finden sich in den Tumorzellen nicht, jedoch ein Stück bakterieller DNA. Dieses ist in das Genom solcher Zellen integriert, wird mit der Zell-DNA repliziert und bei jeder Zellteilung auf die Tochterzellen weitergegeben. Solche Zellen fallen durch die Synthese eigenartiger Aminosäuren auf, der Opine. Danach werden die induzierenden Plasmide unterschieden, z. B. die Nopalin-Plasmide oder die Octopin-Plasmide.

Die DNA-Sequenz der Bakterien in den Pflanzenzellen stammt von einem Plasmid, dem Ti-Plasmid (Tumor induzierend), wobei allerdings immer nur ein Teil eines solchen Plasmids in die Pflanzenzelle übertragen wird.

Diese in das Genom einer Pflanzenzelle integrierbaren Gensequenzen von Bakterien eröffnen die Möglichkeit, Pflanzen durch gentechnologische Methoden zu verändern (Kap. 14).

14 Gentechnologie

Die Methoden der Gentechnologie eröffnen die Möglichkeit zur Bildung neuer Kombinationen von Erbmaterial auch über die Artgrenzen hinweg. So gelingt beispielsweise der Einbau menschlicher Gene in Bakterienzellen, die dort die Bakterienzelle veranlassen, menschliche Proteine, wie Insulin, Wachstumshormon, Interferon usw. zu produzieren. Gentechnologische Methoden ermöglichen auch Genaustausch zwischen Bakterien und Pflanzenzellen und zwischen Zellen von Säugetieren in Zellkulturen.

Gentechnologische Methoden führten schließlich auch zu neuen Erkenntnissen in der Grundlagenforschung, durch Schaffung der methodischen Möglichkeiten für eine funktionelle Analyse des Gens. Die Entdeckung der Mosaikstruktur der Gene (Kap. 11.3.1), die Erkennung von Kontrollelementen und „springenden" Genen (Kap. 13) seien hier als Beispiele aufgeführt.

14.1 Gentechnologie bei Bakterien

14.1.1 Gewinnung von Genen

Um Gene in fremde DNA einbauen zu können, müssen diese erst isoliert oder synthetisiert werden (Tab. 14.1).

Es ist heute möglich, Gene, d. h. DNA-Abschnitte chemisch zu synthetisieren. Wenn die Aminosäuresequenz eines Proteins bekannt ist, lässt sich die entsprechende Nukleotidfolge der DNA durch die Gesetzmäßigkeiten des genetischen Codes aufstellen. Chemisch synthetisiert wurden beispielsweise die Gene, die für die beiden Ketten des Insulins codieren oder als erstes Gen überhaupt, das Gen, das für Somatostatin codiert (Abb. 14.1).

Eine andere Methode Gene zu erhalten ist das „Umschreiben" von mRNA in komplementäre DNA, also in cDNA, mit Hilfe der umgekehrten (reversen) Transskriptase (Kap. 20.5). cDNA von Eukaryoten enthält keine Introns, da sie ja aus „prozessierter" mRNA gewonnen wurde (Kap. 11.4).

Tab. 14.1 Möglichkeiten der Gewinnung von Genen

Isolierung aus dem Bakterienchromosom, z. B. mit Hilfe des Phagen λ
Chemische Synthese eines Gens
Synthese über mRNA mit Hilfe der reversen Transkriptase: cDNA (copy DNA)
Zerschneiden von DNA mit Restriktionsenzymen

Sie kann also von DNA-Polymerasen der Prokaryoten abgelesen werden, vorausgesetzt es wird ein prokaryotischer Promotor vorgeschaltet (Kap. 18.4.5). Die mRNA wurde vorher durch Isolierung aus entsprechenden Zellen gewonnen. Schließlich lassen sich Gene auch durch „Zerschneiden" von DNA mit Hilfe von Endonukleasen gewinnen.

14.1.2 Klonieren von Genen

Die weiteren Methoden der Gentechnologie folgen einem einheitlichen Grundschema. Dies sei am Beispiel eines Insulingens erläutert (Tab. 14.2).

Gleichgültig, wie man ein Gen gewonnen hat, die Menge dieser Nukleinsäure ist so gering, dass sie erst vermehrt werden muss, ehe sie weiter bearbeitet werden kann. **Man nennt diesen Schritt, bei dem viele identische DNA-Moleküle entstehen, Klonieren der DNA.**

Hierzu muss die „fremde" DNA in eine DNA-Struktur eingebaut werden, die zur Selbstreplikation fähig ist. Dies kann ein Plasmid sein, wenn es sich um Gentransfer in Bakterien handelt, oder eine ringförmige Virus-DNA, z. B. die des Simian-

Tab. 14.2 Gentechnische Schritte zur Produktion von Insulin durch *E. coli*

Synthese der Gene für die A- und B-Kette des Insulins
Klonierung der Gene
Kopplung mit Regelgenen und Einbau in ein Plasmid
Einbau des Expressionsvektors in spezielle *E.-coli*-Stämme

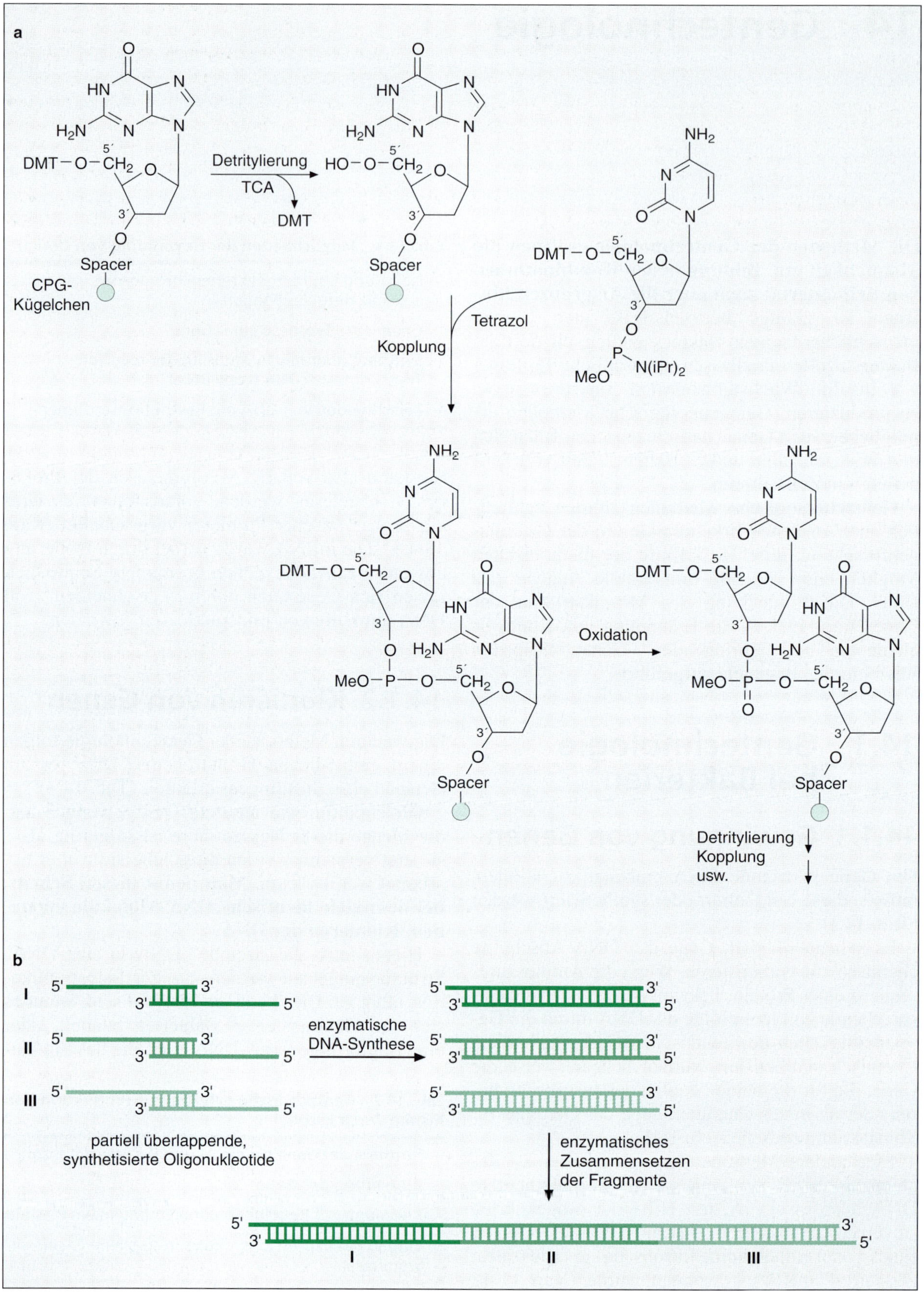
a
DMT–O–CH2
Spacer
CPG-Kügelchen
Detritylierung
TCA
DMT
HO–O–CH2
Tetrazol
Kopplung
MeO
N(iPr)2
Oxidation
Detritylierung
Kopplung
usw.
b
I
II
III
enzymatische DNA-Synthese
partiell überlappende, synthetisierte Oligonukleotide
enzymatisches Zusammensetzen der Fragmente

Virus 40 (SV 40), wenn das „fremde" Gen in eine Säugetierzelle eingeschleust werden soll. Solche DNA-Strukturen können als Überträger, als Vektoren, fremder DNA dienen.

Plasmide sind doppelsträngige, ringförmige DNA-Moleküle, die sich in der Bakterienzelle unabhängig vom „Bakterienchromosom" vermehren können (Kap. 10.4). Solche Plasmide können aus Bakterienzellen isoliert werden. Sie lassen sich auch wieder in lebende Bakterienzellen einschleusen, in denen sie sich anschließend schnell vermehren. Sie sind daher als Träger, Vektoren, für fremde DNA besonders geeignet.

Restriktionsendonukleasen

Um eine fremde DNA, in unserem Beispiel ein chemisch synthetisiertes Insulin-Gen, in ein bakterielles Plasmid einbauen zu können, muss das ringförmige Plasmid „aufgeschnitten" werden. Dies ist möglich mit Hilfe von **Restriktionsendonukleasen.** Die Entdeckung dieser Enzyme in den 60er Jahren war der Schlüssel zur Gentechnologie.

Restriktionsendonukleasen sind Enzyme, die doppelsträngige DNA durch Lösen der kovalenten Bindungen zwischen Ribose und Phosphat auseinander trennen. Man kennt heute eine ganze Reihe solcher „Schneideenzyme". Die verschiedenen Enzyme schneiden DNA in sehr charakteristischer und jeweils spezifischer Weise auf (Tab. 14.3). Ein Enzym aus *E. coli*, EcoRI, z.B. schneidet ein DNA-Molekül immer so auf, dass es eine Verbindung zwischen Guanin und Adenin löst, wenn die nächste Basenfolge AATT ist. Es schneidet also ein DNA-Molekül nicht einfach durch, sondern erzeugt freie, sehr spezifische Enden. An diese überstehenden Enden kann das Ende einer anderen DNA, z.B. des Insulin-Gens, gebunden werden, vorausgesetzt, sie hat ebenfalls eine Eco RI-Schnittstelle, d.h. eine komplementäre, überstehende Nukleotidfolge. Durch die Einwirkung eines weiteren Enzyms wird ein weiteres freies Ende mit anderer überstehender Nukleotidfolge geschaffen (Abb. 14.2 und 14.3). So lässt sich die fremde DNA seitenrichtig einbauen, wenn auch sie diese charakteristische Endsequenz besitzt.

Markergene

Ein Plasmid, das als Vektor dienen soll, muss ein Gen tragen, mit Hilfe dessen das Plasmid beziehungsweise die Bakterien, in denen es sich vermehrt, erkannt werden können. Solche Marker sind üblicherweise Resistenzgene gegen Ampicillin oder Tetracyclin. So präparierte Plasmide können in *E.-coli*-Zellen eingeschleust werden. Dort vermehren sie sich und mit ihr die fremde DNA, von der damit in großer Zahl identische Kopien hergestellt werden. Es entsteht ein Klon von DNA mit identischer Nukleotidfolge, mit identischen Eigenschaften. Man spricht von der Klonierung der DNA (Abb. 14.4).

Tab. 14.3 Beispiele von Restriktionsendonukleasen

Bezeichnung	Herkunft	Schneidestelle und Struktur der Enden
Eco RI	*Escherichia coli* KY 13	G↓AATT
Hind III	*Hämophilus influenza*	A↓AGCT
Bam HI	*Bacillus amyloliquefaciens*	G↓GATC

◄
Abb. 14.1 Prinzip der Gensynthese
a. Der erste Teil der Gensynthese ist rein chemischer Art. An einer festen Phase, d.h. auf der Oberfläche von CPG-Kügelchen (CPG: *controlled pore glass*), ist über eine Molekülbrücke (*spacer*) ein Starternukleotid gekoppelt. Die reaktive 5′-OH-Gruppe ist zu diesem Zeitpunkt noch durch eine Dimethoxytrityl (DMT)-Schutzgruppe blockiert. Nach Detritylierung reagiert das nächste 3′-Phosphoramidit-Derivat mit dem endständigen Nukleotid der festen Phase. Das Kopplungsreagenz in dieser Reaktion ist Tetrazol. Der bei der Kopplungsreaktion entstandene Phosphit-Triester wird schließlich zum Phosphat-Triester oxydiert. Zu beachten ist, dass die chemische Synthese von Nukleinsäuren vom 3′-Ende zum 5′-Ende hin erfolgt. Im Gegensatz dazu werden biologisch alle Nukleinsäuren vom 5′-Ende zum 3′-Ende hin synthetisiert. Die Reaktionsausbeuten der chemischen DNA-Synthese sind heute in den einzelnen Schritten so hoch, dass leicht Oligonukleotide von 50 Bausteinen und mehr synthetisiert werden können. Der Reaktionsablauf wird dabei durch rechnergesteuerte Automaten kontrolliert.
b. Der zweite Teilschritt der Gensynthese besteht im Zusammenbau der Oligonukleotide zu DNA-Doppelsträngen. Hierzu werden zunächst je zwei partiell zueinander komplementäre Oligonukleotide enzymatisch zu einem durchgehenden DNA-Doppelstrang „aufgefüllt". Die kleinen doppelsträngigen DNA-Fragmente (I, II, III) lassen sich dann zu längeren DNA-Molekülen zusammensetzen und werden enzymatisch kovalent verknüpft. Das Insulingen für die A-Kette wurde aus 11, das Gen für die B-Kette aus 19 Teilstücken zusammengesetzt

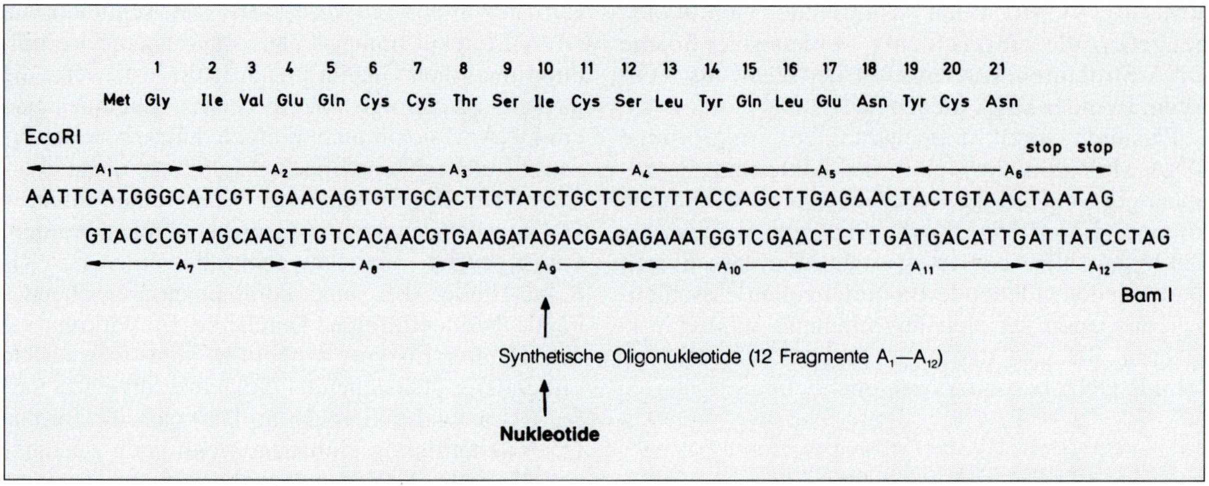

Abb. 14.2 A-Ketten-Gen des Insulins. Aus der bekannten Aminosäuresequenz der Polypeptidketten des Insulins lässt sich die Nukleotidfolge des entsprechenden Gens konstruieren. Jeder Aminosäure im Polypeptid, hier der Insulin-A-Kette, entsprechen in der DNA drei Nukleotide, z. B. der ersten Aminosäure Glycin, die Basenfolge Cytosin, Cytosin, Guanin. Am Anfang (links) und am Ende (rechts) eines solchen synthetischen Gens müssen Anfangs- und Endsignale eingebaut werden. Außerdem müssen an beiden Enden freie Einzelstrangenden überstehen (Eco RI, Bam I). Sie sind am Anfang und Ende des Gens verschieden und dienen dem Einbau des Gens in das Verbundplasmid. Da für jede Aminosäure mehrere Tripletts möglich sind, entspricht das synthetische Gen in seinem molekularen Bau nicht unbedingt dem „natürlichen" Gen. Die Funktion des Informationssinns ist jedoch der gleiche. Der codogene Strang dieses synthetisierten Gens ist die untere Nukleotidfolge. Beginnend beim 2. Nukleotid = T ergibt sich ein Triplett TAC. Dies entspricht dem Codon auf der mRNA = AUG und codiert die Aminosäure Methionin. Nach rechts fortschreitend ist das nächste Triplett CCG; entsprechend GGC auf der mRNA, codiert für die Aminosäure Glycin

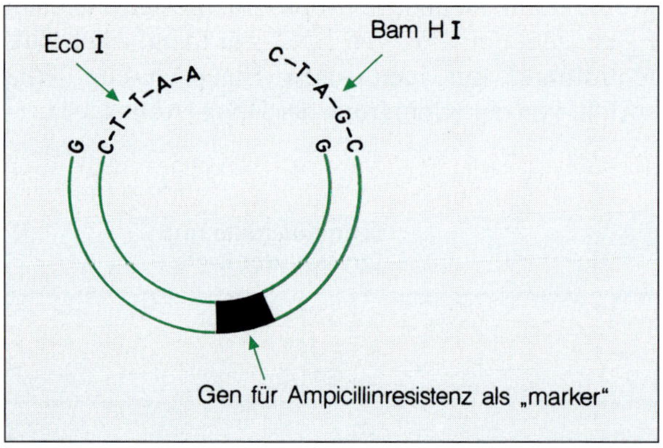

Abb. 14.3 Schema eines durch zwei Restriktionsnukleasen „geschnittenen" Plasmids. Durch die Restriktionsenzyme Eco RI und Bam I wird aus dem Plasmid ein kurzes Stück herausgeschnitten. Das Restplasmid hat zwei Enden mit unterschiedlicher Basenfolge. An diese überstehenden „klebrigen" Enden kann ein anderes Stück DNA, z. B. das Insulingen für die A-Kette, gebunden werden. Die unterschiedlichen Enden garantieren dabei den Einbau in der richtigen Richtung.

Einbau von Regelgenen

Damit das fremde Gen, z. B. ein Insulin-Gen in der Bakterienzelle auch abgelesen wird, muss ihm allerdings in einem weiteren Schritt auf dem Plasmid noch eine Regeleinheit z. B. die Regeleinheit für Galactosidase (Abb. 14.5) vorgeschaltet werden.

Dieses neue genetische Element besteht aus dem Restplasmid mit dem Resistenzgen, der Regeleinheit und dem „fremden Gen" (Abb. 14.6). Es wird wieder in *E.-coli*-Zellen eingeschleust und determiniert in diesen so „manipulierten" Bakterien die Bildung „fremden Proteins" z. B. Insulin. Die manipulierten *E.-coli*-Zellen, also solche, die das neue genetische Element tragen, können über ihre Antibiotikaresistenz selektioniert werden. Dies ist wesentlich, da die Teilschritte einer solchen Rekombination nicht quantitativ verlaufen und die Schneide- und Verbindungsprodukte vielfach nicht die richtigen Sequenzen tragen. Aus Millionen von Bakterien müssen diejenigen herausgefunden werden, die das rekombinierte Plasmid besitzen. Dies geschieht mit Hilfe der Antibiotikaresistenz.

Bis heute konnten zahlreiche Proteine auf diese Weise über genetisch veränderte Bakterien, Hefezellen oder Säugerzellen erzeugt werden (Tab. 14.4). In zahlreichen Laboratorien wird an der Konstruktion neuer genetischer Elemente gearbeitet, sodass die Zahl der Produkte, Arzneistoffe, Hormone, Antigene, Komponenten des Immunsystems, die auf diese Weise produziert werden kön-

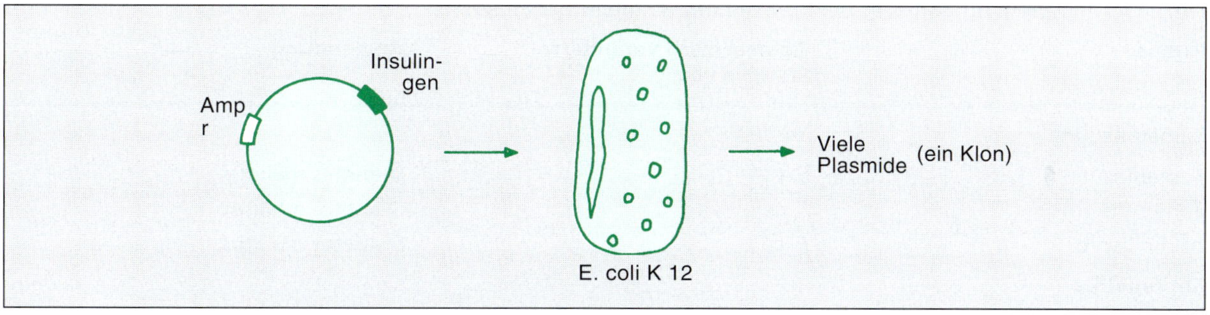

Abb. 14.4 Schema des Klonens des Gens, das für die Insulinkette A codiert. Es wurde in ein Plasmid eingebaut, das noch ein Gen für Ampicillin-Resistenz trägt. Dies ist notwendig, um mit Hilfe der Resistenz gegen Ampicillin die Bakterien wiederzufinden, die solche Plasmide aufgenommen haben.
Solche Plasmide werden in eine Suspension von Bakterien (*E. coli* K 12) gegeben. Mit einer sehr geringen Wahrscheinlichkeit werden sie in einzelne Zellen aufgenommen. Die ganze Kultur wird dann auf Agarplatten mit Ampicillin übertragen. Nur die Ampicillinresistenten, d. h. die plasmidtragenden Bakterien wachsen und mit ihnen vermehren sich die Plasmide und die Insulingene. Die Plasmide können wieder isoliert und erneut bearbeitet werden. Man erhält so viele identische Kopien eines Gens, d. h. einen Klon identischer DNA

nen, ständig wächst. Die außerordentliche Bedeutung der gentechnischen Herstellung von Arzneimitteln wird aus Tabelle 14.4 ersichtlich.

Allerdings ist aus bisher unbekannten Gründen die Mutationsrate in solch rekombinierten Plasmiden sehr hoch. Deshalb muss für die gentechnischen Produkte ein ständiger, sehr hoher analytischer Aufwand getrieben werden.

Mit Hilfe gentechnischer Methoden wurden bereits Hunderte von Genen auf einzelnen Chromosomen kartiert, d. h. die Genorte für zahlreiche Gene erkannt, auch solche, deren Mutation zu Erbkrankheiten führt (Kap. 12.2.5). Durch Analyse der DNA fötaler Zellen lassen sich Mutationen solcher Genorte pränatal erkennen, und damit Erbkrankheiten pränatal diagnostizieren. Ein Austausch solcher mutierter Gene mit normalen Genen, also eine Art „Gentherapie" ist allerdings bisher (2000) nicht möglich.

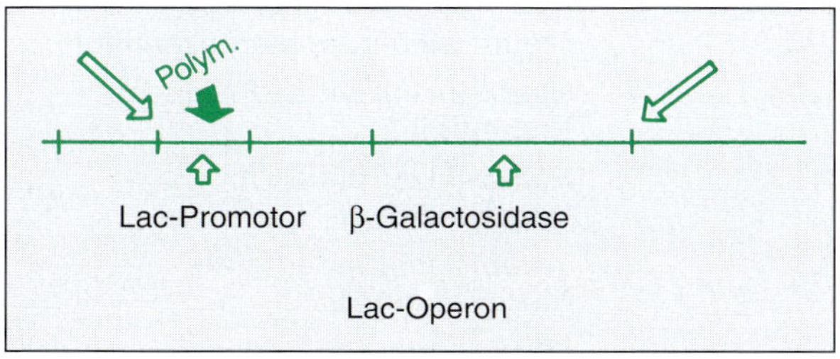

Abb. 14.5 Konstruktion eines genetischen Elementes. Bei der Konstruktion eines genetischen Elementes, eines Expressionsvektors, das in *E. coli* die Produktion von Insulin codieren soll, müssen die Insulin-Gene jeweils in eine Regeleinheit eingebaut werden. Hierzu wurde ein Teil des sogenannten Lactoseoperons aus *E. coli* verwendet, welcher das Promotorgen enthält. Dies ist die Nukleotidsequenz, an der die Polymerase an die Nukleinsäuren bindet. Hierdurch wird der richtige Leseraster sichergestellt. Ferner enthält die Regeleinheit noch das Strukturgen für β-Galactosidase. An dieses Strukturgen wird das jeweilige Insulingen angebunden. Dieser Teil des Lactoseperons kann mit Hilfe des Phagen λ aus dem Bakterienchromosom isoliert werden

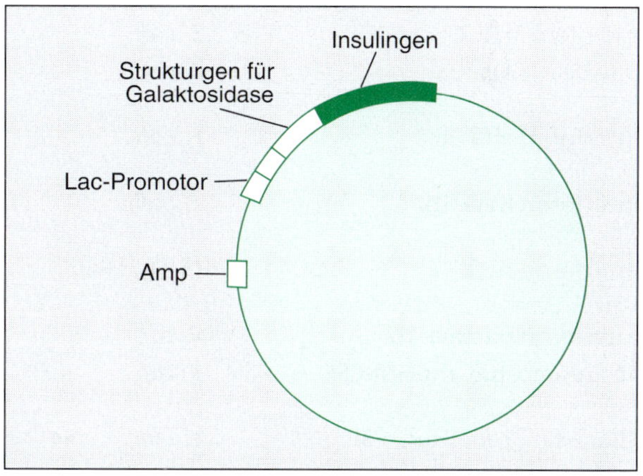

Abb. 14.6 Aufbau des Plasmids für die Insulinproduktion. Erst wenn dem Insulingen eine Regeleinheit vorgeschaltet ist, die vom Bakterium erkannt werden kann, können Polymerasen des Bakteriums die Information des Insulingens in mRNA überschreiben, d. h. erst dann kann das Bakterium das menschliche Hormonprotein bilden. Dies enthält zunächst immer noch Galactosidaseprotein. Dieses wird mit chemischen Methoden abgetrennt

Tab. 14.4 **Beispiele für gentechnisch gewonnene Arzneimittel (1999)**

Protein	Gentechnisch veränderte Stämme von	Anwendung
Humaninsuline		
Humaninsulin	*E. coli*	Diabetes mellitus
Humaninsulin	*S. cerevisiae*	Diabetes mellitus
Insulin lispro	*E. coli*	Diabetes mellitus
Fibrinolytika		
Alteplaste (t-PA)	CHO-Zellen	Lyse-Therapie
Reteplase	*E. coli*	Lyse-Therapie
Antikoagulantien		
Lepirudin	*S. cerevisiae*	Thromboseprophylaxe
Blutgerinnungsfaktoren		
Blutgerinnungsfaktor VIII	BHK-Zellen	Gerinnungsstörungen
Blutgerinnungsfaktor VIII	CHO-Zellen	Gerinnungsstörungen
Blutgerinnungsfaktor VIIa	BHK-Zellen	Gerinnungsstörungen
Antianämika		
Epoetin alfa	CHO-Zellen	Anämie
Epoetin beta	CHO-Zellen	Anämie
Hypophysenhormone		
rFollitropin alpha, r-hFSH	CHO-Zellen	In vitro Fertilisation
rFollitropin beta, recFSH	CHO-K1-Zellen	In vitro Fertilisation
Somatropin	*E. coli*	Wachstumshormondefizienz
Somatropin	Mäusezelllinie C 127	Wachstumshormondefizienz
Zytokine		
Aldesleukin, IL2	*E. coli*	Metastasierendes Nierenkarzinom
Interferon alfa-2a	*E. coli*	Haarzell-Leukämie, chronische Hepatitis B
Interferon alfa-2b	*E. coli*	Haarzell-Leukämie, chronische Hepatitis B
Interferon beta-1b	*E. coli*	Schubförmig verlaufende Mucoviszidose
Interferon beta-1a	CHO-Zellen	Schubförmig verlaufende Mucoviszidose
Interferon gamma-1b	*E. coli*	Chronische Polyarthritis
Molgramostim, rhuGM-CSF	*E. coli*	Verkürzung der Dauer von Neutropenien
Filgrastim, r-metHuG-CSF	*E. coli*	Verkürzung der Dauer von Neutropenien
Lenograstim, G-CSF	CHO-Zellen	Verkürzung der Dauer von Neutropenien
Wirkstoff zur Behandlung der cytischen Fibrose		
Dornase alfa, DNase	CHO-Zellen	Lokale, symptomatische Behandlung der CF
Impfstoffe		
HBsAg	*S. cervisiae*	Hepatitis B-Impfstoff

(CHO-Zellen = Ovarialzellen des Chinesischen Hamsters; BHK-Zellen = Nierenzellen des Baby-Hamsters)

14.2 Gentechnologie bei Höheren Pflanzen

14.2.1 Plasmide von *Agrobacterium tumefaciens*

Plasmide des Bakteriums *Agrobacterium tumefaciens* führen bei zahlreichen Pflanzen zu Tumoren, so genannte Wurzelhalsgallen (Abb. 14.7). Diese Plasmide sind wichtige Vektoren für die experimentelle Genübertragung bei Pflanzen. Virulente Stämme des Bakteriums enthalten dieses tumorinduzierende Plasmid, das **Ti-Plasmid.** Ein Teil dieses Plasmids, die T-Region wird während der Infektion in der DNA des Zellkerns von Pflanzen integriert und bleibt dort während des Tumorwachstums über Jahre erhalten. Sie induziert in den Tumorzellen die Bildung spezieller Aminosäuren, so genannter Opine. Diese Opine dienen den Bakterien als Kohlenstoff- und Stickstoffquelle. Das Ti-Plasmid kann aus *Agrobacterium tumefaciens* isoliert und genetisch verändert werden. Es gelingt, die tumorinduzierenden Eigenschaften auszuschalten und ein fremdes Gen in das Plasmid einzubauen. Das so modifizierte Plasmid kann in Zellkulturen eingeschleust werden. Pflanzen die aus einer solchen transformierten Zelle regeneriert werden, tragen in allen ihren Zellen das neuerworbene Gen. Dieses wird über die Samen auf die nächsten Generationen übertragen (Abb. 14.8).

Man nutzt die Gentechnik, um solche Erbanlagen zu übertragen, die sich nicht auf klassischem Weg einkreuzen lassen, d.h. Erbanlagen von nicht verwandten Arten. So wurde z.B. das Toxingen des Bakteriums *Bacillus thuringiensis* in Kartoffel, Kohl, Tomate und Baumwolle eingesetzt, um diese Kulturpflanzen vor Insekten-Schädlingsfraß zu schützen. Für den Menschen, Säugetiere und Vögel sind diese Gifte unschädlich.

Mit Hilfe der Gentechnik lassen sich Pflanzen vor Virusinfektionen schützen, die oft verheerende Schäden in Kulturen anrichten. In diese Pflanzen wurde das Gen für ein Virushüllprotein eingebaut. In Pflanzenzellen, die dieses Hüllprotein bilden, können sich Viren nur sehr langsam vermehren. Diese Verzögerung von einigen Wochen reicht aus, damit diese Pflanzen ungestört Frucht ansetzen und normale Ernteerträge erbringen. Dieses Gen wurde schon in Kartoffel, Gurke, Raps, Zucchini, Kiwi, Palme, Mango und viele andere Pflanzen eingebaut.

Auch Arzneipflanzen wurden durch die Übertragung einzelner Gene verändert. Ein Beispiel bietet *Atropa belladonna*. Diese Pflanze bildet normalerweise überwiegend Hyoscyamin und wenig Scopolamin. Hyposcyamin wird in der Pflanze durch eine enzymatische Reaktion in Scopolamin überführt. In *Atropa belladonna* wird das Gen für dieses Enzym nur gering expri-

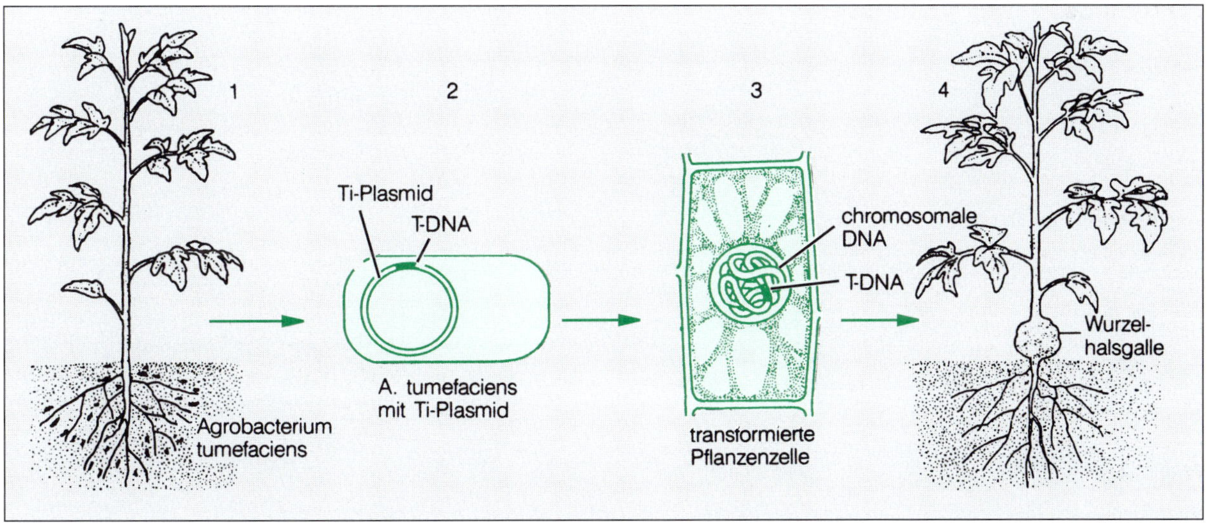

Abb. 14.7 Wurzelhalsgallen durch *Agrobacterium tumefaciens*. *Agrobacterium tumefaciens* ist ein Bodenbakterium, das in der Wurzelzone von zahlreichen Pflanzen lebt. Es kann in die Zellen am Wurzelhals eindringen. Dabei wird ein Plasmid, das Ti-Plasmid, in Pflanzenzellen übertragen. Ein transponierbarer Teil dieses Plasmids, ein Transposon, die T-Region (T-DNA), wird in die DNA der Pflanzenzelle eingebaut und veranlasst damit Tumorwachstum. Es bildet sich ein Tumor, eine so genannte Wurzelhalsgalle. (Aus. M.-D. Chilton, Spektrum der Wissenschaft 39, 1953.)

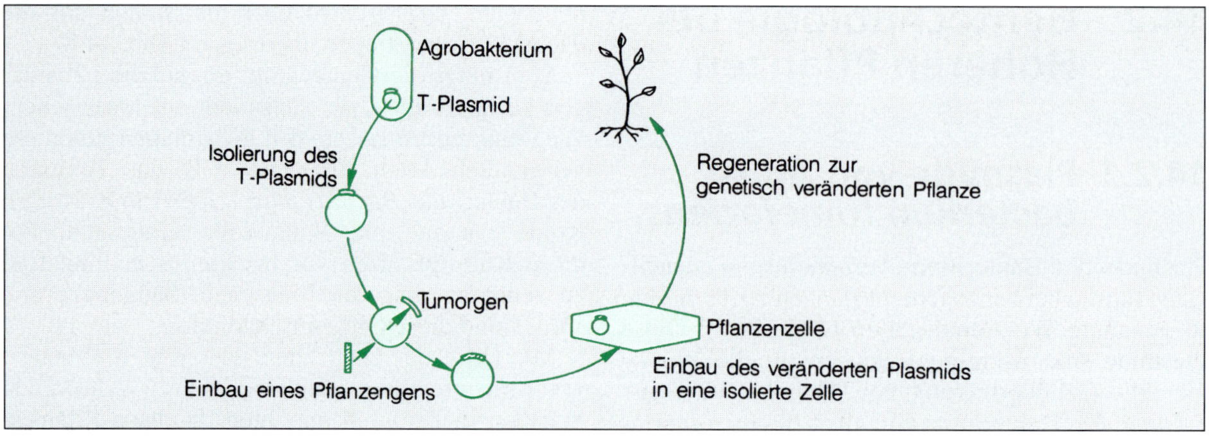

Abb. 14.8 Übertragung eines Pflanzengens in isolierte Pflanzenzellen und über deren Regeneration zu einer ganzen Pflanze in alle Zellen dieser Pflanze. (Nach K. Dohmen (Hrsg.), Biotechnologie, J.B. Metzlersche Verlagsbuchhandlung, Stuttgart 1983.)

miert. Da der Bedarf an Scopolamin wesentlich höher ist, als der an Hyoscyamin, wurde das entsprechende Gen aus *Hyoscyamus niger*, das wesentlich stärker exprimiert wird, isoliert und in das Genom von *Atropa belladonna* eingebaut. Atropa-belladonna-Pflanzen mit diesem zusätzlichen Gen produzieren nun überwiegend Scopolamin.

Auch qualitative Verbesserungen von Früchten lassen sich mit Hilfe der Gentechnik erreichen. So wurde z.B. in Tomaten ein Gen für Antisense-RNA eingebaut. Die Antisense-RNA verhindert die Bildung des Reifungsenzyms Polygalacturonase. Die Fruchtschale solcher Tomaten kann dann nicht erweicht werden. Damit werden die Tomaten wochenlang lagerungsfähig.

15 Somatische Hybridisierung

Voraussetzung für die Züchtung neuer Rassen, Varietäten und Produktionsstämme ist die Vermischung, die Rekombination des Erbgutes erbungleicher Organismen. Eine solche Rekombination von Erbgut findet in der Natur z. B. bei der sexuellen Vermehrung statt.

Eine Neukombination von Erbgut kann experimentell jedoch auch somatisch erreicht werden.

Die Methodik der Erzeugung somatischer Hybriden ist interessant bei Organismen, die sich sexuell nicht miteinander vereinen lassen oder bei Organismen, bei denen sexuelle Fortpflanzung nicht bekannt ist, z. B. bei manchen Pilzen.

Somatische Hybridisierung lässt sich erreichen durch Protoplastenfusion oder durch Zellfusion.

15.1 Protoplastenfusion

Für die Methodik der Protoplastenfusion gibt es Beispiele bei Bakterien, Pilzen und Zellen von höheren Pflanzen. Sie ist eine der wichtigsten Entwicklungen der letzten Jahre in der angewandten Genetik.

Bei Bakterien und Pilzen lassen sich Protoplasten durch Auflösen der Zellwände mit Lysozym oder anderen lytischen Enzymen gewinnen. Die Zellwände höherer Pflanzen lassen sich mit Pektinasen und Cellulasen „abverdauen“ (Abb. 15.1).

Die von der Zellwand befreiten Protoplasten lassen sich fusionieren. Wegen der stark negativen Ladung der Protoplastenoberfläche treten Fusionen normalerweise selten auf. Erst in Gegenwart von beispielsweise Polyethylenglykol verschmel-

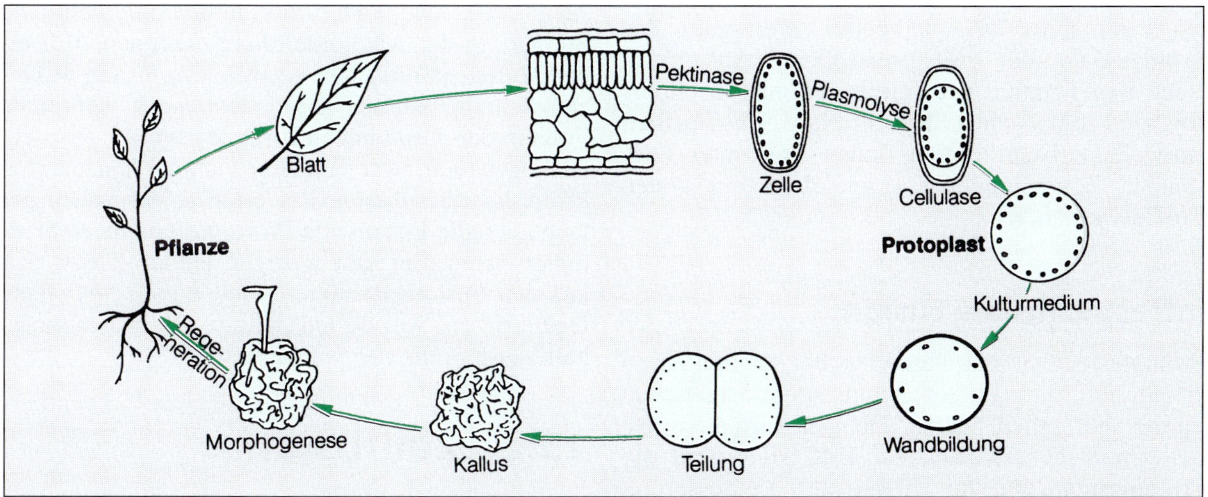

Abb. 15.1 Isolierung von Protoplasten aus Pflanzenzellen. Blattmesophyllzellen z. B. werden mit Pektinasen und Cellulasen behandelt. Hierdurch wird die Zellwand entfernt. Die Protoplasten runden sich ab. Unter geeigneten Bedingungen lässt sich aus einem solchen Protoplasten wieder eine ganze Zelle gewinnen.
Protoplasten unterschiedlicher Herkunft können auch miteinander fusioniert werden. In Protoplasten lässt sich auch fremde DNA hineinmanipulieren, z. B. Ti-Plasmid-DNA. Über Protoplasten lässt sich auch die Auslese somatischer Mutanten zur Anzucht neuer Varietäten durchführen. (Aus: K. Dohmen (Hrsg.), Biotechnologie, J.B.Metzlersche Verlagsbuchhandlung, Stuttgart 1983.)

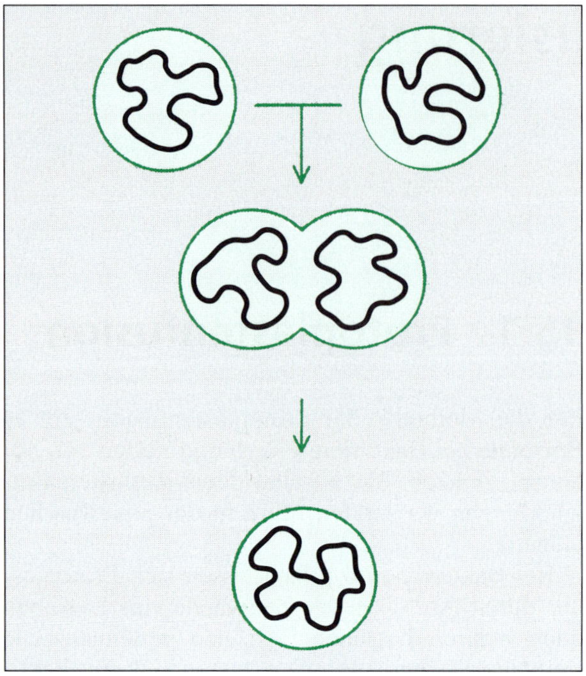

Abb. 15.2 Fusion von Protoplasten zweier Streptomyces-Stämme. Bei der Fusion von zwei Protoplasten verschmilzt das Protoplasma und die DNA-Moleküle vereinigen sich zu einem gemeinsamen Molekül. Als Resultat entsteht eine somatische Hybride mit neuen Erbeigenschaften. Aus dem gemeinsamen Protoplasten regeneriert wieder eine Bakterienzelle und gibt ihr neu-kombiniertes Erbgut an ihre Nachkommenschaft weiter

zen die Protoplasten und es kommt bei der nächsten Teilung der DNA zu einer Vereinigung des Erbmaterials der Ausgangszellen (Abb. 15.2). Nach Regeneration der Zellwand können sich aus solchen somatischen Hybridzellen Organismen entwickeln. Unter diesen finden sich unter Umständen Rekombinanten, d.h. solche mit neuen Erbeigenschaften.

Intraspezifische Fusion

Protoplastenfusion ist besonders bei solchen Arten erfolgreich, die sich selbst mit einem artgleichen Partner nur selten paaren. Dies ist beispielsweise bei den Streptomyceten der Fall. Hier wird die Protoplastenfusion mit Erfolg zur Verbesserung der Antibiotikaproduktion sowie der Auffindung neuer Antibiotika genutzt. Auch bei Bacillus-Stämmen ist die Protoplastenfusion anwendbar.

Erfolgreich wurde die Protoplastenfusion bei verschiedenen Pilzen, wie Aspergillus-, Penicillium- und Cephalosporium-Stämmen eingesetzt. Eine besonders erfolgreiche Rolle spielte diese Methodik bei der Entwicklung von Cephalosporium-Stämmen. Rekombinanten mit einer Zunahme der Cephalosporin-C-Bildung, um 40%, gesteigertem Wachstum und verbesserter Sporenbildung konnten isoliert werden.

Mutterkornalkaloide werden heute auch über Submerskulturen von Claviceps-Stämmen produziert.

In Submerskulturen fehlt die sexuelle Entwicklungsphase des Pilzes. Hier bietet die Protoplastenfusion neue Ansatzpunkte zur Stammentwicklung.

Interspezifische Fusion

Auch Protoplasten verschiedener Arten lassen sich miteinander verschmelzen. Dies bietet die Möglichkeit, das Erbgut von Arten miteinander zu kombinieren, die natürlicherweise nicht miteinander paaren würden. Es gelingt so, die Artschranke zu durchbrechen. Man hofft damit zu neuen modifizierten Produkten zu kommen. Ein Einsatz der Protoplastenfusion mit dieser Zielsetzung ist vor allem bei der Suche nach neuen Antibiotika interessant. Allerdings müssen für eine erfolgreiche Anwendung dieser Technik die Arten, deren Protoplasten fusioniert werden, nahe verwandt sein.

Von Bedeutung kann die somatische Erzeugung von Artbastarden durch Protoplastenfusion auch bei höheren Pflanzen werden. Von pharmazeutischem Interesse sind beispielsweise somatische Hybriden zwischen *Datura stramonium* und *Datura innoxia*. Solche Hybriden ließen eine deutliche Steigerung der Alkaloidbildung erkennen. Vor einer breiten praktischen Anwendung in der Pflanzenzüchtung müssen hier jedoch noch zahlreiche Fragen der Grundlagenforschung gelöst werden. Es lassen sich zwar von sehr vielen Pflanzenarten Protoplasten isolieren. Bei einigen Versuchen gelang auch die Fusion von Protoplasten unterschiedlicher Arten. Bei sehr wenigen jedoch ließen sich aus den Fusionsprodukten wieder ganze Pflanzen regenerieren. Am besten gelingt das bisher innerhalb der Familie der Solanaceen.

15.2 Zellfusion

Zellen aus Zellkulturen tierischer und menschlicher Zellen lassen sich miteinander fusionieren. Als Fusionsvermittler kann auch hier wieder Polyethylenglykol dienen.

Die Fusion zweier Zellen führt zunächst zu einer zweikernigen Zelle, einem Heterokarion. Bei der ersten Zellteilung verschmelzen die beiden Kerne zu einem einzigen Kern, der die Chromosomen beider Elternzellen vereint. So lassen sich beispielsweise menschliche Fibroblastenzellen mit Mauszellen hybridisieren. In diesen Mensch-Maus-Hybridzellen gehen allerdings bei den nachfolgenden Teilungen die menschlichen Chromosomen wieder verloren. Solche Zellfusionen sind wesentlich für manche Fragen der Grundlagenforschung.

15.2.1 Herstellung monoklonaler Antikörper

Von größter praktischer Bedeutung ist die Zellfusion jedoch für die **Herstellung monoklonaler Antikörper.** Grundlage hierfür ist die Fusion von B-Lymphozyten mit Myelomzellen. Myelome sind maligne Tumoren des Immunsystems. Die B-Lymphozyten steuern die Fähigkeit zur Bildung spezifischer Antikörper bei, die Myelomzellen die unbegrenzte Teilungsfähigkeit der Zellhybride. Aus jeder Hybridzelle entsteht ein Zellklon. Solche Hybridzellen lassen sich vermehren. Ein Zellklon produziert nur Antikörper mit gleicher Antigenspezifität, also monoklonale Antikörper (Abb. 15.4). Solche monoklonalen Antikörper besitzen eine hohe Spezifität. Ihnen kommt eine ständig wachsende Bedeutung in Medizin und Pharmazie zu, z.B. in der Diagnose, Analytik und Stoffisolierung. Sie lassen sich in nahezu beliebiger Menge gewinnen. Monoklonale Antikörper als Arzneimittel haben eine große Zukunft. Zum Teil werden die Gene derartiger monoklonaler Antikörper gentechnisch modifiziert, wobei nur die Bereiche als „Maus-Sequenzen" belassen werden, die für die spezifische Erkennung des Antigens erforderlich sind. Alle anderen Bereich werden durch „humane Sequenzen" ersetzt. Man bezeichnet derartige Antikörper als „chimärisierte Antikörper" (Abb. 15.3). Diese werden deutlich besser vertragen als reine Maus-Antikörper, da sie signifikant geringer antigen sind. Beispiele für in Deutschland zugelassene monoklonale Antikörper sind: Ortoclone® OKT3 (zur GvH-Prophylaxe bei Organtransplantationen), Panorex® (zur postoperativen adjuvanten Therapie von kolorektalen Karzinomen im Stadium Dukes C).

Ein Fab-Fragment eines human-murin-chimärischen monoklonalen Antikörpers enthält das Präparat ReoPro® (Abciximab). Bei diesem ursprünglich murinen Antikörper wurden alle konstanten Bereiche mit Hilfe gentechnologischer Methoden durch entsprechende Sequenzen aus humanen Antikörpern ersetzt. Nur die variablen Bereiche, die

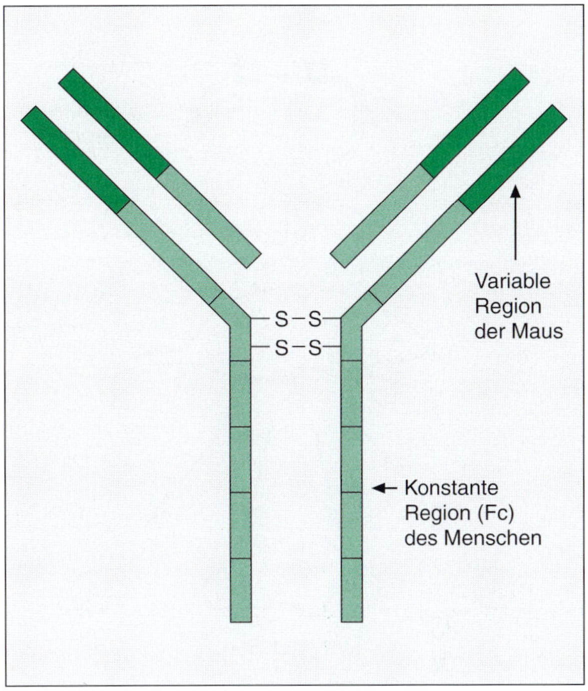

Abb. 15.3 Chimärisierter Antikörper

für die spezifische Erkennung des GPIIb/IIIa-Rezeptors verantwortlich sind, wurden als murine Sequenzen belassen. Das Antikörperfragment wird eingesetzt, um die Gefahr einer Re-Stenose nach Dilatation von Koronargefäßen zu verringern.

Weitere chimärisierte Maus-Mensch-Antikörper sind Basliximab (Simulect®) und Trastuzumab (Herceptin®).

Simulect ist als Immunsuppressivum bei Nierentransplantationen zugelassen. Dieser monoklonale Antikörper blockiert die alfa-Kette des Interleucin-2-Rezeptors (CD25-Rezeptor) der T-Zellen. Hierdurch wird die Vermehrung der T-Zellen und damit die Abstoßungsreaktion (Immunreaktion) gegen das transplantierte Organ verhindert.

Herceptin® dient zur Behandlung von Brustkrebs.

15.3 Pflanzenzucht mit Protoplasten

In einem pflanzlichen Organismus befinden sich zahlreiche mutierte Zellen. Diese verdanken ihre Entstehung Mutationen von Somazellen (Kap. 12.1.1). Die Entstehung somatischer Mutationen ist auf eine Reihe verschiedener Ursachen zurückzuführen, auf Chromosomenaberration, Punktmutationen, Mutationen im Genom oder in der DNA

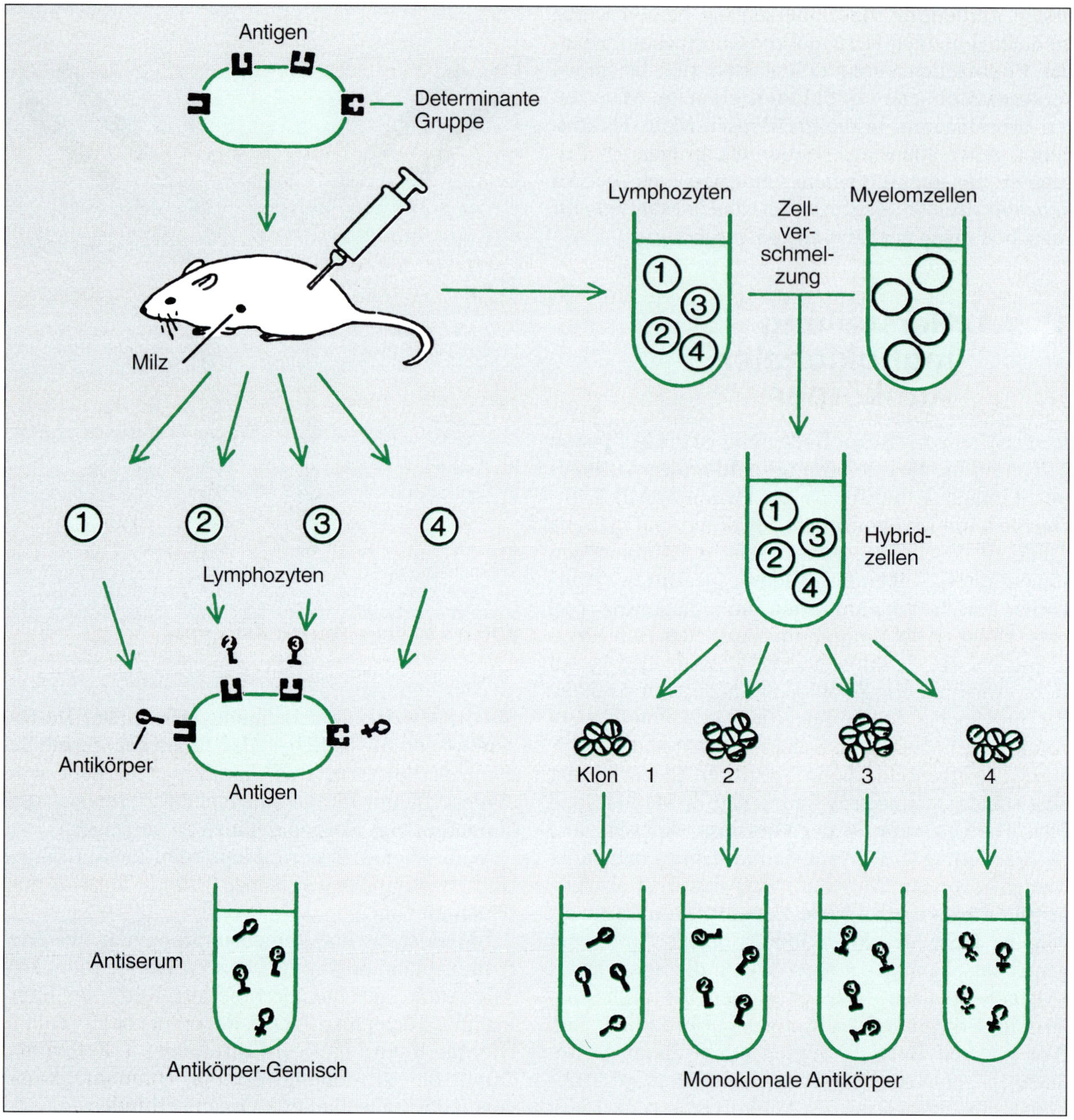

Abb. 15.4 Herstellung monoklonaler Antikörper. Ein Antigen (oben) hat in der Regel mehrere determinante Gruppen mit unterschiedlichen Strukturen, in unserem Beispiel vier. Injiziert man dieses Antigen in eine Maus oder ein anderes Säugetier, so werden als Abwehrreaktionen des Immunsystems Klone von Lymphozyten differenziert und vermehrt. In unserem Beispiel vier, für jede determinante Gruppe des Antigens ein Klon. Jeder dieser Lymphozytenklone produziert Antikörpermoleküle, die jeweils mit einer determinanten Gruppe des Antigens reagieren können. In unserem Beispiel entstehen also vier Sorten von Antikörpermolekülen. Auf diese Weise gewonnene Antiseren sind immer Antikörpergemische. Normale Lymphozyten lassen sich nicht außerhalb eines lebenden Organismus kultivieren, sie teilen sich nicht in künstlichen Nährmedien. Myelomzellen, d. h. tumorartig wuchernde B-Zellen, die selbst keine spezifischen Antikörper mehr bilden können, wachsen und teilen sich jedoch in künstlichen Nährmedien. Verschmilzt man normale Lymphozyten aus einem immunisierten Tier mit Myelomzellen, so erhält man eine vegetative Hybridzelle, eine Hybridomzelle. Aus einem Gemisch lassen sich über die Selektion von Einzelzellen Zellklone, d. h. erbgleiche Nachkommenzellen, züchten (Aus C. Milstein, Spektrum der Wissenschaft, 12, 96 [1980].)

von Chloroplasten oder Mitochondrien. Diese genetische Variabilität von Somazellen lässt sich in der Pflanzenzüchtung für die Entwicklung neuer Sorten nutzen.

Aus dem Blattmesophyll höherer Pflanzen können in sehr großer Zahl Protoplasten isoliert werden. Aus diesen Protoplasten lassen sich wieder ganze Pflanzen regenieren (Kap. 1.2). Diese Pflanzen, jede einzeln aus einem einzigen Protoplasten der gleichen Pflanze regeneriert, sind in der Regel unter sich und der Ausgangspflanze sehr ähnlich oder gleich. Es lassen sich unter den regenerierten Pflanzen jedoch auch solche finden, die in ihren Eigenschaften von der Ausgangspflanze abweichen. Man spricht von somaklonaler Variation. Durch Selektion lassen sich aus diesen Varianten neue Sorten gewinnen, die z. B. bei Kartoffeln, resistenter gegen Pilzerkrankungen sind. Der Vorteil dieser Methodik liegt darin, dass Abertausende von Protoplasten und daraus entstehende Zellkulturen auf kleinstem Raum im Labor untersucht werden können.

Zusammenfassung

Im Prinzip bedient sich die Gentechnologie geeigneter Plasmide zur Übertragung von menschlichen Genen in Bakterienzellen.

Die Plasmidringe werden mit „Schneideenzymen", so genannten Restriktionsendonukleasen geöffnet, und an die freien Enden wird eine neue Gensequenz gekoppelt. Hierdurch entsteht ein neuer Plasmidring mit einer zusätzlichen Erbinformation. Diese veränderten Plasmide können in Bakterienzellen eingeschleust weren. Sie vermehren sich dort und mit ihnen das eingefügte Gen. Es entsteht so eine größere Anzahl von identischen Kopien des eingesetzten Gens, ein Klon identischer DNA. Damit die Erbinformation des eingesetzten Gens exprimiert werden kann, muss dem eingesetzten Gen auf dem Plasmid noch eine Regeleinheit vorgeschaltet werden.

Plasmide dienen also als Vektoren zur Übertragung von Fremdgenen in Bakterien. Auch zur Übertragung von bakteriellen Genen in pflanzliche Zellen dienen Plasmide (von *Agrobacterium tumefaciens*), oder ringförmige DNA von Viren (z. B. eines Blumenkohlvirus), die in pflanzliche Zellen eindringen und eingesetzte Fremdgene „mittragen" können. Zur Übertragung von Genen in Säugetierzellen kann ringförmige DNA von Papovaviren (SV 40) dienen.

Physiologie

16 Stoffwechselphysiologie

Wesentliches Kennzeichen aller zellulären Lebensvorgänge ist der Stoffwechsel (Metabolismus), d.h. Aufbau, Umbau und Abbau von Zellbestandteilen. Dieses in hohem Maß geordnete metabolische Geschehen erfordert die ständige Zufuhr von Energie. Dabei werden im Rahmen des Stoffwechsels ganz verschiedene Aufgaben erfüllt:

1) Aus anorganischen oder organischen Verbindungen der Umgebung (Nährstoffen) oder aus absorbiertem Sonnenlicht wird chemische Energie gewonnen.
2) Aus den Nährstoffen werden die Grundbausteine für die zellulären Makromoleküle hergestellt.
3) Aus diesen Grundbausteinen erfolgt die Synthese von Proteinen, Nukleinsäuren, Lipiden, Polysacchariden und anderen Zellkomponenten.
4) Durch den Abbau von Proteinen, Fettsäuren und Kohlenhydraten gewinnt die Zelle Energie.

Die Stoffwechselvorgänge verlaufen im so genannten Primärstoffwechsel in Prokaryoten und Eukaryoten weitgehend übereinstimmend. Wie umfangreich die Stoffwechselvorgänge sind, zeigt sich daran, dass ein Erwachsener im Zeitraum von 40 Jahren insgesamt ca. 6 Tonnen Nahrungsmittel und 36000 Liter Wasser zu sich nimmt und dennoch sein Gewicht weitgehend konstant bleibt.

16.1 Grundlagen biochemischer Reaktionen – Enzyme

Die dem Stoffwechsel zugrundeliegenden biochemischen Reaktionen weisen gegenüber chemischen Reaktionen eine Reihe von Besonderheiten auf. Dazu gehören vor allem, dass die **von Enzymen katalysierten Reaktionen im pH-Bereich um den Neutralpunkt und bei mäßigen Temperaturen ablaufen.**

Enzyme sind fast immer Proteine. Ausnahmen sind bestimmte mRNA-Moleküle, die eine katalytische Aktivität entfalten können. Dies ist beim autokatalytischen Spleißen der Fall, wenn mRNA-Moleküle ihre eigene Sequenz modifizieren. Zahlreiche Enzyme können ohne Aktivitätsverlust aus der Zelle isoliert und u.U. sogar kristallin erhalten werden. Untersuchungen mit isolierten Enzymen im Reagenzglas haben wichtige Erkenntnisse über die Struktur und Wirkung dieser Biokatalysatoren erbracht. **Enzyme können durch ihre Michaeliskonstante, ihre Cofaktoren und ihren isoelektrischen Punkt charakterisiert werden.**

16.1.1 Einteilung von Enzymen

Die Enzyme werden nach ihrer Substratspezifität und des Typs der von ihnen katalysierten Reaktion in verschiedene Gruppen eingeteilt. Wegen ihrer großen Zahl wurde von der internationalen Enzymkommission eine systematische Klassifizierung in sechs Hauptklassen, die wiederum in Unterklassen und Untergruppen gegliedert sind, empfohlen (Tab. 16.1).

16.1.2 Grundlegende Eigenschaften von Enzymen

1) Jede enzymatische Reaktion beginnt mit einer reversiblen Bindung des Substrats.
2) Enzyme beschleunigen die Einstellung von Reaktionsgleichgewichten, nicht die Richtung der chemischen Reaktion.
3) Enzyme gehen unverändert aus einer Reaktion hervor.
4) Enzyme können in ihrer Aktivität reguliert werden.

Tab. 16.1 Einteilung und Nomenklatur der Enzyme[1]

Hauptklasse und Untergruppen (Auswahl)	**Beispiele**
1. Oxidoreduktasen (Enzyme der biologischen Oxidation und Reduktion)	
1.1 Auf >CH – OH wirkend	
1.1.1 Mit *NAD* oder *NADP* als Akzeptor	Lactat-Dehydrogenase
1.1.3 Mit O_2 als Akzeptor	Glucose-Oxidase
1.2 Auf Aldehyde wirkend	
1.2.1 Mit *NAD* oder *NADP* als Akzeptor	Glycerinaldehyd-3-phosphat-Dehydrogenase
1.4 Auf > CH – NH_2-Gruppen wirkend	
1.4.3 Mit O_2 als Akzeptor	L-Aminosäure-Oxidase
1.13–1.14 Oxygenasen	
1.13.11 Zwei Sauerstoff-Atome einführend	Tryptophan-2.3-Dioxygenase
1.14.13–1.14.17 Mit zwei Donoren, ein Sauerstoff-Atom einführend und Wasser bildend	Phenylalanin-4-Monooxygenase
2. Transferasen (gruppenübertragende Enzyme)	
2.1 C_1-Gruppen übertragend	
2.1.1 Methyl-Transferasen	Guanidinoacetat-Methyl-Transferase
2.1.3 Carboxyl- und Carbamoyl-Transferasen	Ornithin-Carbamoyl-Transferase
2.3 Acyl-Transferasen	Lecithin-Cholesterin-Acyl-Transferase
2.4 Glykosyl-Transferasen	Lactose-Synthase
2.6 N-haltige Gruppen übertragend	
2.6.1 Amino-Transferasen	Alanin-Transaminase
3. Hydrolasen (Enzyme, die hydrolytische Spaltungen katalysieren)	
3.1 Esterbindungen spaltend	
3.1.1 Carboxylester-Hydrolasen	Phospholipase A_2
3.1.3 Phosphomonoesterasen	Glucose-6-Phosphatase
3.1.11–3.1.31 Nukleasen	
3.2 Glykoside spaltend	
3.2.1 Glykosidasen	
3.4 Peptidbindungen spaltend	
3.4.11 Aminoacylpeptidhydrolasen	Aminopeptidase
3.4.21–3.4.24 Proteinasen	Trypsin
4. Lyasen (sie katalysieren Eliminierungsreaktionen unter Ausbildung einer Doppelbindung, oder in Umkehrung Additionen an Doppelbindungen)	
4.1 C–C-Lyasen	
4.1.1 Carboxyl-Lyasen	Pyruvat-Decarboxylase
4.1.2 Aldehyd-Lyasen	Aldolase
4.2 C–O-Lyasen	
4.2.1 Hydro-Lyasen	Fumarat-Hydratase (Fumarase)
4.3 C–N-Lyasen	Histidin-Ammoniak-Lyase
5. Isomerasen (sie katalysieren Umlagerungen innerhalb des Moleküls)	
5.1 Racemasen und Epimerasen	
5.1.3 Auf Kohlenhydrate wirkend	Ribulose-5-phosphat-Epimerase
5.3 Intramolekulare Oxidoreduktasen	
5.3.1 Aldosen-Ketosen umwandelnd	Glucose-6-phosphat-Isomerase
5.4 Intramolekulare Transferasen	Methylmalonyl-*CoA*-Mutase
6. Ligasen (sie knüpfen Bindungen unter gleichzeitiger Spaltung von ATP)	
6.1 C–O-Bindungen knüpfend	
6.1.1 Aminosäuren-*RNA*-Ligasen	Aminosäuren-aktivierende Enzyme
6.3 C–N-Bindungen knüpfend	
6.3.1 Säure-Ammoniak Ligasen	Glutamin-Synthetase
6.4 C–C-Bindungen knüpfend	
6.4.1 Carboxylasen	Acetyl-*CoA*-Carboxylase, Pyruvatcarboxylase

[1] Enzyme Nomenclature. Recommendations (1984) of the Nomenclature Committee of the International Union of Biochemistry. Academic Press New York.

Tab. 16.2 Beispiel für Enzyme, die Metallionen und/oder Coenzyme enthalten.

Enzym	Metallion	Coenzym
Alkohol-Dehydrogenase	Zn	NAD
Carboanhydrase	Zn	–
Cytochrom-Oxidase	Cu, Zn	–
Cytochrom b	Fe^{2+}/Fe^{3+}	
Katalase	Fe	–
Succinat-Dehydrogenase	Fe	FAD
Tyrosinase	Cu	–
Pyruvat-Carboxylase	Zn, Mn	Biotin
Glucose-Oxidase	–	FAD
Glucose-6-phosphat-Dehydrogenase	–	NADP
Pyruvat-Dehydrogenase	–	NAD, FAD, Thiaminpyrophosphat, Liponsäure
Transaminasen	–	Pyridoxalphosphat
Decarboxylasen	–	Pyridoxalphosphat
Transferasen	–	Pyridoxalphosphat

16.1.3 Bau von Enzymen

Die Spezifität eines Enzyms ist durch seine Struktur bedingt, insbesondere durch den Bereich, an den das Substrat gebunden und umgesetzt wird. Dies ist die Substratbindungsstelle, das so genannte „aktive" oder „katalytische" Zentrum. Das aktive Zentrum befindet sich häufig im Inneren des Enzyms in einer hydrophoben Tasche. **Jedes Enzym besitzt ein aktives Zentrum, an dem die katalytische Umsetzung des Substrats abläuft.**

Einige Enzyme benötigen für ihre enzymatische Aktivität zusätzlich Cofaktoren. Als Cofaktoren können **Metallionen** oder organische **Moleküle (Coenzyme)** dienen (Tab. 16.2). Enzymprotein plus Cofaktor wird als Holoenzym bezeichnet, während der Proteinanteil des Enzyms allein als **Apoenzym** bezeichnet wird. **Cofaktoren lassen sich in vielen Fällen vom Enzym trennen, sie sind im Gegensatz zum Enzymprotein im Allgemeinen thermostabil und besitzen ein niedriges Molekulargewicht.** Cofaktoren fungieren häufig als Überträger von Elektronen, Wasserstoffatomen oder funktionellen Gruppen (Abb. 16.1, Tab. 16.3). Viele Coenzyme enthalten als aktive Molekülkomponenten Flavin, Thiamin oder Nicotinamid, also Verbindungen, die der Mensch nicht selbst synthetisieren kann, sondern als Vitamine aufnehmen muss (Tab. 16.3).

Sind die Coenzyme sehr fest in das Enzymprotein eingebunden, so werden sie als **prosthetische Gruppen** bezeichnet. **Auf die Coenzyme trifft die Definition des Katalysators nicht zu. Sie gehen nicht unverändert aus der Reaktion hervor.** Erst in einer weiteren, ebenfalls enzymatischen Reaktion wird das Coenzym wieder regeneriert. Deshalb werden Coenzyme vielfach auch als **Cosubstrate** bezeichnet.

16.1.4 Coenzyme

Typische dissoziable Coenzyme sollten eigentlich besser Cosubstrate genannt werden. Es handelt sich um Nicht-Proteinanteile eines Enzyms.

Sie sind reversibel an den Proteinanteil eines Enzyms gebunden. Sie erfahren bei der Reaktion eine Umwandlung. Zur Wiederherstellung ihres ursprünglichen Zustandes ist eine zusätzliche Reaktion erforderlich. Sie übernehmen die Rolle von Wasserstoff- oder Gruppendonatoren. Phosphatreste werden beispielsweise von Kinasen übertragen. Der Phosphatrest stammt hierbei vom ATP. Bei vielen Reaktionen der Oxidoreduktasen übernimmt NAD den Wasserstoff vom Substrat.

Beide Cosubstrate ATP, resp. NAD fungieren als zweites Substrat, das sich mit dem eigentlichen Substrat stöchiometrisch und nicht katalytisch umsetzt. In einer zweiten Reaktion, die durch ein anderes Enzymprotein katalysiert wird, wird ADP wieder Phosphat aufnehmen, resp. NAD·H Wasserstoff wieder abgeben.

Die katalytische Wirkung eines Coenzyms kommt erst durch seine Bindung mit beiden Enzymen zu einem Enzymsystem zustande (Abb. 16.2).

Coenzyme vermitteln so zwischen verschiedenen Enzymen. Durch sie wird die Übertragung von Stoffwechselmetaboliten, z. B. Phosphat, Wasserstoff oder anderen organischen Gruppen erst möglich. Man nennt Coenzyme daher auch „Transportmetaboliten".

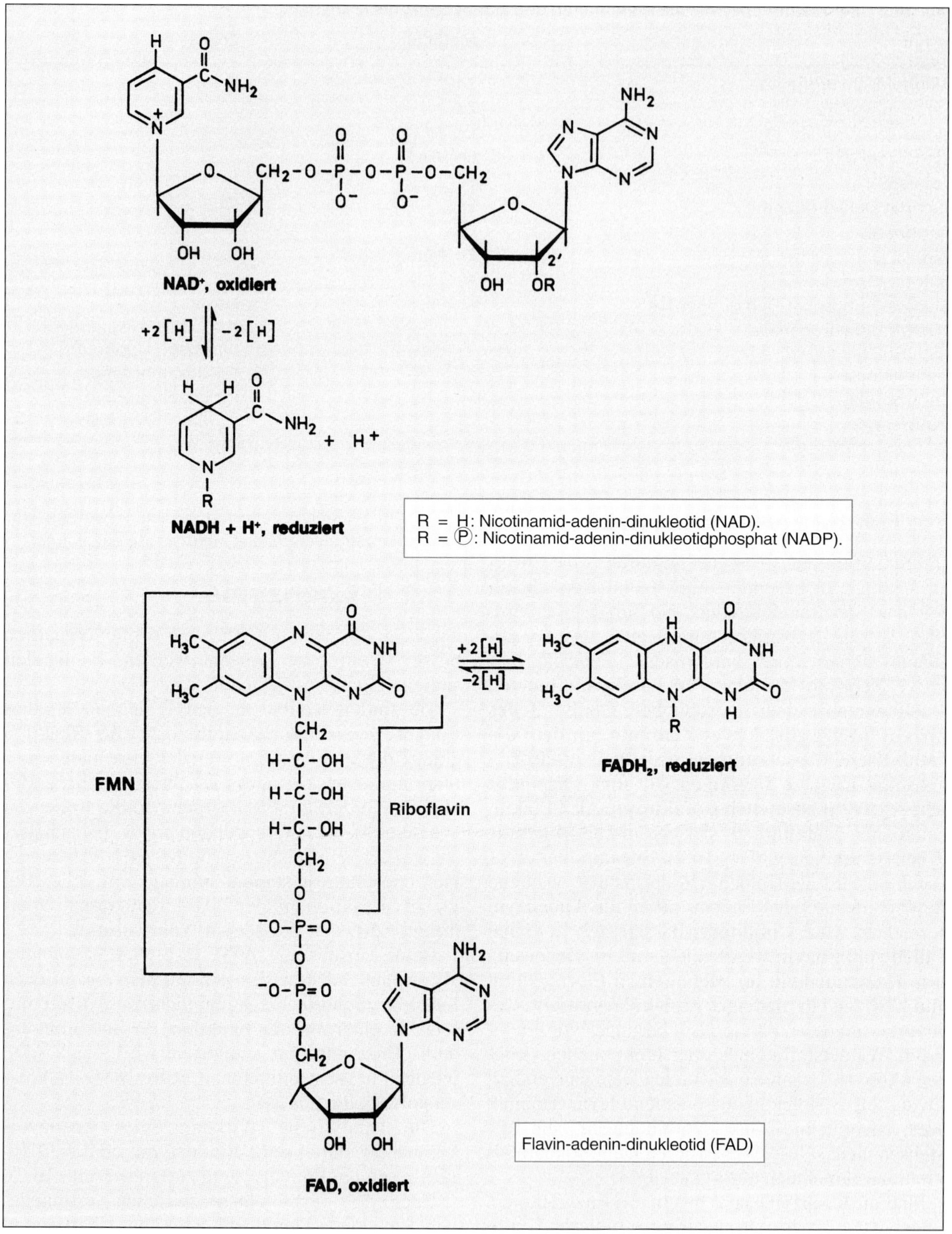

Abb. 16.1 NAD, NADP, FMN bzw. FAD

Tab. 16.3 Einige Beispiele für Coenzyme und prosthetische Gruppen und ihre Funktion. (Aus Karlson, Kurzes Lehrbuch der Biochemie, Georg Thieme Verlag, Stuttgart/New York 1988.)

Coenzym bzw. prosthetische Gruppe	Häufige Abkürzung	Übertragene Gruppe	Zugehöriges Vitamin
I. Wasserstoff und Elektronen übertragende Coenzyme			
Nicotinamidadenindinukleotid	NAD^+	Wasserstoff	Nicotinsäureamid
Nicotinamidadenindinukleotid-phosphat	$NADP^+$	Wasserstoff	Nicotinsäureamid
Flavinmononukleotid	FMN	Wasserstoff	Riboflavin
Flavinadenindinukleotid	FAD	Wasserstoff	Riboflavin
Ubichinon	Q	Wasserstoff	–
Zellhämine		Elektronen	–
Liponsäure	Lip (S_2)	Wasserstoff und Acyl-Gruppen	–
II. Gruppenübertragende Coenzyme			
Adenosintriphosphat	ATP	Phosphorsäure-Rest (und AMP-Rest)	–
Phosphoadenylsäure-sulfat	PAPS	Schwefelsäure-Rest	–
Pyridoxalphosphat	PLP	Amino-Gruppe	Pyridoxin (Vitamin B_6)
Cytidindiphosphat	CDP	Phosphocholin und verwandte Gruppen	–
Uridindiphosphat	UDP	Zucker, Uronsäure	–
Coenzyme für C_1-Transfer:			
Adenosylmethionin	SAM	Methyl-Gruppe	(Methionin)
Tetrahydrofolsäure	H4-folat	Formyl-Gruppe	Folsäure
Biotin		Carboxy-Gruppen (CO_2)	Biotin
Coenzyme für C_2-Transfer:			
Coenzym A	CoA	Acetyl (Acyl)	Pantothensäure
Thiamindiphosphat	ThPP	C_2-Aldehyd-Gruppen	Thiamin
III. Wirkgruppen der Isomerasen und Lyasen			
Uridindiphosphat	UDP	Zuckerisomerisierung	
Pyridoxalphosphat	PLP	Decarboxylierung	Pyridoxin (Vitamin B_6)
Thiamindiphosphat	ThPP	Decarboxylierung	Thiamin
B_{12}-Coenzym	B_{12}	Umlagerung	Cobalamin

16.1.5 Prosthetische Gruppen

Ist die Wirkung von Enzymen im Gegensatz zu den dissoziablen Coenzymen fest an das Enzymprotein gebunden, spricht man von prosthetischen Gruppen. Das Holoenzym reagiert nacheinander mit zwei verschiedenen Substraten. Ein Beispiel ist die Aminosäureoxidase mit FAD (Flavin-adenin-dinukleotid) als prosthetischer Gruppe (Abb. 16.3).

16.1.6 Einteilung und Funktionen von Coenzymen

Fast alle Coenzyme enthalten Nukleotide (Abb. 16.1). Oft sind Vitamine Bestandteile von Coenzymen. Coenzyme werden nach der Reaktion eingeteilt, an deren Ablauf sie beteiligt sind (Tab. 16.3).

Coenzyme der Oxidoreduktasen

Oxidoreduktasen katalysieren Redoxreaktionen. Wichtige Coenzyme dieser Enzyme sind Nicotinamidnukleotide. Wasserstoff wird hierbei vom Substrat auf Nicotinamidadenindinukleotid (NAD) oder auf Nicotinamidadenindinukleotidphosphat (NADP) übertragen. Nicotinamid bildet den reaktiven Bestandteil. Der Pyridinring ist N-glykosidisch mit Ribose verknüpft. Der Pyridinteil in den beiden Coenzymen trägt eine positive Ladung. Sie werden daher als NAD^+ resp. $NADP^+$ bezeichnet. Beide Coenzyme können Wasserstoff reversibel aufnehmen. Der Pyridinring nimmt ein zusätzliches H-Atom auf und wird dabei reduziert (Abb. 16.72, Alkohol-Dehydrogenase).

Bei der Reduktion des Pyridinrings handelt es sich um einen 2-Elektronen-Übergang. Beide Elektronen werden gemeinsam mit einem Proton übertragen.

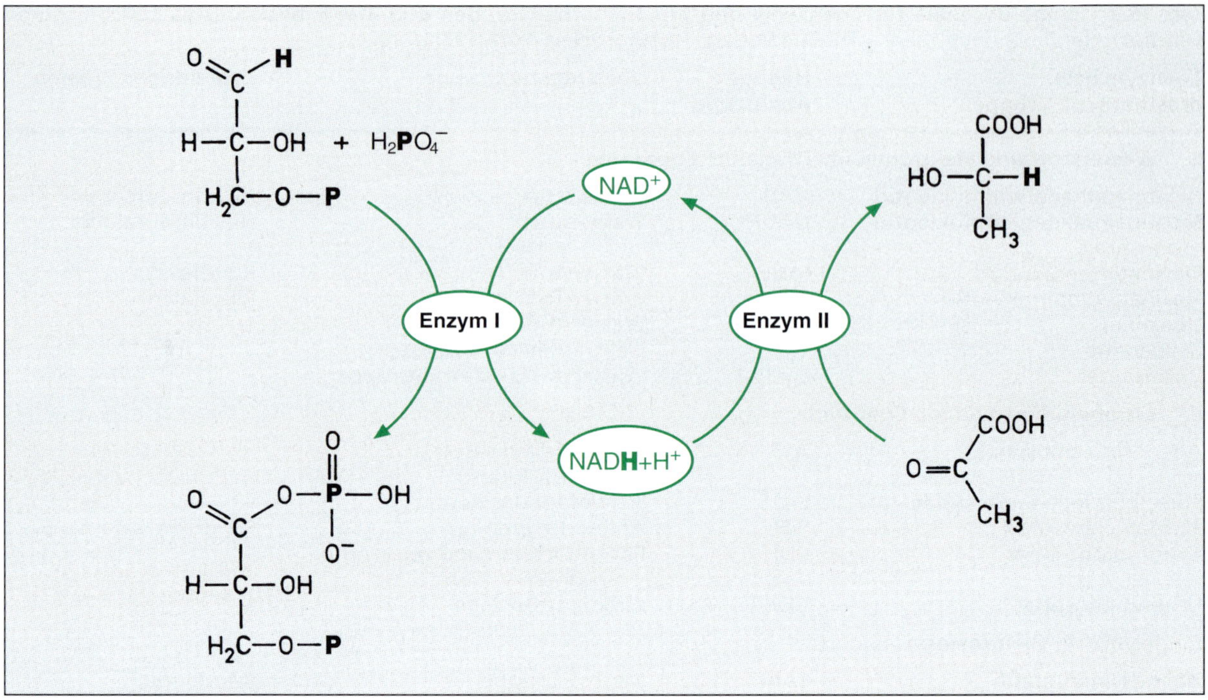

Abb. 16.2 Zur Reaktionsweise von Coenzymen. In diesem Beispiel wirkt das Nicotinamidadenindinukleotid (NAD) als Cosubstrat der Glyceralphosphat-Dehydrogenase. NAD übernimmt den Wasserstoff von einem Derivat des Glycerinaldehyds (oben links). Dieser wird zum Säurederivat dehydriert (unten links). Das Wasserstoff beladene Coenzym wird dann, gebunden an ein anderes Enzym, z. B. die Lactat-Dehydrogenase, wieder dehydriert. Damit verbunden ist die Hydrierung von Pyruvat zu Lactat (rechts). (Nach Karlson, Kurzes Lehrbuch der Biochemie, Georg Thieme Verlag, Stuttgart/New York 1994.)

NAD^+ und $NADP^+$ sind Coenzyme zahlreicher Dehydrogenasen. Sie katalysieren z. B. die Dehydrierung von primären und sekundären alkoholischen Gruppen. In der Regel sind die Reaktionen reversibel.

Beide Coenzyme sind wichtige Transportmetaboliten. Sie übernehmen den Wasserstofftransport innerhalb der Zelle. Beide haben dabei unterschiedliche Funktionen.

NADP·H liefert bei Biosynthesen den nötigen Wasserstoff, resp. die „Reduktionsäquivalente". NAD·H gibt seinen Wasserstoff meist an die Enzyme der Atmungskette ab. Diese Reaktionen werden zur Synthese von ATP genutzt (Kap. 16.1.1).

Nicotinsäure und Nicotinamid zählen zu den Vitaminen der B-Gruppe.

Flavinnukleotide

Flavinnukleotide sind die prosthetischen Gruppen der Flavoproteine. Es sind Alloxanderivate. Flavinmononukleotid (FMN) ist ein Riboflavin-5-Phosphat, das Riboflavin, ein Vitamin der B-Gruppe (Abb. 16.1). Andere Flavoproteine enthalten das Flavinadenindinukleotid (FAD) als prosthetische Gruppe.

Flavoproteine sind bei zahlreichen Reaktionen beteiligt, als Dehydrogenasen, Oxidasen z. B. Aminosäure-Oxidasen (Abb. 16.3) oder Monooxigenasen. Ein Beispiel ist die NADH-Dehydrogenase der Atmungskette (Kap. 16.6). Auch bei der β-Oxidation der Fettsäuren und im Citratzyklus spielen flavinhaltige Dehydrogenasen eine wichtige Rolle.

Ferredoxine

Ferredoxine sind Proteine die Gruppen von Eisen und Schwefel enthalten. Sie übertragen Elektronen in der Atmungskette und bei der Photosynthese.

Enzyme, die Eisen-Schwefelgruppen besitzen und zusätzlich noch Flavinnukleotide und Metalle, sind z. B. die Succinat-Dehydrogenase, die Nitrat-Reduktase und die Nitrogenase.

Chinone

Chinone sind Redoxsysteme in der Atmungskette (Ubichinon) oder Photosynthese (Plastochinon) (Abb. 16.4). Chinone sind wasserunlöslich. Sie bilden den Reduktionsäquivalente in Lipidmembranen. Sie übertragen $2e^- + 2H^+$. Plastochinone und Ubi-

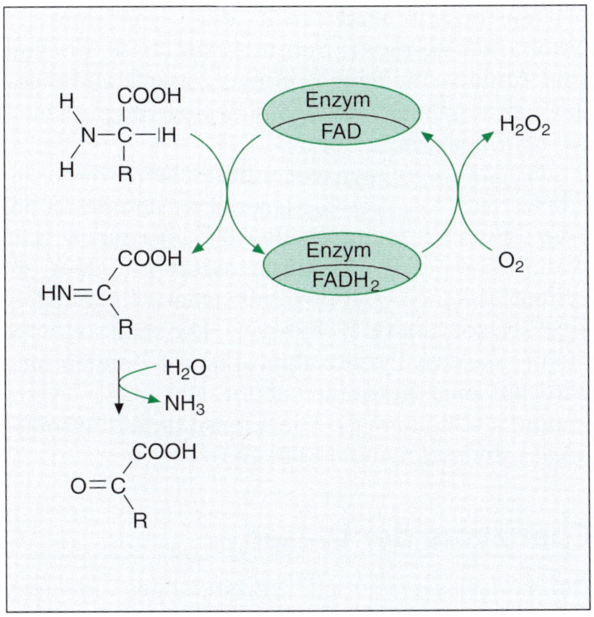

Abb. 16.3 Zur Reaktionsweise von prosthetischen Gruppen. In diesem Beispiel übernimmt ein Enzym (eine Aminosäure-Oxidase) mit Flavinadenindinukleotid als prosthetischer Gruppe den Wasserstoff von einer Aminosäure. Diese wird dann in einer zweiten Reaktion des gleichen Enzyms, unter Bildung von H_2O_2 auf Sauerstoff übertragen. Das Enzym geht wieder in die dehydrierte Form über. Damit ist der katalytische Zyklus einmal durchlaufen. (Nach Karlson, Kurzes Lehrbuch der Biochemie, Georg Thieme Verlag, Stuttgart/New York 1994)

chinone sind membrangebunden und an Elektronentransportketten beteiligt.

An Wasserstoffübertragung beteiligt ist auch die Liponsäure. Liponsäure ist als prosthetische Gruppe säureamidartig an das Enzymprotein gebunden. Diese Enzyme sind an der oxidativen Decarboxylierung von 2-Oxosäuren beteiligt, z.B. von Pyruvat und weiteren 2-Oxosäuren, die Transaminierungsprodukte von z.B. Valin darstellen. Dabei entstehen CO_2 und die nächst niedere Carbonsäure (Abb. 16.5). Ein Beispiel ist die Pyruvat-Dehydrogenase. Dieser Multienzymkomplex enthält drei verschiedene Untereinheiten. An das Kernenzym ist Liponsäure in Säureamidbindung an einen Lysinrest gebunden. Eine weitere Untereinheit, die Decarboxylase-Dehydrogenase hat als prosthetische Gruppe das Thiamindiphosphat. Die dritte Untereinheit ist ein Flavoprotein. Weitere Co-Substrate des Pyruvatdehydrogenase-Komplexes sind Coenzym A und NAD. Als Endprodukte der Reaktion ergeben sich CO_2, NADH, $+H^+$ und Acetyl-CoA. Auch cyclische Tetrapyrrole sind wichtige prosthetische Gruppen von Oxidoreduktasen, z.B. der Cytochrome. In den Cytochromen hat Eisen eine wichtige Redoxfunktion, z.B. in den Enzymen der Atmungskette (Kap. 16.6).

Gruppenübertragende Enzyme und ihre Coenzyme

Gruppenübertragungsreaktionen werden von Transferasen katalysiert. Transferasen sind eine sehr vielfältige Gruppe von Enzymen. Sie übertragen eine große Anzahl von Molekülgruppen die auf zahlreiche Akzeptormoleküle übertragen werden, z.B. Methylgruppen, Phosphat- oder Zuckerreste und zahlreiche andere. Als Donatoren für solche Gruppen dienen Coenzyme (besser Cosubstrate), die eine entsprechende Molekülgruppe tragen. Donator für Methylgruppen ist z.B. das S-Adenosylmethionin (Kap. 4.4.1). Donator für Phosphatgruppen ist häufig Adenosintriphosphat. Gruppenübertragungsreaktionen sind stark exergon. Wegen der hohen Energie, die in den meisten Fällen bei der Hydrolyse der gebundenen Gruppen frei wird, spricht man von „energiereichen Verbindungen" oder „aktivierten Gruppen", z.B. aktiven Methylgruppen, aktiver Ameisensäure usw. Wichtiger Gruppendonator ist ATP. Es besitzt drei Phosphatgruppen. Hierdurch wird eine Vielzahl von Reaktionen ermöglicht.

Zur Gruppe der Transferasen zählen auch die **Kinasen.** Sie übertragen die endständige Phosphatgruppe. Ein Beispiel ist die Phosphorylierung der Glucose durch die **Hexokinase** zu Glucose–6–phosphat (Kap. 16.4.2). Als Akzeptoren können alkoholische Hydroxylgruppen, Carboxygruppen u.a. dienen.

Adenosintriphosphatasen (ATPasen) übertragen die Phosphatgruppe auf Wasser. Diese Reaktion,

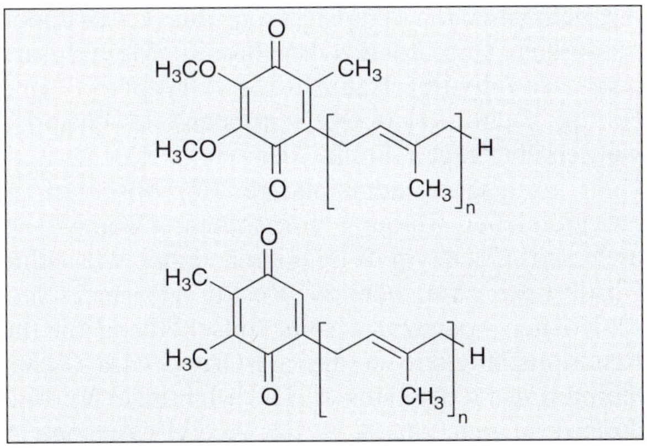

Abb. 16.4 Ubichinon (n = 6–10) (oben) und Plastochinon (n = 9) (unten)

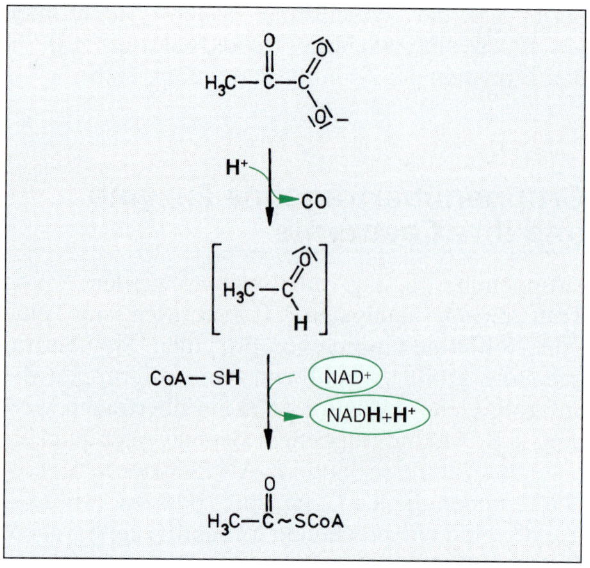

Abb. 16.5 Die Reaktionsfolge einer oxidativen Decarboxylierung. Dieses Beispiel zeigt die oxidative Decarboxylierung von Pyruvat. Bei der Oxidation des Aldehyds zum CoA-Derivat der Carbonsäure dient NAD^+ als Wasserstoffakzeptor. Die Reaktion ist eigentlich eine Dehydrierung durch die Pyruvat-Dehydrogenase. Es entstehen CO_2 und die nächst niedrigere Carbonsäure, in diesem Beispiel Acetyl-CoA

bei der hohen Mengen an Energie freigesetzt werden ist immer mit besonderen Leistungen der Zelle verknüpft, z. B. beim aktiven Transport.

Nukleotidyl-Transferasen übertragen Adenosinmonophosphat (AMP) auf verschiedene Substrate. Hierbei wird Pyrophosphat abgespalten. Diese Reaktion ist wichtig, z. B. bei der Aktivierung von Aminosäuren und Carbonsäuren und bei der Biosynthese von NAD und FAD. Die gebildeten Säureanhydride sind energiereich. Auch andere Nukleosidtriphosphate können als Coenzyme dienen.

Coenzyme für Transferasen die C_1-Gruppen übertragen sind Adenosylmethionin (Methylgruppen), Tetrahydrofolsäure (Formylgruppen), und Biotin, Vitamin H (COO^--Gruppen). C_2-Gruppen werden übertragen durch Coenzym A. Coenzym A kann Essigsäure oder andere Carbonsäuren in energiereicher Bindung aufnehmen. Coenzym A und Acyl-Coenzym A reagieren dabei wie echte Cosubstrate. Sie können Reaktionspartner verschiedener Apoenzyme sein. Entscheidend für die Reaktionsfähigkeit ist die SH-Gruppe am Cysteaminteil des Coenzyms A. Die wichtigste Verbindung des Coenzyms A ist das Acetyl-Coenzym A (Acetyl-CoA), die „aktivierte Essigsäure“ (Kap. 16.4.2).

Transferasen sind auch die Transaminasen (Aminotransferasen). Substrate für diese Enzyme sind Aminosäuren sowie einige Zwischenprodukte des Citratzyklus. Pyridoxalphosphat fungiert hierbei als Coenzym.

Die Aminogruppen von zahlreichen Aminosäuren werden von verschiedenen Transaminasen auf 2-Oxoglutamat oder Oxalacetat übertragen. Die Aminosäure (z. B. Alanin) reagiert mit dem enzymgebundenen Pyridoxalphosphat. Es entsteht eine 2-Oxosäure (z. B. Pyruvat). Die Aminogruppe bleibt an das Pyridoxalphosphat gebunden und wird auf eine Ketosäure übertragen (z. B. 2-Oxoglutardat – Glutamat). Die Transaminierungsreaktionen sind reversibel (Abb. 16.6).

Coenzyme der Lyasen

Durch Lyasen werden Verbindungen in zwei Bruchstücke gespalten oder umgekehrt die Synthese zweier Stoffe katalysiert (Synthasen).

Zu den Lyasen zählen **Decarboxylasen.** Die prosthetische Gruppe bei der Decarboxylierung von Aminosäuren ist **Pyridoxalphosphat. Thiamindiphosphat** ist Cofaktor bei der Decarboxylierung von Brenztraubensäure zu Acetaldehyd (Pyruvatdecarboxylase). Pyridoxalphosphat ist der wichtigste Cofaktor des Aminosäurestoffwechsels (Abb. 16.7). Es ist Cofaktor von Amino-Transferasen, Aminosäure-Decarboxylasen, einiger Lyasen und Synthasen, die am Aminosäurestoffwechsel beteiligt sind. Ein Beispiel für die Reaktionsweise einer Lyase (Aldolase) ist die Spaltung von Fructose-1,6-bisphosphat in Glycerinaldehydphosphat und Dihydroxyacetonphosphat (Kap. 16.4.2).

Ein weiteres Beispiel für eine Lyase ist die Pyruvat-Decarboxylase (Kap. 16.1.6). Die Pyruvat-Decarboxylase enthält als prosthetische Gruppe Biotin. Dieses kann Carboxygruppen in energiereicher Bindung aufnehmen. Als weiteres Beispiel kann die Acetyl-CoA-Carboxylase aufgeführt werden. Dieses Enzym carboxyliert Acetyl-CoA zu Malonyl-CoA. Auch hier dient Biotin als prosthetische Gruppe. Schließlich wäre hier noch die Ribulosediphosphat-Carboxylase zu erwähnen, ein Enzym, das die Anlagerung von CO an Ribulosediphosphat katalysiert.

Coenzyme, Beziehung zu den Vitaminen

Zahlreiche Coenzyme sind Bestandteile von Vitaminen.

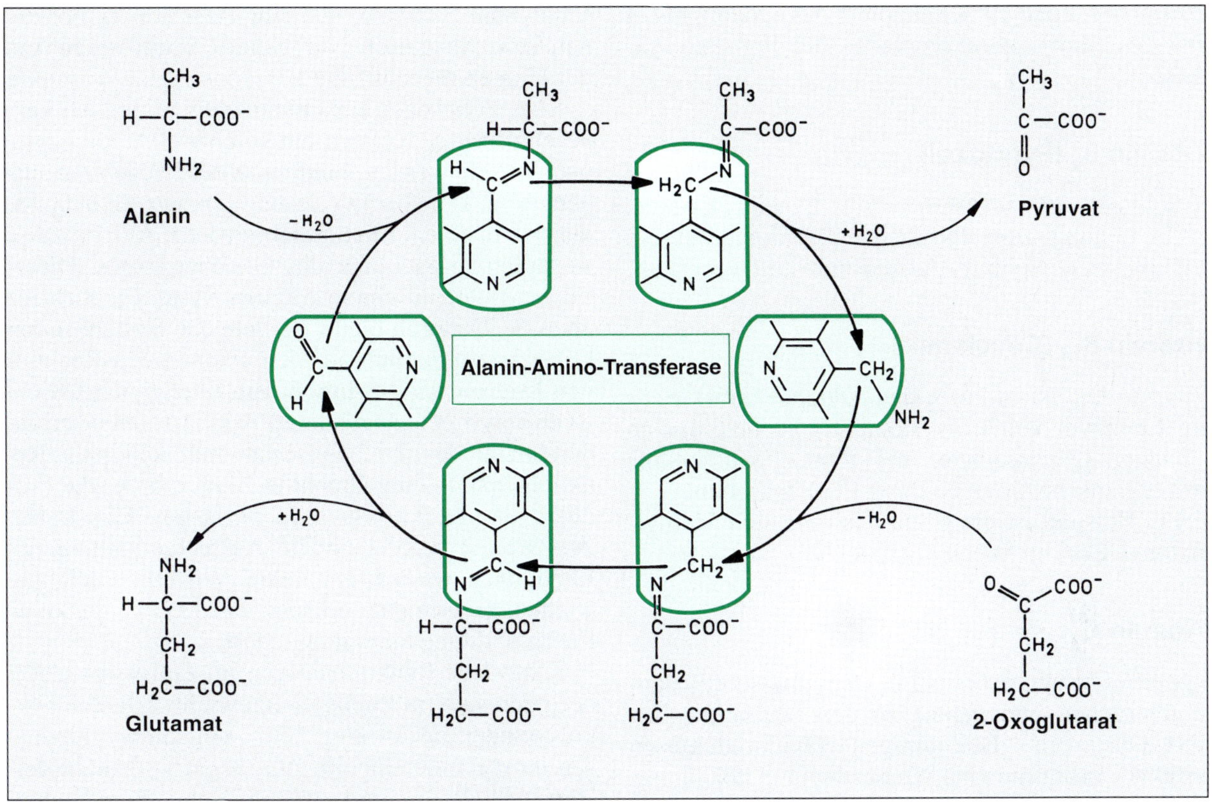

Abb. 16.6 Die Reaktionsfolge einer Transaminierung. In diesem Beispiel bindet die Aminosäure Alanin an das enzymgebundene Pyridoxalphosphat, und zwar an dessen Aldehydgruppe. Es entsteht eine Schiff'sche Base. Durch Mesomerie, Verschiebung der Doppelbindung und Hydrolyse wird die 2-Oxosäure Pyruvat als Oxidationsprodukt des Alanins gebildet. Pyridoxaminphosphat, das unter Reduktion aus Pyridoxalphosphat entstanden ist, bleibt an das Enzym gebunden. Im nächsten Schritt regiert Pyridoxaminphosphat mit 2-Oxoglutarat unter Bildung einer Schiff'schen Base. Nach Verschiebung der Doppelbindung und Hydrolyse wird Glutamat freigesetzt. Solche Transaminierungsreaktionen sind reversibel

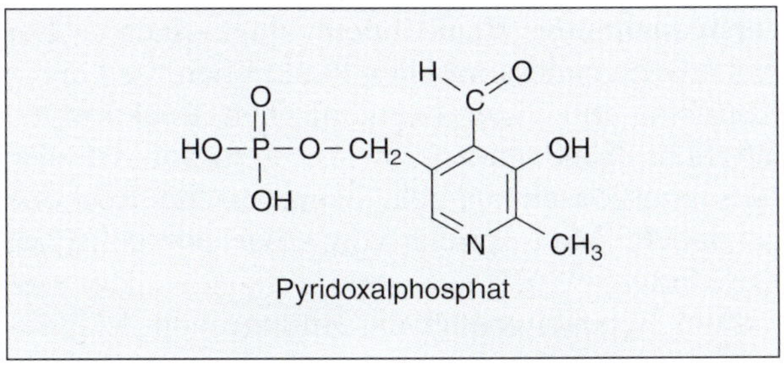

Abb. 16.7 Die Wirkform der Vitamin B_6-Gruppe ist das Pyridoxalphosphat. Es ist Cofaktor zahlreicher Enzyme, z.B. von Aminosäure-Decarboxylasen, Aminotransferasen, Razemasen, Lyasen und Synthasen. Pyridoxalphosphat ist der wichtigste Cofaktor des Aminosäurestoffwechsels. Bei Transaminierungsreaktionen wird die Aminogruppe einer Aminosäure an die Aldehydgruppe des Pyridoxal-5-Phosphats (PLP) gebunden (Abb. 16.6).

Thiamin, Vitamin B_1

Thiamindiphosphat ist Coenzym der oxidativen Decarboxylierung von z.B. Pyruvat und Coenzym der Pyruvatdecarboxylase. Thiaminmangel führt zu Beriberi.

Vitamin-B_2-Komplex

Die einzelnen Vertreter dieses Komplexes sind Riboflavin, Nicotinamid, Folsäure und Pantothensäure.

Riboflavin ist stets in Form eines Flavoproteins gebunden, das entweder FMN oder FAD als prosthetische Gruppe enthalten kann. Ihr Isoalloxazin-Ring wirkt als reversibles Redoxsystem.

Nicotinamid ist Bestandteil von NAD^+ und $NADP^+$, die als Wasserstoff-übertragende Coenzyme eine wichtige Rolle im Zellstoffwechsel spielen. Mangel führt zu Pellagra, Diarrhöen, Delirium.

Folsäure (Tetrahydrofolsäure) ist Coenzym des C_1-Stoffwechsels. C_1-Fragmente sind für die Biosynthese des Purinrings erforderlich. Mangel an Folsäure wirkt sich daher vor allem auf die Biosynthese der Nukleinsäuren aus.

Pantothensäure ist Bestandteil des Coenzyms A und des Multienzymkomplexes der Fettsäuresynthese.

Vitamin B_6 (Pyridoxol)

Vitamin B6 ist ein substituiertes Pyridin. Es steht in Beziehung zum Pyridoxal. Pyridoxal ist ein wichtiges Coenzym im Aminosäurestoffwechsel.

Vitamin B_{12} (Cobalamin)

Vitamin B_{12} ist in Form des Adenosylcobalamins ein Coenzym von Isomerasen. Es ist beteiligt an Umlagerungsreaktionen, bei denen Wasserstoff und organische Gruppen ihren Platz tauschen.

Ein Beispiel ist die Isomerisierung von Methylmalonyl-CoA zu Succinyl-CoA.

Vitamin C

Vitamin C kann reversibel in Dehydroascorbinsäure übergehen und gehört zu den biochemischen Redoxsystemen. Bei einigen Oxidoreduktasen wirkt Ascorbinsäure als Wasserstoffdonator.

Biotin (Vitamin H)

Biotin ist ein Cofaktor für die Übertragung von COO-Gruppen (CO_2-Transfer). Es ist die prosthetische Gruppe von Carboxy-Transferase. Diese katalysieren β-Carboxylierungen.

16.1.7 Kinetik von Enzymreaktionen – Reaktionsprinzip

Die allgemeinen Gesetzmäßigkeiten für die Kinetik chemischer Reaktionen gelten auch für enzymkatalysierte Umsetzungen. In einem geschlossenen System stellt sich bei chemischen Reaktionen nach einer gewissen Zeit immer ein Gleichgewichtszustand ein, in dem keine Veränderungen in der Konzentration der Reaktanden mehr stattfinden. Es handelt sich um ein statisches Gleichgewicht. Die Lage dieses Gleichgewichts wird durch das Verhältnis der Konzentrationen der Reaktionspartner und der Reaktionsprodukte bestimmt und kann durch die Gleichgewichtskonstante K beschrieben werden. Die Gesetzmäßigkeiten des chemischen Gleichgewichts gelten nur für so genannte geschlossene Systeme, d.h. für Reaktionen, bei denen kein Austausch von Materie und Energie mit der Umgebung stattfindet.

Eine Zelle oder ein Organismus ist jedoch kein geschlossenes, sondern ein offenes System. Stoffe und Energie werden ständig mit der Umgebung ausgetauscht. Das Stoffwechselsystem der Zelle befindet sich in einem **Fließgleichgewicht.** Alle Prozesse verlaufen in Richtung des Gleichgewichts. Dieser Zustand wird in einem offenen System jedoch nie erreicht. Dadurch bleibt das lebende System in der Lage, kontinuierlich aus den ablaufenden Reaktionen **Energie zu gewinnen.** Ein Fließgleichgewicht ist dadurch gekennzeichnet, dass Ausgangsverbindungen mit der gleichen Geschwindigkeit in das Reaktionssystem eingebracht werden, mit der die Produkte das Reaktionssystem verlassen. Das Leben der Organismen ist an die Aufrechterhaltung des Fließgleichgwichtes gebunden. Wird die Gleichgewichtslage erreicht, erlischt das Leben, da keine Energiebildung mehr möglich ist.

Zahlreiche Reaktionsfolgen im Zellstoffwechsel befinden sich im Fließgleichgewicht, z. B. die Glykolyse oder die Atmungskette. Bei solchen Prozessen ist die freie Energie $\Delta G'$ negativ, d.h. sie **leisten Arbeit,** es sind **exergonische Reaktionen.** Sie **setzen Energie frei,** die z. B. in die Form energiereicher Verbindungen, in „chemische Energie", übertragen und in der Zelle gespeichert werden kann.

Nicht alle Reaktionen eines Fließgleichgewichts sind exergonisch. Es sind im komplexen Stoffwechselgeschehen auch **endergonische, energieverbrauchende Reaktionen** eingeschaltet. Der Ablauf von endergonischen Reaktionen wird durch Kopplung mit einer exergonischen Reaktion ermöglicht. Eine endergonische Reaktion ist also stets energetisch an eine exergonische Reaktion gekoppelt. Man spricht von einer energetischen Kopplung.

Zum Beispiel erfolgt die Bildung von ATP aus ADP und Phosphat durch energetische Kopplung an eine stark exergonische Reaktion. Auf der anderen Seite kann durch Spaltung von ATP in ADP und Phosphat Energie freigesetzt und zum Betrieb einer anderen endergonischen Reakton verwendet werden. Dabei aktiviert ATP ein Molekül, z.B. Glucose, durch Übertragung einer Phosphatgruppe, durch Phosphorylierung.

Chemische Reaktionen laufen nur dann ab, wenn die Moleküle zu irgendeiner Zeit hinreichend Energie aufweisen, d.h. in einer aktivierten Form vorliegen, um eine chemische Bindung aufzubrechen oder neu herzustellen. Dieser aktivierte

Zustand (Übergangszustand) stellt eine Energiebarriere dar, die die Ausgangssubstanz vom Produkt trennt. Die Geschwindigkeit einer chemischen Reaktion ist unmittelbar proportional zu der Konzentration an aktivierten Molekülen. Die Aktivierungsenergie ist die Menge von Energie, die zugeführt werden muss, um alle Moleküle einer Verbindung (bezogen auf 1 Mol) in den aktivierten, reaktionsfähigen Zustand zu bringen.

Es gibt im Allgemeinen zwei verschiedene Wege, durch die eine chemische Reaktion beschleunigt werden kann. Zum einen durch die Erhöhung der Temperatur. Bei vielen Reaktionen wird die Reaktionsgeschwindigkeit verdoppelt, wenn die Temperatur um 10 °C erhöht wird. Zum anderen kann die Geschwindigkeit einer chemischen Reaktion auch durch den Zusatz von Katalysatoren beschleunigt werden. Zwischen Katalysator und Ausgangssubstanz bildet sich dabei ein kurzlebiges Zwischenprodukt, das unter Regeneration des Katalysators rasch zum Produkt weiterreagiert. Ein Katalysator beschleunigt eine chemische Reaktion durch die Erniedrigung der Aktivierungsenergie. Richtiger ist jedoch die Aussage, dass die katalysierte Reaktion über einen Mechanismus mit niedrigerer Aktivierungsenergie abläuft. Sind die Reaktionsprodukte gebildet, geht der Katalysator unverändert aus der Reaktion wieder hervor.

Bei biochemischen Reaktionen spielen die Enzyme die Rolle des Katalysators. **Sie können die Aktivierungsenergie, die notwendig ist, um Reaktionspartner zur Umsetzung zu bringen, stark herabsetzen** (Abb. 16.8). **Die katalytische Wirkungsweise von Enzymen besteht im Wesentlichen in der Bildung einer kurzlebigen, aber sehr reaktionsfähigen Enzym-Substrat-Verbindung** (Abb. 16.9). **Durch die Bindung an das Enzym wird das Substrat aktiviert, die Aktivierungsenergie für die Gesamtreaktion erniedrigt.**

Die Geschwindigkeit enzymatischer Reaktionen ist von der Substratkonzentration abhängig. Bei ausreichend niedrigen Substratkonzentrationen ist die Geschwindigkeit der enzymkatalysierten Reaktion proportional der Substratkonzentration. Die Sättigungskonzentration ist enzymspezifisch. Bei enzymkatalysierten Reaktionen nimmt die Geschwindigkeit (v) der Umsetzung mit steigender Substratkonzentration [S] allerdings nicht linear zu. Bei konstanter Enzymkonzentration steigt die Reaktionsgeschwindigkeit bei Erhöhung von [S] im Bereich niedriger Substratkonzentration zunächst linear an. Bei hohen Substratkonzentrationen ist v dann nahezu unabhängig von [S]. Das Enzym ist substratgesättigt. Die Reaktion läuft mit maximaler Geschwindigkeit, v_{max}, ab. Bei Substratsättigung ist dann die Gesamtgeschwindigkeit der Reaktion allein von der Konzentration des Enzyms abhängig. Im Jahre 1913 stellten L. Michaelis und M.L. Menten eine allgemeine Theorie über die Wirkung und Kinetik von Enzymen auf. Das Michaelis-Menten-Modell geht davon aus, dass das Enzym zuerst eine Verbindung mit dem Substrat eingeht. Es wird ein Enzym-Substrat-Komplex gebildet. In einem zweiten Schritt zerfällt dieser Komplex dann in freies Enzym und das Produkt (Abb. 16.9).

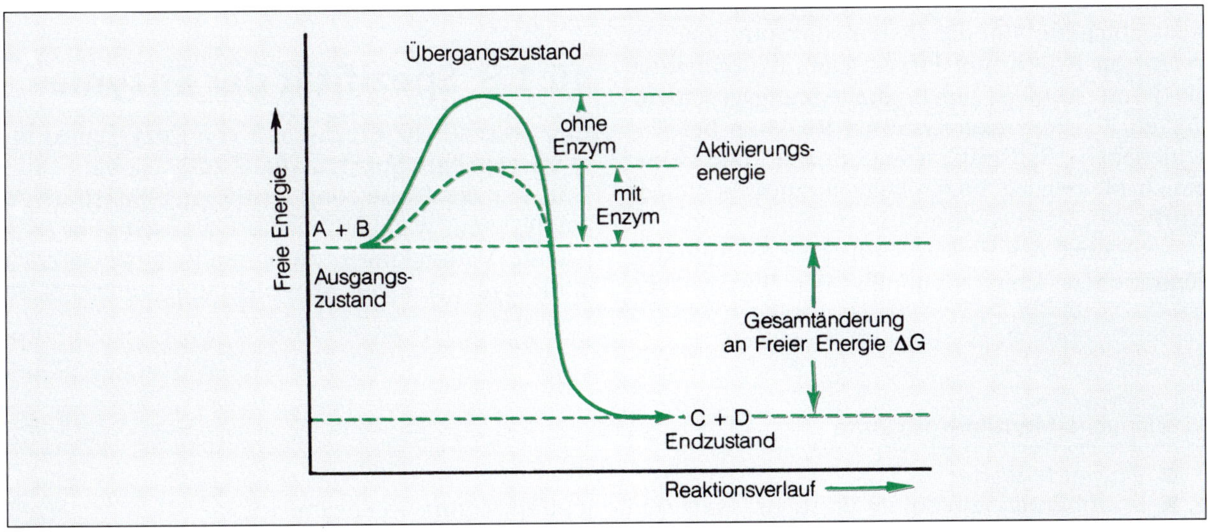

Abb. 16.8 Enyzme katalysieren chemische Reaktionen durch Erniedrigung der Aktivierungsenergie

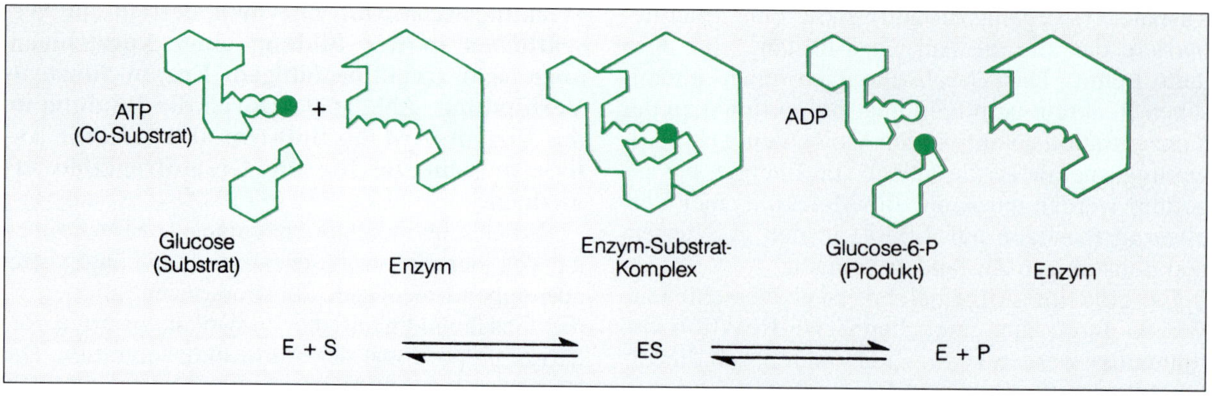

Abb. 16.9 Schematische Darstellung einer enzymkatalysierten Reaktion am Beispiel der Phosphorylierung von Glucose zu Glucose-6-phosphat. ATP hat die Funktion eines gruppenübertragenden Coenzyms. Am Enzym treten Substrat und Coenzym zusammen und bilden einen Enzym-Substrat-Komplex. In dieser engen räumlichen Bindung kann die Übertragung der Phosphatgruppe von ATP zu Glucose erfolgen. Anschließend trennen sich die Reaktionspartner, Enzym, Coenzym und das entstandene Produkt werden frei

Bei ihren kinetischen Betrachtungen stellten Michaelis und Menten eine Gleichung auf, die die Geschwindigkeit v einer enzymatischen Reaktion mit der Substratkonzentration [S] verbindet.

Eine Folge dieser Überlegungen war die Einführung der so genannten **Michaelis-Menten-Konstante,** des K_M-Wertes. **Die Michaeliskonstante ist eine charakteristische Kenngröße für ein Enzym und gibt die Substratkonzentration in Mol/l an, bei der die Reaktionsgeschwindigkeit halbmaximal ist.** Die Michaeliskonstante erlaubt Aussagen zur Affinität des Enzyms zum Substrat. Die Dissoziationskonstante des Enzym-Substrat-Komplexes ist unabhängig von der Enzymkonzentration. Eine niedrige Michaelis-Menten-Konstante zeigt an, dass die Affinität des Substrats zum Enzym groß ist (Abb. 16.10). Sie ist unabhängig von der Enzymkonzentration. Der Wert von K_M für ein Enzym kann experimentell bestimmt werden, indem die Anfangsgeschwindigkeit der enzymkatalysierten Reaktion bei verschiedenen Substratkonzentrationen und einer gleich bleibenden Enzymkonzentration gemessen wird.

Auch ohne den Einsatz sättigender Substratkonzentrationen kann vermittels der Lineweaver-Burk-Auftragung K_M leicht graphisch ermittelt werden. Für die meisten Enzyme liegen die K_M-Werte zwischen 10^{-1} und 10^{-6} Mol/Liter.

Die Geschwindigkeit enzymatischer Reaktionen ist sowohl Temperatur- als auch pH-abhängig. Das Temperaturoptimum liegt meist zwischen 30 und 50 °C (Abb. 16.11). Die Abnahme der Reaktionsgeschwindigkeit bei höheren Temperaturen ist Folge der verstärkt einsetzenden Denaturierung der katalytischen Enzymproteine. Das pH-Optimum liegt häufig innerhalb eines eng begrenzten pH-Bereiches (Abb. 16.12). Zwar zeigen die meisten Enzyme ihre optimale Aktivität zwischen pH 6 und 8, es gibt jedoch Ausnahmen, z.B. Pepsin mit einem pH-Optimum um pH 2.

16.1.8 Spezifität der Enzyme

Eine wesentliche Eigenschaft von Enzymen ist ihre **ausgeprägte Substratspezifität,** d.h. die Fähigkeit, nur die Umsetzung bestimmter Substrate zu katalysieren, während andere chemisch nahe verwandte Verbindungen zwar möglicherweise noch am Enzym gebunden, aber nicht umgesetzt werden

Michaelis-Menten-Konstante

- Einheit Mol/Liter
- Unabhängig von der im Versuchsansatz vorliegenden Menge an Enzym
- Charakteristische Größe für ein Enyzm-Substrat-Paar

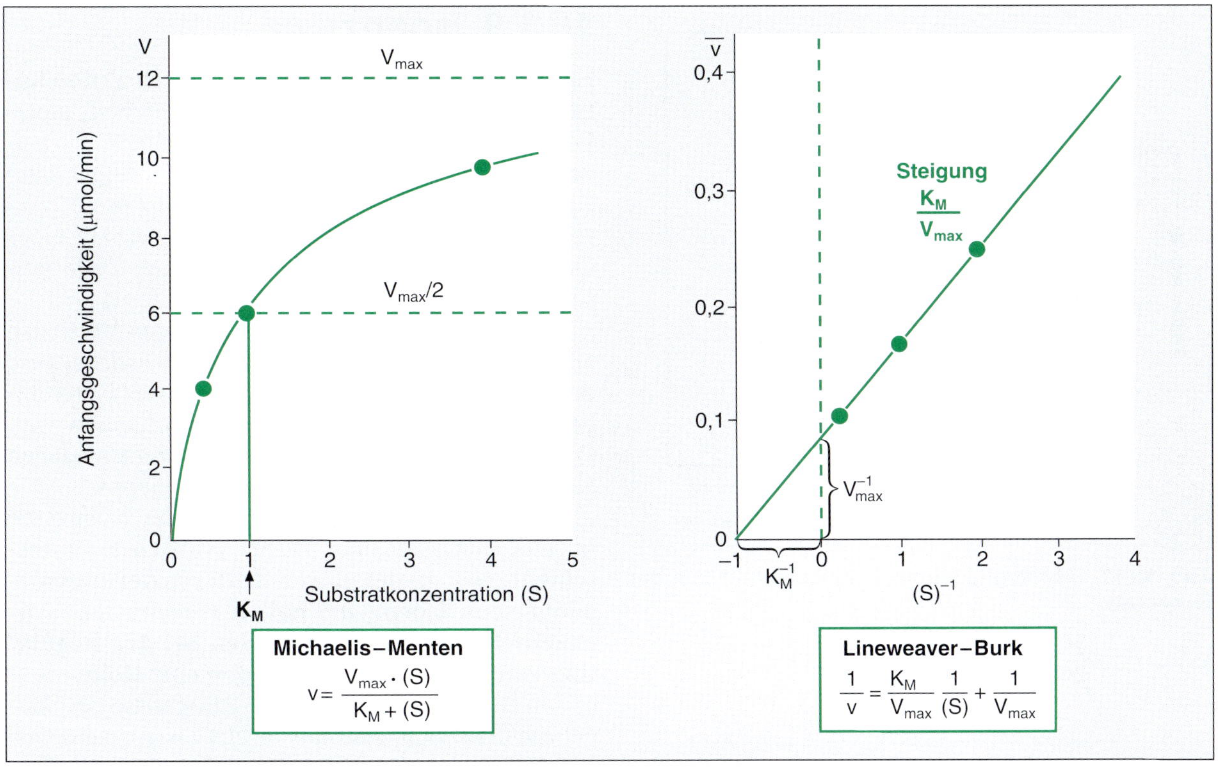

Abb. 16.10 Der Einfluss der Substratkonzentration [S] auf die Geschwindigkeit v einer enzymkatalysierten Reaktion. Links: Grafische Darstellung von v gegen [S] (Michaelis-Menten-Darstellung). Rechts: Graphische Darstellung von $\frac{1}{v}$ gegen $\frac{1}{[S]}$ (Lineweaver-Burk-Darstellung).

Es wird die Anfangsgeschwindigkeit v der Enyzmreaktion extrapoliert zum Zeitpunkt Null in verschiedenen Ansätzen gemessen. Die Ansätze haben unterschiedliche Anfangskonzentrationen an Substrat. Diese müssen unterhalb des Sättigungsbereichs liegen.

Links: Einfache Auftragung der Messwerte nach Michaelis-Menten: v als Funktion von [S]. K_M erhält man als die Konzentration, bei der halbmaximale Geschwindigkeit erreicht ist.

Rechts: Doppelreziproke Darstellung nach Lineweaver-Burk. Es ist oft schwierig, v_{max} nach der Darstellung von Michaelis-Menten zu bestimmen. Die Michaelis-Menten-Gleichung kann durch die Lineweaver-Burk-Gleichung linearisiert werden. Dabei wird die reziproke Geschwindigkeit als lineare Funktion der reziproken Substratkonzentration ausgedrückt. Da eine Gerade exakter extrapolierbar ist, können v_{max} und K_M sicherer bestimmt werden. Sie ergeben sich aus den Schnittpunkten der Geraden mit der y- bzw. der x-Achse. Die Reaktionsgeschwindigkeit wird in µmol/min = Enzymeinheit (E) angegeben. Beispiel: v_{max} = 12 µmol/min = 12 E. K_M = 1 mmol/L

können, d. h. sie wirken gegebenenfalls als kompetitive Hemmsubstanzen.

Nur wenige Enzyme verfügen allerdings über eine nahezu absolute Spezifität für ein einziges Substrat. Die meisten Enzyme haben eine etwas breitere Spezifität und können verschiedene, chemisch sehr nahe verwandte Verbindungen umsetzen. Ob ein bestimmtes Substrat von einem Enzym umgesetzt wird, hängt hauptsächlich von zwei Faktoren ab:

1. muss das Substrat die chemische Voraussetzung für den Angriff des Enzyms erfüllen,
2. muss das Substrat meist noch zusätzliche Bindungsstellen haben, mit denen es sich in der Nähe des katalytischen Zentrums des Enzyms anlagern kann.

Für die Substratspezifität spielt natürlich auch die Struktur des Enzymproteins eine ausschlaggebende Rolle. Funktionell wichtige Gruppen in den Enzymmolekülen sind in der Peptidkette oft weit voneinander entfernt.

Damit diese Gruppen zu einem **aktiven Zentrum** zusammengelagert werden, muss die Peptidkette entsprechend strukturiert und gefaltet sein.

Bedingt durch diese Tertiärstruktur können innerhalb eines Enzymmoleküls sowohl hydrophile als auch hydrophobe Zonen entstehen, die für die Anlagerung und räumliche Orientierung des Substrats im katalytischen Zentrum wesentlich sind und die Spezifität erheblich beeinflussen.

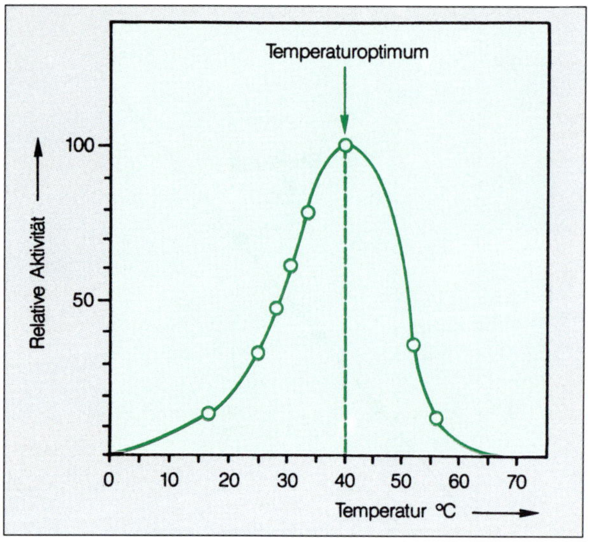

Abb. 16.11 Abhängigkeit der Enzymaktivität von der Temperatur

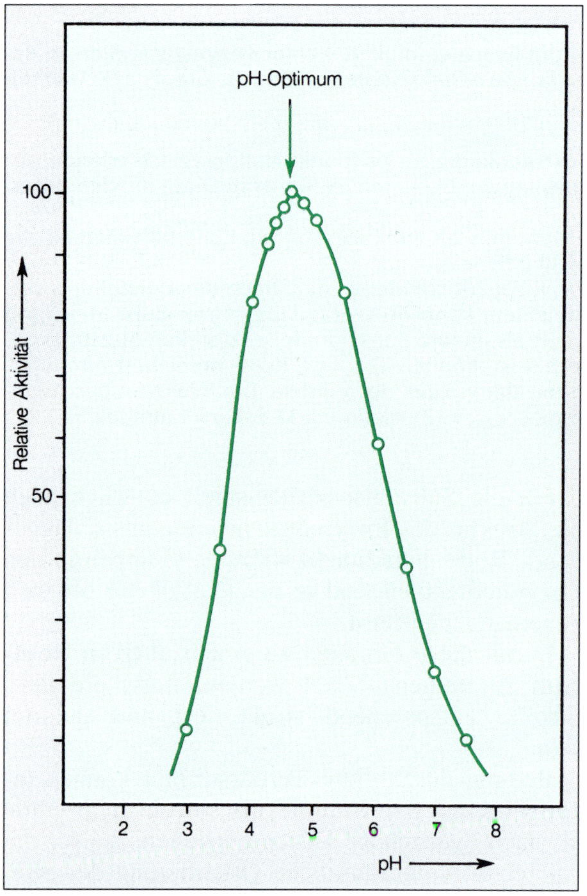

Abb. 16.12 Abhängigkeit der Enzymaktivität von der Wasserstoffionenkonzentration

16.1.9 Isoenzyme

Enzyme, **die dieselbe enzymatische Reaktion katalysieren,** jedoch einen unterschiedlichen, molekularen Aufbau besitzen, bezeichnet man als **Isoenzyme**. Man kann Isoenzyme mit Hilfe geeigneter Trennmethoden, z.B. der Elektrophorese, einzeln isolieren. Isoenzyme können innerhalb eines Organismus oder sogar innerhalb einer Zelle präsent sein.

Ein gut untersuchtes Beispiel für das Vorliegen von Isoenzymen stellt die *Lactat-Dehydrogenase* dar. Dieses Enzym ist insgesamt aus vier Untereinheiten aufgebaut. Als Untereinheiten können zwei Polypeptidketten (H und M) in fünf verschiedenen Kombinationen (H_4, H_3 M_1–M_4) fungieren.

Die unterschiedliche Verteilung der Isoenzyme in einem Organismus kann **Ausdruck unterschiedlicher molekularer Differenzierungsvorgänge sein. Isoenzyme haben verschiedene Michaelis-Konstanten und spielen bei der Regulation von Stoffwechselvorgängen eine Rolle.**

Am Beispiel der Lactat-Dehydrogenase der Säugetiere ließ sich erstmals nachweisen, dass sich das Isoenzym-Muster je nach Gewebe und Entwicklungszustand ändert. Auch für höhere Pflanzen wurde in vielen Fällen eine Gewebe- und Stadienspezifität von Isoenzym-Mustern nachgewiesen. Unterschiedliche Isoenzym-Muster bedingen u.U. auch individuelle Besonderheiten in der Reaktion auf Medikamente (Kap. 12.2.5).

Isoenzyme

- Isoenzyme führen für das gleiche Substrat zu unterschiedlichen Michaelis-Menten-Konstanten.
- Verschiedene Isoenzyme können innerhalb der gleichen Zelle auftreten.
- Das Isoenzymmuster ist in den Zellen eines Organismus abhängig von dessen Entwicklungszustand und kann sich im Laufe der Differenzierung ändern.

16.1.10 Multienzymsysteme

In der lebenden Zelle läuft die Vielzahl der enzymkatalysierten Reaktionen eines Stoffwechselweges normalerweise in einer geordneten Reihenfolge ab. Das Produkt des einen Enzyms bildet das Substrat des nächsten Enzyms usw. In einigen Fällen

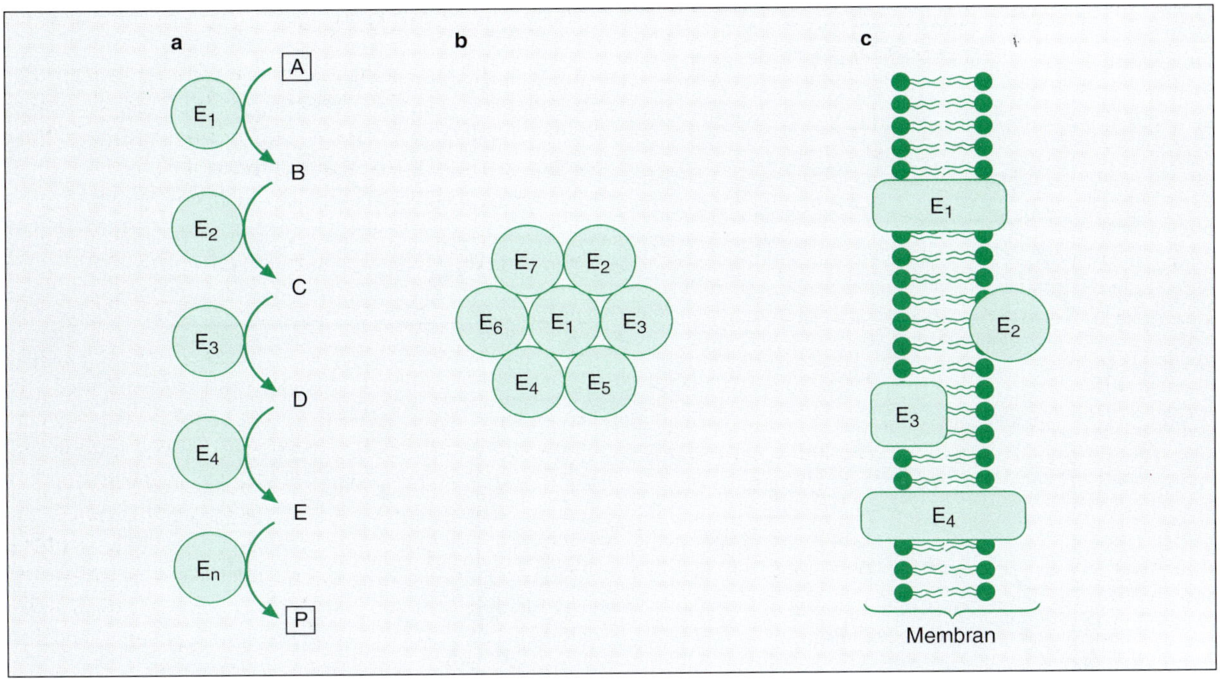

Abb. 16.13 Schematische Darstellung verschiedener Möglichkeiten von Enzymsystemen
a) Ein lösliches oder dissoziiertes Enzymsystem mit diffundierenden Zwischenprodukten (B, C, D, E ...), z. B. die Enzyme der Glykolyse, die im Cytosol lokalisiert sind. Das kleine Substratmolekül diffundiert von einem Enzym zum anderen.
b) Ein Multienzymkomplex. Meistens bleiben die Zwischenprodukte während der Umsetzung fest in den Komplex eingebunden, z. B. bei der Fettsäure-Synthese.
c) Ein membrangebundenes Multienzymsystem, z. B. Atmungskette oder Citratzyklus an der Mitochondrienmembran

werden daher bestimmte Stoffwechselsequenzen durch ein Multienzymsystem katalysiert (Abb. 16.13). Dabei sind die entsprechenden Enzyme in einem Komplex vereinigt, der die betreffende Reaktionsabfolge ohne freigesetzte Zwischenprodukte ermöglicht. Als Beispiele für Multienzymsysteme seien die Atmungskette oder der Citratzyklus angeführt. Häufig ist das Endprodukt einer biosynthetischen Reaktionssequenz, bei der mehrere Enzyme beteiligt sind, ein Inhibitor eines an dieser Reaktionssequenz beteiligten Enzyms.

16.1.11 Hemmung von Enzymen

Enzymatische Reaktionen können in verschiedener Weise gehemmt werden. Die Hemmung von einigen Enzymen durch bestimmte Stoffwechselzwischenprodukte (Metaboliten) ist ein wichtiger Faktor bei der Regulation des Intermediärstoffwechsels. Enzyme können aber auch durch zellfremde Substanzen gehemmt werden. Dies ist insbesondere für die Pharmazie und Medizin von Bedeutung, da zahlreiche Pharmaka die katalytische Wirkung von Enzymen erheblich beeinträchtigen können. Die Hemmung von Enzymen kann reversibel oder irreversibel sein. Die **irreversible Hemmung** beruht meist auf der permanenten chemischen Veränderung der wesentlichen funktionellen Gruppen des Enzyms. **Reversible Hemmungen**

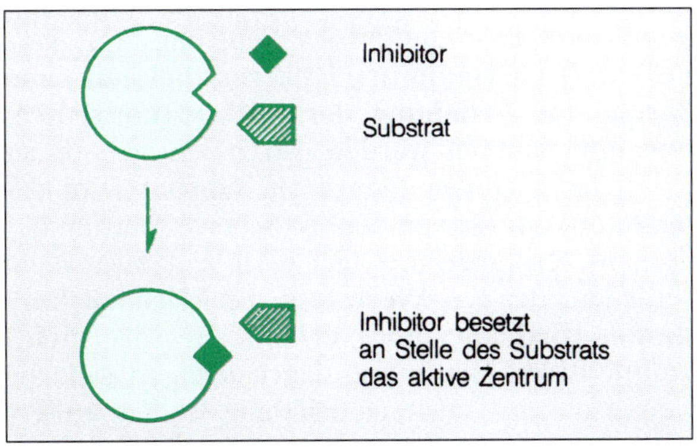

Abb. 16.14 Schematische Darstellung der kompetitiven Hemmung. Der Inhibitor konkurriert mit dem Substrat um das aktive Zentrum am Enzym. Im Gegensatz zum Substrat kann der Inhibitor durch das Enzym nicht umgesetzt werden

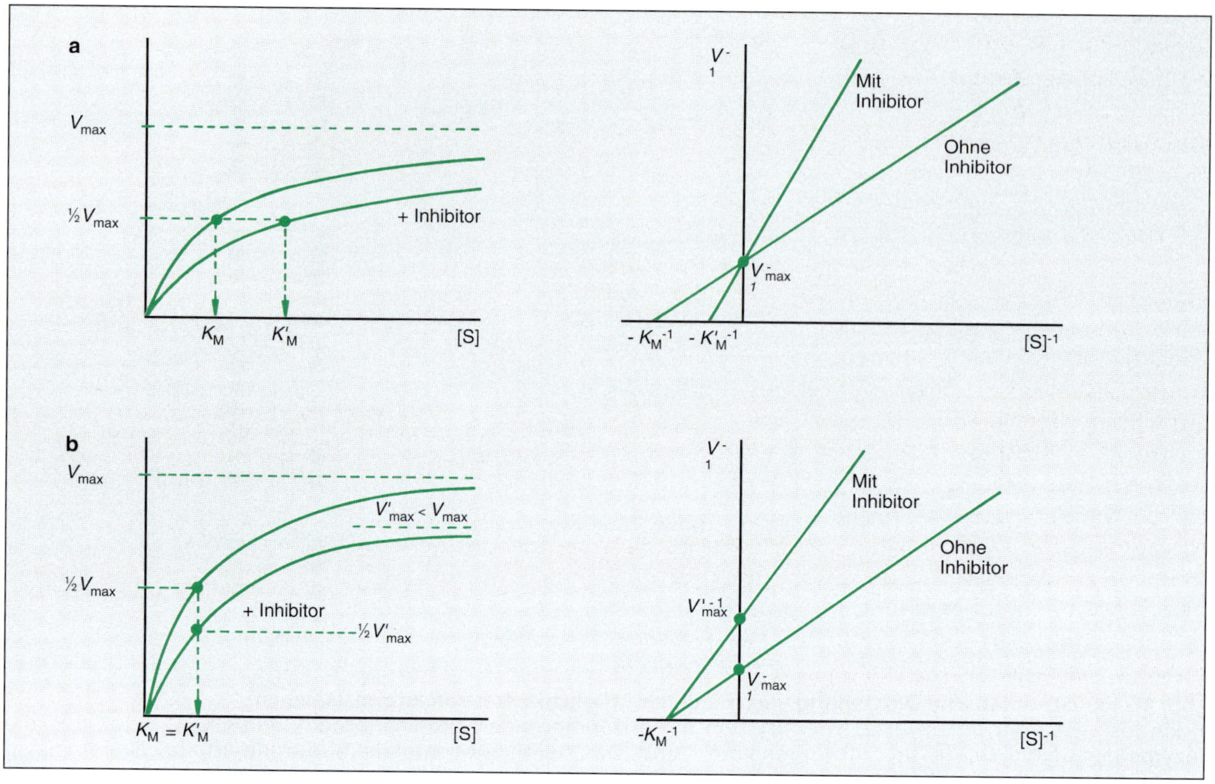

Abb. 16.15 Die häufigsten Hemmtypen von Enzymreaktionen, dargestellt nach Michaelis-Menten (links) und Lineweaver-Burk (rechts)
a) Kompetitive Hemmung; das gleiche Diagramm ergibt sich für die Produkthemmung.
b) Nicht-kompetitive Hemmung. Die veränderten kinetischen Größen in Gegenwart des Inhibitors werden als K'_M, bzw. v'_{max} bezeichnet. Sie erlauben eine Berechnung der Affinität des Inhibitors zum Enzym (s.u.). (Nach Karlson, Kurzes Lehrbuch der Biochemie, Georg Thieme Verlag, Stuttgart/New York 1994.)

können je nach Natur des Hemmstoffes auf unterschiedliche Weise zustande kommen. Bei der **kompetitiven Hemmung** (Abb. 16.14) reagiert ein dem Substrat **strukturähnliches Molekül** (Inhibitormolekül) **mit dem aktiven Zentrum** des Enzyms zu einem Enzyminhibitorkomplex entsprechend der Reaktion des Substrates mit dem Enzym. **Diese Hemmung ist reversibel und kann durch eine Erhöhung der Substratkonzentration überwunden werden** d.h. bei Zugabe einer ausreichend großen Menge an Substrat wird der Inhibitor vom aktiven (katalytischen) Zentrum des Enzyms verdrängt, d.h. hier wird v_{max} zwar nicht verändert, der **K_M-Wert,** also die **Michaeliskonstante, wird allerdings erhöht.** Bei der **nicht-kompetitiven Hemmung** dagegen lagert sich die Hemmsubstanz auch an Bindungsstellen **außerhalb des aktiven Zentrums an** das Enzymmolekül an. Es beeinflusst das aktive Zentrum, ohne selbst dort zu binden. Die **Enzym-Substrat-Bindung muss bei der nicht-kompetitiven Hemmung nicht beeinträchtigt sein.** Eine Umsetzung des Substrats zum Produkt kann jedoch nicht mehr katalysiert werden. Entsprechend wird bei einer nichtkompetitiven Hemmung v_{max} herabgesetzt, während der K_M-Wert unverändert bleibt. Die **nicht-kompetitive Hemmung kann auch durch eine Erhöhung der Substratkonzentration nicht aufgehoben werden.** Nicht-kompetitive Inhibitoren sind z.B. Schwermetallionen wie Hg^{2+} oder Cu^{+}, die mit den SH-Gruppen der Proteine reagieren (Abb. 16.15).

16.1.12 Allosterische Enzyme

Die Reaktionskinetik vieler Enzyme kann nicht durch das Michaelis-Menten-Modell erklärt werden. Bei der Auftragung von v gegen [S] ergibt sich nämlich keine hyperbole Kurve, sondern eine sigmoide Form. Diese Enzyme werden als allosterische Enzyme bezeichnet. **Allosterische Enzyme besitzen zusätzlich zu ihrem katalytischen Zentrum noch Bindungsstellen, an denen ein Effek-**

tor- oder Modulatormolekül reversibel binden kann. Allosterische Enzyme haben mindestens zwei Bindungsstellen. Dadurch kann die katalytische Aktivität des allosterischen Enzyms verringert, gegebenenfalls aber auch erhöht werden, d. h. es gibt sowohl negativ als auch positiv wirkende Modulatormoleküle. Allosterische Enzyme sind in der Regel größer und komplizierter gebaut als normale Enzyme, da nahezu alle allosterischen Enzyme aus zwei oder mehr Polypeptidketten aufgebaut sind. Allosterische Enzyme zeigen ein von anderen Enzymen abweichendes kinetisches Verhalten. **Allosterische Hemmung oder Aktivierung ist immer vollständig reversibel.**

Allosterische Enzyme spielen eine bedeutende Rolle für die zelluläre Regulation. Ihre Bindungsstellen für Modulator-Moleküle können als Chemosensoren für intrazelluläre Metabolitenkonzentration angesehen werden, die damit eine unmittelbare metabolische Feinsteuerung ausüben. **Allosterische Enzyme können durch die Endprodukte einer Biosynthesekette gehemmt werden** (Kap. 18.4.8).

16.1.13 Lokalisation von Enzymsystemen in der Zelle

Die verschiedenen Enzymsysteme der Zelle sind in charakteristischer Weise an morphologische Strukturen der Zelle gebunden. Enzyme der *Glykolyse* sind im *Cytosol* lokalisiert. Die Enzymsysteme des *Elektronentransports,* des *Fettsäureabbaues,* der *Atmungskette,* der *oxidativen Phosphorylierung*, des Citratzyklus sind an die *Membranen der Mitochondrien* gebunden. An den Membranen des *Endoplasmatischen Retikulums* befinden sich unter anderem die Enzymsysteme der *Fettsäuresynthese,* der *Steroidsynthese* sowie *hydroxylieren-*

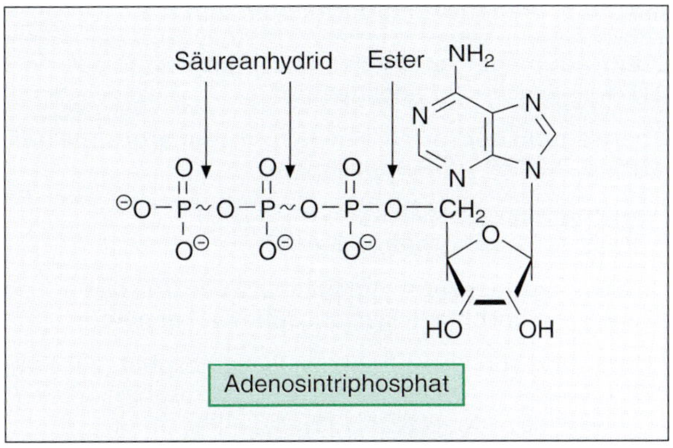

Abb. 16.16 Beispiel eines energiereichen Triphosphates. Die Reaktivität solcher Moleküle hängt von der Art der innermolekularen Bindungen ab. Sie enthalten zwei Phosphorsäure-Anhydrid-Bindungen, die einen hohen Energiegehalt haben, sowie eine Esterbindung. ~ = Energiereiche Bindungen

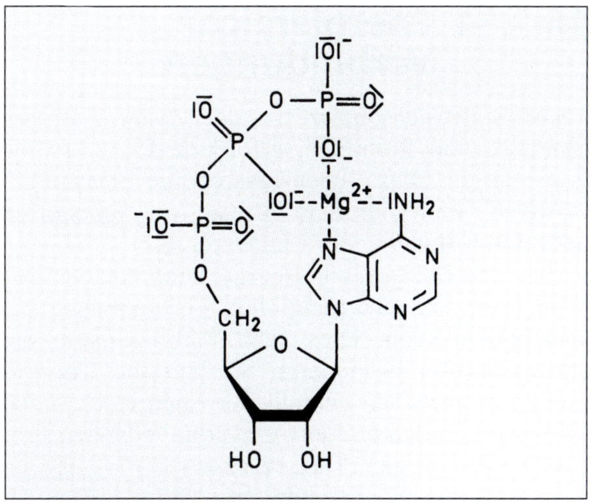

Abb. 16.17 ATP als Mg^{2+}-Komplex

Tab. 16.4 Energiereiche Verbindungen

Verbindung	Bindungsart	ΔG (kJ/Mol)
Glucose-6-phosphat	Ester	–14
Pyrophosphat	Säureanhydrid	–21
Adenosintriphosphat, ATP	Säureanhydrid	–35
Phosphoenolpyruvat, PEP	Enolphosphat	–60
Kreatinphosphat	Phosphoamid	–43

Tab. 16.5 Reaktionsmöglichkeiten von ATP

Übertragung der terminalen Phosphatgruppe auf ein Substrat (S) ATP + S → ADP + S-Phosphat
Übertragung der terminalen Pyrophosphatgruppe auf ein Substrat ATP + S → AMP + S-Pyrophosphat
Übertragung von AMP auf ein Substrat ATP + S → Pyrophosphat + S-AMP
Übertragung der Adenylgruppe auf ein Substrat ATP + S → Phosphat + Pyrophosphat + Adenyl-S
Abspaltung von Phosphat bzw. Pyrophosphat, zur Ermöglichung einer Reaktion ATP + S_1 + S_2 → AMP + [S_1–S_2] + Pyrophosphat oder ATP + S_1 + S_2 → ADP + [S_1–S_2] + Phosphat

de Enzymsysteme, die beim Arzneimittelabbau wichtig sind. Diese Kompartimentierung von Enzymen in der Zelle ermöglicht eine zeitliche sowie räumliche Koordination und Regulation von intrazellulären Stoffwechselvorgängen (Tab. 2.5).

16.1.14 Energiereiche Verbindungen

Viele Stoffwechselprozesse der Zelle, z.B. die Synthese von Proteinen, erfordern den Aufwand von Energie. Diese lebensnotwendige Energie gewinnt die Zelle aus dem Abbau von Nährstoffen oder durch Nutzung der Lichtenergie.

Die dabei freigesetzte Energie kann von der Zelle in Form von energiereichen Verbindungen gespeichert werden. Dies sind Verbindungen, die aufgrund ihrer besonderen Struktur die Übertragung von chemisch gebundener Energie zwischen energieliefernden und energieverbrauchenden Prozessen übernehmen (Tab. 16.4).

Die wichtigsten energiereichen Verbindungen der Zelle sind **Nukleosidtriphosphate.** Sie besitzen ein hohes Gruppenübertragungspotential, d.h. sie können Phospatgruppen leicht auf andere Verbindungen übertragen und diese damit „aktivieren", d.h. enzymatischen Umsetzungen zugänglich machen.

Die Nukleosidtriphosphate bestehen aus einer Purin- bzw. Pyrimidinbase, einer Ribose und einer Triphosphat-Einheit. Von den verschiedenen Nukleosidtriphosphaten **besitzt das Adenosintriphosphat (ATP) quantitativ bei weitem die größte Bedeutung** (Abb. 16.16). **Es ist in allen Zellen vorhanden.** Bei seiner Hydrolyse, d.h. der Abspaltung einer Phosphatgruppe unter Bildung von Adenosindiphosphat (ADP) und Phosphorsäure werden unter Standardbedingungen (pH 7,0, 25 °C) etwa 30 kJ/Mol ($\Delta G^{\circ\prime} = 30$ kJ/Mol) freigesetzt. Ein Teil dieser Energie kann in der Zelle zu chemischen Umsetzungen genutzt werden, ein weiterer Teil geht als Wärme verloren. An ATP-abhängigen Reaktionen ist Mg^{2+} als Cofaktor beteiligt. Bei vielen biochemischen Reaktionen reagiert nicht freies ATP, sondern ein Komplex mit Mg^{2+}-Ionen (Abb. 16.17).

Bei vielen enzymatischen Prozessen wird die endständige Phosphatgruppe des ATP auf andere Moleküle übertragen, es handelt sich um Phosphorylierungsreaktionen, die durch Kinasen katalysiert werden. So wird z.B. Glucose mit ATP durch Glucokinase oder Hexokinase zu Glucose-6-Phosphat phosphoryliert, dabei wird ADP frei. Die bei der Hydrolyse der Pyrophosphorsäurebindung des ATP freiwerdende Energie (30 kJ/Mol) bleibt zum Teil in der Phosphatesterbindung des Glucose-6-phosphats erhalten (12 kJ/Mol). Dadurch wird die Reaktionsfähigkeit der Glucose für weitere biochemische Umsetzungen erhöht. Außer der Phosphatgruppe kann auch u.U. die Pyrophosphatgruppe auf ein Substrat übertragen werden, oder unter Abspaltung von Pyrophosphat der Adenylrest an ein Molekül gebunden werden. Jede dieser Reaktionen des ATP wird durch spezifische Enzyme katalysiert (Tab. 16.5).

Die Bildung von ATP aus AMP resp. ADP und anorganischem Phosphat ist immer mit energieliefernden Reaktionssequenzen gekoppelt und findet hauptsächlich bei der Atmung, bei der Photosynthese und bei der Gärung statt. Die ATP-Konzentrationen in der Zelle werden stets innerhalb enger Grenzen konstant gehalten, so dass die Zelle immer über einen schnell verfügbaren Speicher an chemisch gebundener Energie verfügt, der sich für Syntheseleistungen (chemische Arbeit), Bewegungsenergie (mechanische Arbeit) oder Wärmeenergie (Aurechterhaltung der Körpertemperatur) nutzen lässt.

Thioester

Weitere energiereiche Verbindungen sind Thioester. Ein Beispiel ist Coenzym A-SH.

Für die Reaktionsfähigkeit entscheidend ist die SH-Gruppe am Cysteaminteil des Moleküls.

16.1.15 Redoxsysteme

Die wichtigsten Prozesse der Zelle zur Energiegewinnung sind Photosynthese und Atmung. In beiden Fällen handelt es sich dabei um eine Kette von Oxidations-Reduktions-Reaktionen, die mit der Phosphorylierung von ADP unter Bildung von ATP gekoppelt sind. Bei Oxidations-Reduktions-Reaktionen (Redoxreaktionen) werden Elektronen von einem Reaktionspartner auf den anderen übertragen. Ein Elektronendonor (Reduktionsmittel, reduzierendes Agens) gibt dabei Elektronen an einen Elektronenakzeptor (Oxidationsmittel, oxidierendes Agens) ab. Bei einigen Reaktionen werden bei der Übertragung von Elektronen gleichzeitig auch Wasserstoffionen übertragen. Reduzierende Substanzen haben die Neigung, Elektronen abzugeben, sie haben einen bestimmten „Elektronendruck“. Oxidierende Substanzen dagegen haben die Tendenz, Elektronen aufzunehmen, d.h. sie besitzen eine hohe „Elektronenaffinität“. Die Neigung einer reduzierenden Substanz, Elektronen abzugeben, wird durch die Größe des Redoxpotentials, das unter Standardbedingungen gemessen wird, beschrieben.

Die Messung der Potentialdifferenz von Redoxsystemen erfolgt mit Hilfe eines Potentiometers, das zwischen zwei Halbzellen geschaltet ist. Unter Standardbedingungen besteht eine Halbzelle aus einer Platinelektrode in 1 N HCl, die mit Wasserstoffgas (10,1 MPa) bei 25 °C umspült wird (Wasserstoffelektrode = Bezugselektrode). Die andere Halbzelle enthält eine je einmolare Lösung der Substanzen des Redoxsystems und eine inerte Elektrode. Beide Halbzellen sind über eine Agarbrücke leitend miteinander verbunden. Die zwischen den Halbzellen gemessene Spannung ist das Normalpotential E_o (Volt). Die Messung der Redoxpotentiale biologischer Systeme wird jedoch nicht auf diese Standardbedingungen bezogen, sondern erfolgt mit Lösungen von pH 7. Das elektrische Potential wird dann nicht mehr als Eo, sondern als E'_o bezeichnet. Das Standardredoxpotential der Wasserstoffelektrode wird dann –0,42 Volt. Stärkere Reduktionsmittel als H_2 besitzen ein negativeres, schwächere ein positiveres Normalpotential. Redoxsysteme mit einem stark negativen Standardredoxpotential haben also ein hohes Reduktionsvermögen und eine große Neigung, Elektronen abzugeben. Dagegen entspricht einem stark positiven Redoxpotential eine hohe Oxidationsneigung und eine starke Affinität für

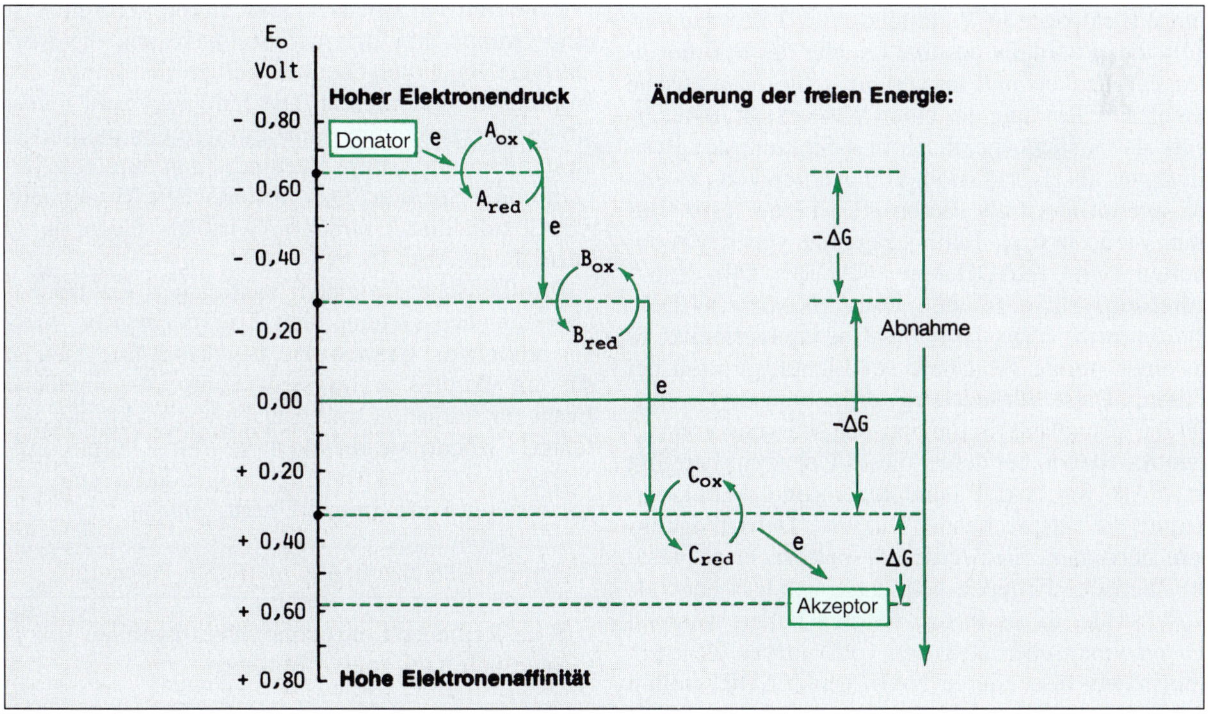

Abb. 16.18 Schema einer biologischen Elektronentransportkette

Elektronen. Ordnet man verschiedene Redoxsysteme nach ihrem Redoxpotential, so erhält man eine Elektronentransportkette (Abb. 16.18). Da der **Elektronenfluss vom negativen zum positiven Potential** hin erfolgt, kann mit Hilfe der Standardpotentiale verschiedener biologischer Oxidations-Reduktionssysteme die Richtung des Elektronenflusses vorhergesagt werden. Die stufenweise Verringerung des Elektronendrucks bei jeder einzelnen Reaktion einer Elektronentransportkette ist gleichzeitig mit einem **Verlust an freier Energie verbunden.** In der Zelle wird der Elektronen- bzw. Wasserstoff-Fluss von einer Reihe von elektronen- bzw. wasserstoffübertragenden Enzymen katalysiert, deren Coenzyme bei der katalytischen Funktion eine wesentliche Rolle spielen.

Das *Nicotinamidadenindinukleotid (NAD^+)* und das *Nicotinamidadenindinukleotidphosphat ($NADP^+$)* sind Coenzyme einer ganzen Reihe von wasserstoffübertragenden Enzymen (Abb. 16.1). Der bei enzymatischen Umsetzungen entscheidende Molekülanteil ist das Pyridinderivat Nicotinamid. *Nicotinamidadenindinukleotidphosphat* besitzt gegenüber dem NAD^+ noch eine Phosphatgruppe mehr, und zwar am C-Atom 2 der mit dem Adeninring verknüpften Ribose. Beide Coenzyme nehmen Wasserstoff reversibel auf. Dabei entstehen die reduzierten Formen $NADH+H^+$ bzw. $NADPH+H^+$. In der oxidierten Form besitzt der Pyridinkern eine positive Ladung. Die Coenzymfunktion wird durch die Aufnahme von 2 Elektronen in Verbindung mit 2 Protonen erfüllt, dabei wird die positive Ladung des Pyridinringes aufgehoben und er verliert seine aromatische Natur. Die Bindung des einen Wasserstoffatoms erfolgt dabei stereospezifisch in 4-Stellung des Pyridinringes als Hydridanion (H^-), während das zweite Wasserstoffatom als Proton (H^+) keine feste Bindungsstelle besitzt. Beim Übergang von der reduzierten Form (NADH bzw. NADPH, Dihydropyridinform) zur oxidierten Form (NAD^+, $NADP^+$, Pyridinform) (Abb. 16.1) des Coenzyms kommt es zu einer starken Abnahme der Lichtabsorption bei 340 nm. Diese Veränderung der Lichtabsorption bildet die Grundlage für die optische Messung von Enzymaktivitäten, bei denen dieses Coenzym beteiligt ist. NAD^+ und $NADP^+$ sind in der Regel nicht kovalent an die entsprechenden Enzyme, **Dehydrogenasen,** gebunden. Sie werden deshalb nicht als feste prosthetische Gruppen betrachtet, sondern eher als Cosubstrate, da sie in den meisten Fällen während der enzymatischen Reaktion vom aktiven Zentrum des Enzyms dissoziieren. **NAD^+ und $NADP^+$ stellen daher bewegliche Überträger von Wasserstoff bzw. Elektronen dar.**

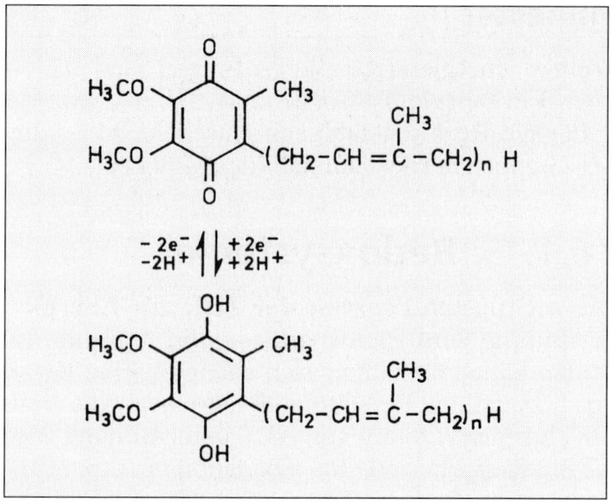

Abb. 16.19 Coenzym Q = Ubichinon (n = 4–10)

Flavinmononukleotid (FMN) und *Flavinadenindinukleotid* (FAD) sind Coenzyme der Flavoproteine (Abb. 16.1). Ihre gelbe Farbe verdanken diese wasserstoffübertragenden Enzyme dem Riboflavin (Vitamin B_2). Die reversible Anlagerung von Wasserstoff erfolgt bei beiden Coenzymen an die Stickstoffatome 1 und 10 des Isoalloxazinringsystems. Die Flavin-Coenzyme sind im Gegensatz zu NADH und NADPH meist sehr fest an den Proteinteil des Enzyms (Apoenzym) gebunden, sie werden dann als prosthetische Gruppe bezeichnet.

Ubiquitär bei Pflanzen und Tieren verbreitet ist eine Gruppe von Benzochinonderivaten, die *Ubichinone.* Sie unterscheiden sich in der Länge der Isoprenoid-Seitenketten. Die Fähigkeit zum reversiblen Übergang vom reduzierten in den oxidierten Zustand erhalten diese Verbindungen durch die parachinoide Struktur. Das in tierischen Mitochondrien lokalisierte Ubichinon wird als *Coenzym Q* bezeichnet (Abb. 16.19).

Prosthetische Gruppen zahlreicher elektronenübertragender Systeme sind *Eisenporphyrine,* hierher gehören die *Cytochrome.* Bei diesen Enzymen ist das im Porphyrinringsystem komplex gebundene Eisen zur Aufnahme und Abgabe von Elektronen befähigt. Cytochrome enthalten Fe^{2+}/Fe^{3+}-Porphyringruppen. Es sind elektronenübertragende Enzyme. Sie katalysieren 1-Elektronen-Übertragungen.

$$[Fe^{3+} - \text{Porphyrin}] + e^- \rightleftharpoons [Fe^{2+} - \text{Porphyrin}]$$

Eine Reihe von elektronenübertragenden Enzymen enthält Kupfer als Cofaktor.

$$Cu^{2+} + e^- \rightleftharpoons Cu^+$$

16.2 Übersicht über die Wege des Stoffwechsels und der Energieübertragung

16.2.1 Kohlenstoff und Wege der Energiegewinnung

Je nachdem, in welcher Form die Organismen bzw. Zellen Kohlenstoff aus ihrer Umgebung aufnehmen, lassen sie sich zwei großen Gruppen zuordnen (Tab. 16.6).

Autotrophe Zellen und Organismen sind in der Lage, das Kohlendioxid der Luft als einzige Kohlenstoffquelle zu verwenden und daraus organische Moleküle aufzubauen. Benutzen sie zur Reduktion des CO_2 die Energie des Sonnenlichtes, spricht man von **photoautotrophen** Organismen, wird die Energie zur Reduktion des CO_2 aus chemischen Umsetzungen gewonnen, von **chemoautotrophen** Organismen.

Heterotrophe Zellen (Organismen) dagegen können Kohlendioxid nicht zum Aufbau von Kohlenhydraten nutzen, sondern müssen Kohlenstoff in Form von organischen Nährstoffen, wie z. B. Glucose, Fett oder Protein, aufnehmen. Sie sind also auf die organischen Syntheseprodukte anderer Organismen angewiesen (Abb. 16.20).

Die lebenswichtige Energie wird von den verschiedenen Organismen auf ganz unterschiedliche Weise gewonnen. **Photoautotrophe** Organismen können die **Energie des Sonnenlichts** zum einen bei der Photophosphorylierung zur Bildung von ATP aus ADP und PO_4^{3+} nutzen und zum anderen bei der Photosynthese unter CO_2-Assimilation in mehreren aufeinander folgenden Reaktionsschritten Glucose aufbauen.

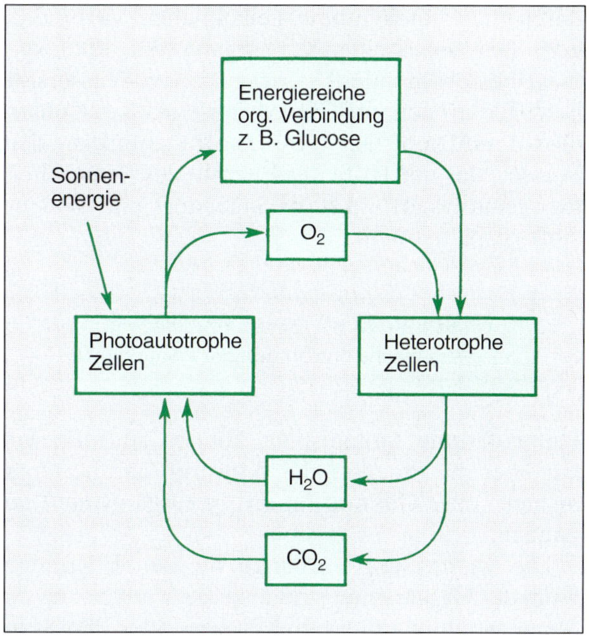

Abb. 16.20 Der Kreislauf des Kohlenstoffs und des Sauerstoffs in der Biosphäre

Sie sind jedoch auch zur Energiegewinnung durch Atmung befähigt, d. h. sie können die aus der Assimilation des CO_2 hervorgegangenen organischen Substanzen wieder zu CO_2+H_2O abbauen. Photoautotrophe Zellen gewinnen ihre Energie bei Belichtung durch Photosynthese, bei Dunkelheit durch Atmung, d. h. durch den Abbau der

Tab. 16.6 Einteilung der Organismen nach deren Kohlenstoff- und Energiequellen

Organismentyp	Kohlenstoff-quelle	Energie-quelle	Elektronen-donoren	Beispiele
Photoautotroph	CO_2	Licht	Anorganische Verbindungen (H_2O, H_2S, S)	Grüne Zellen höherer Pflanzen, Blaualgen, photosynthetisch tätige Bakterien
Photoorganotroph	Organische Verbindungen (aber auch CO_2)	Licht	Organische Verbindungen	Schwefelfreie Purpurbakterien
Chemoautotroph	CO_2	Redox-reaktionen	Anorganische Verbindungen (H_2, S, H_2S, Fe(II), NH3)	Knallgas, Schwefel-, Eisen- und nitrifizierende Bakterien
Heterotroph	Organische Verbindungen	Redox-reaktionen	Organische Verbindungen, z. B. Glucose, Fettsäuren	Alle höheren Tiere, die meisten Mikroorganismen, photosynthetisch nicht tätige Pflanzenzellen

durch die Photosynthese gewonnenen Verbindungen. Der entscheidende Vorgang der Photosynthese besteht in einer Übertragung von Wasserstoff bzw. Elektronen auf CO_2, dabei wird das Kohlendioxid reduziert. Der Wasserstoff stammt aus dem Wasser, das mit Hilfe der Energie des Sonnenlichtes „photolysiert", d.h. in Sauerstoff und Wasserstoff gespalten wird.

Kohlendioxid + Wasser + Sonnenenergie
→ Organische Verbindungen + Sauerstoff

Heterotrophe Organismen können ihre Energie nur über die Prozesse der **Atmung** (aerobe Organismen) oder **Gärung** (anaerobe Organismen) gewinnen.

Die wichtigsten Vorgänge für den Energiegewinn der Organismen sind also die Verwertung der Sonnenstrahlung durch die Prozesse der Photosynthese sowie die Reaktionsfolgen beim Abbau organischer Substanzen (Abb. 16.21), d.h. die Prozesse der Atmung.

Bei der Photosynthese und der Atmung beruht die Energiegewinnung auf dem gleichen Prinzip. An einen Elektronenfluss über eine Kette von Redoxsystemen (Elektronentransportkette) ist die Phosphorylierung von ADP zu ATP gekoppelt.

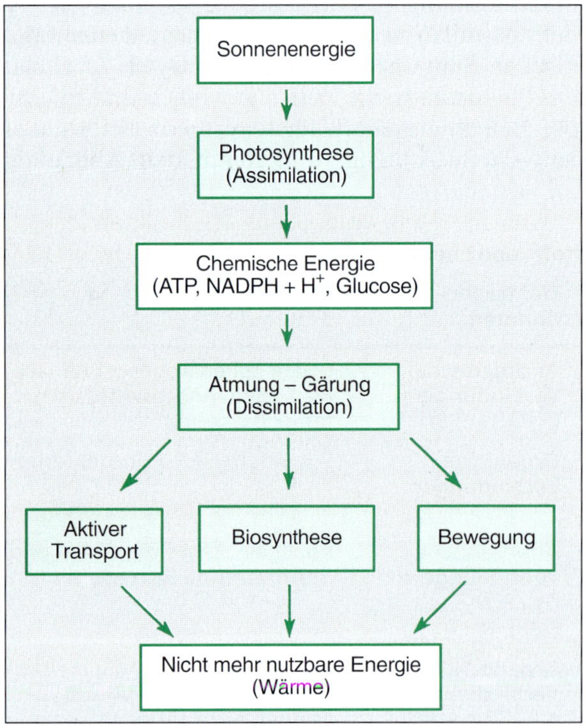

Abb. 16.21 Energiefluss in der Biosphäre

Bei der Photosynthese stammen die Elektronen bzw. der Wasserstoff für die Reduktion des Kohlendioxids aus dem Wasser. Die Energie, die den Elektronenfluss bzw. Wasserstofftransport antreibt, ist die Sonnenenergie.

Bei den Reaktionsfolgen der Atmung folgt der Elektronen- bzw. Wasserstoff-Fluss dem natürlichen Energiegefälle. Bei der Atmung werden organische Moleküle unter Verbrauch von Sauerstoff zu H_2O und CO_2 abgebaut. Bei diesen Abbauvorgängen werden im Prinzip Elektronen bzw. Wasserstoff freigesetzt und auf Sauerstoff als letzten Elektronenakzeptor übertragen. Die Atmung ist formal eine Umkehrung der Photosynthese.

Organische Verbindungen + Sauerstoff
→ Kohlendioxid + Wasser + Energie

Neben Photosynthese und Atmung dienen auch Gärungsprozesse zur Energiegewinnung. Unter **Gärung** versteht man die Gewinnung von Energie durch lebende Zellen bei Abwesenheit von Sauerstoff (anaerobe Organismen). Wichtige Gärungsprozesse sind die *alkoholische Gärung,* die *Milchsäuregärung* und die *Buttersäuregärung.* **Der Energiegewinn aus diesen Prozessen ist, verglichen mit der Atmung, gering. Anaerobe Organismen** verwenden an Stelle von Sauerstoff andere Substanzen als Elektronenakzeptoren, nämlich *Acetaldehyd, Brenztraubensäure, Butyraldehyd,* etc.

Anaerobe Organismen, denen Sauerstoff grundsätzlich nicht als Elektronenakzeptor dienen kann, sind **obligat anaerob.** Auf sie wirkt Sauerstoff giftig. Viele Organismen bzw. Zellen sind jedoch nur **fakultativ anaerob**. Sie können in Abwesenheit von Sauerstoff oder bei Sauerstoffmangel ihre Energie durch Gärung, bei Anwesenheit von Sauerstoff durch Atmung gewinnen.

Die Zellen und Organe eines Organismus können durchaus verschiedene Stoffwechselwege zur Gewinnung von Energie beschreiten. Die grünen Zellen einer Pflanze sind z.B. autotroph, die Wurzelzellen heterotroph. Die Muskelzellen der Tiere können ihre Energie durch Atmung oder Gärung gewinnen (Milchsäuregärung).

Autotrophe und heterotrophe Organismen sind in ihrer Ernährung untereinander abhängig.

Mit dem Kreislauf des Kohlendioxids von photoautotrophen über heterotrophe Organismen ist gleichzeitig ein Energiekreislauf gekoppelt, in dem die Sonne als Energiespender die entscheidende Rolle spielt. Durch die Photosynthese wird die Energie des Sonnenlichts in die chemische Energie organischer Verbindungen überführt.

Diese wird dann von den heterotrophen Organismen genutzt. Letzten Endes stammt also alle von Zellen genutzte Energie aus der Sonnenenergie.

16.2.2 Stickstoffkreislauf

Auch der Stickstoff durchläuft in der Natur einen Kreisprozess. Von den Organismen wird er zur Synthese von *Proteinen, Nukleotiden, Nukleinsäuren, Aminen, Alkaloiden* und anderen stickstoffhaltigen Verbindungen benötigt.

Molekularer Stickstoff, der in der Atmosphäre in großen Mengen zur Verfügung steht, kann nur von wenigen Organismen genutzt werden. Es sind dies z. B. *Stickstoff-fixierende Bakterien*, z. B. *die Knöllchenbakterien der Leguminosen*, oder *Stickstoff-fixierende Blaualgen.*

Alle anderen Organismen können nur gebundenen Stickstoff verwerten. **Höhere Pflanzen nehmen Stickstoff hauptsächlich in Form von Nitrat- oder auch Ammoniumverbindungen aus dem Boden auf** und können ihn in organische Verbindungen einbauen.

Tiere müssen Stickstoff in organisch gebundener Form aufnehmen, z. B. mit den Nahrungsproteinen. Sie scheiden den Stickstoff schließlich als Harnstoff oder in Form von anderen Stickstoffhaltigen Verbindungen wieder aus. Diese Verbindungen werden durch die nitrifizierenden Bodenbakterien wieder zu Nitrit bzw. Nitrat oxidiert und so wieder für die höhere Pflanze nutzbar gemacht (Kap. 16.11).

16.2.3 Abbauende und aufbauende Stoffwechselwege

Im Stoffwechsel laufen ständig und gleichzeitig zwei voneinander abhängige Prozesse ab. Ihre Reaktionsfolgen – Stoffwechselwege – lassen sich jedoch getrennt analysieren. Unter abbauenden bzw. **katabolen Stoffwechselwegen** werden Umsetzungen verstanden, bei denen größere Moleküle zu kleineren abgebaut werden. So führen die Abbauwege ausgehend von Proteinen, Polysacchariden oder Fetten über Aminosäuren, Zucker und Fettsäuren und zahlreiche weitere Zwischenstufen letztlich zum Kohlendioxid. Als aufbauende bzw. **anabole Stoffwechselwege** werden dagegen Biosynthesevorgänge verstanden, die ausgehend von einfachen Molekülen zu komplexen, höhermolekularen Verbindungen führen. Die Zwischenprodukte in diesem Geschehen werden als **Metaboliten**, das ganze Geschehen als **Intermediärstoffwechsel** bezeichnet.

Katabole Vorgänge sind mit der Freisetzung der von Molekülen gebundenen Energien verbunden. Diese wird in die Form energiereicher Phosphatbindungen, z. B. ATP überführt. Anabole Vorgänge dagegen bedürfen der Zufuhr von Energie, die wiederum aus dem ATP gewonnen wird. Der Stoffwechsel der Zelle ist also immer mit einem Energieaustausch gekoppelt (Energiekopplung).

Der Abbau der Hauptbestandteile der Nahrung *(Fette, Polysaccharide, Proteine)* erfolgt durch zahlreiche hintereinandergeschaltete enzymkatalysierte Reaktionen. Zunächst werden die polymeren Moleküle in ihre monomeren Bausteine zerlegt. **Fette zu Fettsäuren und Glycerin, Polysaccharide zu Zuckern, Proteine zu Aminosäuren. Diese Grundbausteine werden häufig auf verschiedene Weise zu einem C_2-Körper, der „aktivierten Essigsäure" abgebaut.** Aminosäuren werden daneben auch zu α-Oxoglutarsäure, Bernsteinsäure, Fumarsäure oder Oxalessigsäure „desaminiert". Der C_2-Körper und die Abbauprodukte der Aminosäuren werden schließlich in einem zentralen Kreisprozess des Stoffwechsels, dem **Citratzyklus, zu CO_2** abgebaut.

In der Atmungskette (Endoxidation) wird der u. a. in Form von $NADH+H^+$ als **Reduktionsäquivalent** auftretende Wasserstoff unter Bildung von Wasser auf Sauerstoff übertragen (Abb. 16.22). **Dabei findet der wesentliche Prozess der Energiegewinnung, die oxidative Phosphorylierung von ADP zu ATP statt.**

Die grundlegenden anabolen Stoffwechselwege könnte man formal als Umkehr der entsprechenden katabolen Vorgänge auffassen. **Katabole und anabole Stoffwechselwege sind** jedoch **meist nicht identisch, sondern werden von unterschiedlichen Enzymen katalysiert. Oft sind auch anabole und katabole Stoffwechselwege in verschiedenen Kompartimenten der Zelle lokalisiert.** Der Abbau der Fettsäuren z. B. erfolgt in den Mitochondrien, die Fettsäuresynthese dagegen im Cytoplasma außerhalb der Mitochondrien, teilweise durch Enzyme, die an das Endoplasmatische Retikulum gebunden sind.

Lediglich die Reaktionsfolgen des Citratzyklus stellen einen Stoffwechselweg für anabole und katabole Vorgänge dar (Amphiboler Stoffwechselweg).

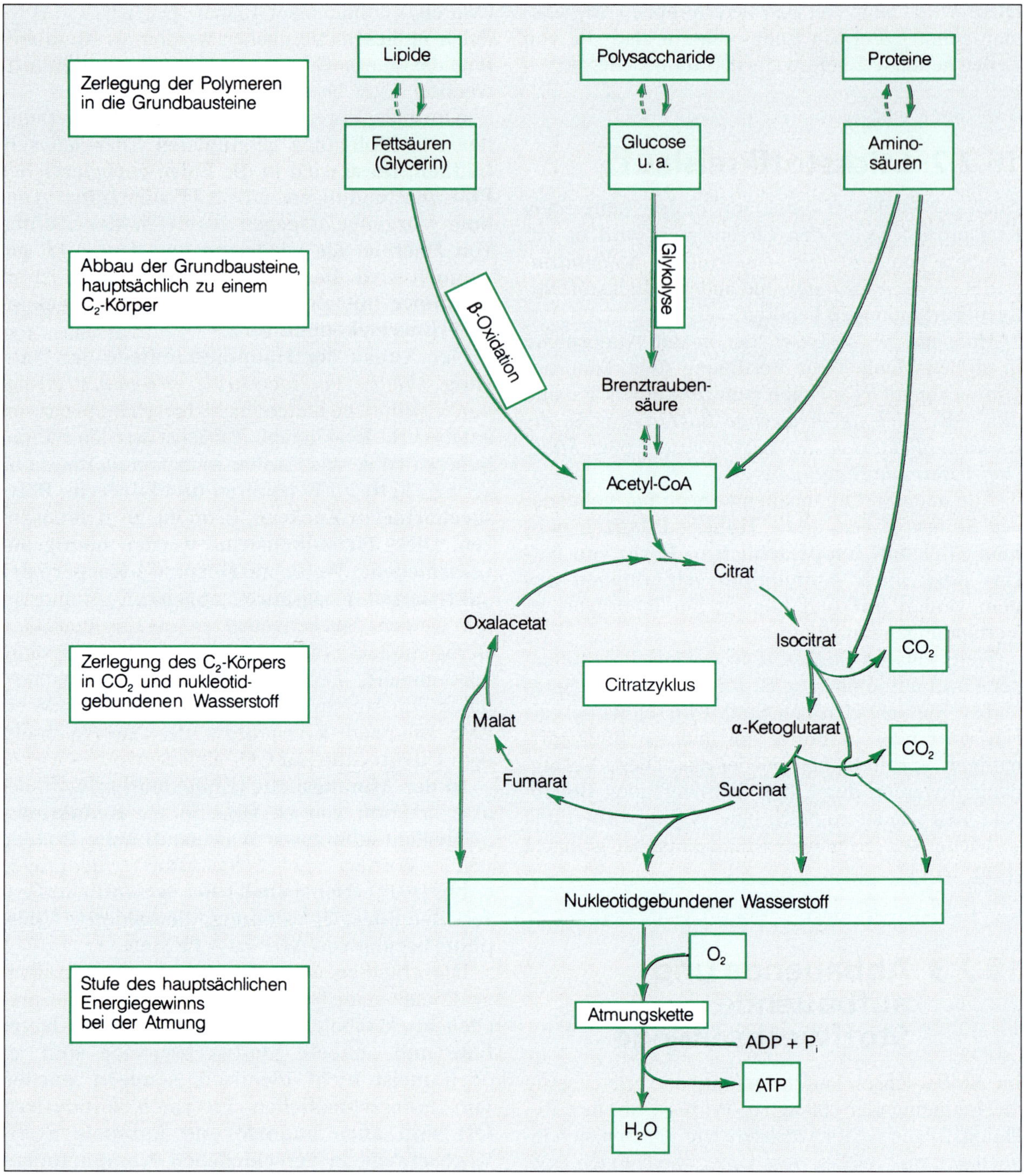

Abb. 16.22 Übersicht über die wichtigsten Abbauwege (katabole Stoffwechselwege)

16.3 Die Assimilation des Kohlenstoffs

16.3.1 Photosynthese

Die wichtigste Energiequelle für das Leben auf der Erde ist die Sonne. Ohne ständige Energiezufuhr in Form von Sonnenlicht wäre auf der Erde kein Leben möglich. Das Sonnenlicht ist nicht nur unmittelbare Energiequelle für die grünen Pflanzen und andere photosynthetisierenden Organismen, sondern auf Grund der Nahrungskette letzten Endes auch die Energiequelle für nahezu alle heterotrophen Organismen. Zur Photosynthese, d.h. zur Umwandlung von Sonnenenergie in chemische Energie, sind zahlreiche Organismen befähigt, so die höheren Pflanzen, Grün-, Rot- und Braunalgen, schließlich Kieselalgen und Blaualgen und weiterhin noch zahlreiche Bakterienarten, z.B. Chlorobakterien und Purpurbakterien. Bei der Photosynthese wird die von der Sonne in Form von Licht ausgestrahlte Energie in chemische Energie umgewandelt. Diese chemische Energie kann dann von den Organismen im eigenen Stoffwechsel genutzt werden. Jährlich werden mehr als 10^{10} Tonnen Kohlendioxid mit Hilfe der Photosynthese in Kohlenhydrate und andere organische Verbindungen assimiliert. In den autotrophen Pflanzen wird die Lichtenergie hauptsächlich dazu benützt, um aus Kohlendioxid und Wasser Glucose herzustellen. Der Gesamtvorgang (Ausnahme: Bakterien) lässt sich mit der Gleichung

$$6CO_2 + 6H_2O \xrightarrow{h\nu} C_6H_{12}O_6 + 6O_2$$

beschreiben.

Dieser Prozess ist in der Summe gesehen die Umkehr der Glucoseoxidation. Es handelt sich dabei um die Reduktion von CO_2 mit Hilfe des Wassers bzw. des durch Spaltung – Photolyse – des Wassers gewonnenen Wasserstoffs. Zur Photosynthese befähigte Bakterien können an Stelle von Wasser andere Verbindungen zur Reduktion des Kohlendioxids heranziehen, z.B. Schwefelwasserstoff oder einige organische Substanzen. Für alle Photosynthesevorgänge lässt sich daher die allgemeine Gleichung formulieren.

$$H_2X + CO_2 \xrightarrow[\text{Pigmente}]{h\nu} (CH_2O) + H_2O + X$$

Von den grünen Schwefelbakterien wird Schwefelwasserstoff als Wasserstoffquelle benutzt und zu Schwefel oxidiert. Von Purpurbakterien kann Isopropylakohol als Wasserstoffquelle genutzt werden. Dieser wird dabei zu Aceton oxidiert.

Bei Photosynthesevorgängen, die zu einer Assimilation des CO_2 führen, dient Kohlendioxid als Wasserstoffakzeptor. Photosynthetische Vorgänge können jedoch u.a. auch zur Reduktion von Nitratstickstoff dienen. In diesem Fall dient nicht CO_2, sondern das Nitrat-Ion als Wasserstoffakzeptor.

$$9H_2O + 2NO_3^- \xrightarrow{h\nu} 2NH_3 + 6H_2O + 4^1/_2O_2$$

Die photosynthetische Assimilation von CO_2 setzt sich aus zwei Teilprozessen zusammen: Aus Reaktionen, die nur bei Lichteinstrahlung ablaufen können, den so genannten Lichtreaktionen, und aus Reaktionen, die auch ohne Lichteinstrahlung ablaufen können, den so genannten Dunkelreaktionen.

Die lichtabhängigen Reaktionen dienen der Umwandlung von Lichtenergie in chemische Energie in Form von ATP und in Reduktionsäquivalente in Form von NADPH + H$^+$.

$$\text{Wasser} + NADP^+ + P_i + ADP \xrightarrow{h\nu} \text{Sauerstoff} + NADPH + H^+ + ATP$$

Während der Lichtreaktion wird dem Wasser der Wasserstoff entzogen (Photolyse des Wassers) und auf NADP$^+$ übertragen, dabei wird Sauerstoff frei. Gleichzeitig wird aus ADP und anorganischem Phosphat (P_i) ATP gebildet (Photophosphorylierung). **Die so gewonnene energiereiche Verbindung ATP und das NADPH + H$^+$ können nun in lichtunabhängigen Reaktionen (Dunkelreaktionen) zur Reduktion von Kohlendioxid und zur Synthese von Glucose dienen** (Abb. 16.23). NADPH + H$^+$ wird dabei zu NADP$^+$ oxidiert, und ATP wird in ADP und Phosphat (P_i) gespalten.

$$CO_2 + 2NADPH + 2H^+ + 3ATP + 2H_2O \rightarrow (CH_2O) + 2NADP^+ + 3ADP + 3P_i$$

Photosynthesepigmente (Photorezeptoren)

Die Wellenlänge des sichtbaren Lichtes umfasst den Bereich von 390 nm bis 760 nm, also von violett bis dunkelrot. Voraussetzung für die Umwandlung von Strahlungsenergie in chemische Energie ist das Vorhandensein geeigneter Pigmente, die Licht bestimmter Wellenlänge absorbieren kön-

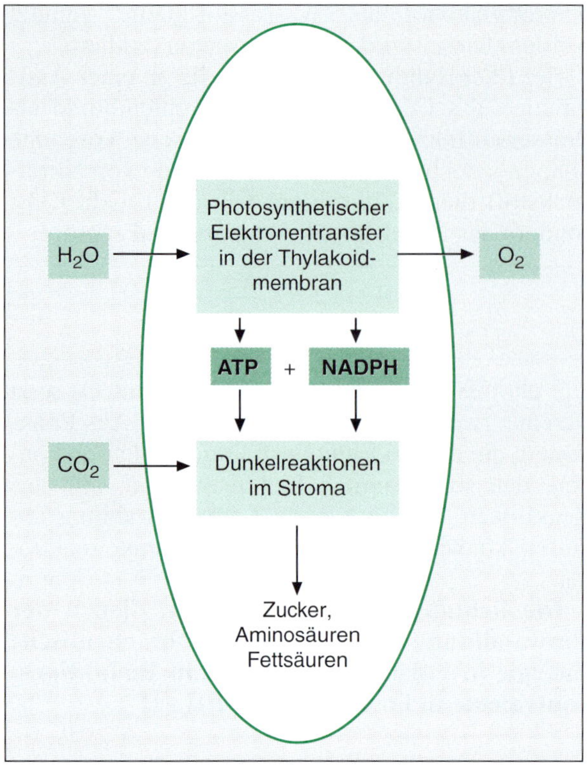

Abb. 16.23 Die Reaktionen während der Photosynthese. Durch Photo-Oxidation wird Wasser gespalten, Sauerstoff wird freigesetzt. Als Ergebnis des Elektronentransports über die Redoxkatalysatoren (Elektronentransportketten) der Photosynthese II und I in den Thylakoidmembranen wird $NADPH + H^+$ als Reduktionsäquivalent gewonnen. Durch die Ausbildung eines Protonengradienten und dessen Ausgleich über die ATP-Synthase wird ATP als energiereiche Verbindung gebildet. Beide werden benötigt, um in den anschließenden Dunkelreaktionen im Stroma des Chloroplasten Kohlenstoff zu fixieren, zu reduzieren und in organische Verbindungen, vornehmlich Glucose, einzubauen. (Nach Alberts et al., Essentiell Cell Biology, Garland Publishing, Ing., New York 1998, verändert.)

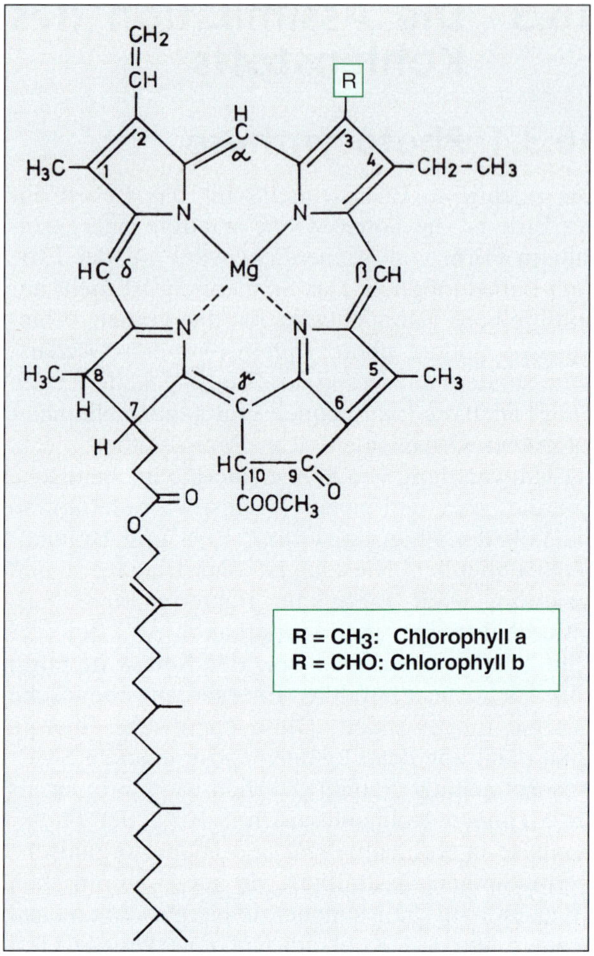

Abb. 16.24 Strukturformel von Chlorophyllen

nen. Wichtige Photorezeptoren sind die Chlorophylle (Abb. 16.24). Höhere Pflanzen enthalten in ihren photosynthetisch aktiven Zellen die Chlorophylle a und b. In Braun- und Kieselalgen kommt noch Chlorophyll c vor, in Rotalgen Chlorophyll d. Alle Chlorophylle besitzen in ihren Molekülen zahlreiche konjugierte Doppelbindungen und können daher sichtbares Licht absorbieren. **Der Grundkörper aller Chlorophylle ist das Porphyrin. Über die 4 Stickstoffatome der Pyrrolringe ist ein Mg^{2+}-Ion komplex eingebunden. Eine lange, hydrophobe Seitenkette, das Phytol, ist esterartig an einen Pyrrolring des Chlorophyllmoleküls gebunden. Die Chlorophylle absorbieren insbesondere blaue und rote Strahlung, wobei die rote Strahlung für die Photoreaktionen am wichtigsten ist.**

Die Absorptionsmaxima von Chlorophyll a liegen bei 430 nm und 662 nm, die von Chlorophyll b bei 453, resp. bei 642 nm (in Ether). Chlorophyll a ist in Etherlösung blaugrün, Chlorophyll b gelbgrün gefärbt (Abb. 16.26). In der Zelle, assoziiert mit Proteinen und eingebettet in die Thylakoidmembran des Chloroplasten, zeigen die Chlorophylle andere Absorptionsmaxima. Weitere wichtige Photosynthesepigmente sind Carotinoide und Phycobiline (Tab. 16.7).

Den Pigmenten, den Photorezeptoren, fallen unterschiedliche Aufgaben bei der Photosynthese zu. Je nach ihrer Funktion kann man primäre und sekundäre (=akzessorische) Photosynthesepigmente unterscheiden.

Primäre Photosynthesepigmente sind Chlorophyll a und Bakteriochlorophyll a.

Tab. 16.7 Vorkommen von Photosynthesepigmenten im Pflanzenreich. (Nach Zihak, Langer, Ziegler, Biologie, Springer Verlag 1976.)

	Chlorophylle a	Chlorophylle b	Chlorophylle c	Chlorophylle d	Carotinoide	Phycobiline (z. B. Phycocyan, Phycoerythrin)
Eucaryota						
Spermatophyta	+	+	–	–	+	–
Pteridophyta	+	+	–	–	+	–
Bryophyta	+	+	–	–	+	–
Chlorophyta	+	+	–	–	+	–
Euglenophyta	+	+	–	–	+	–
Rhodophyta	+	–	–	+	+	+
Phaeophyceae	+	–	+	–	+	–
Chrysophyceae	+	–	+	–	+	–
Procaryota						
Cyanophyta	+	–	–	–	+	+
Rhodospirillaceae, Thiorhodaceae (Purpurbakterien)	Bacteriochlorophylle; Carotinoide					

Diese primären Photosynthesepigmente können, bedingt durch ihre Struktur, sichtbare Strahlung spezifisch absorbieren und damit verbunden in definierte Anregungszustände übergehen. Des Weiteren können sie Anregungsenergie von akzessorischen Pigmenten übernehmen. Schließlich sind sie zu spezifischen photochemischen Reaktionen befähigt.

Akzessorische Photosynthesepigmente sind die Chlorophylle b bis d, sowie gelbe Carotinoide, und rote bzw. blaue Phycobiline bei Algen (Abb. 16.25). Sie sind nur mittelbar an den photochemischen Reaktionen der Photosynthese beteiligt. Sie können Licht auch bei Wellenlängen absorbieren, bei denen Chlorophyll a keine Strahlungsenergie mehr aufnehmen kann. Hierdurch wird der Bereich des für die Photosynthese verwertbaren Lichtes wesentlich erweitert. Beispielsweise können Rotalgen auch grünes Licht, das von akzessorischen Pigmenten absorbiert wird, für die Photosynthese nutzen. Akzessorische Pigmente sind also Zulieferer von absorbierter Strahlungsenergie an die primären Photosynthesepigmente (Abb. 16.27). Mit Proteinen assoziiert bilden sie die Strukturen der so genannten **Lichtsammlersysteme.** Sie sind mit Antennen vergleichbar. Man bezeichnet sie deshalb auch als **„Antennenpigmente“**. Sie nehmen Strahlung auf und führen diese den Reaktionszentren zu, in denen die eigentlichen photochemischen Reaktionen stattfinden. Ein solches Lichtsammlersystem wirkt wie eine Sammelfalle für Lichtquanten. Durch das Lichtsammlersystem wird eine maximale Sammlung von Lichtenergie auch bei niedrigen Lichtintensitäten ermöglicht. Bei zu hoher Lichtenergie hingegen wird überschüssige Energie, die nicht durch das Reaktionszentrum aufgenommen werden kann, als langwelliges Fluoreszenzlicht wieder abgestrahlt. Die Photosynthesepigmente liegen als prosthetische Gruppen von Chromoproteinen vor, die in spezifischer Ordnung in die Thylakoidmembran eingelagert sind. Ein Lichtsammlersystem besteht aus hunderten von Molekülen akzessorischer Pigmente, die Strahlungsenergie aufnehmen und von einem Molekül zum anderen weiterleiten, bis in das Reaktionszentrum eines Photosystems.

Über ihre Rolle in Lichtsammlersystemen hinaus besitzen Carotinoide auch eine Schutzfunktion bei der Photosynthese. Bei übermäßiger Licheinstrahlung schützen sie die Chlorophylle vor photooxidativer Zerstörung. Besonders effektiv sind hier Lutein und β-Carotin.

Die Funktionsfähigkeit aller Photosynthesepigmente beruht auf einer spezifischen, räumlichen Anordnung der Pigmente im Verbund mit Proteinen und, bei höheren Pflanzen, ihre Einbindung in die Thylakoidmembranen der Chloroplasten. Dort bilden sie, assoziiert mit Protei-

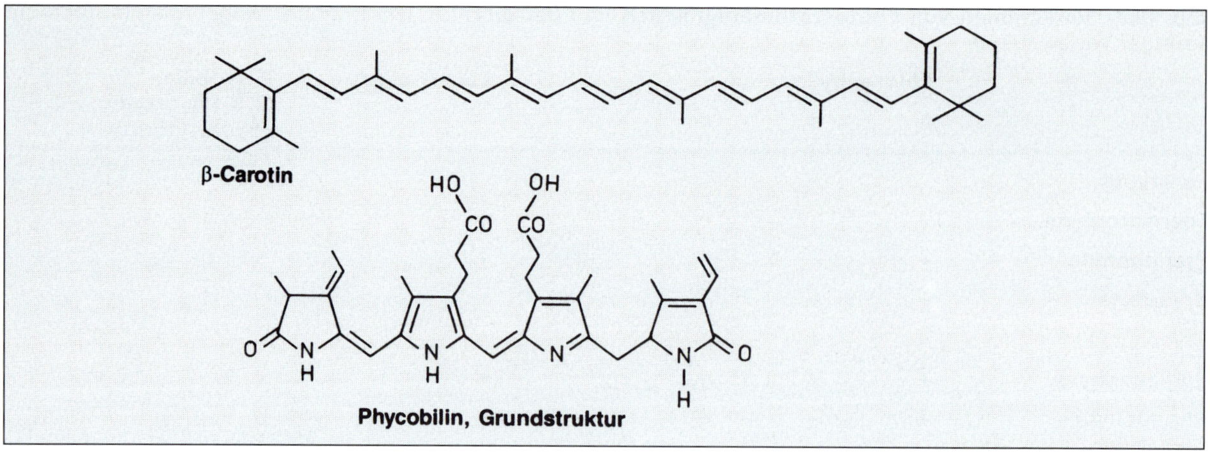

Abb. 16.25 Strukturformeln akzessorischer Pigmente

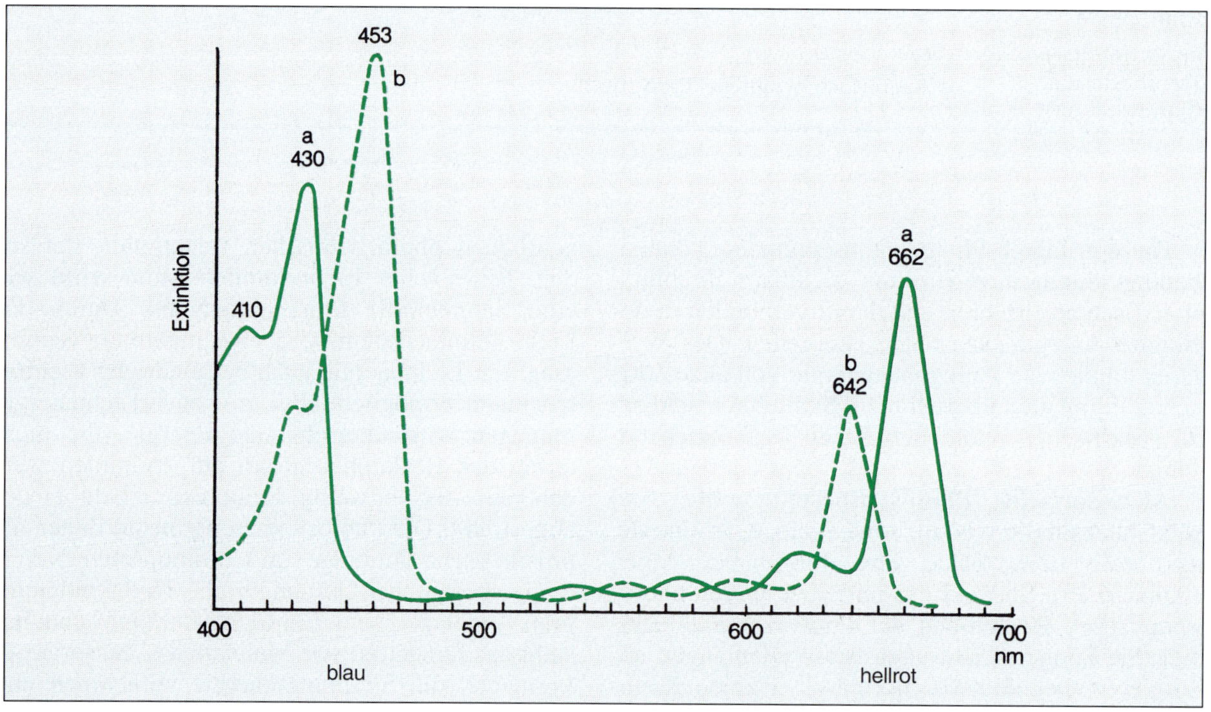

Abb. 16.26 Absorptionsspektren von Chlorophyll a und Chlorophyll b in Ether. Die Zahlen geben die Lage der Absorptionsmaxima in nm an (nach Smith)

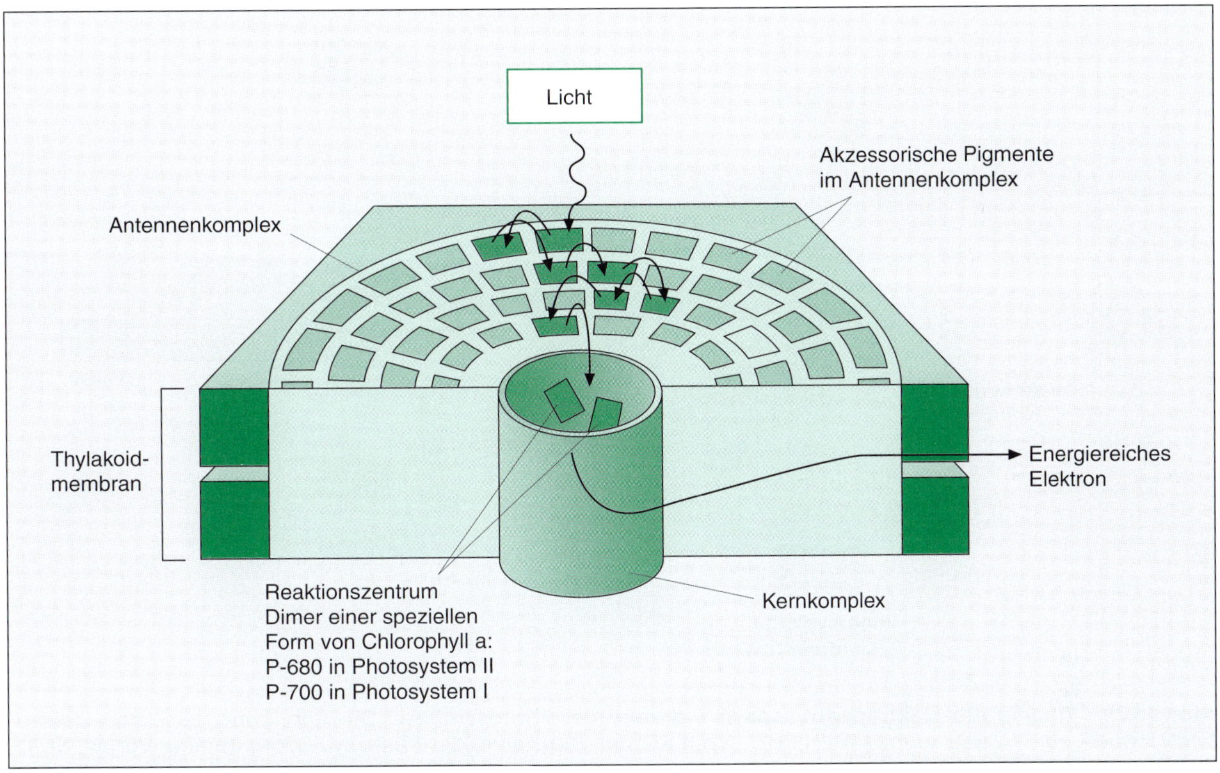

Abb. 16.27 Schematische Darstellung eines Photosystems. Photosynthesepigmente und Proteine sind in die Thylakoidmembran integriert. Der Kernkomplex ist von hunderten von Antennenpigmenten umgeben. Die von diesen absorbierte Lichtenergie wird von Pigmentmolekül zu Pigmentmolekül zum Reaktionszentrum im Kernprotein geleitet. Dort finden an speziellen Formen des Chlorophyll a die eigentlichen photochemischen Reaktionen statt. (Nach Alberts et al., Essentiell Cell Biology, Garland Publishing, Ing., New York 1998, verändert.)

nen, Funktionskomplexe, das Photosystem I und das Photosystem II. In diesen laufen die Lichtreaktionen der Photosynthese ab, die als Lichtreaktion 1 und Lichtreaktion 2 bezeichnet werden.

Jedes dieser beiden Photosysteme besteht aus einem Lichtsammlersystem (Antennenkomplex) und einem Kern(core)-Komplex. In den Letzteren ist das Reaktionszentrum eingebettet.

16.3.2 Lichtreaktionen der Photosynthese

Insgesamt wird bei den Lichtreaktionen der Photosynthese Wasser gespalten und $NADP^+$ zu $NADPH + H^+$ reduziert. Des Weiteren wird im Zuge der Lichtreaktionen aus anorganischem Phosphat und ADP energiereiches ATP gebildet.

Photosystem II und Lichtreaktion 2

Das Photosystem II besteht aus einem Lichtsammlersystem (Antennenkomplex) und dem Kernkomplex mit dem Reaktionszentrum. Das Reaktionszentrum enthält ein Chlorophyll a-Dimer, das wegen seines Absorptionsmaximums bei 680 nm als Pigment 680 (P-680) bezeichnet wird.

Die Reaktionskette der Photosynthese beginnt mit der Absorption eines Lichtquants im Photosystem II (Abb. 16.28). Hierdurch wird P-680 in „photoangeregtes" P-680* überführt. Auf Grund seines stark negativen Potentials überträgt dieses quer durch die Thylakoidmembran hindurch ein energiereiches Elektron auf einen Primärakzeptor. Primärakzeptor ist Pheophytin a, die magnesiumfreie Form von Chlorophyll a. Von diesem wird es auf das primäre Plastochinon Q_A übertragen. Q_A ist ein Plastochinon-Eisen-Proteinkomplex. Die Plastochinonmoleküle bilden ein Kollektiv (einen

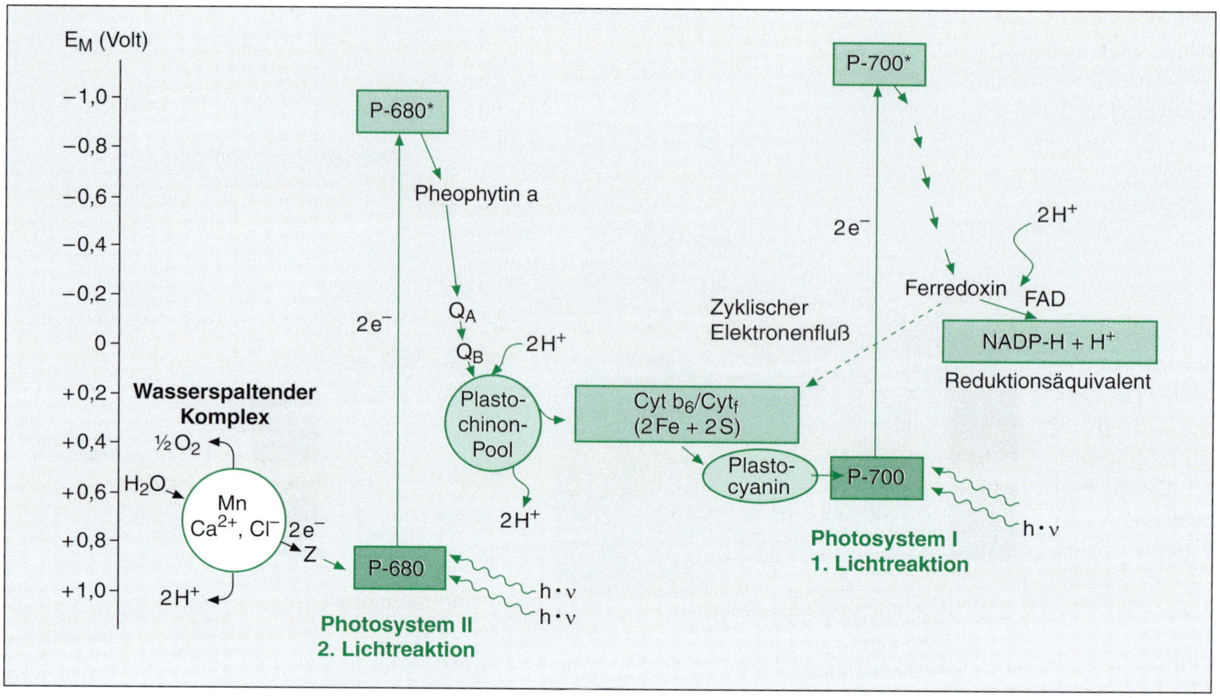

Abb. 16.28 Schema des Elektronentransports während der Photosynthese. Die Abbildung zeigt den Elektronentransport vom Wasser zum NADPH+H^+. (Nach Richter, Biochemie der Pflanzen, Georg Thieme Verlag, Stuttgart/New York 1996, verändert.)

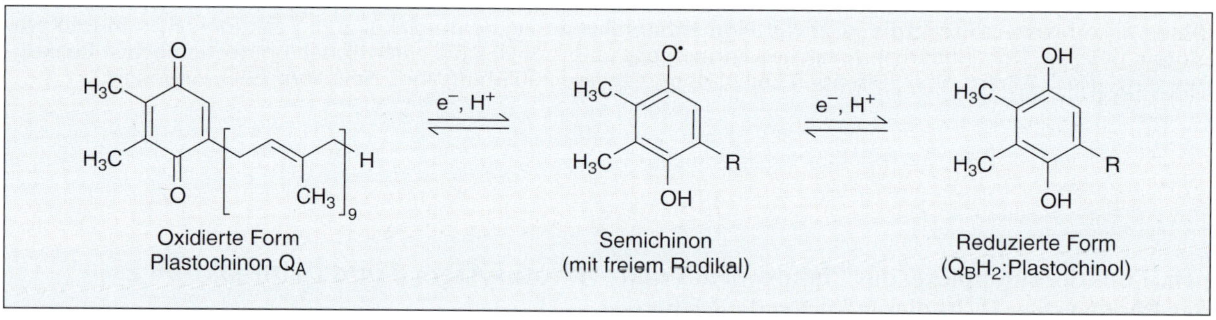

Abb. 16.29 Elektronenübertragung am Plastochinon

Pool) in der Lipidphase der Thylakoidmembran. Sie können quer und längs in der Thylakoidmembran wandern und fungieren so als bewegliche Elektronenträger. Durch Aufnahme eines Elektrons und eines Protons wird Plastochinon Q_A zum Plastosemichinon reduziert. Q_A wird durch Q_B reoxidiert. Das Plastosemichinon wird dann durch ein weiteres photochemisch freigesetztes Elektron und Aufnahme eines Protons in Q_BH_2, das Plastochinol (= Plastohydrochinon), überführt (Abb. 16.29). Bei diesem Elektronentransport werden 2 Protonen vom Stroma in den Intrathylakoidraum geschleust. Der Plastochinon-Zyklus wirkt als Protonenpumpe. Die Reaktionsfolge Plastochinon–Plastosemichinon–Plastochinol führt also in Verbindung mit dem Cytb_6/Cytf-Komplex zum Protonentransport vom Stroma des Chloroplasten durch die Thylakoidmembran in den Intrathylakoidraum.

Vom Plastochinol werden 2 Elektronen auf den Cytochrom b_6/Cytochrom f-Komplex übertragen. Dieser bildet eine transmembrane Elektronentransportkette. Der b_6f-Komplex ist ein integrales Membranprotein. Er ist das zentrale Glied des Elektronentransports zwischen Photosystem II und Photosystem I. Der Komplex besteht aus mehreren Polypeptiden und enthält Cytochrom b, das 2 Häm-Gruppen trägt, sowie Cytochrom f, ein peripheres Protein, das ein kovalent gebundenes Häm trägt. Der b_6f-Komplex überträgt über ein Fe-S-Protein Elektronen auf das kupferhaltige Plastocyanin. Die Plastocyanine der Chloroplasten zählen zu den Kupferproteiden. Sie enthalten ein Molekül Kupfer. Plastocyanin fungiert als beweglicher Redoxkatalysator. Die Elektronenübertragung beruht auf dem Valenzwechsel zwischen Cu^{2+} und Cu^{+}.

Plastocyanin überträgt Elektronen nach der Photoreaktion auf das Reaktionszentrum P-700. Damit wird photooxidiertes P-700 wieder reduziert.

Insgesamt übernimmt also der Cytochrom b_6/Cytochrom f-Komplex 2 Elektronen vom Plastochinol, welches damit zum Plastochinon oxidiert wird, und reduziert Plastocyanin. Die Aktivität des Komplexes entspricht somit einer Plastochinol-Plastocyanin-Reduktase.

Wasserspaltung (Photolyse des Wassers)

Durch die Photooxidatin von P-680 entsteht im Reaktionszentrum des Photosystems II ein Elektronendefizit. Dieses wird durch Wasserspaltung wieder aufgefüllt. Der Prozess der Wasserspaltung läuft an einem, dem Kernkomplex des Photosystems II assoziierten Mn-haltigen Polypeptid-Komplex ab, dem „Wasserspaltenden Komplex". Essentielle Faktoren der Wasserspaltung sind Chlorid- und Calcium-Ionen.

Die Photolyse des Wassers liefert molekularen Sauerstoff O_2, und muss deshalb als 4-Elektronen-Übertragung formuliert werden.

$$2H_2O \rightarrow 4H^+ + 4e^- + O_2$$

Durch die Lage des Wasserspaltenden Komplexes am Photosystem II wird durch den Elektronentransport ein Protonengradient zwischen dem Interthylakoidraum und dem Stroma des Chloroplasten aufgebaut. Dieser kann am ATP-Synthase-Komplex zur ATP-Synthese genutzt werden.

Ergebnisse der Lichtreaktion 2

Die durch Lichtenergie im Photosystem II ausgelöste photochemische Reaktionsfolge führt zur Wasserspaltung unter Freisetzung von molekularem Sauerstoff, zur Trennung und Stabilisierung von Ladungen, zu einem Elektronentransfer, sowie zum Aufbau eines Protonengradienten.

Photosystem I und Lichtreaktion 1

Der Elektronenfluss vom Photosystem II zum Photosystem I verläuft also über eine Elektronentransportkette, mit den Bestandteilen Plastochinon-Pool, Cytochrom b_6/f-Komplex und Plastocyanin als Redoxkomponenten (Abb. 16.30).

Das Reaktionszentrum von Photosystem I, das Pigment 700 (P-700), erhält Elektronen vom reduzierten Plastocyanin. Durch eine weitere Photooxidation (aus historischen Gründen Lichtreaktion 1 genannt) wird ein energiereiches Elektron vom P-700* innerhalb der Thylakoidmembran zum Ferredoxin, einem weiteren, beweglichen Redoxkatalysator, geführt. Die Aktivität von Photosystem I kann demgemäß als lichtgetriebene Plastocyanin-Ferredoxin-Oxidoreduktase beschrieben werden. Reduziertes Ferredoxin liefert schließlich die Elektronen für die Reduktion von NADP zum $NADPH+H^+$. Diese Reaktion wird von der Ferredoxin-$NADP^+$-Oxidoreduktase katalysiert. Diese ist ein Flavoprotein mit Flavin-adenin-dinukleotid (FAD) als Wirkgruppe.

Ergebnisse der Lichtreaktion 1

Mit der Bildung von $NADPH+H^+$ als Reduktionsäquivalent hat das ursprünglich aus dem Wasser stammende Elektron eine stabile, aber doch reaktionsfähige Bindung gefunden. Die ganze Reaktionskette muss zweimal durchlaufen werden, weil zur Reduktion von $NADP^+$ zwei Elektronen notwendig sind. Der Elektronenfluss über die beiden Photosysteme wird als nichtzyklischer Elektronentransport bezeichnet.

Zyklischer Elektronenfluss

Wenn die auf das Ferredoxin übertragenen Elektronen nicht für die $NADP^+$-Reduktion benötigt werden, können sie über ein in der Membran bewegliches Ferredoxin auf den Cytochrom b_6/f-Komplex rückübertragen werden und auf das Photosystem I zurückfließen. Ob dieser Kreisprozess zu einer Photophosphorylierung genutzt werden kann, ist nicht zweifelsfrei nachgewiesen.

Bildung von ATP durch Photophosphorylierung

Im Zuge des Elektronentransports **wird ein Protonengradient zwischen Stroma und Intrathylakoidraum aufgebaut, welcher für die Synthese von ATP am ATP-Synthase-Komplex genutzt werden kann.** Protonen werden durch die Thylakoidmembran hindurch in den Intrathylakoidraum befördert. Die am Elektronentransport beteiligten Redoxsysteme arbeiten wie Protonenpumpen, welche von der Redoxenergie angetrieben werden,

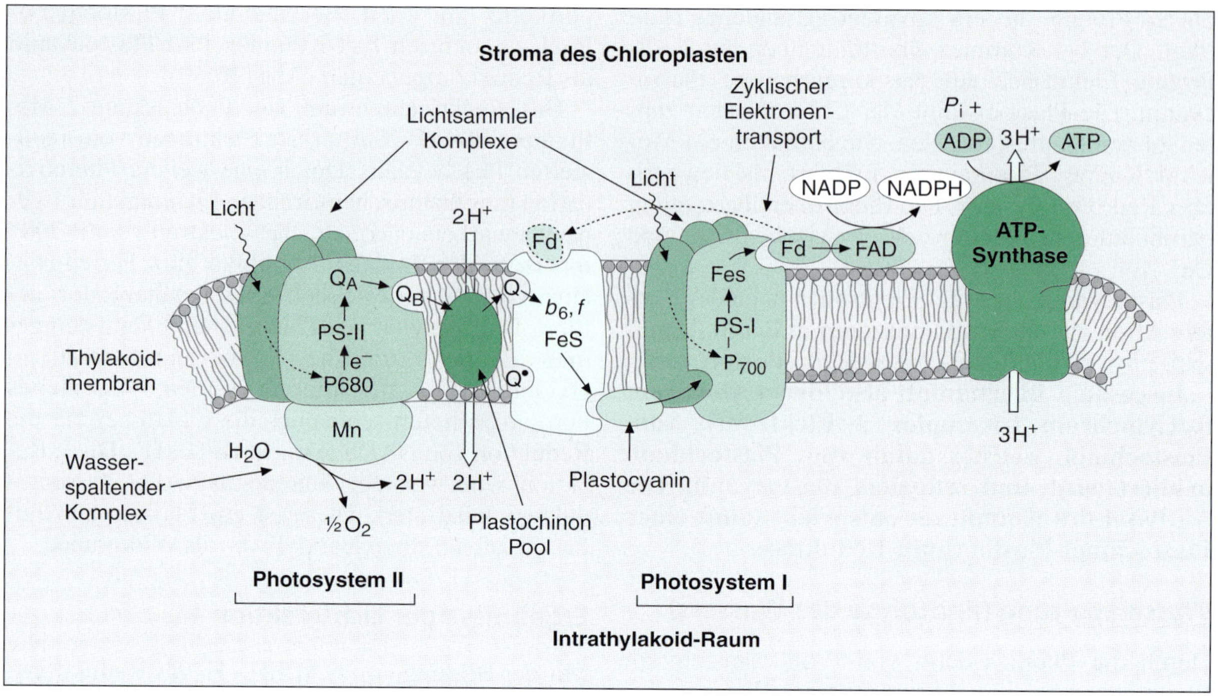

Abb. 16.30 Schnitt durch eine Thylakoidmembran. Schema zur Organisation der Komponenten des photosynthetischen Elektronenflusses und der Photophosphorylierung in der Thylakoidmembran. Protonen werden durch die Wasserspaltung im Intrathylakoid-Raum freigesetzt, bzw. durch den Q-Zyklus dorthin transportiert.
Fd = Ferredoxin, FAD = Flavin-adenin-dinukleotid (Nach Karlson et al., Kurzes Lehrbuch der Biochemie, Georg Thieme Verlag, Stuttgart/New York 1994, verändert.)

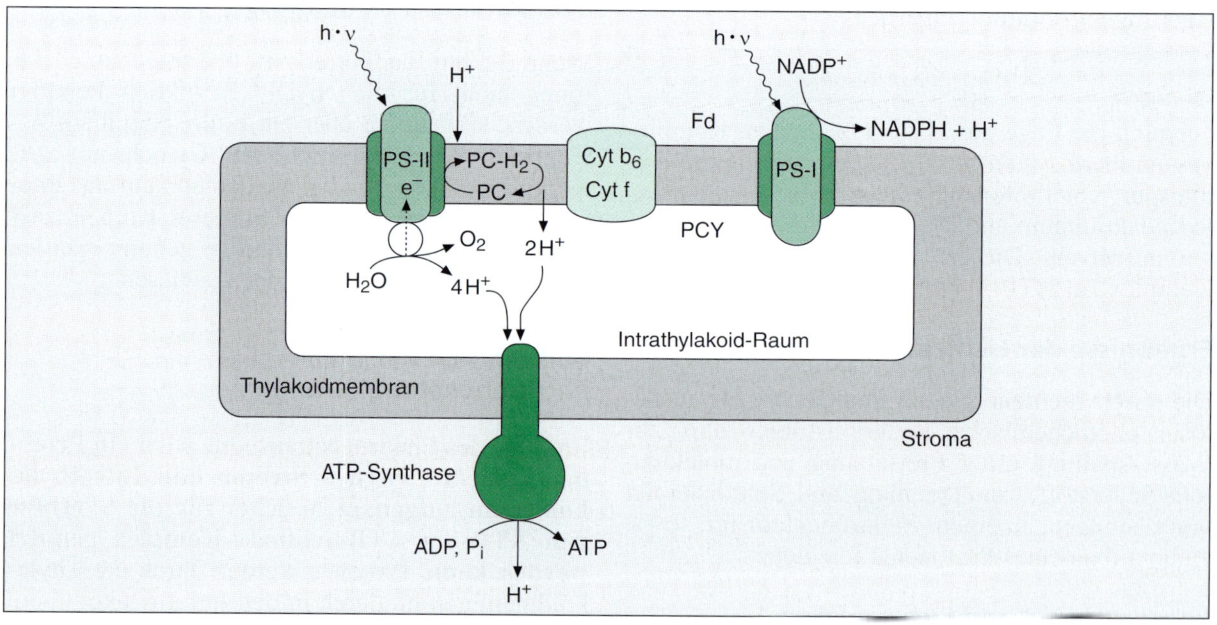

Abb. 16.31 Protonenzyklus beim photosynthetischen Elektronentransport
Fd = Ferredoxin, PC = Plastochinon, PCY = Plastocyanin (Nach Richter, Biochemie der Pflanzen, Georg Thieme Verlag, Stuttgart/New York 1996, verändert.)

die bei den Elektronenübergängen anfällt (Abb. 16.31). Hierdurch werden Protonen im Innenraum der Thylakoide angereichert. Der Rückfluss der Protonen kann für die ATP-Synthese am ATP-Synthase-Komplex genutzt werden. Der ATP-Synthase-Komplex ist in die Thylakoidmembran integriert. Er verbindet den gerichteten, energieliefernden Protonenrückfluss aus dem Lumen der Thylakoide in das Stroma des Chloroplasten mit der stark endergonischen Bildung von ATP aus ADP und Phosphat. Somit ist die **ATP-Synthese in Chloroplasten (und Mitochondrien) nur indirekt an den Elektronentransport gebunden.** Sie verläuft über einen intermediären, transmembranen Protonengradienten. Das beteiligte Enzym, die ATP-Synthase, ist kein Glied in der Elektronentransportkette.

Bilanz der Lichtreaktionen der Photosynthese

Die Photosynthese kann mit folgender Bilanzgleichung beschrieben werden:

$$CO_2 + 2NADPH + 2H^+ + 3ATP + 2H_2O \rightarrow (CH_2O) + 2NADP^+ + 3ADP + 3P_i$$

Für die Reduktion eines CO_2-Moleküls sind also 3 ATP- und 2 NADPH + H^+-Moleküle erforderlich.

Zur Bildung von **zwei** Molekülen NADPH + H^+ müssen vier Elektronen **die Reaktionskette vom Wasser bis zum NADP⁺ durchlaufen.** Hierzu sind insgesamt acht Lichtquanten erforderlich, je vier für Photosystem I und II. Die energetische Bilanzgleichung der beiden Lichtreaktionen ist also

$$2H_2O + 2NADP^+ + 2ADP + 2P_i \xrightarrow{8h\nu} O_2 + 2NADPH + 2H^+ + 2ATP$$

Das zusätzliche Molekül ATP, das für die Reduktion von CO_2 notwendig ist, kann u.U. durch die zyklische Photophosphorylierung gebildet werden, die möglicherweise unabhängig von der nichtzyklischen Phosphorylierung abläuft. Bei einem Bedarf von 8 Lichtquanten beträgt die Energieausbeute der Photosynthese ungefähr 38%. Die in der Natur erzielte Ausbeute ist allerdings wesentlich

III

Physiologie

Zusammenfassung

Lichtreaktionen der Photosynthese

Die von den Photosynthesepigmenten, Chlorophyllen, Carotinoiden, Phycobilinen, absorbierte Strahlungsenergie treibt zwei Photoreaktionen an. Diese laufen an zwei Reaktionskomplexen ab, die in die Thylakoidmembranen der Chloroplasten integriert sind. Es sind dies die Photosysteme II und I, denen die Lichtreaktionen 2 bzw. 1 zugeordnet werden. Ein Photosystem besteht aus einem Lichtsammlersystem, einem Kernkomplex und einem Reaktionszentrum. Das Lichtsammlersystem absorbiert Licht und leitet die Strahlungsenergie an das Reaktionszentrum. Dort wird von einer spezifischen Form des Chlorophyll a (P-680, resp. P-700) ein energiereiches Elektron abgespalten. Die entstehende Elektronenlücke in P-680 wird durch Elektronen aus der Wasserspaltung wieder aufgefüllt. Das emittierte Elektron wird über eine Elektronentransportkette zum $NADP^+$ geleitet und liegt schließlich im NADPH + H^+, dem Reduktionsäquivalent, in einer stabilen, aber reaktionsfähigen Bindung vor. Am Elektronentransport beteiligt und ebenfalls in die Thylakoidmembran integriert ist ein pigmentfreier Komplex. Dessen funktionelle Komponenten sind Cytochrom b_6 und Cytochrom f. Zwischen diesen drei in die Thylakoidmembran integrierten Reaktionskomplexen wird der Elektronentransport von in der Membran beweglichen Redoxkatalysatoren getragen. Dies sind Plastochinone, Plastocyanin und Ferredoxin. Beim Elektronentransport wird Redoxenergie frei. Durch diese werden Protonen vom Stroma durch die Thylakoidmembran hindurch in den Intrathylakoidraum transportiert. Hierdurch wird ein Protonengradient zwischen dem Stroma und dem Intrathylakoidraum aufgebaut. Zusammen mit einem Membranpotential wird dieser für die Synthese von ATP, dem Energieäquivalent genutzt. Die ATP-Synthese vollzieht sich an einem vierten integralen Membrankomplex, der ATP-Synthase. Dieser Prozess der Photophosphorylierung ist nicht direkt an den Elektronenfluss gekoppelt. Die ATP-Synthase ist nicht am Elektronenfluss beteiligt und liegt auch räumlich von den drei anderen Membrankomplexen entfernt in der Thylakoidmembran. Endprodukte der Lichtreaktionen der Photosynthese sind NADPH + H^+ und ATP. Der bei der Photolyse des Wassers entstandene molekulare Sauerstoff wird von den Pflanzen an die Atmosphäre abgegeben.

geringer als die theoretisch errechnete. Sie liegt bei etwa 2–10% der eingestrahlten Sonnenenergie, d.h. **2–10% der Sonnenenergie können durch die Pflanzen in chemische Energie umgewandelt werden.** Die Ausbeute der Lichtreaktion wird durch den Prozess der **Lichtatmung** zusätzlich vermindert.

16.3.3 Dunkelreaktionen – Reduktion von Kohlendioxid und die Bildung von Hexosen

Die durch die Lichtreaktionen von Photosynthese als ATP gewonnene Energie sowie die Reduktionsäquivalente $NADPH+H^+$ können in lichtunabhängigen Reaktionen, so genannten Dunkelreaktionen, unter Reduktion von Kohlendioxid zur Bildung von Kohlenhydraten genutzt werden. Die Reduktion des Kohlendioxids (CO_2-Assimilation, CO_2-Fixierung) verläuft als Kreisprozess in mehreren enzymkatalysierten Teilschritten. Die Aufklärung dieses Reaktionskomplexes gelang Calvin. Man bezeichnet daher diesen Kreisprozess auch als **Calvinzyklus.** Die einzelnen Reaktionen laufen **im Stroma der Chloroplasten** ab.

CO_2 wird zunächst auf ein **Akzeptormolekül** übertragen. Dabei handelt es sich um *Ribulose-1,5-bisphosphat*, eine Ketopentose, die in 1- und 5-Stellung mit Phosphorsäure verestert ist. *Ribulosebisphosphat* wird zunächst carboxyliert.

Die CO_2-Gruppe wird am C-2 der *Ribulose* gebunden. Dabei entsteht eine C_6-Verbindung als enzymgebundene Zwischenstufe. Diese C_6-Zwischenverbindung wird anschließend in zwei Moleküle *3-Phosphoglycerinsäure* gespalten. Das C-Atom der Carboxylgruppe einer Phosphoglycerinsäure stammt dabei aus dem fixierten CO_2. Die Fixierung von CO_2 wird durch das Enzym **Ribulosebisphosphat-Carboxylase-Oxygenase** katalysiert (Abb. 16.32). Dieses Enzym ist in den Chloroplasten in sehr hoher Konzentration vorhanden. Es stellt etwa 15% des Gesamtchloroplastenproteins und ist damit wahrscheinlich eines der am häufigsten vorkommenden Enzyme überhaupt. Auch in Cyanobakterien und zur Photosynthese befähigten Eubakterien ist die Menge des Enzyms sehr hoch. Oft liegen die Enzymmoleküle in kristallähnlichen Strukturen vor.

Das Enzym macht den anorganischen CO_2-Vorrat in der Atmosphäre für die Biosynthese von organischen Verbindungen – Kohlenhydraten – verfügbar und ist so eine der Voraussetzungen für das Leben auf der Erde.

3-Phosphoglycerat ist eine Verbindung, die auch beim Abbau der Glucose während der Glykolyse auftritt. Die sich nun anschließenden Reaktionen werden durch Enzyme katalysiert, die auch an der Glykolyse beteiligt sind. Beim Aufbau der Glucose katalysieren sie nun die Rückreaktionen. *3-Phosphoglycerat* wird in zwei enzymatischen Schritten zu *3-Phosphoglycerinaldehyd* reduziert. Diese Reaktion ist stark endergonisch und bedarf der Zufuhr von Energie. Dabei wird das ATP verbraucht, das während der Lichtreaktion bei der Photosynthese gewonnen wurde. Der zur Reduktion benötigte Wasserstoff wird von $NADPH+H^+$ geliefert, gleichfalls ein Produkt der Lichtreaktion. Zunächst wird *3-Phosphoglycerat* durch die *Phosphoglyceratkinase* mit ATP zu *3-Phosphoglyceroyl-1-phosphat* umgewandelt. Diese Verbindung wird durch die *Phosphoglycerinaldehyd-Dehydrogenase* mit $NADPH+H^+$ unter Freisetzung von anorganischen Phosphat zu 3-*Phosphoglycerinal-*

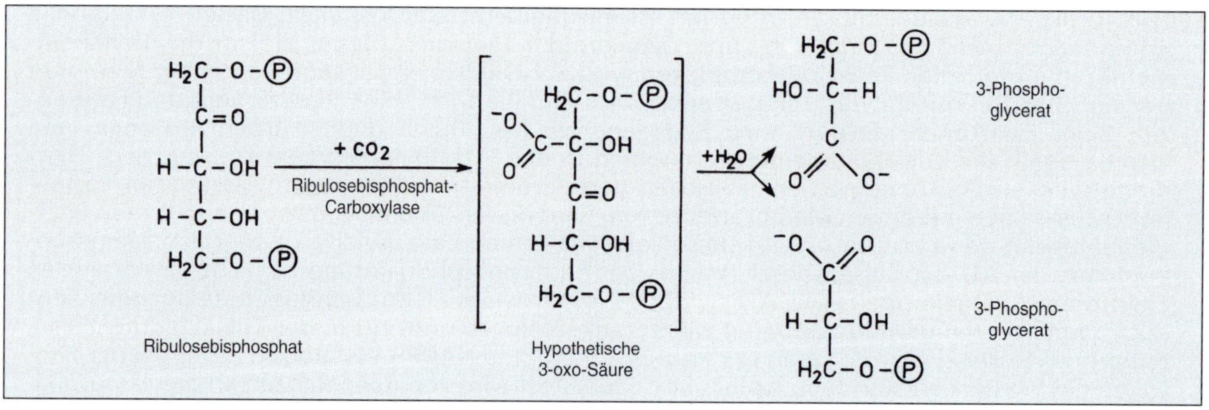

Abb. 16.32 Fixierung von CO_2 bei der Photosynthese

dehyd reduziert (Abb. 16.33). **Die Reduktion des 3-Phosphoglycerat zu 3-Phosphoglycerinaldehyd ist eine wichtige Teilreaktion bei der CO_2-Assimilation. Die durch die Absorption der Strahlungsenergie unmittelbar gewonnene chemische Energie wurde damit zur Umwandlung von CO_2 in ein Kohlenhydrat aufgewendet.** Die sich anschließenden Reaktionen von *3-Phosphoglycerinaldehyd* zur *Glucose* benötigen keine weitere Zufuhr von Energie. Ein Teil des *3-Phosphoglycerinaldehyds* wird durch die *Triosephosphat-Isomerase* zum *Dihydroxyacetonphosphat* isome-

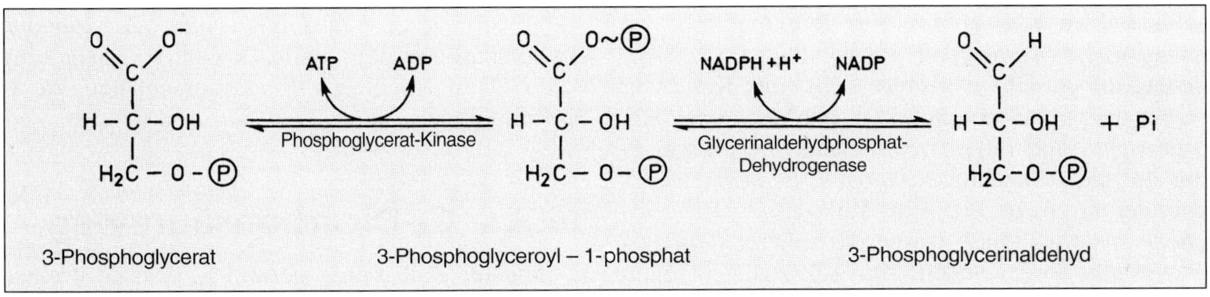

Abb. 16.33 Die energieverbrauchende Reduktion von Kohlenstoff bei der Photosynthese

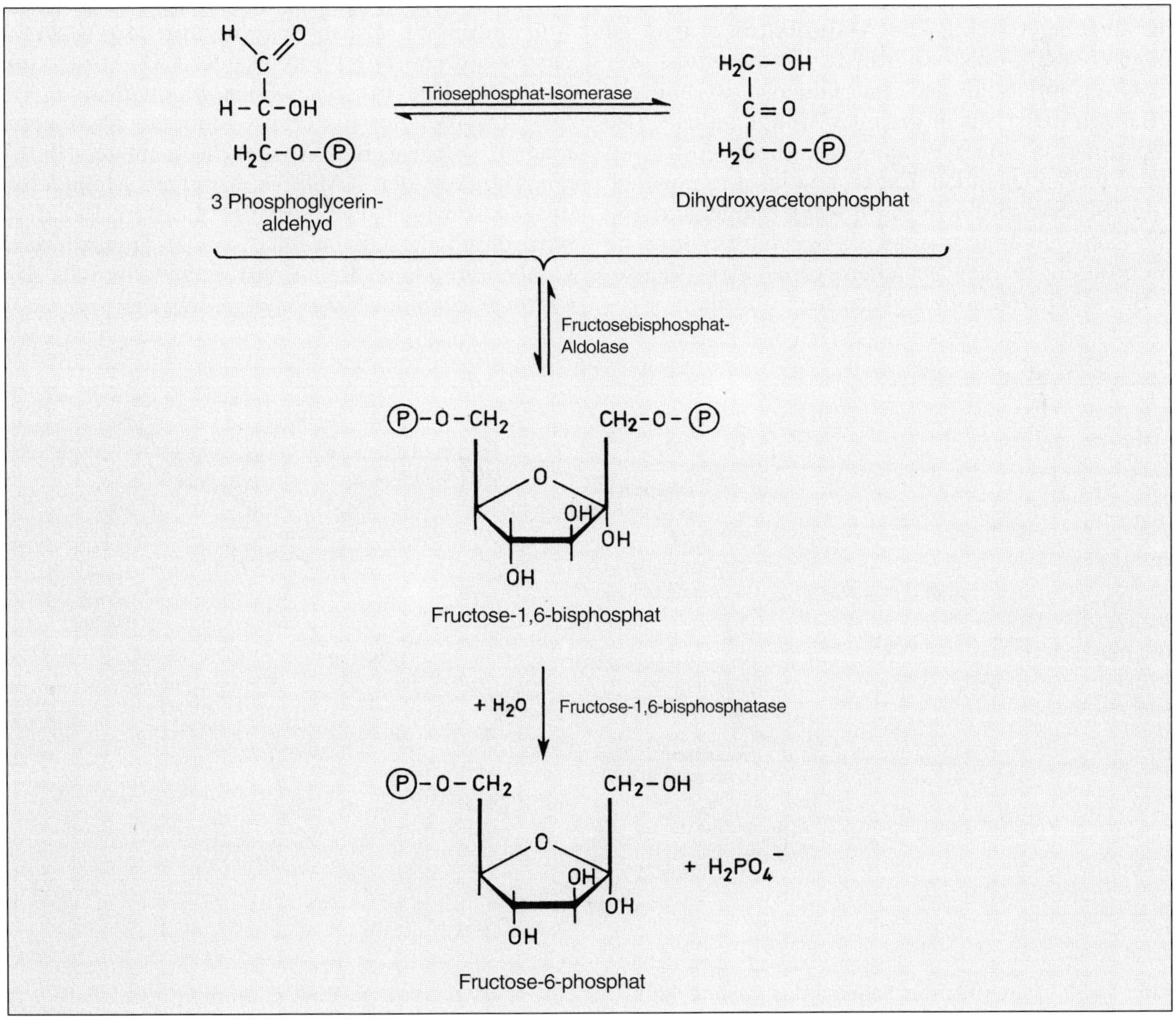

Abb. 16.34 Bildung von Fructose-6-phosphat

risiert. In einer weiteren Reaktion entsteht aus *3-Phosphoglycerinaldehyd* und *Dihydroxyacetonphosphat* mit Hilfe des Enzyms *Fructosebisphosphat-Aldolase Fructose-1,6-bisphosphat* (vgl. Glykolyse). Schließlich wird durch die *Fructosebisphosphatase* die am C-1 stehende Phosphatgruppe abgespalten, und es entsteht *Fructose-6-phosphat* (Abb. 16.34), das teilweise bei dem sich hier anschließenden Kreisprozess zur Regeneration von *Ribulose-1,5-bisphosphat* Verwendung findet (Regeneration des CO_2-Akzeptors). In einer Kette von sieben enzymatischen Schritten wird aus *Fructose-6-phosphat* und *Glycerinaldehyd-3-phosphat* wieder der CO_2-Akzeptor *Ribulosebisphosphat* rückgebildet (Abb. 16.35). Ein Teil des *Fructose-6-phosphats* wird durch Isomerisierung zu *Glucose-6-phosphat* umgewandelt, zum Kreislauf entzogen und nach Abspaltung der Phosphatgruppe, schließlich zu Stärke polymerisiert, die als **Assimilationsstärke** in den Chloroplasten mikroskopisch sichtbar abgelagert wird. Die **Assimilationsstärke ist** mengenmäßig das **wichtigste Endprodukt** der CO_2-Assimilation, da freie Glucose in höheren Pflanzen meist nur in geringer Menge auftritt. Die Assimilations- oder Primärstärke dient jedoch nur zur vorübergehenden Lagerung der gewonnenen Glucose. Sie wird sehr rasch wieder abgebaut, und die Kohlenhydrate werden als Saccharose über die Siebröhren zu den Speicherorganen der Pflanze, z. B. zu Wurzelknollen, Rhizomen und Samen geleitet. Dort stehen die Kohlenhydrate dann der Pflanze, meist in Form von Reservestärke, als Depot für die Energiegewinnung und als Ausgangsprodukte für biosynthetische Stoffwechselwege zur Verfügung.

Bei der Lichtatmung reagiert die Ribulosebisphosphat-Carboxylase anstelle von CO_2 mit O_2 und ist somit eine Oxygenase. Es entsteht 3-Phosphoglycerinsäure und Glykolsäure. 2 Moleküle Glykolsäure werden schließlich unter Abspaltung von CO_2 in mehreren Reaktionsschritten zu 3-Phosphoglycerinsäure.

16.3.4 C_4-Dicarbonsäureweg

In jüngster Zeit wurde gefunden, dass in einigen grünen Pflanzen die *3-Phosphoglycerinsäure* nicht das erste Produkt der CO_2-Fixierung ist. Es stellte sich heraus, dass in diesen Pflanzen, z. B. *Zuckerrohr* und *Mais, Phosphoenolpyruvat* als Akzeptor des CO_2 dient. Die Fixierung des CO_2 erfolgt mit Hilfe des Enzyms *Phosphoenolpyruvat-Carboxylase.* Das bei der Fixierung gebildete *Oxalacetat* reagiert sofort weiter. Artspezifisch entsteht durch die Tätigkeit der $NADP^+$-abhängigen Malatdehydrogenase Malat oder Aspartat. Letztere Reaktion wird durch die Oxalacetat-Aspartat-Transaminase katalysiert. Diese Reaktionsfolgen laufen in den Chloroplasten des Mesophyllgewebes ab.

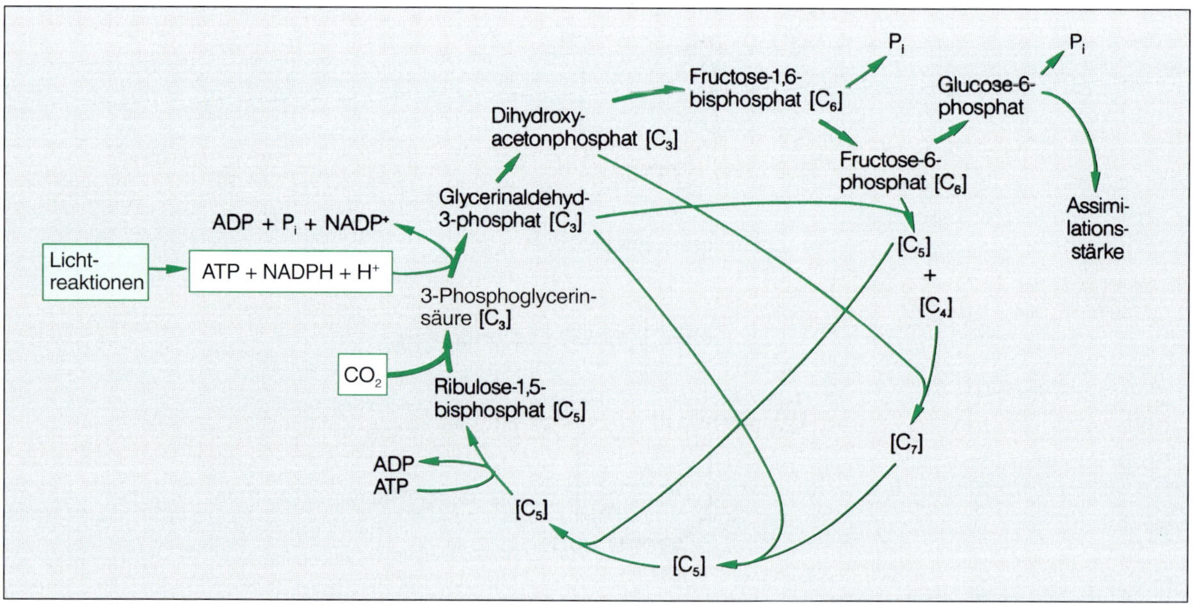

Abb. 16.35 Vereinfachtes Schema des Calvinzyklus. Der Calvinzyklus dient der Reduktion des Kohlenstoffs und der Regeneration des Akzeptormoleküls Ribulose-1,5-bisphosphat. Die hierbei auftretenden C_3-, C_4-, C_6-, C_7-Verbindungen sind wichtige Bausteine für Biosynthesen

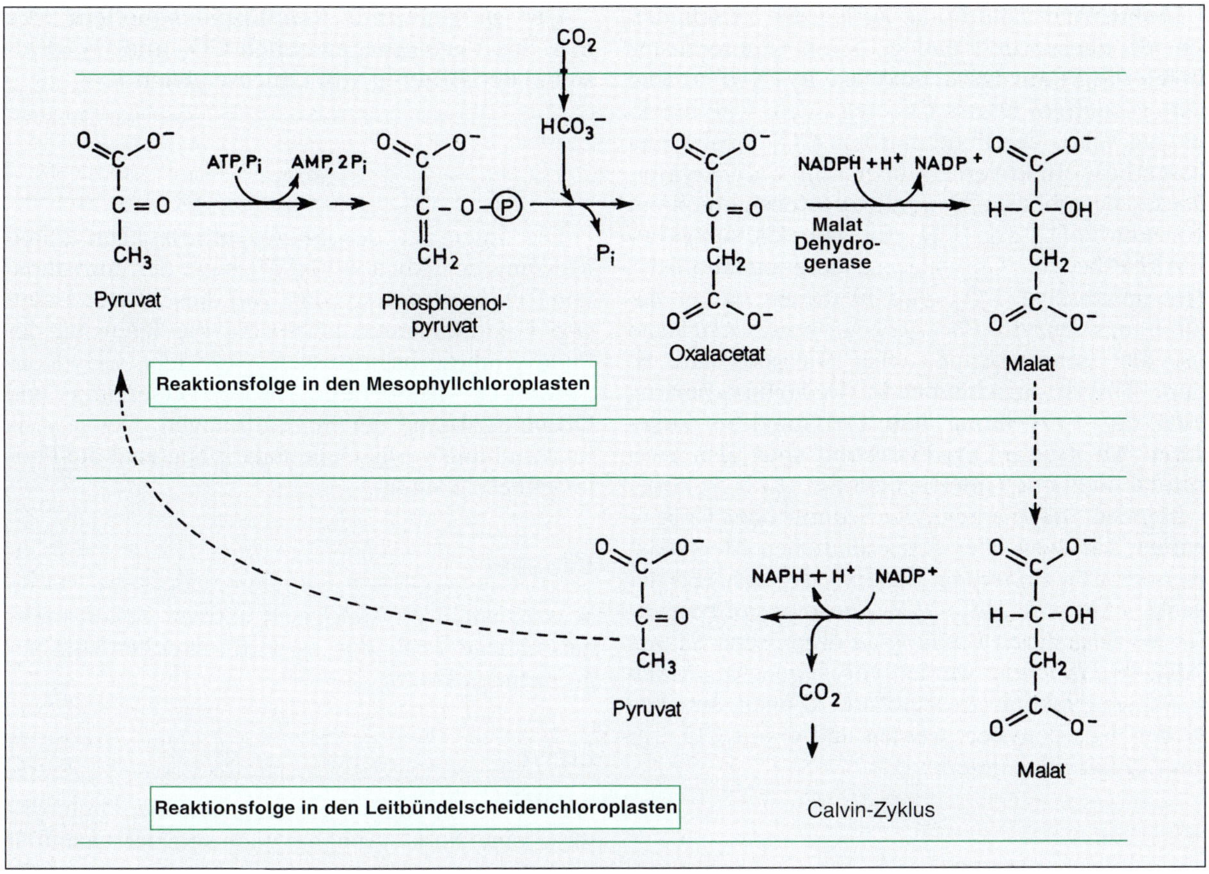

Abb. 16.36 Die Fixierung von CO_2 über den C_4-Dicarbonsäureweg

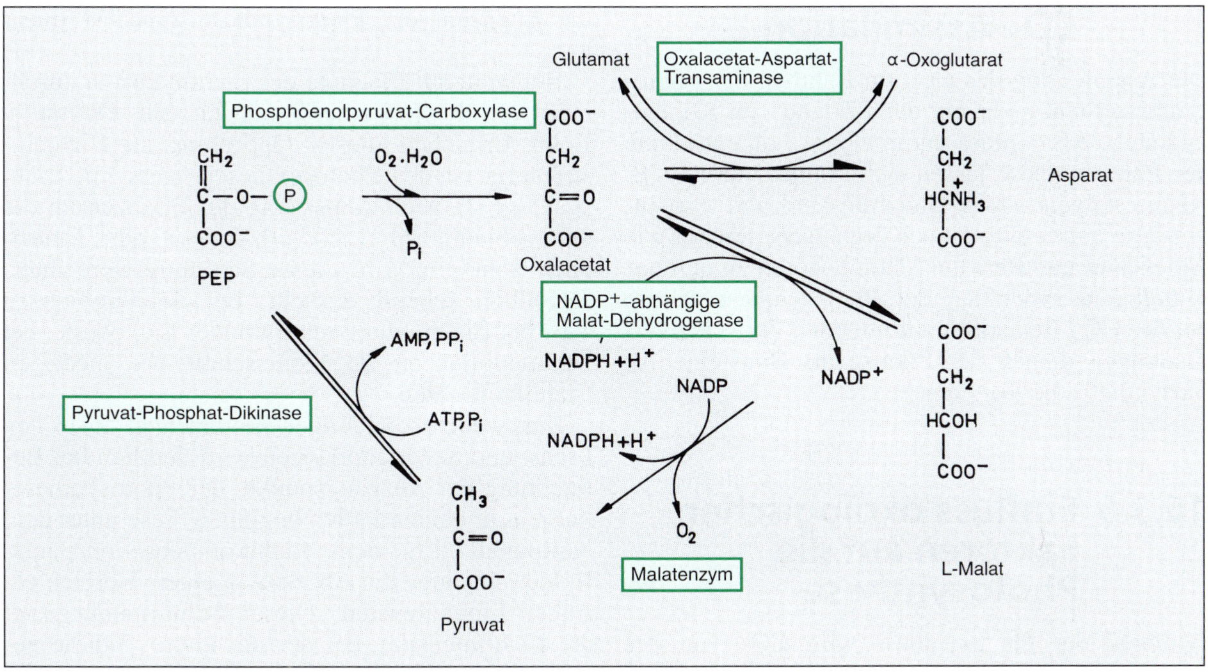

Abb. 16.37 Fixierung von CO_2 über den C_4-Dicarbonsäureweg (Phosphoenolpyruvat [PEP]-Carboxylierung)

Malat wird dann in die Zellen der Leitbündelscheide transportiert und in deren Chloroplasten **durch die Malat-Decarboxylase in Pyruvat und CO_2 gespalten.** Dieses CO_2 wird dem Calvinzyklus zugeführt. Die Fixierung von CO_2 erfolgt hier wesentlich effektiver als über den Calvinzyklus. Der C_4-Dicarbonsäureweg dient offensichtlich zur Konzentrierung von CO_2 für den Calvinzyklus. (CAM-Pflanzen = Crassulaceae acid metabolism). Atmosphärisches CO_2 wird in diesen Fällen nur durch das Enzym *Phosphoenolpyruvat-Carboxylase* als Carboxylgruppe einer Dicarbonsäure fixiert. **Durch anschließende Decarboxylierung wird das CO_2 dann dem Calvinzyklus zugeführt. An dieser CO_2-Fixierung sind also zwei unterschiedliche Gewebe beteiligt** (Abb. 16.36).

Manche Sukkulenten, wie Sedum- oder Crassulaarten, verfügen über einen ähnlichen Mechanismus der CO_2-Fixierung. Sie fixieren während der Nacht CO_2 mit Hilfe der *Phosphoenolpyruvat-Carboxylase* durch Bindung an organische Säuren (Abb. 16.37). Diese werden vorwiegend als Malat in der Zellvakuole gespeichert, können am Tag wieder decarboxyliert werden und damit CO_2 für den Calvinzyklus liefern.

16.3.5 Synthese weiterer Verbindungen im Zusammenhang mit der CO_2-Assimilation

Die Assimilation des CO_2 im Rahmen der Photosynthese dient nicht nur der Bildung von Kohlenhydraten. Als weitere unmittelbare Folgeprodukte der Photosynthese lassen sich Aminosäuren, z. B. Alanin, Glycin sowie Glutaminsäure und Asparaginsäure nachweisen. Auch organische Säuren wie Äpfelsäure und Bernsteinsäure gehören zu den unmittelbaren Produkten der Photosynthese. Diese bei der CO_2-Reduktion auftretenden Zwischenverbindungen dienen der Pflanze als Bausteine für biosynthetische Vorgänge.

16.3.6 Einfluss ökologischer Faktoren auf die Photosynthese

Während der Photosynthese wird CO_2 von der Pflanze aufgenommen und Sauerstoff abgegeben, und zwar in gleichen Mengenverhältnissen.

Der so genannte Assimilationsquotient (A), d. h. das Verhältnis zwischen CO_2 und O_2 ist also bei der Bildung von Glucose gleich 1.

$$A = \frac{O_2}{CO_2} = 1$$

Die Intensität der Photosynthese kann durch Messung der Abgabe von O_2 bzw. der Aufnahme von CO_2 bestimmt werden. Auf diese Weise lassen sich Faktoren untersuchen, die die Intensität der Photosynthese beeinflussen, wie Licht, CO_2-Konzentration, Temperatur, Wasserversorgung und Öffnungszustand der Spaltöffnungen. Der jeweils im Minimum vorhandene Faktor begrenzt die Photosyntheseleistung.

Wasser

Wasser ist in physiologisch aktiven Zellen meist ausreichend verfügbar, es wird nur selten zum begrenzenden Faktor.

Licht

Als lichtbedürftiger Prozess zeigt die Photosynthese eine starke Abhängigkeit von der Quantität (und Qualität) des eingestrahlten Lichts.

Die Intensität der Photosynthese ist über einen weiten Bereich der Lichtintensität proportional, d. h. mit zunehmender Beleuchtungsstärke steigt die Intensität der Photosynthese zunächst linear an.

Bei weiterer Zunahme der Lichtintensität durchläuft die Photosyntheseintensität ein Optimum. Beim Erreichen dieses Optimums an Lichteinstrahlung ist der Photosyntheseprozess mit Licht gesättigt. Je nach Anpassung der Pflanzen an die unterschiedlichen Lichtverhältnisse der natürlichen Standorte wird dieser Sättigungswert unterschiedlich schnell erreicht, bei Sonnenpflanzen z. B. bei Einstrahlung relativ hoher Lichtwerte, bei Schattenpflanzen dagegen schon bei niedrigen Lichtintensitäten.

Ein weiterer wichtiger Unterschied zwischen Licht- und Schattenpflanzen wird deutlich bei Betrachtung der Ausgangspunkte der Photosynthesekurven. In beiden Fällen beginnen diese unter dem Nullpunkt, d. h. dem Lichtkompensationspunkt. Beide schneiden die Abszisse in einem Bereich geringer Lichtintensität. Dieser Schnittpunkt zeigt die Lichtintensität, bei der die Photosynthese gerade soviel CO_2 verbraucht wie die gleichzeitig anlaufende Atmung der Pflanze erzeugt. Bei diesem Wert wird die Atmung durch die Photosynthese kompensiert. Man bezeichnet daher den Schnittpunkt der Photosynthesekurve mit der Abzisse als **Licht-Kompensationspunkt.** Bei Sonnenpflanzen wird der Kompensationspunkt bei einer wesentlich höheren Lichtintensität erreicht, als bei Schattenpflanzen. Dies bedeutet, dass Schattenpflanzen schon bei niedrigen Beleuchtungsstärken eine positive Stoffbilanz aufweisen und schon bei niedrigeren Beleuchtungsstärken leben können (Abb. 16.38).

Eine weitere Steigerung der Lichtintensität kann die Photosyntheseintensität auch negativ beeinflussen, bedingt durch schädigende Lichteinwirkung.

Temperatur

Auch die Temperatur beeinflusst die Photosyntheserate stark. Bei optimaler Belichtung nimmt die Photosyntheseintensität bis zum Erreichen eines Temperaturoptimums zu und wird bei Überschreiten dieser Grenze infolge von Hitzeeinwirkung wieder absinken. Auch hier zeigen sich Anpassungen der Pflanzen an die unterschiedlichen Bedingungen ihrer natürlichen Standorte, z. B. haben Tropenpflanzen ein höheres Temperaturoptimum als Pflanzen der Arktis.

Das Temperaturoptimum für Pflanzen in Mitteleuropa liegt zwischen 20 °C und 30 °C. Das Maximum der Temperatur, oberhalb dessen keine Photosynthese mehr nachweisbar ist, liegt bei etwa 35 °C bis 50 °C. Jedoch gibt es hiervon je nach Anpassung der Pflanzen starke Abweichungen.

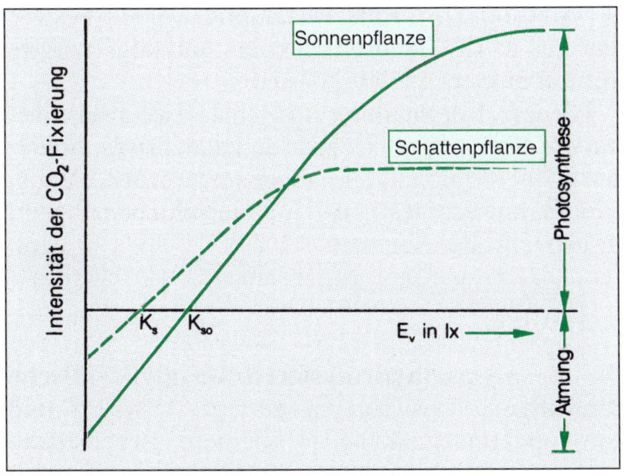

Abb. 16.38 Photosyntheseintensität einer Schatten- und einer Sonnenpflanze in Abhängigkeit von der Lichtintensität
K_S: Lichtkompensationspunkt der Schattenpflanze
K_{SO}: Lichtkompensationspunkt der Sonnenpflanze
E_V: Beleuchtungsstärke

Kohlendioxid

Die normale CO_2-Konzentration der Luft (0,03%) ist bei guter Lichtversorgung und optimaler Temperatur meist der begrenzende Faktor der Photosynthese. Bei Erhöhung der CO_2-Konzentration lässt sich bei vielen Pflanzen eine erhebliche Steigerung der Photosynthese erreichen (Abb. 16.39).

16.4 Dissimilation

Dissimilation ist die Energiegewinnung und Bereitstellung von Metaboliten durch Abbau von Nährstoffen.

Leben bedarf der dauernden Zufuhr von Energie. Photosynthetisierende Organismen benutzen die Sonnenenergie, um chemische Energie in Form von Glucose und anderen organischen Substanzen aufzubauen. Heterotrophe Organismen benützen diese Produkte der Photosynthese als Vorstufen für ihre zelleigenen Bestandteile und als energiereichen Brennstoff für ihre energieverbrauchenden Funktionen. Die wichtigsten Nahrungs- und Reservestoffe für Menschen, Tiere, Pflanzen und Mikroorganismen sind Kohlenhydrate, Proteine und Fette. Heterotrophe Organismen müssen diese Substanzen mit der Nahrung aufnehmen. Die wichtigsten Stoffwechselwege beim Abbau von Nähr- bzw. Reservestoffen sind bei Mensch, Tier, Pflanze und Mikroorganismen ähnlich.

16.4.1 Der Abbau der wichtigsten Makromoleküle in ihre Grundbausteine

Abbau von Polysacchariden zu Glucose

Die wichtigsten Polysaccharide für die heterotrophe Ernährung sind **Stärke** und **Glykogen,** beide sind aus Glucose aufgebaut. Daneben kennt man eine Reihe weiterer Reservepolysaccharide. Bei Asteraceen und Cichoriaceen kann z. B. an die Stelle der Stärke auch **Inulin** treten. **Inulin ist ein Polyfructosan, sein Grundbaustein ist die Fructose.** In vielen Pflanzen werden **Xylane, Arabinane** und andere Zucker in den **Zellwänden von**

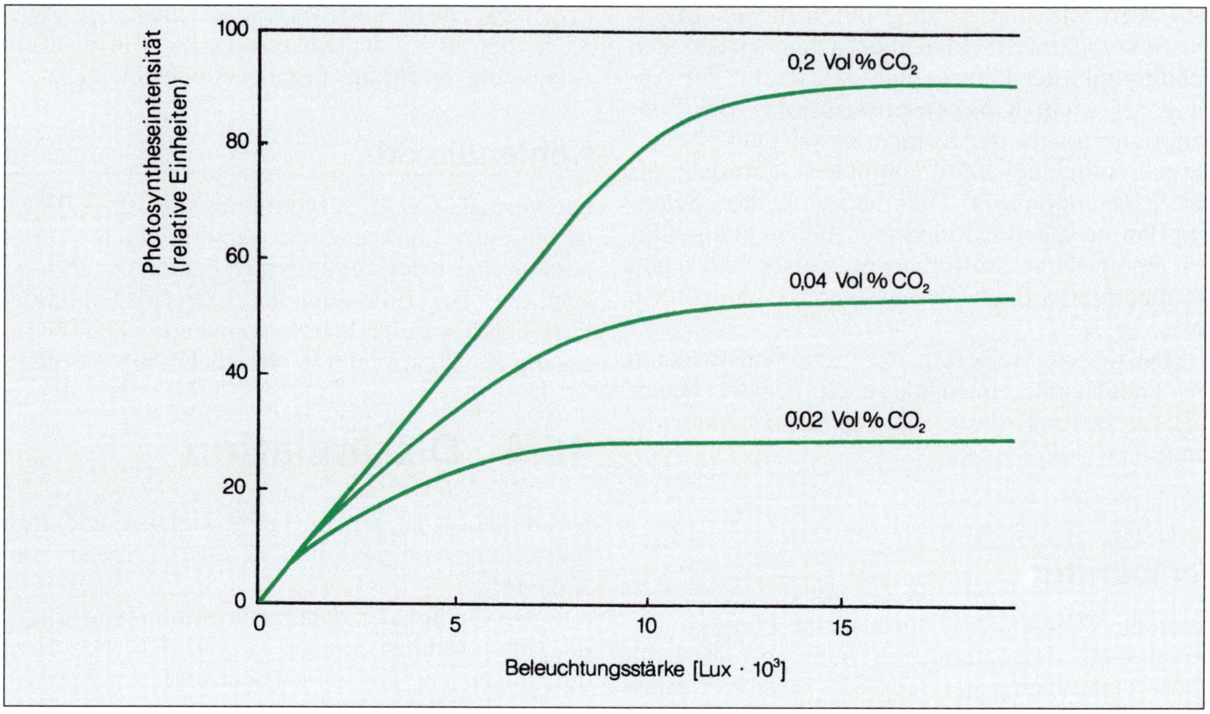

Abb. 16.39 Die Abhängigkeit der Photosyntheseintensität von der CO_2-Konzentration und der Beleuchtungsstärke

Samen als **Reservekohlenhydrate** gespeichert. Dextrane können als Reservepolysaccharide bei Hefen und Bakterien dienen. Der Grundbaustein von Dextran ist ebenfalls die Glucose (Kap. 4.4.3).

Stärke wird von den höheren Pflanzen gebildet und als osmotisch inaktives Makromolekül gespeichert. Mensch und Tier nehmen einen Großteil der Kohlenhydrate der Nahrung in Form von Stärke auf. **Glykogen** ist das Reservepolysaccharid von Mensch, Tier und Pflanzen, es findet sich bei Menschen insbesondere reichlich in Leber und Muskelzellen.

Stärke kommt in zwei verschiedenen Formen vor, als **Amylose** und als **Amylopektin**.

Die **Amylose** ist ein **wenig verzweigtes Kettenmolekül,** in dem die **Glucosen durch** α-1,4-**glykosidische Bindungen** miteinander verknüpft sind (Abb. 16.40). Die Zahl der Glucosemoleküle in der Amylose variiert sehr stark, zwischen 1000 bis 2000. Amylose ist nicht echt in Wasser löslich, sondern bildet Mizellen, die Wasser aufnehmen können. **Durch Einlagerung von Iod gibt die Amylose die bekannte blaue Färbung.**

Amylopektin enthält neben α-1,4 auch α-1,6-glykosidische Bindungen. Es besteht aus Sequenzen von 20 bis 30 Glucoseeinheiten, die α-1,4-glykosidisch miteinander verknüpft sind. Über α-1,6-glykosidische Bindungen treten dann Verzweigungen auf. Das Amylopektinmolekül ist also stark verzweigt.

Glykogen besteht wie Amylopektin aus Glucoseketten, die α-1,4-glykosidisch verknüpft sind. Im Glykogen finden sich jedoch weit mehr α-1,6-Bindungen, d.h. Glykogen ist noch stärker verzweigt als Amylopektin. Eine verknüpfte Einheit besteht hier aus 8–12 Glucosemolekülen. Glykogen ergibt mit Iod eine rot-violette Färbung.

Für ihre Verwendung im Zellstoffwechsel müssen die Reservepolysaccharide zunächst zu einzelnen Glucosemolekülen abgebaut werden. Dabei wirken mehrere Enzyme mit verschiedener Substratspezifität zusammen.

α-Amylase

Die α-Amylase hydrolysiert 1,4-α-glykosidische Bindungen. Das Enzym zerlegt Amylose und Amylopektin zunächst in kleinere Bruchstücke von 6–7 Glucoseeinheiten, **indem es im Innern der Moleküle angreift (Endoenzym).** Bei längerer Einwirkung des Enzyms werden die Oligosaccharide zum Disaccharid **Maltose** abgebaut. α-Amylase kann aber α-1,6-glykosidische Bindungen nicht abbauen. Amylopektin kann daher durch

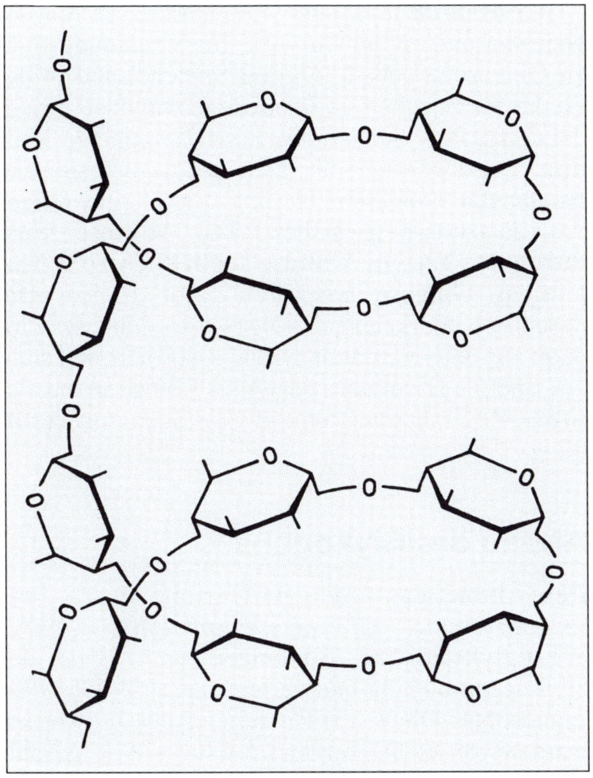

Abb. 16.40 Ausschnitt aus einem schraubig aufgewundenen Amylosemolekül

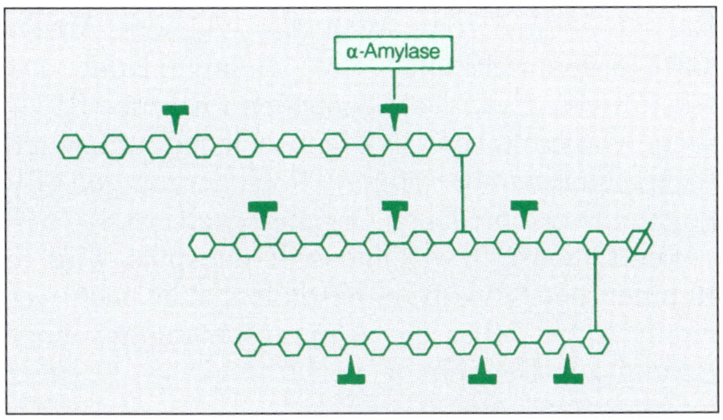

Abb. 16.41 Wirkungsweise der *α*-Amylase. Als Endoenzym spaltet sie *α*-1,4-glykosidische Bindungen in der Stärke. *α*-Amylase kann *α*-1,6-glykosidische Bindungen nicht hydrolysieren, aber umgehen

α-Amylase nicht vollständig enzymatisch hydrolysiert werden (Abb. 16.41). *α*-Amylase kommt insbesondere im Speichel und im Pankreas vor, aber auch in Pflanzen ist *α*-Amylase nachgewiesen worden.

β-Amylase

β-Amylase kommt dagegen **fast ausschließlich im Pflanzenreich** vor. ***β*-Amylase greift das**

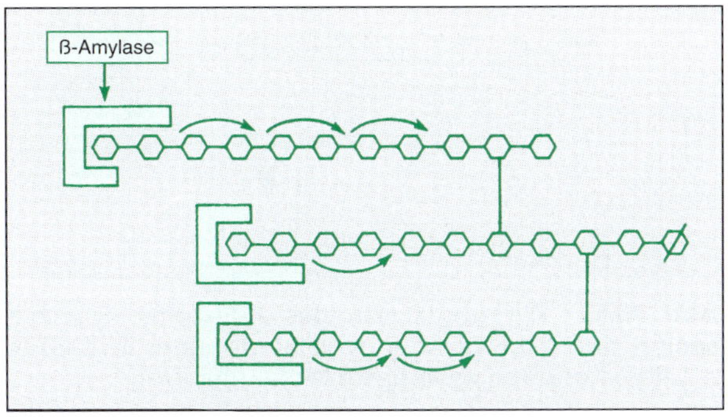

Abb. 16.42 Wirkungsweise der *β*-Amylase. Als Exoenzym spaltet sie vom nichtreduzierenden Ende der *α*-1,4-glykosidisch aufgebauten Ketten des Stärkemoleküls jeweils ein Molekül Maltose ab. Das Enzym kann *α*-1,6-glykosidische Bindungen nicht spalten und nicht umgehen. Amylose kann durch *β*-Amylase vollständig zu Maltose abgebaut werden. Bei Amylopektin bleibt ein Grenzdextrin übrig, das alle *α*-1,6-glykosidischen Bindungen enthält

Stärkemolekül vom nichtreduzierenden Ende her an (Exoenzym) und hydrolysiert jede zweite *α*-1,4-glykosidische Bindung unter Abspaltung von **Maltosemolekülen.** Amylose kann so vom Ende her fortschreitend vollständig zu Maltose abgebaut werden. Auch *β*-Amylase kann keine *α*-1,6-glykosidischen Bindungen spalten. Beim Abbau des Amylopektins bleibt ein niedermolekulares Restmolekül, das so genannte **Grenzdextrin** zurück, das noch alle *α*-1,6-Bindungen enthält (Abb. 16.42).

R-Enzym (Iso-Amylase)

Pflanzen verfügen im Gegensatz zu Mensch und Tier über ein Enzym, das so genannte **R-Enzym,** das ***α*-1,6-glykosidische Bindungen** spalten kann. Es spaltet die niedermolekularen Restmoleküle der *α*-Amylasespaltung, aber auch die höhermolekularen *β*-Amylasegrenzdextrine zu Molekülen, die nur noch *α*-1,4-glykosidische Bindungen aufweisen (Abb. 16.43). Diese werden dann durch die Amylasen weiter zu Maltose hydrolysiert. **Die Hydrolyse der Stärke durch die Amylasen bleibt auf der Stufe des Disaccharids Maltose stehen**.

Stärkephosphorylase

Die Stärkephosphorylase im Pflanzenreich baut die Polysaccharide schrittweise vom nichtreduzierenden Ende des Moleküls her ab (Abb. 16.44). Es handelt sich dabei um eine phosphorolytische Spaltung, bei der jeweils der abge-

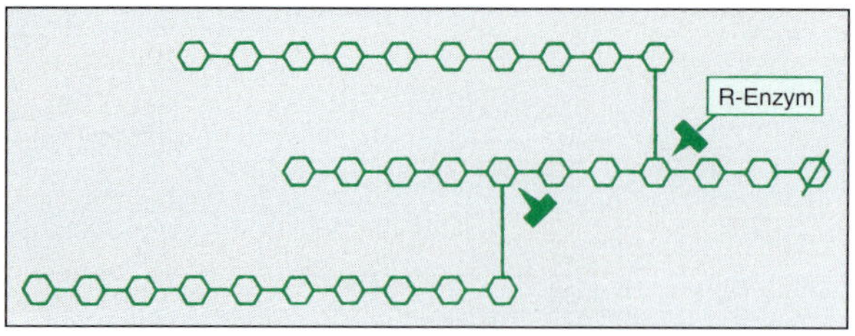

Abb. 16.43 Wirkungsweise des R-Enzyms. R-Enzym spaltet nun α-1,6-glykosidische Bindungen. Es bleiben α-1,4-glykosidisch verknüpfte Moleküle übrig

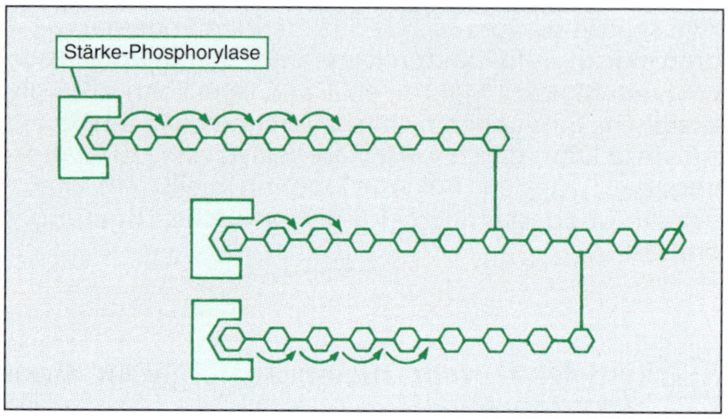

Abb. 16.44 Wirkungsweise der Stärkephosphorylase. Dieses Enzym spaltet vom nichtreduzierenden Ende her jeweils ein Glucosemolekül ab und überträgt es auf anorganisches Phosphat. Es entsteht Glucose-l-phosphat. Amylose kann vollständig abgebaut werden. Von Amylopektin bleiben Grenzdextrine, da die Phosphorylase keine α-1,6-glykosidischen Bindungen spalten kann

spaltene **Glucoserest in 1-Stellung phosphoryliert** und als **Glucose-1-phosphat** abgetrennt wird. Da auch Phosphorylasen α-1,6-glykosidische Bindungen nicht zu spalten vermögen, bleiben auch hier Grenzdextrine übrig. Im Gegensatz zu Amylose kann daher Amylopektin durch diese Enzyme nicht vollständig zu Glucose-1-phosphat abgebaut werden.

Bei der Mobilisierung der Stärke während der Samenkeimung wird α-Amylase neu synthetisiert, während β-Amylase aus einer gebundenen Form freigesetzt wird. **Die Neusynthese von** α-Amylase in der Aleuronschicht wird durch die Gibberellinsäure induziert. Dies wurde bei der Keimung von Gerstenfrüchten (Karyopsen) nachgewiesen.

Maltase

Die Hauptkohlenhydrate der menschlichen Nahrung sind Stärke (Kartoffel, Mehl, Reis etc.) und Glykogen (Fleisch). Beide werden im Verdauungstrakt zu Glucose abgebaut (Abb. 16.45).

Bei **Mensch** und **Tier** wird Stärke, die mit der Nahrung aufgenommen wird, im Verdauungstrakt zu Glucose abgebaut. Die im Speichel und in der Pankreasflüssigkeit vorhandene α-Amylase zerlegt dabei das Polysaccharid zu Dextrinen und zu Maltose. Die Dextrine, die noch α-1,6-glykosidische Bindungen enthalten, werden durch eine Oligo-1,6-Glucosidase gespalten. **Die Maltose wird durch das Enzym Maltase schließlich zu 2 Molekülen Glucose gespalten** (Abb. 16.46). Die durch den Stärkeabbau freigesetzte Glucose wird dann aus dem Verdauungstrakt resorbiert und steht zur Energiegewinnung oder zum Einbau in das tierische Reservepolysaccharid Glykogen zur Verfügung.

Abbau des Glykogens

Der Abbau des Glykogens erfolgt durch zwei Enzymsysteme. *Glykogenphosphorylase* spaltet α-1,4-glykosidische Bindungen vom Ende des Glykogenmoleküls und zerlegt dieses in Glucose-1-phosphat. Die α-1,6-Bindungen des Glykogens werden von einer Amylo-1,6-Glucosidase gespalten. In Leberzellen wurde auch α-Amylase nachgewiesen.

Der Abbau des eigenen Speicherglykogens wird bei den Säugetieren hormonell sorgfältig reguliert. Bei dieser Steuerung spielt das zyklische Adenosin-3′,5′-monophosphat eine wichtige Rolle. Der Ausfall von glykogenabbauenden Enzymen ist Ursache von erblichen Glykogenspeicherkrankheiten. Es erfolgt eine übersteigerte Speicherung von Glykogen in verschiedenen Organen (Tab. 16.8).

Die Glucose bzw. Glucose-1-phosphat wird im Rahmen der Glykolyse, besonders aber nach weiterem Abbau über die Atmungskettenphosphorylierung zur Gewinnung von Energie im Organismus genutzt.

Weitere für die menschliche Ernährung wichtige Kohlenhydrate

Neben Glucose spielen in der normalen Ernährung auch andere Monosaccharide als Bausteine von Kohlenhydraten eine Rolle. Diese müssen ebenfalls in den Stoffwechsel eingeschleust werden. Fructose ist Bestandteil der Saccharose, die durch Saccharase gespalten wird. Fructose wird nach Aktivierung durch eine ATP-abhängige Phosphorylierung in die Glykolyse eingeführt.

Die Lactose der Milch ist aus je einem Galactose- und Glucose-Molekül aufgebaut. Die Lactase

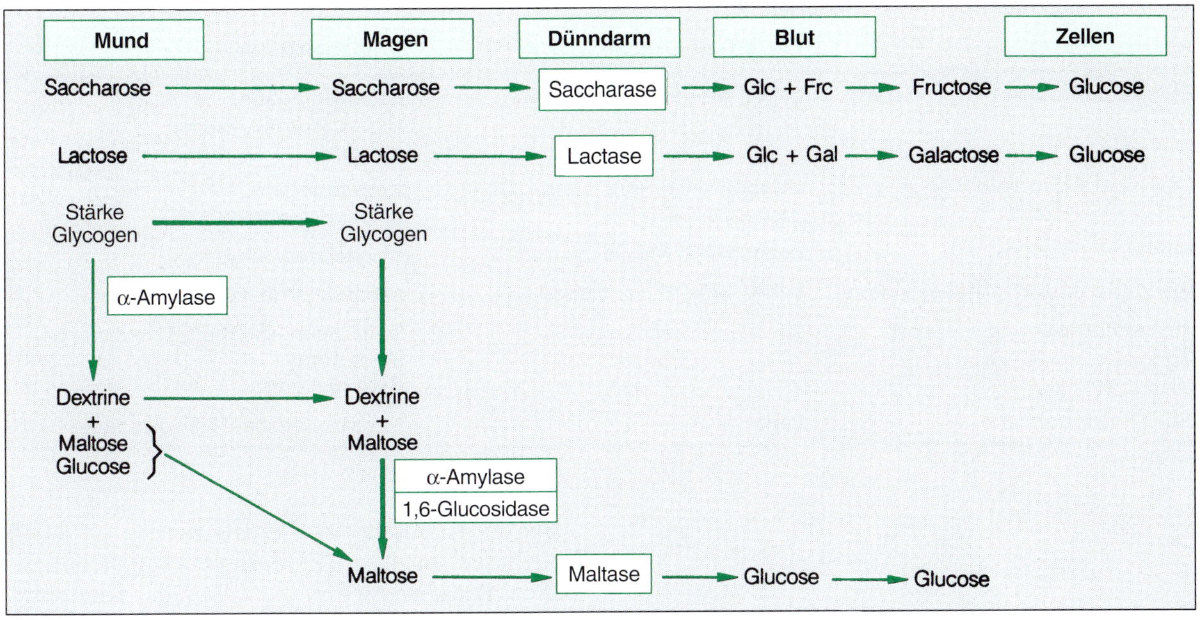

Abb. 16.45 Abbau der wichtigsten Kohlenhydrate beim Menschen

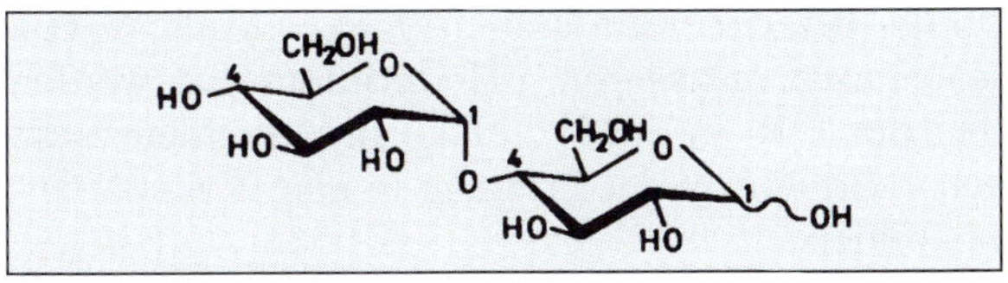

Abb. 16.46 Maltose

im Dünndarm spaltet dieses Disaccharid. Das Fehlen der Lactase bei Erwachsenen ist häufig der Grund für die Unverträglichkeit von Milch.

Galactose wird zu Glucose isomerisiert, indem sie zunächst mit ATP zu Galactose-1-phosphat aktiviert wird. Dann wird mit UDP-Glucose UDP-Galactose gebildet, die schließlich zu UDP-Glucose isomerisiert wird. Die entstandene Glucose wird über die Glykolyse zur Energiegewinnung genutzt.

Abbau von Lipiden zu Fettsäuren

Verschiedene Pflanzen sind in der Lage, Lipide in Form von fetten Ölen als Reservestoffe in ihren Samen zu speichern. Hierher gehören z.B. *Ölpalme, Erdnuss, Sonnenblume* und *Lein*. Bei der Keimung der Samen werden die Reservestoffe mobilisiert und zunächst in Fettsäuren und Glycerin gespalten. Säugetiere nehmen Lipide zwar hauptsächlich mit der Nahrung auf, sie synthetisieren die Speicherlipide jedoch selbst und lagern sie im Fettgewebe. Vor der weiteren Verwertung im Stoffwechsel müssen auch die Lipide tierischer Organismen in Glycerin und Fettsäuren gespalten werden. Die Spaltung der Nahrungslipide in Fettsäuren und Glycerin erfolgt durch Enzyme im Verdauungstrakt, erst dadurch werden Fette gut resorbierbar.

Die spezifischen Enzyme der Lipidspaltung, **die Lipasen,** sind **Hydrolasen,** sie hydrolysieren die Esterbindungen zwischen Fettsäuren und Glycerin unter Aufnahme von Wasser.

Glycerin wird auf dem Weg des Kohlenhydratstoffwechsels im Organismus weiter metabolisiert.

Die Fettsäuren werden durch β-Oxidation zu kleineren Molekülbruchstücken, C_2-Fragmenten, zerlegt (Kap. 16.4.2).

Abbau von Proteinen zu Aminosäuren

Proteolytische Enzyme

Proteinasen sind neben Amylasen die wichtigsten hydrolytischen Enzyme. Sie werden zu den C-N-Hydrolasen gestellt. Die von ihnen katalysierte Reaktion ist Spaltung der Peptidbindung, einer C-N-Bindung, (Abb. 16.47) einer Säureamidbindung. Im Gegensatz zu den meisten anderen Enzymen sind die Proteinasen nicht spezifisch auf bestimmte Proteine eingestellt, sondern auf bestimmte Strukturmerkmale der Polypeptidketten.

Proteine können von Pflanzen als Reservestoffe im Samen gespeichert werden. Bei der Samenreife

Tab. 16.8 Glykogenspeicherkrankheiten

Defektes Enzym	Betroffene Organe	Krankheitsbilder
Glucose-6-phosphat-Phosphatase	Leber, Niere, Intestinaltrakt	Hepatomegalie, Hypoglykämie, Ketose Azidose
Amylo-α-1,4-Glucosidase	Generalisiert, Herz, Lunge, Gehirn	Kardiomegalie, Herzversagen, Muskelschwäche
Amylo-α-1,6-Glucosidase	Leber, Herz, Muskel	Muskelschwäche
Amylo(1,4→1,6)-Transglucosidase	Leber, Milz, Herz, Muskel	Leberzirrhose, Leberversagen
Muskel-Phosphorylase	Skelettmuskel	Schmerzen, Steifheit, Schwäche bei Bewegung Hypoglykämie
Leber-Phosphorylase	Leber	Hepatomegalie, Hypoglykämie

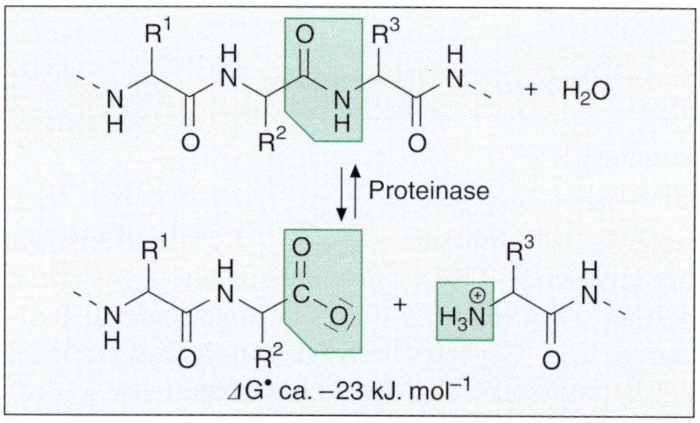

Abb. 16.47 Spaltung einer Peptidbindung durch eine Proteinase

werden in den Zellen der Aleuronschicht (Gräser) oder der Keimblätter z.B. Fabaceen, Proteinspeichervakuolen gebildet. Diese werden als Aleuronkörner bezeichnet. Die Speicherproteine werden am E.R. gebildet. Die Proteinspeichervakuolen entstehen entweder direkt aus E.-R.-Zisterne oder über Dictyosomen durch Zusammenfluss von Golgi-Vesikeln. Diese Speicherproteine dienen insbesondere als Stickstoffreserven. Sie bestehen vor allem aus stickstoffreichen Aminosäuren, wie Glutamin, Asparagin und Arginin.

Bei der Keimung des Samens werden sie durch Proteinasen in ihre Aminosäurebestandteile gespalten. Diese werden in die Zellen des Keimlings transportiert. Die Proteinspeichervakuolen fungieren hierbei als Cytolysosomen, als Kompartimente des intrazellulären Stoffabbaus. Die Mobilisierung erfolgt bei der Keimung nach Neusynthese von Proteinasen mit saurem pH-Optimum. Sie werden über das E.R. in die Proteinkörper geschleust, die sich beim Abbau der Proteine in eine Vakuole zurückbilden.

Im keimenden Samen sind mehrere proteolytische Enzyme nachweisbar. Pflanzliche Proteinasen sind z.B. *Papain, Ficin, Bromelain.*

Proteinasen werden auf Grund ihres Angriffspunktes bei der Spaltung von Proteinen in **Endopeptidasen** und **Exopeptidasen** eingeteilt. **Endopeptidasen spalten Peptidbindungen innerhalb des Proteinmoleküls und zerlegen es so in kleinere Peptide. Exopeptidasen dagegen spalten fortschreitend vom Ende eines Proteinmoleküls her Aminosäuren ab.** Nach ihrer Spezifität für die jeweilige terminale Peptidbindung werden Exopeptidasen in **Carboxypeptidasen** bzw. **Aminopeptidasen** unterteilt. Beide bauen in der Regel

Tab. 16.9 Einteilung der Proteinasen. Nach der internationalen Enzymnomenklatur werden die Proteinasen nach den reaktiven Gruppen des aktiven Zentrums in Untergruppen eingeteilt.

1. *Serin-Proteinasen*, die häufigste Proteinase-Klasse, mit Serin und Histidin im aktiven Zentrum (Trypsin, Chymotrypsin u. a.).
2. *Cystein-Proteinasen*, die einen Cystein-Rest im aktiven Zentrum tragen, z. B. Papain.
3. *Aspartat-Proteinasen*, bei denen die Carboxy-Gruppen von Asparaginsäure-Resten an der Katalyse beteiligt sind, z. B. Pepsin. Sie spalten nur im sauren pH-Bereich.
4. *Metall-Proteinasen* mit einem Metallion (häufig Zn^{2+}, Ca^{2+}).
5. Enzyme mit ungenau untersuchten Reaktionsmechanismen.

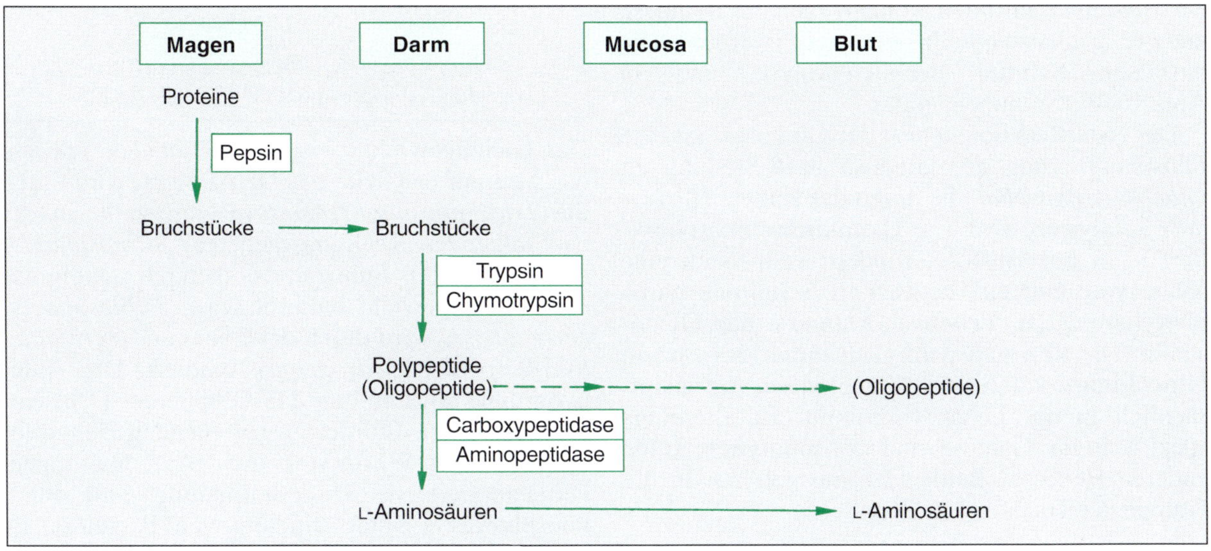

Abb. 16.48 Abbau von Proteinen beim Menschen

kleinere Proteine und Bruchstücke von größeren zu Aminosäuren ab. Im Gegensatz zu den meisten anderen Enzymen wirken Proteinasen nicht spezifisch auf bestimmte Substrate, hier also Proteine. Es werden also alle Eiweißstoffe, z. B. von Pepsin oder Trypsin hydrolysiert. Die verschiedenen Proteinasen greifen an unterschiedlichen Molekülstellen eines Proteins an (Tab. 16.9).

Proteinasen können durch verschiedene Inhibitorproteine gehemmt werden. Diese finden sich z.T. in größeren Mengen in den Speicherorganen von Pflanzen. Die Inhibitorproteine hemmen auch tierische und bakterielle Proteasen. Ein Proteinaseinhibitor ist z. B. das Aprotinin (Trasylol®), ein aus 58 Aminosäuren bestehendes Peptid. Es wird zur Prophylaxe und Therapie verschiedener Formen des Schocks verwendet.

Beim Menschen (Abb. 16.48) und den Säugetieren werden die mit der Nahrung aufgenommenen Proteine durch die Enzyme des Verdauungstraktes abgebaut. Zunächst entstehen dabei durch die Wirkung von Enzymen wie des *Pepsins, Trypsins* und *Chymotrypsins* kleinere Peptide, die durch Peptidasen wie *Carboxypeptidasen* oder *Aminopeptidasen* schrittweise zu Aminosäuren abgebaut werden. Durch die Mucosa des Dünndarmes können die Aminosäuren resorbiert werden. Allerdings werden auch kleinere Peptide resorbiert. Die Aminosäuren stehen dann in den Zellen für die Proteinsynthese zur Verfügung oder sie werden weiter ab- und umgebaut und dienen so als Ausgangsmaterial für die Synthese des Kohlenstoffgerüstes verschiedener anderer Stoffwechselverbindungen. Schließlich kann das Kohlenstoffgerüst der Aminosäuren auch zur Energiegewinnung in der Zelle verwandt werden.

Proteinasen, die sich extrazellulär im Blut und den extrazellulären Flüssigkeiten befinden, üben dort spezifische regulatorische Funktionen aus, z. B. bei der Blutgerinnung, bei der Fibrinolyse oder der Aktivierung von Komplementfaktoren. Innerhalb der Zellen finden sich Proteinasen vor allem in Lysosomen (Kap. 6.8.3).

16.4.2 Abbau der Grundbausteine: Glucose, Fettsäuren und Aminosäuren

Glykolyse: Abbau der Glucose zu Pyruvat

Die aus den Reserve- und Nahrungskohlenhydraten freigesetzte Glucose wird in den Zellen weiter abgebaut. Die daran beteiligten enzymatischen Reaktionen werden unter dem Begriff „Glykolyse“ zusammengefasst. Die Glykolyse wird durch eine Gruppe von 11 Enzymen katalysiert und verläuft bei den verschiedenen Organismen über die gleichen Zwischenstufen. **Bei der Glykolyse wird zum einen das Kohlenstoffgerüst der Glucose bis zur Brenztraubensäure abgebaut, zum anderen wird dabei als energiereiche Verbindung ATP gewonnen. Die Glykolyse läuft im Cytoplasma der Zelle ab.** Zwischenprodukte, die bei der Glykolyse auftreten, können auch zur Synthese anderer Zellbestandteile verwandt werden. Die einzelnen Schritte der Glykolyse sind in Abb. 16.49 zusammengefasst.

Der erste Reaktionsschritt der Glykolyse ist eine Phosphorylierung der Glucose in 6-Stellung zu *Glucose-6-phosphat,* die durch das Enzym *Hexokinase* katalysiert wird. Die **Hexokinase** phosphoryliert nicht nur Glucose, sondern kann auch eine Reihe von anderen Hexosen in 6-Stellung phosphorylieren, z. B. **Fructose,** Mannose und Glucosamin. Die Reaktion wird auch durch das Enzym **Glucokinase** katalysiert. Glucokinase, die hauptsächlich in der Leber vorkommt, ist allerdings spezifisch für Glucose und phosphoryliert keine anderen Hexosen. Beide Enzyme gehören in die Gruppe der Transferasen (Kinasen).

$$\text{ATP} + \alpha\text{-D-Glucose} \xrightarrow[\text{Hexokinase}]{\text{Mg}^{2+}} \text{ADP} + \alpha\text{-D-Glucose-6-phosphat} \quad \Delta G^{\circ\prime} = -16{,}7\ \text{kJ}$$

Glucose-6-phosphat wird durch das Enzym *Glucose-6-phosphat-Isomerase* zu *Fructose-6-phosphat* umgelagert. Diese Reaktion ist leicht reversibel.

$$\text{Glucose-6-phosphat} \xrightleftharpoons[\text{Glucosephosphat-Isomerase}]{} \text{Fructose-6-phosphat} \quad \Delta G^{\circ\prime} = 1{,}7\ \text{kJ}$$

In einer weiteren Phosphorylierungsreaktion wird nun *Fructose-6-phosphat* durch das Enzym *Phosphofructokinase,* einer Transferase, in 1-Stellung unter Verbrauch von ATP phosphoryliert.

Die **Regulation der Glykolyse** erfolgt über die Phosphofructokinase. Die Phosphofructokinase ist ein allosterisch regulierbares Enzym.

Die Aktivität der Phosphofructokinase wird durch hohe ATP-Konzentration allosterisch gehemmt. Im Gegensatz hierzu wirken ADP und AMP als allosterische Aktivatoren auf dieses Enzym.

$$\text{ATP+Fructose-6-phosphat} \xrightarrow[\text{Phosphofructokinase}]{\text{Mg}^{2+}} \text{ADP+Fructose-1,6-bisphosphat} \quad \Delta G^{\circ\prime} = -14{,}2\ \text{kJ}$$

Bis zur Bildung von *Fructose-1,6-bisphosphat* werden also pro Mol Glucose 2 Mol ATP aufgebracht. Das *Fructose-1,6-bisphosphat* wird durch das Enzym *Fructose-bisphosphat-Aldolase* in *Glycerinaldehyd-3-phosphat* und *Dihydroxyacetonphosphat* (DHAP) gespalten (Aldolspaltung, Spaltung einer C-C Bindung durch eine Aldehydlyase).

$$\text{Fructose-1,6-bisphosphat} \xrightleftharpoons[\text{Aldolase}]{} \text{Dihydroxyacetonphosphat} + \text{Glycerinaldehyd-3-phosphat} \quad \Delta G^{\circ\prime} = +24{,}0\ \text{kJ}$$

Das Gleichgewicht zwischen den beiden Triosen, das weit auf der Seite des DHAP liegt, wird durch die *Triosephosphat-Isomerase* eingestellt. In der nachfolgenden Reaktion dient nur *3-Phosphoglycerinaldehyd* als Substrat, das dadurch ständig aus dem Gleichgewicht entfernt wird. *3-Phosphoglycerinaldehyd* wird durch das Enzym *Glycerinaldehydphosphat-Dehydrogenase* oxidiert. Die Aldehydgruppe wird an eine HS-Gruppe der Dehydrogenase addiert. Bei der anschließenden Dehydrierung wird der Wasserstoff auf NAD^+ übertragen. Die energiereiche Thioesterbindung wird durch Phosphorolyse unter Bindung von P_i gelöst. Es entsteht 3-Phosphoglyceroyl-1-phosphat. Bei der Oxidation entsteht also nicht unmittelbar die freie Carbonsäure, sondern ein gemischtes Anhydrid mit Phosphorsäure. **Diese Anhydridbindung ist sehr energiereich und hat ein höheres Phosphatgruppenübertragungspotential als ATP.** Die energiereich gebundene Phosphorsäure wird durch die *Phosphoglycerat-Kinase* auf ADP übertragen. Damit entstehen 3-Phophoglycerat und ATP. Eine Reaktionsfolge, bei der aus ADP und anorganischem Phosphat ATP gebildet wird ist eine *„Substratkettenphosphorylierung"*.

$$\text{Glycerinaldehyd-3-phosphat} + NAD^+ + P_i \xrightleftharpoons[\text{Dehydrogenase}]{} \text{3-Phosphoglyceroyl-1-phosphat} + NADH + H^+ \quad \Delta G^{\circ\prime} = +6{,}3\ \text{kJ}$$

$$\text{3-Phosphoglyceroyl-1-phosphat} + \text{ADP} \xrightleftharpoons[\text{Phosphoglycerat-Kinase}]{} \text{3-Phosphoglycerat} + \text{ATP} \quad \Delta G^{\circ\prime} = -18{,}8\ \text{kJ}$$

Dieser Reaktionsschritt bildet den ersten energieliefernden, exergonischen Prozess. Die Energiebilanz des bisherigen Verlaufs der Glykolyse ist damit ausgeglichen, da zu Beginn pro Mol Glucose 2 Mol ATP investiert werden mussten, die nun zurückgewonnen wurden, da aus jeder Glucose 2 Nukleotid-Triphosphate entstanden sind.

Im nächsten Reaktionsschritt wird die Phosphatgruppe von C-3 auf das C-2 der *Phosphoglycerinsäure* übertragen.

$$\text{3-Phosphoglycerinsäure} \xrightleftharpoons[\text{Phosphoglyceromutase}]{} \text{2-Phosphoglycerinsäure} \quad \Delta G^{\circ\prime} = -4{,}4\ \text{kJ}$$

Aus *2-Phosphoglycerinsäure* entsteht schließlich durch **enzymatische Wasserabspaltung** *Phos-*

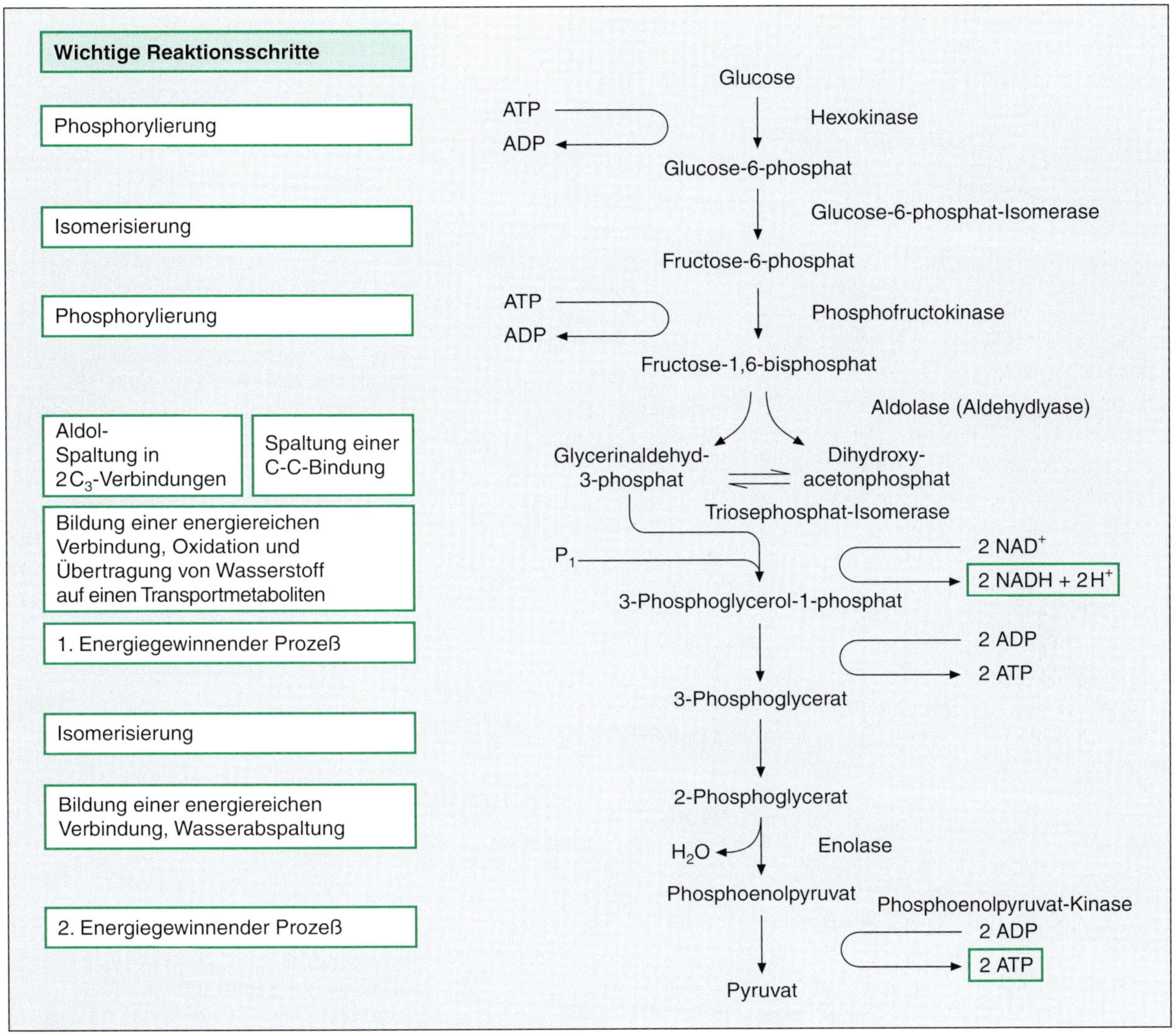

Abb. 16.49 Übersicht über die Reaktionen der Glykolyse

phoenolpyruvat. Die Reaktion wird durch das Enzym *Enolase* katalysiert.

$$\text{2-Phosphoglycerinsäure} \xrightleftharpoons[\text{Enolase}]{} \text{Phosphoenolpyruvat} + H_2O$$
$$\Delta G^{\circ\prime} = -1{,}8\ \text{kJ}$$

Dadurch entsteht wiederum eine energiereiche Phosphatbindung. Die *Pyruvat-Kinase* überträgt diese Phosphatgruppe unter Bildung von *Pyruvat* anschließend auf ADP.

$$\text{Phosphoenolpyruvat} + \text{ADP} \xrightarrow[\text{Phosphoenolpyruvat-Kinase}]{} \text{Pyruvat} + \text{ATP}$$
$$\Delta G^{\circ\prime} = -31{,}4\ \text{kJ}$$

Durch diese Reaktion werden wiederum 2 Mol ATP pro Mol Glucose gewonnen (Abb. 16.50).
Das *Pyruvat* kann nun in verschiedenen Stoffwechselwegen Verwendung finden. Es ist nicht nur eine wichtige Vorstufe für weitere Biosynthesen, sondern auch von großer Bedeutung für die Energiegewinnung. Beim weiteren Abbau des Pyruvats ist von Bedeutung, ob der Stoffwechsel des Organismus anaerob oder aerob verläuft. **Im anaeroben Stoffwechsel wird Pyruvat in Gärungsreaktionen weiter umgesetzt, z.B. zu Milchsäure oder Ethanol. Bei der aeroben Energiegewinnung wird Pyruvat bis hin zum Wasser und Kohlendioxid vollständig oxidiert.**

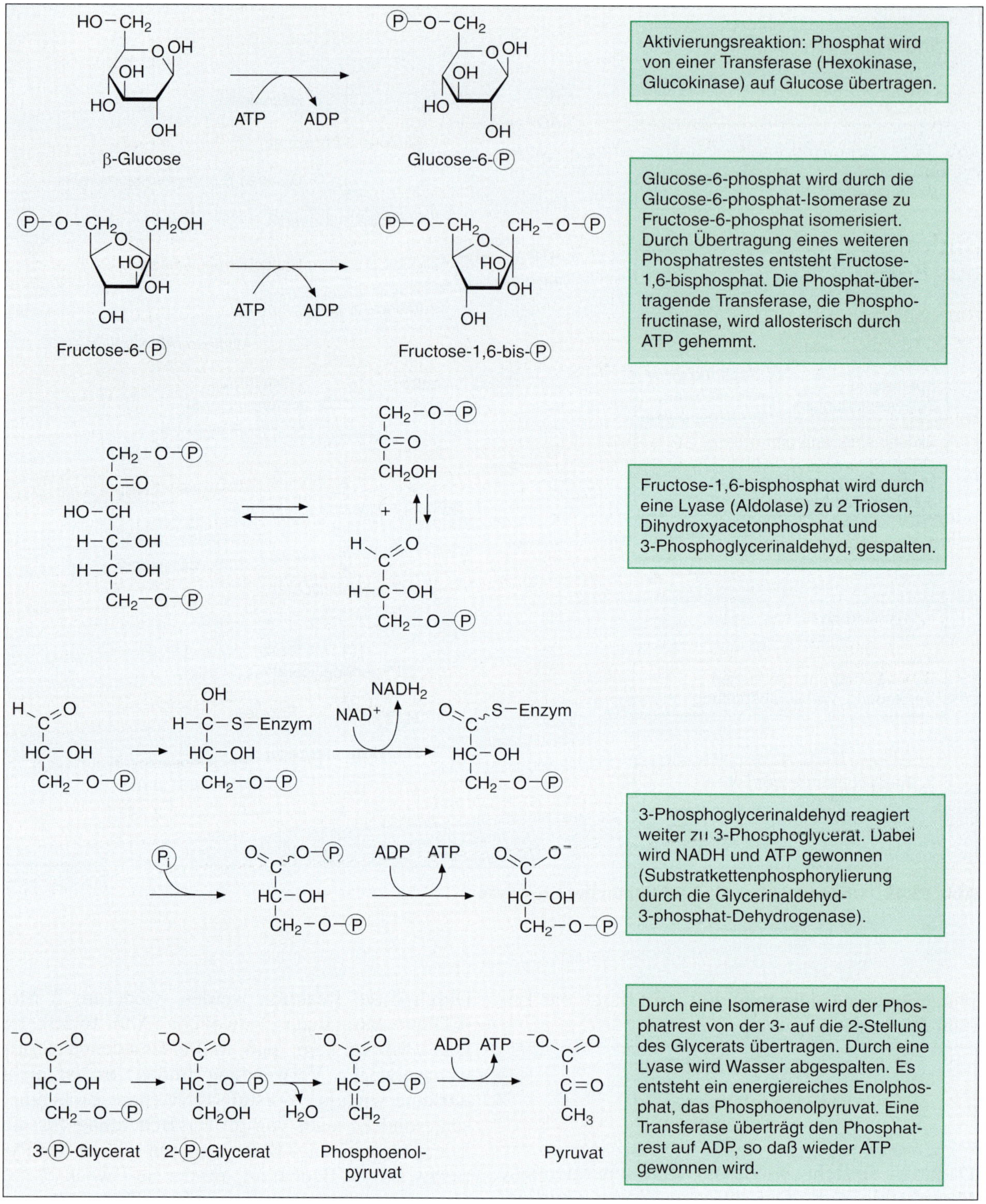

Abb. 16.50 Formelmäßige Darstellung der Reaktionsfolgen der Glykolyse

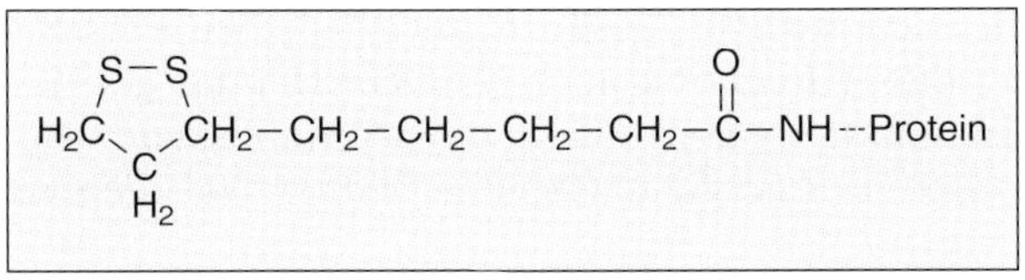

Abb. 16.51 Liponsäureamid; Bindung an das Enzym-Protein

Bildung von Acetyl-Coenzym A aus Pyruvat

Pyruvat, das durch den Abbau der Glucose, anderer Monosaccharide oder durch andere Abbauwege gebildet wurde, **kann oxidativ decarboxyliert werden.** Diese Reaktion wird von der **Pyruvat-Dehydrogenase** katalysiert. Dieser Enzymkomplex ist **in der Matrix der Mitochondrien** lokalisiert. Der Enzymkomplex besteht aus drei Enzymteilen und mehreren Cofaktoren. Das **Thiamindiphosphat** ist die prosthetische Gruppe einer Decarboxylase-Dehydrogenase. Der Grundkörper dieses Coenzyms, das Thiamin, muss von Menschen als lebenswichtiges Vitamin mit der Nahrung aufgenommen werden.

Das Kernenzym trägt als prosthetische Gruppe die **Liponsäure** (Thiooctansäure, Abb. 16.51). Diese ist mit ihrer terminalen Carboxyl-Gruppe mit einem Lysylrest des Enzymproteins verknüpft. Sie liegt im Enzymkomplex als Liponamid (=Liponsäureamid) vor. Sie kann in einer oxidierten und einer reduzierten Form vorliegen. Liponsäure ist als prosthetische Gruppe an Redoxprozessen (oxidative Decarboxylierung) beteiligt. Sie ist über eine Aminogruppe mit einer Untereinheit des jeweiligen Enzyms verbunden, z. B. der Oxoglutarathydroxygenase und der Pyruvatdehydrogenase. Die Liponsäure ist an der oxidativen Decarboxylierung von 2-Oxo-Säuren beteiligt. Weitere Cofaktoren sind Coenzym A, NAD, Mg^{2+} und FAD.

Das Kernenzym hat weiterhin die Funktion einer Transacetylase. Es überträgt den Acetylrest vom Liponamid auf das Coenzym A. Das dritte Enzym ist die Dihydroliponamid-Dehydrogenase. Es dehydriert Dihydroliponamid wieder zu Liponamid. Der Wasserstoff wird hierbei auf NAD^+ übertragen.

Endprodukte der Decarboxylierung sind CO_2, $NADH + H^+$ und Acetyl-CoA.

Regulation der Pyruvat-Dehydrogenase

Die oxidative Decarboxylierung von Pyruvat ist eine wichtige Zwischenreaktion im Kohlenhydrat- und Alanin-Stoffwechsel. Hier verzweigen sich Stoffwechselwege zum Endabbau, resp. zur Fett-

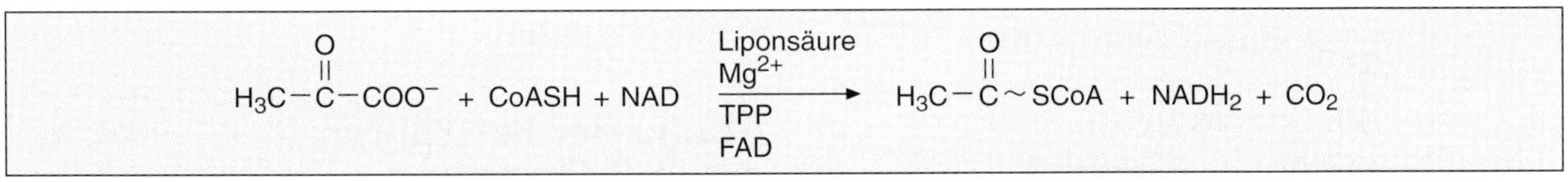

Abb. 16.52 Die oxidative Decarboxylierung von Pyruvat durch den Pyruvat-Dehydrogenase-Multienzymkomplex

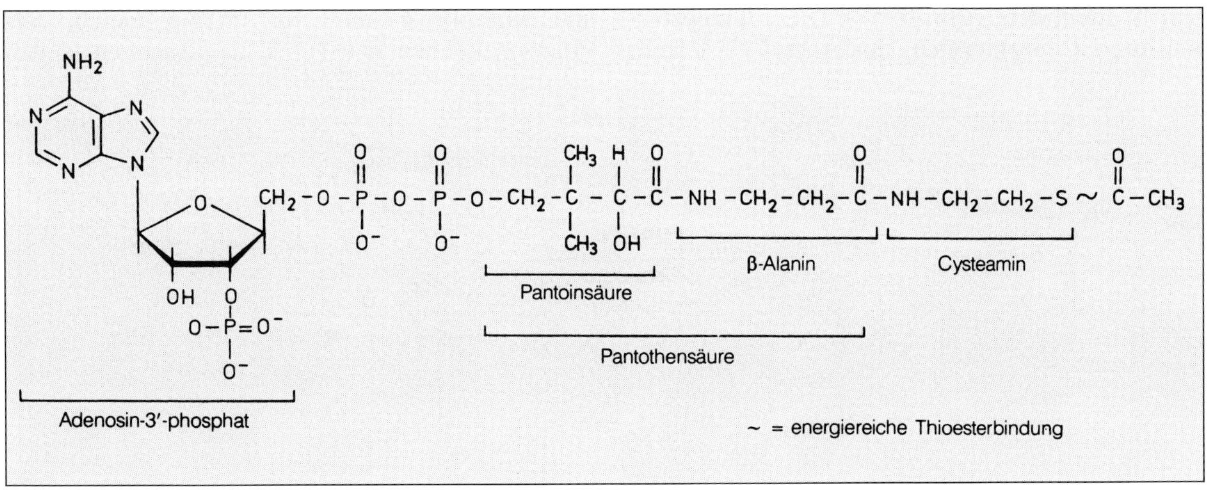

Abb. 16.53 Acetyl-Coenzym A

säuresynthese. Die Aktivität der Pyruvat-Dehydrogenase kann über verschiedene Mechanismen reguliert werden. Das Endprodukt Acetyl-CoA hemmt die Transacetylase. Das Endprodukt NADH+H^+ hemmt die Dihydroliponamid-Dehydrogenase.

Die Decarboxylase-Dehydrogenase kann durch eine Pyruvatdehydrogenase-Kinase an einem Serintest phosphoryliert werden. Hierdurch wird die Pyruvatdehydrogenase inaktiviert. Ein weiteres regulierbares Enzym ist eine Ca^{2+}-abhängige Phosphatase. Es spaltet den Phosphatrest von der Pyruvat-Dehydrogenase ab. Damit wird dieses Enzym wieder aktiviert.

Je nach Stoffwechsellage kann so der Pyruvat-Dehydrogenase-Komplex durch Phosphorylierung oder Dephosphorylierung aktiviert oder inaktiviert werden oder durch Endprodukthemmung die Enzymaktivität reguliert werden.

Die oxidative Decarboxylierung

Neben Pyruvat unterliegt 2-Oxoglutarat sowie einige weitere 2-Oxosäuren, die als Transaminierungs-Produkte von Valin, Isoleucin und Leucin gebildet werden, einer oxidativen Decarboxylierung. Grundsätzlich entstehen bei dieser Reaktion aus einer 2-Oxosäure CO_2 und die nächstniedere Carbonsäure. Primäres Produkt der Decarboxylierung ist ein Aldehyd, der an das Enzym gebunden bleibt. Er wird im Verlauf der oxidativen Decarboxylierung zur Carbonsäure oxidiert, die in Form des Coenzym-A-Derivats anfällt.

Bei der Oxidation des Aldehyds dient NAD^+ als Wasserstoffakzeptor (Abb. 16.52).

Durch die Reaktionsfolge der Pyruvat-Dehydrogenase wird **Acetat als Thioester an das Coenzym A gebunden** (Abb. 16.53). Diese **Thioesterbindung ist energiereich, das Acetyl-CoA stellt die aktivierte Essigsäure dar.** Daneben entsteht bei dieser Reaktion noch NADH+H^+, das als Reduktionsäquivalent über die Atmungskette zur weiteren Energiegewinnung eingesetzt werden kann.

Die Decarboxylierungsreaktion ist stark exergonisch.

$$\text{Pyruvat} + \text{NAD}^+ + \text{CoA-SH} \rightarrow \text{Acetyl-S-CoA} + \text{NADH} + \text{H}^+ + \text{CO}_2 \quad \Delta G^{\circ\prime} = -33{,}5\ \text{kJ}$$

Das Acetyl-Coenzym A nimmt im Stoffwechsel eine zentrale Stellung ein. Es entsteht nicht nur durch die oxidative Decarboxylierung von Pyruvat, also über den Abbau von Glucose und anderen Monosacchariden, sondern wird auch beim Abbau von Fettsäuren und verschiedener Aminosäuren gebildet. **Vom Acetyl-Coenzym A nehmen zahlreiche Stoffwechselwege ihren Ausgang.** So dient es als Grundbaustein für die Biosynthese von Fettsäuren, Carotinoiden, Terpenen und der Steroide. Es ist darüber hinaus das Zwischenglied bei der Umwandlung von Glucose in Fettsäuren. **Weiterhin kann die Acetylgruppe des Coenzym A in die Reaktionsfolge des Citratzyklus eingeschleust und dadurch vollständig zu CO_2 oxidiert werden. Die aktivierte Essigsäure stellt daher ein außerordentlich wichtiges Bindeglied sowohl für anabole als auch für katabole Stoffwechselwege dar.**

Abbau der Fettsäuren durch β-Oxidation

Der Abbau der Fettsäuren erfolgt **in den Mitochondrien** und verläuft bei Mensch, Tier, Pflanze und Mikroorganismen im Prinzip gleich. Bei Pflanzen können Fettsäuren hauptsächlich in den

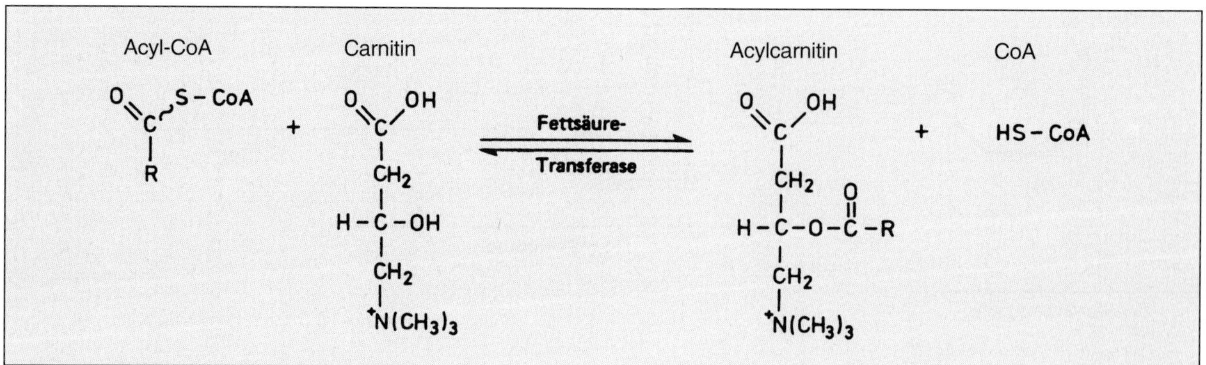

Abb. 16.54 Bildung von Acylcarnitin

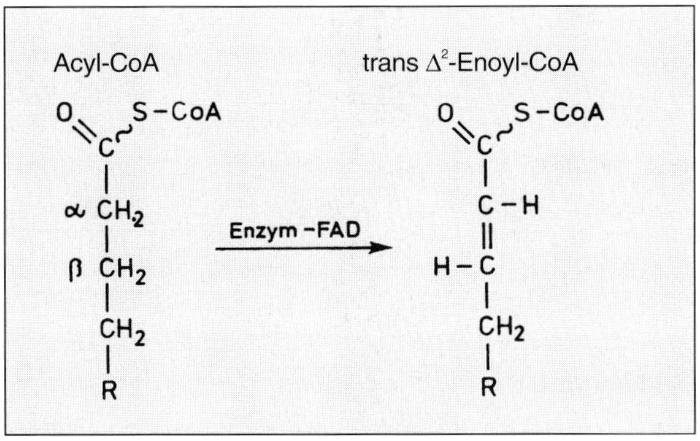

Abb. 16.55 Die Acyl-CoA-Dehydrogenase-Reaktion, der erste Dehydrierungsschritt des Fettsäureabbaus

Glyoxysomen abgebaut werden (Kap. 6.8.4). Zunächst müssen allerdings die Fettsäuren aus dem cytoplasmatischen Raum in die Mitochondrien transportiert werden. Dafür werden die Fettsäuren **„aktiviert", d.h. als Thioester an das Coenzym A gebunden. Die dafür nötige Energie wird von ATP unter Abspaltung von Pyrophosphat geliefert.**

Langkettige Fettsäuren können allerdings nur in geringem Ausmaß als CoA-Thioester durch die Mitochondrienmembran transportiert werden. Daher wird die Fettsäure von Coenzym A auf *Carnitin* übertragen (Abb. 16.54).

Die *Carnitinfettsäureverbindung* (Acylcarnitin) wird nun durch die Mitochondrienmembran transportiert. Im Inneren des Mitochondriums wird die Fettsäure wieder vom *Carnitinrest* auf *Coenzym A* übertragen. Das *Carnitin* spielt also beim Transport der Fettsäuren aus dem Cytoplasma in die Mitochondrien die Rolle eines *Transportvehikels (Carrier).* Der Abbau der Fettsäuren erfolgt schließlich durch die Enzyme des Fettsäureoxidationszyklus. Die Enzyme sind im Innern des Mitochondriums lokalisiert. Bei den sich anschließenden enzymatischen Schritten bleiben die Fettsäuren immer als Thioester an das Coenzym A gebunden.

1. Zunächst wird das *Acyl-Coenzym A* durch das Enzym *Acyl-CoA-Dehydrogenase* am C-2 und C-3 **dehydriert.** Wasserstoffakzeptor bei dieser Reaktion ist das *Flavinadenindinukleotid* (FAD) (Abb. 16.55).
2. Die entstandene α, β-ungesättigte Acyl-CoA-Verbindung wird nun enzymatisch durch **Wasseranlagerung** in eine L-*3-Hydroxyacyl-CoA-Verbindung* überführt (Abb. 16.56).

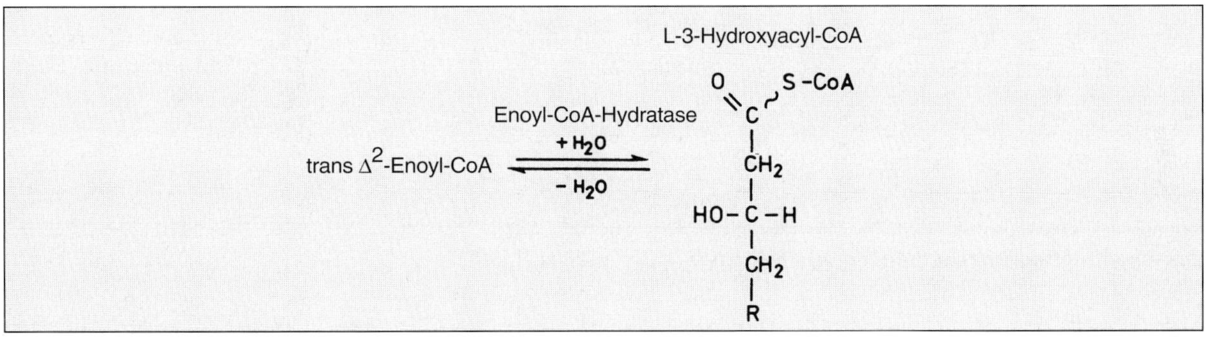

Abb. 16.56 Fettsäureabbau – Wasseranlagerung

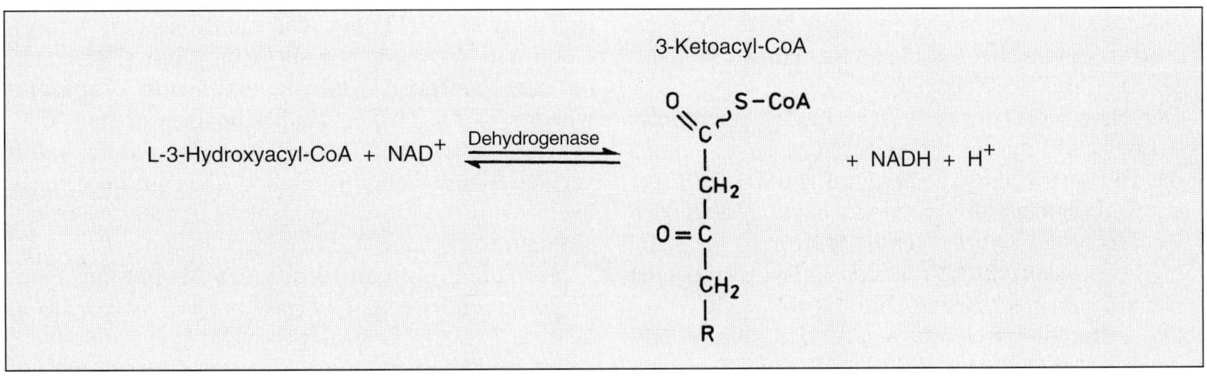

Abb. 16.57 Fettsäureabbau – der 2. Dehydrierungsschritt

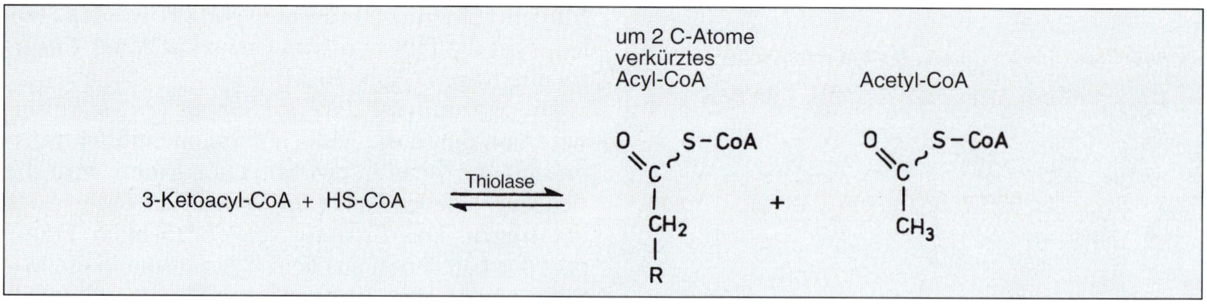

Abb. 16.58 Fettsäureabbau – die thiolytische (thioklastische) Spaltung

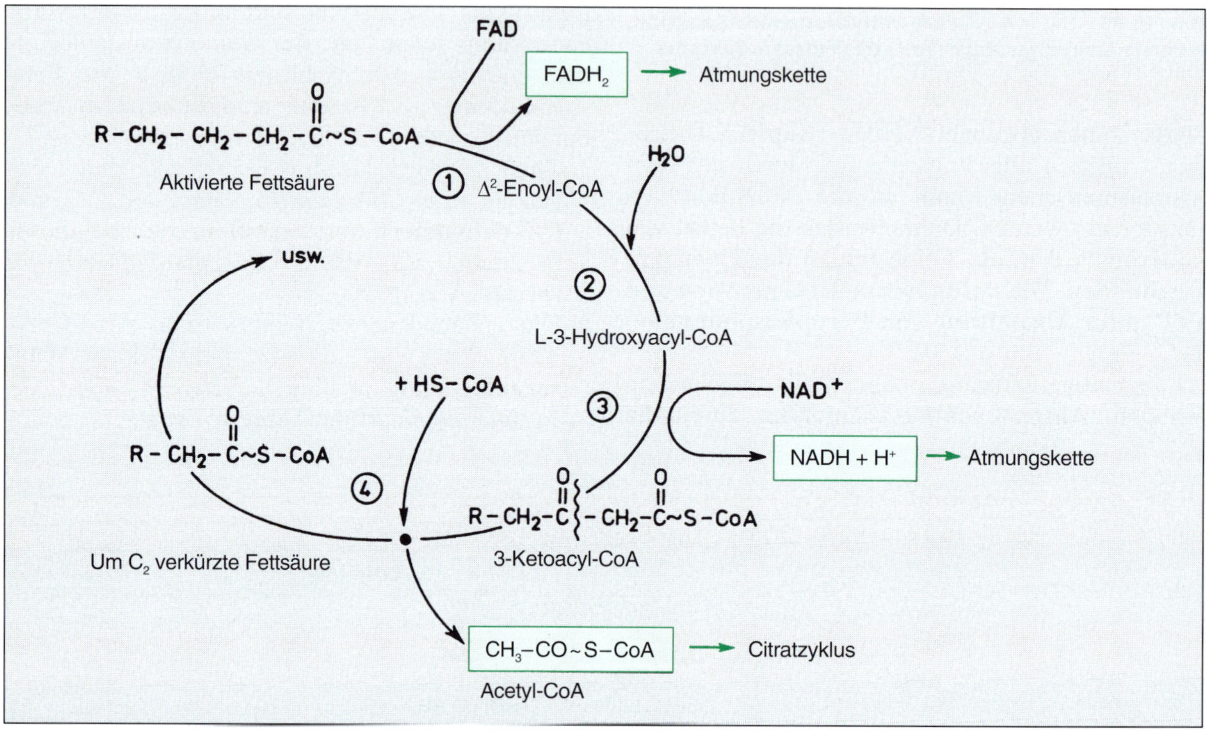

Abb. 16.59 Schema eines Umlaufs der β-Oxidation von Fettsäuren

3. Der nächste Schritt des Fettsäureabbaus ist wiederum eine **Oxidation.** Die *3-Hydroxyacylverbindung* wird unter Wasserstoffabspaltung zum *3-Ketoacyl-Coenzym A* oxidiert. Als Wasserstoffakzeptor bei dieser Reaktion fungiert NAD^+ (Abb. 16.57).
4. Der letzte Schritt des Fettsäurezyklus ist eine **thiolytische Spaltung** des *3-Ketoacyl-Coenzym A* durch das Enzym *Thiolase.* Dabei wird von der Fettsäure ein C_2-Fragment als Acetyl-Coenzym A abgespalten. Der um 2 C-Atome verkürzte Rest der Fettsäure bleibt am Coenzym A gebunden und wird erneut der β-Oxidation unterzogen (Abb. 16.58).

Diese Reaktionssequenz wiederholt sich so lange, bis das Fettsäuremolekül vollständig zu C_2-Fragmenten abgebaut ist. **Die bei der Oxidation der Fettsäuren entstandenen Reduktionsäquivalente werden in die Atmungskette eingeschleust und tragen dort zur Energiegewinnung in Form von ATP bei. Die entstehenden Acetyl-Coenzym-A-Reste können über den Citratzyklus zur weiteren Energiegewinnung eingesetzt werden** (Abb. 16.59). Es bleibt festzuhalten, dass bei der β-Oxidation der Fettsäuren keine sofort verwendbaren energiereichen Verbindungen in Form von Nukleosidtriphosphaten, z. B. ATP, gewonnen werden.

Bei jedem Umlauf, d. h. jeder Abspaltung eines C_2-Fragmentes und Übertragung auf Coenzym A werden 1 $FADH_2$ und 1 $NADH+H^+$ gewonnen. Zum vollständigen Abbau der Myristicinsäure (C_{14}) z. B. entstehen 6 Mol $FADH_2$, 6 Mol

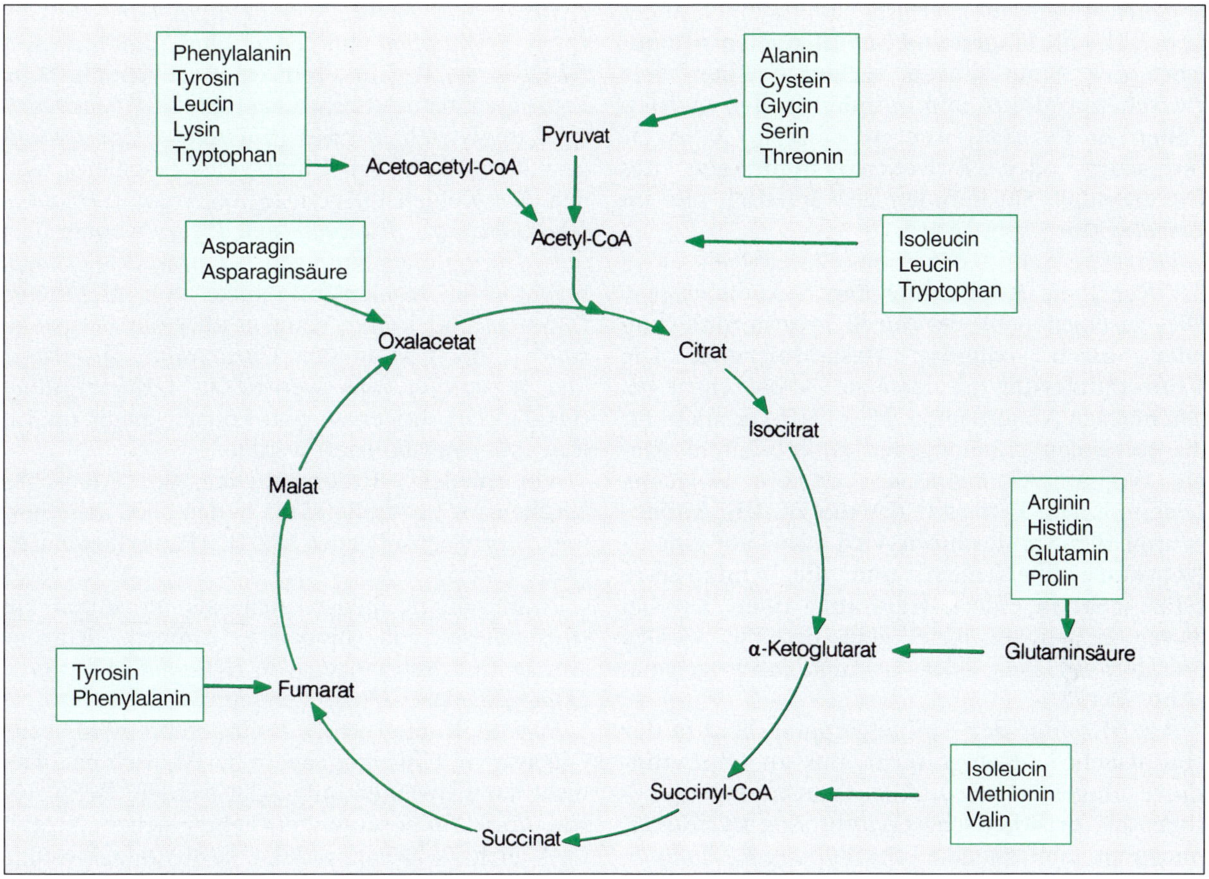

Abb. 16.60 Einschleusung der Kohlenstoffgerüste der Aminosäuren in den Citratzyklus

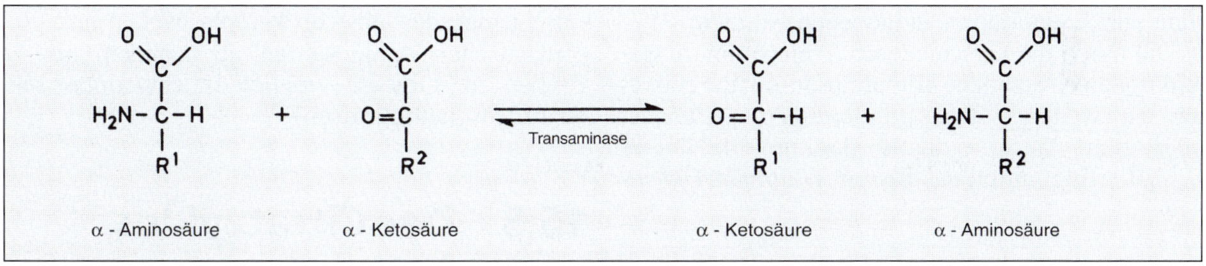

Abb. 16.61 Schema der Transaminierung. Die Aminogruppe einer Aminosäure wird reversibel auf eine Ketosäure übertragen

$NADH+H^+$, und 7 Mol Acetyl-CoA. Beim vollständigen Abbau von Palmitinsäure (C_{16}) entstehen 7 Mol $FADH_2$, 7 Mol $NADH+H^+$ und 8 Mol Acetyl-CoA.

Abbau von Aminosäuren

Aminosäuren können neben ihrer Verwendung als Bausteine für die Proteinbiosynthese und die Biosynthese anderer Produkte wie Porphyrine oder Purine auch zur Energiegewinnung herangezogen werden. Viele Mikroorganismen benutzen daher Aminosäuren sowohl als Kohlenstoffquelle als auch als Energiequelle. Auch in Pflanzen spielt der Abbau von Aminosäuren eine große Rolle, obwohl bei ihnen die Neusynthese von Aminosäuren im Allgemeinen überwiegt. Bei Mensch und Tier werden die körpereigenen und die mit der Nahrung aufgenommenen Proteine zur Herstellung von Stoffwechselmetaboliten und zur Energiegewinnung herangezogen. Der Abbau der 20 proteinogenen Aminosäuren erfolgt hauptsächlich in der Leber. **Die oft langen und komplizierten Abbauwege der Aminosäuren verlaufen über viele Zwischenprodukte und münden in den meisten Fällen in Pyruvat, Acetyl-Coenzym A, Acetessigsäure oder Zwischenverbindungen des Citratzyklus. Sie münden also letztlich alle im Citratzyklus** (Abb. 16.60).

Der erste Schritt des Aminosäureabbaus ist in der Regel die **Entfernung der** α-Aminogruppe. Dies geschieht entweder **durch Transaminierung oder durch oxidative Desaminierung. Die Transaminierung** ist der erste Abbauschritt bei den meisten Aminosäuren. Dies trifft vor allem für die folgenden proteinogenen Aminosäuren: Alanin, Arginin, Asparaginsäure, Cystein, Isoleucin, Leucin, Lysin, Tyrosin und Valin zu. **Die Aminogruppe der Aminosäuren wird dabei auf eine α-Ketosäure übertragen, und die Aminosäure selbst geht in eine α-Ketosäure über.** Die bei diesen Reaktionen beteiligten Enzyme werden *Aminotransferasen* oder *Transaminasen* genannt (Abb. 16.61).

Als Akzeptor der Aminogruppen dient in der Hauptsache α-Ketoglutarat, das zu Glutaminsäure umgesetzt wird. Alle **Transaminasen** besitzen als **prosthetische Gruppe das Pyridoxalphosphat,** ein Bestandteil des *Vitamin B_6-Komplexes.* Pyridoxalphosphat ist als Coenzym noch bei einer Reihe anderer Umsetzungen beteiligt, die Aminosäuren betreffen, z.B. bei der Decarboxylierung von Aminosäuren zu biogenen Aminen.

Die durch die verschiedenen Transaminierungsreaktionen entstandene Glutaminsäure wird entweder zu weiteren Transaminierungen verwendet oder zum Abbau oxidativ desaminiert. Dieser Schritt erfolgt durch das Enzym *Glutamat-Dehydrogenase.*

$$\text{L-Glutaminsäure} + NAD^+ \xrightleftharpoons{\text{Glutamat-Dehydrogenase}} \alpha\text{-Ketoglutarsäure} + NH_4^+ + NADH + H^+$$

Die Glutamat-Dehydrogenase verwendet sowohl NAD^+ als auch $NADP^+$ als Wasserstoffakzeptor. Das bei der Oxidation entstandene $NADH+H^+$ kann über die Atmungskette zur Gewinnung von ATP herangezogen werden. Neben der *Glutamat-Dehydrogenase,* dem wichtigsten Enzym für die oxidative Desaminierung, gibt es noch weitere Enzyme, die diesen Schritt katalysieren.

Die Kohlenstoffgerüste von *Cystein, Serin* und *Threonin* werden über *Pyruvat* abgebaut. Die Desaminierung von *Alanin* führt unmittelbar zum *Pyruvat.* Der Abbau von *Phenylalanin, Tyrosin, Lysin, Tryptophan* und *Leucin* führt zum *Acetoacetyl-Coenzym A,* ein Produkt, das ebenfalls beim Fettsäureabbau entsteht. Acetoacetyl-Coenzym A wird thiolytisch in zwei Mol Acetyl-Coenzym A gespalten, die in den Citratzyklus geschleust werden. Die Kohlenstoffgerüste von *Arginin, Histidin, Glutaminsäure, Glutamin* und *Prolin* werden über die α-Ketoglutarsäure in den Citratzyklus eingebracht. Die Kohlenstoffgerüste von *Methionin, Isoleucin* und *Valin* gelangen über die *Bernsteinsäure* (Succinat) in den *Citratzyklus. Asparagin* und *Asparaginsäure* werden zu *Oxalessigsäure* (Oxalacetat) umgebaut und können damit im Citratzyklus metabolisiert werden.

Verschiedene Erbkrankheiten des Menschen beruhen auf Enzymdefekten in den oben angeführten Stoffwechselwegen (z.B. Phenylketonurie) (Kap. 12.2.5).

Aminosäuren dienen auch als Vorstufen zur Biosynthese von biogenen Aminen. Biogene Amine sind Substanzen wie *Histamin, Adrenalin, Dopamin* oder *5-Hydroxytryptamin (Serotonin).*

Wie in Kapitel 16.10.1 ausgeführt wird, kann Glucose via Gluconeogenese bei Mensch und Tier nicht aus Fettsäuren aufgebaut werden. Beim Abbau von Aminosäuren entstehen neben Acetyl-CoA auch Zwischenprodukte des Citratzyklus und Pyruvat. Aus letzteren kann beim Menschen Glucose biosynthetisiert werden. Entsprechend der beim Aminosäureabbau auftretenden Produkte spricht man deshalb von ketoplastischen und glucoplastischen Aminosäuren, je nachdem ob ein Umbau zur Glucose möglich ist (glucoplastisch) oder nicht (ketoplastisch).

16.5 Der Citratzyklus

16.5.1 Abbaureaktionen zur Gewinnung von nukleotidgebundenem Wasserstoff

Die abbauenden, katabolen Stoffwechselwege der wichtigsten Nahrungsstoffe wie *Kohlenhydrate, Fette* und vieler Aminosäuren der Proteine führen letzten Endes alle zur Bildung von *Acetyl-Coenzym A.* In dieser Form werden die verbliebenen C_2-Einheiten zum weiteren Abbau in den Citratzyklus eingeschleust. Dieser auch als *Tricarbonsäurezyklus* bezeichnete Kreisprozess ist eine Kette von Reaktionen, die in den Mitochondrien fast aller **aerober** Organismen abläuft. Bei Sauerstoffmangel kommt dieser Prozess schnell zum Stillstand. Die Bilanzgleichung des Citratzyklus lautet:

$$\text{Acetyl-CoA} + \text{GDP} + P_i \rightarrow 2CO_2 + \text{GTP} + 8[H] + \text{CoA-SH}$$

In einer Folge nacheinander ablaufender Reaktionen wird **im Citratzyklus das Kohlenstoffgerüst des Acetats vollständig oxidiert und der Kohlenstoff als CO_2 ausgeschieden. Der dabei freiwerdende Wasserstoff wird in Form von Reduktionsäquivalenten gewonnen ($NADH + H^+$ und $FADH_2$),** die dann in der Atmungskette zur Energiegewinnung eingesetzt werden. Weiterhin wird bei der Oxidation des Acetats im Citratzyklus **noch 1 Mol Nukleotidtriphosphat in Form von GTP** gebildet. Die verschiedenen **im Citratzyklus auftretenden Zwischenprodukte können auch als Vorstufen für die Biosynthese zahlreicher Substanzen dienen.**

Die Umsetzungen des Citratzyklus nehmen ihren Ausgang vom Citrat, das in mehreren Schritten zu Oxalacetat abgebaut wird und dabei 2 C-Atome als CO_2 verliert (Abb. 16.62).

Citrat wird wieder regeneriert, indem Oxalacetat mit der Acetylgruppe des Acetyl-CoA eine Kondensationsreaktion eingeht. Diese Kondensationsreaktion wird durch das Enzym *Citrat-Synthase* (eine Lyase) katalysiert. Die enzymatische Reaktion verläuft dabei im Sinne einer **Aldolkondensation** zwischen der Methylgruppe des Acetatrestes und der Carbonylgruppe des Oxalacetats. Unter Abspaltung von freiem Coenzym A entsteht Citrat. Das Oxalacetat, das hier benötigt wird, kann entweder aus dem Aminosäurestoffwechsel stammen z. B. durch Transaminierung von Aspartat, oder aus Pyruvat. Pyruvat kann zu Oxalacetat carboxyliert werden. Dies ist die wichtigste anaplerotische Reaktion (Kap. 16.5.2). Das beteiligte Enzym ist die Pyruvat-Carboxylase, (eine Ligase) ein biotinhaltiges Enzym.

Im nächsten Reaktionsschritt wird das Citrat durch das Enzym *Aconitase* (Aconitat-Hydratase) zu Isocitrat **isomerisiert.**

Die Reaktion besteht in einer Verschiebung der Hydroxylgruppe. Dabei tritt *cis-Aconitsäure* als enzymgebundenes Zwischenprodukt auf. Das Gleichgewicht dieser Isomerisierungsreaktion liegt sehr stark auf der Seite des Citrats, da aber Isocitrat durch die nachfolgende enzymatische Umsetzung dauernd aus dem Reaktionsgleichgewicht entfernt wird, verläuft die Aconitasereaktion in Richtung der Isocitratbildung.

Das entstandene *Isocitrat* wird nun durch die *Isocitrat-Dehydrogenase* oxidiert. Es entsteht *Oxalbernsteinsäure* (Oxalsuccinat), die als Zwischenstufe am Enzym gebunden bleibt und sofort zu *α-Oxoglutarat* **decarboxyliert** wird. Auf Grund der Abspaltung von CO_2 wird das Gleichgewicht in Richtung α-Oxoglutarat verschoben. Die Isocitrat-Dehydrogenase hat NAD^+ als Cosubstrat. Bei der **Dehydrierung des Isocitrats wird Wasserstoff in Form von $NADH + H^+$ gewonnen.**

$$\text{Isocitrat} + NAD^+ \rightleftharpoons \alpha\text{-Oxoglutarat} + CO_2 + NADH + H^+$$

Anschließend wird α-Oxoglutarat durch die α-Oxoglutarat-Dehydrogenase zu Succinyl-CoA oxidiert.

$$\alpha\text{-Oxoglutarat} + NAD^+ + \text{CoASH} \rightleftharpoons \text{Succinyl-CoA} + CO_2 + NADH + H^+$$

Bei dieser Reaktion handelt es sich um eine **oxidative Decarboxylierung** analog der Oxidation von Pyruvat, bei der Acetyl-Coenzym-A entsteht (Kap. 16.4.2). Diese Reaktion ist irreversibel. Sie wird von einem Multienzymkomplex katalysiert.

Es wird CO_2 abgespalten und gleichzeitig dehydriert. Das um ein C-Atom kürzere Succinat liegt in der „aktivierten" Form als Succinyl-CoA vor.

Auch hier sind Thiaminpyrophosphat und Liponsäure beteiligt. Weitere an der Reaktion beteiligte Coenzyme sind CoA und NAD^+.

Der bei dieser Oxidation entzogene Wasserstoff wird wiederum auf NAD^+ übertragen und in Form von $NADH + H^+$ gespeichert.

Im nächsten Schritt des Citratzyklus wird die im Thioester des Succinyl-Coenzym-A enthaltene chemische Energie zur Bildung von Guanosintriphosphat verwendet. Dabei werden Succinat und Coenzym-A freigesetzt.

$$\text{Succinyl-CoA} + P_i + \text{GDP} \rightleftharpoons \text{Succinat} + \text{GTP} + \text{CoA-SH}$$

Vom Guanosinphosphat kann die endständige Phosphatgruppe auf ADP übertragen werden, so dass schließlich ATP gewonnen wird.

Das entstandene Succinat wird durch die *Succinat-Dehydrogenase* zu Fumarat oxidiert. Als wasserstoffübertragendes Coenzym der *Succinat-Dehydrogenase* dient ein Flavinadenindinukleotid, das kovalent in den Enzymkomplex eingebunden ist. Der Enzymkomplex selbst ist fest an die innere Membran der Mitochondrien gebunden. Die Suc-

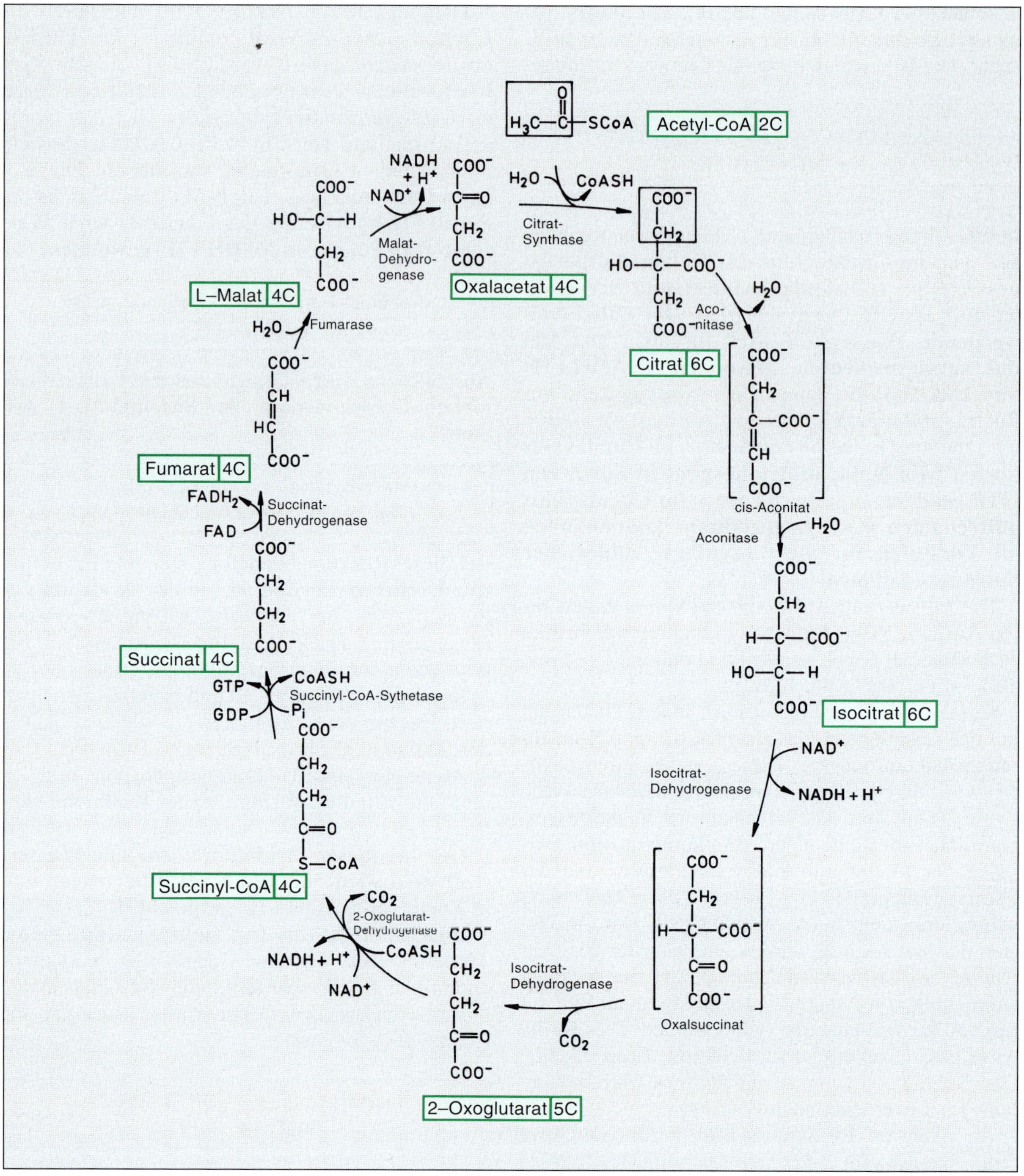

Abb. 16.62 Die Reaktionsfolgen des Citratzyklus. In Mitochondrien und aeroben Bakterien werden die aus dem Pyruvat stammenden Acetylgruppen als CO_2 abgespalten. Die Wasserstoffatome werden auf die Transportmetaboliten NAD^+ und FAD übertragen

cinat-Dehydrogenase wird durch Malonat gehemmt. **Es handelt sich um eine kompetitive, also reversible Hemmung.**

$$\text{Succinat} + \text{FAD} \rightleftharpoons \text{Fumarat} + \text{FADH}_2$$

Der nächste, vorletzte Reaktionsschritt des Citratzyklus besteht in einer **Anlagerung von Wasser an Fumarat.** Diese durch das Enzym *Fumarase* katalysierte Anlagerung von Wasser erfolgt stereospezifisch. Dieses Enzym, das auch Fumarat-

Hydratase genannt wird, gehört zur Gruppe der Lyasen. Es entsteht nur die L-Form des Malat.

Fumarat + $H_2O \rightleftharpoons$ L-Malat

Im letzten Schritt der Reaktionsfolge wird **Malat zu Oxalacetat oxidiert.** Das dabei beteiligte Enzym, die **Malat-Dehydrogenase,** kann nur L-Malat oxidieren. NAD^+ dient in dieser Reaktion wieder als Cofaktor, $NADH + H^+$ wird als Reduktionsäquivalent gewonnen.

L-Malat + $NAD^+ \rightleftharpoons$ Oxalacetat + $NADH + H^+$

Mit der Rückbildung des Oxalacetat ist die Kreisreaktion des Citratzyklus beendet. Oxalacetat steht nun wieder als Akzeptor für Acetyl-Coenzym A zur Verfügung.

16.5.2 Umbaureaktionen für die Synthese von Stoffwechselzwischenprodukten

Zwischenprodukte des Citratzyklus dienen als Vorstufen für die Biosynthese zahlreicher Verbindungen. Zum Beispiel werden *α-Oxoglutarat* und *Oxalacetat* als Vorstufen für die Biosynthese einiger Aminosäuren, u.a. der beiden wichtigen Aminosäuren *Glutaminsäure* und *Asparaginsäure* benötigt (Abb. 16.63).

Succinat wird zur Biosynthese von *Porphyrin* aus dem Reaktionszyklus entfernt. Dem Citratzyklus werden auf diese Weise Zwischenprodukte für biosynthetische Zwecke entzogen. Da der Kreisprozess durch dieses Ausschleusen von Zwischengliedern nicht fortgesetzt werden könnte, muss ein Weg existieren, auf dem eine Nachlieferung entsprechender Zwischenglieder ermöglicht wird. Tatsächlich kennt man besondere enzymatische Reaktionsschritte, **anaplerotische Reaktionen** (= Auffüllreaktionen), durch die Zwischenprodukte des Citratzyklus gebildet werden können. An erster Stelle ist dabei die Carboxylierung von Pyruvat durch die *Pyruvat-Carboxylase* zu nennen (Abb. 16.64).

Pyruvat + CO_2 + ATP $\xrightleftharpoons{Mg^{2+}}$ Oxalacetat + ADP + Pi

Die Pyruvat-Carboxylase ist eine Ligase. Sie ist in Mitochondrien lokalisiert und enthält Biotin als Wirkgruppe. Bei der Reaktion vom Pyruvat zum Oxalacetat wird Biotin unter ATP-Verbrauch mit

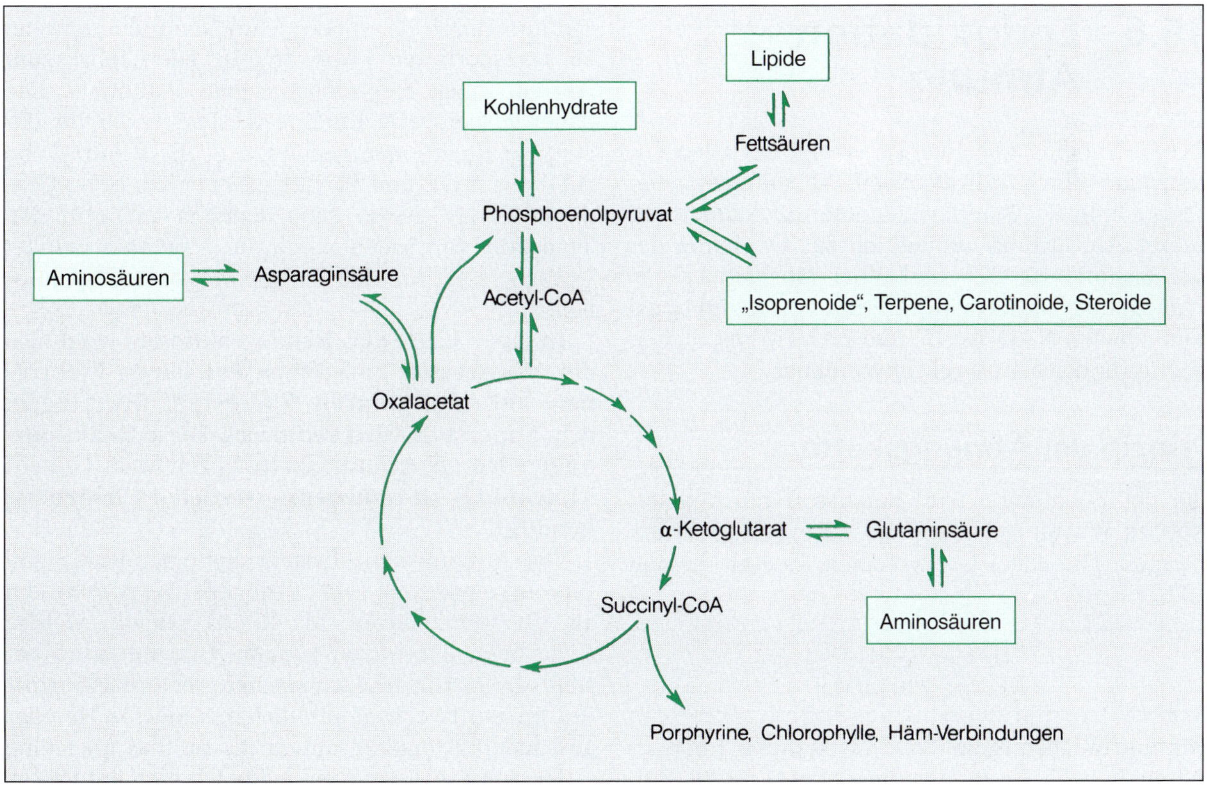

Abb. 16.63 Der Citratzyklus als Sammelbecken des Stoffwechsels

III

Physiologie

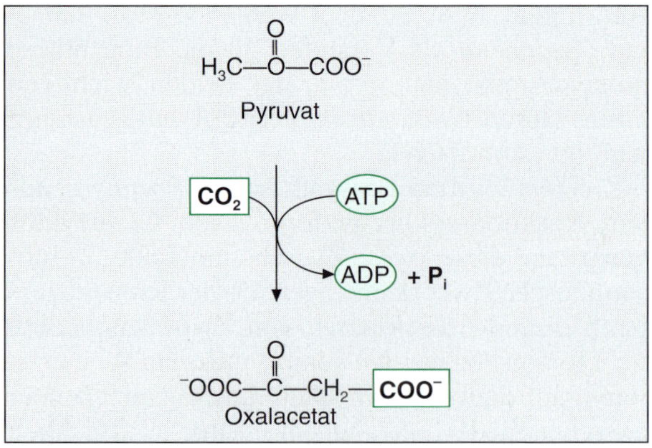

Abb. 16.64 Carboxylierung von Pyruvat zu Oxalacetat durch die Pyruvat-Carboxylase

Tab. 16.10 Die Elektronentransportkomplexe der mitochondrialen Atmungskette

Komplex	Trivial- und systematischer Name	H_2-, bzw. e^--Donor
I	NADH-Dehydrogenase (NADH: Ubichinon-Oxidoreduktase)	NADH
II	Succinat-Dehydrogenase (Succinat: Ubichinon-Reduktase)	Succinat
III	Cytochrom bc1-Komplex (Ubichinon: Cytochrom c-Oxidoreduktase)	Ubihydrochinon
IV	Cytochrom-Oxidase (Cytochrom c: O_2-Oxidoreduktase)	Cytochrom c

CO_2 beladen. Diese „aktivierte Kohlensäure" (aktiviertes C-1) reagiert anschließend mit Pyruvat unter Bildung von Oxalacetat. Dabei wird pro Mol Oxalacetat ein Mol ATP verbraucht. Die Aktivität der Pyruvat-Carboxylase wird durch Acetyl-CoA allosterisch reguliert. Biotin wird nur dann carboxyliert, wenn Acetyl-CoA im Überschuss vorhanden ist und entsprechend an das Enzym bindet.

16.6 Endoxidation – Atmung

Die Gewinnung von Energie erfolgt bei allen Organismen durch schrittweisen Abbau geeigneter Verbindungen (Assimilate, zugeführte Nährstoffe). Dieser Abbau führt schließlich zur Oxidation des Kohlenstoffs zu CO_2 und einer Abspaltung von Wasserstoff. Dieser wird in Form von Reduktionsäquivalenten NADH + H^+ und $FADH_2$ gespeichert und so für den Stoffwechsel verfügbar.

Prinzip der Atmungskette

Bei der Zellatmung wird Sauerstoff mit Wasserstoff zu Wasser reduziert. Diese Reaktion ist stark exergon. Die dabei frei werdende Energie beträgt −220 kJ.

$$H_2 + {}^1/_2 O_2 \rightarrow H_2O$$
$$\Delta G^{\circ\prime} = -220 \text{ kJ/Mol}$$

Für eine biochemische Reaktion ist dieser Energiebetrag zu hoch. Er wäre in dieser Form für die Zelle nicht nutzbar. In der Atmungskette wird die Reaktion von Wasserstoff mit Sauerstoff und die damit frei werdende Energie in „Portionen" zerlegt. Der Wasserstoff bzw. die Elektronen werden kaskadenartig über eine Kette von Redoxkatalysatoren geführt. Dabei wird die frei werdende Energie auf Redoxreaktionen verteilt, bei denen jeweils nur ein kleinerer Energiebetrag freigesetzt wird. Dies ermöglicht auch eine Kopplung mit endergonen Prozessen. Die Energie des Elektronenflusses wird primär dazu genutzt, um H^+-Ionen vom Matrixraum durch die innere Mitochondrienmembran zu transportieren (Abb. 16.65). Dies führt zum Aufbau eines elektrochemischen Potentials. Die dabei gespeicherte Energie wird sekundär für endergone Reaktionen genutzt, z. B. die Bildung von ATP aus ADP und P_i. Der elektrochemische Gradient von H^+-Ionen kann daneben auch für den Transport von Ionen durch die Membran genutzt werden, z. B. für den Transport von Phosphationen.

In einer Kette von Redoxreaktionen wird also der Wasserstoff zusammen mit seinen Elektronen auf molekularen Sauerstoff übertragen, d. h. Sauerstoff wird reduziert. Diese Reaktionsfolge wird als Atmungskette bezeichnet. Um ein Molekül O_2 zu reduzieren werden 4 Elektronen benötigt.

Die Atmungskette besteht aus einer Reihe von Proteinkomplexen I–IV (Tab. 16.10). Sie wirken als Oxidoreduktasen, als Redoxsysteme, welche Elektronen übertragen können. Ihre Funktion besteht darin, die Elektronen bzw. den Wasserstoff des im Stoffwechsel gebildeten $NADH^+ + H^+$ oder aus anderen Quellen aufzunehmen und über eine Folge von Redoxreaktionen letztendlich auf Sauerstoff als Endakzeptor zu übertragen.

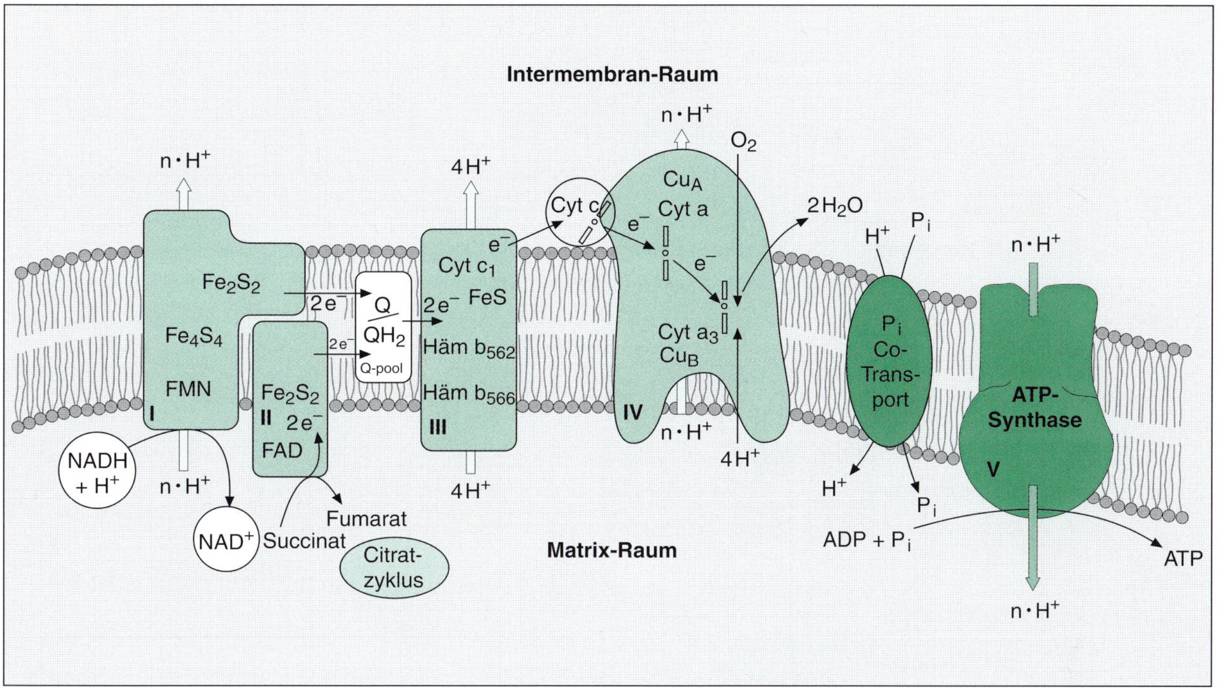

Abb. 16.65 Modellvorstellung zum Bau der inneren Mitochondrienmembran mit den Redoxkomplexen der Atmungskette, derATP-Synthase und einem Co-Transportsystem für Phosphationen. (Nach Karlson et al., Kurzes Lehrbuch der Biochemie, Georg Thieme Verlag, Stuttgart/New York 1994, verändert.)

Die elektronenübertragenden Proteinkomplexe sind teilweise integrale, d. h. fest in die Membran eingebundene Bestandteile der inneren Mitochondrien-Membran, teilweise fungieren sie als bewegliche Elektronenüberträger. Auch die integralen Membranproteine sind nicht völlig starr in der Membran fixiert. Sie können sich, senkrecht zur Membran, um ihre Längsachse drehen, sowie in der Membran seitlich verschoben werden.

Integrale Bestandteile der inneren Mitochondrienmembran sind die Komplexe I bis IV. Drei hiervon werden der eigentlichen Atmungskette zugeordnet. Es sind dies die Komplexe I: NADH-Ubichinon-Oxidoreduktase, Komplex III: Ubichinon-Cytochrom c-Reduktase und Komplex IV: die Cytochrom-Oxidase. Zwischen den Komplexen I, III und IV verlaufen die Elektronenübergänge mit großen Redoxpotential-Unterschieden. Die dabei frei werdende Energie wird für den Aufbau eines Protonengradienten genutzt. Diese Komplexe katalysieren zwei Prozesse. Zum einen den Elektronentransport innerhalb der Membran von Komplex zu Komplex. Zum anderen wirken sie als Protonenpumpen, indem sie den Transport von Protonen durch die Membran hindurch katalysieren (Abb. 16.66).

Bei Komplex II entfällt wegen des niedrigen Potentialgefälles zum Ubichinon die Funktion als Protonenpumpe. Er fungiert lediglich als Dehydrogenase (Succinatdehydrogenase).

Die beiden beweglichen Komponenten der Atmungskette sind Ubichinon und Cytochrom c. Diese beiden Redox-Hilfssubstrate dienen als Sammelbecken sowie Überträger für Elektronen resp. Wasserstoff.

Die Multiproteinkomplexe der Atmungskette enthalten Reaktionszentren mit Flavinen, Eisen-Schwefel-Komlexen und Eisenporphyrinen (Cytochromen).

Im ersten Teil der Atmungskette katalysieren die Redoxsysteme 2-Elektronenübergänge. Vom Ubichinon ab finden 1-Elektronenübergänge statt. Die Reduktionsäquivalenz, z. B. NADH + H^+ oder $FADH_2$, werden dissoziiert in H^+-Ionen und Elektronen, die durch das Cytochromsystem transportiert werden. Die Cytochrome fungieren als Elektronenüberträger durch den Valenzwechsel des Häm-Eisens. Entsprechend den Redoxpotentialen werden die Elektronen über Cytochrom b und Cytochrom c zum Cytochrom a,a3 transportiert. Von Letzterem werden sie auf Sauerstoff übertragen.

Wie die Elektronentransportkette der Photosynthese, besteht die Atmungskette aus einer

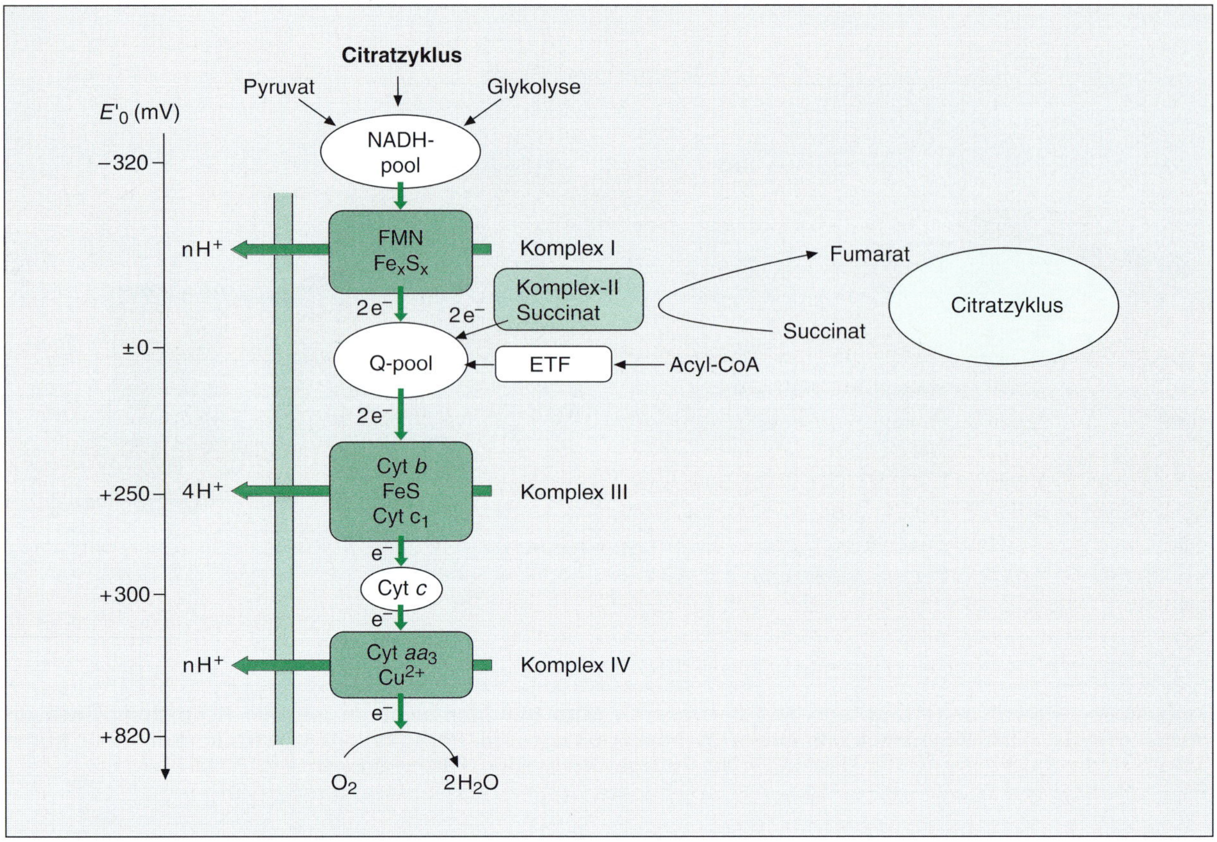

Abb. 16.66 Anordnung der Redoxkomplexe der Atmungskette nach deren Redoxpotentialen mit den wichtigsten Quellen für Reduktionsäquivalente. (Nach Karlson et al., Kurzes Lehrbuch der Biochemie, Georg Thieme Verlag, Stuttgart/New York 1994, verändert.)

Reihe von hintereinander geschalteten Redoxsystemen, über die Wasserstoff bzw. dessen Elektronen von Verbindungen mit negativen Potentialen zu Verbindungen mit positiven Potentialen transportiert werden. Ein Teil der dabei frei werdenden Energie kann in der Zelle als ATP gespeichert werden. Die Enzyme der Atmungskette sind alle in oder an der inneren Mitochondrienmembran lokalisiert.

Struktur der Atmungskette

Wasserstoff bzw. Elektronen werden hauptsächlich von NADH + H^+ in die Atmungskette eingeschleust.

NADH + H^+ dient als Sammelbecken für Wasserstoff bzw. Elektronen aus den verschiedensten Substraten, die durch NAD-abhängige Dehydrogenase oxidiert werden. Entsprechend seinem stark negativen Potential von −0,32 Volt können von NADH + H^+ Wasserstoff bzw. Elektronen auf Flavoproteine im Komplex I übertragen werden.

Der Komplex I, die *NADH-Ubichinon-Oxidoreduktase,* übernimmt den Wasserstoff vom NADH auf seine prosthetische Gruppe Flavin-Adenin-Mononukleotid (FAM) und oxidiert damit NADH zum NAD. Weitere Wirkgruppen des Komplexes sind eine Reihe von Eisen-Schwefelproteinen. Ein FeS-Protein ist vermutlich der Elektronendonator zum Ubichinon (Q), welches damit zum Ubihydrochinon (QH_2) reduziert wird. Mehrere Untereinheiten des Komplexes durchqueren die Membran. Sie sind wahrscheinlich am Protonentransport durch die Membran beteiligt. NADH kann nur vom Matrixraum des Mitochondriums aus an den Komplex gebunden und oxidiert werden.

Der Komplex II, die *Succinat-Oxidoreduktase,* ist nicht nur ein Enzym der Atmungskette, sondern auch ein Enzym des Citratzyklus. Es ist als einziges Enzym des Citratzyklus fest in die innere Membran des Mitochondriums integriert. Das Enzym trägt, kovalent gebunden, FAD sowie Eisen-Schwefel-Proteine als Wirkgruppen. FAD (Flavin-

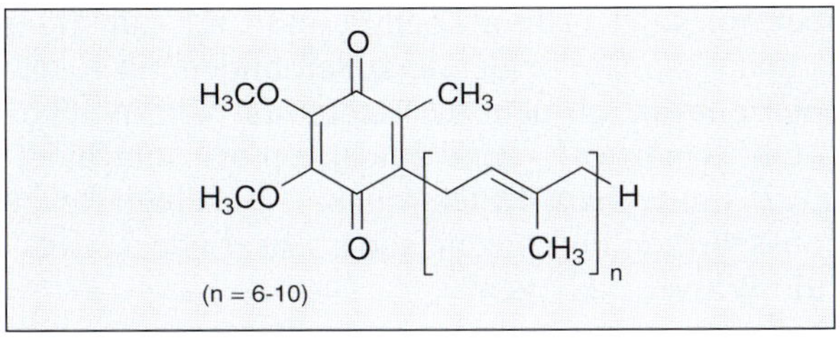

Abb. 16.67 Ubichinon

adenindinukleotid) dient als Wasserstoffakzeptor. Die Bindungsstelle für Succinat liegt auf der Matrix-Seite der Membran. Die Succinat-Ubichinon-Oxidoreduktase überträgt Wasserstoff vom Succinat zum Ubichinon, und reduziert dieses zum Ubihydrochinon (QH_2), jedoch wegen des geringen Potentialunterschiedes zwischen den beiden Reaktionspartnern, ohne Kopplung an einen Protonentransport. Die Reaktion ist deshalb auch reversibel.

Das Elektronen übertragende Flavoprotein (ETF) besteht aus zwei FAD-haltigen Untereinheiten. *Die Acyl-Dehydrogenase* überträgt Wasserstoff auf FAD. Diese überträgt diesen dann auf ein Eisen-Schwefel-Protein, die *ETF-Ubichinon-Reduktase*. Diese reduziert dann Ubichinon (Q) zum Ubihydrochinon (QH_2). Auf diesem „Seitenweg" wird Wasserstoff bzw. werden Elektronen aus dem Fettsäureabbau in die Atmungskette eingebracht.

Ubichinon (Co-Enzym Q) fungiert als Sammelbecken (Pool) für den Wasserstoff, resp. Elektronen, die teils vom NADH, teils vom Succinat, teils vom Fettsäureabbau oder aus anderen Wasserstoffquellen geliefert werden. Ubichinon ist lipophil und in der Lipidschicht der inneren Mitochondrien-Membran beweglich. Dies ist wichtig für seine Funktion bei der Wasserstoff- und Elektronen-Übertragung. Es fungiert als mobiler Redoxkatalysator. Der Übertragungsmodus ist der gleiche wie beim Plastochinon in der Photosynthese. Auch Plastochinon ist ein mobiler Elektronenüberträger. Verglichen mit anderen Redoxkomponenten ist Ubichinon etwa im 10- bis 15fachen Überschuss vorhanden. Ubichinon gehört zur Gruppe der Polyprenylchinone (Abb. 16.67).

Der Komplex III, *Ubihydrochinon-Cytochrom c-Oxidoreduktase*, hat als Redoxzentren Cytochrom b mit 2 Häm als prosthetische Gruppen, ein Eisen-Schwefelprotein und ein Cytochrom c_1. Komplex III

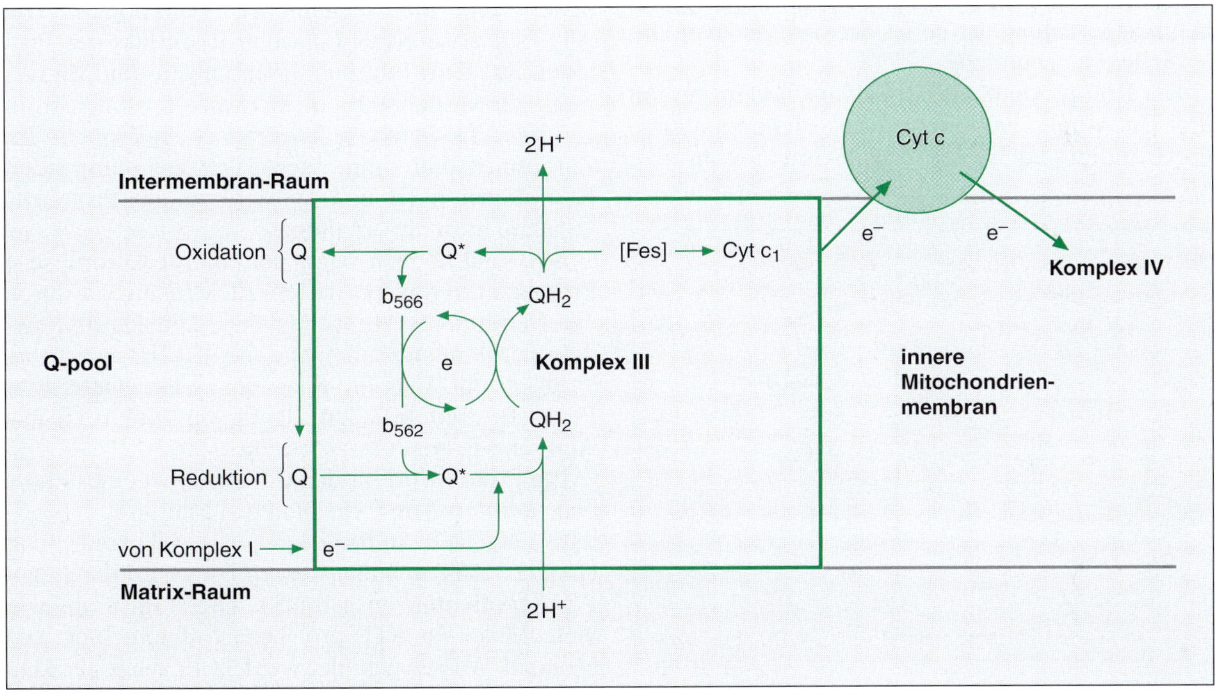

Abb. 16.68 Schema des Q-Zyklus am Komplex III der inneren Mitochondrienmembran. Komplex III hat zwei Bindungsstellen für Co-Enzym Q (Ubichinon). Die eine (Q-Reduktion) liegt nahe der inneren, die andere (Q-Oxidation) nahe der äußeren Grenzfläche der inneren Mitochondrienmembran. (Nach Karlson et al., Kurzes Lehrbuch der Biochemie, Georg Thieme Verlag, Stuttgart/New York 1994, verändert.)

hat zwei Bindungs- und Reaktionsstellen für Ubichinon (Q). Die eine ist zum Intermembranraum, die andere zum Matrixraum orientiert.

Gibt QH_2 Wasserstoff ab, werden 2 Protonen nach außen gepumpt. Ein Elektron wandert über ein Fe-S-Protein zum Cytochrom c_1, wird von diesem auf Cytochrom c übertragen und verlässt damit den Komplex. Ein weiteres Elektron reduziert Ubichinon (Q) zum Semichinon (Q*). Letzteres nimmt ein Elektron vom Komplex I und $2H^+$ aus dem Matrixraum auf und wird so zum QH_2, dem Substrat von Komplex III. Formal befindet sich ein Elektron immer im zyklischen Umlauf durch das System und ermöglicht so die Mitnahme von 2 Protonen je Elektron, das auf Cytochrom c übertragen wird. Dieser Prozess wird als **Q-Zyklus** bezeichnet (Abb. 16.68).

Cytochrom c ist wie Ubichinon ein Hilfssubstrat der Atmungskette. Es ist ein wasserlösliches Hämoprotein, das vornehmlich durch elektrostatische Kräfte an die Intermembranseite der inneren Mitochondrienmembran gebunden ist (s. Abb. 16.69).

Cytochrom c übernimmt ein Elektron vom Komplex III und überträgt dieses auf den terminalen Komplex IV der Atmungskette, die Cytochrom-Oxidase. Dieser Komplex besteht aus 13 Untereinheiten, bildet aber *ein* integrales Membranprotein. Es besitzt eine hochaffine Bindungsstelle für Cytochrom c. Seine Funktion als protonentransportierendes Redoxsystem ist an zwei Untereinheiten gebunden.

Der Komplex enthält zwei Häm a und insgesamt drei Cu-Atome, wovon zwei am Elektronentransport beteiligt sind. Dieser verläuft vom Cytochrom c

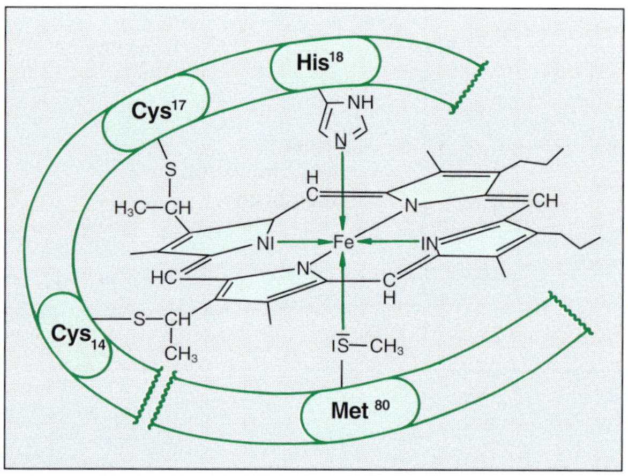

Abb. 16.69 Schema der Bindung von Häm c im aktiven Zentrum von Cytochrom c. Das Eisenporphyrin sitzt in einer hydrophoben Tasche. (Nach Karlson, Kurzes Lehrbuch der Biochemie. Georg Thieme Verlag, Stuttgart/New York 1994.)

über eines der Häm a-Zentren und Cu_A zum Häm a_3 und Cu_B. Die beiden letzteren bilden ein Reaktionszentrum, an dem die Reduktion von molekularem Sauerstoff, dem Endakzeptor, stattfindet. Insgesamt werden 4 Elektronen in einzelnen Reaktionsschritten übertragen, sodass am Ende 2 Moleküle Wasser vorliegen.

Atmungskettenphosphorylierung (Oxidative Phosphorylierung)

Im Zuge des Elektronentransports über die Redox-Systeme der Atmungskette werden Protonen aus dem Matrixraum der Mitochondrien durch dessen innere Membran hindurch in den Intermembranraum transportiert. Die Energie hierfür liefert die bei den Elektronenübergängen frei werdende Redoxenergie. Der hierdurch entstehende Protonengradient wird zur Synthese von ATP durch die ATP-Synthase genutzt. **Die beteiligten Komplexe I, III und IV sind also nicht nur Oxidoreduktasen, sondern fungieren auch als Protonenpumpen.** Mit der Anreicherung von Protonen im Intermembranraum wird Redoxenergie zum Aufbau eines elektrochemischen Potentials genutzt.

Die **ATP-Synthase** ist ein integraler Proteinkomplex der inneren Mitochondrienmembran (Komplex V). Er besteht aus zahlreichen Untereinheiten mit unterschiedlichen Funktionen. Die ATP-Synthase ermöglicht den Rückfluss der Protonen aus dem Intermembranraum in den Matrixraum der Mitochondrien. An diesen Protonenstrom ist die ATP-Synthese energetisch gekoppelt. Im Zusammenspiel mit den protonenpumpenden Komplexen I, III und IV wird so ein Protonenkreislauf aufrecht erhalten.

Maximal können von jedem dieser Komplexe 4 Protonen pro transportiertem Elektronenpaar durch die Membran gepumpt werden. Die Gesamtleistung der Atmungskette wäre damit $12H^+$.

Insgesamt müssen über die ATP-Synthase 4 Protonen zurückfließen, damit ein Mol ATP aus ADP und P_i (H_2PO^{2-}) entsteht.

Ein Proton wird für den Co-Transport eines Phosphat-Ions aus dem Cytosol in den Matrixraum benötigt. Demnach sollten durch die Oxidation von NADH 3 ATP gebildet werden Dies wird durch den **P/O-Quotienten** ausgedrückt. Dieser gibt an, wie viele Moleküle ATP pro Sauerstoffatom bzw. pro Molekül Wasser gebildet werden. Er dient als Maß für die Energiekonservierung. Der P/O-Quotient bei der Oxidation von 1 NADH beträgt demnach 3.

Wird Wasserstoff von Komplex II oder anderen „Seiteneinstiegen“ in die Atmungskette eingebracht, ergibt sich ein P/O-Quotient von 2, d.h. es werden pro Sauerstoffatom nur 2 ATP gebildet.

Eine Absenkung des P/O-Quotienten unter 3 kann auch erfolgen, wenn der Protonengradient zum Co-Transport von Ionen oder anderen niedermolekularen Substanzen genutzt wird. Letzteres ist eine weitere, wichtige Funktion des Protonengradienten. Zur „Grundausstattung" der Atmungskettenphosphorylierung gehören zwei weitere integrale Membranproteine. Eines davon ist für den Phosphat-Transport, das andere für den ADP-ATP-Austauschtransport verantwortlich.

Die Bildung von ATP aus ADP und anorganischem Phosphat ist ein stark endergoner Prozess.

Bei der Bildung von drei Molekülen ATP durch die Atmungskettenphosphorylierung werden etwa 40% der beim Elektronentransport frei werdenden Energie als chemische Energie für die Zelle nutzbar gemacht. **Die Atmungskette ist also ein Prozess, in dem stufenweise Energie freigesetzt und teilweise in die chemische Energie energiereicher Phosphatbindungen überführt wird. Dies wird durch die Kopplung exergoner (NADH-Oxidation) und endergoner (ATP-Bildung) Prozesse ermöglicht.**

Der Gesamtprozess lässt sich zerlegen in einen exergonen Teil

$$NADH + H^+ + {}^1/_2 O_2 \rightarrow NAD^+ + H_2O$$
$$\Delta G^{\circ\prime} = -220 \text{ kJ/Mol}$$

und einen endergonen Teil

$$3ADP + 3H_3PO_4 \rightarrow 3ATP + 3H_2O$$
$$\Delta G^{\circ\prime} = 3 \times 29{,}3 = 92 \text{ kJ/Mol}$$

Die Oxidation von $NADH + H^+$ kann nur ablaufen, wenn genügend ADP zur Verfügung steht, d.h. wenn ATP verbraucht wird. Über das ADP-ATP-Verhältnis kann der Prozess reguliert werden. Wird viel ATP in der Zelle verbraucht, entsteht ADP, das den Elektronenfluss stimuliert und dabei zu ATP phosphoryliert wird. Ist ADP verbraucht, verlangsamt sich der Elektronenfluss wieder.

16.7 Energiebilanzen

16.7.1 Bilanz des aeroben Abbaus der Glucose zu CO_2 und H_2O

Glucose wird durch die Reaktionsfolgen der Glykolyse, des Citratzyklus und der Atmungskette vollständig zu Kohlendioxid und Wasser abgebaut. Für den Gesamtvorgang ergibt sich die Bilanzgleichung:

$C_6H_{12}O_6 + 38ADP + 38H_3PO_4 + 6O_2 \rightarrow$	$6CO_2 + 44H_2O + 38ATP$	**38ATP**
$C_6H_{12}O_6 + 6O_2 \rightarrow 6CO_2 + 6H_2O$	$\Delta G^{\circ\prime} \sim -2826$ kJ/Mol	
$38ATP \rightarrow 38ADP + 38H_3PO_4$	$\Delta G^{\circ\prime} = -1160$ kJ/Mol	
Energieausbeute als ATP	etwa 40%	

Der Gewinn von ATP verteilt sich wie folgt auf die Teilabschnitte des Glucoseabbaus:

16.7.2 Bilanz der Glykolyse

$C_6H_{12}O_6 + 2NAD^+ + 2ADP + 2H_3PO_4 \rightarrow \mathbf{2C_3H_4O_3 + 2NADH + 2H^+} + 2ATP$ (Glucose → Pyruvat)	**2ATP**

Der im $NADH^+$ gebundene Wasserstoff erbringt bei seiner Oxidation über die **Atmungskette** weitere chemische Energie.

$2NADH + 2H^+ + 6ADP + 6H_3PO_4 + O_2 \rightarrow 2NAD^+ + 8H_2O + 6ATP$	**6ATP**

Die beiden Pyruvat-Moleküle werden decarboxyliert und in Acetyl-CoA überführt.

$2C_3H_4O_3 + 2NAD^+ + 2CoA \rightarrow 2\text{Acetyl-CoA} + 2NADH + 2H^+ + 2CO_2$	**6ATP**
Diese 2 Mole $NADH+2H^+$ erbringen über die **Atmungskette:**	

Die beiden Acetylreste werden über den Citratzyklus vollständig zu CO_2 abgebaut. Dabei entstehen je 8 Reduktionsäquivalente in Form von 2×3 $NADH + H^+$ und 2×1 $FADH_2$.

Außerdem werden im Citratzyklus gewonnen: 2GTP

In der Atmungskette entstehen durch die Atmungskettenphosphorylierung daraus:

$6NADH + 2H^+ + 18ADP + 18H_3PO_4 + 3O_2 \rightarrow 6NAD^+ + 24H_2O + 18ATP$		**18ATP**
$2FAD2 + 4ADP + 4H_3PO_4 + O_2 \rightarrow 2FAD + 6H_2O + 4ATP$		**4ATP**
Gewinn an chemischer Energie	=	**36ATP**
+		**2GTP**
entsprechend insgesamt	=	**38ATP**

III

Physiologie

Insgesamt werden also bei der Glykolyse pro Mol Glucose 2 Mol ATP und im Citratzyklus 2 Mol GTP gewonnen. Der weit überwiegende Energiegewinn von 34 Mol ATP wird durch die Atmungskettenphosphorylierung erzielt.

16.7.3 Bilanz des Fettsäureabbaus am Beispiel der Palmitinsäure (C_{16})

Palmitinsäure (C_{16}) wird in 7 Umläufen durch die Enzyme des Fettsäureabbaus in 8 C_2-Bruchstücke zerlegt, die als Acetylgruppen in 8 Molekülen Acetyl-CoA vorliegen. Bei jedem Umlauf der β-Oxidation werden 4 Wasserstoffatome auf Transportmetaboliten (NAD^+ und FAD) übertragen.

Die Bilanzgleichung für 7 Umläufe beim Abbau der Palmitinsäure lautet somit:

$$\text{Palmitoyl-CoA} + 7\,\text{CoA} + 7\,\text{FAD} + 7\,\text{NAD}^+ + 7\,\text{H}_2\text{O} = 8\,\text{Acetyl-CoA} + 7\,\text{FADH}_2 + 7\,\text{NADH} + 7\,\text{H}^+$$

Bei der β-Oxidation der Fettsäuren wird also kein ATP gebildet.

Die 8 Acetylreste können jedoch über die Reaktionsfolgen des Citratzyklus weiter abgebaut werden. Dabei entstehen Coenzymgebundener Wasserstoff und GTP.

Dies ergibt:

$$8\,\text{FADH}_2 + 24\,\text{NADH} + \text{H}^+ + 8\,\text{GTP}$$

β-Oxidation und Citratzyklus erbringen also pro Mol Palmitinsäure

$$15\,\text{FADH}_2 + 31\,\text{NADH} + \text{H}^+ + 8\,\text{GTP}$$

Über die Atmungskettenphosphorylierung ergeben

$FADH_2 = 15 \times 2 =$	**30ATP**
$NADH + H^+ = 31 \times 3 =$	**93ATP**
	123ATP
+8GTP entsprechend	**8ATP**
	131ATP

131 Mol ATP ergeben bei ihrer Hydrolyse etwa 4000 kJ unter Standardbedingungen.

16.7.4 Atmungsquotient

Bei der Atmung finden charakteristische Gasaustauschvorgänge statt. O_2 wird aus der Atmosphäre aufgenommen und CO_2 an die Atmosphäre abgegeben.

Bei der Veratmung von Glucose ist das Verhältnis von abgegebenem CO_2 zu aufgenommenem $O_2 = 1$.

Dieses Verhältnis von CO_2/O_2 wird als Atmungsquotient (= respiratorischer Quotient, Atmungskoeffizient) bezeichnet.

$C_6H_{12}O_6 + 6O_2 \rightarrow \mathbf{6H_2O + 6CO_2}$	**Atmungsquotient = 1**

Bei der Veratmung von Fetten ist der Atmungsquotient etwa 0,7, da Fettsäuren sauerstoffärmere Verbindungen sind als Glucose. Bei ihrem Abbau muss aus der Atmosphäre mehr Sauerstoff aufgenommen werden, als CO_2 abgegeben wird.

Palmitins. $\rightarrow 16H_2O$	$\mathbf{+23O_2}$ $\mathbf{+16CO_2}$	Atmungsquotient ~ **0,7**

Der Atmungsquotient bei der Veratmung von Proteinen liegt bei 0,8.

Pflanzen können Energie auch durch Abbau und Veratmung von organischen Säuren, z.B. Oxalsäure gewinnen. Diese sind sauerstoffreicher als Glucose. Zu ihrer Oxidation muss daher weniger Sauerstoff aus der Atmosphäre aufgenommen werden als CO_2 abgegeben wird. **Die Werte für den Atmungsquotienten können deshalb über 1,0 liegen.**

Der Atmungsquotient ist eine wichtige Größe, da durch relativ einfache Messungen von Gasaustauschvorgängen Rückschlüsse auf die Art des Stoffwechsels gezogen werden können.

Zusammenfassung

Energiegewinnung durch Atmung

Der Abbau von Nahrungs-und Reservestoffen zur Energiegewinnung durch Atmung vollzieht sich in vier Stufen.

- Zunächst werden die Makromoleküle – Kohlenhydrate, Fette, Proteine – in ihre Grundbausteine, z. B. Hexosen, Pentosen, Fettsäuren, Aminosäuren zerlegt.
- Auf unterschiedlichen Abbauwegen – Glykolyse, β-Oxidation der Fettsäuren, oxidativer Abbau der Aminosäuren – werden diese Grundbausteine in der Hauptsache zu C_2-Körpern, zur „aktivierten Essigsäure" (Acetyl-CoA) abgebaut. **Diese vorbereitenden Vorgänge bringen der Zelle jedoch noch keinen großen Energiegewinn.**
- Auf der dritten Stufe des Abbaues, dem Citratzyklus, wird der C_2-Körper vollständig zu CO_2 oxidiert. **Der wesentliche Vorgang in der Reaktionsfolge des Citratzyklus ist die Oxidation des Acetylrestes zu CO_2 und die Speicherung der dabei frei werdenden Wasserstoffatome in stabilen Transportmetaboliten, $NADH+H^+$ und $FADH_2$.** Auch bei diesen Reaktionsfolgen erzielt die Zelle noch **keinen nennenswerten Gewinn an chemischer Energie** (als ATP).
- **Erst in der 4. Stufe, der Atmung, wird die Potentialdifferenz zwischen Wasserstoff und Sauerstoff zur Synthese von ATP und damit zur Gewinnung chemischer Energie genutzt.** Über eine Elektronentransportkette, die Atmungskette, wird das stark elektronegative Potential des Wasserstoffs durch Transport über Redoxpaare stufenweise erniedrigt. Die dabei freigesetzte Energie wird der Zelle teilweise in Form von ATP erhalten. Schließlich reagiert Wasserstoff mit Sauerstoff zu Wasser.

Zur Aufrechterhaltung der lebensnotwendigen Energiegewinnung durch Atmung muss eine ausreichende Sauerstoffversorgung der Zellen und Gewebe von aerob lebenden Tieren und Pflanzen gewährleistet sein. Bei Säugetieren dient hierzu das Kapillarsystem der Blutbahnen, über das Sauerstoff gebunden an Hämoglobin an die Zellen heran- und CO_2 abgeführt wird. Bei Pflanzen dient hierzu der Luftraum des Interzellularsystems, das die Parenchyme der Pflanze durchzieht.

16.8 Energiegewinnung durch Gärung

Bei den Vorgängen der Atmung wird Energie aus organischen Molekülen durch deren vollständige Oxidation und der Übertragung der Elektronen auf den Sauerstoff als Endakzeptor gewonnen. Dabei werden die organischen Moleküle vollständig zu Wasser und Kohlendioxid oxidiert.

Gärungen verlaufen demgegenüber ohne Sauerstoff, also anaerob. Auch hierbei werden organische Moleküle oxidiert. Die Elektronen werden jedoch **im Gegensatz zur Atmung nicht auf Sauerstoff, sondern auf andere organische Moleküle als Akzeptoren übertragen.** Die Ausgangsverbindungen für die Gärung werden nicht vollständig abgebaut, d. h. die Energie, die sie enthalten, kann nur zum Teil freigesetzt und zur Phosphorylierung von ADP zu ATP genutzt werden. **Daher ist die Ausbeute an chemisch gebundener Energie bei Gärungsprozessen bedeutend geringer als bei der Atmung** (Abb. 16.70).

Das wichtigste Substrat für die Gärung ist Glucose. Einige Mikroorganismen können jedoch auch andere Zucker sowie Aminosäuren und Fettsäuren vergären. **Der anaerobe Abbau der Glucose verläuft über die Reaktionsschritte der Glykolyse und wird durch die gleichen Enzyme katalysiert. Es handelt sich also, bis auf das Endprodukt und die abschließenden Reaktionen, um den gleichen Stoffwechselweg.** Bei der Glykolyse wird Glucose zu Pyruvat abgebaut. Dabei werden **pro Mol Glucose 2 Mol ATP** und **2 Mol $NADH+H^+$** gewonnen (Kap. 16.4.2).

16.8.1 Milchsäuregärung

Bei der Milchsäuregärung dient der Wasserstoff des $NADH+H^+$ zur Reduktion des entstandenen Pyruvat zu Lactat. Pyruvat wird in diesem Falle nicht decarboxyliert, sondern dient als Akzeptor für den Wasserstoff. Die Reduktion wird durch die Lactat-Dehydrogenase (LDH), einer **Oxidoreduktase**, katalysiert (Abb. 16.71). Es

III

Physiologie

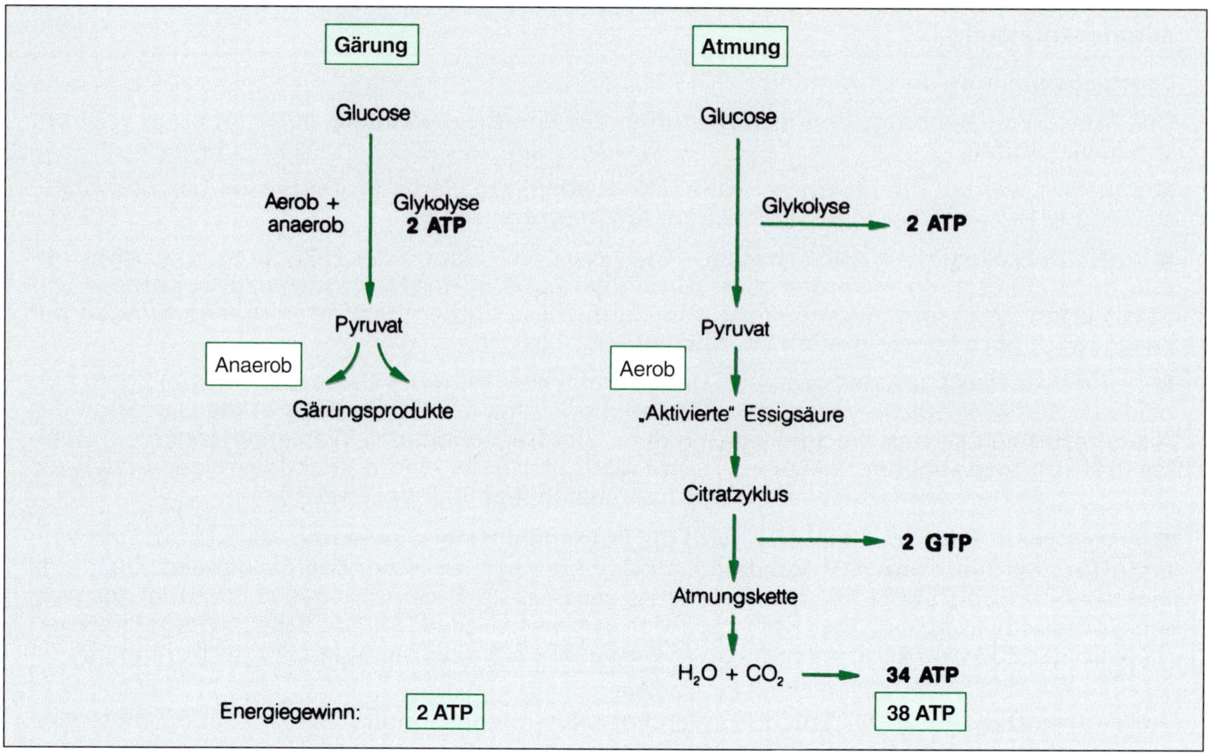

Abb. 16.70 Vergleich Gärung – Atmung

muss festgehalten werden, dass die Reduktionsäquivalente $NADH+H^+$ schon beim Abbau der Glucose zu Pyruvat entstehen. Der Reaktionsschritt dient somit der unabdingbaren Regeneration von NAD^+, das nicht aerob über die Atmungskette verwendet werden kann. Ohne verfügbares NAD^+ würde die Glykolyse zum Stillstand kommen.

Es entstehen also bei der Milchsäuregärung **aus einem Molekül Glucose zwei Moleküle Milchsäure und 2 Moleküle ATP.**

Die Bildung der Milchsäuregärung lautet:

$$C_6H_{12}O_6 + 2H_3PO_4 + 2ADP \rightarrow 2C_3H_6O_3 + 2H_2O + 2ATP$$

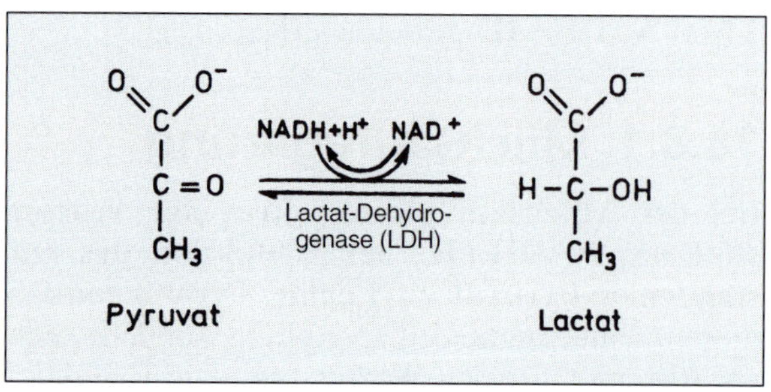

Abb. 16.71 Schema des Endschrittes der Milchsäuregärung

Bei der Hydrolyse von 2 Mol ATP werden etwa 14 kcal freigesetzt ($\Delta G^{\circ\prime} = 58$ kJ).

Die Energieausbeute der Milchsäuregärung ist somit sehr gering, verglichen mit dem vollständigen Abbau der Glucose zu CO_2 und Wasser via Citratzyklus und Atmungskette.

Zur Milchsäuregärung sind zahlreiche Bakterien befähigt. Einige davon werden zur Milchveredelung, z. B. der Jogurtherstellung, oder zur technischen Gewinnung von Milchsäure genutzt. Milchsäurebakterien (Kap. 24.2) sind obligate Milchsäuregärer. Sie sind obligat anaerob.

Zellen von höheren Pflanzen und von Säugetieren sind bei Sauerstoffmangel ebenfalls zur Milchsäuregärung in der Lage. Bei höheren Pflanzen ist dieser Vorgang von untergeordneter Bedeutung. **Sehr wichtig ist die Milchsäurebildung jedoch bei Säugetieren.** Sie vergären Glucose vor allem in den Muskeln zu Milchsäure, wenn bei intensiver körperlicher Arbeit die Sauerstoffversorgung der Muskelzellen zur aeroben Energiegewinnung nicht ausreicht. Ein großer Teil der in den Muskelzellen gebildeten Milchsäure gelangt über die Blutbahn in die Leber und wird dort zu CO_2 und H_2O abgebaut oder dient zur Neusynthese von Glucose (Gluconeogenese).

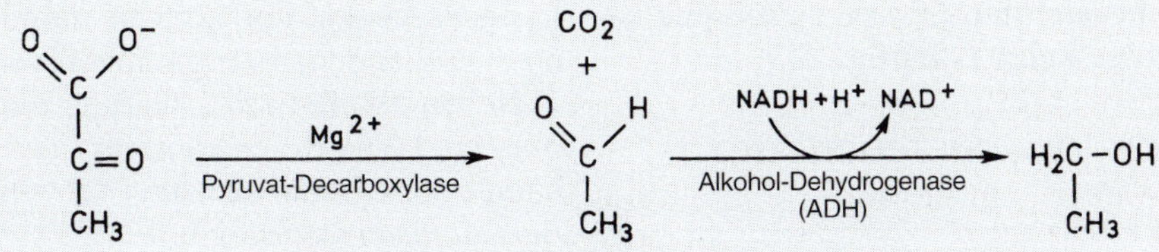

Abb. 16.72 Die Endschritte der alkoholischen Gärung

Zellen von Pflanzen und Tieren können also fakultativ anaerob sein. Bei schlechter Sauerstoffversorgung vermögen sie für eine gewisse Zeit die Energie für ihren Zellstoffwechsel aus anaeroben Prozessen zu gewinnen. Bei genügender Sauerstoffzufuhr stellen sie ihren Stoffwechsel auf Atmung um. Bei Pflanzen können im Laufe des anaeroben Stoffwechselgeschehens eine ganze Anzahl von verschiedenen Endprodukten auftreten, neben *Milchsäure* und *Oxalsäure, Äpfelsäure, Weinsäure, Citronensäure.*

16.8.2 Alkoholische Gärung

Bei der alkoholischen Gärung wird zunächst **Pyruvat zu Acetaldehyd decarboxyliert.** Dieser dient als Wasserstoffakzeptor und wird durch NADH + H^+ zu Ethylalkohol reduziert. Die beteiligten Enzyme sind *Pyruvat-Decarboxylase* und *Alkohol-Dehydrogenase*, eine Oxidoreduktase (Abb. 16.72). **Coenzym der Pyruvat-Decarboxylase ist das Thiaminpyrophosphat** (Abb. 16.73). Für den Ursprung des NADH + H^+ gilt das bei der Milchsäuregärung Ausgeführte.

Bei der alkoholischen Gärung entstehen aus einem Mol Glucose zwei Mol Ethylalkohol und **2 Mol CO_2.** Dabei wird chemische Energie in Form von **2 Mol ATP** gewonnen. Das bei der Oxidation von Glycerinaldehyd-3-phosphat gebildete NADH + H^+ wird bei der Reduktion des Acetaldehyds zu Ethanol wieder zu NAD^+ regeneriert.

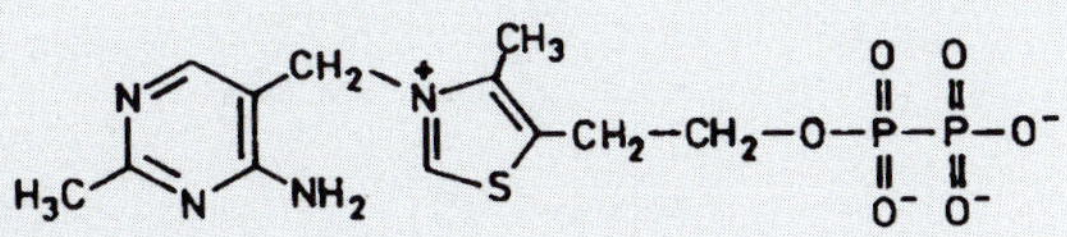

Abb. 16.73 Thiaminpyrophosphat (TTP)

Die Bilanz der alkoholischen Gärung lautet:

$$C_6H_{12}O_6 + 2H_3PO_4 + 2ADP \rightarrow 2C_2H_5OH + 2CO_2 + 2H_2O + 2ATP$$

Die Energieausbeute ist damit die gleiche wie bei der Glykolyse oder der Milchsäuregärung, da bei allen diesen Prozessen die gleichen enzymatischen Reaktionen zur Gewinnung von ATP dienen.

Ethylalkohol ist das Endprodukt des anaeroben Glucoseabbaus verschiedener Hefen. Auch andere Pilze und höhere Pflanzen können unter anaeroben Bedingungen Ethylalkohol bilden. **Hefen sind nur fakultativ anaerob.** Bei ausreichender Sauerstoffversorgung können sie Glucose aerob zu CO_2 und Wasser abbauen. **Durch Anwesenheit von Sauerstoff wird die Gärung der Hefe gehemmt.** Diese Erscheinung wird als **Pasteureffekt** bezeichnet und lässt sich auch bei pflanzlichen und tierischen Zellen beobachten.

Die ethanolische Gärung unter Sauerstoffmangel stellt also eine Anpassung des Stoffwechsels auf veränderte Umweltbedingungen dar. Die Zelle stellt von optimaler Energiegewinnung auf einen „Sparumsatz" um, dessen Energiegewinnung noch zur Aufrechterhaltung von wichtigen Zellfunktionen ausreicht, jedoch kaum noch Vermehrungswachstum ermöglicht.

Alkoholdehydrogenase hat eine geringe Substratspezifität. Sie katalysiert auch die Bildung von Methanol.

16.8.3 Essigsäuregärung

Ethylalkohol kann von einigen Bakterien, vor allem der Gattung Aerobakter zu Essigsäure oxidiert werden. **Obwohl dieser Prozess unter Sauerstoffaufnahme abläuft und Sauerstoff dabei als Endakzeptor für Wasserstoff dient, wird er aus**

historischen Gründen auch heute noch als Essigsäuregärung bezeichnet. Im strengen Sinne ist diese Reaktionsfolge **keine Gärung.**

$$CH_3-CH_2OH+O_2 \rightarrow CH_3-COOH+H_2O$$
Ethanol Essigsäure

Dem Ethylalkohol wird dabei in zwei Dehydrierungsschritten Wasserstoff entzogen und dieser auf NAD^+ übertragen.

Die erste Dehydrierungsreaktion ist formal eine Umkehr der Ethanolbildung. Es entsteht Acetaldehyd, der in einem weiteren Schritt zu Essigsäure oxidiert wird (Abb. 16.74).

Der an $NADH+H^+$ gebundene Wasserstoff wird über die Atmungskette auf Sauerstoff übertragen. Die Energieausbeute bei der Essigsäuregärung ist deshalb mit $\Delta G^{o\prime}=240$ kJ/Mol höher als bei anaeroben Abbauvorgängen. Obwohl hier also Sauerstoff mit Wasserstoff zu Wasser reagiert, **unterscheidet sich die Essigsäuregärung von der Atmung durch das Fehlen des Abbaus des Acetats, der bei der Atmung im Citratzyklus stattfindet.** Essigsäurebakterien können damit die im Acetat noch vorhandene Energie nicht weiter nutzen.

Neben alkoholischer Gärung und Milchsäuregärung sind eine Reihe weiterer Gärungsprozesse bekannt: *Buttersäuregärung, Propionsäuregärung, Bernsteinsäuregärung* u. a.

16.9 Besondere Stoffwechselwege

16.9.1 Pentosephosphatweg

Zu einem geringen Teil kann Glucose auch über den so genannten Pentosephosphatweg abgebaut werden. **Dieser Reaktionsprozess besteht im Prinzip aus einer Abspaltung von Wasserstoff von Glucose-6-phosphat.** Die Reaktion verläuft in zwei Stufen (Abb. 16.75):

1. Glucose-6-phosphat wird durch die *Glucose-6-phosphat-Dehydrogenase* am C-1 dehydriert.

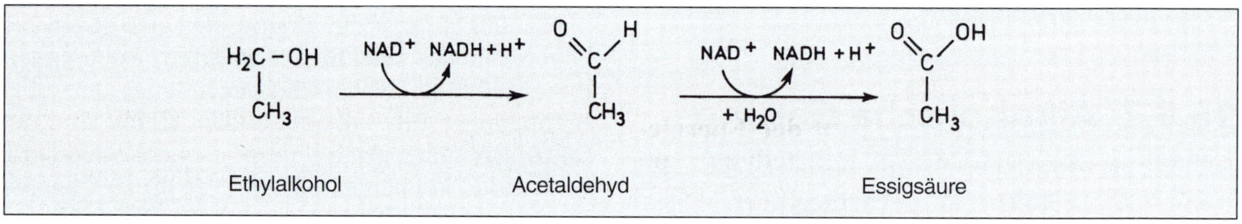

Abb. 16.74 Die Oxidation von Ethylalkohol zu Essigsäure – Essigsäuregärung

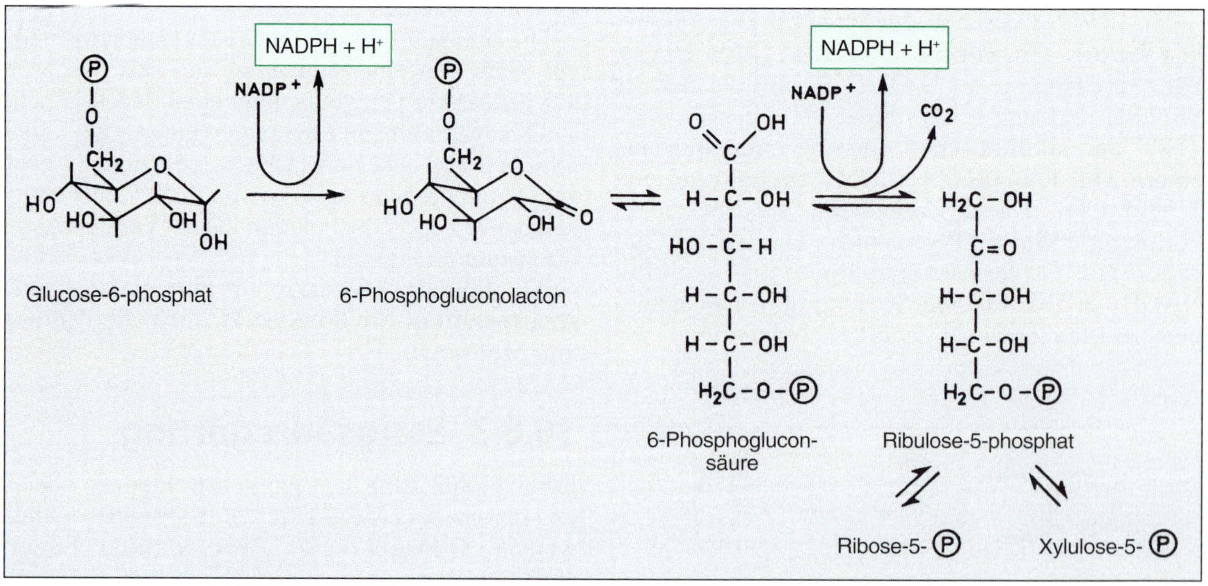

Abb. 16.75 Pentosephosphatweg. Die ersten Reaktionen zum oxidativen Abbau der Glucose

2. Die entstandene 6-Phosphogluconsäure unterliegt einer Dehydrierung am C-3 verbunden mit einer CO_2-Abspaltung durch das Enzym *6-Phosphogluconat-Dehydrogenase.* Es entsteht *D-Ribulose-5-phosphat.* In beiden Dehydrierungsreaktionen wird $NADP^+$ zu $NADPH + H^+$ reduziert.

Das Ribulose-5-phosphat wird anschließend durch das Enzym *Ribulose-5-phosphat-Isomerase zu Ribose-5-phosphat* isomerisiert.

Ribose-5-phosphat wird über einen vielstufigen, zyklischen Reaktionsweg wieder zu Glucose-6-phosphat regeneriert. In dieser Reaktionsfolge treten C-7-, C-6-, C-5-, C-4- und C-3-Verbindungen auf, die als Vorstufen für die Biosynthese zahlreicher Zellbestandteile dienen können, z. B. von Nukleotiden.

Der Pentosephosphatweg ist formal eine Umkehrung des Calvin-Zyklus (Kap. 16.3.3). Letzterer wird auch als **reduktiver Pentosephosphatzyklus,** der hier geschilderte Stoffwechselweg als **oxidativer Pentosephosphatzyklus** bezeichnet. Die Enzyme beider Stoffwechselwege sind zum Teil identisch. **In grünen Pflanzen sind sie für beide Stoffwechselwege in den Chloroplasten lokalisiert.**

$NADPH + H^+$ kann nicht über die Atmungskette oxidiert werden. Der oxidative Pentosephosphatzyklus dient daher nicht der Energiegewinnung, sondern der Bereitstellung von $NADPH + H^+$ für Reduktionsreaktionen bei Biosynthesen, z. B. der *Fettsäuresynthese,* der Synthese von *Mevalonsäure,* der *Aminierung von* α-Ketoglutarsäure zu Glutaminsäure und vieler anderer Synthesen.

Der Pentosephosphatweg liefert also Reduktionsäquivalente für Biosynthesen und stellt der Zelle ein Spektrum von Bauelementen zur Verfügung. Die Reaktionsfolgen des oxidativen Pentosephosphatzyklus sind in Pflanzen, Tieren und Mensch nachgewiesen worden. Bei Säugetieren und beim Menschen wird Glucose über den Pentosephosphatweg vor allen Dingen in Organen mit hoher Fettsäurebiosynthese oder allgemein solchen mit hohem $NADPH + H^+$-Verbrauch oxidiert, z. B. in Fettgewebe, Nebenniere und Erythrozyten.

Es besteht auch die Möglichkeit, dass Glucose am C-6-Kohlenstoff oxidiert wird. Unter Erhalt der Aldehydfunktion am C-1 entsteht so Glucuronsäure, eine Schlüsselsubstanz für die Biosynthese von Polyuronsäuren (Bestandteile von Schleimen, Zellwänden, Pektinen). Glucuronsäure dient im Säuger bevorzugt auch zur Konjugation mit lipophilen Arzneisubstanzen, die dadurch wasserlöslich und damit nierengängig gemacht werden.

16.9.2 Glyoxylsäurezyklus

Pflanzen, die in ihren Samen fette Öle als Reservestoffe speichern, verfügen über einen **besonderen Stoffwechselweg,** der bei der Keimung den **Umbau der Fettsäuren zu Kohlenhydraten** ermöglicht. Der Abbau der Fettsäuren erfolgt hier nicht in den Mitochondrien, sondern in spezialisierten Zellorganellen, den **Glyoxysomen,** jedoch liefert der Fettsäureabbau auch in diesem Falle $NADH + H^+$ und Acetyl-CoA. Das Acetyl-CoA wird dabei in einem besonderen Stoffwechselweg, dem Glyoxylsäurezyklus, metabolisiert, der eine Modifikation des Citratzyklus darstellt. Anders als bei diesem wird jedoch hier **Isocitrat zu Glyoxylat und Succinat gespalten. Durch Kondensation des entstandenen Glyoxylats mit Acetyl-CoA entsteht unter Abspaltung von CoA Malat, das zu Oxalacetat oxidiert wird.** In den Glyoxysomen erfolgt der Abbau der Fettsäuren bis zum Acetyl-CoA in gleicher Reaktionsfolge, wie in den Mitochondrien. Die hierfür benötigten Enzyme zur β-Oxidation der Fettsäuren sind in der Membran der Glyoxysomen lokalisiert.

An der Umwandlung von Fettsäuren zu Kohlenhydraten sind Enzymsysteme beteiligt, die in verschiedenen Zellkompartimenten lokalisiert sind (Abb. 16.76).

Die Einbeziehung des Glyoxylats ermöglicht also einen **zusätzlichen abgekürzten Reaktionsweg.** Insgesamt wird damit an zwei Stellen Acetyl-CoA in die Reaktionsfolge eingeführt, einmal über den Akzeptor Oxalacetat und zum anderen über Glyoxylat. Dadurch wird ein Überschuss an C_4-Verbindungen erzielt, die vor allem für Biosynthesen Verwendung finden können. So kann z. B. über das Succinat aus solchen C_4-Körpern Glucose aufgebaut werden. Dazu wird Succinat aus den Glyoxysomen ausgeschleust und in die Mitochondrien aufgenommen. Dort kann es von den entsprechenden Enzymen des Citratzyklus zu Malat umgebaut werden. Malat wird dann von den Mitochondrien in das Cytoplasma ausgeschieden und über Oxalacetat zu Phosphoenolpyruvat umgewandelt. Dieses dient als Ausgangsverbindung für die Neubildung der Glucose (Gluconeogenese, Kap. 16.10.1) (Abb. 16.76).

Auch verschiedene Mikroorganismen, die Acetat, Ethanol oder Fettsäuren als Kohlenstoff-Quelle benutzen, verfügen über die Enzyme des Glyoxylsäurezyklus. **Säugetiere und Mensch verfügen nicht über diesen Stoffwechselweg, sie kön-**

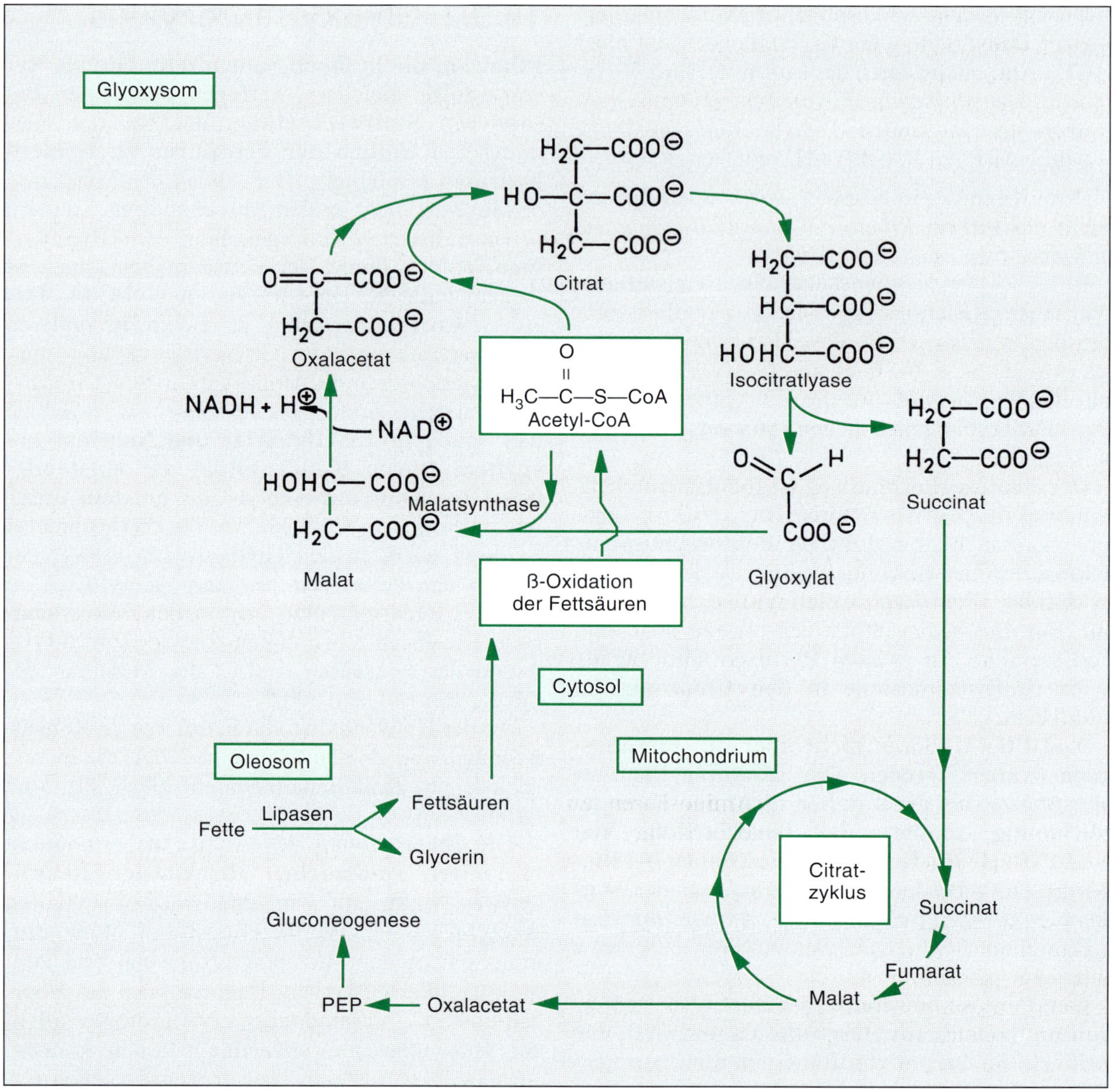

Abb. 16.76 Glyoxylsäurezyklus. Abbau der Fette und Fettsäuren. Die Reaktionsfolgen des Glyoxylsäurezyklus und wichtige daran beteiligte Enzyme. Einbindung in andere Stoffwechselwege

nen Fette nicht in Kohlenhydrate umwandeln. Sie vermögen jedoch andere Verbindungen, z. B. Aminosäuren zu Glucose umzubauen, sofern beim Metabolismus Pyruvat oder Oxalacetat als Produkte entstehen.

16.10 Biosynthesewege

Die Biosynthese von Zellbestandteilen aus einfachen Vorstufen verläuft oft über Stoffwechselwege, deren Reaktionsfolgen formal als Umkehrung der entsprechenden Abbauwege erscheinen. **Jedoch entsprechen sich katabole und anabole Stoffwechselwege niemals völlig.** Eine Reihe von Einzelschritten, denen reversible Reaktionen zugrunde liegen, können gemeinsam sein. Mindestens ein Einzelschritt in beiden Stoffwechselwegen verläuft jedoch irreversibel in eine Richtung. **Die Biosynthese eines Zellbestandteils ist also nie die einfache Umkehr seines Abbauweges.**

Häufig verlaufen Biosynthese-Reaktionen innerhalb anderer Zellkompartimente als die entsprechenden Abbauwege. So verläuft z. B. die **Fettsäuresynthese im Cytosol**, der **Fettsäureabbau** dagegen **in den Mitochondrien.**

Die Biosyntheseprozesse der Zelle sind **immer energieverbrauchende Reaktionen** und daher stets an die Verfügbarkeit energiereicher Verbindungen wie ATP gebunden. Anabole und katabole Stoffwechselwege werden zwar getrennt reguliert, werden aber durch gemeinsame Regulationsmechanismen der Zelle in einem ausgewogenen Verhältnis gehalten.

16.10.1 Biosynthese von Kohlenhydraten

Die Bildung von Kohlenhydraten ist mengenmäßig der vorherrschende Syntheseprozess in der Biosphäre. Pflanzen erzeugen riesige Mengen an polymeren Kohlenhydraten, überwiegend in Form von Stärke, Cellulose und anderen Polysacchariden. Schlüsselverbindung bei der Biosynthese von Kohlenhydraten ist Glucose.

Glucose kann durch zwei wichtige Prozesse gebildet werden:

- Durch die Assimilation des Kohlendioxids mit Hilfe der Photosynthese (Kap. 16.3.1)
- Durch Gluconeogenese.

Über die Gluconeogenese wird Glucose aus organischen Verbindungen gewonnen. So können Pflanzen Fettsäuren und Aminosäuren zu Glucose, also Fette und Proteine in Kohlenhydrate umbauen. Da Säugetiere und der Mensch Fettsäuren nicht zur Synthese von Glucose verwenden können, dienen hier als Ausgangsprodukte für die Gluconeogenese Aminosäuren sowie Milchsäure, die unter anaeroben Bedingungen in Muskelzellen gebildet wurde. Für heterotrophe Organismen ist die Gluconeogenese der einzige Weg zur Eigensynthese von Glucose. In der Hauptsache gewinnen sie Glucose jedoch durch Abbau von Kohlenhydraten, die sie mit der Nahrung aufnehmen.

Autotrophe Organismen können Glucose sowohl über die CO_2-Assimilation als auch über die Gluconeogenese synthetisieren.

Gluconeogenese

Die meisten Reaktionen dieses Biosyntheseweges werden durch Enzyme der Glykolyse katalysiert, und zwar diejenigen, die zwischen Phosphoenolpyruvat und Fructose-1,6-bisphosphat liegen (Kap. 16.4.2). Jeweils die Start- bzw. Endreaktionen von Glykolyse und Gluconeogenese werden jedoch von Enzymen katalysiert, die für den jeweiligen Stoffwechselweg spezifisch sind. Diese Enzyme katalysieren irreversible Reaktionen und bestimmen die Richtung der Reaktionsfolge, es handelt sich also um Regulator-Enzyme.

Die erste Reaktion bei der Gluconeogenese ist die Bildung von *Phosphoenolpyruvat* (Abb. 16.77). Sie kann aus energetischen Gründen nicht durch einfache Umkehr der entgegengerichteten Glykolysereaktion aus Pyruvat und ATP erfolgen, sondern verläuft über mehrere Reaktionsschritte, die teils in den Mitochondrien, teils im Cytoplasma ablaufen.

In den Mitochondrien wird *Pyruvat* zunächst durch die **Pyruvat-Carboxylase** unter Energieverbrauch zu *Oxalacetat* carboxyliert. Die Aktivität der *Pyruvat-Carboxylase* wird durch die Konzentration von *Acetyl-CoA* reguliert. Ist diese hoch, so ist das Enzym aktiv. Bei Abwesenheit von Acetyl-CoA ist es inaktiv. **Auf diese Weise sind Fettsäureabbau und Gluconeogenese regulatorisch miteinander verknüpft.**

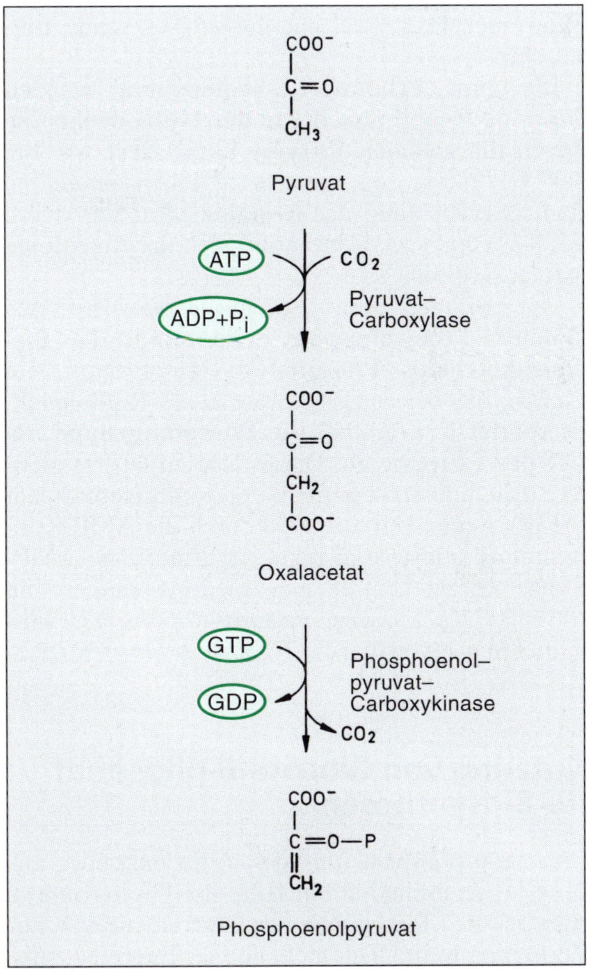

Abb. 16.77 Die ersten Reaktionsfolgen der Gluconeogenese

III

Physiologie

Oxalacetat wird dann ebenfalls in den Mitochondrien durch $NADH + H^+$ zu *Malat* reduziert. Dies wird aus den Mitochondrien in das Cytoplasma ausgeschleust und dort unter Bildung von $NADH + H^+$ zu *Oxalacetat* rückoxidiert. *Malat* fungiert hier als Überträger (Carrier) des Wasserstoffs aus den Mitochondrien ins Cytoplasma.

Das *Oxalacetat* wird schließlich mit Hilfe der *Phosphoenolpyruvat-Carboxykinase* durch Decarboxylierung und gleichzeitige Phosphorylierung (mit GTP) zu *Phosphoenolpyruvat* umgesetzt.

$$\text{Pyruvat} + CO_2 + \text{ATP} + H_2O \rightleftharpoons \text{Oxalacetat} + \text{ADP} + P_i + 2H^+$$
$$\text{Oxalacetat} + \text{GTP} \rightleftharpoons \text{Phosphoenolpyruvat} + \text{GDP} + CO_2$$

Für die Bildung eines Moleküls Phosphoenolpyruvats müssen also 2 ATP aufgewendet weren. Damit kann die Pyruvatkinasereaktion der Glykolyse thermodynamisch reversibel gestaltet werden, wenn auch über zwei energieverbrauchende Einzelschritte.

Bis zum Fructose-1,6-bisphosphat werden dann die Reaktionsschritte der Gluconeogenese durch die gleichen Enzyme katalysiert wie bei der Glykolyse, da diese Reaktionen reversibel sind. Die Richtung der Reaktion wird nur durch das Verhältnis der Konzentrationen der Reaktionspartner bestimmt.

Die Bildung von *Fructose-6-phosphat* aus **Fructose-1,6-bisphosphat** wird durch die **Bisphosphofructose-Phosphatase** katalysiert, ein Enzym, das bei der Glykolyse keine Rolle spielt. Es **spaltet irreversibel die Phosphatgruppe am C-1 der Fructose ab.** Dieses Enzym besitzt mehrere Bindungsstellen für Adenosinmonophosphat (AMP). Seine Aktivität wird durch die AMP-Konzentration allosterisch reguliert. Eine hohe AMP-Konzentration hemmt, eine niedrige steigert die Aktivität des Enzyms. *Fructose-6-phosphat* wird schließlich reversibel zu *Glucose-6-phosphat* isomerisiert.

Nutzung von Glucose-6-phosphat für Biosynthesen

Glucose-6-phosphat, das der Zelle entweder aus der CO_2-Assimilation mit Hilfe der Photosynthese oder aus den Reaktionen der Gluconeogenese zur Verfügung steht, dient nicht nur der Energiegewinnung, sondern ist Ausgangssubstanz für zahlreiche Synthesen.

Der Pflanze dient Glucose-6-phosphat sowohl als Grundbaustein der Cellulose zum Aufbau ihrer Zellwände als auch zum Aufbau von Stärke als Reservestoff. Pilze und Tiere bauen aus Glucose-6-phosphat dagegen Glykogen als Reservesubstanz auf.

Glucose kann über zwei wichtige Stoffwechselwege für Biosynthesen genutzt werden, über den Pentosephosphatzyklus (Kap. 16.9.1) **und über die Bildung nukleotidgebundener Zucker.** Bei photosynthetisch aktiven Pflanzen dienen auch Zwischenprodukte des Calvinzyklus als Ausgangsprodukt für zahlreiche Biosynthesen.

Bildung nukleotidgebundener Zucker

Zucker können von der Zelle für Biosynthesen nur genutzt werden, wenn sie vorher „aktiviert", d.h. in eine reaktionsfähige Form überführt werden. **Ein wichtiger Weg der Aktivierung von Zuckern ist ihre Bindung an Nukleosiddiphosphate,** wie **Uridindiphosphat** (UDP), Adenosindiphosphat (ADP), Cytidindiphosphat (CDP) und Guanosindiphosphat (GDP). Diese Nukleosiddiphosphatzucker dienen dann der Übertragung der betreffenden Zuckerreste.

Bei Säugetieren werden Zucker ausschließlich über die Bindung an Uridindiphosphat (UDP) aktiviert. Bei Pflanzen und Mikroorganismen spielen neben UDP noch ADP und CDP bei der Übertragung von Zuckern eine gewisse Rolle.

Beim Aufbau der Polysaccharide wird durch entsprechende Enzyme, z.B. Glykogen-Synthetase, Amylose-Synthetase usw., unter Spaltung der energiereichen Bindung des Zuckers an einem Nukleotiddiphosphat ein Zuckermolekül an das andere geknüpft (Abb. 16.78).

Bei Säugetieren und Mensch wird die Polymerisation der Glucose zu Glykogen, ebenso wie der Abbau und die Neusynthese von Glucose (Gluconeogenese) durch Hormone wie *Glucagon* und *Adrenalin* reguliert.

Auch bei der Biosynthese von Disacchariden dienen nukleotiddiphosphatgebundene Zucker als Zwischenverbindungen (Abb. 16.79).

$$\text{UDP-Glucose} + \text{Fructose-6-phosphat} \rightarrow \text{UDP} + \text{Saccharose-6-phosphat}$$
$$\text{UDP-Galactose} + \text{D-Glucose} \rightarrow \text{UDP} + \text{Lactose}$$

In der Bindung an Nukleosiddiphosphate können Zucker auch strukturelle Veränderungen erfahren, wie Epimerisierungen:

$$\text{UDP-Glucose} \rightarrow \text{UDP-Galactose.}$$

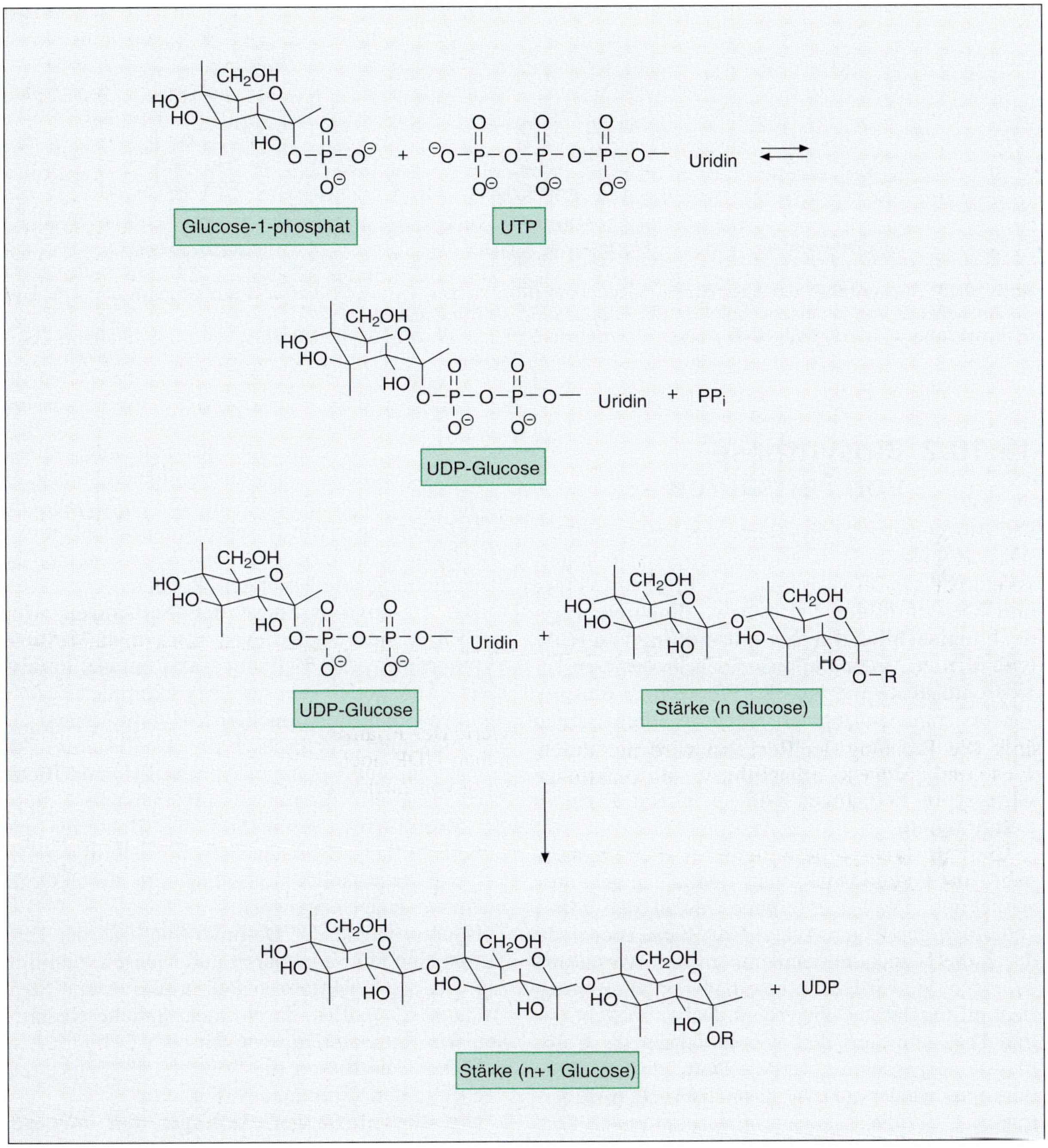

Abb. 16.78 Aufbau von Stärke

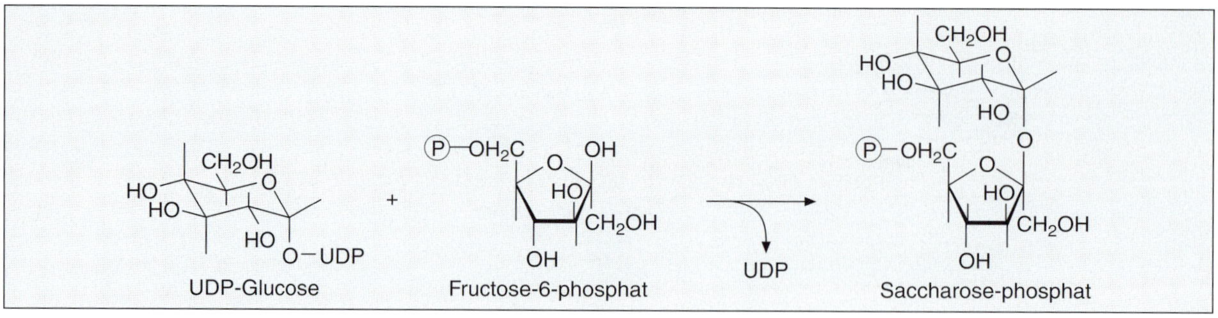

Abb. 16.79 Biosynthese der Saccharose. Saccharose (Rohrzucker) ist ein Disaccharid aus Glucose und Fructose. Die Biosynthese von Saccharose spielt in der Pflanze eine wichtige Rolle.
Glykosyldonator ist UDP-Glucose, Akzeptor Fructose-6-phosphat. Dieser Phosphatrest wird anschließend abgespalten

16.10.2 Biosynthese von Fettsäuren

Die Biosynthese der Bausteine der Fette – Glycerin und Fettsäuren – erfolgt getrennt in unterschiedlichen Stoffwechselwegen. **Pflanzen, Tiere und Mensch bilden Fette, bzw. allgemein Lipide, hauptsächlich durch Umwandlung von Kohlenhydraten.** Jedoch können auch Proteine zu Lipiden umgebaut werden. Bei Pflanzen ist dies besonders dann ausgeprägt, wenn in ihren Samen fette Öle als Reservestoffe gespeichert werden. **Tier und Mensch überführen überschüssige Glucose in Fettsäuren und speichern Fette in Fettgeweben.**

Die **Fettsäuresynthese** findet bei allen Organismen **im Cytoplasma** statt, jedoch nicht ausschließlich. Die Acetylgruppe des in den Mitochondrien gebildeten Acetyl-CoA kann aber nicht durch die Mitochondrienmembran ins Cytoplasma gelangen. Sie wird daher innerhalb der Mitochondrien auf Oxalacetat übertragen. Dabei entsteht Citrat. Dies kann aus den Mitochondrien ins Cytoplasma ausgeschleust werden. Dort wird die Acetylgruppe wieder auf cytoplasmatisches CoA übertragen. Citrat dient also zusammen mit einem Carrierprotein als Überträger von Acetylgruppen aus den Mitochondrien in das Cytoplasma. **Bei grünen Pflanzen kann der Aufbau von Fettsäuren auch in Chloroplasten erfolgen.** Die erforderlichen Synthesevorstufen werden allerdings teilweise im Cytosol gebildet und in die Chloroplasten transportiert. Im Chloroplasten werden offensichtlich vor allem gesättigte Fettsäuren aus C-2-, resp. C-3-Vorstufen gebildet. Dabei wird 3-Phospho-D-Glycerat, ein Produkt der photosynthetischen Kohlendioxidfixierung, als Ausgangssubstrat für die Synthese von Acetyl-Coenzym A über Pyruvat verwendet, von dem aus die Fettsäuresynthese startet. Die im Chloroplasten gebildeten Fettsäuren dienen überwiegend der Synthese von Membranlipiden, nicht aber von Reservefetten. Daneben existieren in den Mitochondrien Enzymsysteme, die Fettsäuremoleküle verlängern können.

Die De-novo-Synthese der Fettsäuren wird bei Pilzen und Säugetieren von einem Multienzymkomplex, der Fettsäure-Synthetase, katalysiert (Abb. 16.80). Dieser Enzymkomplex besteht aus zwei multifunktionellen Enzymproteinen, die die einzelnen Syntheseschritte katalysieren. Als Coenzyme sind Coenzym A, $NADPH_2$ und Biotin beteiligt. Biotin fungiert als prosthetische Gruppe der Acetyl-CoA-Carboxylase. Bei Bakterien und höheren Pflanzen lassen sich die beteiligten Enzyme getrennt isolieren. Sie liegen in diesen Organismen in freier Form vor.

Hauptprodukte der De-novo-Synthese der Fettsäuren sind bei Säugetieren und Mensch Palmitinsäure (C_{16}), bei Pflanzen Palmitinsäure und Stearinsäure (C_{18}). Erst durch nachträgliche Reaktionen wie Kettenverlängerungen oder Dehydrierung entstehen aus diesen die Vielfalt der Fettsäuren, wie sie in der Natur angetroffen wird.

Die Biosynthese geradzahliger und ungeradzahliger Fettsäuren geht von einem Molekül Acetyl-CoA aus dem Acetyl-CoA-Pool des Cytosols aus. Dieses fungiert als Starter (primer) der Reaktion. Alle weiteren Acetylgruppen, die zur Kettenverlängerung Verwendung finden, müssen zunächst durch Carboxylierung zu Malonyl-CoA aktiviert werden. Dieses Molekül ist wesentlich reaktionsfähiger und für die Kettenverlängerung besser geeignet.

Die Carboxylierung erfolgt durch die Acetyl-CoA-Carboxylase (Abb. 16.81).

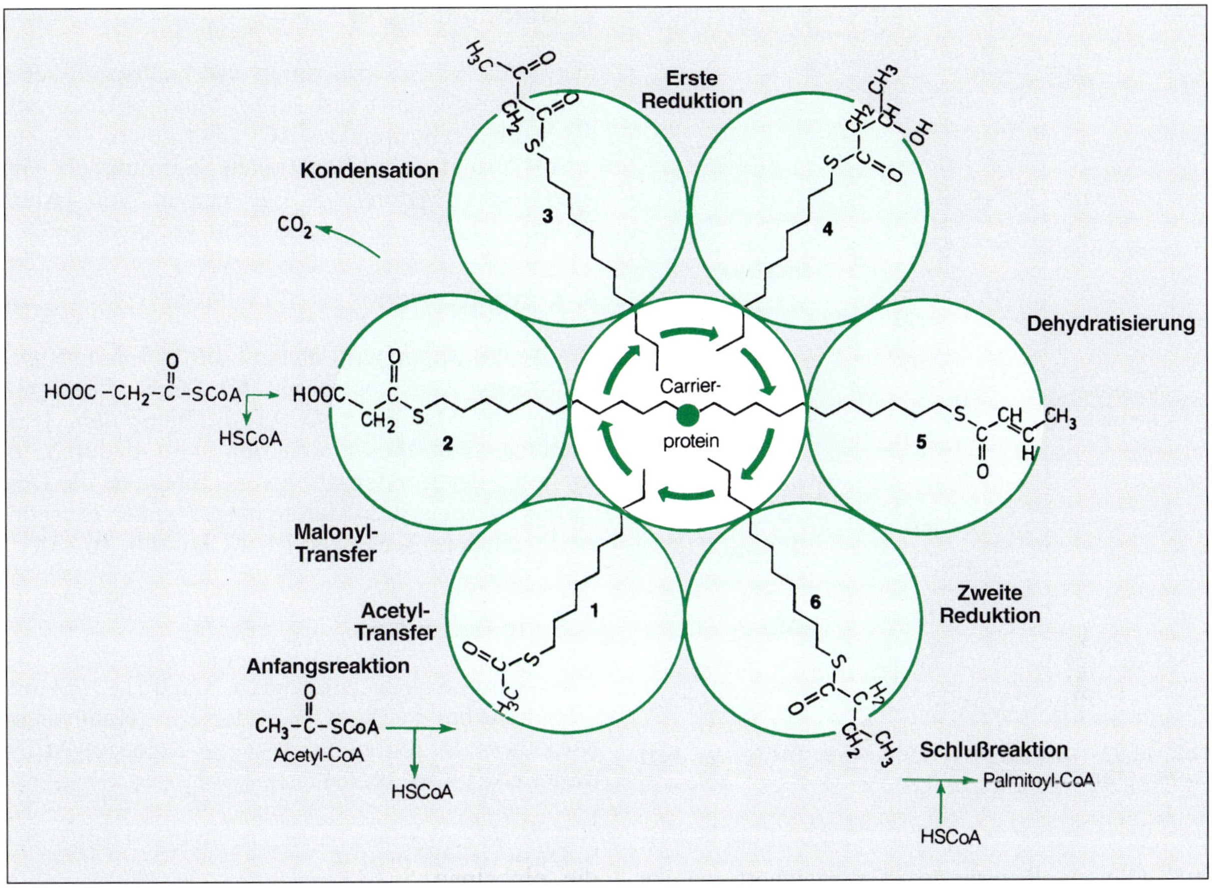

Abb. 16.80 Ablauf der Fettsäuresynthese im Enzymkomplex der Fettsäure-Synthetase (ein Umlauf)

Dieses Enzym hat wie viele andere Carboxylasen Biotin als prosthetische Gruppe. Es ist nicht Bestandteil des Fettsäure-Synthetase-Komplexes. Die Acetyl-CoA-Carboxylase ist das geschwindigkeitsbeschränkende Enzym der Fettsäuresynthese. Zur Carboxylierung von Malonyl-CoA aus Acetyl-CoA ist jeweils 1 ATP erforderlich.

Zur Biosynthese von **Palmitinsäure** sind somit **ein Molekül Acetyl-CoA** und **7 Moleküle Malonyl-CoA** erforderlich.

$$\text{Acetyl-CoA} + 7^{-}\text{OOC-CH}_2\text{-CO-S-CoA} + 14\text{NADPH} + 14\text{H}^+ \rightarrow \text{CH}_3(\text{CH}_2)_{14}\text{COO}^- + 7\text{CO}_2 + 8\text{CoA} + 14\text{NADP}^+$$

Während der Biosynthese ist die wachsende Fettsäurekette über eine Thioesterbindung unmittelbar an den Enzymkomplex gebunden, d.h. alle Zwischenprodukte sind kovalent mit einer SH-Gruppe verknüpft.

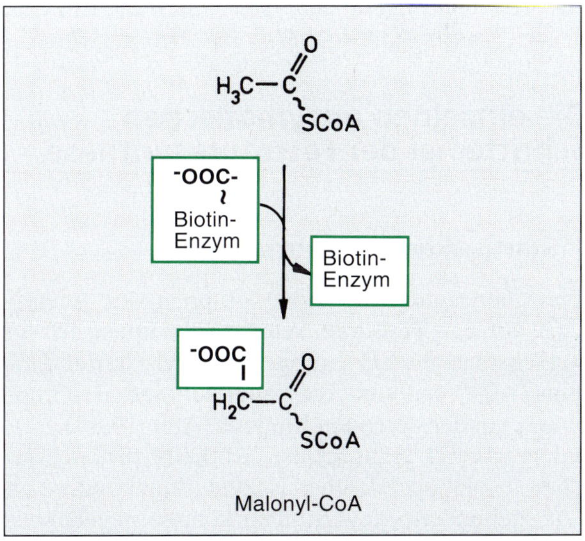

Abb. 16.81 Acetyl-CoA wird durch die Biotin-haltige Acetyl-CoA-Carboxylase zu Malonyl-CoA carboxyliert

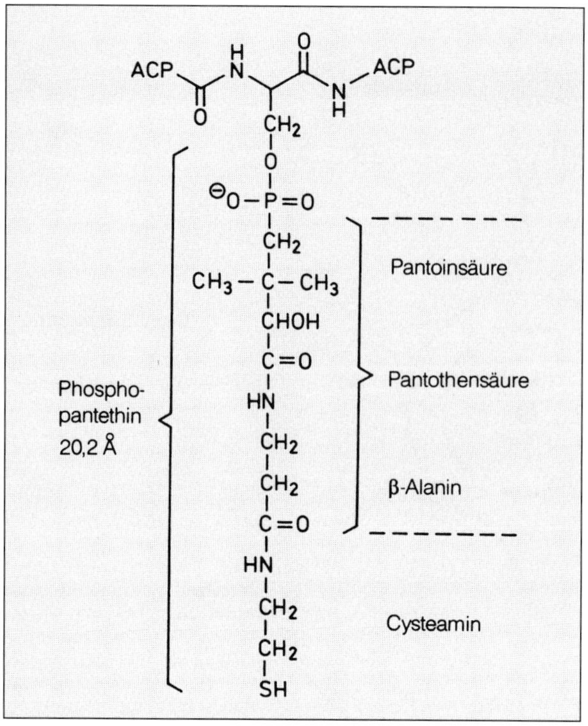

Abb. 16.82 Das Acyl-Carrier-Protein (ACP) der Fettsäure-Synthetase

Die Bindung erfolgt über ein relativ kleines, hitzestabiles Protein, das **Acyl-Carrier-Protein** (ACP) (Abb. 16.82). Die Acylgruppen des Acetyl-CoA und des Malonyl-CoA werden auf die Thiolgruppe des ACP übertragen, katalysiert durch die Enzyme *Acetyl-Transacylase* und *Malonyl-Transacylase.*

Die einzelnen enzymatischen Schritte bei der Fettsäuresynthese

1. Startreaktion – Acyltransfer

Die Übertragung der Acetylgruppen des Acetyl-CoA auf den Fettsäure-Synthase-Komplex erfolgt zunächst auf die SH-Gruppe des Acyl-Carrier-Proteins (ACP) und von dort weiter auf eine SH-Gruppe des kondensierenden Enzyms (Abb. 16.83).

Die Acetyl-Transacylase ist kein für Acetyl-CoA absolut spezifisches Enzym. Auch andere an CoA gebundene Acylgruppen können gegebenenfalls auf die SH-Gruppe des Fettsäure-Synthetase-Komplexes übertragen werden. So wird z.B. ausgehend von Propionyl-CoA Propionyl-Enzym gebildet, **sodass schließlich auch ungeradzahlige Fettsäuren entstehen können.**

2. Malonyltransfer

Der Malonylrest wird durch die hochspezifische Malonyl-Acyltransferase vom Malonyl-CoA auf die Sulfhydrylgruppe des ACP übertragen.

Auf Grund dieser Reaktionen liegt nunmehr ein Acetyl~S-, Malonyl~S-ACP-Enzym vor (Abb. 16.84).

3. Kondensation

Die Acetylgruppe wird nun auf die Malonylgruppe übertragen. Dabei wird aus der freien Carboxylgruppe des Malonyl-S-ACP CO_2 abgespalten. Das Gleichgewicht dieser Reaktion wird dadurch in Richtung der Kondensation verschoben, da die Decarboxylierung des Malonylrestes stark exergon ist. Es entsteht Acetoacetyl-S-ACP (Abb. 16.85).

4. Erste Reduktion

Acetoacetyl-S-ACP wird durch $NADPH+H^+$ zum 3-Hydroxybutyryl-S-ACP reduziert. Katalysiert wird diese Reaktion durch die *β*-Ketoacyl-ACP-Reduktase (Abb. 16.86).

5. Dehydratisierung

Der Hydroxybutyrylrest unterliegt einer Wasserabspaltung. Dies führt zum Crotonyl~S-ACP-Enzym (Abb. 16.87).

6. Zweite Reduktion

Der Crotonylrest wird durch $NADPH+H^+$ zum Butyrylrest reduziert (Abb. 16.88).

7. Transacylase-Reaktion

Mit der Bildung von Butyryl~S-ACP-Enzym-SH (Abb. 16.89) ist die Biosynthese einer gesättigten Fettsäure (C_4 in unserem Beispiel) beendet. Vor der Bindung eines neuen Malonylrestes an das ACP des Enzymkomplexes wird der Butyrylrest innerhalb der Fettsäure-Synthetase auf die Sulfhydrylgruppe des kondensierenden Teilenzyms übertragen (Abb. 16.89).

Damit kann erneut ein Malonylrest auf die Sulfhydrylgruppe des ACP übertragen werden und ein erneuter Umlauf eingeleitet werden.

Bei jedem Umlauf wird die wachsende Fettsäure um eine C_2-Einheit verlängert. Zur Biosynthese der Palmitinsäure (C_{16}) sind 7, für Stea-

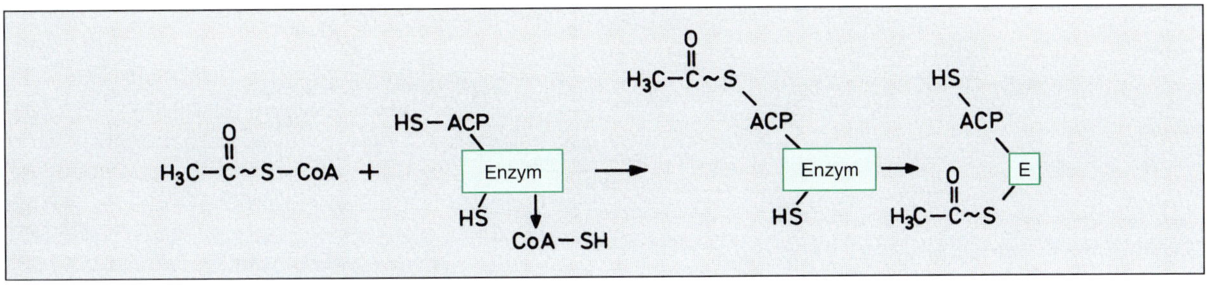

Abb. 16.83 Startreaktion – Acyltransfer

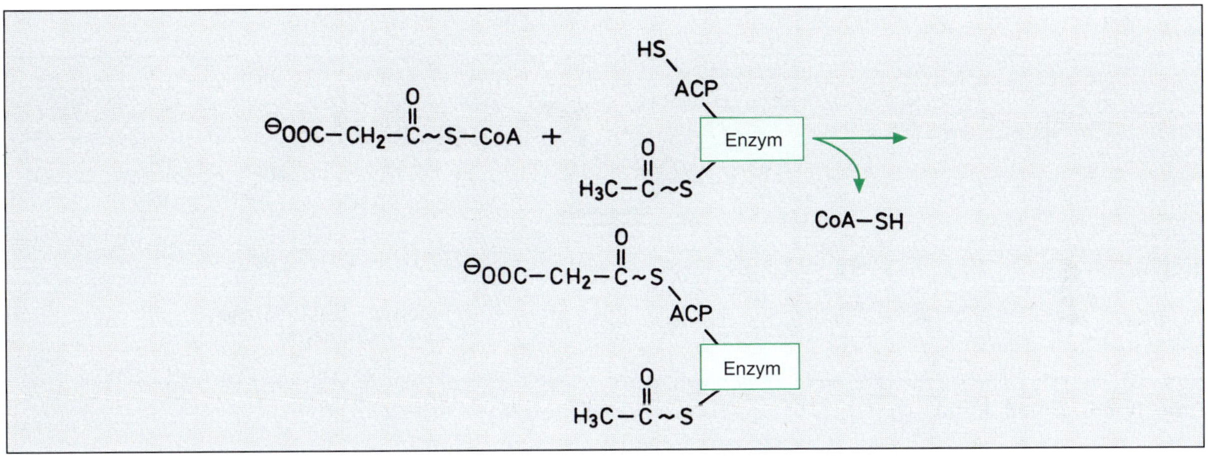

Abb. 16.84 Malonyltransfer

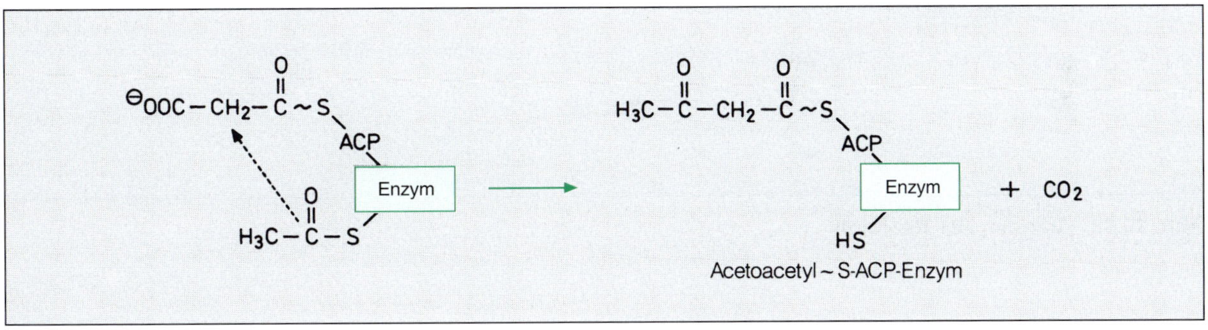

Abb. 16.85 Kondensation

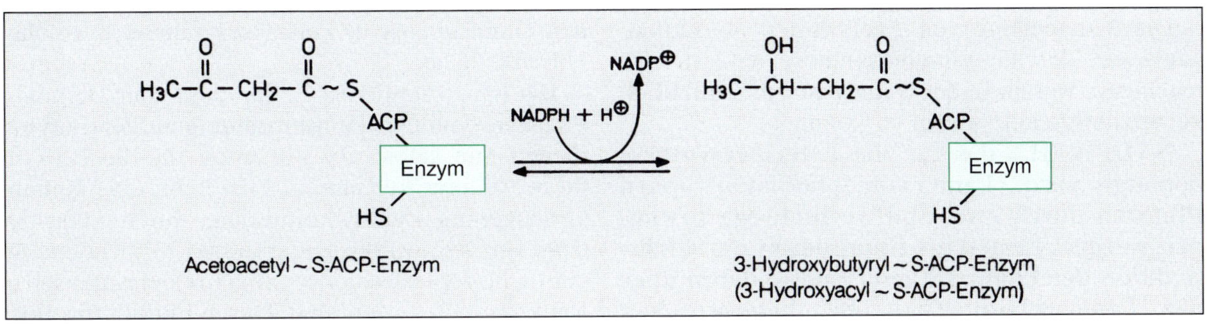

Abb. 16.86 Erste Reduktion

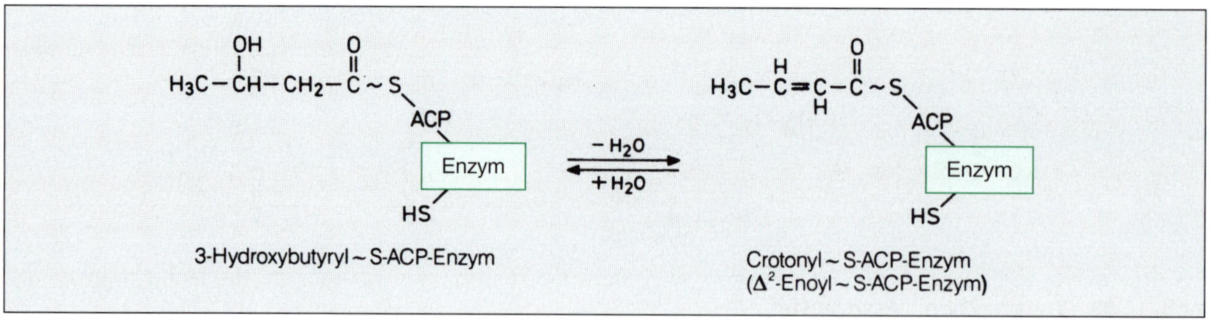

Abb. 16.87 Dehydratisierung

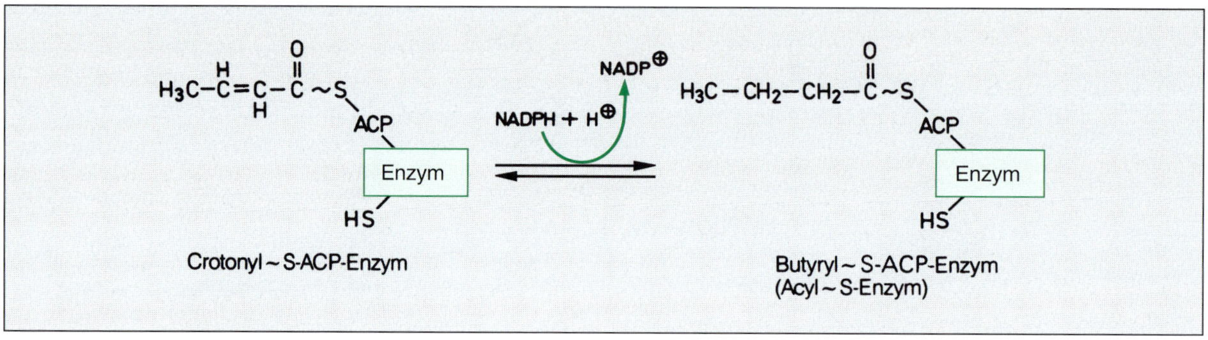

Abb. 16.88 2. Reduktion

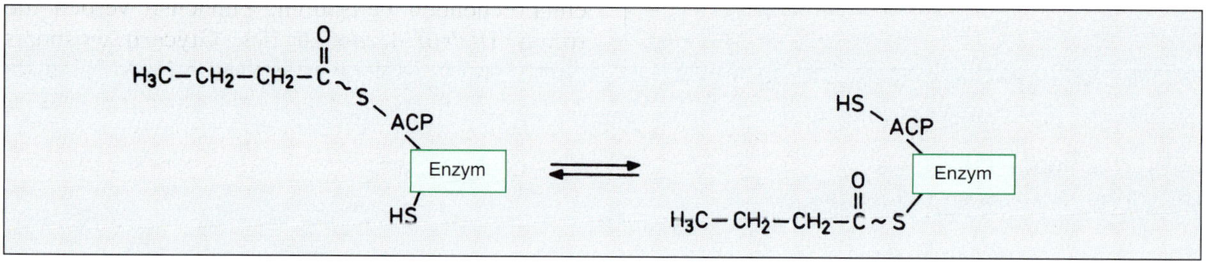

Abb. 16.89 Transacylase-Reaktion

rinsäure (C_{18}) 8 Umläufe erforderlich. Am Ende der Synthese wird die fertige Fettsäure von der Fettsäure-Synthetase abgespalten.

Die Verwendung von Acetylresten als Grundbausteine der Fettsäurebiosynthese erklärt einleuchtend, warum in der Natur **fast ausschließlich geradzahlige Fettsäuren** vorkommen.

NADPH+H⁺, das für die Fettsäuresynthese benötigt wird, kann von photoautotrophen Pflanzen durch zwei Stoffwechselwege gewonnen werden, einmal als Endprodukt der Lichtreaktion der Photosynthese, zum anderen über den Pentosephosphatweg. Bei heterotrophen Organismen ist der Pentosephosphatweg der einzige Weg zur Gewinnung von NADPH+H⁺. Bei Säugetieren und Menschen läuft diese Reaktionsfolge in der Leber und in Fettgewebe, also den Orten intensiver Fettsäuresynthese, mit hoher Umsatzrate ab.

Die hauptsächlichen Endprodukte der De-novo-Fettsäuresynthese, Palmitinsäure und Stearinsäure, dienen nun selbst als Vorstufen für die Biosynthese weiterer Fettsäuren, z. B. kann eine Kettenverlängerung der Palmitinsäure durch verschiedene Enzyme erfolgen, die in den Mitochondrien, den Chloroplasten oder am Endoplasmatischen Retikulum lokalisiert sind. Durch Einführung einer oder mehrerer Doppelbindungen entstehen unge-

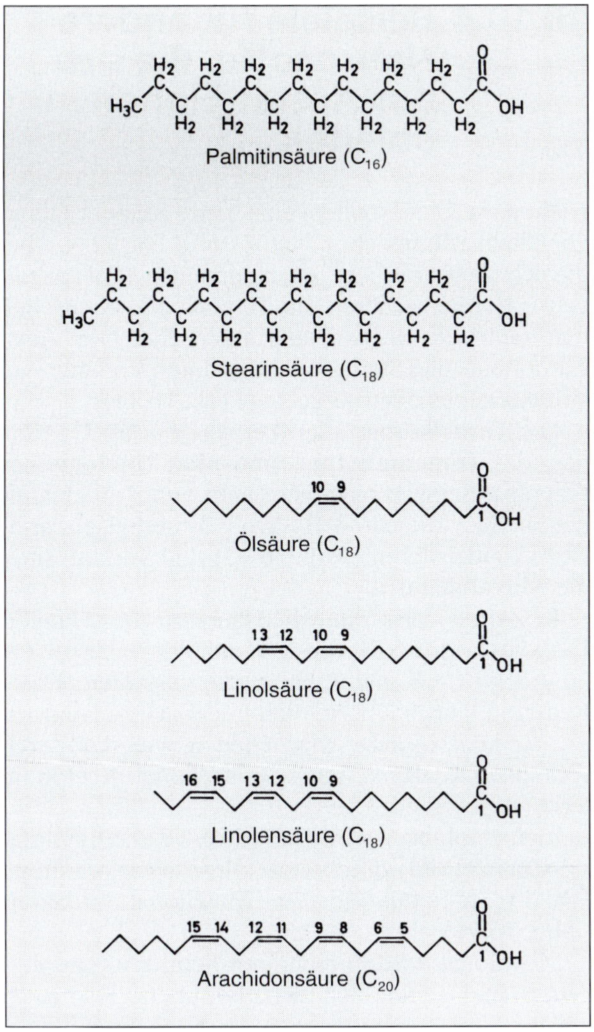

Abb. 16.90 Wichtige Fettsäuren

sättigte Fettsäuren. Dies wird bei Pflanzen und Tieren durch spezifische Oxidoreduktasen katalysiert.

$$R\text{-}CH_2\text{-}CH_2\text{-}R + O_2 + NADPH + H^+ \rightarrow R\text{-}CH{=}CH\text{-}R + NAD^+ + 2H_2O$$

Bei grünen Pflanzen sind solche Enzyme an die Thylakoidmembranen der Chloroplasten gebunden.

Mehrfach ungesättigte Fettsäuren wie **Linolsäure, Linolensäure** werden von Pflanzen aus Vorstufen aufgebaut, die sich von einfach ungesättigten Fettsäuren ableiten (Abb. 16.90). Diese beiden Fettsäuren werden nur von Pflanzen bzw. Mikroorganismen synthetisiert und müssen von Säugetieren und Mensch mit der Nahrung aufgenommen werden. Es sind für sie **essentielle Fettsäuren,** da sie sowohl für gewisse Membranlipide, als auch zur Synthese der Prostaglandine notwendig sind.

16.10.3 Bildung von Lipiden

Die Synthese von Glycerolipiden, die u. a. als Depot- und Speicherform für Fettsäuren dienen, erfolgt durch Veresterung von Glycerinphosphat mit entsprechenden Fettsäuren. Zunächst werden die freien Hydroxylgruppen des Glycerinphosphats durch zwei Moleküle Fettsäure-CoA-Thioester acyliert. Dabei entstehen Phosphatidsäuren.

Die als Zwischenprodukte der Neutralfettsynthese fungierenden Phosphatide weisen durch den Phos-

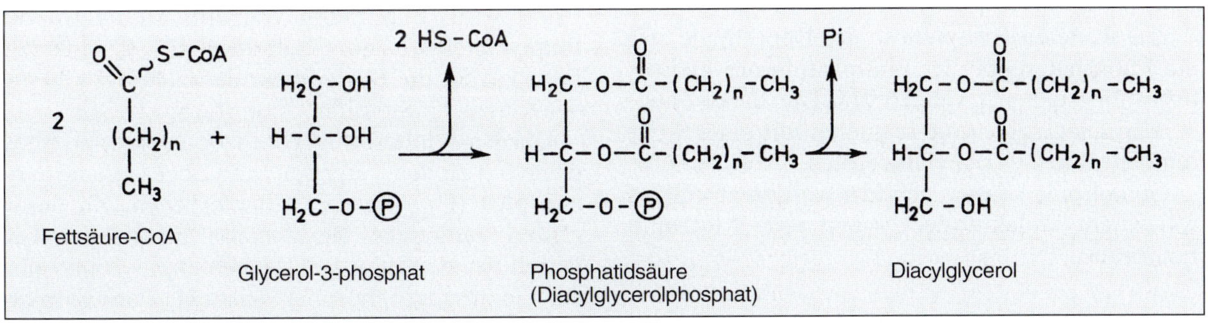

Abb. 16.91 Bildung von Lipiden (resp. Neutralfetten). Bei der Biosynthese von Phospholipiden (und Neutralfetten) treten Phosphatidsäuren als Zwischenprodukte auf. Über Acyl-CoA werden Acylgruppen („aktivierte Fettsäuren") durch eine Acyltransferase auf Glycerol-3-phosphat übertragen. Glycerol-3-phosphat selbst kann durch Reduktion von Dihydroxyacetonphosphat gebildet werden. Vom Diacylglycerolphosphat wird dann durch eine Phosphatase anorganisches Phosphat abgespalten, unter Bildung von Diacylglycerol (resp. Triacylglycerolen).

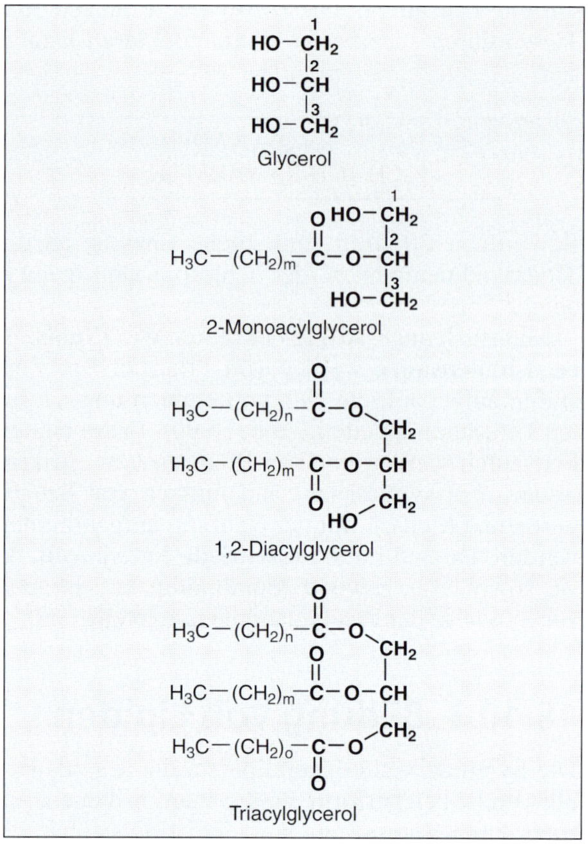

Abb. 16.92 Acyl-Glycerole

phorsäurerest eine noch stärkere Polarisierung in einen lipophilen Kohlenwasserstoffanteil und einen hydrophilen wasserlöslichen Säureanteil auf als die Fettsäuren selbst. Darauf beruht ihre besondere Eignung zur Bildung von Schichten zwischen lipoiden und wässrigen Phasen. Entsprechend dienen sie zum Aufbau von Biomembranen (Kap. 5.3).

Zur weiteren Biosynthese der Depotlipide wird die Phosphatgruppe der Phosphatidsäure hydrolytisch abgespalten (Abb. 16.91). Die dabei entstehenden Diacylglycerole reagieren mit einer weiteren Fettsäure zu Triacylglycerolen. (Abb. 16.92).

Glykolipide können gebildet werden aus Glycerol, einem Molekül Zucker und zwei Molekülen Fettsäure.

O
||
R-C~S-CoA + Diacylglycerol →
Triaylglycerol + CoA-SH

16.10.4 Beispiele für andere Naturstoffe, die sich aus Acetat-Einheiten ableiten

Nicht nur Lipide, sondern eine ganze Reihe weiterer, vor allem **pflanzlicher Naturstoffe** entstehen über die Kondensation von Acetateinheiten (Polyacetatweg). Hierher gehören die Terpene wie Kautschuk und zahlreiche Bestandteile ätherischer Öle. Auch Carotinoide und Steroide werden durch Verknüpfung von Acetateinheiten aufgebaut (Tab. 16.11).

Der Grundkörper aller Terpene ist ein C_5-Körper, das **Isopentenylpyrophosphat** (biologisches Isopren). Seine Biosynthese geht von 3 Acetateinheiten aus, die zu 3-Hydroxy-3-methyl-glutaryl-CoA kondensieren (Abb. 16.93) und verläuft über die **Mevalonsäure.**

In Zeiten verstärkten Fettsäureabbaus (Hunger, Diabetes) wird 3-Hydroxy-3-methyl-glutaryl-CoA zu Acetyl-CoA und Acetoacetat gespalten. Diese Reaktion läuft hauptsächlich in den Mitochondrien ab. Acetoessigsäure wird ebenso wie das durch spontane Decarboxylierung entstehende Aceton im Urin ausgeschieden.

In Cytoplasma wird 3-Hydroxy-3-methylglutaryl-CoA (HMG) durch eine allosterisch regulierte HMG-CoA-Reduktase zu Mevalonat reduziert (Abb. 16.94).

Mevalonat wird in mehreren Schritten phosphoryliert und schließlich decarboxyliert. Hierdurch entsteht das überaus wichtige Isopentenylpyrophosphat, Baustein für die Biosynthese der Terpene wie der Steroide (Abb. 16.95).

Die Biosynthese der Steroide nimmt ihren Ausgang von der C_5-Einheit Isopentenylpyrophosphat. Sechs C_5-Einheiten werden zum C_{30}-Körper Squalen kondensiert, das oxidativ zum Lanosterol zyklisiert wird. Entfernung von drei Methylgruppen führt schließlich zum Cholesterol, (C_{27}), seinerseits Baustein für die Biosynthese der Gallensäuren und der Klasse der Steroidhormone (Abb. 16.96).

Der Biosyntheseweg vom Isopentenylpyrophosphat (C_5) zu den Terpenen führt über Geranylpyrophosphat (C_{10}) zu den Monoterpenen. Zu diesen zählen zahlreiche Bestandteile ätherischer Öle. Durch Kondensation von Isopentenylpyrophosphat an Geranylpyrophosphat entsteht Farnesylpyrophosphat (C_{15}), von dem sich die Sesquiterpene ableiten. Durch Kondensation von Isopentylpyrophosphat mit Farnesylpyrophosphat bildet sich das Geranylgeranyl-Pyrophosphat. Von ihm leiten sich die Diterpene ab.

Tab. 16.11 Übersicht über Terpenoide (Nach Steinegger-Hänsel, Lehrbuch der Pharmakognosie)

Zahl der C-5-Einheiten	Name	Vorkommen (Beispiele)
1	Hemiterpene	„Prenylrest" in Chinonen, Cumarinen
2	Monoterpene	In äth. Ölen: Citral, Menthol, Menthon, Thymol, Carvon, Campher, α, β-Pinen: glykosidisch in Bitterstoffen
3	Sesquiterpene	In äth. Ölen: Farnesol, Azulen; Bitterstoff, z. B. der Asteraceen.
4	Diterpene	Gibberelline; Harzsäuren; Phytol, Vitamin A
6	Triterpene	Saponine, Steroide, Herzglykoside
8	Tetraterpene	Carotinoide
∞	Polyterpene	Kautschuk, Guttapercha

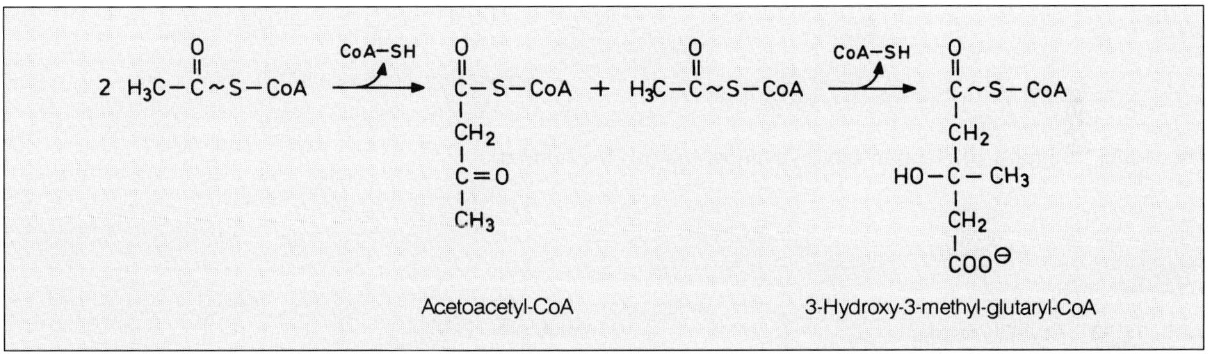

Abb. 16.93 Bildung von 3-Hydroxy-3-methyl-glutaryl-CoA

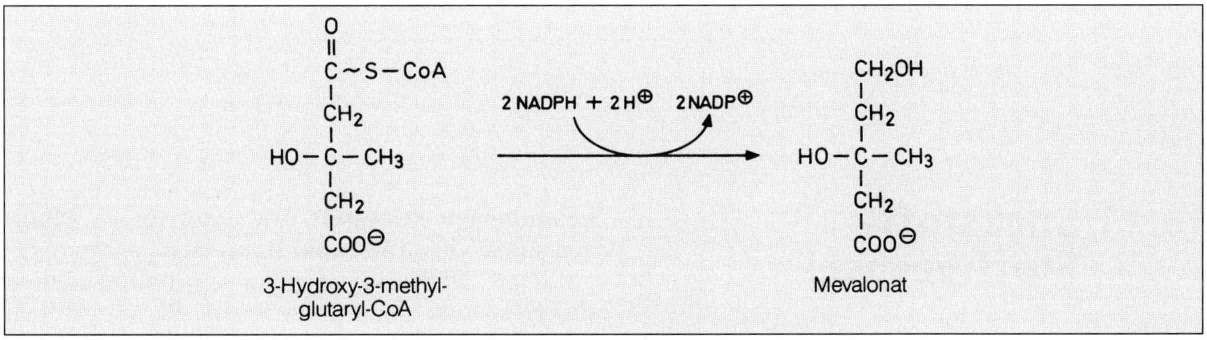

Abb. 16.94 Reduktion von 3-Hydroxy-3-methyl-glutaryl-CoA zu Mevalonat

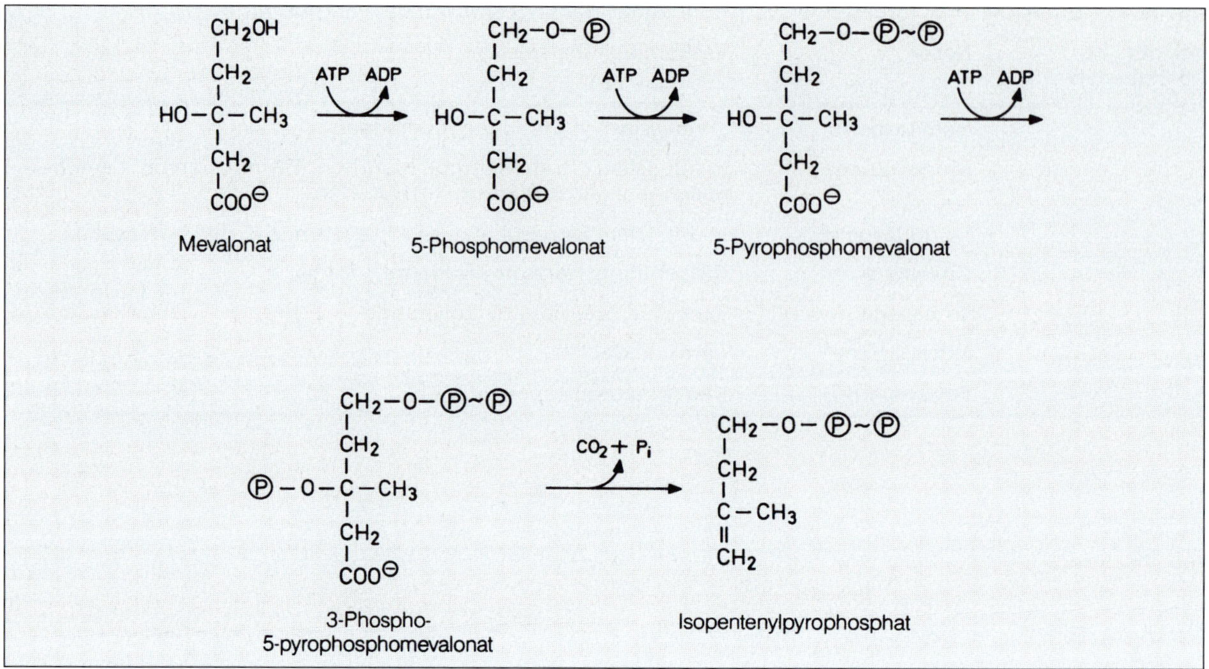

Abb. 16.95 Bildung von Isopentenylpyrophosphat aus Mevalonat

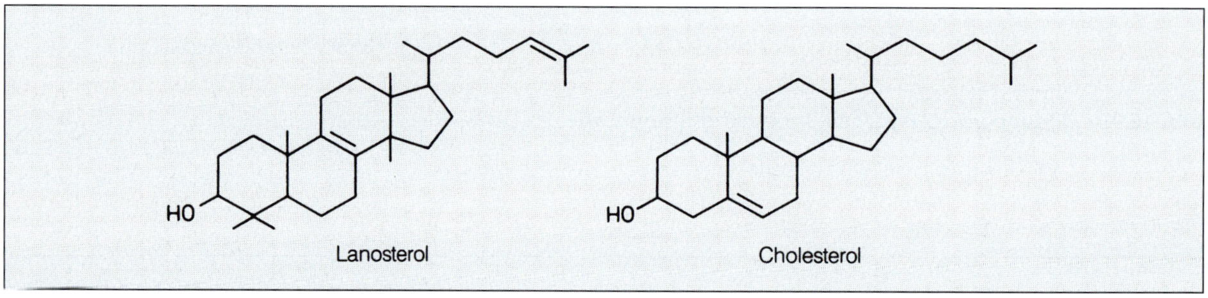

Abb. 16.96 Lanosterol und Cholesterol

16.11 Stickstoff-Stoffwechsel

Stickstoff ist neben Kohlenstoff, Sauerstoff, Wasserstoff und Schwefel eines der wichtigsten Elemente zum Aufbau lebender Substanzen, vor allem von Aminosäuren, Proteinen, Nukleotiden und Nukleinsäuren. Ferner enthalten die Alkaloide und fast alle Antibiotika Stickstoff.

Stickstoff steht den Organismen in verschiedener Form zur Verfügung, als N_2 in der Atmosphäre, als Ammoniumsalze und Nitrate im Boden und schließlich in Form von organisch gebundenem Stickstoff. Die autotrophen Pflanzen sowie viele Pilze und Bakterien können anorganische Stickstoffverbindungen, **hauptsächlich das NO_3^--Ion,** als Stickstoffquelle für den Aufbau von Biomolekülen nutzen, d.h. anorganisch gebundenen Stickstoff in organisch gebundenen Stickstoff überführen, assimilieren. Sie **sind Stickstoff-autotroph.** Einzelne Bakterien und Blaualgen können unter bestimmten Bedingungen auch molekularen Stickstoff nutzen.

Tiere und Mensch sind auf die Zufuhr von organisch gebundenem Stickstoff in Form von Proteinen bzw. Aminosäuren angewiesen. Sie **sind Stickstoff-heterotroph** (Abb. 16.97). Bei Mikro-

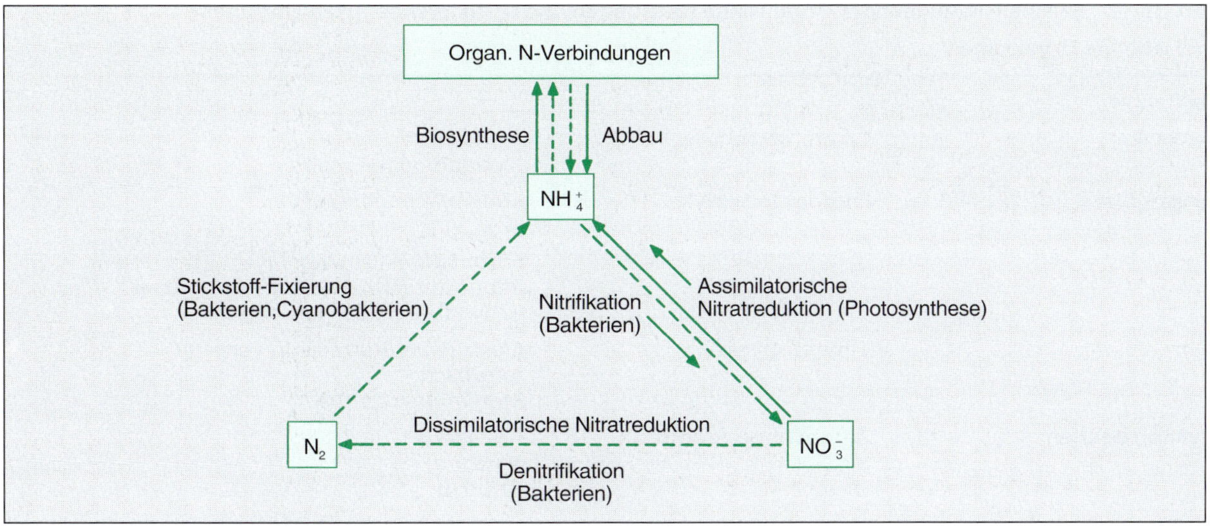

Abb. 16.97 Übersicht über die Reaktionen des Stickstoffkreislaufs

organismen kennt man alle Übergänge von der Stickstoff-Autotrophie bis zur Stickstoff-Heterotrophie.

16.11.1 Bindung von molekularem Stickstoff in organische Verbindungen

Die Verwertung von molekularem Stickstoff zum Einbau in organische Verbindungen ist von großer Bedeutung für die Stickstoffbilanz der Atmosphäre. Auf der anderen Seite wird durch bakterielle Denitrifikation N_2 an die Atmosphäre abgegeben.

Nur Prokaryoten sind in der Lage, das Stickstoffreservoir der Atmosphäre zu nutzen und molekularen Stickstoff in organische Verbindungen einzubauen, zu „fixieren“.

Organismen, die N_2 zu binden vermögen, können in zwei große Gruppen eingeteilt werden (Tab. 16.12), in solche, die **frei im Boden lebend** N_2 binden können. Einige *Blaualgen,* wie *Chlorogloea-, Nostoc-* und *Anabaena*arten sowie einige *freilebende Bakterien* können molekularen Stickstoff verwerten. Zu den letzten zählen einige aerobe und anaerobe sowie manche photoautotrophe Bakterien, insbesondere jedoch *Azotobacter*-Arten. Auch unter den *Enterobakterien,* die sich u. a. im Verdauungstrakt des Menschen finden, gibt es solche, die N_2 fixieren können.

Ein Beispiel für **symbiotische Stickstoff-Fixierung** bieten die *Knöllchenbakterien* der Leguminosen. Diese normalerweise frei im Boden lebenden Bakterien der Gattung *Rhizobium* sind nur in Symbiose zur N_2-Fixierung befähigt. Die Bakterien dringen über die Wurzelhaare in die Zellen der Wurzelrinde ein. Sie regen dort die Zellteilungstätigkeit an und indizieren Gewebewucherungen, „Knöllchen“, an den befallenen Wurzeln. Diese Knöllchen enthalten das *Leghämoglobin,* ein dem Hämoglobin verwandtes Pigment. Dieses hat die Aufgabe, Sauerstoff zu binden.

Die Reduktion von N_2 zu NH_4^+ wird durch einen Multienzymkomplex, die Nitrogenase, katalysiert. Dieses Enzym findet sich bei einigen freilebenden heterotrophen Bakterien, bei einigen Cyanobakterien sowie bei symbiotisch lebenden Bakterien und Cyanobakterien (Tab. 16.12). Die Nitrogenase ist ein Molybdänferredoxin, das aus mehreren Untereinheiten besteht. Diese enthalten 32 Eisen-, 32 Schwefel- und 2 Molybdän-Atome. An die Metall-Schwefelgruppen ist N_2 gebunden.

Es ist mit einer zweiten, kleineren Einheit assoziert, der Nitrogenase-Reduktase (Azoferredoxin). Diese überträgt unter Verbrauch von ATP ein Elektron auf das Ferredoxin der Nitrogenase. N_2 wird von der Nitrogenase schrittweise unter Übertragung von 6 Elektronen zu NH_4 reduziert und in organische Verbindungen eingebaut. Die Nitrogenase ist gegen Sauerstoff empfindlich.

$$N_2 + 6H^+ + 6e^- \rightarrow 2NH_3$$

Tab. 16.12 Beispiele N_2-bindender Organismen (Gattungen, die N_2-fixierende Arten enthalten)

Frei lebende Organismen

Bakterien		
Aerobier	C-heterotroph	*Azotobacter* *Pseudomonas*
Anaerobier	Photoautotroph	*Klebsielle pneumoniae*
		Chlorobium (grüne Schwefelbakterien) *Chromatium* (Schwefel-Purpurbakterien) *Rhodospirillum,* Rhodopseudomonas (schwefelfreie Purpurbakterien)
	C-heterotroph	*Clostridium* (Buttersäurevergärer) *Aerobacter* *Methanobacterium*
Cyanobakterien	Aerob; photoautotroph	*Anabaena* *Nostoc* *Calotrix*
Symbiotische Organismen		
Mikroorganismen	Pflanzen	Befallenes Organ
Bakterien		
Rhizobium leguminosarum	Leguminosen	Wurzel
Klebsiella-Arten	*Psychotria*-Arten (Rubiaceae)	Blätter
Verschiedene Actinomyceten	Erle (Betulaceae)	Wurzeln
	Sanddorn, Ölweide (Elaeagnaceae)	Wurzeln
	Myrica (Myricaceae)	Wurzeln
Cyanobakterien		
Nostoc	*Blasia* (Lebermoos)	Thallus
	Collema (Flechte)	Thallus
	Gunnera (Haloragaceae)	In den Zellen der Blattbasen im Rhizom
Anabaena	*Azolla* (Schwimmfarn)	Blätter
	Cycas, Macrozamia (Cycadaceae)	Wurzeln, Rhizom

Zwischenprodukte der Reaktion sind nicht nachweisbar. Daher ist anzunehmen, dass der Stickstoff während der Reduktion an das Enzym gebunden bleibt. Der Energiebedarf der N_2-Reduktion ist sehr hoch. Es werden 16 Mol ATP pro Mol N_2 benötigt. Als Reduktionsmittel dient *Ferredoxin*. Des Weiteren verbraucht die Reduktion ATP. **Reduziertes Ferredoxin und ATP stehen Blaualgen und photoautotrophen Bakterien aus der Photosynthese zur Verfügung. Heterotrophe Bakterien dagegen gewinnen diese beiden Verbindungen aus dem Abbau von Pyruvat zu Acetat.**

Der Einbau von NH_4^+ in organische Verbindungen erfolgt bei N_2-fixierenden Organismen hauptsächlich durch Übertragung auf Glutaminsäure. Es entsteht Glutamin. Diese Reaktion wird durch das Enzym Glutamin-Synthetase katalysiert. Diese Reaktion benötigt ATP und ist praktisch irreversibel.

Die γ-Amidgruppe des Glutamins wird durch Transamidierung auf andere organische Verbindungen übertragen (Abb. 16.98).

$N_2 \rightarrow 2NH_4^+ \rightarrow$ Glutamin $\rightarrow$ N-haltige organische Verbindungen

Bei Organismen, die die Reduktionsäquivalente, hier reduziertes Ferredoxin, durch Photosynthese gewinnen, dient N_2 neben CO_2 als Wasserstoffakzeptor des aus dem Wasser freigesetzten Wasserstoffs.

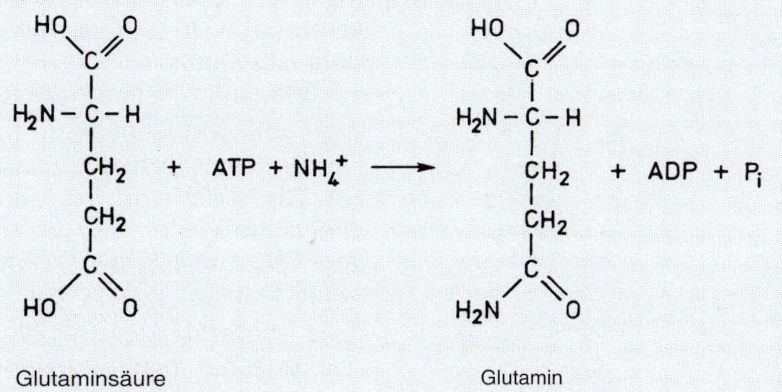

Abb. 16.98 Überführung des reduzierten Stickstoffs in organische Bindung

$$3H_2O + \mathbf{N_2} \xrightarrow{\text{Licht}} 2NH_4^+ + 1\tfrac{1}{2}O_2$$
(Photoassimilation von N_2)
$$H_2O + CO_2 \xrightarrow{\text{Licht}} (CH_2O) + O_2$$
(Photoassimilation des CO_2)

Beide Prozesse laufen bei den photoautotrophen, Stickstoff-assimilierenden Organismen, z. B. den Cyanobakterien, nebeneinander ab.

Die Energie zur Reduktion von N_2 liefert in diesem Falle also die Sonnenenergie. Der Wasserstoff des Ammoniums entstammt dem Wasser.

Die Befähigung zur Stickstoff-Fixierung ist an die so genannten nif-Gene gebunden. Diese sind auf Plasmiden lokalisiert. Sie lassen sich durch Konjugation von einem Bakterium auf das andere übertragen, so z. B. von *Klebsiella pneumoniae* auf *Escherichia coli.*

Durch die Fixierung von molekularem Stickstoff können erhebliche Mengen an Stickstoff in organisch gebundene Form überführt werden. Durch deren Abbau und durch nitrifizierende Boden-Bakterien wird dieser schließlich in Nitrat überführt und damit den höheren Pflanzen zugänglich gemacht.

Nitrifizierende Bakterien oxidieren Ammoniumstickstoff zu Nitrit und dieses weiter zum Nitrat. Dieser Vorgang der Nitrifikation ist für den Stickstoffkreislauf der Natur von großer Bedeutung. Die nitrifizierenden Bakterien der Gattung **Nitrosomonas** und **Nitrobakter** sind in der Natur in Ackerböden weit verbreitet. Sie sind immer miteinander vergesellschaftet.

Nitrosomonas oxidiert Ammoniumstickstoff zu Nitrit:

$$2NH_3 + 3O_2 \rightarrow 2HNO_2 + 2H_2O$$
$$\Delta G^{\circ\prime} = -661 \text{ kJ}$$

Das Nitrit wird von Nitrobakter weiter zum Nitrat oxidiert

$$2HNO_2 + O_2 \rightarrow 2HNO_3$$
$$\Delta G^{\circ\prime} = -150 \text{ kJ}$$

16.11.2 Nitrat-Reduktion

Nitrat ist die hauptsächliche Stickstoffquelle für höhere Pflanzen. Sie nehmen Nitrat (NO_3^-) aus dem Boden auf, reduzieren es zu NH_4^+ und bauen daraus alle Stickstoffverbindungen der Zelle auf.

Die Reduktion von NO_3^- zu NH_4^+ erfolgt in zwei Reaktionsschritten.

1. **Die Nitrat-Reduktase** reduziert Nitrat zu Nitrit. Das Enzym ist im Cytosol der Zellen des Assimilationsparenchyms lokalisiert. Es enthält Eisen- und Molybdän-Ionen sowie FAD. Als Reduktionsmittel dient $NADPH + H^+$.

Die Bildung der Nitrat-Reduktase ist in der Pflanze regulierbar. Die Bildung des Enzyms wird durch NO_3^-- und NO_2^--Ionen induziert. Die hierzu erforderliche Genaktivierung erfolgt beim Mais innerhalb von zwei Stunden. Die Enzymbildung kann auch durch Cytokinine (Kap. 18.3.3) induziert werden. Durch NH_4^+-Ionen wird die Enzymsynthese reprimiert.

2. **Die Nitrit-Reduktase** überträgt 6 Elektronen auf das Nitrit und reduziert dies zu NH_4^+. Zwischenstufen dieses Reduktionsvorgangs sind bisher nicht bekannt. **Das Enzym ist bei photosynthetisch aktiven Zellen in den Chloroplasten lokalisiert.** Als Elektronendonor dient reduziertes Ferredoxin (Abb. 16.99). Auch die Bildung der Nitrit-Reduktase ist durch Nitrat und Nitrit induzierbar.

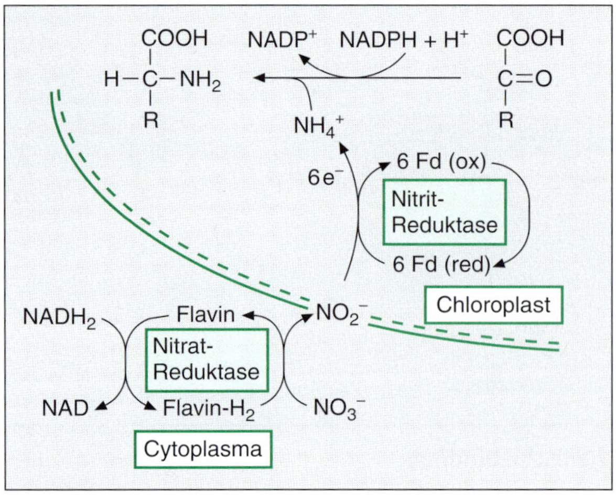

Abb. 16.99 Schema der assimilatorischen Nitratreduktion

Die Nitratreduktion ist bei photosynthetisierenden Organismen eng an die Photosynthese gekoppelt und deshalb im Licht stark gesteigert. Als Wasserstoffdonator dient hier das aus der Photosynthese stammende $NADPH+H^+$. Im Dunkeln liefert der Abbau von Kohlenhydraten (Glykolyse) die nötigen Reduktions- und Energieäquivalente zur Nitratreduktion.

Bei der assimilatorischen Nitratreduktion kann also Nitrat neben Kohlendioxid als Akzeptor des bei der Photosynthese aus Wasser freigesetzten Wasserstoffs dienen.

$$9H_2O + \mathbf{2NO_3^-} \xrightarrow{\text{Licht}} 2NH_3 + 6H_2O + 4^1/_2O_2$$

(Photoassimilation von NO_3^-)

Das von grünen Pflanzen in den Chloroplasten gebildete NH_4^+ wird noch in den Chloroplasten in organische Bindung überführt. Eine Chloroplasten-gebundene *Glutamat-Dehydrogenase* überträgt NH_4^+ auf *α-Ketoglutarat.* Hierbei entsteht *Glutamat.*

L-Glutamat-Dehydrogenasen sind in Chloroplasten und Mitochondrien nachgewiesen worden. Die Glutamat-Dehydrogenase-Reaktion ist reversibel. Durch sie wird der Glutamatstoffwechsel mit dem Citratzyklus verbunden. Diese Reaktion ist eine der wichtigsten Transaminierungs-Schritte (Abb. 16.100). Der in der Glutaminsäure gebundene Stickstoff kann für die Biosynthese weiterer Aminosäuren herangezogen werden. Auch Pilze sind zur assimilatorischen Nitratreduktion befähigt. Sie gewinnen die dazu notwendigen Reduktions- und Energieäquivalente aus dem Abbau der Kohlenhydrate.

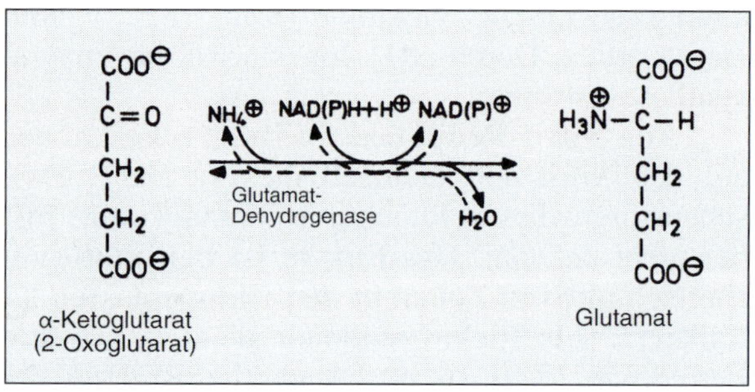

Abb. 16.100 Übertragung von NH_4^+ auf α-Ketoglutarat

16.11.3 Die Biosynthese von Aminosäuren

Bakterien und Pflanzen können in der Regel alle Aminosäuren, die zum Aufbau von Proteinen dienen (proteinogene Aminosäuren), selbst synthetisieren. Säugetiere vermögen nur einen Teil der notwendigen Aminosäuren de novo zu synthetisieren. Die übrigen so genannten essentiellen Aminosäuren müssen sie mit der Nahrung aufnehmen.

Die Biosynthese der 20 proteinogenen Aminosäuren erfolgt mit verschiedenen Enzymen auf zum Teil komplizierten Stoffwechselwegen (Abb. 16.101). Grundlegend wichtige Reaktionen bei der Biosynthese der Aminosäuren sind: **reduktive Aminierungen, Amidbildung** und **Transaminierung. Veränderungen des Kohlenstoffgerüstes der Aminosäuren erfolgen auf der Stufe von organischen Säuren über die Bildung entsprechender Ketosäuren. Der wichtigste Weg** für die Bildung von Aminogruppen aus NH_4^+ und organischen Vorstufen ist die **reduktive Aminierung von α-Ketosäuren zu α-Aminosäuren.** Dieser Biosyntheseweg scheint bei allen Organismen in gleicher Weise abzulaufen.

Glutamat kann durch die Glutamin-Synthetase zu Glutamin amidiert werden. Diese Reaktion dient zur Überführung von Ammoniumstickstoff in organische Bindung in Form von Amidogruppen.

$$\text{Glutamat} + NH_4^{\oplus} \xrightarrow[\text{Glutamin-Synthetase}]{\text{ATP} \quad \text{ADP}+P_i} \text{Glutamin}$$

Vom Glutamin kann die Amidogruppe durch eine Glutamin-2-Oxoglutarat-Aminotransferase reduktiv auf 2-Oxoglutarat (α-Ketoglutarat) irreversibel

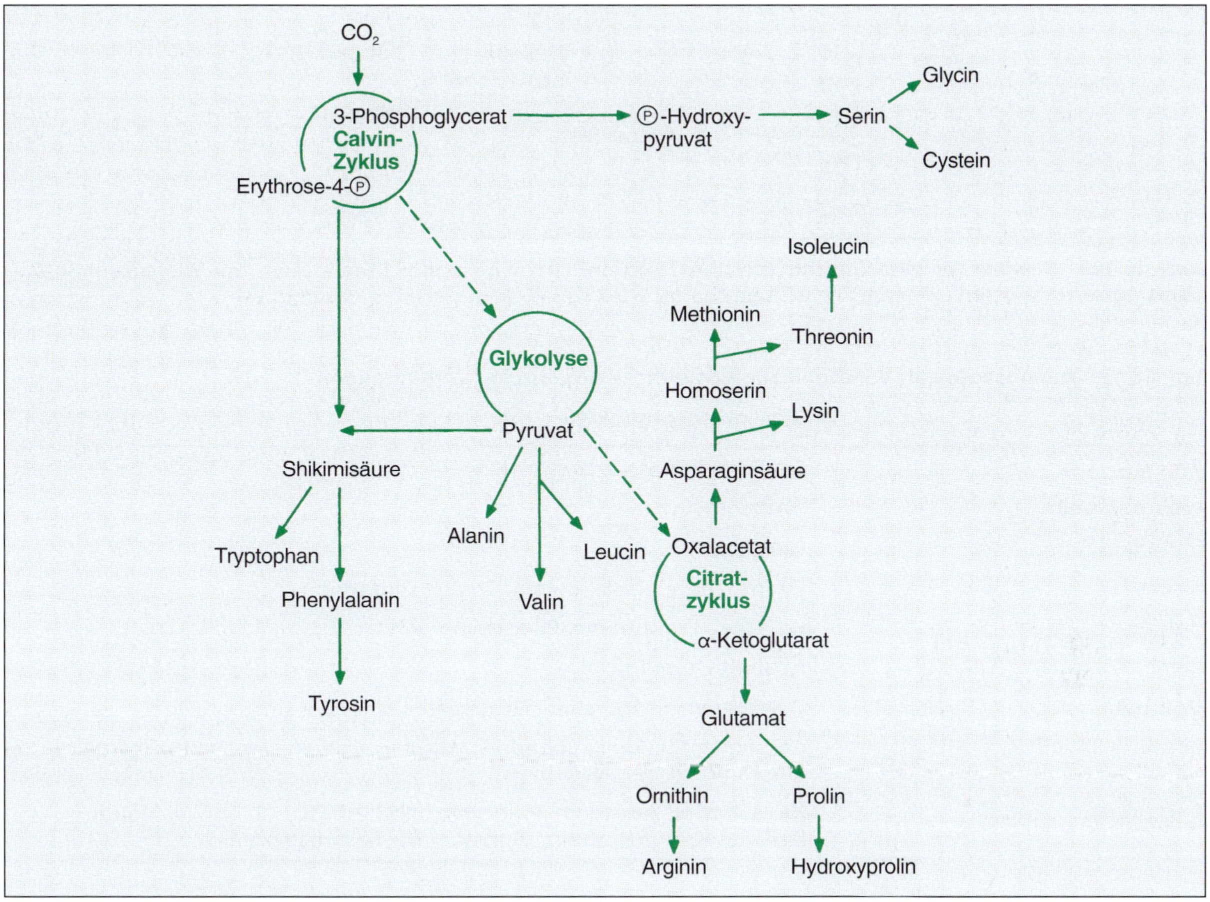

Abb. 16.101 Biosynthesewege von Aminosäuren

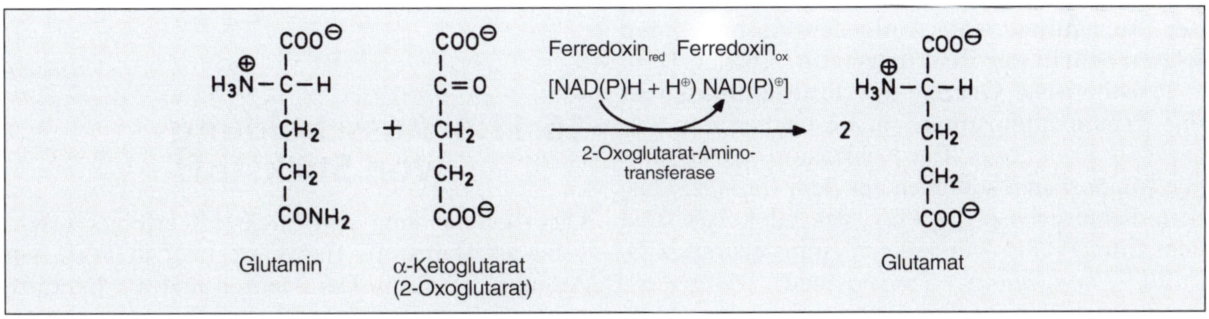

Abb. 16.102 Bildung von Glutamat aus Glutamin in Chloroplasten

übertragen werden. Dabei ist in Chloroplasten reduziertes Ferredoxin Elektronendonator, in nichtgrünen Zellen dagegen NADH+H$^+$ (Abb. 16.102).

Andere Wege vom Ammoniumstickstoff zu Aminosäuren führen über Brenztraubensäure zum Alanin oder von Oxalessigsäure zur Asparaginsäure und zum Asparagin. Neben Glutamin ist Asparagin eine wichtige Speicherform für organisch gebundenen Stickstoff. **Die Bildung von Glutamin und Asparagin findet bei Pflanzen vor allem in reifenden Samen statt.** Diese Stickstoffreserven dienen dem **Aufbau von Speicherproteinen.**

Alle anderen Aminosäuren werden über **Transaminierungsreaktionen** gebildet. **Glutaminsäure bzw. Glutamin, aber auch Asparaginsäure und Asparagin dienen als Donoren für Aminogrup-**

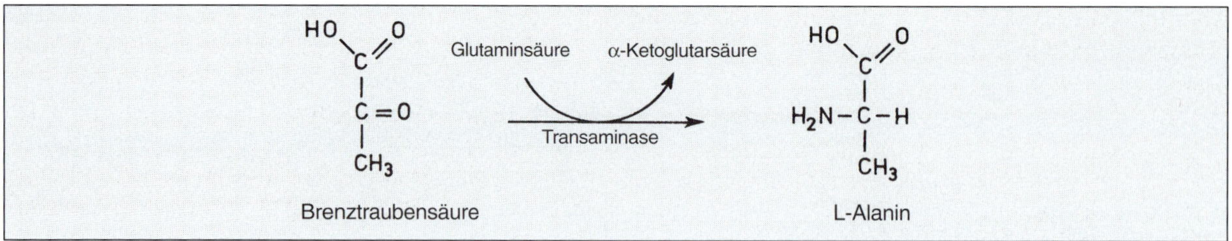

Abb. 16.103 Beispiel für eine Transaminierungsreaktion. NH_2 wird von Glutaminsäure auf Brenztraubensäure übertragen, es entsteht L-Alanin. Die Glutaminsäure wird zu α-Ketoglutarsäure desaminiert

Tab. 16.13 Aminosäuren als Vorstufen zur Biosynthese organischer Verbindungen

Aminosäuren	Biosyntheseprodukte
Arginin	Spermin, Putrescin, Harnstoff
Asparaginsäure	Pyrimidin
Glutaminsäure	Glutathion
Glycin	Purine, Tetrapyrrole, Betain, Cholin, Glutathion
Histidin	Histamin, Ergothioein, Pilocarpin
Lysin	Anabasin, Coniin
Ornithin	Hyoscyamin, Scopolamin, (Tropanalkaloide) Cocain
Tyrosin	Adrenalin, Meskalin, Ephedrin, Morphin, Codein, Papaverin, Thyroxin, Chloramphenicol, Novobiocin
Tryptophan	Nicotinsäure, Serotonin, Psilocybin, Indolessigsäure, Indolalkaloide (z. B. Reserpin, Strychnin, Vincristin, Raubasin), Penicillin

pen. Von entsprechenden Enzymen, den *Transaminasen*, werden die Aminogruppen auf Ketosäuren übertragen. **Die Transaminierung stellt in der Biosynthese von Aminosäuren meist den letzten Schritt der Reaktionskette** (Abb. 16.103).

Prosthetische Gruppe der Transaminasen ist das Pyridoxalphosphat, ein Bestandteil des Vitamin B_6-Komplexes. Die Kohlenstoffgerüste einiger Aminosäuren stammen aus dem Calvinzyklus, dem Pentosephosphatzyklus, der Glykolyse und dem Citratzyklus. Bei anderen Aminosäuren, z. B. *Valin, Phenylalanin, Tyrosin* und *Tryptophan,* muss das Kohlenstoffgerüst erst über eine Reihe spezieller Reaktionen aufgebaut werden. Die Biosynthese einiger anderer Aminosäuren, z. B. *Serin, Glycin* und *Cystein,* ist in der grünen Pflanze eng an die CO_2-Assimilation gebunden.

Aminosäuren dienen als Bausteine der Protein- bzw. Proteidsynthese, sind jedoch auch Vorstufen für die verschiedensten Zellbestandteile, z. B. für Hormone, Vitamine, Porphyrine, Alkaloide, Antibiotika (Tab. 16.13).

Die meisten Biosynthesewege, die zu Aminosäuren führen, unterliegen einer Regulation über die Endprodukthemmung (Kap. 18.4.2).

Störungen der Biosynthese von Aminosäuren führen zu Stoffwechselstörungen mit entsprechenden Krankheitssymptomen (Kap. 12.2.5).

16.11.4 Ausscheidung von Stickstoff

Die Ausscheidung von Stickstoff erfolgt vorwiegend als Harnstoff, Harnsäure oder in Form von Ammoniumsalzen. Der Mensch und die Landwirbeltiere verfügen in der Leber über ein Enzymsystem, das den bei der oxidativen Desaminierung von Glutaminsäure frei werdenden Ammoniak in Harnstoff überführen kann.

Viele im Wasser lebende Tiere scheiden dagegen den Stickstoff unmittelbar als Ammoniumsalz, Landreptilien, Insekten und Vögel hauptsächlich in Form von Harnsäure aus. Harnsäure ist beim Menschen ein Endprodukt des Purinabbaus. Anders als bei Mensch und Tier **scheiden Pflanzen keinen Stickstoff aus.** Sie speichern ihn hauptsächlich in Form von Asparagin und Glutamin, unter Umständen auch in Form von Alantoin oder

Alantoinsäure. Aus diesen Verbindungen kann die Pflanze den Stickstoff für biosynthetische Zwecke wieder gewinnen.

16.12 Schwefelstoffwechsel

Schwefel wird von Bakterien, Pilzen und Pflanzen als Sulfation aufgenommen. Auch der Transport innerhalb der Pflanze vollzieht sich vorwiegend in der Form des Sulfations. Dieses ist auch Ausgangsverbindung für den Schwefelstoffwechsel der Organismen.

Das Sulfation kann auf zwei Wegen in organische Verbindungen eingebaut werden. In einem Falle entstehen durch **Veresterung von Sauerstoffunktionen** Schwefelsäureester von Steroiden und Phenolen, sulfathaltige Mucopolysaccharide sowie sulfathaltige Polysaccharide in Zellwänden von Algen (Agar-Agar, Carrageen). Diese **Veresterung des Sulfats** wird durch ein Enzymsystem, die „Sulfotransferase" katalysiert. Dieses Enzymsystem findet sich auch in tierischen Zellen.

Beim zweiten Weg, bei der **„assimilatorischen Sulfatreduktion"** wird das aufgenommene Substrat in mehreren Reaktionsschritten zum Sulfid reduziert und als SH-Gruppe in organische Verbindungen eingebaut. In dieser Form ist Schwefel essenzieller Bestandteil von Enzymen. Zum anderen finden sich in der Zelle eine Reihe von Schwefelverbindungen, die als Coenzyme eine wesentliche Rolle im Stoffwechsel spielen. Bei einigen dieser Coenzyme ist der Schwefel fest in die Molekülstruktur eingebaut, z. B. beim Thiaminphyrophosphat. Bei anderen ist er **in SH-Gruppen die reaktive Stelle des Moleküls, z. B. im Coenzym A.** An die SH-Gruppe in Coenzym A werden z. B. Fettsäuren als Thioester gebunden und so „aktiviert" (Kap. 16.4.2).

Schließlich enthalten **schwefelhaltige Aminosäuren**, wie Cystein und Methionin, **eine SH-Gruppe.** In Proteinen dienen SH-Gruppen zur Ausbildung von Disulfidbrücken (Kap. 4.4.1) und spielen damit eine wichtige Rolle bei der Ausbildung der Quartärstrukturen von Proteinen.

Aktivierung des Sulfats

Für beide Stoffwechselwege muss das in die Zelle aufgenommene Sulfation zunächst aktiviert werden.

Erster Schritt dieser Aktivierung ist der Einbau von SO_4^{2-} in Adenosinmonophosphat zu Adenosin-5′-phosphorylsulfat (APS). Diese Anhydridverbindung entsteht durch Umsetzung von SO_4^{2-} und ATP mit Hilfe einer ATP-Sulfurylase (Sulfatadenyl-Transferase). Bei dieser Reaktion wird SO_4^{2-} gegen den Diphosphatrest des ATP ausgetauscht.

$$\mathrm{ATP} + SO_4^{2+} \rightleftharpoons \text{Adenosin-5'-phosphosulfat} + \text{Diphosphat}$$

APS wird durch die APS-Kinase (Adenosinphosphorylsulfat-Kinase) zu Phosphoadenosinphosphorylsulfat (PAPS) phosphoryliert. Die Phosphatgruppe wird dabei an das C-3-Atom der Ribose gebunden. In dieser energiereichen Verbindung, als **„aktives Sulfat"**, kann Sulfat dann durch Veresterung als SO_4^{2-} in organische Verbindungen eingebaut, oder auf die Stufe des Sulfids reduziert werden. In grünen Pflanzen findet die Aktivierung des Sulfats unter Bildung von PAPS hauptsächlich an den Thylakoidmembranen der Chloroplasten statt. Zur Bildung des aktiven Sulfats und zur Sulfatesterbildung sind auch tierische Zellen befähigt. Die Reduktion des Sulfats zum Sulfid kann von tierischen Zellen nicht durchgeführt werden. Sie müssen „reduzierten Schwefel" mit der Nahrung, z. B. in Form von schwefelhaltigen Proteinen aufnehmen.

Assimilatorische Sulfatreduktion

Die Reduktion des Sulfats findet bei grünen Pflanzen überwiegend in den Chloroplasten statt. Zu einem geringen Teil kann sie jedoch auch in Wurzelzellen ablaufen. Sie vollzieht sich formal in zwei Schritten unter Verbrauch von acht Elektronen:

$$SO_4^{2-} \xrightarrow{2e-} SO_3^{2-} \xrightarrow{6e-} 6e- S^{2-}$$

Zunächst wird PAPS zu APS dephosphoryliert. Von APS wird dann die Sulfonylgruppe auf ein niedermolekulares Trägerpotein übertragen. In dieser Bindung wird Sulfit zum Sulfid reduziert. Zwischenprodukte werden dabei nicht freigesetzt. Als Elektronendonator dient dabei in Chloroplasten reduziertes Ferredoxin, in chlorophyllfreien Zellen $NADPH + H^+$. Mit Übertragung der SH-Gruppe auf Acetylserin unter Bildung von Cystein ist der Einbau des „reduzierten Schwefels" in organische Verbindungen vollzogen. Nach Reaktion mit $NADPH + H^+$ ist das Trägerprotein erneut reaktionsbereit. Durch vielfältige Synthesewege wird die SH-Gruppe in andere organische Moleküle eingebaut.

Schwefelbakterien

Bakterien können Sulfat auch in anderen Stoffwechselwegen reduzieren. Die sulfatreduzierenden Bakterien reduzieren Sulfat zu Schwefelwasserstoff, der als solcher freigesetzt wird. Aus dieser Reaktionsfolge, die einen Elektronentransport ermöglicht, gewinnen sie Energie. Dies ist der Vorgang der „dissimilatorischen Sulfatreduktion", der so genannten Sulfatatmung. Der Hauptteil des in der Natur gebildeten Schwefelwasserstoffs ist mittels dissimilatorischer Sulfatreduktion von Bakterien gebildet.

Pigmentfreie Schwefelbakterien oxidieren Schwefelwasserstoff zu Schwefel und diesen weiter zu Sulfat. Auch Thiosulfat wird zu Sulfat oxidiert. In der Bilanz lassen sich diese Reaktionen wie folgt formulieren:

$$2H_2S + O_2 \rightarrow 2H_2O + 2S$$
$$\Delta G^{o\prime} = -494 \text{ kJ}$$
$$2S + 2H_2O + 3O_2 \rightarrow 2H_2SO_4$$
$$\Delta G^{o\prime} = -1172 \text{ kJ}$$
$$H_2S_2O_3 + 2O_2 + H_2O \rightarrow 2H_2SO_4$$
$$\Delta G^{o\prime} = -418 \text{ kJ}$$

Der Schwefel wird dabei von der zweiwertigen negativen zur sechswertigen positiven Form oxidiert. Die Energieausbeute bei diesen Reaktionen ist sehr hoch. Die gewonnene Energie wird teilweise zur CO_2-Fixierung genutzt. Schwefelbakterien sind in der Natur vor allem in nährstoffreichen Seen verbreitet. Sie sind in Kläranlagen an der biologischen Reinigung beteiligt, da sie den aus Fäulnisprozessen stammenden Schwefelwasserstoff zu Sulfat oxidieren.

16.13 Die Aufnahme von Phosphor

Phosphor wird von der Pflanze als Orthophosphat, PO_4^{3-}, aus dem Boden aufgenommen. In dieser Form wird er im Stoffwechsel verwendet. PO_4^{3-} braucht nicht erst wie NO_3^- oder SO_4^{2-} reduziert werden.

Es erfolgt lediglich eine Veresterung des PO_4^{3-} an verschiedene alkoholische Hydroxylgruppen.

Phosphorsäureverbindungen spielen eine dominierende Rolle bei vielen Stoffwechselvorgängen. So ist besonders die **Anhydridbindung** zwischen Phosphorsäuremolekülen, die an Nukleoside gebunden sind, zur **Konservierung und Übertragung von Energie** von überragender Bedeutung. Die am häufigsten vorkommende Phosphorsäureverbindung ist das Adenosintriphosphat. Durch Bindung an Phosphorsäure können ferner Zwischenprodukte des Stoffwechsels aktiviert und damit leichter umsetzbar gemacht werden.

Als Bestandteil von Phospholipiden bzw. Phospholipoiden ist Phosphat am Aufbau von Biomembranen beteiligt.

Viele pflanzliche Organismen können Phosphat in Form von Polyphosphaten als „Phytin" speichern.

16.14 Besondere Formen heterotropher Lebensweise

Heterotrophe Organismen müssen organische Substanzen als Nahrung aufnehmen. Dabei gibt es jedoch recht verschiedene Grade und Abstufungen der Heterotrophie und gleitende Übergänge von der autotrophen zur heterotrophen Lebensweise. Vor allem bei niederen Organismen gibt es solche, die zwar zur Photosynthese befähigt sind, die aber hierdurch allein nicht alle organischen Verbindungen in ausreichendem Maße aufbauen können. Sie müssen zusätzlich noch organische Stoffe aus der Umgebung aufnehmen. Sie sind **mixotroph.** Bei vielen obligat heterotrophen Organismen, bei vielen Bakterien und Pilzen, bedingt die Art, wie die organischen Substanzen von außen aufgenommen werden, manche Besonderheit der Lebensweise.

Zahlreiche heterotrophe Organismen können in anorganischen Nährlösungen wachsen, wenn diesen lediglich eine einzige organische Kohlenstoffquelle, z.B. Glucose, zugesetzt wird. Sie können daraus alle anderen organischen Verbindungen aufbauen. Solche Organismen sind **prototroph.** Andere benötigen zusätzlich noch eine organische Stickstoffquelle, z.B. Aminosäuren. Sie sind Stickstoff-auxotroph. Viele heterotrophe Mikroorganismen bedürfen der Zufuhr von Spurenelementen und Vitaminen, z.B. Thiamin, Biotin, Pantothensäure. Sie sind in Bezug auf diese Verbindungen **auxotroph.**

Bei den heterotrophen Mikroorganismen und Pflanzen unterscheidet man die Gruppe der Saprophyten und die der Parasiten.

16.14.1 Saprophyten

Saprophyten sind heterotroph. Sie beziehen ihre organischen Nährstoffe von toten Organismen. Sie bauen die organischen Verbindungen von pflanzlichen und tierischen Leichen bis zu löslichen Verbindungen ab, die sie dann resorbieren können. Hierzu gehören **viele Bakterien** und **Pilze.** Solche Organismen können die unterschiedlichsten organischen Verbindungen als Nahrung nutzen. Die Vorgänge der Zersetzung und Vermoderung, der Fäulnis und Verwesung, die im Kreislauf der Stoffe in der Natur eine sehr wichtige Rolle spielen, gehen vor allem auf die Lebenstätigkeit saprophytischer Bakterien und Pilze zurück. Unter *aeroben* Bedingungen sind alle durch Biosynthesen entstandenen Verbindungen abbaubar. Für jeden noch so komplizierten Naturstoff existieren Mikroorganismen, die zu ihrem Abbau befähigt sind. Einzelne Mikroorganismen sind dabei in ihren Substratansprüchen weitgehend spezialisiert. So können neben Kohlenhydraten und Alkohole, Fettsäuren, Erdöl, Paraffine usw. als Kohlenstoffquelle dienen. Manche chemisch-synthetisierten Verbindungen (Herbizide, Detergenzien, Kunststoffe) können von Mikroorganismen dagegen nicht abgebaut werden.

16.14.2 Parasiten

Parasiten stellen spezielle Ansprüche an die Zufuhr bestimmter organischer Substanzen. Sie können diese nur durch direkten Anschluss an den Stoffwechsel lebender Organismen decken. **Sie beziehen sowohl ihre organischen wie auch anorganischen Nährstoffe von lebenden Organismen.** Parasitische Bakterien und Pilze sind Ursache zahlreicher Erkrankungen bei Pflanzen, Tier und Mensch. Man unterscheidet zwischen **fakultativen** und **obligaten Parasiten.** Die Erreger von **Cholera, Thyphus** oder **Wundstarrkrampf** z. B. können **saprophytisch im Erdboden** leben und gehen nur dann, wenn sie vom Menschen aufgenommen werden, in die parasitische Lebensweise über. **Diphtheriebakterien** dagegen sind ein Beispiel für **obligate Parasiten.** Obligate Parasiten sind auch Rost- und Brandpilze, die bei Kulturpflanzen große Schäden hervorrufen können. Bei Arzneipflanzen sind hierbei als Beispiele der *Malvenrost* (*Puccinia malvacearum*) und der *Minzenrost* zu nennen.

Parasiten entziehen ihren Wirtsorganismen nicht nur Nahrungsstoffe, teilweise unter Zerstörung der Wirtszelle, sondern scheiden oft auch für den Wirtsorganismus giftige Stoffwechselprodukte aus (Toxine, z. B. Tetanustoxin).

Die parasitische Lebensweise ist nicht auf niedere Organismen beschränkt, sondern findet sich auch bei höheren Pflanzen. Auch hier kennt man graduelle Unterschiede. **Halbschmarotzer, Hemiparasiten,** sind offensichtlich nur mit den Wasserleitungsbahnen der Wirtspflanze verbunden. Sie entnehmen diesen **Wasser und Nährsalze.** Ihre organischen Verbindungen gewinnen sie selbst durch Photosynthese. Hierher gehört *Viscum album*, die Mistel, die in verschiedenen Rassen auf Tannen, Kiefern, Eichen, Pappeln und anderen Gehölzen parasitiert. An die Wurzeln verschiedener Wirtspflanzen (z. B. Gräsern) sind andere Halbparasiten angeschlossen, z. B. *Rhinanthus, Pedicularis.*

Vollparasiten, Holoparasiten, entnehmen der Wirtspflanze **außer Wasser und Nährsalzen auch organische Substanzen.** Sie sind mit Gefäßbahnen und Siebröhren an die Wirtspflanze angeschlossen (über Haustorien). Vollparasiten sind nicht zur Photosynthese befähigt. Beispiele für solche Pflanzen sind *Orobanche* und *Cuscuta.*

16.14.3 Symbiose

Vom Parasitismus führen gleitende Übergänge zur Symbiose. **Symbiose ist das Zusammenleben zweier artfremder Organismen in einer Stoffwechselgemeinschaft zum gegenseitigen Nutzen.** Ein Beispiel für eine typische Symbiose bieten die *Flechten.* Hier leben Algen und Pilze in einer Stoffwechselgemeinschaft. Die Algen liefern die Photosyntheseprodukte, der Pilz Wasser und Nährsalze. Hier ist die Symbiose so weit entwickelt, dass äußerlich betrachtet ein ganz neuer Pflanzentyp entstanden ist.

Ein weiteres Beispiel liefert die Stoffwechselgemeinschaft zwischen höheren Pflanzen und Bakterien (Kap. 16.11.1).

Die Wurzeln vieler Pflanzen, z. B. vieler Waldbäume, der Ericaceen, der Orchideen, sind mit dem Mycel von Basidiomyceten vergesellschaftet. Auch diese, **Mykorrhiza** genannte Erscheinung, ist eine Art Symbiose. Der Pilz bezieht von der Pflanze organische Nährstoffe, die Pflanze erweitert mit Hilfe des Pilzmycels die Oberfläche zur Aufnahme von Wasser und Nährsalzen, indem ihr das Pilzmycel gewissermaßen als „Wurzelhaare“ dient. Jedoch gibt es gerade hier Übergänge zum Parasitismus.

16.14.4 Insektivoren

Schließlich stellt auch die Möglichkeit der Pflanzen, Tiere zu fangen und zu verdauen, eine besondere Art **fakultativ heterotropher** Ernährung dar. **Diese Insektivoren oder Carnivoren genannten Pflanzen decken hierdurch vor allem Teile ihres Stickstoff- und Phosphatbedarfs,** da diese Elemente oft an den Standorten solcher Pflanzen als Mineralsalze nicht in ausreichender Menge zur Verfügung stehen. Zu den Insektivoren zählt z.B. *Drosera rotundifolia,* der Sonnentau.

17 Wasserhaushalt, Elektrolythaushalt und Stofftransport

17.1 Transportvorgänge in der Pflanze

In der Pflanze müssen Wasser, anorganische Ionen und organische Moleküle transportiert werden. Diese Transportvorgänge werden von verschiedenen Mechanismen angetrieben. Man unterscheidet folgende Transportvorgänge.

1. Intrazellulärer Transport

Dieser Transport über kürzere Strecken findet durch Diffusionsvorgänge statt, über Konzentrationsgefälle, oder falls der Transport durch intrazelluläre Membranen führt, über Carriermechanismen (Kap. 5.4.2).

2. Interzellulärer Transport (Extrafaszikulärer Transport)

Hierunter versteht man den Wasser- und Stofftransport von Zelle zu Zelle in einem Gewebeverband. Der Transport kann hier vom Cytoplasma einer Zelle über die Plasmodesmen zum Cytoplasma der Nachbarzellen erfolgen. Man spricht hier vom **symplasmatischen Transport.** Der symplasmatische Transport spielt z. B. bei der Versorgung von Geweben mit anorganischen und organischen Substanzen über die Markstrahlen eine wichtige Rolle.

Stofftransport von Zelle zu Zelle im Gewebsverband kann jedoch auch über die Zellwände erfolgen. Man bezeichnet diese Transportvorgänge als **apoplasmatischen Transport.** Dieser Transport spielt vor allem für den Wasser- und Ionentransport in den Geweben eine Rolle.

Ein Gemisch **symplasmatischer-apoplasmatischer Transport** ist der Transport von Ionen von den Wurzelhaaren durch das Wurzelrindenparenchym zu den Wasserleitungsbahnen im Xylem (Kap. 17.3.1).

3. Ferntransport (Faszikulärer Transport)

Der Ferntransport von Wasser und darin gebildeten Ionen findet in den Wasserleitungsbahnen des Xylems in Tracheiden oder Tracheen statt. Tracheiden und Tracheen sind tote, verholzte Zellen.

Der Ferntransport von organischen Molekülen verläuft dagegen über die Siebröhren im Phloem. Siebröhren bestehen in ihrem Funktionszustand aus lebenden Zellen, die in der Regel keinen Zellkern enthalten.

17.2 Wasseraufnahme

Alles Leben ist an die Gegenwart von Wasser gebunden. Aufnahme, Leitung und Abgabe von Wasser stellen daher für die Pflanze wichtige Grundvorgänge dar. Der Wasserzustand eines Systems wird durch den Begriff der Hydratur charakterisiert. Das Maß für die Hydratur ist der relative Wasserdampfdruck. Die Hydratur einer Zelle bestimmt ihren Quellungszustand und ihre osmotischen Eigenschaften. Pflanzen müssen ihre Hydratur, ihren Wassergehalt gegenüber der Umgebung aufrechterhalten. Da Landpflanzen stets Wasser an die trockene Luft abgeben, müssen sie aus dem Boden Wasser zur Aufrechterhaltung ihrer Hydratur aufnehmen.

17.2.1 Wasseraufnahme durch Quellung

Der Quellungszustand von pflanzlichen Zellen ist von großer physiologischer Bedeutung. Zur Quellung sind u. a. die Zellwände und das Cytoplasma der Zellen befähigt. **Quellung von Substanzen ist die Aufnahme von Flüssigkeit unter Volumenvergrößerung.** Sie beruht auf Anlagerung von H_2O-Molekülen an hydrophile Zellbestandteile sowie auf Kapillareffekten. Bei der Wasseranlagerung an hydrophile Gruppen kommt es zur Bildung von Hydrathüllen, z. B. bei Proteinen.

Kapillareffekte spielen bei der Quellung der Zellwände durch Wassereinlagerung in die Intermicellar- bzw. Interfibrillarräume eine große Rolle. Im physiologischen Normalzustand ist die Pflanze maximal gequollen.

Pflanzen und Pflanzenorgane, die Trockenperioden überdauert haben, nehmen zunächst Wasser durch Quellung auf. Bei Samen ist die Wasseraufnahme durch Quellung eine Voraussetzung für die Keimung. **Quellungsvorgänge sind nicht an Leben gebunden.** Auch tote Substanzen (Schleime, Gummen, Stärke) können quellen. Die Quellungskräfte können einen Quellungsdruck bis zu mehreren **100 bar** erreichen. Die Wasseraufnahme durch Quellung spielt für den Wasserhaushalt der Pflanze eine wichtige Rolle. Ionen üben einen starken Einfluss auf die Quellung und damit den Hydratisierungszustand von Pflanzen aus. Dabei können sich die einzelnen Ionen untereinander beeinflussen. **Wichtig ist der Ionenantagonismus zwischen Ca^{2+} und K^+.** Ca^{2+} hemmt die Quellung stärker als K^+. Deshalb spricht man von einer entquellenden Wirkung des Ca^{2+} und einer quellenden des K^+. Das Mengenverhältnis beider Ionen wirkt regulierend auf den Quellungszustand.

17.2.2 Diffusion und Osmose

Neben den Quellungsvorgängen wird der Wasserhaushalt der Pflanze durch Diffusionsvorgänge bestimmt. Diffusionsvorgänge bewirken einen Konzentrationsausgleich zwischen Lösungen unterschiedlicher Konzentration. Ein solcher Konzentrationsausgleich findet in begrenztem Ausmaß auch durch Membranen hindurch statt.

Dringt Wasser in eine Zelle ein, so muss es durch die Zellwand und durch die Cytoplasmamembran diffundieren. **Die Zellwand ist im Gegensatz zur Cytoplasmamembran für Wasser und darin gelöste Stoffe, z.B. Ionen, gleichermaßen permeabel.** Sie ermöglicht ohne großen Diffusionswiderstand das Umspülen des Protoplasten der Zelle mit Wasser und darin gelösten Stoffen.

Die Cytoplasmamembran dagegen ist für gelöste Stoffe, vor allem für Ionen, nicht oder nur begrenzt permeabel. Während Wassermoleküle mit hoher Geschwindigkeit durch die Cytoplasmamembran in beide Richtungen diffundieren können, erfolgt die Diffusion von in Wasser gelösten Substanzen sehr viel langsamer, wobei im Falle von Ionen eine freie Diffusion durch die Cytoplasmamembran offensichtlich überhaupt nicht möglich ist. Die Cytoplasmamembran ist semipermeabel. Dies bildet die Grundlage der Osmose (Kap. 5.4). **Osmotische Vorgänge sind für die Wasseraufnahme durch die Pflanze von überragender Bedeutung.**

Bei der Wasseraufnahme in die pflanzliche Zelle ist zu unterscheiden zwischen der Wasseraufnahme in das Cytoplasma und der Wasseraufnahme in die Zentralvakuole. Im letzteren Fall müssen die Wassermoleküle durch zwei semipermeable Membranen diffundieren, das Plasmalemma (Cytoplasmamembran) und den Tonoplast. Der Wasserhaushalt einer Pflanzenzelle wird weitgehend durch osmotische Vorgänge zwischen der Außenlösung und der Flüssigkeit der Zentralvakuole, dem so genannten Zellsaft reguliert. Es genügt daher zunächst, das bei ausdifferenzierten Pflanzenzellen wandständige Plasma, den so genannten Plasmaschlauch, insgesamt als semipermeable Membran aufzufassen, auch wenn dies letzlich nicht ganz korrekt ist.

17.2.3 Wasseraufnahme aus dem Boden

Die Wasseraufnahme kann im Prinzip durch die ganze Pflanzenoberfläche erfolgen. Dies ist praktisch jedoch nur bei submers lebenden Wasserpflanzen der Fall. Bei höheren Pflanzen erfolgt die Wasseraufnahme hauptsächlich über die Wurzeln aus dem Boden.

Wasser steht im Boden nur teilweise in freier Form zur Verfügung. Ein beträchtlicher Teil wird durch Quellung oder Adsorption an Bodenpartikeln festgehalten. Den Hydrathüllen dieser Bodenkolloide kann die Pflanze das Wasser nur sehr schwer entziehen. **Die eigentliche Wasserquelle für die Pflanzen ist daher das so genannte Kapillarwasser, das die Bodenkapillaren ausfüllt.** Es handelt sich in der Regel um eine verdünnte Salzlösung, die selbst einen gewissen osmotischen Wert besitzt. Dieser ergibt zusammen mit den Adsorptions- und Quellkräften der Bodenpartikel die **Saugkraft des Bodens.** Diese beträgt bei normalen Böden ein bis wenige bar. In Salz- und Wüstenböden kann sie jedoch bis zu 100 bar erreichen. Um Wasser aufnehmen zu können, muss diese Bodensaugkraft von der Pflanze überwunden werden. **Die Zellen der Pflanze, insbesondere die der Wurzelhaare und Wurzelrinde, müssen daher eine höhere Saugkraft, d.h. höhere osmotische Werte entwickeln als der Boden.**

Tab. 17.1 Saugkräfte in einer Wurzel von *Vicia faba* (Saubohne)

Zellschicht	Saugkraft: bar
Epidermis	0,7
Erste Rindenschicht	1,4
Dritte Rindenschicht	1,5
Vierte Rindenschicht	2,1
Fünfte Rindenschicht	2,8
Sechste Rindenschicht	3,0
Endodermis	1,7
Perizykel	0,8
Gefäßparenchym	0,9

Wasser wird aus dem Boden vor allem über die Wurzelhaare aufgenommen. Der erste Schritt der Wasseraufnahme besteht in einer Quellung der Zellwand. **In den Kapillarräumen der Zellwände kann auch der Transport des Wassers von den Wurzelhaaren durch die Wurzelrinde hindurch erfolgen.** Gleichzeitig erfolgt der Transport des Wassers von den Wurzelhaaren bis zur Endodermis auch von Zelle zu Zelle. In der Wurzelrinde besteht ein Anstieg der Saugkraft von den äußeren Zellen nach innen bis zur Endodermis. Die inneren Zellen besitzen jeweils eine höhere Saugkraft als die außen liegenden Zellen und können dadurch diesen Wasser entziehen. **Über diesen osmotischen Saugkraftgradienten kann Wasser in der Wurzel von außen nach innen transportiert werden** (Tab. 17.1).

Dieser Saugkraftgradient wird an den Endodermiszellen unterbrochen. Ebenso endet dort der Kapillarstrom in den Zellwänden (Caspary-Streifen). **Wasser wird** von den Endodermiszellen und den Zellen, die die Wasserleitungsbahnen umgeben, **aktiv in die Gefäße gedrückt. Dieser Druck ist als so genannter Wurzeldruck messbar und liegt meist bei 1 bar.**

17.3 Wassertransport

Die Pflanze wird stetig von Wasser durchströmt. Das durch Transpiration oder Guttation über die Blätter ausgeschiedene Wasser muss über die Wurzel ständig ergänzt werden. Von den Wurzeln bis zu den Blättern muss also eine kontinuierliche Leitung des Wassers erfolgen.

17.3.1 Fasziculärer Transport (Vasculärer Transport)

Der Ferntransport des Wassers von der Wurzel zu den Blättern erfolgt ausschließlich **in den Wasserleitungsbahnen des Xylems.** Die Wasserleitungszellen sind in funktionsfähigem Zustand tot, d.h. plasmafrei. Das Cytoplasma würde dem Wassertransport einen sehr hohen Widerstand entgegensetzen. Bei oft beträchtlicher Länge der Sproßachsen sind hierbei ganz erhebliche Strecken zu überwinden, wobei das Wasser gegen die Schwerkraft gehoben werden muss, bei Bäumen bis zu 100 m (Eukalyptus).

Dieser Wasserstrom, **der Transpirationsstrom, wird durch die ständige Transpiration und die dadurch bedingte Saugwirkung, die von den Blättern ausgeht, aufrechterhalten.** Durch die Saugwirkung der Blätter entsteht in den Gefäßen oft ein **erheblicher Unterdruck.** Um diesem widerstehen zu können, sind die Wände der Gefäße in mannigfacher Weise verstärkt und versteift. Das Emporsaugen des Wassers durch die Pflanze ist nur dadurch möglich, dass durch die Gefäßbahnen **zusammenhängende kapillare Wasserfäden** von der Wurzel bis zu den Blättern führen, die durch die **Kohäsionskräfte des Wassers** sowie durch die Adhäsion des Wassers an den Gefäßwänden zusammengehalten werden. Würde Luft in die wasserleitenden Gefäße eindringen, würde dies zu seiner Unterbrechung der kapillaren Wasserfäden und damit zu einer Unterbrechung des Transpirationsstroms führen. Es ist daher wesentlich, dass zwischen den Gefäßen in den Leitbündeln **keine** lufterfüllten **Interzellularräume** ausgebildet werden.

Die eigentlich treibende Kraft des Wassertransports gegen die Schwerkraft ist jedoch die Transpiration, d.h. letztlich das Gefälle zwischen dem Dampfdruck des Bodens und dem der Atmosphäre. In dieses Gefälle ist die Pflanze mit ihren kapillaren Strukturen, in denen sich die Kohäsion des Wassers auswirken kann, eingeschaltet. **Die Pflanze selbst braucht für diesen Wassertransport keine eigene Energie aufzuwenden.** Die Energie, die den Wasserstrom durch die Pflanze ermöglicht, ist letzten Endes die **Strahlungsenergie der Sonne.** Mit dem Wassertransport findet gleichzeitig ein Transport von darin gelösten Ionen statt.

17.3.2 Extrafasziculärer Transport (Extravasculärer Transport)

In der Wurzel muss das Wasser von den Wurzelhaaren her durch die Wurzelrinde bis zu den Gefäßen geleitet werden, in den Blättern schließlich von den Gefäßen bis zur Blattoberfläche. Über diese Strecken erfolgt der Transport des Wassers **extrafaszikulär über die Kapillaren der Zellwände oder mithilfe osmotischer Vorgänge durch die Zellen hindurch. Dieser extrafaszikuläre Wassertransport dient, im Gegensatz zum faszikulären Transport, der direkten Wasser- und Nährstoffversorgung jeder einzelnen Zelle.**

17.4 Wasserabgabe

Landpflanzen nehmen aus dem Boden viel Wasser auf. Nur ein sehr geringer Teil davon verbleibt in der Pflanze, in den Zellwänden, im Plasma oder der Vakuole.

17.4.1 Transpiration

Der größte Teil des aufgenommenen Wassers wird von der Pflanze durch Transpiration in Form von Wasserdampf an die Atmosphäre abgegeben. **Die Transpiration ist ein rein physikalischer Vorgang.** Das Ausmaß der Transpiration ist hauptsächlich abhängig vom Feuchtegrad der Luft. Sie wird durch das Dampfdruckgefälle zwischen Pflanze und umgebender Luft aufrechterhalten. Bei hoher Luftfeuchtigkeit ist die Transpiration gering, bei niedriger hoch.

Transpiration kann durch die Cuticula oder die Stomata (Spaltöffnungen) erfolgen. Demgemäß unterscheidet man zwischen **cuticulärer und stomatärer Transpiration.**

Bei der cuticulären Transpiration geben die Epidermisaußenwände **durch die Cuticula hindurch** Wasserdampf ab. Der Wasserverlust wird ausgeglichen durch Nachsaugen aus benachbarten Zellen. Die cuticuläre Transpiration kann durch die Pflanze nicht reguliert werden. Ihr Anteil an der Gesamttranspiration der Pflanze ist gering und beträgt zwischen 5 bis 10%. Dies hängt vom Bau der Cuticula ab.

Die überwiegende Menge des Wasserdampfes, den die Pflanzen an die Atmosphäre abgeben, tritt durch die Spaltöffnungen der Blätter aus. **Diese stomatäre Transpiration ist über den Öffnungsgrad der Spaltöffnungen regulierbar.** Vor allem führt **stärkerer Wasserverlust der Blätter,** dem die Wasserversorgung aus der Wurzel nicht zu folgen vermag, zu einem Verschluss der Spaltöffnungen und damit zu einer starken Drosselung der stomatären Transpiration. Auch **Lichtintensität, Luftfeuchte und Temperatur können die Öffnungsweiten der Spaltöffnungen regeln.** Im typischen Fall zeigt der Tagesgang der Transpiration in den Vormittagsstunden einen Anstieg, erreicht um die Mittagszeit das Maximum und sinkt dann im Laufe des Nachmittags wieder ab. An heißen und trockenen Tagen, wenn viel Wasser abgegeben wird, kann es schon zur Zeit der höchsten Sonneneinstrahlung zu einem vorzeitigen, vorübergehenden Verschluss der Spaltöffnungen kommen. Die Transpirationskurve wird dann zweigipfelig.

Die Bedeutung der Transpiration liegt vor allem in der Kühlwirkung, durch die ein zu starkes Erhitzen der Pflanzen bei starker Sonneneinstrahlung verhindert wird. Des Weiteren bietet der Transpirationsstrom der Pflanze eine **Transportmöglichkeit für die Nährsalze,** die von der Wurzel aus dem Boden aufgenommen werden. **Auch organische Substanzen, die in der Wurzel gebildet werden, können über den Transpirationsstrom in die oberirdischen Teile der Pflanze geleitet werden.** Dies ist z. B. für die Tropanalkaloide bei Solanaceen nachgewiesen worden.

17.4.2 Guttation und Blutung

Auch bei fast völligem Fehlen der Transpiration können manche Pflanzen den für ihre Lebensfunktionen wichtigen Wasserstrom durch ihren Organismus hindurch aufrechterhalten, indem sie über besondere Wasserspalten, Hydathoden, aktiv Wasser in flüssiger Form als Wassertropfen ausscheiden. Dies trifft vor allem für Pflanzen an Standorten mit hoher Luftfeuchtigkeit zu. Auch Pilze können Wasser durch Guttation ausscheiden.

Aktive Hydathoden entziehen dem umgebenden Gewebe Wasser, das sie wie in Drüsen aktiv auspressen. Über passive Hydathoden wird Wasser durch den Wurzeldruck ausgeschieden.

Der Wurzeldruck ist auch Ursache für die Erscheinung der Blutung. An Schnittstellen des Sprosses oder Stammes wird vor allem im Frühjahr Wasser aus den angeschnittenen Wasserleitbahnen ausgeschieden. Der sog. Blutungsdruck entspricht dem Wurzeldruck und beträgt etwa 1 bar.

17.5 Transport organischer Moleküle in Höheren Pflanzen

Das Hauptprodukt der CO_2-Assimilation durch Photosynthese ist Glucose. Sie wird nach ihrer Bildung in Folgereaktionen sofort weiterverarbeitet.

Glucose kann in den Chloroplasten als Assimilationsstärke vorübergehend gespeichert werden. Während der Dunkelphase wird diese Assimilationsstärke abgebaut und der Zucker zu den verschiedenen Teilen der Pflanze geleitet. **Die wichtigste Transportform für Kohlenhydrate ist Saccharose, ein Disaccharid aus Glucose und Fructose.**

Der Ferntransport der Saccharose von den assimilierenden Organen zu den Speicherorganen wie Samen oder unterirdischen Teilen der Pflanze erfolgt **über die Siebröhren im Phloem.**

Neben dem Transport der Saccharose erfolgt in den Siebröhren ganz allgemein der Ferntransport organischer Moleküle. Transportformen für Kohlenhydrate sind außer Saccharose in verschwindend geringem Maße auch Oligosaccharide wie Raffinose, Stachyose, sehr selten Zuckeralkohole wie Mannit oder Sorbit. **Niemals erfolgt der Ferntransport von Kohlenhydraten in Form von Hexosen.**

Stickstoff wird in Form von **Aminosäuren** bzw. Amiden transportiert.

Zu einem geringen Teil werden auch organische Säuren und Nukleotide in den Siebröhren geleitet.

Ein Ferntransport von Fetten findet in der Pflanze nicht statt. Sie werden vor dem Transport in Kohlenhydrate umgewandelt.

Die Transportgeschwindigkeit in den Siebröhren ist hoch und liegt bei 58–100 cm in der Stunde. Dem Transport können also nicht einfach Diffusionsvorgänge zugrunde liegen.

Über die Transportmechanismen ist nichts völlig Gesichertes bekannt. Der Transport mancher Substanzen erfolgt unter **Energieverbrauch** und wird durch Blockierung der Zellatmung gehemmt bzw. ganz unterbunden.

Siebröhren haben in der Regel keinen Zellkern, sind jedoch in funktionsfähigem Zustand lebende Zellen.

17.6 Transpirationsschutz und Dürreresistenz

17.6.1 Morphologisch-anatomische Anpassungsformen

Pflanzen sind in unterschiedlicher Weise den Möglichkeiten der Wasserversorgung an ihrem Standort angepasst. Neben der Wasserversorgung des Bodens spielen dabei auch andere ökologische Faktoren, z. B. Temperatur, Sonneneinstrahlung, Windverhältnisse, eine sehr wesentliche Rolle. Solche Anpassungen bestehen häufig in Einrichtungen zum Verdunstungsschutz, also zur Verminderung der Transpiration, zum anderen in solchen, die es ermöglichen, dem Boden verstärkt Wasser zu entziehen sowie Wasser zu speichern und hierdurch wasserarme Perioden zu überstehen. Viele Pflanzen extrem trockener Standorte sind dürreresistent. Die Anpassungen an die Wasserversorgung äußern sich in Aussehen und Struktur der Pflanze.

Hydrophyten

Hydrophyten (Wasserpflanzen), zu denen submers oder amphibisch lebende Pflanzen gehören, haben stets **sehr dünne Epidermiswände** und eine **zarte Cuticula**, durch die der Wasser- wie auch der Gas- (CO_2, O_2) und Salzaustausch mit der Umgebung leicht möglich ist. In ihrer Epidermis **fehlen meist Spaltöffnungen.** Auch Haarbildungen werden nur selten beobachtet. Das Parenchym der Blätter ist meist nicht in Palisaden- und Schwammparenchym differenziert. **Wasserleitende Gefäße sind reduziert oder fehlen ganz.** Auch Festigungsgewebe in Stengeln und Blättern ist kaum ausgebildet.

Ähnliche hydromorphe Merkmale zeigen die Sumpfpflanzen, zum Mindesten in ihren untergetauchten Teilen. **Charakteristisch für Wasser- und Sumpfpflanzen ist die starke Ausbildung von interzellularreichen Geweben, so genannten Aerenchymen** *(Rhizoma Calami)*. Durch solche Luftkanäle wird die Sauerstoffversorgung untergetaucht lebender Pflanzenteile sichergestellt.

Hygrophyten

Hygrophyten (Feuchtpflanzen) leben an Standorten mit sehr guter Wasserversorgung aus feuchtem

Boden und bei sehr hoher Luftfeuchtigkeit. Hierher gehören viele hydrophile Schattenpflanzen, z. B. die Pflanzen tropischer Regenwälder. Sie haben viele Baueigentümlichkeiten, welche die Transpiration fördern, z. B. dünne und große Blattspreiten zur Vergrößerung der Oberfläche. Hierzu dient auch die besondere Ausbildung der Epidermis, die oft in Form von Papillen ausgestülpt ist oder durch Ausbildung lebender Haare zur Vergrößerung der Oberfläche beiträgt. Das Blattmesophyll hat nur wenige Zelllagen. Die Zellen sind groß und dünnwandig. Viele Hygrophyten haben Hydathoden, mit deren Hilfe sie Wasser aktiv ausscheiden können (Guttation). Festigungselemente sind nur sehr spärlich vorhanden. In trockener Luft welken Hygrophyten sehr schnell. Wurzelsystem und wasserleitende Gefäße sind nur sehr schwach ausgebildet.

Xerophyten

Xerophyten (Trockenpflanzen) können über einen gewissen Zeitraum u.U. auch extreme Trockenheit ertragen. Sie sind xeromorph, d.h. sie verfügen über Einrichtungen, die ihnen eine Verringerung der Transpiration ermöglichen. Ihre Epidermiszellen sind von einer **dicken Cuticula** überzogen *(Bärentraube)*. Die **Spaltöffnungen** sind **eingesenkt.** Auch die starke Ausbildung toter Haare, von **Wachs-, Harz-** und **Kalküberzügen** dient dem Schutz vor zu starker Transpiration *(Salbei, Rosmarin, Eukalyptus)*. Die Blätter sind oft klein, **lederartig** und immergrün *(Laurus)*, oft sind sie äquifazial *(Senna)*, häufig eingerollt *(Thymian, Rosmarin)*. Blätter und Sprosse sind durch stark entwickelte Festigungsgewebe, **Sklerenchyme,** versteift. Xerophyten verfügen über ein ausgedehntes Wurzelsystem.

Neben Steppen- und Wüstenpflanzen zählen auch Pflanzen kalter Gebiete (Frosttrockenheit) zu den Xerophyten.

In Anpassung an die Trockenheit sind bei manchen Xerophyten die Blätter reduziert. Ihre Funktion wird entweder von den erweiterten Blattstielen *(Phyllodien,* z. B. bei Akazien) oder vom Stängel *(Phyllokladien)* übernommen.

Auch die Ausbildung von *Sukkulenz,* d.h. die Wasserspeicherung in verschiedenen Geweben der Pflanze, ist eine Anpassung an extrem trockene Standorte, z. B. Blattsukkulenz bei *Aloe, Agave, Sedum,* Stammsukkulenz bei *Euphorbien* und *Kakteen.*

Manche dürreresistenten Pflanzen öffnen ihre Spaltöffnungen nur nachts und schließen diese am Tage, um den Transpirationsstrom einzudämmen.

Solche Pflanzen benötigen allerdings die Möglichkeit für eine CO_2-Speicherung. Sie bilden und speichern in der Nacht hauptsächlich Malat. Sie setzen dann bei Tag das CO_2 und die Reduktionsäquivalente wieder frei und verwerten sie im Calvinzyklus.

Halophyten

Eine besondere Gruppe der Xerophyten stellen die Halophyten, die Salzpflanzen, dar. Sie zeichnen sich durch eine hohe Salztoleranz aus. Sie können auf Böden mit hohem Salzgehalt leben. **Durch den hohen Salzgehalt und den hierdurch bedingten hohen osmotischen Wert sind diese Böden „physiologisch trocken".**

Um aus solchen Salzböden Wasser aufnehmen zu können, müssen die Wurzelzellen der Halophyten sehr hohe osmotische Werte besitzen. Dies gilt in entsprechendem Umfange auch für andere Xerophyten.

Tropophyten

Die Wasserversorgung der Pflanze kann auch durch starke Schwankungen der Temperatur- bzw. Feuchtigkeitsverhältnisse des Standortes stark beeinflusst werden. Z. B. sind die Tropophyten den wechselnden Feuchtigkeits- und Temperaturbedingungen des Standortes angepasst. Sie leben in Klimazonen, in denen ein regelmäßiger Temperaturwechsel, verbunden mit Feuchtigkeitswechsel (Kältetrockenheit) stattfindet. Solche Pflanzen können während der Kälte- und Trockenperioden ihre oberirdischen Vegetationsorgane verringern (Blattfall, „Einziehen" von Kräutern und Sträuchern) und in dieser xeromorphen Form Trocken- und Kälteperioden überdauern.

17.7 Elektrolythaushalt

Unentbehrliche Elemente für die Pflanze sind Kohlenstoff, Sauerstoff, Wasserstoff, Stickstoff, Phosphor, Schwefel, Eisen, Kalium, Calcium und Magnesium. Hiervon werden durch autotrophe Pflanzen Kohlenstoff und Sauerstoff der Atmosphäre in Form von CO_2 bzw. O_2 entnommen. Alle anderen Elemente nimmt die Pflanze in Form von Wasser bzw. von Ionen aus dem Boden auf (Tab. 17.2).

Tab. 17.2 Für die Pflanzenernährung wesentliche Elemente

Element	Aufgenommen als	Funktionen im Stoffwechsel
C	CO_2, HCO_3^-	Hauptbestandteile der organischen Moleküle
O	CO_2, H_2O	
H	H_2O	
N	NO_3^-, NH_4^+	In Aminosäuren, Nukleotiden, Proteinen, Nukleinsäuren, Alkaloiden, Aminen u. a.
S	SO_4^{2-}	In Aminosäuren, Proteinen als –SH oder –S–S–; in Biotin, Coenzym A u. a.
P	HPO_4^{2-}	In ATP u. a. ~ ⓟVerbindungen, Pyridinnukleotiden, Nukleinsäuren, Phospholipiden, Zuckerphosphaten u. a.
K	K^+	Cofaktor von Enzymen; beeinflusst Quellungszustand der Plasmakolloide
Ca	Ca^{2+}	In Protopektinen der Zellwand; Quellungsantagonist zum K^+; Cofaktor von Enzymen
Mg	Mg^{2+}	In Chlorophyllen und Protopektinen; Cofaktor von Enzymen; stabilisiert Ribosomenstruktur
Fe	Fe^{2+}, Fe^{3+}	In Cytochromen, Peroxidase, Katalase, Ferredoxin, Phytoferritin; Cofaktor von Enzymen, z. B. bei der Chlorophyllsynthese
Mn	Mn^{2+}	Cofaktor von Enzymen, z. B. bei der photosynthetischen O_2-Bildung
Cu	Cu^{2+}	In Enzymen; wichtig für Blattwachstum
Zn	Zn^{2+}	Cofaktor von Enzymen; in Lactat- und Alkohol-Dehydrogenase; wichtig für Streckungswachstum
Mo	MoO_4^{2-}	In Nitrat-Reduktase
B	$H_2BO_3^-$	Wichtig für die Aufnahme anderer Ionen, stabilisiert die Zellwand
Si	$H_2SiO_4^{2-}$	Ca-Silikat als Gerüstsubstanz bei Gräsern, Schachtelhalmen, Diatomeen

Grundsätzlich ist die gesamte Oberfläche der Pflanze zur Aufnahme von Ionen befähigt, jedoch findet deren **Aufnahme hauptsächlich durch die Wurzel über die Wurzelhaare statt.**

Wichtige Ionen sind NO_3^-, SO_4^{2-}, PO_4^{3-}, K^+, Ca^{2+}, Mg^{2+}, Fe^{2+}.

17.7.1 Aufnahme von Ionen

Ionenaufnahme und Ionentransport sind Voraussetzungen für die Einbeziehung der Mineralstoffe in den Stoffwechsel. **Die Aufnahme von Ionen in die Zellen erfolgt durch aktive, energieverbrauchende und selektive Vorgänge.** Ionen können **gegen ein Konzentrationsgefälle** in die Zelle transportiert werden. Die Aufnahme von Ionen in eine Zelle ist als **energieverbrauchender Prozess an die Zellatmung gebunden und kann nur in Gegenwart von Sauerstoff stattfinden** (bei Aerobiern). Zellen mit intensiver Ionenaufnahme zeigen auch eine erhöhte Atmung. **Erlischt die Zellatmung, erlischt auch die Ionenaufnahme. Bei Zellen, die zur Photosynthese befähigt sind, ist die Ionenaufnahme im Licht besonders intensiv. Es besteht eine deutliche Beziehung zur Photosyntheseintensität.** Zellatmung bzw. Photosynthese liefern Energie in Form von ATP, die zur aktiven Aufnahme von Ionen in die Zelle benötigt wird. **Die Aufnahme von Ionen durch die Pflanze erfolgt unabhängig von der Wasseraufnahme. Auch der pH-Wert des Bodens ist für die Ionenaufnahme von Bedeutung.**

Bei der Aufnahme von Ionen durch die Pflanze lassen sich zwei Phasen unterscheiden, die Aufnahme in den „freien Diffusionsraum" und die Aufnahme in das Cytoplasma bzw. die Vacuole.

Aufnahme in den freien Diffusionsraum (freier Raum, apparent free space)

Unter dem Begriff des freien Diffusionsraums versteht man die Zellwände pflanzlicher Zellen. **In ihren Intermicellarräumen erfolgt der Trans-**

port von Wasser, Ionen und Molekülen durch freie Diffusion, ohne Energieaufwand und ohne Selektivität (Intermicellarstrom). Der freie Diffusionsraum ist ein Charakteristikum pflanzlicher Gewebe. Er umgibt alle Zellen, da die Zellwände pflanzlicher Gewebe einen geschlossenen, zusammenhängenden Verband bilden. **Er ist ein wichtiges Transportsystem.** Der Mittelstreckentransport (extrafasziculärer Transport, apoplasmatischer Transport) von Wasser, Ionen und Molekülen findet in ihm statt. **Der Protoplast einer pflanzlichen Zelle ist so immer von einer „Nährlösung" umspült.**

Eine gewisse Selektivität kann die **Aufnahme von Ionen in den freien Raum** durch **Ionenaustauschvorgänge** erhalten. Zellbestandteile (Pektine, Hemicellulosen) besitzen Gruppen mit negativen Ladungen. An diese können reversibel Kationen wie Na^+, K^+ oder Ca^{2+} gebunden werden. Auch Anionenaustausch ist in geringem Ausmaß möglich. **Durch solche Adsorptionsvorgänge kann es zu einer Anreicherung von Ionen im freien Raum kommen.**

Auch bei Aufnahme von Ionen aus dem Boden spielen Ionenaustauschvorgänge eine Rolle. Ionen sind im Boden weitgehend adsorptiv an Bodenpartikel gebunden. Sie können von der Pflanze nur aufgenommen werden, wenn die Pflanze stärker adsorbierbare Ionen im Austausch abgibt. Besondere Bedeutung kommt hier der Abgabe von H^+-Ionen durch die Pflanze zu. Sie können alle anderen Kationen aus ihrer adsorptiven Bindung verdrängen. H^+-Ionen stehen der Pflanze aus dem Atmungsstoffwechsel zur Verfügung. Auch hieraus ergibt sich eine Abhängigkeit der Ionenaufnahme der Pflanze von der Atmung.

Die Aufnahme in die Zelle

Ionen, die für den Ablauf von Stoffwechselvorgängen von der Pflanze benötigt werden, müssen in das Cytoplasma aufgenommen werden.

Die Aufnahme von Ionen aus dem freien Raum in das Cytoplasma erfolgt selektiv und aktiv und verbraucht Energie (Kap. 5.4.3).

Bei der Aufnahme von Ionen aus dem Cytosol in membranumgrenzte Zellorganellen, z. B. Mitochondrien, stellt sich die gleiche Problematik, wie für die Aufnahme von Ionen durch die Cytoplasmamembran. Auch hierbei erfolgt die Ionenaufnahme selektiv unter Energieverbrauch.

Sind Ionen durch die Cytoplasmamembran in das Cytosol gelangt, können sie in verschiedener Weise weiter Verwendung finden. Einmal im Stoffwechsel, z. B. NO_3^- durch Reduktion zum Aufbau von Aminosäuren, PO_4^{3-} zur Phosphorylierung von ADP zu ATP, Mg^{2+} zum Einbau in Chlorophyllmoleküle.

Ionen können jedoch auch im Plasma von Zelle zu Zelle transportiert werden, da die Zellen eines Gewebes über die Plasmodesmen zu einem Symplasten verbunden sind (symplasmatischer Transport). Des Weiteren können Ionen aus dem Plasma in die Vakuole sezerniert werden. **Der Durchtritt durch die innere Plasmamembran, den Tonoplast, erfolgt wieder mit Hilfe aktiver Transportvorgänge.** Da in der Vakuole in der Regel eine höhere Ionenkonzentration vorhanden ist als im Plasma oder im freien Raum, müssen die Ionen aus dem Plasma gegen ein Konzentrationsgefälle in die Vakuole transportiert werden **(Ionenakkumulation).**

Transport der Ionen

Der Ferntransport der Ionen in der Pflanze erfolgt hauptsächlich über den Transpirationsstrom. In absteigender Richtung ist jedoch auch ein Transport über die Siebröhren möglich.

Der Mittelstreckentransport der Ionen erfolgt in den Kapillaren der Zellwände (Intermicellarstrom) sowie von Zelle zu Zelle im Protoplasma.

Nährlösungen

Grüne, autotrophe Pflanzen können auf Lösungen von Mineralsalzen wachsen. Solche Nährlösungen können Aufschluss darüber geben, welche Salze bzw. Ionen für die Ernährung der Pflanze unabdingbar notwendig sind. Die Zusammensetzung einer Nährlösung, der so genannten **Knoopschen Nährlösung** zeigt Tabelle 17.3. **Für das Wachstum unbedingt erforderlich sind K^+, Ca^{2+}, Mg^{2+}, Fe^{2+} sowie NO_3^- und PO_4^{3-}.** Darüber hinaus benötigt die Pflanze noch eine Reihe weiterer Ionen, allerdings in äußerst geringen Mengen, die den Nährlösungen als so genannte Spurenelemente zugesetzt werden müssen. Solche Spurenelemente sind z. B. Bor, Mangan, Kupfer, Zink, Molybdän. Der Bedarf an Spurenelementen ist bei verschiedenen Pflanzen unterschiedlich.

Die Gesamtkonzentration der Nährsalze liegt bei 0,16–0,25%. Die Salze müssen in einem bestimmten ausbalancierten Mengenverhältnis enthalten sein, da manche Ionen auf bestimmte Stoffwechselvorgänge hemmend wirken. Während Lösungen eines Salzes allein giftig wirken können, z. B. Magnesiumsalze, wird diese Wirkung bei

Tab. 17.3 Mineralische Nährlösung für autotrophe Pflanzen

Knoopsche Nährlösung	(g)	Spurenelemente nach Hoagland	(g)
$Ca(NO_3)_2$	1,0	$Al_2(SO_4)_3$	0,055
$MgSO_4 \cdot 7H_2O$	0,25	KJ	0,028
KH_2PO_4	0,25	KBr	0,028
$FeSO_4$	Spur	TiO_2	0,055
Wasser	1000,0	$SnCl_2 \cdot 2H_2O$	0,028
		LiCl	0,028
		$MnCl_2 \cdot 4H_2O$	0,0389
		$B(OH)_3$	0,614
		$ZnSO_4$	0,055
		$CuSO_4 \cdot 5H_2O$	0,055
		$NiSO_4 \cdot 7H_2O$	0,059
		$Co(NO_3)_2 \cdot 6H_2O$	0,055
		Wasser	1000,0

gleicher Konzentration durch eine abgestimmte Zusammensetzung des Salzgemisches einer Nährlösung aufgehoben.

Aus einer Nährlösung werden ebenso wie aus dem Boden nicht alle Ionen in äquivalenten Mengen aufgenommen. Die verschiedenen **Pflanzen besitzen ein Wahlvermögen für einzelne Ionen.** Auch nehmen jüngere Pflanzen oft andere Ionen bevorzugt auf als ältere.

Dieses Wahlvermögen der Pflanzen für Ionen kann zu pH-Verschiebungen im Boden oder in Nährlösungen führen. **Man unterscheidet physiologisch saure und physiologisch alkalische Salze.**

Wird aus einer Lösung von KNO_3 bevorzugt NO_3^- aufgenommen, wird die Lösung alkalisch. **KNO_3 ist ein physiologisch alkalisches Salz. Da die Ionenaufnahme durch die Pflanze aus dem Boden bzw. aus Nährlösungen stark vom pH abhängig ist, sind diese pH-Verschiebungen von großer Bedeutung.**

Heterotrophe Pflanzen, z. B. *Pilze* oder *Bakterien,* können auf solchen rein anorganischen Nährlösungen nicht wachsen. Nährlösungen für solche Organismen muss zum Mindensten noch eine organische Verbindung, etwa Glucose, als Kohlenstoffquelle beigefügt sein. Meist müssen solche Nährlösungen jedoch sehr komplex zusammengesetzt sein und auch Vitamine, Aminosäuren sowie Purine enthalten.

18 Entwicklungsphysiologie

Alles Leben ist mit einer ständigen Entwicklung, Formveränderung und Differenzierung verbunden. Aus einer einzelnen Zelle, z. B. einer befruchteten Eizelle, entwickelt sich ein vielzelliger, vielfältig differenzierter Organismus. Verbunden mit dieser Entwicklung ist ein ständiges Wachstum der Zellen und Organismen. Wachstum ist letzten Endes die Grundlage von Entwicklung und Differenzierung. Mit der Untersuchung der inneren und äußeren Faktoren der Individualentwicklung, der **Ontogenie** von Organismen, befasst sich die Entwicklungsphysiologie. Unter Ontogenie versteht man hierbei den vollständigen Entwicklungsgang eines Lebewesens. Der pflanzliche Organismus durchläuft in seiner Ontogenese verschiedene Entwicklungsphasen. Diese beginnen mit der Keimzelle und verlaufen über embryonale und Jugendstadien hin bis zur Reife und schließlich zu Alterung und Tod. Die Reaktionsnorm der Entwicklung wird durch die genetische Information festgelegt. Der tatsächliche Ablauf der Entwicklung wird durch modifizierende Außenfaktoren bestimmt.

18.1 Wachstum

Wachstum bedeutet eine irreversible Zunahme der lebenden Substanz, die mit Teilung, Vergrößerung oder Formveränderung der Zellen einhergeht. Die Grundlage der Entwicklung auch bei vielzelligen Organismen ist deshalb das Wachstum der einzelnen Zellen. Hierbei lassen sich mehrere Wachstumsvorgänge unterscheiden, das **Teilungswachstum, Streckungswachstum** und **Differenzierungswachstum** (Abb. 18.1 und 18.2). Diese Vorgänge sind jedoch so eng miteinander verbunden, dass eine solche Einteilung häufig recht formal und willkürlich ist.

18.1.1 Teilungswachstum

Zellen im Stadium der Teilung finden sich bei den höheren Pflanzen vor allem **in den primären Meristemen**, z. B. im Wurzel- oder Sprossvegetationspunkt, oder in den **Folgemeristemen,** z. B. Kambium und Phellogen. Im Stadium der Zellteilung findet vor allem eine **starke Vermehrung des Zellplasmas** statt. Die räumliche Vergrößerung der Zellen ist dabei im Allgemeinen nur geringfügig. Die Zunahme der plasmatischen Substanz setzt naturgemäß die Aufnahme von Nahrungsstoffen in die Zelle voraus, aus denen z. B. Proteine, Nukleinsäuren, Lipide und Kohlenhydrate synthetisiert und in die vielfältigen plasmatischen Strukturen der Zelle eingebaut werden können. Mitotische Zellteilungen sind die Voraussetzungen für die Entstehung vielzelliger Organismen. Die geordnete Entwicklung eines vielzelligen Organismus setzt jedoch die Regulation des

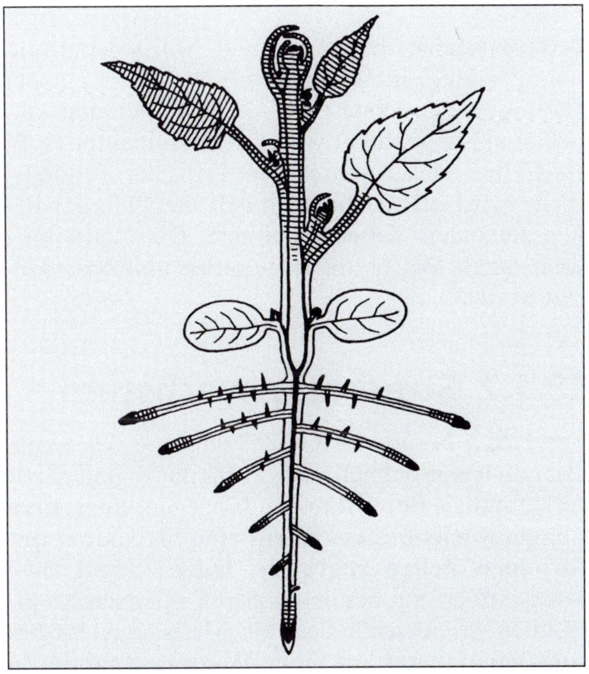

Abb. 18.1 Schematische Darstellung der Verteilung der verschiedenen Wachstumsphasen bei einer dikotylen Pflanze. Die Zonen des embryonalen Wachstums an den Vegetationspunkten sind schwarz, die des Streckenwachstums schraffiert, die ausgewachsenen Zonen weiß wiedergegeben

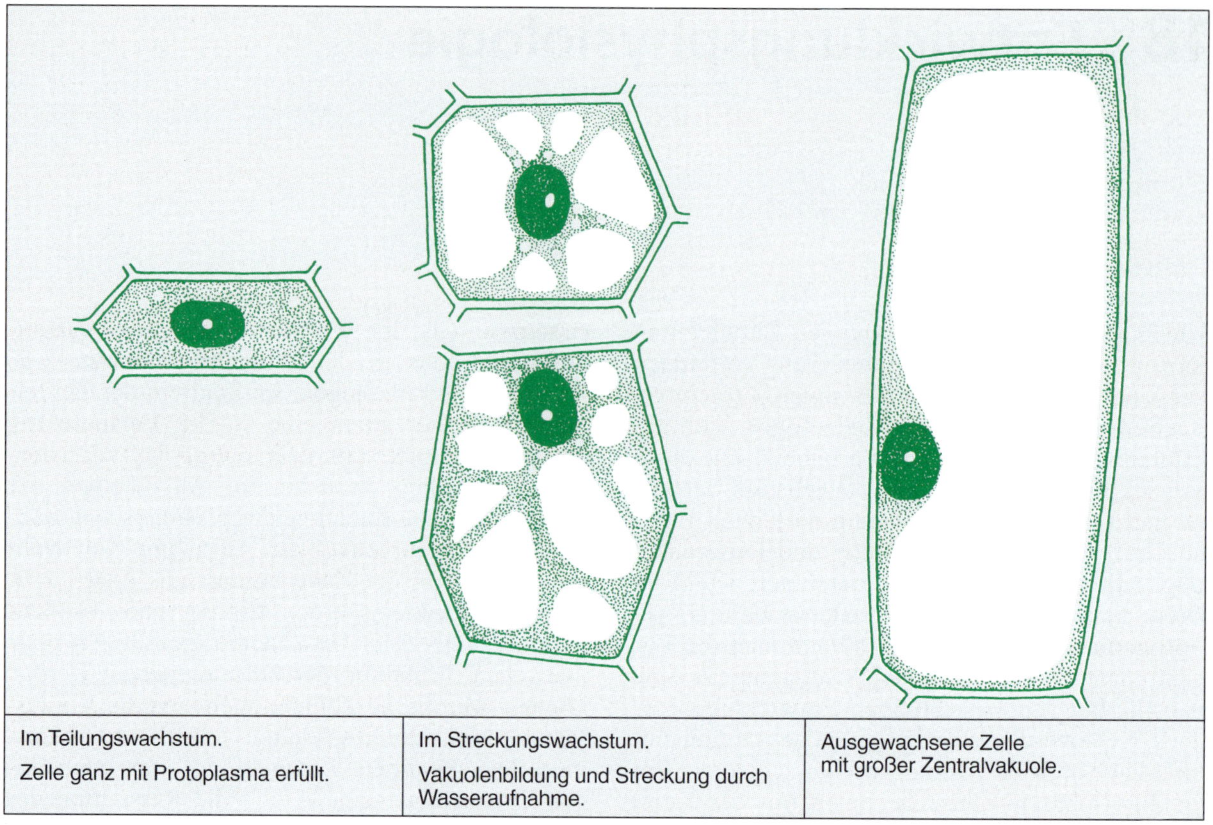

Abb. 18.2 Zellen in den verschiedenen Wachstumsstadien

Teilungswachstums voraus, und zwar sowohl hinsichtlich der Zellteilungsrate als auch der Lage der Teilungsebene. Ohne eine solche Regulation entstehen nur ungeordnet wuchernde Zellhaufen, z. B. ein Callus oder Tumoren. Die Lage der Teilungsebene wird offensichtlich durch die Polarität der sich teilenden Zellen bestimmt. Die Zellteilung kann durch Wuchsstoffe ausgelöst und beschleunigt werden.

18.1.2 Streckungswachstum

Bei Tieren beruht die Größenzunahme des Organismus hauptsächlich auf Zellteilung und Zellvermehrung. **Bei Pflanzen** hingegen **liegt dem Längenwachstum vor allem eine Streckung der einzelnen Zellen zugrunde.** Dieses Streckungswachstum erfolgt bei den höheren Pflanzen hauptsächlich im Anschluss an die Meristeme. **Es beruht vorwiegend auf einer Wasseraufnahme in die Zellen, verbunden mit einer Vakuolisierung der Zelle und letztendlich mit der Ausbildung einer großen Zentralvakuole.** Die damit verbundenen starken Volumenzunahmen bedingen das äußerlich auffällige Wachstum der Pflanzen. Eine Vermehrung der plasmatischen Substanz findet bei den Vorgängen der Zellstreckung kaum mehr statt. **Für die Zellstreckung sind vor allem der osmotische Druck, die plastische Dehnbarkeit der Zellwand und die Produktion von Zellwandsubstanzen von Bedeutung.**

Die Wanddehnung ist meist mit der Neubildung von Wandsubstanzen korreliert, die den schon vorhandenen Wandschichten auf- und eingelagert werden. Das Streckungswachstum kann durch Phytohormone (Wuchsstoffe) reguliert werden.

18.1.3 Differenzierungswachstum

Die endgültige Ausgestaltung der Zelle wird durch das Differenzierungswachstum erreicht. Bei pflanzlichen Zellen mit fester Zellwand wird die endgültige äußere Gestalt der Zelle durch die Lage der Streckungszonen in der jungen Wand bedingt. Schon beim Streckungswachstum nimmt die plastische Wand nicht allseitig gleichmäßig an Fläche zu. Das Wachstum erfolgt meist lokalisiert. Die Zelle kann Spitzenwachstum zeigen, Fasern- oder Röhrengestalt oder andere spezifische Formen annehmen. Gleichzeitig beginnen weitere Differenzierungen, die besonders in der Ausgestaltung der Zellwand deutlich erkennbar werden. Die Wand wird durch Appositionswachstum lokal verdickt, es bilden sich dabei z. B. bei den Elementen der Wasserleitung ring-, netz- oder schraubenförmige Verdickungen. Die Zelle kann verholzen, verkorken oder sie scheidet eine Cutinschicht aus. Die Frage nach den Ursachen dieser Differenzierungen, nach den Kausalitäten und Abhängigkeiten ist eines der großen Probleme in der Biologie und noch weitgehend ungelöst. Könnte man die Kausalitäten der Differenzierung aufklären, ließe sich auch ein tieferes Verständnis für die Ursachen undifferenzierten, ungeregelten Wachstums, z. B. Tumorwachstum erhoffen.

18.1.4 Der Verlauf des Wachstums

Es gibt viele Möglichkeiten, den Verlauf des Wachstums von Organismen zu verfolgen. Wachstum kann definiert werden als Zunahme der Länge, des Durchmessers, des Volumens, des Frischgewichts. Bei Messung dieser Parameter wird bei Pflanzen in der Hauptsache das Streckungswachstum erfasst. Des Weiteren lässt sich Wachstum beschreiben als Zunahme des Trockengewichts, des Gesamtproteins oder der DNA. Hierdurch werden vor allem Phänomene des Teilungswachstums verfolgt. Wachstum von Säugetieren wird als Größenzunahme und Zunahme des (Frisch-!)Gewichts gemessen. Da hier, anders als bei Pflanzen, Streckungswachstum der Zellen keine Rolle spielt, wird durch diese Größen Teilungswachstum und Substanzzunahme erfasst. Zur Beschreibung und Messung des Wachstums von einzelligen Organismen in Suspensionskulturen, etwa Algen, Hefen, Bakterien oder isolierten Zellen höherer Pflanzen, dient die Zunahme der Zellzahl pro Volumeneinheit und daneben auch die Zunahme der Zellmasse. Auch hier werden Teilungswachstum und Substanzzunahme verfolgt.

Welche dieser Parameter man im Einzelfalle zur Messung des Wachstums heranzieht, hängt von der speziellen Fragestellung ab. Zum Studium des Wachstums eines Pflanzenorgans, das hauptsächlich durch Streckung wächst, wird man zweckmäßigerweise die Längenzunahme messen. Würde man hier die Zunahme der DNA verfolgen, könnte man auf dieser Grundlage kaum Wachstum erkennen. Andererseits wäre es unsinnig, das Wachstum einer Bakterienpopulation in einer Suspension als Längenzunahme einzelner Zellen beschreiben zu wollen. Oft ist es zweckmäßig, mehrere dieser Parameter zur Messung eines Wachstumsvorganges heranzuziehen. Gleichgültig jedoch, welchen Parameter man zur Messung des Wachstums wählt, vorausgesetzt er ist im Einzelfalle geeignet, das Wachstum zu erfassen, so zeigt der Wachstumsverlauf bei verschiedenen Organismen, ihren einzelnen Organen oder auch bei Mikroorganismen in Suspension in Abhängigkeit von der Zeit sehr weitgehende Übereinstimmungen. Trägt man die Zunahme irgendeines der aufgeführten Parameter in Abhängigkeit von der Zeit in arithmetischem Maßstab in ein Koordinatensystem ein, auf der Ordinate die Zunahme z. B. der Zellzahl, des Trockengewichts oder der Länge u. dgl. und auf der Abszisse die Zeit, **so ergeben sich in allen Fällen sigmoide Wachstumskurven** (Abb. 18.3 und 18.4). Es lässt sich daran verfolgen, dass das Wachstum zunächst gering ist, dann sehr stark zunimmt, um schließlich wieder abzunehmen und zu erlöschen. Dieser Kurvenverlauf beschreibt **einzelne Wachstumsphasen, die Anlauf- oder lag-Phase, die logarithmische oder exponentielle Phase und schließlich die stationäre Phase** des Wachstums. Bei einer Zellpopulation in Suspension lässt sich dazu noch die **Absterbephase** hinzufügen. Die Phase des hauptsächlichen Wachstums fällt in die logarithmische oder exponentielle Phase. In dieser Phase besteht ein linearer Zusammenhang zwischen Wachstumsrate und Zeit. Trägt man die Messwerte des Wachstums auf der Ordinate in einem logarithmischen Maßstab auf, wählt man also eine halblogarithmische Darstellung des Wachstumsvorganges,

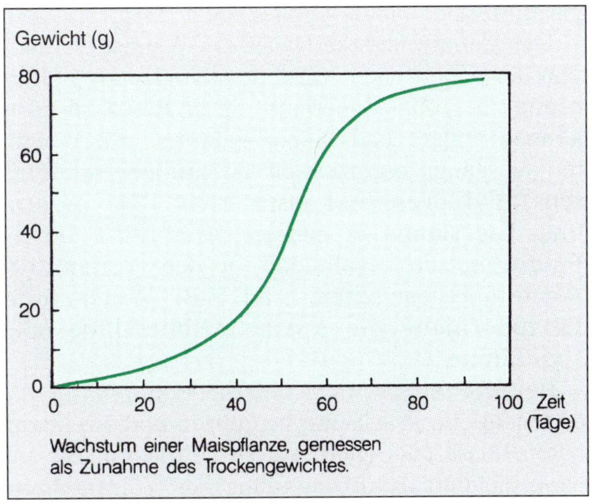

Abb. 18.3 Wachstumskurve einer Maispflanze

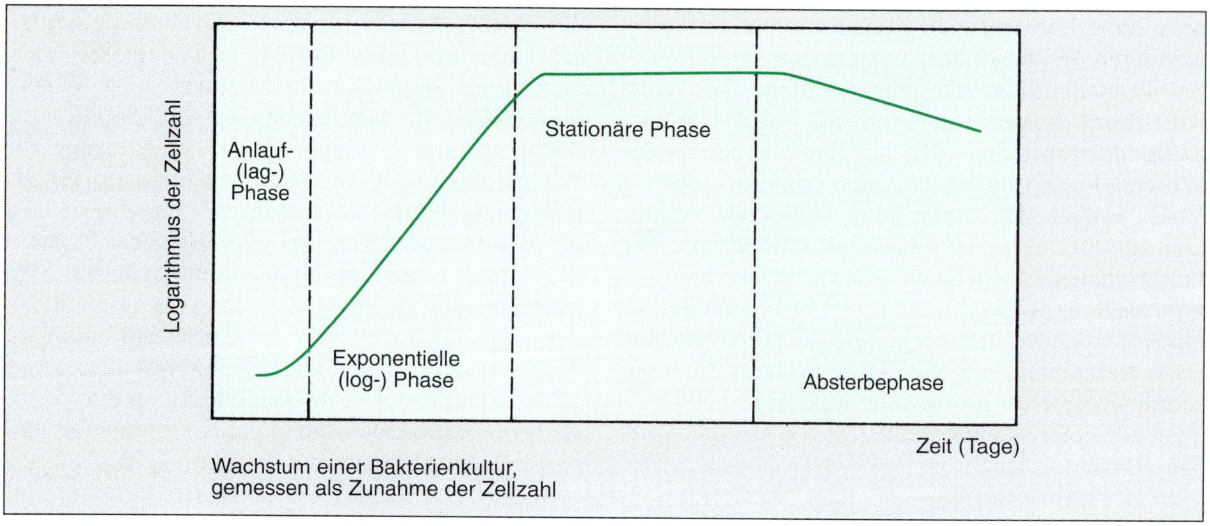

Abb. 18.4 Wachstumskurve einer Bakterienkultur. In der **lag-Phase** (Anlaufphase) kommt das Wachstum der Kultur langsam in Gang. Die Kultur ist in ein frisches Nährmedium eingeimpft worden. Die Zellen der Bakterienkultur müssen sich an die neuen Wachstumsbedingungen anpassen.
Zur Adaption an das Nährmedium können induzierbare Enzyme gebildet werden. Die Bildung neuer Enzyme kann durch das neue Substrat induziert werden.
In der **log-Phase** (exponentielle Phase) verläuft das Wachstum der Mikroorganismen exponentiell. Sie ist durch eine konstante, maximale Teilungsrate charakterisiert. Die Teilungsrate während der **log-Phase** ist eine für jede Bakterienart spezifische Größe. Sie wird durch Milieufaktoren, wie pH der Nährlösung, Zusammensetzung der Nährlösung, Temperatur, O_2-Spannung, beeinflusst. Die Steigung dieses Abschnittes der Wachstumskurve ist für jeden Organismus abhängig von der Art des verwendeten Nährmediums, der Temperatur und anderer wachstumsbeeinflussender Faktoren. In diesem Stadium wird die maximal mögliche Zellteilungsrate erreicht.
In der **stationären Phase** hat das Wachstum sein Maximum erreicht. Die Zellen hören auf sich zu teilen. In der **Absterbephase** sinkt die Zellzahl wieder, u. a. bedingt durch Autolyse der Zellen

so stellt sich diese Phase als eine Gerade dar. Die Wachstumsrate in der exponentiellen Phase ist für jede Organismenart, jedes Organ, dessen Wachstum erfasst wird, eine charakteristische, durch das Milieu modifizierbare Größe. Das Wachstum verschiedener Organismen oder eines Organismus unter verschiedenen Bedingungen lässt sich nur auf der Grundlage der Wachstumsrate während der logarithmischen Phase vergleichen.

Der Verlauf und die Dauer des Wachstums wird von der genetischen Norm des betreffenden Organismus begrenzt. Innerhalb dieser Reaktionsnorm können äußere und innere Faktoren die Wachstumsvorgänge beeinflussen. Als **äußere (ökologische) Faktoren sind etwa Licht, Temperatur und Tageslänge** zu nennen (Abb. 18.5). **Innere Faktoren,** die regulierend in den Verlauf des Wachstums eingreifen, sind z. B. **Wuchsstoffe, Phytohormone wie Auxine, Gibberelline oder Cytokinine.**

Bei *Mikroorganismen* sind die Faktoren, die das exponentielle Wachstum begrenzen und zur stationären Phase überleiten, gut zu definieren. Es sind hauptsächlich die Erschöpfung des Nährmediums und die steigende Konzentration hemmender Ausscheidungsprodukte. Dies gilt für so genannte statische Kulturen von Mikroorganismen. Hierunter versteht man Kulturen, bei denen während des Wachs-

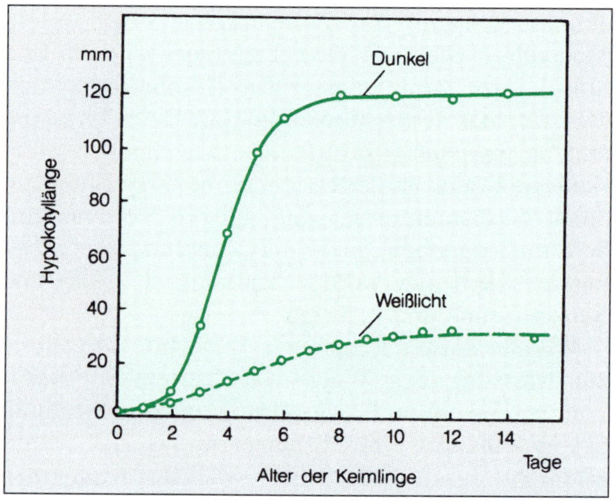

Abb. 18.5 Wachstumskurven für das Hypokotyl bei Senfkeimlingen (*Sinapis alba*) in Licht und Dunkel. Durch Licht wird das Wachstum stark gehemmt. (Nach H. Mohr, Lehrbuch der Pflanzenphysiologie, Springer Verlag, Berlin/Heidelberg/New York.)

tums keine Nährstoffe zugefügt, bzw. keine Zellen oder deren Abscheidungsprodukte entnommen werden. In einer statischen, d.h. der von außen nicht weiter beeinflussten Kultur, ändern sich die Kulturbedingungen durch den Wachstumsvorgang fortwährend. Die Zelldichte und die Menge ausgeschiedener Stoffwechselverbindungen nimmt zu, die Konzentration des Nährsubstrats nimmt ab. Führt man jedoch einer wachsenden Bakterien- oder Zellpopulation laufend neue Nährlösung zu, gelingt es, diese ständig in der exponentiellen Wachstumsphase zu halten. Man spricht dann von einer kontinuierlichen Kultur. Diese muss in besonderen Kulturgefäßen, so genannten Chemostaten, durchgeführt werden.

18.2 Wachstumsfaktoren von Mikroorganismen

Wie bei höheren Pflanzen ist auch bei Mikroorganismen das Wachstum von einer ausreichenden Zufuhr von Nährstoffen abhängig. Benötigt werden auch hier vor allem die Elemente Kohlenstoff, Sauerstoff, Wasserstoff, Stickstoff, Phosphor, Schwefel, Kalium, Calcium, Magnesium und Eisen sowie Spurenelemente wie Mangan, Molybdän, Zink, Kupfer, Cobalt und Nickel.

Daneben müssen bei anspruchsvolleren Mikroorganismen und bestimmten Stoffwechselmutanten eine Reihe zusätzlicher Wachstumsfaktoren vorhanden sein, hauptsächlich Aminosäuren, Purine und Vitamine. Der Bedarf der verschiedenen Mikroorganismen an Vitaminen ist sehr unterschiedlich. Oft ist die Abhängigkeit des Wachstums von bestimmten Vitaminen so extrem ausgeprägt, dass sich darauf quantitative Vitaminbestimmungen aufbauen lassen. Nicht alle von Mensch und Tier benötigten Vitamine müssen Mikroorganismen zugeführt werden. Nicht erforderlich ist dies z. B. für die Vitamine C und D. Dagegen ist die Zufuhr der **Vitamine der B-Gruppe für das Wachstum von Mikroorganismen** häufig **unerlässlich.** Darüber hinaus sind aber auch Stoffe wie etwa Cholin, Purine, Pyrimidine, Inosit für manche Bakterien von vitaminartiger Bedeutung. **Notwendige Wachstumsfaktoren für viele Bakterien sind Nikotinsäure, Thiamin, Pantothensäure, Pyridoxamin oder Cyanocobalamin.**

Darüber hinaus ist das Wachstum von Mikroorganismen an bestimmte H^+-Ionen-Konzentrationen, ein ausgewogenes Verhältnis der Ionen zueinander und/oder an ein bestimmtes Redoxverhältnis gebunden.

Die auf die Zufuhr von Wachstumsfaktoren angewiesenen Organismen werden auxotroph, solche, die die Wachstumsfaktoren selbst synthetisieren können, prototroph (autotroph für diese Faktoren) genannt.

Eine wichtige Substanz für das Wachstum der Bakterien ist die 4-Aminobenzoesäure. Sie dient bei zahlreichen grampositiven und gramnegativen Bakterien als Vorstufe bei der Biosynthese der Folsäure.

$$\text{Aminobenzoesäure} + \text{Glutaminsäure} + \text{Pteridin} \xrightarrow{\text{Folsäure-Synthetase}} \text{Folsäure}$$

Die Folsäure selbst wird zur Tetrahydrofolsäure reduziert und dient als essenzieller Cofaktor bei der Biosynthese von Purinen und Thymin, Bestandteilen der DNA.

Eine weitgehend strukturelle Ähnlichkeit zur 4-Aminobenzoesäure zeigt das Sulfanilamid, der gemeinsame strukturelle Bestandteil aller Sulfonamide. Es kann anstelle von 4-Aminobenzoesäure an die Folsäure-Synthetase binden und deren reaktives Zentrum blockieren. **Auf dieser kompetitiven Hemmung der Folsäure-Synthetase beruht die antibakterielle Wirkung der Sulfonamide.** Es sind kompetitive Antagonisten der 4-Aminobenzoesäure. **Letzten Endes wird damit durch die Sulfonamide über die Ausschaltung der Folsäure die Nukleinsäurebiosynthese und damit die Proteinsynthese der Bakterienzelle gehemmt.** Sulfonamide wirken bakteriostatisch, d.h. sie hemmen die Vermehrung der Bakterien. In den Folsäurestoffwechsel des Menschen können Sulfonamide nicht eingreifen. Der Mensch kann 4-Aminobenzoesäure nicht verwerten, sondern nimmt Folsäure selbst als Vitamin auf.

Nach dem Grad ihrer Abhängigkeit von 4-Aminobenzoesäure können die Bakterien in drei Gruppen eingeteilt werden:

1. Bakterien, die 4-Aminobenzoesäure nicht selbst synthetisieren können und sie aus dem Substrat aufnehmen müssen. Solche Bakterien (z. B. Diplokokken, Streptokokken) sind hochgradig sulfonamidempfindlich.
2. Bakterien, die 4-Aminobenzoesäure selbst synthetisieren oder aus dem Substrat aufnehmen können. Diese sind mäßig sulfonamidempfindlich (z. B. Staphylokokken, einige Enterobakterien).
3. Bakterien, die 4-Aminobenzoesäure nicht verwerten können, sondern auf die Zufuhr von Folsäure angewiesen sind. Diese sind sulfonamidresistent (z. B. Enterokokken, Pseudomonas).

18.3 Wuchsstoffe, Phytohormone

Wachstums- sowie Differenzierungsvorgänge werden bei höheren Pflanzen durch Phytohormone induziert und reguliert. **Die einzelnen Phytohormone können in eine Vielzahl von Wachstums- und Entwicklungsprozessen eingreifen. Im Gegensatz zu den Hormonen bei Mensch und Tier fehlt ihnen die strenge Spezifität der Wirkung.** Die Steuerung eines bestimmten Entwicklungsvorganges wird in der Pflanze nicht durch ein jeweils streng spezifisches Hormon bestimmt, sondern durch ein ausbalanciertes Verhältnis verschiedener Wuchsstoffe zueinander in Verbindung mit äußeren und inneren Bedingungen. **Phytohormone können mehr als Auslöser von Wachstums- und Entwicklungsvorgängen verstanden werden.** Das individuelle Pflanzenorgan, der physiologische Zustand der Zellen, die von Phytohormonen erreicht werden, entscheidet über die Wirkung. Darüber hinaus werden die verschiedenen Wirkungen durch die Konzentration des betreffenden Phytohormons in den Geweben und Zellen bestimmt. Hohe Auxinkonzentrationen etwa hemmen das Wachstum von Wurzeln, niedere fördern es.

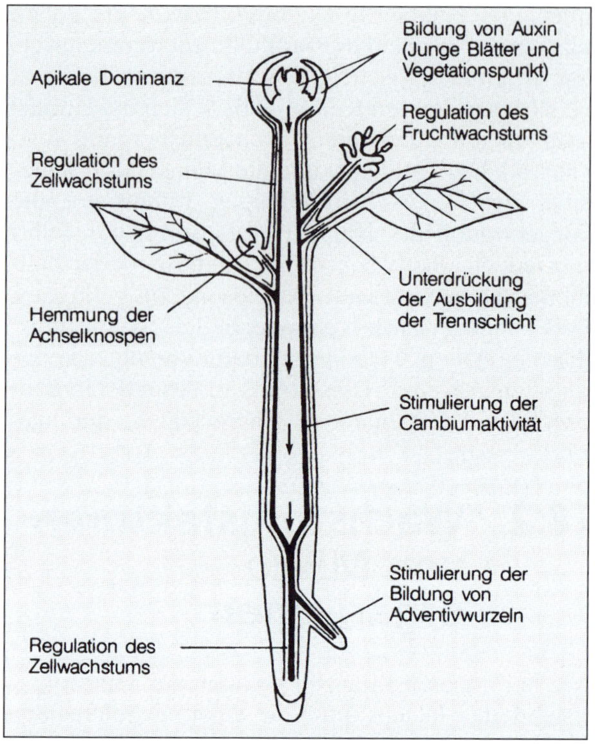

Abb. 18.6: Beispiele für die multiple Wirkung der Indol-3-essigsäure (IES). (Nach H. Mohr, Lehrbuch der Pflanzenphysiologie, Springer Verlag, Berlin/Heidelberg/New York).

18.3.1 Auxine

Auxine greifen in zahlreiche Wachstums- und Entwicklungsvorgänge ein. **Ausgeprägt und charakteristisch ist ihre Wirkung auf das Streckungswachstum von Spross und Wurzel.** Andere Entwicklungsprozesse, die unter Beteiligung von Auxinen ablaufen, sind Anlage von Prokambiumsträngen, Induktion oder Verstärkung der Zellteilungsaktivität in Geweben, Differenzierung des Xylems, **Induktion von Polarität,** Hemmung des Austreibens von Knospen, Bildung von Anthocyanen, um nur einige Beispiele zu nennen. **Auch die Bildung von Wurzeln, auch von Adventiv- und Seitenwurzeln,** wird durch Auxine stark gefördert (Abb. 18.6).

Auxine regeln offensichtlich auch den Sekundärstoffwechsel der Pflanze. Besonders an Zellkulturen konnte gezeigt werden, dass z. B. die Bildung von *Alkaloiden, Anthrachinonen* oder *Cumarinen* durch die Konzentration und die Art von Auxinen beeinflusst werden kann (Abb. 18.7).

Das wichtigste und **in der Natur** weit verbreitete Auxin ist die **Indol-3-essigsäure** (IES, Indolylessigsäure). IES wird bei höheren Pflanzen vor allem in den jüngsten Blättern der Sproßspitzen, bei Gräsern in den Koleoptilspitzen gebildet. Von diesen Bildungsorten wird sie basipetal in andere Bereiche der Pflanze transportiert. Dieser Transport findet im gesamten parenchymatischen Gewebe statt. Die Konzentration von IES in bestimmten Geweben kann durch Steuerung der Synthese oder des Abbaus geregelt werden. Eine Inaktivierung von IES in der Pflanze kann durch Bindung an Asparaginsäure, Proteine, Zucker und andere Substanzen erfolgen oder durch Abbau durch IES-Oxidasen. Schließlich kann die Auxinwirkung durch andere Wuchsstoffe, z. B. Antiauxine gehemmt werden.

Eine große Anzahl von **synthetischen Auxinen** kann industriell sehr wirtschaftlich hergestellt werden. Solche synthetischen Auxine sind wie das natürliche Auxin IES Indolderivate, z. B. die **Indolbuttersäure** (IBS) oder Naphthalinderivate, z. B. die **Naphthylessigsäure** (NES), Phenolderivate, z. B. **2,4-Dichlorphenoxyessigsäure** (2,4-D), sowie Benzolderivate, z. B. **2,4,6-Trichlorbenzoesäure.** Synthetische Auxine finden vielfältige Verwendung im Pflanzenbau. 2,4-Di- und Trichlorbenzoesäure dienen als Herbizide zur Unkrautbekämpfung (Dikotyle) in Getreidefeldern. NES wird im Gartenbau z. B. zur Stecklingsbewurzelung, zur Verhinderung frühzeitigen Knospentreibens (z. B. bei Kartoffeln) oder zur Hemmung des Fruchtfalls verwendet (Abb. 18.8).

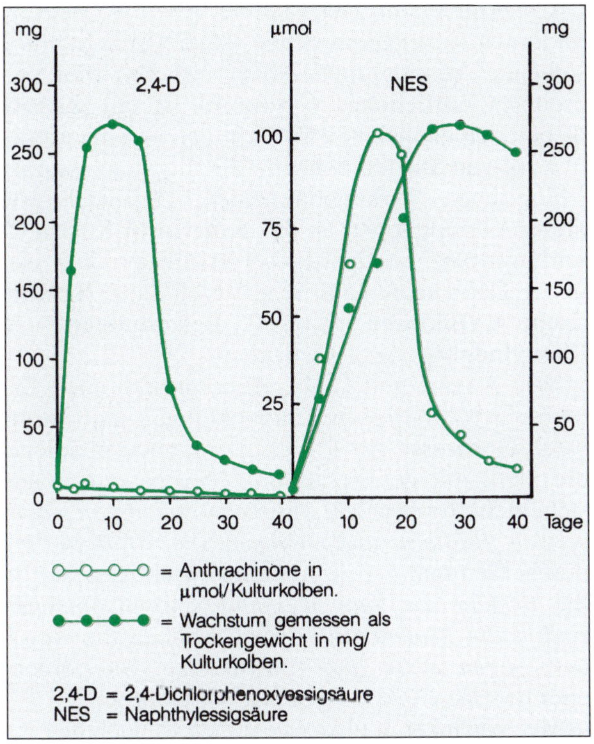

Abb. 18.7 Induktion der Anthrachinonbildung in Zellkulturen von *Morinda citrifolia.* (Nach H.M. Zenk et al. Planta medica, Suppl. 1975). Naphthylessigsäure (NES) (rechts). Wird 2,4-Dichlorphenoxyessigsäure als Auxin gegeben, wachsen die Zellen zwar, Anthrachinone werden jedoch kaum gebildet (links.)

18.3.2 Gibberelline

Die zuerst als Stoffwechselprodukte des Pilzes *Gibberella fujikuroi* entdeckten Gibberelline sind im Pflanzenreich weit verbreitet. Sie konnten in allen daraufhin untersuchten Angiospermen, jedoch auch in Farnen, Moosen, Algen, Pilzen und Bakterien nachgewiesen werden. **Wie die Auxine wirken sie hauptsächlich auf das Streckungswachstum.** Sie können jedoch auch das *Teilungswachstum* stimulieren. Daneben sind Gibberelline an einer Vielzahl von Wachstums-, Differenzierungs- und Stoffwechselvorgängen beteiligt. Sie wirken z.B. auf *Blühinduktion* (Kap. 18.4.9), *Geschlechtsausprägung, Samenkeimung, Blattwachstum* oder *Fruchtentwicklung* ein. **Gibberellinsäure induziert in der Aleuronschicht von Getreide, meist untersucht bei der Gerstenkaryopse, die Synthese von Enzymen, z.B. α-Amylase.** Der Stofftransport zwischen Zellen und Geweben kann durch Gibberelline reguliert werden.

Verschiedentlich wurde der Einfluss von Gibberellinen auf die Bildung von Pflanzeninhaltsstoffen untersucht, so etwa von Alkaloiden der Solanaceen. Signifikante Veränderungen konnten jedoch nicht nachgewiesen werden.

Bis heute sind zahlreiche Gibberelline bekannt. Es sind Diterpenoide, die alle mit der Gibberellin-

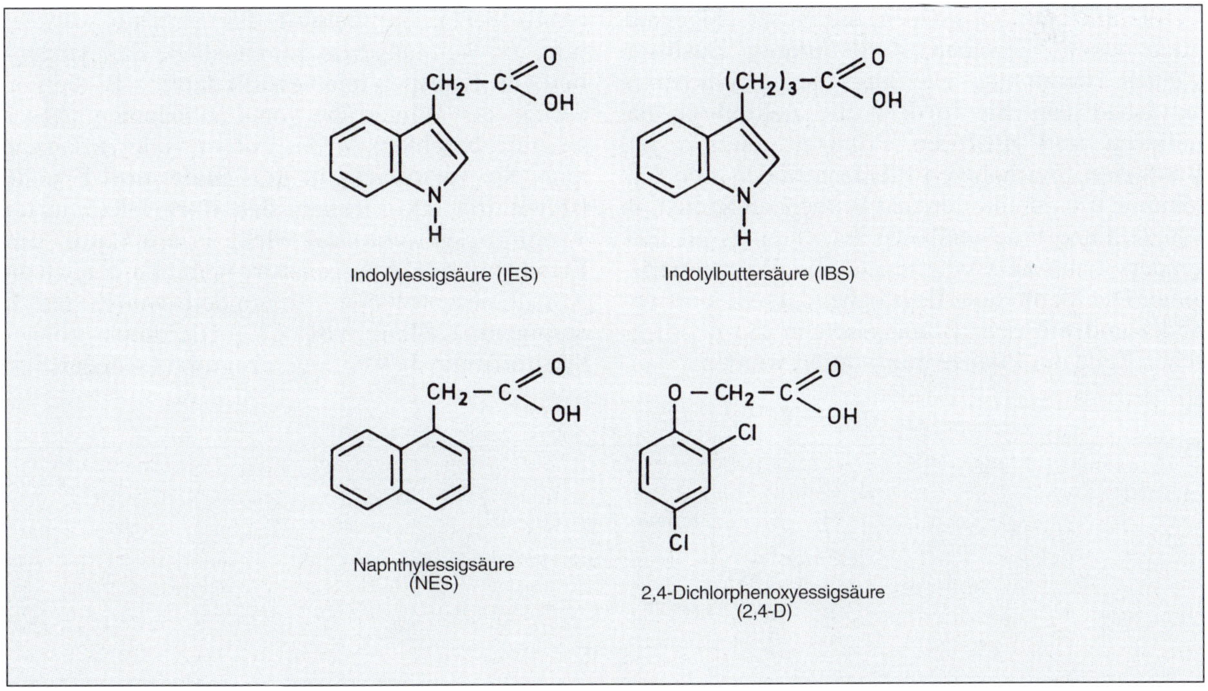

Abb. 18.8 Auxine

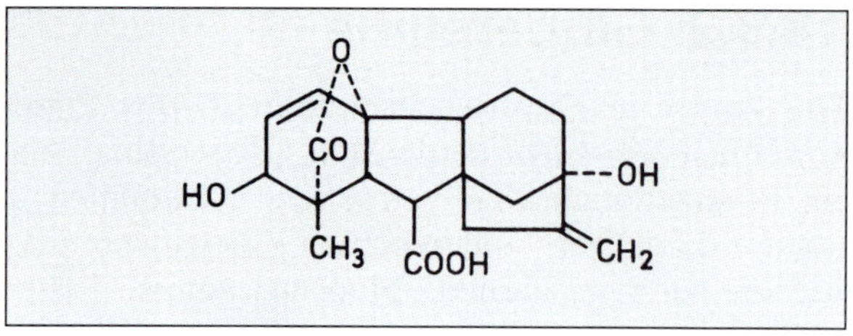

Abb. 18.9 Gibberellinsäure (GA_3)

säure (GA_3) chemisch nahe verwandt sind. Sie können in Pflanzen nebeneinander vorkommen, zeigen jedoch qualitativ und in manchen Fällen auch quantitativ recht unterschiedliche Wirkungen (Abb. 18.9).

Die Konzentration der freien, physiologisch wirksamen Gibberelline in der Pflanze kann durch Bindung z. B. an Zucker erniedrigt werden. Ferner kann die Synthese von Gibberellinsäure durch verschiedene Substanzen gehemmt werden, etwa durch *Chlorocholinchlorid, Phosfon D* oder *Amo 1618.* Abscisinsäure dagegen hemmt die Wirkung von Gibberellinen.

Da Gibberellinsäure auch die Keimung ruhender Gerstenkörner fördert, wird sie in großem Umfang in der Mälzerei verwendet.

18.3.3 Cytokinine

Cytokinine sind Substanzen, die in verschiedenen pflanzlichen Geweben **Zellteilungen auslösen** können. Hierzu muss allerdings gleichzeitig Auxin anwesend sein. **Sie fördern die Zellteilung bei höheren und niederen Pflanzen, ebenso bei Bakterien.** Bei höheren Pflanzen finden sich Cytokinine u. a. in unreifen und keimenden Samen, in Wurzeln und Früchten sowie im Blutungssaft. Besonders reich an Cytokininen sind Wurzelmeristeme. Die Vermutung liegt nahe, dass sie dort gebildet und mit dem Blutungssaft in die oberirdischen Teile der Pflanze transportiert werden.

Cytokinine sind Derivate des Adenins. Bei Cytokininen im engeren Sinne ist die in 6-Stellung stehende Aminogruppe substituiert. Ein weit verbreitetes **natürliches Cytokinin** ist das **Zeatin.** Neben den natürlichen Cytokininen ist eine größere Zahl von Stoffen bekannt, die die gleichen physiologischen Wirkungen zeigen. Die wichtigste dieser Verbindungen ist das **Kinetin (6-Furfurylaminopurin).** Sie ist als Zersetzungsprodukt isolierter DNA keine natürliche Verbindung. **Synthetische Cytokinine** sind z. B. **Benzyladenin** und **Phenyladenin** (Abb. 18.10).

Wie Auxine und Gibberelline greifen auch Cytokinine vielfältig in Entwicklungs- und Stoffwechselprozesse der Pflanzen ein, auch in solche, die nicht mit der Zellteilung im Zusammenhang stehen. Sie fördern z. B. die *Zellstreckung in wachsenden Blättern* und *hemmen die Blattalterung* durch Hemmung des Abbaues wichtiger Stoffe. Sie *fördern die Samenkeimung* und *in manchen Fällen die Blütenbildung.* Sie erhöhen die *Resistenz gegen Kälte und Chemikalien.* Sie fördern oder hemmen *Spross- und Wurzelbildung.*

Wie bei anderen Phytohormonen ist auch hier die Art der Wirkung von der Konzentration abhängig.

18.3.4 Abscisinsäure

Abscisinsäure ist bei Angiospermen allgemein verbreitet und kommt bei diesen in allen Pflanzenteilen vor. Chemisch gehört sie zu den Sesquiterpenen (Abb. 18.11). Sie **hemmt** das Streckungswachstum, die Keimung von Samen sowie das **Austreiben von Knospen** und bewirkt damit z. B. die Förderung der Winterruhe von Laubbäumen. Abscisinsäure beschleunigt das Altern vieler Pflanzenteile. **Sie verursacht in den Blatt- und Fruchtstielen die Aktivierung der dort lokalisierten Trennungsgewebe und wirkt so am Laub- und Fruchtfall mit.** Abscisinsäure hemmt u. a. auch die Aufnahme von Ionen insbesondere von K^+ und in geringem Umfang von Cl^-. Hierdurch können **Spaltöffnungsbewegungen reguliert werden.**

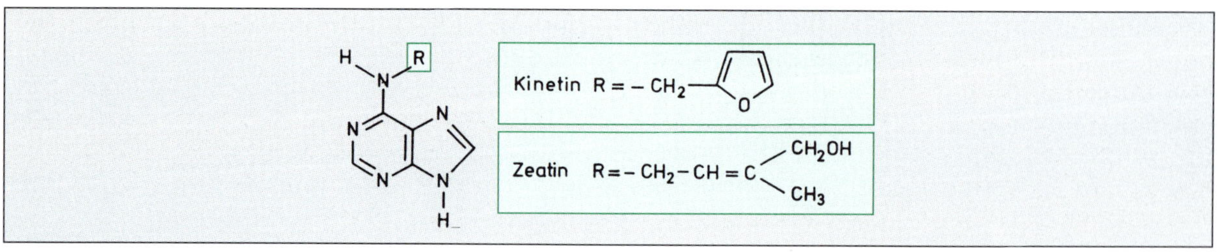

Abb. 18.10 Cytokinine

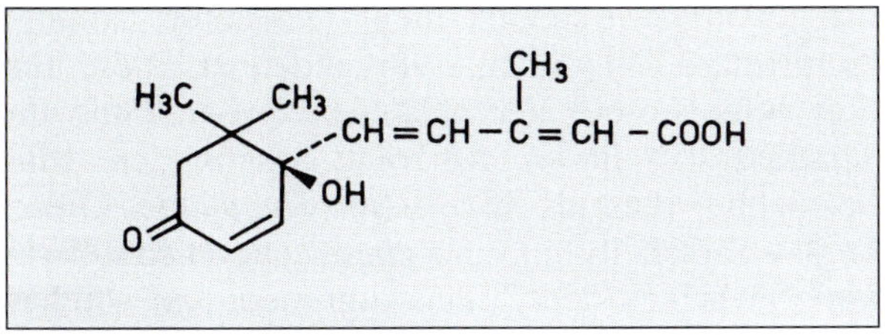

Abb. 18.11 Abscisinsäure

Bei vielen Entwicklungs- und Stoffwechselvorgängen wirkt Abscisinsäure antagonistisch zu Auxinen, Gibberellinen und Cytokininen.

18.3.5 Ethylen

Ethylen entsteht bei vielen Pilzen und in allen Geweben höherer Pflanzen aus Methionin, Alanin oder anderen Stoffen, vor allem in Geweben mit hoher Auxinkonzentration. Besonders stark ist die Bildung von Ethylen in reifenden Früchten, z. B. Äpfel, Bananen oder Tomaten. Ethylen fördert die Keimung verschiedener Samen, die Fruchtreife sowie den Laub- und Fruchtfall.

Ethylen greift vielfach in die Wirkungen von Auxinen und Gibberellinen ein. Besonders eng scheint die Kopplung zwischen Ethylen und Auxinen zu sein. Auxine können die Bildung von Ethylen induzieren, andererseits kann Ethylen die Herabsetzung des IES-Gehaltes bewirken und den Auxintransport hemmen.

Besonders bemerkenswert ist, dass Ethylen die Permeabilität der Cytoplasmamembran erhöht.

18.4 Entwicklung und Differenzierung

Alle vielzelligen Organismen, Tiere und Pflanzen entwickeln sich aus einer einzigen Zelle. Es ist dies die befruchtete Eizelle, die Zygote. Durch mitotische Teilungen wird aus ihr der vielfältig differenzierte Organismus gebildet. Solche Teilungen verteilen das Erbgut gleichmäßig auf die Tochterzellen. **Daher besitzen alle Zellen eines vielzelligen Organismus die gleiche Genausstattung.** Damit ergibt sich die Frage nach den Ursachen der vielfältigen und sehr unterschiedlichen Differenzierung der Zellen eines solchen Organismus. Wieso können Zellen sich voneinander differenzieren, wenn sie doch über die gleiche genetische Information verfügen?

Durch die genetische Information wird die Reaktionsnorm der Zelle festgelegt, innerhalb derer eine Differenzierung erfolgen kann. Da die Reaktionsnorm aller Zellen eines Organismus gleich ist, muss es Faktoren geben, die innerhalb der Grenzen der Reaktionsnorm den jeweiligen Differenzierungszustand einer Zelle bestimmen.

Entwicklung und Differenzierungsprozesse laufen als Ergebnis von Wechselwirkungen zwischen dem Genom und verschiedenen Faktoren in einzelnen Zellen, zwischen Zellen und Geweben des Organismus und zwischen der Umwelt und dem Organismus ab.

18.4.1 Differenzierung durch Polarität

Bei der Keimung von Sporen oder befruchteten Eizellen mancher Thallophyten lässt sich **innerhalb einzelner Zellen** bereits eine **Polarität** beobachten. Diese äußert sich in Unterschieden des Cytoplasmas. Seine Eigenschaften ändern sich von einem Pol der Zelle zum anderen, also entlang einer Polaritätsachse. Hierdurch wird die Lage der bei der ersten Teilung gebildeten Zellwand festgelegt. Sie wird immer senkrecht zur Polaritätsachse angelegt.

Durch diese erste Teilung wird das Plasma unterschiedlich auf die Tochterzellen verteilt. Die beiden Tochterkerne geraten in eine unterschiedliche „Umgebung". Dadurch bedingt ist offensichtlich eine unterschiedliche Genaktivität der beiden Tochterkerne mit der Folge, dass beide Tochterzellen sich unterschiedlich differenzieren. Bei der keimenden *Equisetum-Spore* etwa bildet die eine Tochterzelle das erste Rhizoid, während aus der anderen Tochterzelle der übrige Teil des Thallus hervorgeht. Auch bei den Kormophyten zeigt bereits die befruchtete keimende Eizelle eine polare Differenzierung.

Die Ausbildung einer Plasmapolarität ist also offensichtlich eine schon vor der Zellteilung vorhandene oder sich ausbildende Grunderscheinung der Zellorganisation und stellt eine der Grundlagen der geordneten Entwicklung eines Organismus dar.

Als Folge solcher Polaritäten in einer Zelle, können durch **inäquale Teilung,** die unter Umständen zu unterschiedlich großen Tochterzellen führt, die ersten Differenzierungsschritte eingeleitet werden (Abb. 18.12).

Durch inäquale Teilungen in epidermalen Meristemoiden von Blättern differenzieren sich z. B.

auch die Spaltöffnungen (Stomata). Ausdifferenzierte Zellen sind im Allgemeinen auf **eine Funktion** festgelegt. Sie sind jedoch immer noch totipotent.

Determination der Polarität durch Außenfaktoren

Bei manchen Sporen oder Eizellen können **Außenfaktoren wie Licht oder Schwerkraft die Polarität des Cytoplasmas induzieren.** Bei keimenden Sporen von *Funaria hygrometrica* (Moos) oder *Equisetum-Sporen* wird die erste Zellwand immer senkrecht zum Lichteinfall angelegt. Bei Eizellen der Braunalge *Fucus* konnten Lichteinfall, Schwerkraft oder chemische Gradienten als determinierende Faktoren erkannt werden. Das erste Rhizoid wird sich stets an der dem Licht abgewandten Seite oder in Richtung der Schwerkraft bilden. Liegen mehrere *Fucus*-Eier zusammen, so bilden sich die Rhizoide in Richtung auf die anderen Eizellen (Abb. 18.12).

18.4.2 Korrelative Hemmungen

Wie eben geschildert, entwickelt sich als Ausdruck der Polarität einer keimenden Eizelle bei *Fucus* eine Tochterzelle zum Rhizoid, aus der anderen entstehen Thalluszellen. Tötet man nun die Rhizoidzelle ab, so können eine oder mehrere Thalluszellen, die dem Rhizoidpol benachbart sind, zu Rhizoiden auswachsen (Abb. 18.13).

Dies zeigt, dass auch die Tochterzellen die Fähigkeit zur Rhizoidbildung besitzen. Sie können diese Fähigkeit jedoch nicht realisieren, solange die primäre Rhizoidzelle vorhanden ist. Diese hindert offenbar bei der normalen Entwicklung die Thalluszellen daran, Rhizoide auszubilden. Man bezeichnet dies als *korrelative Hemmung*. Dieser liegt wahrscheinlich eine chemische Wechselwirkung zwischen den Zellen zugrunde. **Auf solchen korrelativen Hemmungen zwischen Zellen, Geweben und Organen beruht ein Großteil der geordneten Entwicklung vielzelliger Organismen.**

Korrelative Hemmungen bei **Pflanzen** lassen sich teilweise als Wirkungen von Phytohormonen erklären. Ein Beispiel dafür liefert die so genannte **apikale Dominanz.** Beim Wachstum eines Sprosses verhindert die apikale Endknospe das Auswachsen der Achselknospen. Wird die Endknospe entfernt, wachsen die Achselknospen aus. Ersetzt man die Endknospe durch einen auxinhaltigen Agarblock, so unterbleibt das Austreiben der Achselknospen. Die Hemmung durch die Endknospe könnte also ihre stoffliche Ursache darin haben, dass sie **Auxin** in den Spross abgibt und so das Austreiben der Achselknospen verhindert.

18.4.3 Totipotenz der Zellen

Alle Zellen eines vielzelligen Organismus, seien sie auch noch so verschieden in ihrer Funktion, sind erbgleich, d. h. sie besitzen in der Regel in ihrem Genom die genetische Information für den Gesamtorganismus. **Sie sind totipotent oder omnipotent.** Bedingt durch korrelative Hemmungen wird im Gesamtorganismus von unterschiedlich differenzierten Zellen **jedoch nur jeweils ein Teil der genetischen Information realisiert.**

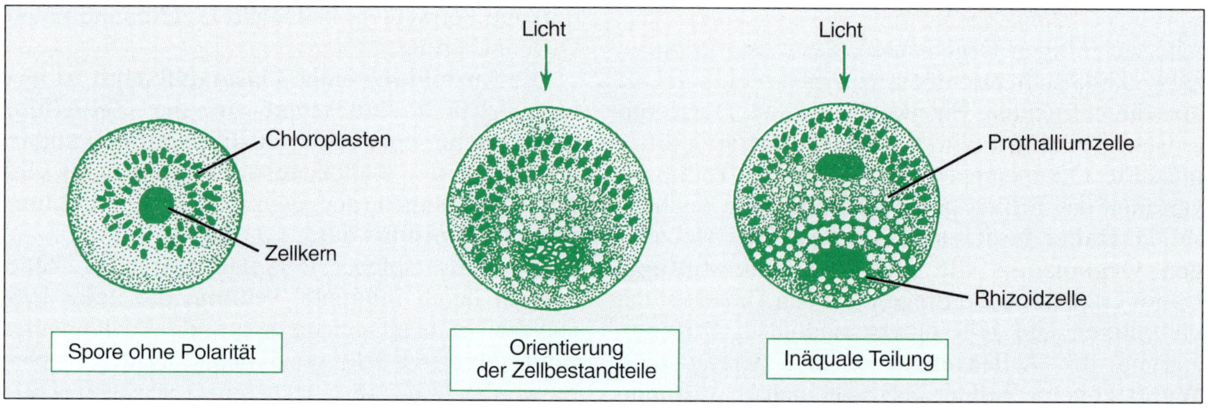

Abb. 18.12 Entstehung einer Polarität und inäquale Teilung bei einer Equisetum-Spore durch den Einfluss des Lichtes

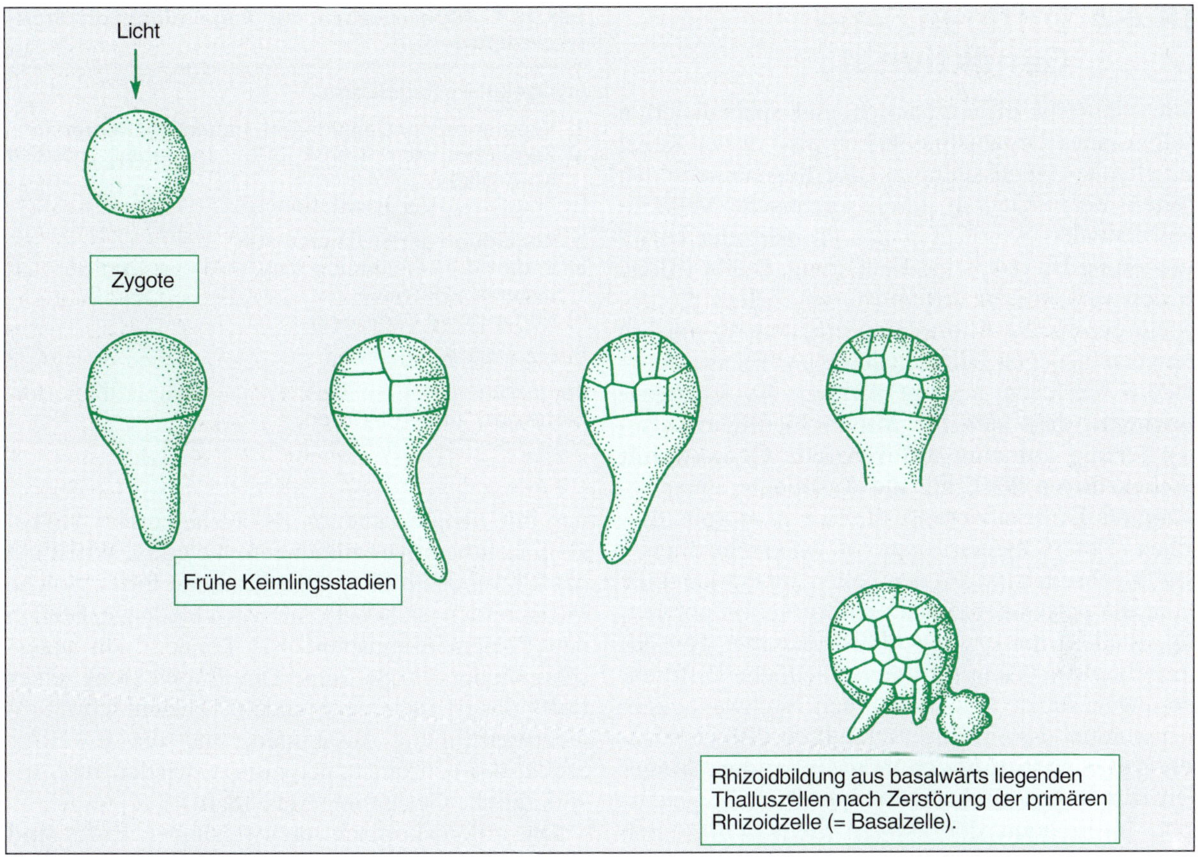

Abb. 18.13 Keimung einer Fucuszygote. (Nach H. Mohr, Lehrbuch der Pflanzenphysiologie, Springer Verlag, Berlin/Heidelberg/New York.)

Die Totipotenz der Zellen eines Organismus lässt sich experimentell beweisen. Aus höheren Pflanzen lassen sich Einzelzellen isolieren. Werden diese in geeignete Nährmedien überführt, so teilen sie sich wieder. Durch fortgesetzte Teilungen der Tochterzellen erhält man eine Zellkultur. Aus diesen isolierten, von korrelativen Einflüssen befreiten Zellen lassen sich wieder ganze, voll ausdifferenzierte Pflanzen erhalten, gleichgültig aus welchen Teilen der Pflanze die Zellen ursprünglich isoliert wurden. Solche Experimente wurden vor allem mit Tabak- und Möhrenzellen ausgeführt. Bei Tabak ist es sogar gelungen, Pflanzen aus isolierten Protoplasten von Blattmesophyllzellen zu regenerieren.

Abgeschnittene Begonienblätter wachsen leicht wieder zu ganzen Begonienpflanzen aus. Legt man ein abgeschnittenes Blatt auf feuchte Erde, so entwickeln sich Adventivwurzeln und Adventivembryonen. Diese Embryonen, aus denen sich eine neue Begonienpflanze bildet, lassen sich jeweils auf eine einzige Epidermiszelle zurückführen.

Mit solchen Experimenten lässt sich also zeigen, dass aus bereits ausdifferenzierten Zellen, etwa Wurzelparenchymzellen, Palisadenparenchymzellen oder Epidermiszellen ganze Pflanzen entstehen können. Dies kann nur bedeuten, dass in solchen Zellen, auch wenn sie bereits stark unterschiedlich differenziert waren, doch die genetische Information für den ganzen Organismus vorhanden sein musste, d.h. diese Zellen waren **totipotent.**

Auch bei Tieren lässt sich der Nachweis der Totipotenz der Zellen führen. Beim südafrikanischen Krallenfrosch *Xenopus laevis* wurden die Kerne von Eizellen durch UV-Bestrahlung abgetötet. In die kernlosen Eizellen wurden dann isolierte Kerne aus bereits weitgehend differenzierten Zellen des Frosches übertragen, etwa Kerne aus Zellen des Darmepithels. Aus Eizellen mit solchen Kernen entwickeln sich normale Krallenfrösche. Auch dies ist nur so zu deuten, dass die Kerne in differenzierten Zellen noch die gesamte genetische Information enthalten.

18.4.4 Differenzielle Genaktivität

Alle vielfältig differenzierten und spezialisierten Zellen eines Organismus haben also in der Regel die gleiche Genausstattung. Eine Ausnahme bilden Zellen, deren Genom durch somatische Mutationen verändert wurde. Für das Problem der Differenzierung hat das keine Bedeutung. Bleibt jedoch in den verschieden differenzierten Zellen die gesamte genetische Information erhalten, so müssen die verschiedenen Differenzierungsvorgänge durch andere Ursachen bedingt werden. **Es ist heute bewiesen, dass sich die unterschiedliche Differenzierung auf eine differenzielle Genaktivität zurückführen lässt.** Für die Ausbildung einer bestimmten Differenzierung, die sich in morphologischen Unterschieden oder in unterschiedlichen Stoffwechselleistungen der Zellen äußern kann, ist nicht die gesamte genetische Information notwendig, sondern nur ein jeweils spezifischer Teil davon. Eine Erklärung für unterschiedliche Differenzierungszustände kann durch den Nachweis gegeben werden, dass in **unterschiedlich differenzierten Zellen bestimmte Gene aktiv, andere hingegen reprimiert sind, d. h. ruhen.** Nur die genetische Information der aktiven Gene wird durch Transkription realisiert.

Erste Hinweise auf eine differenzielle Genaktivität erhielt man durch Beobachtung von so genannten **Puffs oder Balbiani-Ringen** an Riesenchromosomen von Dipteren. Solche Riesenchromosomen behalten ihre individuelle Gestalt auch in Zellen, die sich nicht in Teilung befinden. Sie weisen jeweils ein charakteristisches Muster von Querscheiben auf. Die Riesenchromosomen können ihre Struktur ändern. Es erscheinen im Mikroskop sichtbare Ausstülpungen, die einen Wulst um das Chromosom bilden, so genannte Puffs. Solche Puffs bilden sich u. U. an verschiedenen Stellen des Riesenchromosoms. Sie können von unterschiedlicher Größe sein. Die Entwicklung eines Puffs dauert mehrere Stunden. Danach schrumpft die Ausstülpung zusammen, und die jeweilige Stelle des Chromosoms nimmt wieder ihre ursprüngliche Gestalt an (Abb. 18.14).

Die mikroskopisch nachweisbaren Puffs sind Ausdruck einer Genaktivität. An diesen Stellen des Chromosoms findet Transkription statt, wird mRNA gebildet. Es ließ sich nachweisen, dass in bestimmten Entwicklungsstadien von Zellen an spezifischen Stellen des Chromosoms Puffs ausgebildet werden. Einem bestimmten Differenzierungszustand einer Zelle lässt sich ein spezifisches Puffmuster zuordnen (Abb. 18.15). Unterschiedlich differenzierte Zellen zeigen unter-

Tab. 18.1 Möglichkeiten der Regulation von Stoffwechselprozessen

Intrazelluläre Regulation
1. Regulation der Genaktivität, Induktion, Repression a) Regulation der Transkription (negative, positive Kontrolle) b) Regulation der Translation
2. Regulation der Enzymaktivität a) Endprodukt-Hemmung bzw. – Aktivierung über allosterische Enzyme b) Kompetitive Hemmung
Interzelluläre Regulation
Regulation der Gen- bzw. Enzymaktivität über Hormone oder Außenfaktoren

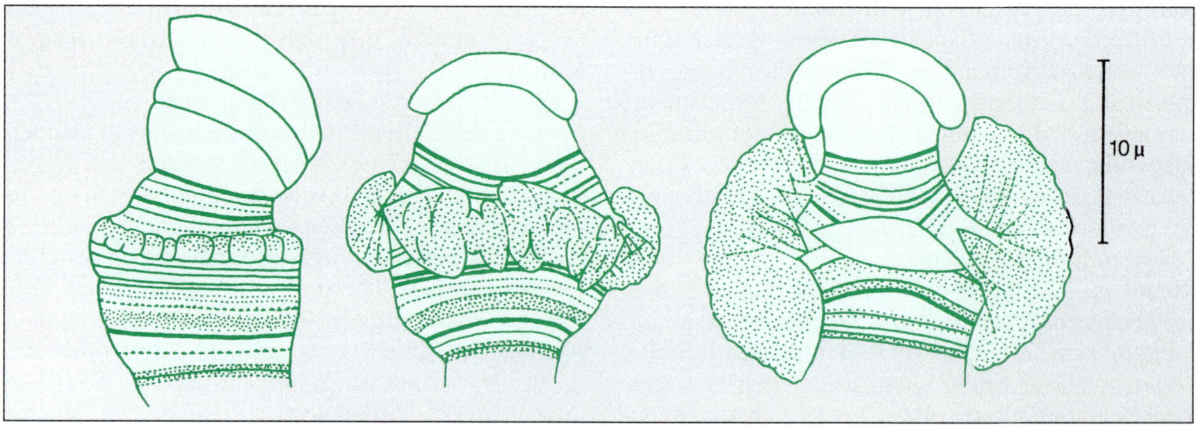

Abb. 18.14 Entwicklung eines Puffs

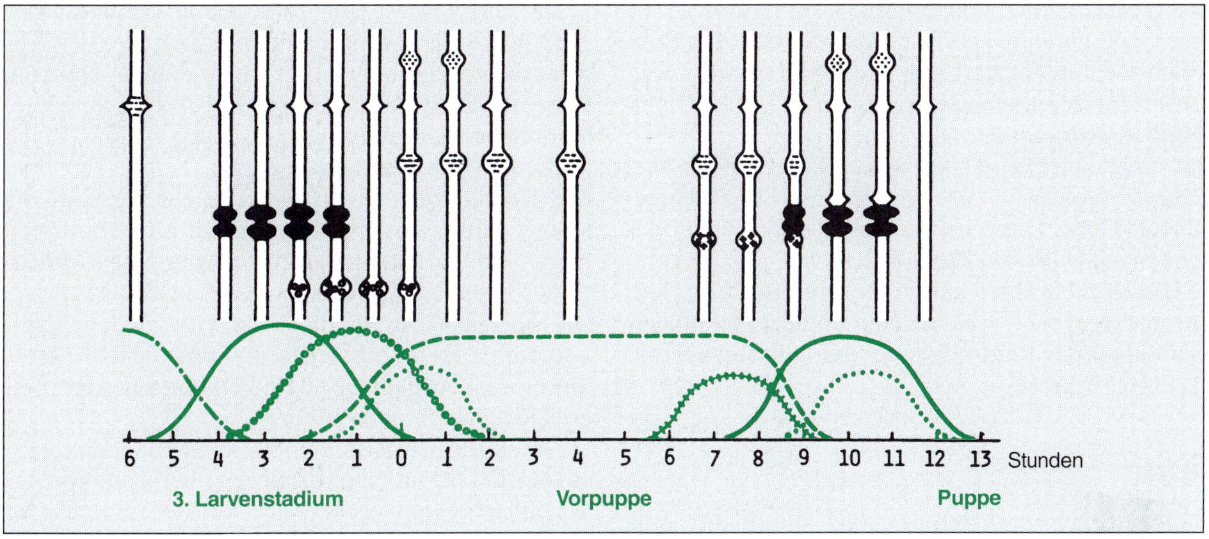

Abb. 18.15 Stadienspezifische Puffmuster auf einem Chromosom während der Entwicklung der Fruchtfliege (*Drosophila melanogaster*). (Aus D. Heß, Genetik, Herder Verlag, Freiburg.)

schiedliche Puffmuster, **d.h. eine unterschiedliche spezifische Genaktivität. Durch diese differenzielle Genaktivität werden spezifische mRNA- und dadurch bedingt verschiedene Enzymmuster in den Zellen gebildet.**

Der Differenzierungszustand einer Zelle wird bestimmt durch spezifische Stoffwechselleistungen, d.h. durch das Vorhandensein resp. die Aktivität von besonderen Enzymen. Das Muster aktiver Enzyme und damit die Stoffwechselleistungen und Merkmalsbildung lassen sich auf verschiedenen Wegen regulieren (Tab. 18.1), nämlich durch Regulierung der Genaktivität und damit der Proteinbiosynthese oder durch Regulierung der Aktivität vorhandener Enzyme (Abb. 18.16).

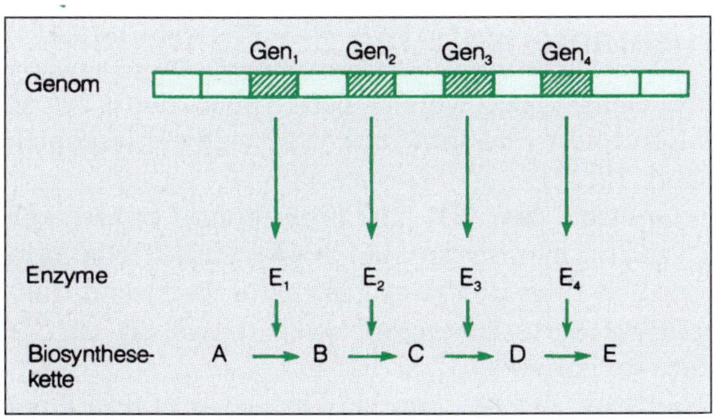

Abb. 18.16 Regulation der Genaktivität über Neubildung von Enzymen

18.4.5 Regulation der Proteinbiosynthese auf der Stufe der Transkription

Regulation der Genaktivität bei Bakterien

Zur Erklärung der Regulation der Genaktivität wurden verschiedene Modell-Vorstellungen entwickelt und verfeinert oder modifiziert. Verschiedene Modelle werden im Folgenden dargestellt.

Regulon

Als Reaktion auf Veränderungen des Nährmediums, plötzliche Erhöhung der Temperatur und anderen Veränderungen in der Umwelt können zahlreiche Gene von *E. coli* (und anderen Bakterien) gleichzeitig aktiviert werden.

Solche, funktionell zusammengehörigen Gene können oft weit verteilt auf dem Bakterienchromosom lokalisiert sein. Trotzdem werden sie gemeinsam reguliert. Sie bilden ein **Regulon.**

Ein Beispiel bilden die Hitzeschockgene. Wenige Minuten nach Erhöhung der Temperatur des Nährmediums einer E. coli-Kultur von 30 °C auf etwa 45 °C werden in den Bakterien rund 20 Proteine mit erhöhter Rate synthetisiert. Nach Abkühlung auf 30 °C wird die normale Syntheserate wieder eingestellt. Dieser Effekt lässt sich bei verschiedenen Einwirkungen aus der Umwelt beobachten, z.B. unter dem Einfluss von Antibiotika, Alkohol, Schwermetallen oder Änderungen des pH-Wertes. Unter solchen Stress-Situationen werden Gene an ganz verschiedenen Stellen des Bakterien-Genoms in stark erhöhter Rate transkribiert. Dies wird durch eine starke Zunahme eines Regulators hervorgerufen. Mit Hilfe dieses Regulators, des alternativen Sigma-Faktors, erkennt eine RNA-Polymerase die Promotoren der Hitzeschock-Gene. Diese haben eine andere Nukleotidsequenz als normale Promotoren.

Hier stehen also Gene, die auf dem Bakterienchromosom weit voneinander entfernt lokalisiert sind, unter der Kontrolle eines gemeinsamen Transkriptionsfaktors.

Negative Kontrolle

Im Laufe ihrer Differenzierung durchläuft eine Zelle verschiedene Differenzierungsstadien. **Jedes dieser Stadien ist durch ein typisches Muster aktiver und inaktiver Gene gekennzeichnet.** Im Laufe der Entwicklung müssen also Gene aktiviert, andere reprimiert werden. Ändert sich das Differenzierungsstadium, so müssen bis dahin reprimierte Gene aktiviert, andere bis dahin aktive Gene reprimiert werden. Dabei stellt sich die Frage nach den Ursachen, die diesen Aktivierungsverschiebungen der Gene zugrunde liegen, nach den Faktoren also, die Gene aktivieren oder reprimieren können.

Die Frage der Regulation der Genaktivität wurde vor allem an Mikroorganismen untersucht. Da hier keine mikroskopischen Strukturveränderungen am „Chromosom" beobachtbar sind, wurde aus dem Auftreten oder Verschwinden bestimmter Enzyme auf die Aktivität der Gene geschlossen, die diese Enzyme codieren. Es wurde also primär die Regulation der Proteinsynthese beobachtet.

Nicht alle Gene sind regulierbar. Die Enzyme, die von ständig aktiven Genen (konstitutiv exprimierte Gene) determiniert werden, sind immer in der Bakterienzelle vorhanden. Es sind die *konstitutiven Enzyme.* Hierher gehören z.B. *Enzyme der Glykolyse. Adaptive Enzyme* dagegen werden von der Zelle nur dann gebildet, wenn sie benötigt werden. Nur ein Teil der Gene von *E. coli* ist ständig aktiv. Viele Gene sind reprimiert und werden erst bei Bedarf aktiviert. Auslösende Faktoren sind oft Umwelteinflüssen zuzuordnen, etwa Veränderungen im Angebot von Nährstoffen. Sie werden von *regulierbaren Genen* determiniert. Dabei gibt es keinen allgemeinen Mechanismus der Genregulation, der für alle Gene gültig ist. Vielmehr wird jedes Gen, jede Gengruppe, auf eigene Art reguliert. Einige allgemeine Prinzipien lassen sich jedoch erkennen.

Die Biosynthese von zelleigenen Verbindungen wird durch so genannte anabole Enzyme, der Abbau von Verbindungen durch so genannte katabole Enzyme katalysiert. Aufbau und Abbau von Verbindungen erfolgt schrittweise durch eine Reihe funktionell hintereinandergeschalteter Enzyme. Die Regulation der Biosynthese solcher Enzyme ist nur dann sinnvoll, wenn sie für alle beteiligten Enzyme einer Biosynthesekette oder eines Abbauweges gleichsinnig erfolgt. Dies wirft die Frage auf, ob die Gene für diese Enzyme einzeln reguliert werden oder ob für alle Enzyme eines Biosynthese- oder Abbauweges ein gemeinsamer Regulationsmechanismus existiert.

Durch die Isolierung zahlreicher Mangelmutanten bei *E. coli* und der Kartierung der Mutationsorte ließ sich nachweisen, dass Defektmutationen für verschiedene Schritte des gleichen Biosynthesewegs benachbart auf dem Bakterienchromosom liegen. So bilden die Gene für die Enzyme zur Biosynthese des Threonins oder des Isoleucins eine zusammenhängende Genkette, ebenso wie die Gene, die die Enzyme für den Abbau von Lactose codieren. Nachbarschaft funktionell verwandter Gene ist auch für Phagen bekannt. Bei Eukaroyten sind jedoch die Gene für die einzelnen Enzyme vieler Syntheseketten auf verschiedene Chromosomen verteilt. Die gemeinsame Anordnung von Genen, die verschiedene Enzyme des gleichen Synthese- oder Abbauwegs codieren, ermöglicht ihre gemeinsame Regulation.

Aus den Befunden an Mikroorganismen entwickelten 1961 F. Jakob und J. Monod ein Modell zur Erklärung der Regulation der Genaktivität bzw. der Regulation der Enzymbiosynthese auf dem Niveau der Transkription.

18.4.6 Regulation durch Genaktivierung

Zusammensetzung der Gengruppe

Die Gengruppe, welche den Abbau der Lactose determiniert, besteht aus folgenden Elementen (Abb. 18.17):

Promotor, lac P: an Promotoren bindet die RNA-Polymerase an die DNA, gleitet von dort über den Operator zu den Strukturgenen und transkribiert diese zu einer polycistronischen mRNA (hier tricistronisch).

Operator, lac O: im lac Operon sind drei Operatorsequenzen in der DNA nachgewiesen worden. O1, der Hauptoperator, O2 und O3 als Nebenope-

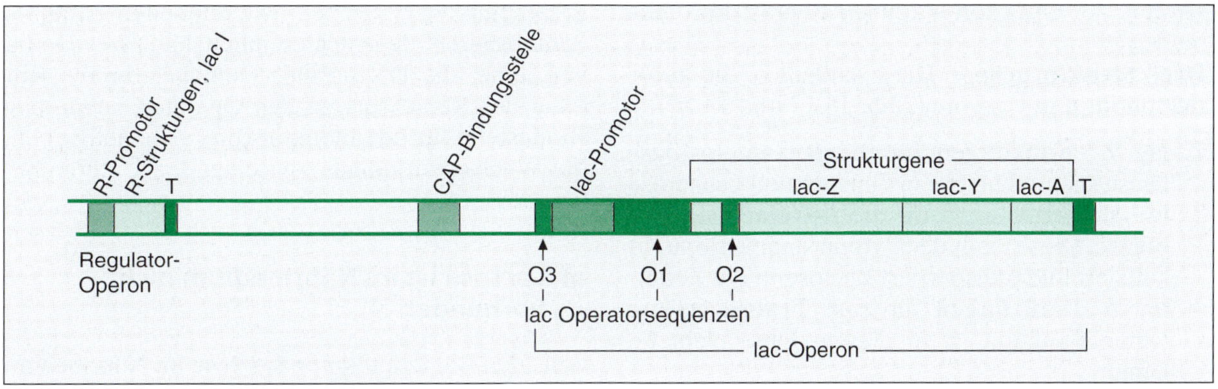

Abb. 18.17 Struktur des Lactose-Operons und zusätzliche Strukturen, die „stromaufwärts" vom lac-Promotor liegen

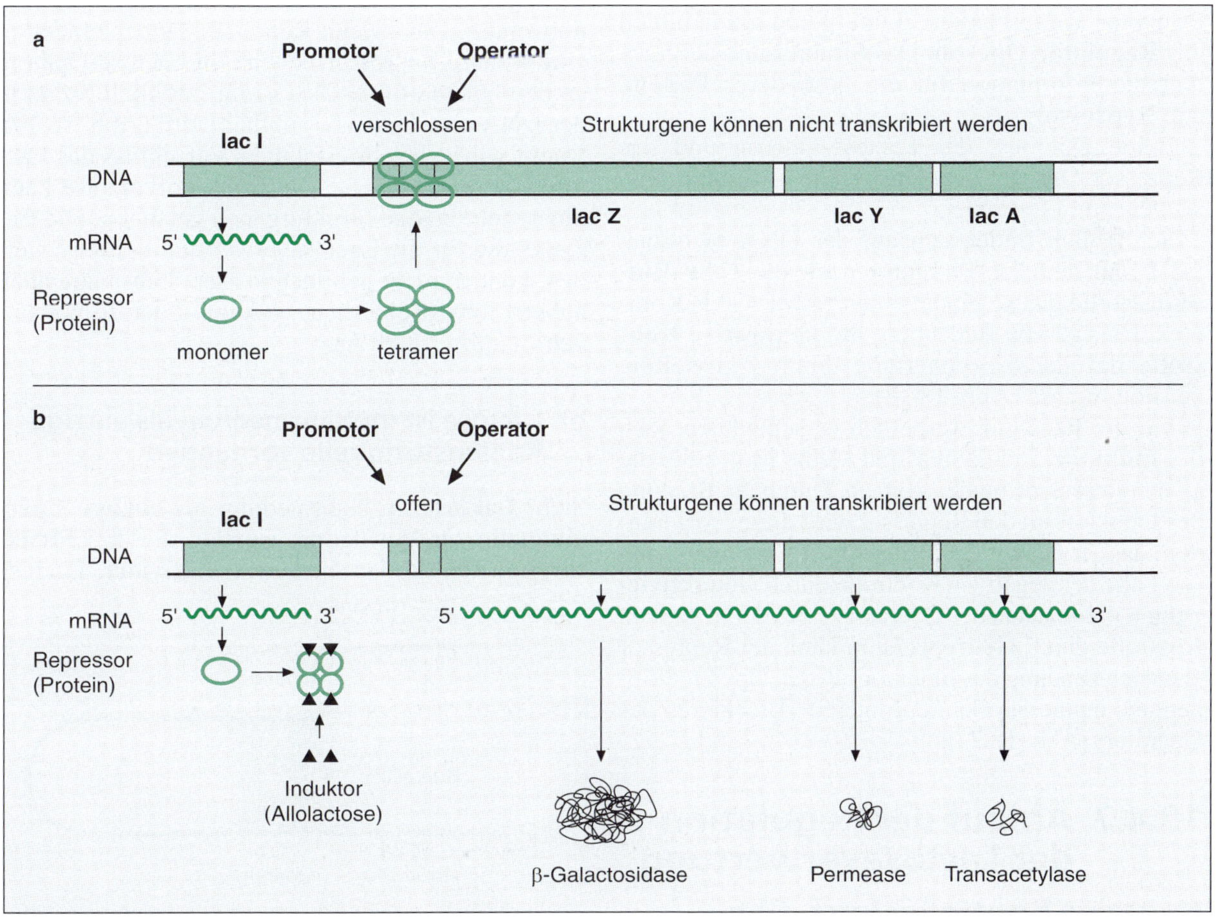

Abb. 18.18 Regulation durch Genaktivierung
a) Der Repressor bindet an den Operator und in diesem Falle auch an den überlappenden Promotor. Die Strukturgene sind reprimiert.
b) Der Induktor bindet an den Repressor. Dieser ändert seine Raumstruktur und kann nicht mehr an den Operator binden. Die Strukturgene sind aktiviert, die entsprechenden Enzyme werden gebildet. Lactose wird in die Zelle aufgenommen und in Glucose und Galactose gespalten.

ratoren. An Operatoren können Repressorproteine binden.

Drei Strukturgene: Diese enthalten die Information für drei Enzyme (Abb. 18.17 und 18.20).

1. **lac Z** Strukturgen für die ***β*-Galactosidase.** Diese spaltet Lactose in Glucose und Galactose.
2. **lac Y** Strukturgen für die ***β*-Galactosid-Permease.** Diese ist in der Cytoplasmamembran lokalisiert und transportiert Lactose in die Zelle.
3. **lac A** Strukturgen für eine **Transacetylase.** Deren Funktion ist in diesem Falle nicht bekannt.

Diese Gengruppe, bestehend aus Promotor, dem Operator (hier drei Operatoren) und den Strukturgenen wird als Operon, hier als **Lactose-Operon,** bezeichnet. Ein Operon ist eine **Regulationseinheit.**

In einigem Abstand „stromaufwärts“, also gegen die Leserichtung der Polymerase, findet sich auf der DNA das Gen **lac I**. Diesem ist ein eigener Promotor vorgeschaltet. Beide gemeinsam bilden das **Regulator-Operon**. Das Strukturgen lac I enthält die Information für ein besonderes Protein, den **Repressor**.

Beide Operons, das Lactose-Operon und das Repressor-Operon werden durch Terminationssequenzen (T) beendet.

Schließlich findet sich auf der DNA zwischen lac I und dem lac-Promotor noch die **CAP-Bindungsstelle.** Diese bindet einen cAMP-CAP-Komplex. Dies ist von Bedeutung für die **positive Kontrolle** der Lactoseverwertung durch Aktivierung der Polymerase (Abb. 18.18).

Für die Regelung wesentlich ist schließlich noch der **Induktor.** Induktoren sind kleine Moleküle, die an den Repressor binden können. Durch die Bindung des Induktors an den Repressor wird dieser so verändert, dass er nicht mehr an den Operator binden kann (im Falle der negativen Kontrolle durch **Genaktivierung** = Freimachen des Operators). Bei der negativen Kontrolle durch **Genrepression** kann der Repressor erst nach Bindung des Induktors an den Operator binden und damit das Gen reprimieren = Blockieren des Operators (Abb. 18.22).

18.4.7 Ablauf der Regulation der Lactoseverwertung

Negative Kontrolle durch Genaktivierung, Regulierung kataboler Stoffwechselwege

Das Gen lac I bildet als Genprodukt den Repressor. Dieser ist ein tetrameres Protein, zusammengesetzt aus vier gleichen Untereinheiten zu je 360 Aminosäuren. Jede Untereinheit hat zwei Domänen, eine, die DNA-Binde-Domäne, für die Bindung des Repressors an den Operator, sowie eine Bindestelle für den Induktor (hier Allolactose) und die Wechselwirkungen zwischen den Untereinheiten (Abb. 18.18).

a) Lactose ist im Nährmedium nicht vorhanden

Falls den Bakterien **keine Lactose** im Nährmedium zur Verfügung steht, **bindet der Repressor an den Operator** des Lactose-Operons (hier an zwei Operatoren O1 und O2). Der Haupt-Operator O1 bildet eine Sequenz von rund 24 Basenpaaren. Diese besteht aus zwei gegenläufigen (palindromen) Hälften. An jede bindet eine Untereinheit des Repressors. Für die spezifische Bindung des Repressors an den Operator O1 ist also nur ein Repressor-Dimer notwendig. Das zweite Repressor-Dimer bindet an eine weitere Repressorsequenz im Lactose-Operon, an den Operator O2. Dies ist nur möglich, wenn in der DNA eine Schlaufe gebildet wird (Abb. 18.19). Damit wird ein sehr effektiver Verschluss des Lactose-Operons erreicht. Die RNA-Polymerase kann nicht mehr zu den Strukturgenen gelangen. Die Enzyme, die für die Lactoseverwertung benötigt werden, können nicht gebildet werden. Dies wäre auch äußerst unwirtschaftlich, da keine Lactose vorhanden ist (Abb. 18.18 A).

b) Lactose ist im Nährmedium als einzige Kohlenstoffquelle vorhanden

Steht **Lactose** im Nährmedium als **einzige Energiequelle** zur Verfügung, **werden** die drei **Strukturgene** (lac Z, lac Y, lac A) **aktiviert.** Lactose

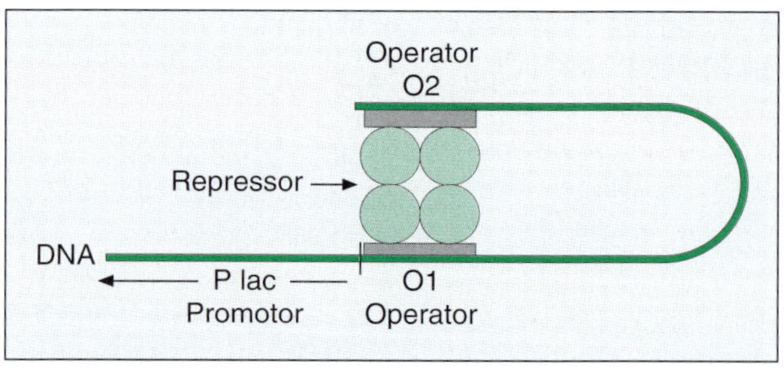

Abb. 18.19 Operatoren im lac-Operon. Der tetramere Repressor kann gleichzeitig an zwei Operatorsequenzen, O1 und O2, des lac-Operons binden. Hierdurch entsteht in der DNA eine Schlaufe, über welche die RNA-Polymerase nicht hinweggleiten kann. Damit ist der Operator verschlossen, die Strukturgene reprimiert

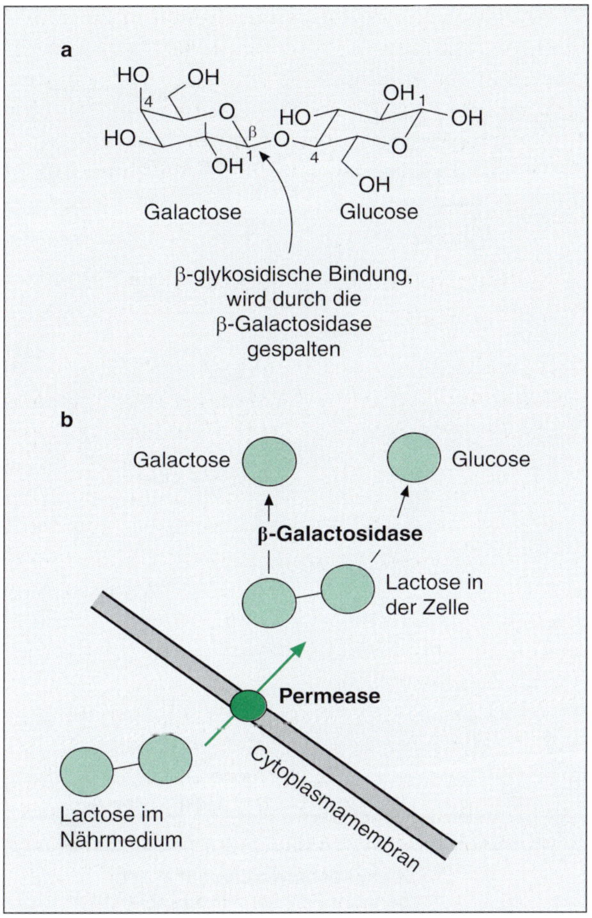

Abb. 18.20 Aufnahme und Abbau der Lactose. An der Verwertung der Lactose als Kohlenstoffquelle sind zwei Enzyme beteiligt.
Die in der Cytoplasmamembran lokalisierte Lactose-Permease katalysiert die Aufnahme der Lactose in die Zelle. Eine *β*-Galactosidase in der Zelle spaltet die Lactose in Galactose und Glucose

wird von der Zelle zu einem geringen Teil in Allolactose umgewandelt. Diese Allolactose fungiert als Induktor und bindet an den Repressor, je ein Molekül an eine Untereinheit. Damit wird der Repressor so verändert, dass er nicht mehr an die Operatoren binden kann. Die RNA-Polymerase kann an den Promotor binden, über die nun „offenen" Operatoren zu den Strukturgenen gelangen und diese transkribieren. Die entsprechenden Enzyme werden gebildet. Lactose kann als Energiequelle genutzt werden (Abb. 18.18 B und 18.20). Ist die Lactose im Nährmedium verbraucht, wird das Lactose-Operon wieder verschlossen (Abb. 18.18, A).

Die drei beteiligten Enzyme werden also **nur „bei Bedarf"** gebildet. Es sind **adaptive Enzyme.** Sie sind auf der DNA hintereinander angeordnet und werden gemeinsam reguliert. Sie bewirken den **Abbau** der Lactose, sind also **katabole Enzyme.**

Bei *E. coli* sind zahlreiche solcher Operons bekannt, die Aufnahme und Abbau von Nährstoffen regulieren, z.B. die Operons für Galactose und Arabinose. In allen diesen Fällen handelt es sich um induzierbare Operons. In Anwesenheit von entsprechenden Induktoren werden Gene aktiviert und die Bildung von Enzymen induziert.

Positive Kontrolle der Lactoseverwertung durch Aktivierung des lac-Promotors. Regulation durch Katabolitrepression.

Lactose steht nicht als einzige Kohlenstoffquelle im Nährmedium zur Verfügung. Glucose ist ebenso im Nährmedium vorhanden (Abb. 18.21).

Das Lactose-Operon kann auch von Glucose reguliert werden. Sind Glucose und Lactose gleichzeitig im Nährmedium einer Bakterienkultur vorhanden (hier *E. coli*), so wird zunächst hauptsächlich die Glucose als Energiequelle genutzt. Die Aufnahme der Lactose in die Zelle und deren Abbau zu Glucose (und Galactose) in der Zelle ist überflüssig, da ohnehin genug Glucose zur Verfügung steht. Trotzdem wird eine geringe Menge Lactose aufgenommen und abgebaut, sowie Allolactose gebildet und damit die lac-Operatoren offengehalten. Wenn die Konzentration der Glucose im Nährmedium absinkt, wird das Lactose-Operon aktiviert und die Lactose als Energiequelle genutzt. Das Lactose-Operon wird also in diesem Falle über die Konzentration der Glucose reguliert. In Gegenwart von Glucose wird das Lactose-Operon „gedrosselt".

An diesem Prozess ist neben dem lac-Repressor ein zweites Regulationsprotein beteiligt. Es ist das **Katabolit-Aktivator-Protein CAP.** Auf der DNA findet sich bei *E. coli* zwischen lac I und dem lac-Promotor die CAP-Bindungsstelle. An diese kann CAP binden, allerdings nur dann, wenn es seinerseits an cAMP gebunden ist. Der CAP-cAMP-Komplex wird in der Zelle nur dann gebildet, wenn cAMP in ausreichend hoher Konzentration in der Zelle vorhanden ist. cAMP wird durch das Enzym Adenylatcyclase aus ATP gebildet (Abb. 18.21 A). Die Aktivität der Adenylatcyclase wird über die Glucosekonzentration reguliert. Ist diese hoch, wird die Adenylatcyclase gedrosselt, ist sie niedrig oder ist keine Glucose vorhanden, ist sie hoch. Entsprechend wird die Konzentration des cAMP in der Zelle reguliert. Ist die Konzentration von cAMP niedrig, wird kein cAMP-CAP-Kom-

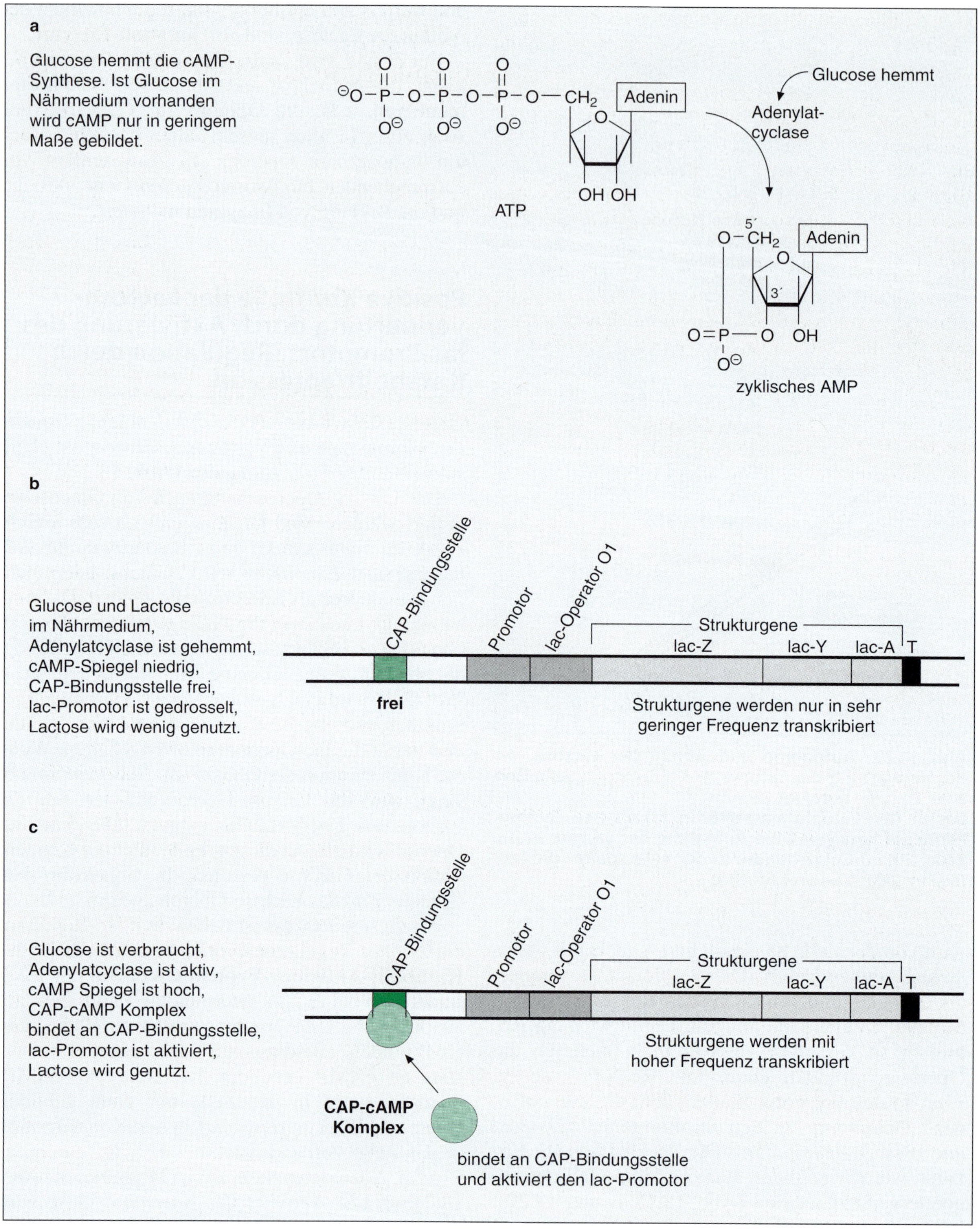

Abb. 18.21 Positive Kontrolle der Lactoseverwertung durch Aktivierung des lac-Promotors

plex gebildet, der Lactose-Promotor nicht aktiviert (Abb. 18.21 B). Bei hoher cAMP-Konzentration dagegen wird cAMP-CAP-Komplex gebildet und bindet an die CAP-Bindungsstelle. Damit wird der lac-Promotor aktiviert. Aktivierung des lac-Promotors bedeutet, dass die Affinität des Promotors zur RNA-Polymerase stark erhöht wird, d.h. die Bindung der RNA-Polymerase an den Promotor wird stark erhöht. In der Zeiteinheit binden ganz wesentlich mehr RNA-Polymerasemoleküle an den Promotor. Entsprechend häufiger werden die Strukturgene transkribiert und damit größere Mengen an Enzymen für die Lactoseverwertung gebildet. Entsprechend gesteigert ist der Lactoseverbrauch (Abb. 18.21 C).

CAP ist also ein positives regulatorisches Protein. An seine Bindungsstelle gebunden erhöht es die Bindung der RNA-Polymerase an den Promotor. Selbstverständlich muss dabei die Operatorsequenz frei sein, d.h. es darf dort kein Repressor gebunden sein.

Zusammenfassung

Zwei stromaufwärts von den Strukturgenen auf der DNA gelegene Bindungsstellen können den Abbau der Lactose regulieren, die Operatoren und die CAP-Bindungsstelle. An beide binden regulatorische Proteine, an die Operatorsequenzen der Repressor, an die CAP-Bindungsstelle der cAMP-CAP-Komplex.

Der lac-Repressor, an die Operatorsequenzen gebunden, verhindert die Transkription, indem er den Zugang der RNA-Polymerase zu den Strukturgenen verhindert. Er ist somit ein negatives regulatorisches Protein. Er bewirkt eine negative Kontrolle der lac-Strukturgene.

Der cAMP-CAP-Komplex dagegen, an die CAP-Bindungsstelle gebunden, stimuliert die Transkription der Strukturgene, indem er die Affinität der RNA-Polymerase zum lac-Promotor erhöht. Er ist ein positives, regulatorisches Protein. Er bewirkt eine positive Kontrolle der lac-Strukturgene.

Negative Kontrolle durch Genrepression. Regulierung anaboler Stoffwechselwege

Auch der Ablauf anaboler Stoffwechselwege, also Biosynthesen, können auf der Ebene der Transkription durch negative Kontrolle reguliert werden (Abb. 18.22). Auch hier werden Gruppen von Genen gemeinsam reguliert. Reprimierbare Gene codieren Enzyme, die an Biosynthesen beteiligt sind. Sie werden von Produkten eines Biosyntheseweges, meist dem Endprodukt, reguliert. Entsprechend den grundsätzlichen Vorstellungen über die Regulierung von Genen lässt sich hier folgendes Modell entwickeln, das auch in zahlreichen Fällen experimentell bestätigt werden konnte (Abb. 18.22).

In diesen Fällen kann der Repressor, das Produkt des Regulators, zunächst nicht an den Operator binden. RNA-Polymerase kann an den Promotor binden, über den offenen Operator zu den Strukturgenen gelangen und diese transkribieren. Die Strukturgene sind aktiv, die Enzyme, welche für die Biosynthese benötigt werden, werden gemeinsam gebildet. Ist dann das Endprodukt der Biosynthese in der Zelle so angereichert, dass die Weiterführung der Biosynthese überflüssig wird, können Moleküle des Endprodukts an den Repressor binden. Dessen räumliche Struktur wird hierdurch so verändert, dass er nun an den Operator binden und diesen verschließen kann. Damit kann die RNA-Polymerase nicht mehr zu den Strukturgenen gelangen. Diese sind reprimiert. Der Biosyntheseweg wird gedrosselt, resp. unterbrochen. Erst wenn das Endprodukt der Biosynthese von der Zelle wieder benötigt wird, werden die betreffenden Gene wieder aktiviert. Beispiele für solche reprimierbaren Gene liefert das Tryptophan- oder das Phenylalanin-Operon und viele andere. Tryptophan, resp. Phenylalanin, werden auch als Co-Repressoren bezeichnet.

Regulation über Promotor-Kontrollelemente

Durch Genregulation, Aktivierung und Repression, durch „differenzielle Genaktivität“ wird die Zelle in die Lage versetzt, auf Umwelteinflüsse oder regulatorische Signale, z.B. Steroidhormone, zu reagieren.

In den Zellen der Eukaryoten wird die Genaktivität mit Hilfe von Promotor-spezifischen Transkriptionsfaktoren reguliert. Dies sind Proteine,

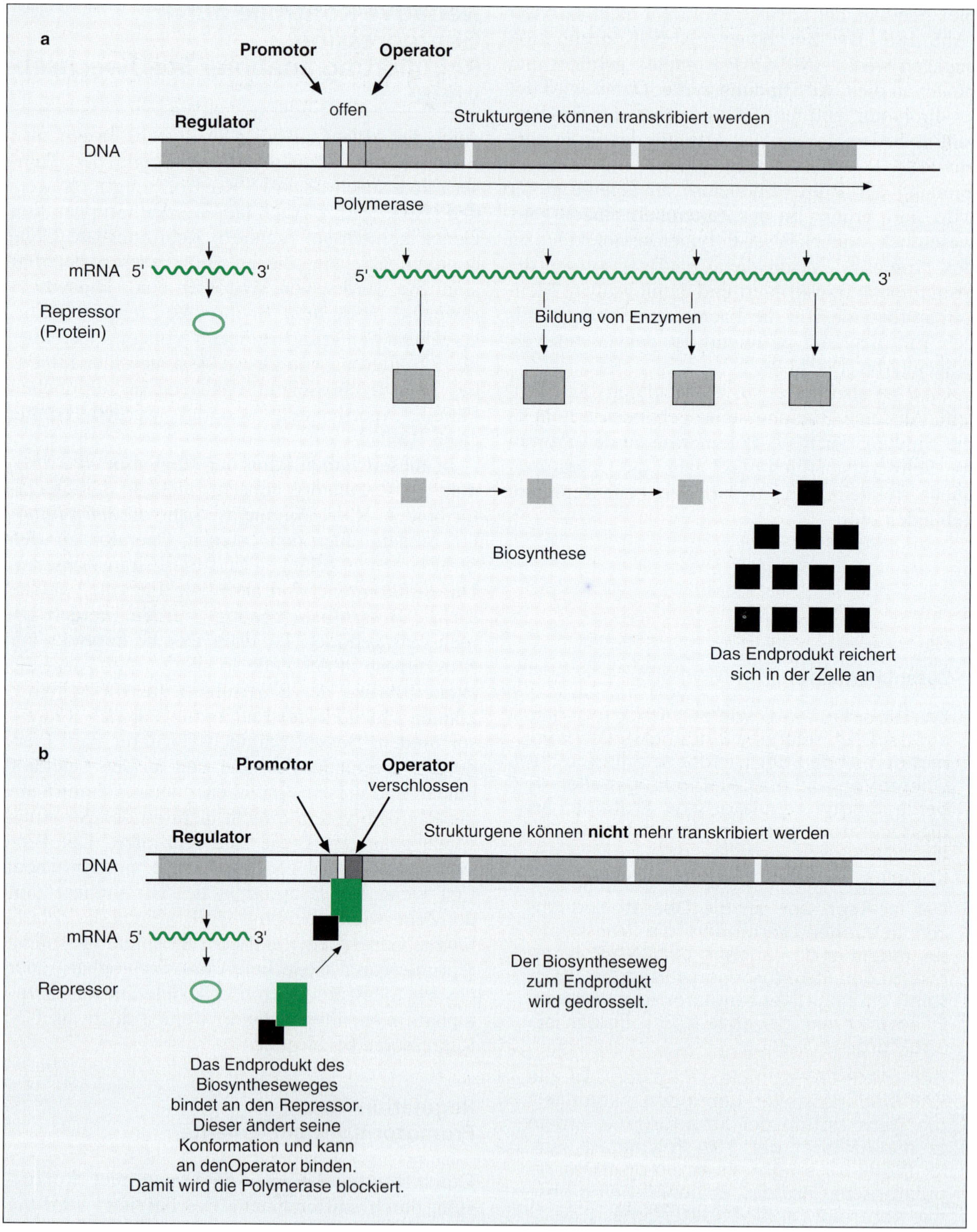

Abb. 18.22 Modell der Regulierung eines Biosynthesewegs durch Genrepression

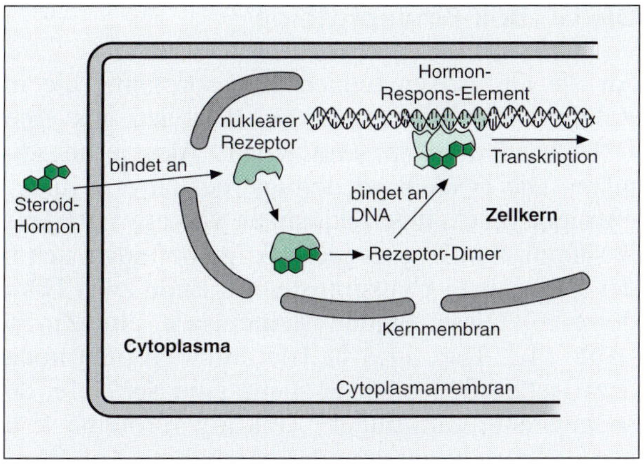

Abb. 18.23 Darstellung der Wirkung von nukleären Transkriptionsfaktoren (Rezeptoren) mit Steroidhormonen. Diese Transkriptionsfaktoren haben Zinkfingerstruktur. Nach Bindung eines Steroidhormon-Moleküls ändern sie ihre Konformation. Sie dimerisieren und können in dieser Form mit ihren Zinkfingerstrukturen an die DNA binden. Sie stimulieren die Transkription Hormon regulierter Gene.

die an die DNA binden können und die Fähigkeit besitzen, zwischen unterschiedlichen DNA-Sequenzen zu unterscheiden, die in der Promotorregion verschiedener Gene vorkommen.

Die Gegenwart dieser Transkriptionsfaktoren ermöglicht anderen Proteinen des Transkriptionskomplexes, einschließlich der RNA-Polymerase, die Transkription selektiv und passgenau zu starten.

Die Initiation der Transkription ist von großer Bedeutung. Die mRNA-Synthese sollte unmittelbar vor den Genen beginnen, die die gerade benötigte Information tragen, und auf dem Strang der DNA, der diese Information trägt, der in diesem Falle als codogener Strang dient. RNA-Polymerasen binden an Stellen vor einem Gen. Diese Erkennungs- und Bindungsstelle ist der Promotor.

Viele Promotoren haben „stromaufwärts" (d. h. entgegen der Leserichtung der Polymerase) vom Startpunkt der Transkription eine Nukleotidfolge mit einer Nukleotidsequenz 5′-TATAAA-3′, die so genannte TATA-Box. Diese liegt etwa 30 Basenpaare (bp) „stromaufwärts" vom Beginn der transkribierten Sequenz.

Weiter „stromaufwärts" entfernt vom Startpunkt der Transkription findet sich eine Sequenz, die Nukleotidfolge CCAAT die „CAAT-Box" und weiter „stromaufwärts" die Nukleotidfolge GGGCGG die „GC-Box" (Abb. 18.24).

Diese Nukleotidbereiche, deren genaue Nukleotidfolgen im Einzelnen variieren können, sind die Stellen, an die Transkriptionsfaktoren binden. Die **TATA-Box** fixiert dazu noch den Startpunkt der Transkription. Diese Region bestimmt die Genauigkeit des Starts der Transkription, also die Festlegung des Nukleotids +1 für den Start der mRNA-Synthese. Darüber hinaus bestimmt sie das Ausmaß, die Frequenz der Transkription, d. h. die Zahl der entstehenden Transkripte in der Zeiteinheit. Die RNA-Polymerase II der Eukaryoten beginnt 30 Nukleotide „stromabwärts" von der TATA-Box mit der RNA-Synthese. Die meisten transkribierten DNA-Abschnitte beginnen mit einem Adenin-Nukleotid. Das Start-Nukleotid liegt in einer Sequenz, die als **Initiator (Inr)** bezeichnet wird.

III

Physiologie

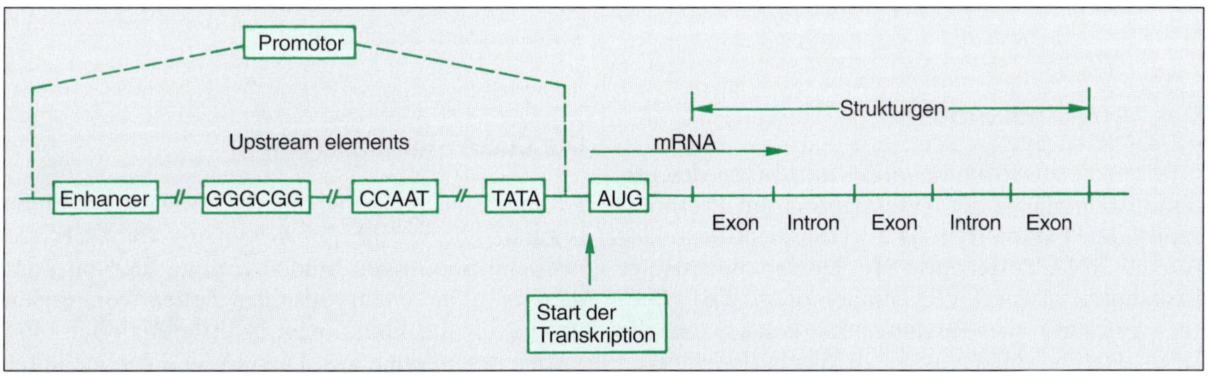

Abb. 18.24 Anordnung der Elemente in einem Protein-codierenden Gen einer Eukaryoten Zelle. Stromaufwärts vom Start der Transkription liegen die Kontrollelemente des Promotors, stromabwärts die codierenden Sequenzen, das Strukturgen mit Exons und Introns. An die Kontrollelemente binden die Transkriptionsfaktoren, die der RNA-Polymerase II das Erkennen des „richtigen" Promotors und das Binden daran ermöglicht, beziehungsweise die Aktivität des Promotors regulieren. Die TATA-Box liegt immer in genauem Abstand zur Startstelle der Transkription (30 Basenpaare). Die Abstände der anderen Kontrollelemente sind variabel. Der Enhancer (Verstärker) kann oberhalb oder unterhalb des Strukturgens liegen. Oft liegen Enhancer in großer Entfernung vom Strukturgen auf der DNA

Diese Sequenz ist in zahlreichen, aber nicht in allen Promotoren vorhanden.

Die **CCAAT-Box** mit der Nukleotidfolge GGCCAATC liegt zwischen den Basenpaaren −70 und −80. Dieses DNA-Element findet man, oft in leicht abgeänderter Form, in vielen eukaryotischen Promotoren.

Weitere typische Nukleotidfolgen um das Basenpaar 100 finden sich in vielen Genen. Die **GC-Box** (Basenfolge GGGCGG) kann einfach oder mehrfach und in verschiedenen Orientierungen im Promotorbereich vorkommen.

Dieser generelle Bau der Kontrollelemente auf der DNA ist typisch nur für regulierbare Gene. Gene, die ständig exprimiert werden (konstitutive Gene, Haushaltsgene), besitzen andere Nukleotidsequenzen stromaufwärts des Transkriptionsbeginns. Ihnen fehlt z. B. die TATA-Box.

Zu diesen Promotor-Grundelementen kommen in allen regulierbaren Genen weitere spezifische DNA-Sequenzen hinzu. Es sind so genannte Regulationselemente. Diese können zwischen den CCAT- und GC-Boxen oder stromaufwärts von ihnen liegen. Weit vom Promotor entfernt liegende Regulationselemente sind die Enhancer. Diese finden sich gelegentlich in Abständen von mehreren Tausend Basenpaaren vor oder hinter dem Strukturgen, oder auch in den Introns eines Gens.

Die Anordnung der Kontrollelemente ist von Gen zu Gen unterschiedlich. Bei jedem Gen jedoch ist die Anordnung der Kontrollelemente auf der DNA in sehr spezifischer Weise festgelegt. An diese DNA-Sequenzen binden Proteine, Transkriptionsfaktoren.

Das TATA-Bindeprotein

Eine besondere Rolle beim Zusammenbau des Initiationskomplexes der Transkription am Promotor spielt der Faktor TFII-D (=Transkriptionsfaktor für die RNA-Polymerase II). Dessen wichtigster Bestandteil ist das TATA-Bindeprotein, TBP. Dieses vermittelt die Bindung des Faktors an die DNA. Darüber hinaus ist es zu Wechselwirkungen mit anderen regulatorischen Proteinen befähigt. Nach Bindung des Faktors TFII-D an die DNA lagern sich die Faktoren TFII-B und TFII-A sowie weitere Faktoren an. Daran kann dann die RNA-Polymerase binden. Nach vollständigem Zusammenbau des Initiationskomplexes beginnt die Transkription (Tab. 11.2, Kap. 11.3.4).

Die GC-Box-Bindeproteine

An die GC-Boxen binden Glykoproteine, die im Zellkern lokalisiert sind. Sie bestehen aus einer DNA-Bindedomäne und einer Aktivierungsdomäne. Die DNA-Bindedomäne besitzt drei hintereinander geschaltete Sequenzen von etwa 30 Aminosäuren. Am Beginn jeder Folge befinden sich in der Regel zwei Cytosinreste, am Ende zwei Histidinreste. Diese binden gemeinsam ein Zn-Ion (Abb. 11.2, Kap. 11.3.4). Hierdurch entsteht in der dazwischen liegenden Sequenz eine Schlaufe, der so genannte Zinkfinger. Zinkfingerproteine können mehrere hintereinander geschaltete Zinkfinger enthalten. Zinkfingerproteine sind u. a. Rezeptoren lipophiler Hormone. Es sind Liganden-gesteuerte Transkriptionsfaktoren. Mit Hilfe der hintereinander liegenden Zinkfinger-Strukturen können sie an DNA binden. Sie lagern sich in die große Furche der DNA ein und interagieren mit den Basen. Sie steuern die Aktivität der RNA-Polymerasen. Die Aktivität dieser Transkriptionsfaktoren wird durch bestimmte Liganden geregelt, z. B. von Steroidhormonen. Die Bindung des Rezeptors an seinen Liganden (z. B. Steroidhormon) führt zu einer Konformationsänderung. Der Rezeptor kann z. B. dimerisieren. Hierdurch bedingt kann der Hormon-Rezeptorkomplex an die DNA binden. Die Bindung erfolgt an kurze DNA-Sequenzen, so genannte Hormon-Respons-Elemente. Diese Elemente finden sich in Nachbarschaft zu Hormon-gesteuerten Genen. Durch die Bindung des Hormon-Rezeptorkomplexes wird die Transkription dieser Gene stimuliert (Abb. 18.23). Durch die Aktivitäts-Domäne dieser Transkriptionsfaktoren wird die Bildung des Initiationskomplexes der Transkription beschleunigt.

Die CCAAT-Bindeproteine

Es sind eine ganze Reihe verschiedener Proteine bekannt, die an die DNA-Sequenz CCAAT oder ähnliche Sequenzen binden. Einige hiervon kommen in allen eukaryotischen Zellen vor, andere üben spezielle Funktionen in differenzierten (spezialisierten) Zellen aus. Die CAAT-Proteine unterscheiden sich in ihrer Struktur, z. B. in ihrer DNA-Erkennungsstruktur. Gebunden an die CAAT-Sequenz üben sie unterschiedliche Funktionen aus. Sie fungieren einerseits als Aktivatoren der Promotorfunktion, z. B. durch die Beschleunigung des Zusammenbaus des Initiationskomplexes, andererseits als Regulationselemente.

Regulation durch unterschiedliche Prozessierung der hnRNA

Ein Exon codiert einen Funktionsabschnitt eines Proteins. Das Entfernen eines Exons aus einem primären Transkriptionsprodukt, oder die unterschiedliche Zusammenstellung von Exons während der Prozessierung der hnRNA kann zu verschiedenen mRNAs und damit zu verschiedenen Genprodukten ein und desselben Gens führen (Kap. 11.4). Für dieses „differenzielle Prozessieren" oder „differentielle Spleißen" sind bereits einige Beispiele bekannt. Das Gen für Calcitonin wird in zwei Zelltypen des tierischen Organismus exprimiert, einmal in Zellen der Nebenschilddrüse, zum anderen in Nervenzellen. In der Nebenschilddrüse führt die Genexpression zur Synthese des Hormons Calcitonin, in den Nervenzellen zur Synthese des Neuropeptids CGRP (calcitonin gene related protein).

In zwei verschiedenen Zelltypen kann also ein primäres Transkriptionsprodukt unterschiedlich prozessiert werden. Exons werden zu unterschiedlichen Funktionseinheiten zusammengefügt.

Von großer Bedeutung ist dieses unterschiedliche Aufarbeiten der hnRNA auch bei der Genexpression in Lymphozyten. In ruhenden B-Lymphozyten sind IgM-Antikörper-Moleküle als Rezeptoren in der Cytoplasmamembran der Lymphozyten verankert. Aktive Lymphozyten scheiden dagegen IgM-Moleküle als Antikörper aus. Als membranständiger Rezeptor muss IgM zusätzliche hydrophobe Proteinabschnitte besitzen, die durch zwei spezielle Exons codiert werden. Diese Abschnitte dienen zur Verankerung des Moleküls in der Membran. Beim sezernierten IgM-Antikörper fehlen diese Abschnitte. Die unterschiedlichen Funktionen von IgM-Molekülen werden durch unterschiedliches Prozessieren von hnRNA zu unterschiedlichen mRNA Molekülen bestimmt.

Durch dieses „alternative" RNA-Spleißen können also zwei oder mehr unterschiedliche Proteine gebildet werden, die letzten Endes auf die gleiche DNA-Sequenz zurückzuführen sind. Dies schränkt die Ein-Gen-Ein-Polypeptid Hypothese weiter ein (s. auch Kap. 11.3). **Ein Gen wäre demnach zu definieren als ein DNA-Abschnitt, der als Einheit transkribiert wird und einen Satz von ähnlichen Polypeptidketten (Protein-Isoformen) codiert.**

Auch über weitere Mechanismen kann nach der Transkription die Umsetzung der genetischen Information reguliert werden. So kann z.B. der Transport von hnRNA aus dem Zellkern reguliert werden. Nur ein Teil der Gesamt-hnRNA wird aus dem Zellkern ausgeschleust und zu mRNA prozessiert.

Andererseits werden nicht alle mRNA-Moleküle, die in das Cytoplasma eingeschleust werden, auch an den Ribosomen translatiert.

Die Translation kann durch spezifische Translations-Repressor-Proteine, die nahe dem 5′-Ende der mRNA binden, blockiert werden.

Diese **negative Translationskontrolle** wurde bei Pro- und Eukaryoten nachgewiesen.

Auf der anderen Seite kann auch eine positive Translationskontrolle beobachtet werden. So lässt sich bei Picornaviren eine spezielle Translationsverstärkerregion im mRNA-Molekül nachweisen. Diese bindet bevorzugt an Ribosomen.

Zahlreiche mRNA-Moleküle unterliegen einer Translationskontrolle. Hierdurch wird der Zelle ermöglicht, die Konzentration eines Proteins rasch und reversibel zu ändern, weil durch diese Kontrolle kein Abbau der mRNA stattfindet. Nach Aufhebung der Blockade steht so das mRNA-Molekül rasch wieder für die Translation zur Verfügung.

Durch **Verschiebung des Translationsrasters** mit der mRNA können unterschiedliche Proteine von ein und demselben mRNA-Molekül gebildet werden.

Dies ist bei Retroviren nachgewiesen worden. Diese Viren synthetisieren Kapselproteine (gag-Proteine) und pol-Proteine (= virale Reverse Transkriptase und Integrase). Gag- und pol-Gene liegen in verschiedenen Leserastern. Es bedarf einer Verschiebung des Translationsrasters, um mit dem gleichen RNA-Molekül z.B. die Reverse Transkriptase zu translatieren. Die Rasterverschiebung hängt von spezifischen Sequenzen auf der RNA ab.

Auch durch **Veränderungen der Stabilität der mRNA** kann die Expression von Genen reguliert werden. So erhöhen z.B. Steoroidhormone die Stabilität verschiedener mRNA-Moleküle.

18.4.8 Regulation der Enzymaktivität

Neben der Regulation der Neusynthese von Enzymen durch Kontrolle der Transkription (oder in besonderen Fällen der Translation) verfügt die Zelle auch über Mechanismen, um die Aktivität bereits im Cytoplasma vorhandener Enzyme zu regulieren. **Durch die Steuerung der Aktivität von Enzymen wird die Konzentration des Produkts**

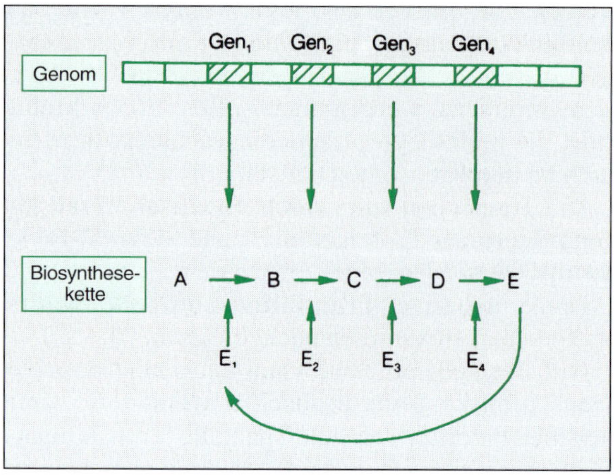

Abb. 18.25 Regulation der Aktivität des 1. Enzyms einer Biosynthesekette durch das Endprodukt

der Enzymreaktion auf einem konstanten Wert gehalten. Die Steuerung kann über eine Hemmung der Aktivität des ersten Enzyms einer Biosynthesekette durch deren Endprodukt erfolgen (Endprodukthemmung).

In einer Biosynthesekette, die ein Molekül A über die Zwischenprodukte B, C und D zum Endprodukt E umwandelt, werden alle Umwandlungsschritte durch Enzyme katalysiert. Nur das 1. Enzym jedoch ist regelbar. **Solche regelbaren Enzyme sind meist allosterische Enzyme.** Sie haben zwei spezifische Bindungsstellen und können mit dem Endprodukt E der Biosynthesekette binden, ebenso mit dem Substrat A (Abb. 18.25). Durch Anlagerung des Endprodukts – des Effektors – wird das Enzym in seiner räumlichen Struktur so verändert, dass es nicht mehr mit seinem Substrat reagieren kann. In Verbindung mit dem Effektor ist ein solches Enzym inaktiv (Abb. 18.26).

Effektor und Enzym verbinden sich nur kurzzeitig. Ist die Konzentration des Endproduktes hoch, wird schnell ein anderes Molekül mit dem Enzym binden. Ist dagegen die Konzentration gering, bleiben die allosterischen Bindungsstellen der Enzymmoleküle die meiste Zeit unbesetzt, d.h. das Enzym ist aktiv. **Die Aktivität eines allosterischen Enzyms wird also über die Konzentration des Endproduktes der Synthesekette stufenlos geregelt.** Durch die Regulation der Aktivität des 1. Enzyms wird die gesamte Biosynthesekette kontrolliert, da jeweils nur soviel Substrat in den Biosyntheseweg eingeschleust wird, wie es der Aktivität des 1. Enzyms entspricht.

Da die Hemmung des 1. Enzyms über die Konzentration des Endprodukts zustande kommt, spricht man hier von einer *Endprodukthemmung* oder *Feed-back-Regulation.* Es liegt ein *Rückkopplungsmechanismus* vor. Allosterische Enzyme wurden aus Mikroorganismen und höheren Organismen gewonnen (Kap. 16.1.12).

Regulation durch Peptidhormone

In grundsätzlich anderer Weise als die Steroidhormone wirken *Peptidhormone* und *Adrenalin.* **Diese Hormone werden selbst nicht in die Zelle aufgenommen.** Offensichtlich reagieren solche Hormone mit Rezeptoren, die in der Cytoplasmamembran lokalisiert sind. Dies löst eine Kette von Reaktionen aus, die das Signal des Hormons durch die Cytoplasmamembran leiten, im Innern der Zelle in andere Signale umwandeln und schließ-

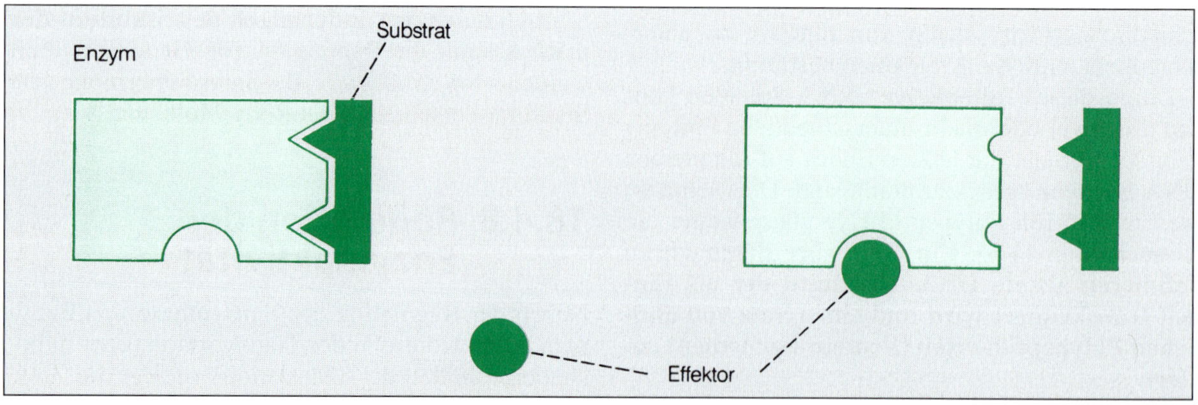

Abb. 18.26 Schema des allosterischen Effekts. Ein allosterisch regelbares Enzym hat zwei Bindungsstellen, eine für das Substrat, das umgesetzt wird, und eine andere für einen Effektor, meist das Endprodukt einer Biosynthesekette. Der Effektor ändert die Konformation des aktiven Zentrums des Enzyms. Dadurch kann das Substrat nicht mehr an das Enzym gebunden und damit nicht mehr umgesetzt werden. Das Enyzm wird inaktiviert

lich verschiedene Effekte, z. B. Enzymaktivierungen, auslösen. **An dieser Informationsübertragung vom Hormon in die Zelle sind Cyclonukleotide, wie cyclo-Adenosin-3′,5′-Monophosphat (cAMP) und cyclo-Guanosin-3′,5′-Monophosphat (cGMP) beteiligt. Sie werden durch membrangebundene, regulierbare Enzyme aus Adenosintriphosphat (ATP) bzw. Guanosintriphosphat (GTP) gebildet.** Es sind dies die **Adenylatcyclase** und die **Guanylatcyclase.**

Zu den Hormonen, deren Wirkung durch Cyclonukleotide in die Zelle übermittelt wird, zählen u. a. *Adrenalin, Histamin, Glucagon, Vasopressin, Oxytocin* und *Gastrin*.

Erreichen Hormonmoleküle, die in der Blutbahn zirkulieren, Zellen des Erfolgsorgans, so reagieren sie mit spezifischen Rezeptoren, die an der Außenseite der Membran lokalisiert sind. Hierdurch erfolgt eine Aktivierung etwa der Adenylatcyclase. Dadurch wird im Innern der Zelle aus ATP das cAMP gebildet. Dieses überträgt somit das Signal des Hormons in das Innere der Zelle, indem es spezifische Stoffwechselreaktionen in Gang setzt.

Die am längsten bekannte Wirkung des cAMP ist seine Fähigkeit, *Protein-Kinasen* zu aktivieren. Diese Enzyme sind für die Phosphorylierung von anderen Enzymen verantwortlich, die dadurch entweder aktiviert oder inaktiviert werden.

Ein bekanntes Beispiel ist die *Regulation des Glykogenabbaus in Leber und Muskel durch Adrenalin und Glucagon*. Diese Hormone erhöhen den cAMP-Spiegel in den betreffenden Zellen. Das cAMP seinerseits aktiviert *zwei Kinasen,* die *Phosphorylase-Kinase* und die *Synthetase-Kinase.* Damit werden zwei Enzyme phosphoryliert. Die *Phosphorylase* wird dadurch aus der inaktiven in die aktive Form überführt, die bis dahin aktive Synthetase jedoch inaktiviert. Im neuen Zustand ist also der Glykogenaufbau verhindert, der Glykogenabbau erleichtert. Es kommt zur Bildung von Glucose-1- und Glucose-6-Phosphat als Energielieferanten (Abb. 18.27). Bei einer solchen Regulation wird also über das Hormon als dem 1. Boten (first messenger) eine Information an die Zellen des Erfolgsorgans herangetragen und an einen 2. Boten (second messenger), das cAMP, in die Zelle weitergegeben.

Hormone, die über das cAMP wirken, beeinflussen sehr spezifisch recht unterschiedliche Stoffwechselvorgänge. Es stellt sich daher die Frage, wieso in allen Fällen dann die gleiche Substanz, das cAMP, in den Zellen der Erfolgsorgane der Hormone einmal Kohlenhydratreserven mobili-

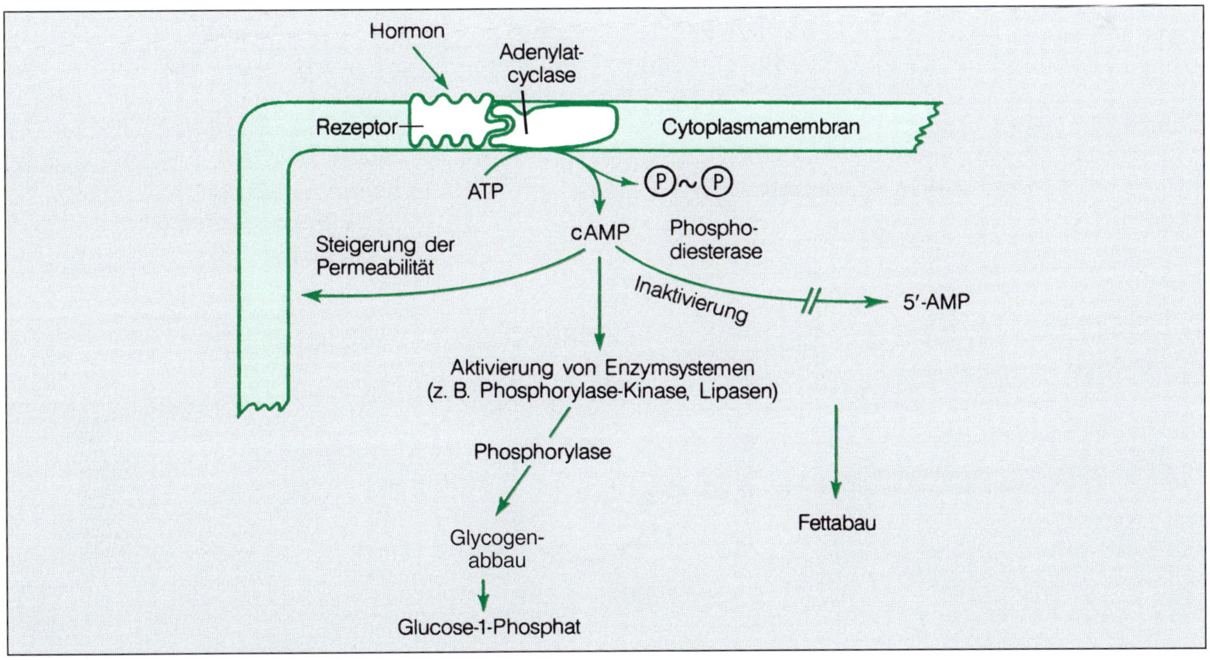

Abb. 18.27 Hormonwirkung über den zweiten Botenstoff cAMP. (Nach Karlson, Schriftenreihe der Bundesapothekerkammer Bd. III Gelbe Reihe.)
Das Hormon greift an einem Rezeptor an, der in der Zellmembran lokalisiert ist. Durch allosterische Beeinflussung eines Nachbarproteins (des Enzyms Adenylatcyclase) wird dieses aktiviert und verwandelt Adenosintriphosphat (ATP) in cAMP (3′,5′-AMP), den zweiten Botenstoff. Dieser bewirkt z. B. Aktivierung von Enzymsystemen, Steigerung von Membranpermeabilitäten u. a. – cAMP wird durch die Phosphodiesterase inaktiviert

siert, die Lipolyse von Fetten anregt, die Resorption von Wasser und Mineralsalzen beeinflusst oder die Muskelkontraktion bzw. -erschlaffung beeinflusst.

Dies hängt offensichtlich von der Differenzierung, von der Funktion der betreffenden Zellen ab. Von einem bestimmten Hormon kann nur in bestimmten Zellen die Bildung von cAMP ausgelöst werden. Die Spezifität dieser Wechselwirkung muss durch geeignete Rezeptoren an der Zelloberfläche bedingt sein. Durch den Differenzierungszustand der Zelle, durch das verbundene Enzymmuster wird andererseits jedoch auch festgelegt, welche Stoffwechselreaktionen im Innern der Zelle durch cAMP in Gang gesetzt werden können.

Diese einfache Vorstellung, die zur Formulierung der berühmten „cAMP-second-messenger-Theorie" führten, nach der die zellulären Effekte allein als eine Folge des Ansteigens von cAMP in der Zelle erscheinen, muss auf Grund zahlreicher neuerer Beobachtungen in Zukunft sicher erweitert werden.

Die Regulation des cAMP-Spiegels in der Zelle erfolgt über zwei Enzyme (Abb. 18.28). Wie beschrieben, ensteht cAMP in der Zelle unter dem katalytischen Einfluss der *Adenylatcyclase* aus ATP. Die Aktivität der Adenylatcyclase und damit der Konzentrationserhöhung des cAMP in der Zelle wird von Hormonen beeinflusst. Der Abbau des cAMP andererseits und damit die Senkung der cAMP-Konzentration in der Zelle wird durch *Phosphodiesterasen* bewirkt, die cAMP zu AMP hydrolysieren. Auch die Aktivität der Phosphodiesterase ist beeinflussbar.

Neben der Auslösung der Aktivierung oder Inaktivierung von in der Zelle vorhandenen Enzymen sind Cyclonukleotide wahrscheinlich auch für andere Regulationsvorgänge im Organismus von

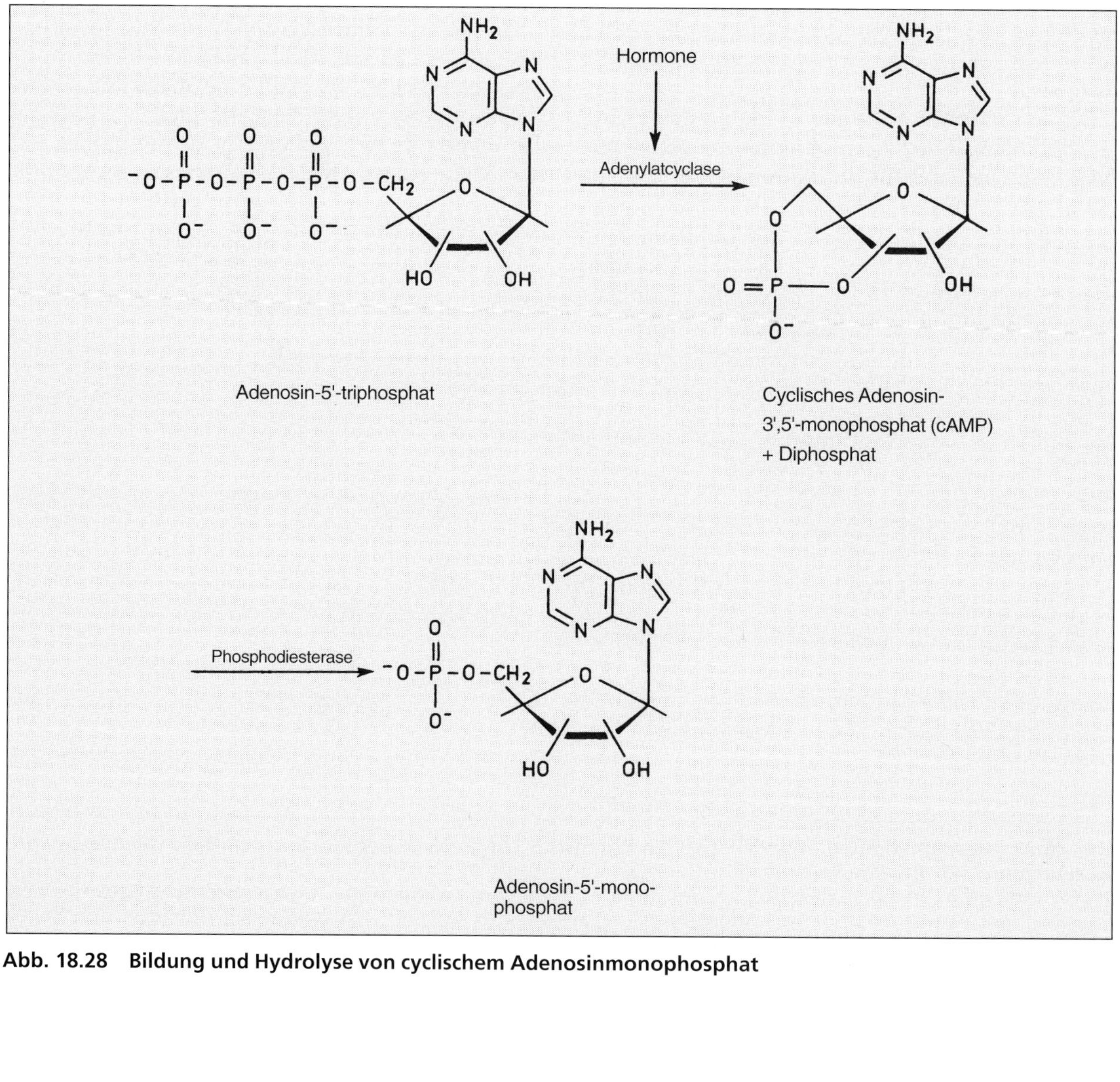

Abb. 18.28 Bildung und Hydrolyse von cyclischem Adenosinmonophosphat

Bedeutung, Versuche mit Zellkulturen weisen darauf hin, dass cAMP und cGMP eine Rolle bei der Regulation von Zellteilungsprozessen spielen. Auch an der Regulation der Genaktivität sind diese Substanzen beteiligt.

Hydrophile Signalstoffe können die Transkription von Genen steuern. Beispiele sind Cytokine und Wachstumsfaktoren. Diese lösen durch Bindung an Membranrezeptoren Signalketten aus, die über second messenger, die Phosphorylierung, resp. Dephosphorylierung von Transkriptionsfaktoren, Gene aktivieren, resp. reprimieren können (Kap. 18.3.3).

18.4.9 Beeinflussung der Entwicklung durch ökologische Faktoren

Umwelteinflüsse können, besonders bei Pflanzen, Entwicklungsvorgänge beeinflussen und diese modifizieren.

Licht, Photomorphogenese

Der bei weitem wichtigste modifizierende Außenfaktor bei Pflanzen ist das Licht. Durch Licht werden Wachstum und Differenzierung einer Pflanze nachhaltig beeinflusst. Lässt man zwei genetisch identische Pflanzen bei sonst gleichen Bedingungen einmal im Licht, zum anderen im Dunkeln aufwachsen, so zeigen beide starke Unterschiede. Die Lichtpflanze entwickelt sich „normal", ihre Internodien zeigen ein begrenztes Streckungswachstum. Sie entwickelt Blätter und ergrünt. Die Dunkelpflanze dagegen zeigt ein abnormes Längenwachstum (Abb. 18.29). Sie etioliert, ihre Blattspreiten sind stark verkleinert, Chlorophyll wird nicht ausgebildet. Auch die anatomische Differenzierung z. B. der Festigungselemente ist stark reduziert. **Licht wirkt** offensichtlich **hemmend auf das Längenwachstum,** fördert dagegen neben vielen anderen Entwicklungsprozessen Blattwachstum und Chlorophyllbildung. **Polarität** und **Dorsiventralität** einer Pflanze oder eines Pflanzenorgans **können durch Licht bestimmt werden.** Der anatomische Bau der Sonnenblätter von Laubbäumen zeigt oft mehrere Schichten von Palisadenzellen, wohingegen Schattenblätter nur eine aufweisen. Auch die Form der Blätter kann durch Licht beeinflusst werden. So bildet z. B. *Campanula rotundifolia* in schwachem Licht rundliche Blätter, in starkem Licht schmale lanzettliche Blätter aus.

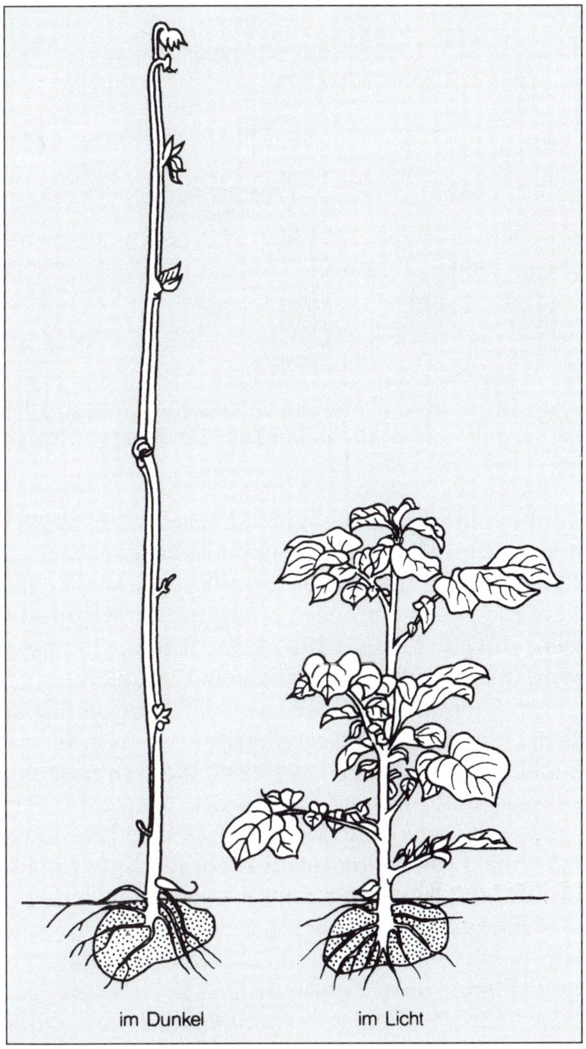

Abb. 18.29 Vergleiche einer Licht- und Dunkelpflanze von Solanum tuberosum (Kartoffel)

Weiterhin wird die Regulation der Synthese von Verbindungen des Sekundärstoffwechsels nachhaltig durch Licht beeinflusst. Die Bildung von *Anthocyanen* und *Flavonoiden* ist lichtabhängig.

Die Biosynthese dieser Verbindungen verläuft in der Pflanze über Zimtsäure bzw. Zimtsäurederivate. Als direkte Vorstufe für die Biosynthese von Zimtsäure dient die Aminosäure Phenylalanin. Durch das Enzym **Phenylalanin-Ammonium-Lyase** (syn. Phenylalanin-Ammoniak-Lyase) (PAL) wird Phenylalanin oxidativ zu Zimtsäure desaminiert (Abb. 18.30). Durch diese Reaktion wird das Kohlenstoffgerüst der Aminosäure Phenylalanin vom Grundstoffwechsel in den Sekundärstoffwechsel eingeschleust. Diese Reaktion ist Ausgangsreaktion für zahlreiche Stoffwechselwege in den Pflanzen. Dem Enzym Phenylalanin-

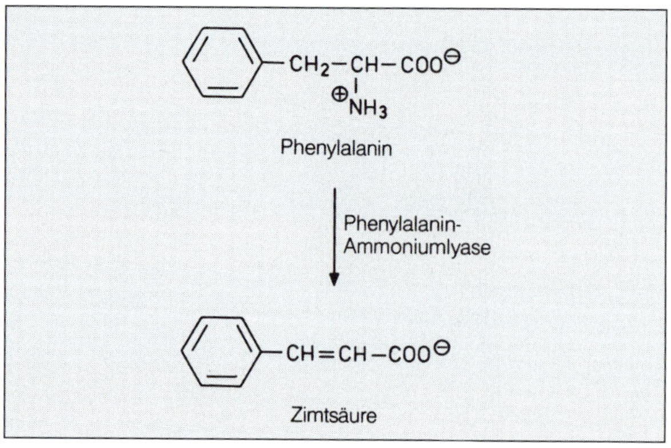

Abb. 18.30 Desaminierung von Phenylalanin zu Zimtsäure, eine Schlüsselreaktion zum Sekundärstoffwechsel

Ammonium-Lyase kommt demnach eine Schlüsselrolle im pflanzlichen Sekundärstoffwechsel zu. Die Aktivität und die Neusynthese dieses wichtigen Enzyms unterliegen **vielfältigen Regulationen durch Temperatur bzw. Licht.** Letzteres wird über das Phytochromsystem vermittelt.

Regulierender Faktor bei der Flavonoidsynthese, die über Zimtsäurederivate verläuft, ist das Licht. Licht induziert spezifisch die Synthese von Flavon- und Flavonol-Glykosiden über eine Aktivitätssteigerung und Neusynthese der beteiligten Enzyme. Dabei wird **durch Licht** die Neusynthese der Phenylalanin-Ammonium-Lyase induziert.

Zahlreiche andere Synthesewege, z. B. zu **Lignin**, Gerbstoffen, Arbutin, Cumarinen, Anthocyanen, führen über Zimtsäurederivate. Die Regulation der Phenylalanin-Ammonium-Lyase wirkt sich daher auf zahlreiche Verbindungen des pflanzlichen Sekundärstoffwechsels aus.

Photoperiodische Einflüsse

Die Entwicklung einer Pflanze verläuft in deutlich voneinander unterscheidbaren Phasen, die beim Heranwachsen in gesetzmäßiger Folge durchlaufen werden. Auffälligste Veränderungen der Pflanze gehen z. B. mit dem Wechsel von der vegetativen Phase zur generativen Phase, der Blühphase einher. Gerade dieser Übergang wird bei vielen Pflanzen von Außenfaktoren gesteuert. Vor allem die Dauer des Lichtes, das einer Pflanze täglich zur Verfügung steht, kann bei manchen Pflanzen darüber entscheiden, ob sie vegetativ bleiben oder Blüten ausbilden (Abb. 18.31).

Langtagpflanzen blühen nur dann, wenn sie täglich für eine gewisse Mindestdauer – die kritische Tageslänge – Licht erhalten. So blüht z. B. *Hyoscyamus niger* nur, wenn die Tageslänge etwa 12 Stunden überschreitet. Bei **Langtagpflanzen** entscheidet also eine **bestimmte tägliche Belichtungsdauer** über die Umstellung des Vegetationspunktes von der Anlage vegetativer Organe, wie der Laubblätter, zur Anlage von Blüten. Ist die **kritische Tageslänge** überschritten, kann die Pflanze für den Rest des Tages in Dunkel gehalten oder auch weiter belichtet werden. **Entscheidend ist** also **die Länge der Lichtphase.** Zu den Langtagpflanzen zählen zahlreiche Kultur- und Arzneipflanzen, z. B. Rassen von *Hyoscyamus niger, Nicotiana tabacum, Zuckerrüben* oder Sorten von *Gerste, Hafer, Roggen und Weizen.* Auch Digitalis-Arten zählen zu den Langtagpflanzen. In tropischen Gebieten kommen diese nie zur Blüte. Sie verharren im Rosettenstadium. Gerade Digitalis-Arten jedoch (z. B. *Digitalis lanata*), bei denen es

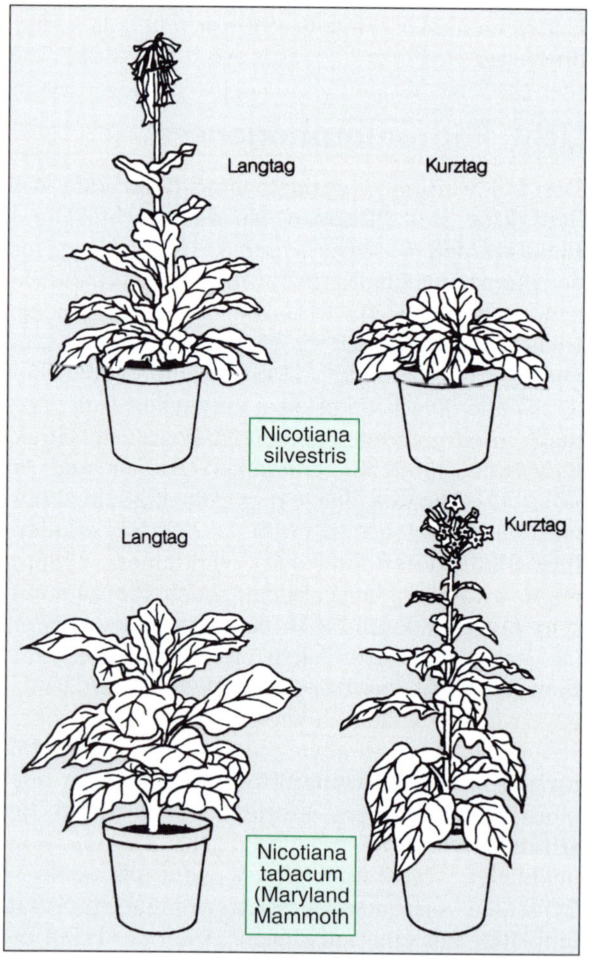

Abb. 18.31 Photoperiodische Steuerung der Entwicklung bei zwei Arten von Nicotiana. *Nicotiana silvestris* blüht im Langtag (Langtagpflanze), *Nicotiana tabacum* var. Maryland Mammut im Kurztag (Kurztagpflanze)

nur auf die Gewinnung der Rosettenblätter ankommt, lassen sich in tropischen Gebieten z. B. dem Kongo, mit Erfolg anbauen.

Kurztagpflanzen benötigen zur Umstimmung zur Blütenbildung eine Dunkelperiode im Wechsel mit einer Lichtphase. **Hier ist die Dauer der Dunkelperiode entscheidend.** *Kalanchöe bloßfeldiana* benötigt z. B. täglich mindestens 12 Stunden Dunkelheit, um zur Blüte zu kommen. Das Optimum der Blütenbildung wird bei dieser Pflanze bei 15 bis 16 Stunden täglicher Dunkelperiode erreicht. Zu den Kurztagpflanzen zählen z. B. *Chrysanthemen, Reis, Hanf* und manche *Tabaksorten.*

Natürlich sind nicht alle Pflanzen in Bezug auf ihre Blütenbildung von photoperiodischen Vorgängen abhängig. Sehr viele kommen völlig unabhängig von diesen Außenfaktoren zur Blüte. Man bezeichnet diese Pflanzen als **tagneutral.**

Photoperiodische Einflüsse erstrecken sich nicht allein auf die Induktion der Blütenbildung. Gestalt der Blätter, Ausbildung von Sukkulenz, die Bildung von Anthocyanen, die Ausbildung unterirdischer Speicherorgane, z. B. von Kartoffelknollen, die Knospenruhe u. a. können photoperiodisch gesteuert werden.

Auch die Bildung und Zusammensetzung *ätherischer Öle* können von der Photoperiode beeinflusst werden. Hierüber liefert nach Untersuchungen von Höltzel *Mentha piperita* (Pfefferminze) ein sehr gutes Beispiel. Die hauptsächlichen Inhaltsstoffe von *Mentha piperita* sind *Menthon, Menthol, Menthylacetat.* Andere Verbindungen wie *Menthofuran, Pulegon* oder *Piperitenon* sind nur in geringer Menge vorhanden. Die Biosynthese dieser Verbindungen verzweigt sich offensichtlich nach dem Piperitenon und führt einmal zur Mentholgruppe, zum andern zur Menthofurangruppe. Im Kurztag (Lichtperiode 9 bis 12 Stunden täglich) bildet *Mentha piperita* nur geringe Mengen an ätherischem Öl mit einem sehr hohen Anteil an *Menthofuran* (bis zu 90%), also ein minderwertiges Öl. Im Langtag (Lichtperiode 18 Stunden täglich) dagegen ist eine starke Ölbildung zu beobachten. Dieses Öl enthält hauptsächlich Verbindungen der Mentholgruppe, stellt also ein hochwertiges Öl dar. Dass es sich hierbei tatsächlich um einen photoperiodischen Effekt und nicht nur um den Einfluss der Lichtmenge handelt, weisen Versuche auf, in denen durch Störlicht der Kurztageffekt aufgehoben wurde (Abb. 18.32).

Diese Verhältnisse verbieten z. B. einen Anbau solcher Rassen von *Mentha piperita* in tropischen Ländern, die ätherisches Öl in Arzneibuchqualität liefern sollen. *Die Kenntnis solcher Zusammenhänge ist also eine wesentliche Voraussetzung für einen erfolgreichen Anbau von Arzneipflanzen.*

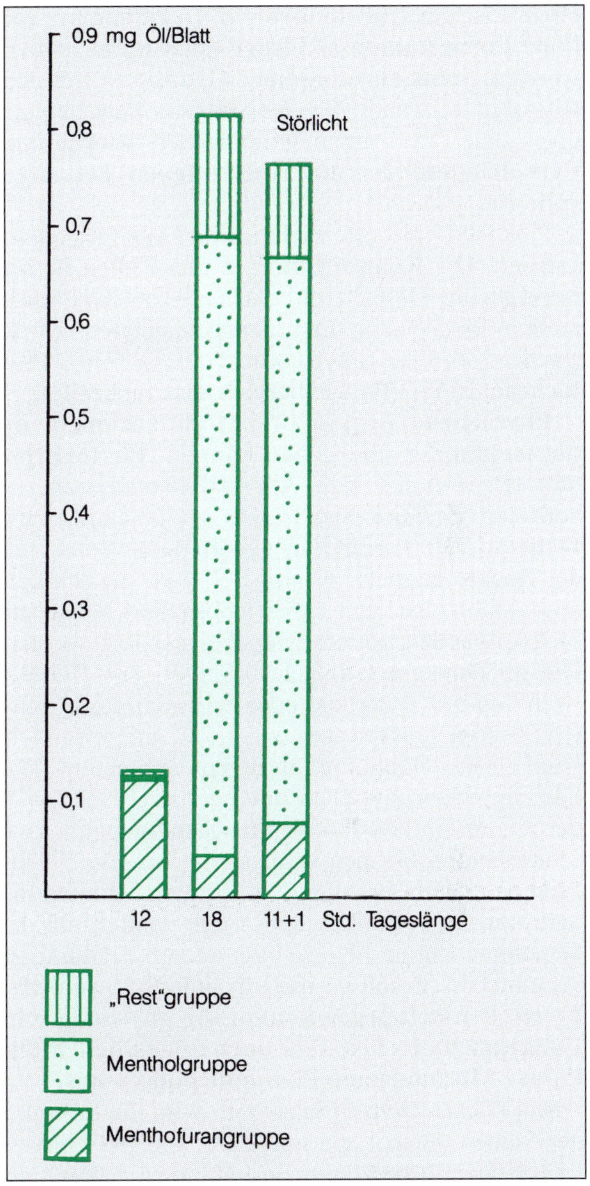

Abb. 18.32 Der Einfluss der Tageslänge auf die Ölzusammensetzung bei Mentha piperita: die Zusammensetzung der absoluten Ölmengen pro Blatt in Wirteln vergleichbarer Insertion (8.-11. Wirtel). (Aus Höltzel, Dissertation Tübingen.)

Phytochromsystem

Bei zahlreichen Lichteinflüssen auf die Morphogenese von Pflanzen, bei so genannten Photomorphogenesen, ist ein **lichtabsorbierendes Pigmentsystem,** das Phytochromsystem, beteiligt. **Phyto-**

chrom ist ein Chromoprotein. In reiner kristalliner Form konnte es bisher noch nicht isoliert werden. Seine chromophore Gruppe ist mit dem Bilirubin verwandt. Sie **besteht aus vier,** jeweils über eine C_1-Gruppe miteinander verknüpften **Pyrrolringen, also aus einer offenen Tetrapyrrolkette.**

Phytochrom ist offensichtlich im Grundplasma lokalisiert. **Die Konzentration in den Zellen ist äußerst gering.** Deshalb tritt seine Farbe bei der Pflanze nicht in Erscheinung. Erst im angereicherten Extrakt erscheint es blau (Phytochrom 730 = P 730). **Phytochrom ist im Pflanzenbereich weit verbreitet.**

Phytochrom liegt in zwei Modifikationen vor, die ineinander übergehen können. Phytochrom 660 (P 660) hat sein Absorptionsmaximum im hellroten Teil des Spektrums, bei 660 nm, **Phytochrom 730 (P 730)** dagegen im dunkelroten Teil des Spektrums bei 730 nm. P 730 ist im Dunkeln nicht stabil. Es kann dabei langsam in P 660 zurückverwandelt oder irreversibel zerstört werden. Die im Dunkeln stabile Form ist P 660. Bei Bestrahlung mit Weißlicht oder hellrotem Licht wird P 660 zum größten Teil zu P 730 umgewandelt. Dunkelrote Strahlung dagegen verschiebt das Gleichgewicht zwischen den beiden Formen wieder zugunsten von P 660. Das Gleichgewicht zwischen beiden Formen stellt sich sehr schnell ein. Eine Kurzzeitbestrahlung von einigen Minuten mit hellrotem bzw. dunkelrotem Licht genügt, um das Gleichgewicht in die eine oder andere Richtung zu verschieben. **P 660 ist die physiologisch inaktive Form. P 730 dagegen kommt die physiologische Funktion zu. Es löst über noch ungeklärte molekulare Mechanismen Photomorphosen aus.**

Bei *Lactuca sativa* (Salat) z. B. wird die Keimung der Samen durch Licht ausgelöst. Es sind obligate Lichtkeimer. Eine Minute Bestrahlung mit Weißlicht oder hellrotem Licht (= Verschiebung von P 660 zu P 730) genügt zur Keiminduktion. Wird unmittelbar nach dieser Bestrahlung dunkelrotes Licht eingestrahlt (= Verschiebung von P 730 zu P 660), wird die Keiminduktion wieder aufgehoben. Mit anschließender Hellrotbestrahlung kann sie wieder ausgelöst werden (= P 660 → P 730). P 660 und P 730 können also reversibel ineinander umgewandelt werden. **Man spricht deshalb von einem reversiblen Hellrot-Dunkelrot-Photoreaktionssystem.** Ganz allgemein entscheidet die zuletzt eingestrahlte Lichtqualität über die Zustandsform des Phytochroms über Auslösung oder Unterdrückung einer Photomorphogenese.

Weißlicht oder hellrotes Licht (= P 730), beeinflusst eine große Zahl von Photomorphogenesen. **Es hemmt das Sprosswachstum und die Blütenbildung bei Kurztagpflanzen.** Es fördert das Blattwachstum, die Differenzierung der Stomata, die Haarbildung, die Differenzierung des Xylems, die Bildung von Knollen und Zwiebeln. Es löst die Biosynthese von Anthocyan aus, steigert die Synthese von Ascorbinsäure, von Protein und RNA sowie den Anbau der Speicherfette und Speicherproteine und beeinflusst die Knospenruhe. Für das Phytochromsystem lassen sich also sehr komplexe und unterschiedliche Wirkungen feststellen, ähnlich wie für Phytohormone. Verschiedene Gewebe und Organe reagieren ganz verschiedenartig, wenn in ihnen P 730 gebildet wird. Im Hypokotyl von Keimlingen z. B. wird nur in den subepidermalen Zellen Anthocyan gebildet, während die Anthocyanbildung bei den Keimblättern nur auf Epidermiszellen und hier fast ausschließlich auf die Zellen der unteren Epidermis beschränkt ist. Offenbar hängt es von einem vorgegebenen „primären Differenzierungszustand“ ab, welche Reaktion auf P 730 erfolgt. Es wird auch diskutiert, ob P 730 über eine Aktivierung oder Reprimierung von potentiell aktiven Genen wirkt. Ein Zusammenhang wird aus Experimenten abgeleitet, in denen Photomorphosen, z. B. die Anthocyansynthese, durch Hemmstoffe der Translation und Transkription unterbunden werden konnten.

P 730 ist offensichtlich ein unspezifischer Auslöser von Entwicklungsvorgängen. Die Spezifität der Wirkung kommt über das gerade vorhandene Aktivitätsmuster von Genen zustande. Dieses Aktivitätsmuster der Gene kann sich im Laufe der Entwicklung ändern. Die Anthocyansynthese beispielsweise kann beim Senfkeimling 60–70 Stunden nach der Aussaat (= Einquellen) nicht mehr induziert werden. Nicht für alle Phytochromeffekte ist ein Reaktionsmechanismus über Genaktivierung bzw. Reprimierung vorstellbar. Die Änderung der Permeabilität bei *Mimosa pudica*, die unter dem Einfluss von Licht zur „Schlafbewegung“ der Blätter führt, lässt sich nicht durch Hemmstoffe der Transkription, z. B. Actinomycin beeinflussen.

Temperatur

Auch die Temperatur beeinflusst Wachstum und Entwicklung. Es ist selbstverständlich, dass die Wachstumsgeschwindigkeit und viele andere physiologische Parameter von der Temperatur abhängen.

Jedoch kann durch Temperatureinflüsse auch die Entwicklung einer Pflanze gesteuert werden. Ein sehr spezifischer Temperatureffekt ist wieder die Induktion der Blütenbildung. Manche Pflanzen benötigen, um zur Blüte zu gelangen, eine Periode tiefer Temperatur. Hierher gehören z. B. die winteranuellen Getreidepflanzen. Diese kommen beschleunigt zur Blüte, wenn ihre gequollenen Samen einer Kältebehandlung unterworfen werden. Viele zweijährige Pflanzen benötigen eine Kältebehandlung im Rosettenstadium, z. B. *Digitalis purpurea* und *lanata* sowie zahlreiche *Umbelliferen* und eine zweijährige Rasse von *Hyoscyamus niger*. Solche Pflanzen entwickeln im Jahre ihrer Samenkeimung nur Rosetten. Durch die winterliche Kälte werden die Zellen des Vegetationspunktes umgestimmt. Im Jahre nach der Samenkeimung, also im 2. Jahr der Entwicklung, blühen diese Pflanzen, allerdings oft nur, wenn dann zusätzlich eine geeignete Tageslänge, z. B. Langtag herrscht. Ohne die zwischengeschaltete Kälteperiode verharren diese Pflanzen im Rosettenstadium (Abb. 18.33).

Der Außenfaktor „niedrige Temperatur" determiniert hier eine deutliche Entwicklungsumstimmung. Man spricht von einer **Vernalisation.** Die Temperatur zur Vernalisation liegt bei etwa +5 bis +7° C. Diese Temperatur muss je nach Pflanze für einige Tage oder Wochen einwirken können. Die Umstimmung der Zellen des Vegetationspunktes dauert dann über Wochen und Monate an, auch wenn die Temperatur nach der Kältebehandlung deutlich erhöht wird. *Bei Rosettenpflanzen kann Gibberellin die Kältebehandlung ersetzen*

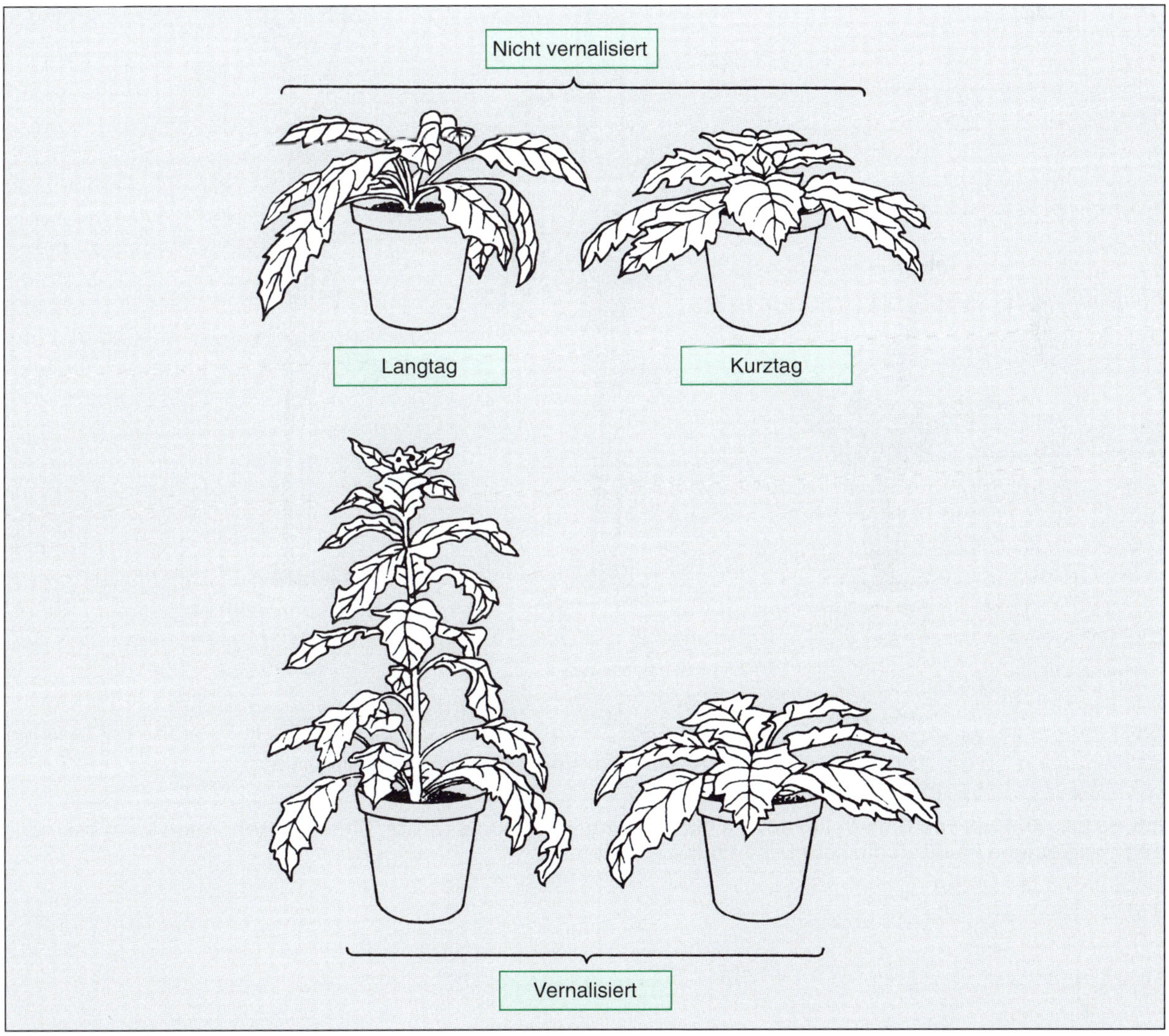

Abb. 18.33 Einfluss tiefer Temperatur auf die Entwicklung. Manche Rassen von ***Hyoscyamus niger*** **(Bilsenkraut) blühen nur, wenn sie eine gewisse Zeit tiefen Temperaturen (± 5 °C) ausgesetzt wurden (Vernalisation) und anschließend im Langtag weiterkultiviert werden. Andernfalls verharren diese Pflanzen im Rosettenstadium**

(Abb. 18.34). Welche kausalen Zusammenhänge zwischen Vernalisation und Gibberellinwirkung bestehen, ist allerdings noch ungeklärt.

Bei manchen Mutanten von Viren, höheren Pflanzen und Tieren ist die Aktivität bestimmter Gene von der Temperatur abhängig. Ein bekanntes Beispiel sind die Russenkaninchen. Ihr Fell ist normalerweise weiß gefärbt. Nur die exponierten und deshalb kältesten Körperteile wie Pfoten, Nase, Ohren, Schwanz sind schwarz. Wird einem Russenkaninchen teilweise das Fell geschoren, und lässt man die Haare bei niedriger Temperatur nachwachsen, so sind diese schwarz gefärbt. Offenbar wird das Gen für Schwarzfärbung durch niedrige Temperaturen aktiviert.

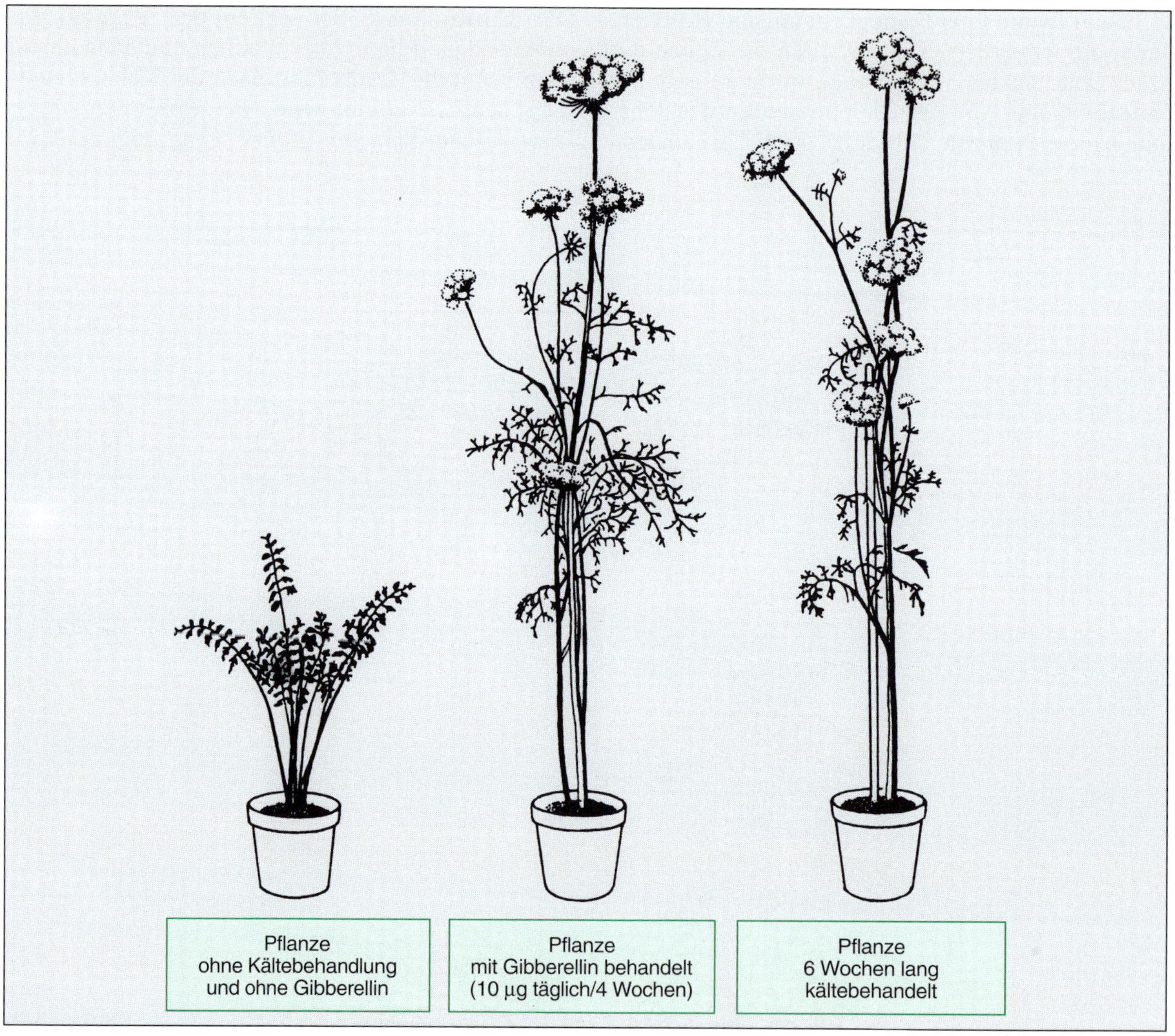

Abb. 18.34 Einfluss von Gibberellin auf die Entwicklung von *Daucus carota*. Dieses Phytohormon kann bei manchen zweijährigen Pflanzen die Kältebehandlung ersetzen

Viren

19 Aufbau und Vermehrung

19.1 Definition

Viren sind Infektionserreger bei Bakterien, Pflanzen, Tieren und Menschen. Sie unterscheiden sich in ihrem Aufbau und in ihrer Vermehrung grundsätzlich von Mikroorganismen. Sie lassen sich durch einige grundsätzliche Eigenschaften definieren.

- Viren enthalten nur **einen Typ von Nukleinsäure,** entweder DNA **oder** RNA. Demzufolge lassen sich DNA- und RNA-Viren unterscheiden.
- Viren sind im Prinzip Partikel aus Nukleoproteinen. Einige Viren lassen sich kristallisieren. Viren weisen keine zelluläre Organisation auf. Sie besitzen weder Organellen wie Mitochondrien, Ribosomen usw. noch verfügen sie über Enzymsysteme zur Energiegewinnung. Sie sind zur Energiegewinnung und Vermehrung auf den Stoffwechselapparat einer Wirtszelle angewiesen. **Viren sind** deshalb **obligate Zellparasiten, die sich nur in lebenden Zellen vermehren können.** Sie sind nicht wie Mikroorganismen auf toten Nährmedien kultivierbar. Manche Viren besitzen jedoch **eigene Enzyme,** Polymerasen, **zur Reproduktion ihrer Nukleinsäure** in der Wirtszelle.
- Viren vermehren sich nicht durch Wachstum und anschließende Teilung. **Unter Ausnutzung des Stoffwechselapparates der Wirtszelle werden die einzelnen Bestandteile des Virus, Nukleinsäuren und Proteine getrennt synthetisiert.** Danach lagern sich diese zum fertigen Viruspartikel, zum Virion, zusammen.

Der Begriff „Virus“ hat eine doppelte Bedeutung. Auf der einen Seite versteht man darunter das Partikel aus Nukleinsäure, Proteinen und eventuell Lipiden. Auf der anderen Seite bedeutet der Begriff „Virus“ das infektiöse Agens, das nur aus der Nukleinsäure bestehen kann. Will man das komplette Viruspartikel beschreiben, so spricht man vom **Virion**.

19.2 Größenordnung

Die **Größe von Virionen** liegt zwischen 20 nm bis 450 nm. Sie sind damit wesentlich kleiner als Bakterien (Abb. 19.1).

Die größten Viren sind Pockenviren mit einer Größe von 300 nm × 240 nm, die kleinsten dagegen die Gruppe der Picornaviren mit 20 nm–3 nm. Zu den Picornaviren gehören die Polioviren.

Viren zeigen eine erstaunliche Vielfalt der Struktur.

19.3 Stoffliche Zusammensetzung

Virionen bestehen aus Nukleinsäure, Proteinen sowie in manchen Fällen Lipiden und Glykoproteinen.

Die Nukleinsäure, DNA oder RNA ist Träger der genetischen Information. Je nach Art der Nukleinsäure eines Virus unterscheidet man DNA- oder RNA-Viren. Beide Typen von Nukleinsäuren kommen niemals gemeinsam in einem Viruspartikel (Virion) vor.

Die DNA von **DNA-Viren** besteht in der Regel aus **doppelsträngigen, linearen DNA-Molekülen** und ist **nicht segmentiert**. Beispiele hierfür bieten die Pocken-, Herpes- und Adenoviren. Papovaviren besitzen ebenfalls doppelsträngige DNA, die jedoch als ringförmiges Molekül vorliegt. Zu den Papovaviren gehören die Warzenviren, sowie das Simian Virus 40 (SV40), dessen ringförmiges DNA-Molekül als Vektor bei gentechnologischen Experimenten an tierischen und menschlichen Zellen dienen kann. Als einzige vermehrungsfähige Partikel besitzen die Parvoviren einsträngige DNA-Moleküle.

Die RNA von **RNA-Viren** liegt in der Regel **einsträngig** vor. **In vielen Fällen** ist die RNA **segmentiert**, d.h., sie liegt im Virion in mehreren Einzelsträngen vor. So besitzen z.B. Grippeviren acht RNA-Segmente. Hieraus ergeben sich biologische Besonderheiten der Grippeviren, nämlich ihre genetische Instabilität, die zur ständigen Veränderung der Zusammensetzung des Grippeimpfstoffes zwingt.

Doppelsträngige RNA besitzen die Virionen der Reoviren.

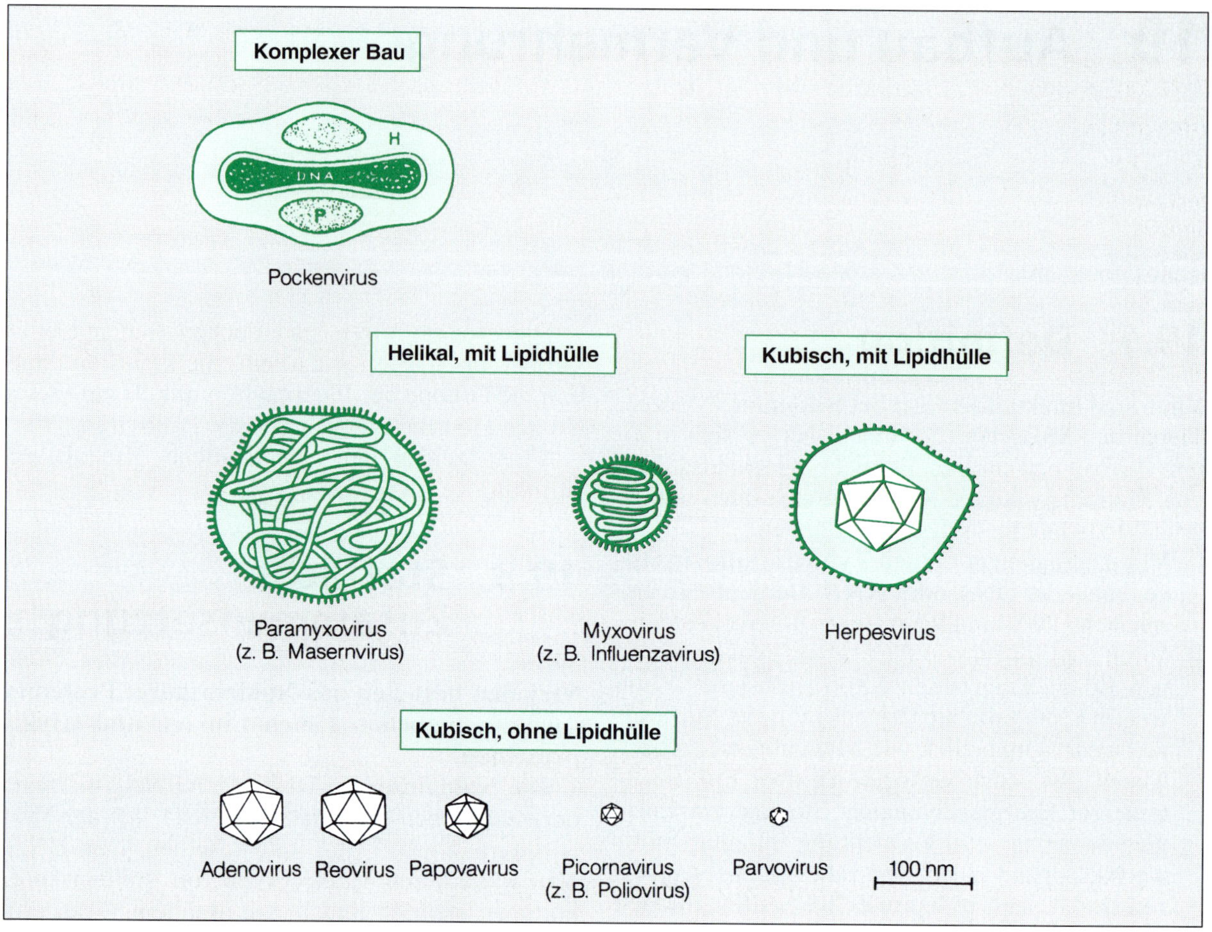

Abb. 19.1 Relative Größe und Organisationsform einiger Viren

Schon dieser unterschiedliche Bau der Nukleinsäuren weist auf unterschiedliche Strategien bei der Vermehrung von Viren hin.

Nukleinsäuren der Viren allein können infektiös wirken, in manchen Fällen jedoch nur, wenn sie gemeinsam mit entsprechenden viruseigenen Polymerasen in die Wirtszelle gelangen. Eigene Polymerasen besitzen z. B. Pocken-, Myxo- und Rhabdoviren (Tab. 19.1).

Proteine sind Bestandteile aller Virionen. Sie umhüllen als Proteinmantel (Kapsid) die Nukleinsäure. Durch spezielle Anordnung der Bausteine des Kapsids, der Kapsomeren, resultiert die Form der Virionen, Proteine des Kapsids besitzen antigene Eigenschaften.

Lipide finden sich bei solchen Viren, deren Nukleokapsid noch von einer Lipidhülle (Envelope) umgeben ist. Dies ist nicht bei allen Viren der Fall. Die Lipide der Lipidhülle stammen von der Kern- bzw. Cytoplasmamembran der Wirtszelle. Die Lipidhülle enthält virusspezifische Glykoproteine. Diese tragen die Antigenstrukturen solcher „umhüllter" Viren.

Eine **Lipidhülle** besitzen z. B. Influenza-, Masern-, Mumps- oder Herpesviren.

19.4 Struktur

Diese Grundbausteine der Virionen sind nach unterschiedlichen Bauprinzipien organisiert. Danach unterscheidet man **Viren mit kubischer Symmetrie, Viren mit helikaler Symmetrie** und **Viren mit komplexem Aufbau.**

Prinzipiell besteht ein Virion aus der Nukleinsäure, umgeben von einem Proteinmantel, dem Kapsid.

Das Kapsid setzt sich aus Untereinheiten, den Kapsomeren, zusammen. Die Kapsomeren wiederum bestehen aus einem oder mehreren Polypeptiden. Je nach Anordnung der Kapsomeren hat das Kapsid die Form eines Ikosaeders (Zwanzigflächner), folgt also der kubischen Symmetrie (Abb. 19.2), oder eines schraubenförmig gewundenen Stäbchens und folgt somit der helikalen Symmetrie (Abb. 19.3).

Tab. 19.1 Einteilung der Viren nach ihrer Nukleinsäure. Bei einigen Viren ist die Nukleinsäure in mehrere Segmente zerteilt. Dies hat u.U. starke Auswirkungen auf das biologische Verhalten solcher Viren (Influenza, Kap. 20.2). Einige Viren besitzen eigene Enzyme zur Replikation ihrer Nukleinsäure in der Wirtszelle (Polymerasen).

Virusgruppe	Nukleinsäure Strang	Segmente	Polymerase im Virion
Pocken	dsDNA	1	DNA→RNA
Herpes	dsDNA	1	–
Adeno	dsDNA	1	–
Papova	dsDNA	1	–
Parvo	ssDNA	1	–
Paramyxo	ssRNA	1	RNA→RNA
Orthomyxo	ssRNA	8	RNA→RNA
Retro	ssRNA	4	RNA→DNA
Toga	ssRNA	1	–
Reo	dsRNA	10–12	RNA→RNA
Picorna	ssRNA	1	–

ds=doppelsträngig
ss=einsträngig

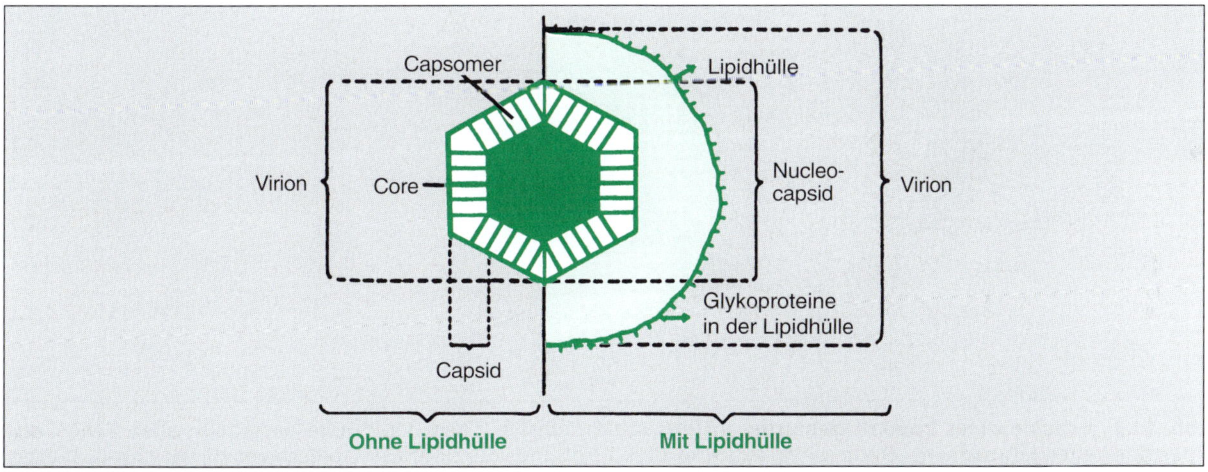

Abb. 19.2 Virionen mit kubischem Bau. Im Core liegt die Nukleinsäure, mit Proteinen assoziiert als Nukleoprotein-Komplex.

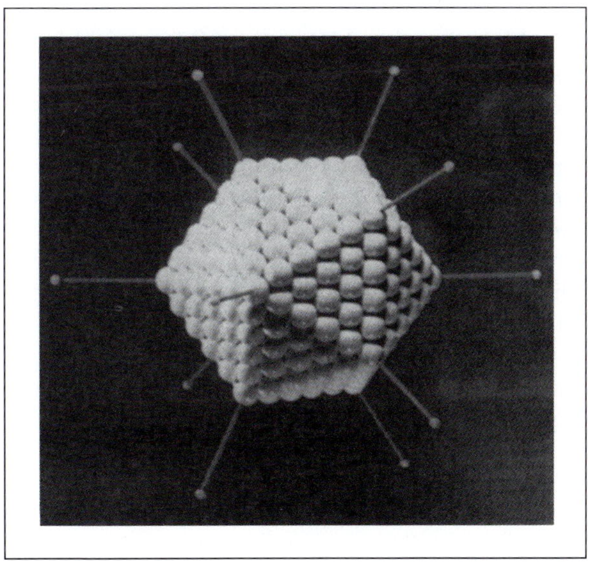

Abb. 19.3 Modell eines Adenovirus, das die strenge Geometrie des Kapsids zeigt. 252 Kapsomere sind in 20 gleichseitigen Dreiecken angeordnet. Man bezeichnet diese Form als Ikosaeder.
Die antennenartigen Gebilde ermöglichen diesen Viren die Erkennung der Wirtszelle.
Jedes Kapsomer besteht aus 5 oder 6 identischen Polypeptiden. Insgesamt enthält damit das Kapsid genau 1500 dieser Polypeptide

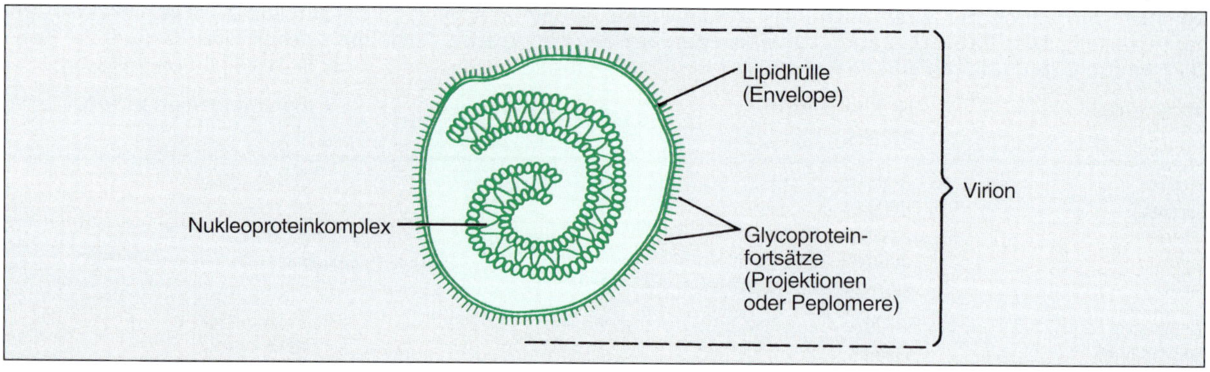

Abb. 19.4 Virionen mit helikalem Bau. Die Nukleinsäure ist von Protein umhüllt und ist als Nukleokapsid im Innern der Lipidhülle schneckenartig, helikal, aufgerollt. Humanpathogene Viren mit helikalem Bau haben immer eine Lipidhülle

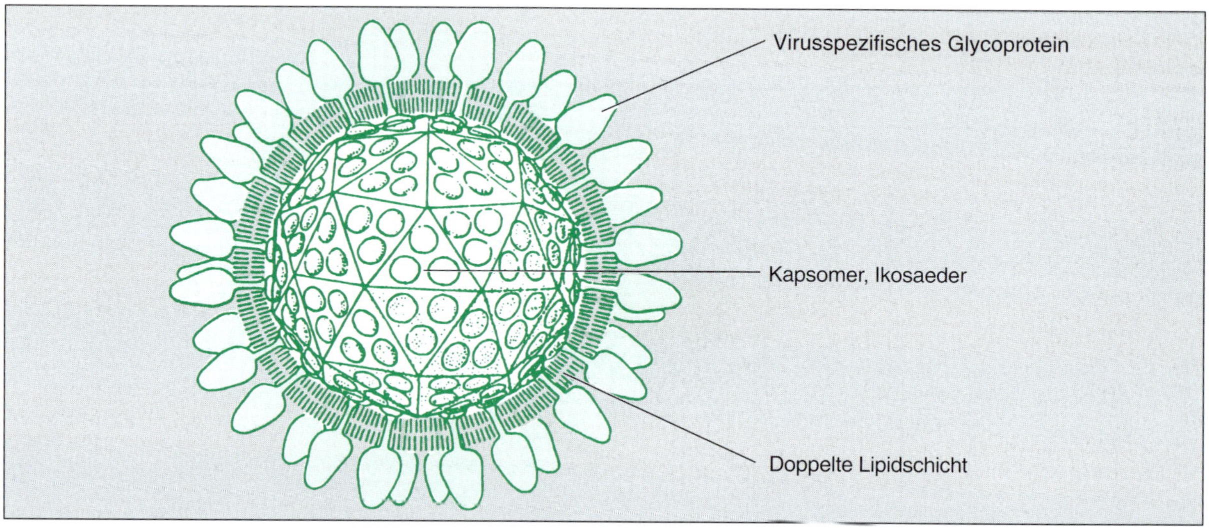

Abb. 19.5 Schema eines kubisch gebauten Virions mit Lipidhülle. Diese Lipidhülle besteht in allen Fällen aus einer doppelten Lipidschicht. Darin verankert sind Glykoproteine, die über die Lipidschicht hinausragen. Diesen Glykoproteinen kommen wichtige Funktionen zu, z. B. Antigenfunktion (Influenzaviren Kap. 20.2).
Die doppelte Lipidschicht stammt von der Wirtszelle. Glykoproteine sind virusspezifisch und werden von der Virusnukleinsäure codiert. Die Umhüllung des Kapsids erfolgt beim Ausschleusen der Viren aus der Wirtszelle

Nukleinsäure und Proteine bilden zusammen das Nukleokapsid. Dieses kann bei einigen Virusarten noch zusätzlich von einer Außenhülle (Envelope) umgeben sein. Diese **Außenhülle** besteht aus **Lipiden** und **Glykoproteinen.** Umhüllte Viren können kubische oder helikale Symmetrie aufweisen (Abb. 19.4 und 19.5).

Manche Viren haben eine komplexere Struktur. Bei Pockenviren beispielsweise umgeben mehrere Hüllen die Nukleinsäure. Ein eigentliches Kapsid ist nicht klar erkennbar. Bau und molekulare Organisation von Viren am Beispiel eines Retrovirus zeigt Abb. 19.6.

Zusammenfassung

Viren sind Partikel aus Nukleoproteinen. Sie besitzen keine zelluläre Organisation und verfügen nicht über eigene Enzymsysteme zur Energiegewinnung. Zur Vermehrung sind sie auf den Stoffwechsel einer Wirtszelle angewiesen. Es sind obligate Zellparasiten. Die Größe von Viren liegt zwischen 20 nm und 450 nm. Viren besitzen nur einen Typ von Nukleinsäuren, entweder DNA **oder** RNA. Danach unterscheidet man DNA- und RNA-Viren. Die Nukleinsäure allein kann in vielen Fällen infektiös wirken. Manche Viren sind von einer Hülle (Envelope) aus Lipiden umgeben, z. B. Influenza- und Herpesviren. Nach ihrem Aufbau unterscheidet man kubisch und helikal gebaute Viren.

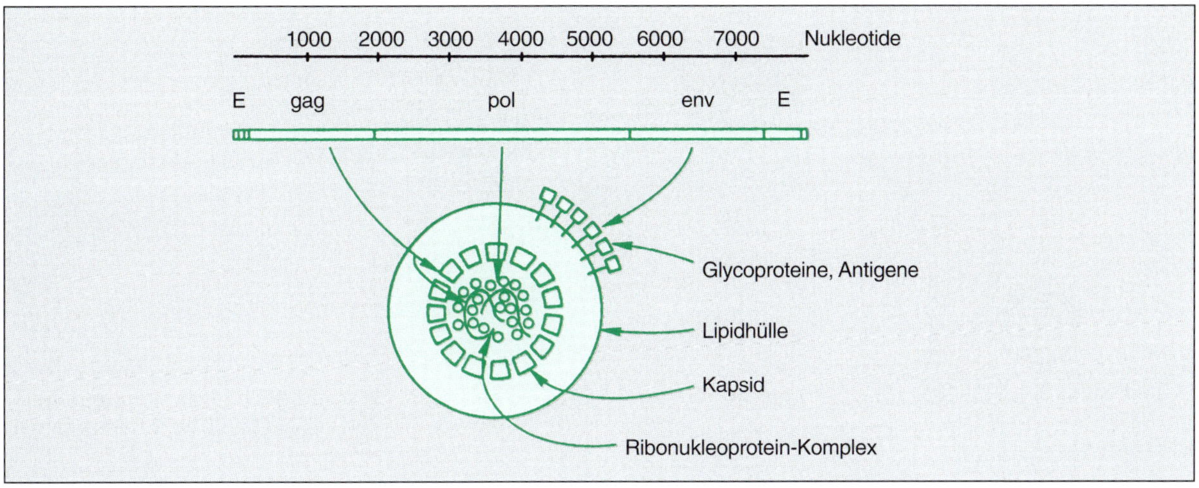

Abb. 19.6 Bau und molekulare Organisation von Viren am Beispiel eines Retrovirus, HIV: (Kubisch gebautes RNA-Virus mit Lipidhülle). Die RNA besteht aus etwa 8000 Nukleotiden. An ihren beiden Enden befinden sich Erkennungssequenzen (E). Des Weiteren trägt die RNA noch drei Gene:
gag: Dieses Gen wird als Polyprotein translatiert und anschließend durch eine spezifische Protease in 4 Proteine zerschnitten. Diese sind wichtige Bestandteile der inneren Virusstruktur. Hier setzen die Protease-Inhibitoren an. Durch Hemmung der Protease wird ein Zerschneiden des Polyproteins und damit der Aufbau des Kapsids verhindert. Damit können sich keine neuen Virionen bilden. Die Viruslast wird gemindert. Die HI-Viren lassen sich aber auch damit nicht aus dem Körper des Infizierten eliminieren. Das Virus bleibt als DNA, eingebaut in die Wirtszell-DNA, erhalten und ist dort unangreifbar.
pol: Das Gen für die RNA-abhängige DNA-Polymerase, die reverse Transkriptase. Die Polymerase ist Bestandteil des Ribonukleotid-Komplexes im Inneren des Virions, im Core.
env: Dieses Gen codiert für 2 Proteine, die in die Lipidhülle des Virions eingelagert werden.
Im Inneren des Virions finden sich 2 RNA-Moleküle, assoziiert mit tRNA-Molekülen der Wirtszelle und Proteinen, als Ribonukleoproteinkomplex. Im Innern des Partikels finden sich dazu noch etwa 40 Polymerase-Moleküle. Der Ribonukleoproteinkomplex wird vom Kapsid umgeben. Dieses wird von Proteinen gebildet, die vom gag-Gen codiert werden.
Beim Ausschleusen der Zelle legt sich das Virus an die Innenseite der Cytoplasmamembran. Diese stülpt sich nach außen und umschließt schließlich als Hülle das Virus. An der Stelle der Cytoplasmamembran, an der die Ausschleusung des Virus schließlich erfolgt, werden vorher die zelleigenen Proteine „ausgebaut" und durch die viruseigenen Proteine des env-Gens ersetzt. Es sind Glykoproteine, welche die äußeren Antigenstrukturen des Virions beinhalten

19.5 Vermehrung von Viren

Viren können sich nur in lebenden Zellen vermehren. Sie sind auf deren Stoffwechselapparat angewiesen. Zwar besitzen zahlreiche Viren sehr spezifische eigene Enzyme, ohne die ihre Vermehrung gar nicht möglich wäre, verfügen jedoch nicht über einen eigenen Energiestoffwechsel und Strukturen und Enzyme für die Proteinbiosynthese. Sie müssen sich diese Strukturen und Enzyme von der Wirtszelle „borgen".

Die Virusvermehrung wird üblicherweise in folgende Stadien eingeteilt:

- Adsorption
- Penetration
- Freisetzung der Nukleinsäure
- Synthese von Virusproteinen und Replikation der Virusnukleinsäure
- Zusammenbau der neu synthetisierten Virusbausteine, „Reifung" der Viren
- Ausschleusung der neu gebildeten Viren

Adsorption

Der erste Schritt der Infektion einer Zelle durch ein Virus ist die Bindung des Virions an Rezeptoren der Cytoplasmamembran. Dieser Vorgang der Adsorption ist **sehr spezifisch.** Nicht alle Viren infizieren alle Zellen. An- und Abwesenheit von spezifischen Rezeptoren entscheiden über die Zellspezifität des Virus. Rezeptoren an der Oberfläche des Virions müssen spezifische Wechselwirkungen mit passenden Rezeptoren der Oberfläche der Wirtszelle eingehen. Diese Rezeptorstrukturen des Virions sind in den Glykoproteinen der Lipidhülle oder den Proteinen des Kapsids lokalisiert.

Isolierte Virusnukleinsäure hat ein wesentlich breiteres Wirtsspektrum als das Virion. Beispielsweise kann Poliovirus nicht in Hühnerfibroblasten eindringen und sich darin vermehren. Es fehlen die für diesen Zelltyp spezifischen Rezeptoren. Isolierte Poliovirus-RNA dagegen wird von den Hühnerfibroblasten aufgenommen. Dies führt zur Produktion kompletter Polioviren.

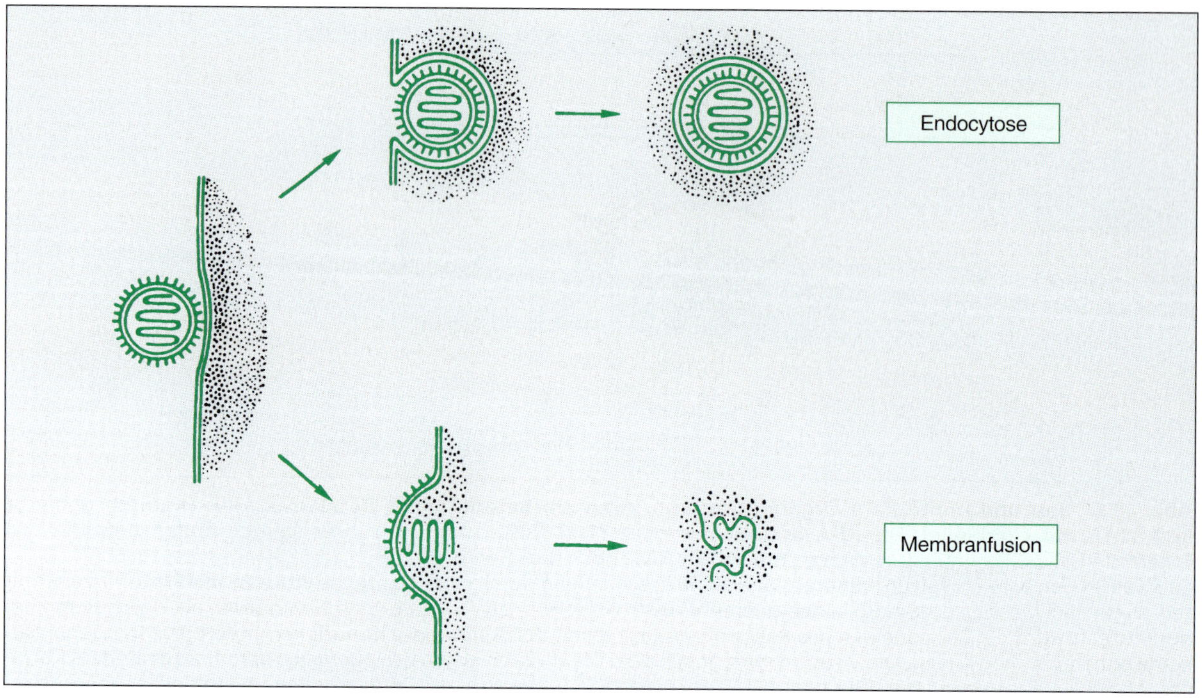

Abb. 19.7 Die Penetration von Viren in die Wirtszelle erfolgt entweder durch Membranfusion oder durch Endozytose. Bei der Membranfusion verschmilzt die Lipidhülle des Virus mit der Cytoplasmamembran

Penetration

Das an der Zelloberfläche adsorbierte Virus muss in die Zelle aufgenommen werden. Diese Aufnahme ist eine **aktive, energieverbrauchende** Leistung der Zelle. Es bestehen offensichtlich zwei Möglichkeiten der Penetration, die Phagozytose (Viropexis) und die Membranfusion.

Viren mit Lipidhülle gelangen in der Regel nach Fusion ihrer Lipidhülle mit der Cytoplasmamembran in die Wirtszelle. Das Nukleoproteid des Virus wird durch diese Membranfusion in das Cytoplasma der Wirtszelle geschleust. Viren ohne Lipidhülle können in der Regel durch Phagozytose in die Zelle aufgenommen werden (Abb. 19.7 und 19.8).

Freisetzung der Nukleinsäure

Nach Penetration des Virus in die Zelle oder bereits im Laufe der Penetration wird die Virusnukleinsäure freigesetzt, d.h. von den Proteinen des Kapsids getrennt. Für diesen Vorgang hat sich der Begriff „uncoating" eingebürgert. Der **Abbau der Proteine des Kapsids** erfolgt in der Zelle durch **lysosomale Enzyme.** Danach sind im Elektronenmikroskop keine Viruspartikel mehr in der Zelle nachzuweisen. Die nachfolgenden Stadien der Virusvermehrung bis zum elektronenmikroskopisch sichtbaren Erscheinen neuer Viruspartikel werden deshalb auch als **Eklipse** bezeichnet. Während dieser Eklipse finden die entscheidenen **Synthesen von Virusnukleinsäure und Virusproteinen** in der Zelle statt.

Synthese von Virusproteinen und Replikation der Virusnukleinsäure

In diesem Stadium der Virusvermehrung bestehen Unterschiede zwischen DNA- und RNA-Viren.

Viren **mit doppelsträngiger DNA** folgen dem allgemeinen Reaktionsweg der Übertragung genetischer Information.

Die freigesetzte Virus-DNA dient als Matrize zur Synthese von mRNA. Diese virale mRNA assoziiert sich mit den Ribosomen der Wirtszelle. Hierdurch werden virusspezifische Proteine, so genannte **„Frühproteine"** gebildet. Dies sind Enzyme, die zur anschließend erfolgenden Reduplikation der Virus-DNA benötigt werden, also **DNA-Polymerasen**. Als Frühproteine erscheinen gegebenenfalls auch **Proteine, die den wirtszelleigenen Stoffwechsel blockieren.** Unter den Frühproteinen finden sich auch andere Enzyme, z.B. im Falle der Herpesviren eine Thymidinkinase. Als virusspezifisches Enzym ist diese we-

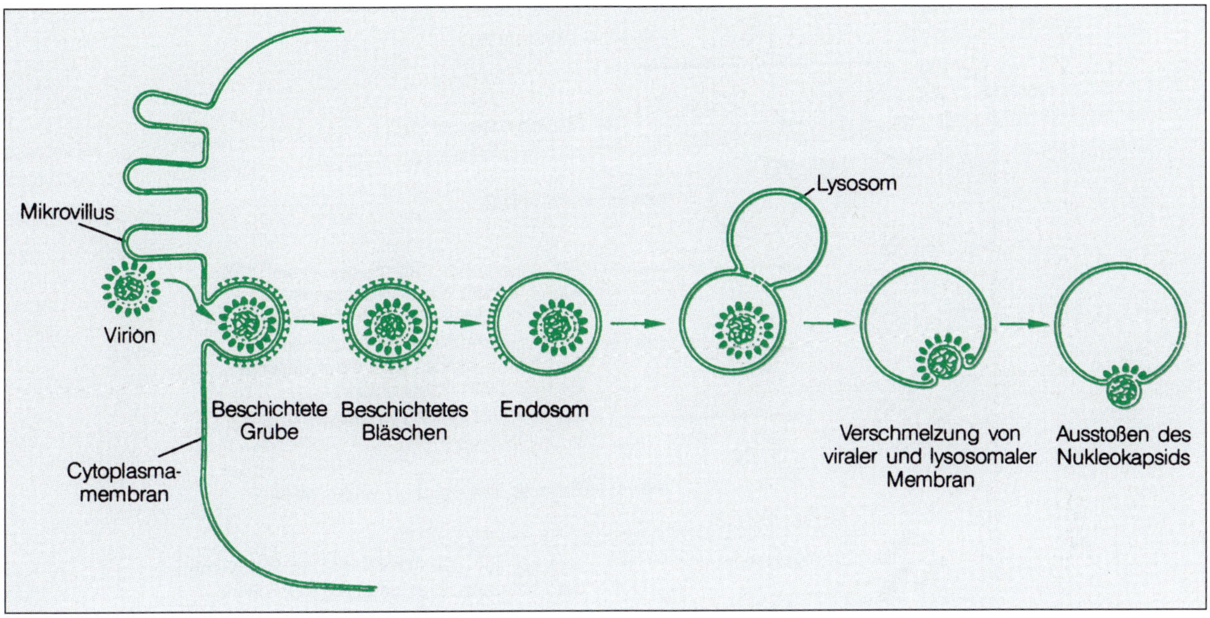

Abb. 19.8 Endozytose und Lysosomenweg. Durch Endozytose in eine Säugetierzelle aufgenommene Virionen benutzen offensichtlich den Weg über Lysosomen. Das Endosom mit dem Virion verschmilzt mit einem Lysosom. Durch Membranfusion mit der Lysosomenmembran wird das Nukleokapsid ins Cytosol ausgestoßen. Das Virion wird nur an speziellen, durch Einbau von spezifischen Membranproteinen vorbereiteten Stellen (der „beschichteten Grube") in die Zelle aufgenommen

sentlich für die Wirkung bestimmter Virustatika (Kap. 11.7). Mit der Synthese der Frühproteine setzt die Replikation der Virus-DNA ein. Gleichzeitig werden unter erneuter Transkription von mRNA so genannte **Spätproteine** gebildet. Dies sind die **Strukturproteine des Kapsids** (Abb. 19.9).

Bei den **RNA-Viren** finden sich sehr unterschiedliche Strategien der Virusvermehrung, je nachdem, ob die Virus-RNA selbst als mRNA fungieren kann, ob von der Virus-RNA erst eine komplementäre mRNA transkribiert werden muss, oder wie im Falle der Retroviren, eine DNA-Stufe zwischengeschaltet ist.

Im Falle der **Polioviren** z. B. besitzt die einsträngige virale RNA Messenger-Funktion, d. h. eine ⊕-Polarität. In diesem Falle vermag sich die eingedrungene RNA unmittelbar mit den Ribosomen der Wirtszelle zu assoziieren. Es wird zunächst ein großes Protein translatiert, das dann enzymatisch in die eigentlichen Virusproteine „geschnitten" wird. Für die Replikation der Virus-RNA muss zunächst ein komplementärer Strang mit ⊖-Polarität gebildet werden. An diesem Komplementärstrang werden dann neue RNA-Moleküle mit ⊕-Polarität transkribiert (Abb. 19.10). Wesentlich bei diesem Vorgang ist, dass mit der Bildung des komplementären RNA-Strangs die virale RNA als **doppelsträngiges RNA-Molekül** vorliegt. Dieses ungewöhnliche RNA-Molekül **induziert in der Wirtszelle die Bildung von Interferon** (Kap. 21). In bereits von Interferon geschützten Zellen löst diese doppelsträngige RNA Vorgänge aus, die zur Blockierung der weiteren Schritte der Virusvermehrung führen.

Im Falle der **Rhabdoviren,** zu denen beispielsweise der Erreger der Tollwut zählt, besitzt die eingedrungene einsträngige Virus-RNA eine ⊖-Polarität, d. h. sie kann nicht als mRNA fungieren, sich nicht selbst mit den Ribosomen der Wirtszelle assoziieren. Sie bleibt auch nach dem Uncoating mit einem Teil des viralen Proteins verbunden, vermutlich weil ihre Information nur aus der zur Helix gewundenen Struktur des Nukleokapsids abgelesen werden kann. Durch eine viruseigene Polymerase werden RNA-Moleküle mit ⊕-Polarität transkribiert, die dann als mRNA-Moleküle dienen. Zur Replikation der ⊖-RNA, die in die reifenden Virionen eingebaut wird, bedarf es wieder eines **doppelsträngigen Stadiums** von ⊕- und ⊖-RNA. Wie im Beispiel der Polioviren geschildert, ist dies auch hier wieder das **Signal für die Induktion von Abwehrreaktionen der Wirtszelle** (Abb. 19.10).

Besonders wichtig für das Verständnis wesentlicher biologischer Vorgänge ist die Kenntnis der Vermehrung von **Retroviren.** Zu dieser Gruppe

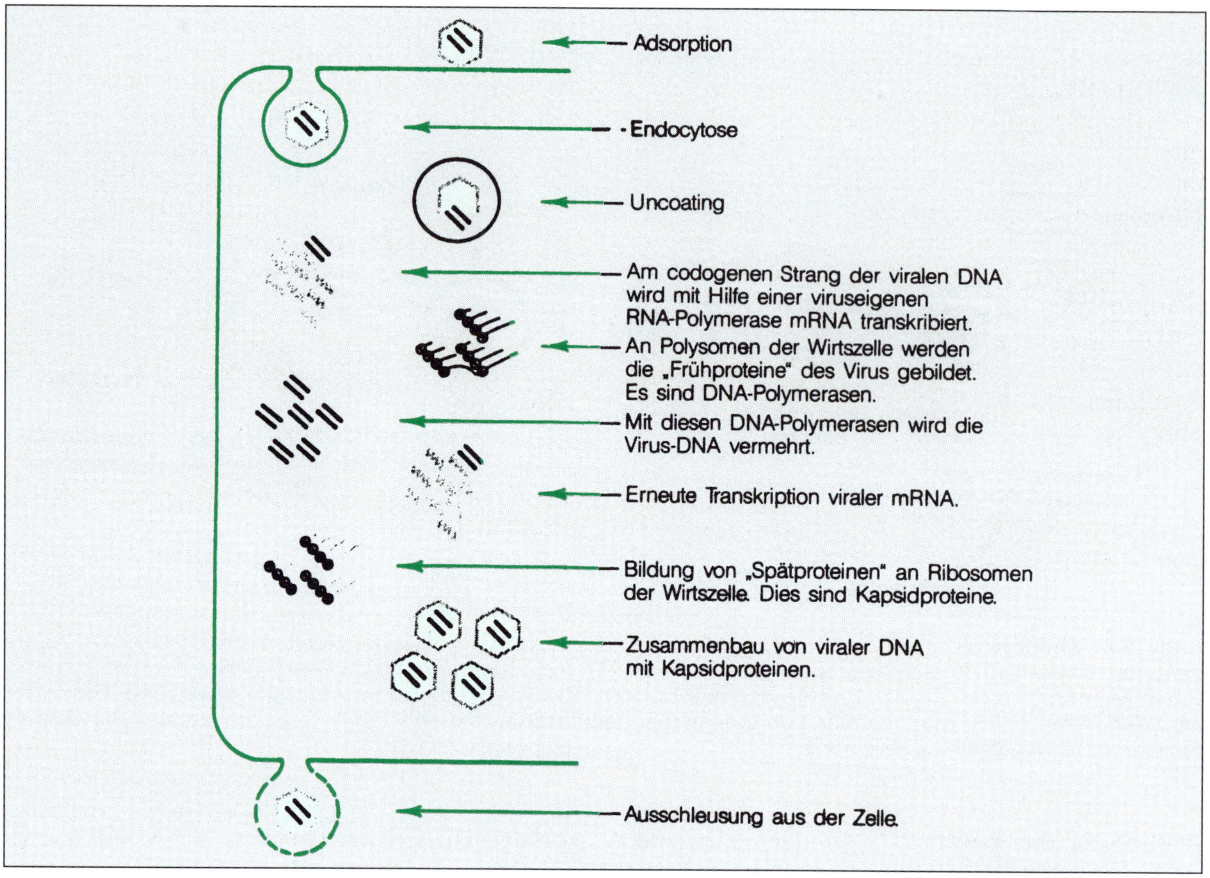

Abb. 19.9 Vermehrung eines DNA-Virus mit doppelsträngiger DNA in einer Wirtszelle (Pockenvirus)

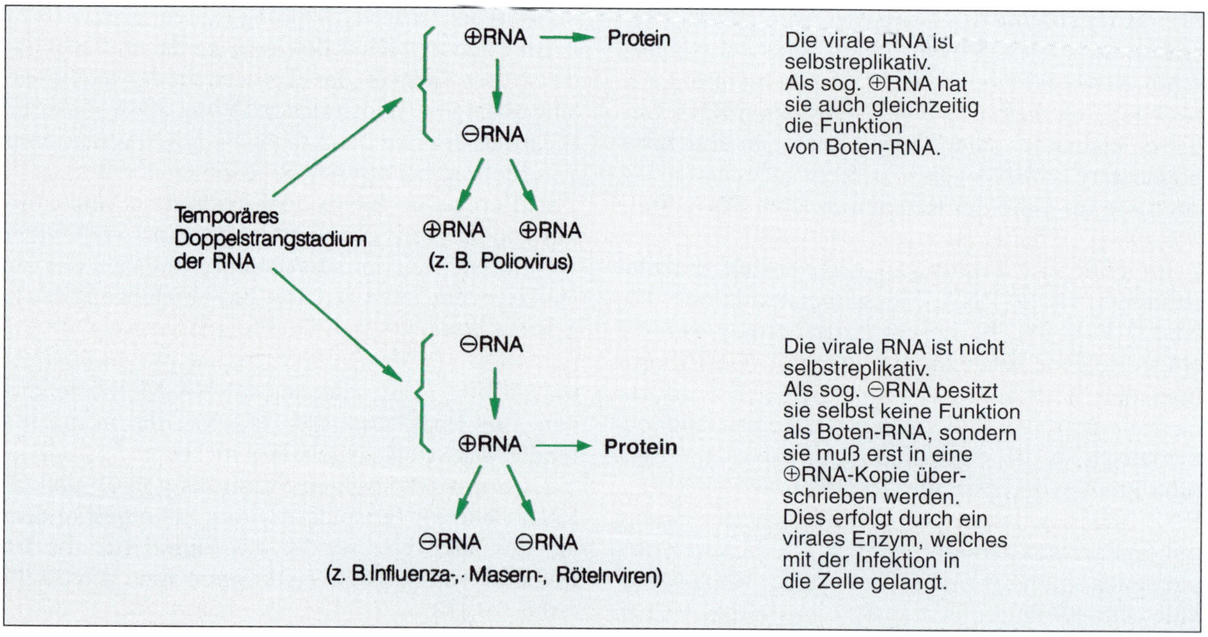

Abb. 19.10 Vermehrungsstrategien von RNA-Viren. In jedem Fall tritt ein temporäres Doppelstrang-RNA-Stadium auf. Dies ist für die Induktion der Interferonbildung und die Auslösung von Abwehrmechanismen in Interferon-geschützten Zellen von ausschlaggebender Bedeutung

von Viren mit einsträngiger RNA zählen **Leukämieviren, AIDS-Viren sowie Viren, die in Tieren Tumoren auslösen können.** Die einsträngige RNA der Retroviren wird in der Wirtszelle durch eine im Virion enthaltene, mit in die Wirtszelle eingebrachte RNA-abhängige DNA-Polymerase, die **reverse Transkriptase,** zu ringförmiger doppelsträngiger DNA transkribiert. Diese im Cytoplasma synthetisierten, ringförmigen DNA-Moleküle gelangen in den Zellkern und werden dort in die DNA des Wirtsgenoms integriert. Dies ist eine wesentliche Voraussetzung für die Transformation einer Zelle, die zu Tumorwachstum führen kann (Abb. 19.11).

Die Entdeckung der reversen Transkriptase eröffnete die Möglichkeit, mit Hilfe dieses Enzyms beliebige RNA-Moleküle in DNA-Moleküle zu transkribieren. Dies ist eine wesentliche Voraussetzung für die Synthese von Genen in der Gentechnologie (Kap. 14.1).

Das Verständnis der unterschiedlichen Vermehrungsstrategien von Viren ist sicherlich nicht einfach. Die Kenntnisse dieser molekularen Vorgänge sind jedoch wichtig für die Suche nach spezifisch wirkenden Virustatika sowie für das Verstehen zellulärer Abwehrmechanismen gegen virale Infektionen und damit der Möglichkeit der Synthese künstlicher Induktoren der Abwehrvorgänge z.B. Poly I:C (Kap. 21). Des Weiteren liefert die Kenntnis dieser Vorgänge Aufschluss über die molekulare Grundlage der Zelltransformation und schließlich z.B. mit der Auffindung der reversen Transkriptase unentbehrliche Werkzeuge für die Gentechnologie. Die Entdeckung der reversen Transkriptase war auch von wichtiger grundsätzlicher Bedeutung. Man hatte bis dahin angenommen, dass der Informationsfluss nur von der DNA zur RNA, nicht aber umgekehrt verlaufen könnte.

Zusammenbau der neu synthetisierten Virusbausteine, „Reifung" der Viren

Gleichgültig nach welcher Strategie die Synthese der Virusbausteine erfolgt, die getrennt gebildeten Nukleinsäuremoleküle und Kapsidproteine werden am Ende der Virusvermehrung in einem Prozess der Selbstaggregation zu fertigen Virionen zusammengefügt. Bei den Viren mit kubischer Symmetrie entstehen zunächst leere Kapside, in die dann Nukleinsäure eingebaut wird. Der Zusammenbau der Virusproteine zu Kapsomeren und deren Zusammenlagerung zum Kapsid geschieht in der Zelle vermutlich nicht spontan, sondern unter Zuhilfenahme „ordnender Hilfsstrukturen" und energiereicher Bindungen. Die neu gebildeten Viren lassen sich in der Zelle im Elektronenmikroskop erkennen. Damit ist die Phase der Eklipse beendet.

Aus einem Molekül Virusnukleinsäure, das in die Zelle eingedrungen war, können so in einem Vermehrungsvorgang Hunderte bis Tausende neuer Viren gebildet werden. Pocken, Polioviren u.a. vermehren sich im Cytoplasma, Herpesviren u.a. im Zellkern der Wirtszelle.

Ausschleusung neu gebildeter Viren

Die Ausschleusung von Viren, die nicht von einer Lipidhülle umgeben sind, erfolgt entweder in Form einer Exozytose (Kap. 5.4.2), oder die Viren akkumulieren in der Zelle bis zu deren Lyse.

Eine Besonderheit stellt die Ausschleusung der Viren dar, die eine Lipidhülle besitzen. Die Lipidhülle ist eine virusspezifisch veränderte Biomembran der Zelle, entweder die Kernmembran beispielsweise im Falle der Herpesviren oder die Cytoplasmamembran beispielsweise im Falle der Influenzaviren. Die Lipide der Hülle stammen dabei von der Biomembran der Wirtszelle. Die Proteine sind virusspezifisch und werden in die Membran neu eingebaut. An den Stellen, an denen das Virus aus der Membran ausgeschleust wird, werden bei der Virusreife die wirtszelleigenen Proteine der betreffenden Wirtszellmembran „ausgebaut" und durch viruseigene Proteine ersetzt.

Das Nukleokapsid verbindet sich dann mit der Innenseite der so veränderten Membran und bewirkt eine Ausstülpung. Schließlich löst sich der ausgestülpte Membranteil ab und schließt sich als Hülle um das Nukleokapsid (Abb. 19.12 und 19.13).

Zusammenfassung

Viren können sich nur in lebenden Zellen vermehren. Durch spezifische Erkennungsvorgänge wird ein Virus an eine Zelloberfläche adsorbiert und über unterschiedliche Mechanismen in die Zelle eingeschleust. In der Zelle wird die Nukleinsäure freigesetzt. Sie steuert schließlich ihre eigene Vermehrung und die Bildung von viruseigenen Enzymen und Kapsidproteinen. Neu gebildete Moleküle von Virusnukleinsäure und Kapsidproteinen werden zu neuen Viren assoziiert. Die neuen Viren werden schließlich durch Lyse der Wirtszelle frei oder werden durch Exozytosevorgänge aus der Wirtszelle ausgeschleust.

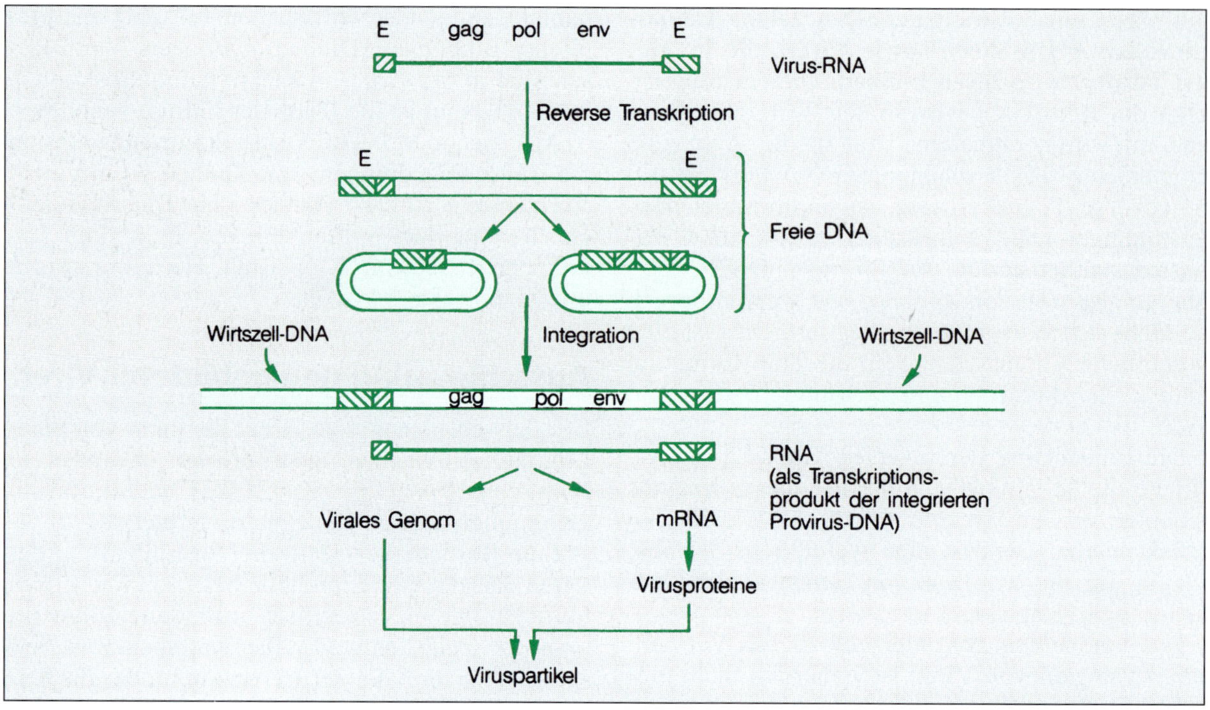

Abb. 19.11 Vermehrungsweg eines Retrovirus. Retroviren können mit Hilfe der reversen Transkriptase ihre RNA in DNA übersetzen. Diese virale DNA wird in die Wirtszelle-DNA eingebaut, mit dieser repliziert und von Zelle zu Zelle, aber auch von Generation zu Generation, weitervererbt. An der Virus-DNA können neue Virus-RNA-Moleküle transkribiert werden. Die Integration der Virus-DNA kann an vielen Stellen des Wirtsgenoms erfolgen, wodurch auch Insertionsmutationen verursacht werden können. Folge der Integration von Retrovirus-DNA kann auch Tumorwachstum sein. (Zeichenerklärung siehe Abb. 19.6.)

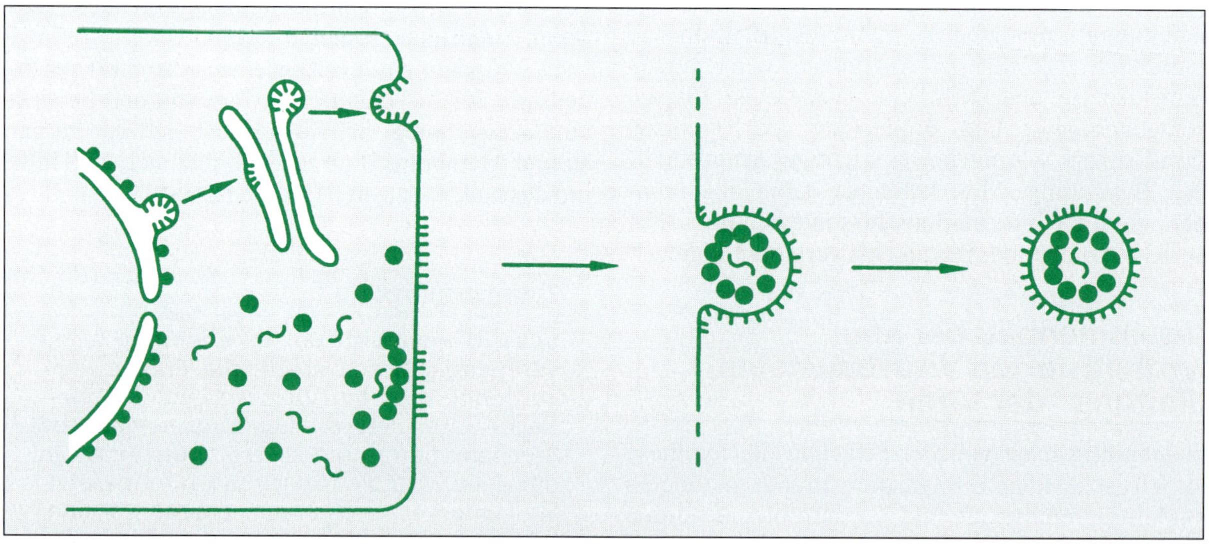

Abb. 19.12 Ausschleusen neu gebildeter Viren. Am Ausschleusen eines lipidumhüllten Virus sind wichtige Organellen der Wirtszelle beteiligt. Die Proteine der späteren Virushülle werden im Endoplasmatischen Retikulum membrangebunden und durch Membranfluss in Golgi-Zisternen eingebaut. Dort werden sie zu Glykoproteinen vervollständigt und wieder über Membranfluss in die Cytoplasmamembran eingebaut. An so vorgebildeten Membranstellen werden dann die Viruspartikel ausgeschleust und dabei umhüllt

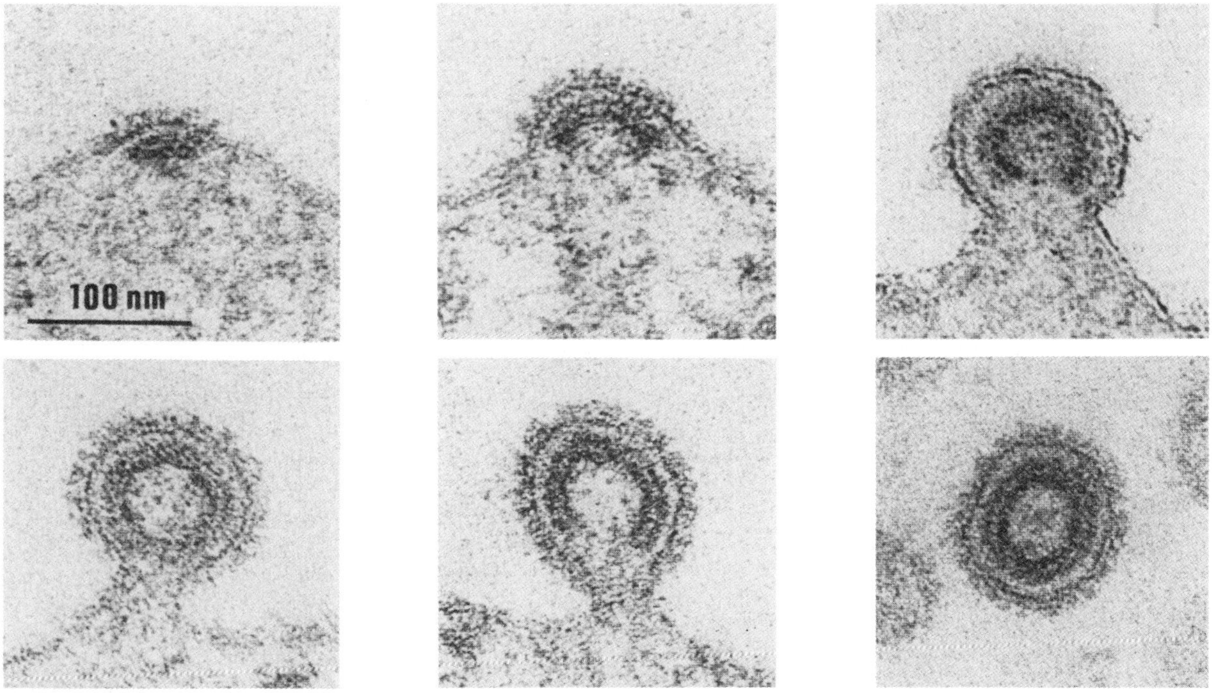

Abb. 19.13 Ausschleusen eines Leukämievirus aus der Zelle. In der Virushülle sind deutlich die Projektionen (Glykoproteine) zu erkennen. Innerhalb der Hülle ist das Kapsid zu erkennen. (EM-Aufnahme: H. Frank)

20 Medizinisch wichtige Viren

20.1 Herpetoviridae Herpesviren

Herpesviren gehören zu den DNA-Viren. Sie sind kubisch in Form von Ikosaedern aufgebaut. Das Kapsid ist zusätzlich von einer Lipidhülle umgeben (Abb. 19.1).

Die Gruppe der Herpesviren umfasst eine Reihe menschenpathogener Erreger:

- Herpesvirus hominis
- Varicella-Zoster-Virus
- Zytomegalievirus
- Epstein-Barr-Virus.

Einen Überblick über Krankheitsbilder, die durch Herpesviren hervorgerufen werden, gibt Tab. 20.1.

Herpesvirus hominis

Das *Herpesvirus hominis* gehört zu den Krankheitserregern, mit denen der Mensch am meisten in Berührung kommt. Bis zum Erreichen des Erwachsenenalters werden etwa 90% der Bevölkerung infiziert. In 99% der Fälle bleibt die Infektion allerdings inapparent, das heißt, es kommt nicht zu Krankheitserscheinungen. Trotzdem bleibt die Infektion lebenslang als occulte Besiedlung bestehen. Daraus entwickeln sich wiederholt kurz dauernde Ausbrüche, Exazerbationen, meist als harmlose, bläschenförmige Hauteruptionen. Nur in Einzelfällen, z.B. beim generalisierten *Herpes simplex* immunsupprimierter Patienten oder der Herpes-Encephalitis kommt es zu einer Ausbreitung des Virus im Körper. In diesen Fällen steht heute Interferon zur Verfügung (Kap. 21).

Herpesvirus hominis kommt in 2 Serotypen vor, also Formen, die sich in ihrem Antigenmuster unterscheiden.

Typ 1 des *Herpesvirus hominis*, der so genannte Oraltyp, ist außerordentlich verbreitet. Bis zum 6. Lebensjahr sind praktisch alle Kinder infiziert. Die Primärinfektion erfolgt vorwiegend über die Mundhöhle.

Der Typ 2, der Genitaltyp, ist seltener. Diese Erreger verursachen herpetische Erkrankungen vorwiegend im Genitalbereich.

Das Wirtsspektrum der Herpesviren ist außerordentlich breit. Neben dem Menschen werden auch zahlreiche Nagetiere befallen.

Tab. 20.1 Krankheitsbilder als Folge von Herpesviren-Infektionen

Virus	Häufige Erkrankung	Seltene Erkrankung
Herpesvirus hominis Primärerkrankung	Gingivostomatitis Pharyngitis, Tonsillitis Herpes labialis Keratokonjunktivitis Herpes genitalis	Enzephalitis Ekcema herpeticum Traumatischer Herpes Hepatitis Herpes neonatalis
Herpesvirus hominis Rekurrierende Erkrankung	Herpes labialis Keratokonjunktivitis Herpes genitalis	Enzephalitis?
Varicella-Zoster	Varizellen Zoster	Pneumonie Enzephalitis
Zytomegalievirus		Kongenitale Zytomegalie Posttransfusionsmononukleose Hepatitis Pneumonitis
Epstein-Barr	Infektiöse Mononukleose	Posttransfusionsmononukleose Burkitt's Lymphom Nasopharyngeal-Karzinom

Herpesvirus hominis verursacht auch Hornhauttrübungen, den so genannten *Herpes corneae.*

Da Herpesviren im Zellkern der Zellen eines infizierten Organismus persistieren, ist ein Impfschutz nicht sinnvoll.

Zudem breitet sich das Virus von Zelle zu Zelle aus. Das Virus persistiert in Nervenganglien, besonders im Trigeminusganglion. Es gelangt durch Vermehrung und Wanderung in den Scheiden der Ganglien auf Haut und Schleimhäute.

Varicella-Zoster-Virus

Das Varicella-Zoster-Virus ist der Erreger der Windpocken, einer häufigen, sehr ansteckenden Kinderkrankheit. Die Infektion verläuft immer apparent, d.h. führt immer zum Ausbruch der Krankheit. Bei immunologisch gesunden Kindern nimmt die Krankheit meist einen leichten Verlauf. Die Infektion führt zu einer lebenslangen Immunität gegen das Virus. Das Virus persistiert jedoch, wie das *Herpesvirus hominis*, in den Zellkernen von Ganglienzellen und kann beim Erwachsenen zu Herpes zoster, d.h. Gürtelrose und Gesichtsrose, führen. Dabei vermehrt sich das in den Ganglien persistierende Virus und breitet sich streng begrenzt in dem vom betreffenden Ganglion versorgten Hautgebiet aus. Es kommt zur Bildung von bläschenartigen Exanthemen und einer sehr schmerzhaften Neuritis.

Das Virus der menschlichen Zytomegalie (Speicheldrüsenviruserkrankung)

Auch das Zytomegalievirus ist sehr weit verbreitet. Die Infektion verläuft in der Jugend meist inapparent. Wie für Viren der Herpes-Gruppe typisch, führt die Infektion zu einem Virusträgertum auf Dauer. Das Virus persistiert in Lymphozyten und kann aus diesen heraus wieder reaktiviert werden, z. B. während einer Schwangerschaft, bei Tumorpatienten oder im Verlauf einer immunsuppressiven Therapie. Zytomegalieviren können intrauterin übertragen werden. Sie können dann beim Neugeborenen zu schweren Missbildungen führen. Ursache ist die Auslösung von Chromosomenaberrationen durch das Virus (Kap. 12.2.2).

Intrauterine Infektionen durch Zytomegalieviren sind die häufigste Ursache von Missbildungen beim Neugeborenen, noch vor den Rötelnviren.

Epstein-Barr-Virus

Wie alle Viren der Herpes-Gruppe ist auch das Epstein-Barr-Virus weltweit außerordentlich verbreitet und führt zu lebenslanger Persistenz im infizierten Organismus. Es ist der Erreger der infektiösen Mononukleose, des Pfeifferschen Drüsenfiebers. Epstein-Barr-Virus wird mit zwei Tumorerkrankungen des Menschen in Verbindung gebracht, dem Burkitt-Lymphom und dem Nasopharynx-Karzinom (Kap. 12.2.2).

Möglichkeiten einer Chemotherapie

Gegen manche Herpes-Erkrankungen kann eine gezielte Chemotherapie mit gewissem Erfolg durchgeführt werden. Zur Anwendung kommen so genannte Antimetaboliten des Nukleotidstoffwechsels. Solche Antimetaboliten sind Strukturverwandte der natürlichen Bausteine der Nukleinsäuren und werden an deren Stelle in die DNA eingebaut. Dort führen sie zu Mutationen (Kap. 11.7, 12.2.3) und stören oder blockieren damit die Virusvermehrung.

Bekannt ist das Idoxuridin, 1-(2′-Desoxy-D-ribofuranosyl)-5-ioduracil, das als Iduridin®, Synmiol® oder Virunguent® im Handel ist. Idoxuridin wird an Stelle von Thymidin in die DNA eingebaut. Es bindet aber im Komplementärstrang nicht Adenin, sondern Guanin, da es hauptsächlich in der Enolform vorliegt (Kap. 12.2.2). Hierdurch wird der Informationssinn der DNA verändert. Idoxuridin wird natürlich auch in die DNA der Wirtszellen eingebaut. Daher kann diese Verbindung nur lokal angewandt werden, z. B. bei Herpes corneae.

Andere Antimetaboliten, die gegen Herpes-Erkrankungen eingesetzt werden können, sind z. B. Cytarabin und Vidarabin (Kap. 11.7).

Spezifischer als die genannten Verbindungen wirkt Aciclovir, das 9-[2-Hydroxyethoxymethyl]-guanin, als Zovirax® im Handel. Aciclovir wird in einer von Herpesviren infizierten Zelle von einem virusinduzierten Enzym, einer Thymidinkinase, zum Monophosphat phosphoryliert. Diese Reaktion kann ausschließlich von diesem virusspezifischen Enzym ausgeführt werden. Wirtszelleigene Enzyme phosphorylieren dann das Aciclovirmonophosphat zum Triphosphat. Dies ist die eigentliche Wirkform. Sie hemmt zum einen die Virus-DNA-Polymerase. Des Weiteren wird das Triphosphat in die DNA des Virus eingebaut. Dies führt zu einem Kettenabbruch, da im Aciclovirtriphosphat die Hydroxylgruppe am C-3 fehlt. Durch beide Faktoren wird die Virusvermehrung gehemmt (Abb. 20.1). Da Aciclovir spezifischer gegen Herpesviren wirkt als Antimetaboliten wie Idoxuridin, kann es in bestimmten Fällen auch systemisch angewandt werden.

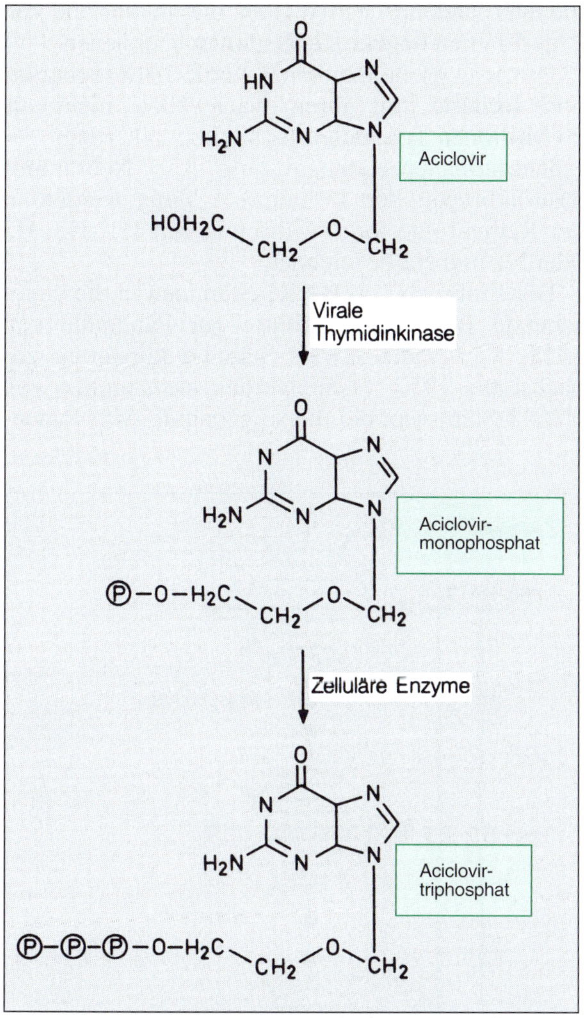

Abb. 20.1 Phosphorylierung von Aciclovir. Aciclovir wird durch eine virale Thymidin-Kinase zum Monophosphat phosphoryliert. Erst dieses kann dann durch zelluläre Enzyme über Di- zum Triphosphat phosphoryliert werden, der eigentlichen Wirkform

Antimetaboliten und Aciclovir können jedoch nur dann zur Wirkung kommen, wenn sich die Viren in der Vermehrung befinden. Ruhende Viren werden in keinem Falle angegriffen. Inzwischen sind Aciclovir-resistente Stämme von Herpes-simplex-Viren gefunden worden. Im Thymidinkinase-Test zeigten diese keine Wirkung. Dies bedeutet, dass sie Aciclovir nicht phosphorylieren können. Dadurch kann Aciclovir nicht in seine Wirkform überführt werden. Die Resistenz ist also durch das Fehlen der Fähigkeit zur Induktion der Bildung der Thymidinkinase im Wirtszellgenom bedingt. Die Aciclovir-resistenten Herpes-simplex-Viren wurden vor allem bei Aids-Patienten gefunden.

Für eine selektive Schutzimpfung gegen das Varicella-Zoster-Virus steht ein Varicellen-Lebendimpfstoff zur Verfügung (Varilix®). Für bestimmte Risikogruppen kann eine passive Impfung mit Varicella-Zoster-Immunglobulin durchgeführt werden (Varicellon®, Varitect®).

Behandlung von Infektionen mit Cytomegalie-Viren kann auch mit Foscarnet oder Ganciclovir erfolgen (Kap. 11.7). Eine ruhende, latente Infektion kann jedoch hierdurch nicht beeinflusst werden. Zur passiven Immunisierung gegen Zytomegalie-Viren stehen spezielle Immunglobulin-Präparate zur Verfügung (Cytoglobin®, Cytotect®).

Zur Behandlung schwerer Infektionen mit Herpesviren sind auch Interferone, z.B. Fiblaferon (IFN-β) zugelassen.

20.2 Orthomyxoviridae

Influenzaviren

Die Influenzaviren gehören zur Gruppe der Myxoviren und hier zu den Orthomyxoviren.

Myxoviren sind RNA-Viren. Sie sind helikal gebaut. Ihr schlauchförmiges Nukleokapsid ist von einer Lipidhülle umgeben.

Von Influenzaviren sind drei Serotypen bekannt. Typ A ist der Erreger der pandemischen und epidemischen Influenza. Vom Typ A sind zahlreiche Subtypen bekannt. Die Typen B und C sind Erreger von mehr lokalisierten Grippeepidemien. Influenza-Viren infizieren nicht nur den Menschen. Sie sind auch bei Säugetieren, Vögeln und Fischen weit verbreitet. Dort rufen sie keine Krankheitserscheinungen hervor. Auf Grund dieses großen Tier-Reservoirs können Influenza-Viren nicht ausgerottet werden. In diesem Tier-Reservoir können sich neue Subtypen des Typs A entwickeln und auf den Menschen übertragen werden. Ein aktuelles Beispiel bietet das Auftreten eines neuen Subtyps in Hongkong 1997. Er wurde von Geflügel auf Menschen übertragen.

Influenzaviren sind sphärische Partikel. Sie besitzen ein helikales Nukleokapsid mit segmentierter linearer, einzelsträngiger RNA. Man unterscheidet acht Segmente. Das Nukleokapsid ist von einer Lipidhülle umgeben. In die Lipidschicht eingelagert sind virusspezifische Glykoproteine: Hämagglutinine und Neuraminidasen. Bisher sind bei Influenza-A-Viren 13 verschiedene Hämagglutinine und 9 verschiedene Neuraminidasen bekannt. Beide fungieren als Antigenstrukturen und bedingen beide in ihrem unterschiedlichen Bau die Sub-

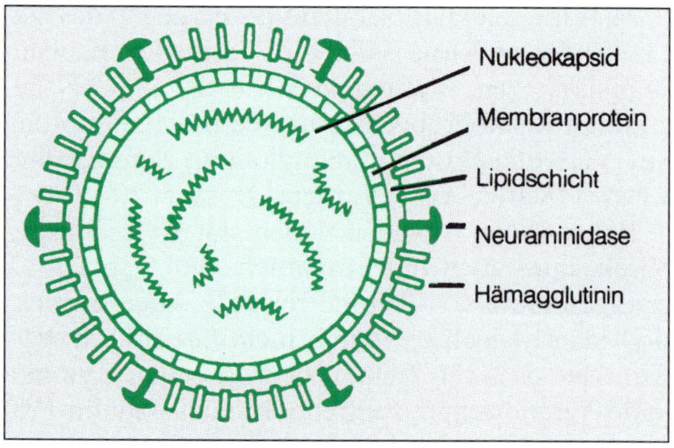

Abb. 20.2 Schematische Darstellung eines Influenzavirus mit segmentierten Ribonukleoprotein (8 Segmente). Über die Lipiddoppelschicht ragen die Antigenstrukturen Neuraminidase und Hämagglutinin hinaus

typen der Influenzaviren des Typs A. Hämagglutinin vermittelt darüber hinaus die Bindung der Viren an die Oberfläche von Wirtszellen (Abb. 20.2). Hämagglutinin bindet an einen Rezeptor auf der Oberfläche einer Zielzelle, die Sialinsäure. Schützende Antikörper binden an Hämagglutinine und Neuraminidasen.

Die Segmentierung der RNA der Influenzaviren ist Ursache für deren biologische Eigenheiten. Vermehren sich Influenzaviren unterschiedlicher genetischer Konstitution in einer Wirtszelle, so kann es beim Zusammenbau der Virionen zu einem **Segmentaustausch** kommen. Damit verbunden sind größere genetische Veränderungen, auch **Veränderungen im Antigenaufbau,** d.h. in der Struktur von Hämagglutinin und Neuraminidase. Diese Erscheinung wird **Antigenshift** genannt. Dies trifft nur für Viren des Typs Influenza A zu. Er führt zu einer **Subtypenänderung**. Mit dieser Änderung der Antigenstruktur unterwandert das Virus das Immunsystem des Menschen.

Infektion mit Influenzaviren führt zu einer guten, lang andauernden Immunisierung. Dies führt zum Stillstand der Ausbreitung von Influenzaviren. Ändert sich jedoch das Antigenmuster der Viren, so trifft das „neue" Virus, d.h. der neue Subtyp, auf eine Bevölkerung, die noch keine Immunität gegen diese Antigenstruktur entwickeln konnte. Infolgedessen breitet sich das Virus mit großer Geschwindigkeit und **weltweit** in den gemäßigten Zonen aus. Es kommt zu so genannten **Pandemien.** Diese treten in vieljährigen, unregelmäßigen Abständen auf.

Durch **Mutationen der Virus-RNA** kommt es zusätzlich zu kleinen Veränderungen der Antigenstruktur, zu **Antigendrift.** Diese sind Ursache für die interpandemischen Wellen, die im Abstand von 2 bis 5 Jahren **begrenzte Regionen** überziehen.

Die erste große Pandemie wurde 1918 registriert und forderte mit ihren Nachwellen mehr als 20 Millionen Tote unter der Weltbevölkerung.

Die humanen Hämagglutinin- resp. Neuraminidase-Subtypen des Influenza-A-Virus werden in der Reihenfolge ihres Auftretens mit H1, H2, H3 oder N1 und N2 bezeichnet.

Der Einbruch von H1/N1-Stämmen in die ungeschützte Bevölkerung führte zur Pandemie von 1918. Verwandte H1/N1-Stämme kursierten zunächst bis 1957. Dann wurden sie abgelöst von H2/N2-Stämmen, die die so genannte Asia-Pande-

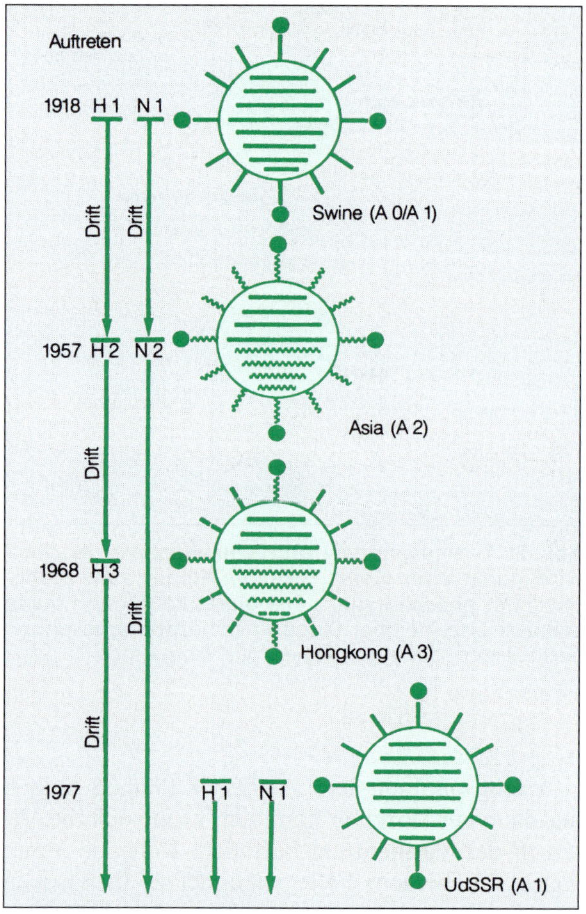

Abb. 20.3 Aufeinanderfolge der Influenza-A-Virus-Subtypen von 1918 bis 1977
Pandemie 1918: Durch Subtyp H1/N1
Pandemie 1957: Austausch der Hälfte der Gene mit unbekanntem Virus, als Resultat völlig neue Oberflächenantigene.
Pandemie 1968: Austausch des Gens 4 für Hämagglutinin
Pandemie 1977: Ein neuer H1/N1-Subtyp tritt auf.
Bis heute keine neue Pandemie. Inzwischen nur geringfügige Veränderungen durch Antigendrift

mie auslösten. 1968 erschienen Stämme eines neuen Hämagglutinin-Subtyps H3. H3/N2-Stämme lösten die Hongkong-Grippe, die Hongkong-Pandemie aus.

1977 kamen erneut Stämme des Subtyps H1/N1 nach Westen. Sie bestimmen seit dieser Zeit gemeinsam mit den H3/N2-Stämmen die Verbreitung und das Auftreten der Influenza (Abb. 20.3).

1997 trat in Hongkong ein neuer, hochinfektiöser Subtyp des Virustyps A mit neuer Antigenstruktur auf. 18 Personen erkrankten, 6 davon starben. Man fand rasch heraus, dass Geflügel die Infektionsquelle für diesen neuen Subtyp war. Durch Vernichtung sämtlichen Geflügels in Hongkong wurde die Ausbreitung des neuen Subtyps und damit vielleicht eine neue Pandemie verhindert.

Durch genetische Instabilität, Segmentaustausch und Mutation der Influenzaviren kommt es zu einer immer erneuten Ausbreitung der Viren. Gegen die neuen Antigentypen müssen jährlich neu zusammengesetzte Impfstoffe gegen Influenza entwickelt werden. Hinzu kommt, dass auch der Typ B der Viren Veränderungen erfahren und zu lokalen Influenzaausbrüchen führen kann, z. B. 1984 in Niedersachsen.

Zur aktiven Schutzimpfung dienen verschiedene Impfstoffe. Sie enthalten isolierte Influenza-Antigene: Hämagglutinine und Neuraminidasen. Diese werden aus der Lipidhülle von inaktivierten Influenza-Viren extrahiert.

Die Impfung wird empfohlen für Personen, die älter als 65 Jahre sind, Personen in Heimen, Personen mit bestehendem Grundleiden und medizinisches Personal.

Ein Grippeimpfstoff enthält immer zwei Subtypen des Typs A und einen Subtyp des Typs B.

1998/99 war der Grippeimpfstoff wie folgt zusammengesetzt:
Extrahierte Influenza-Virus-Antigene
A/Sydney/5/97 (H3 N2)
A/Beijing/262/95 (H1 N1)
B/Beijing/184/93

Die Bezeichnung der Stämme setzt sich zusammen aus Typ/Ort der Isolierung/Nummer des Stammes/Jahr der Isolierung und bei A-Stämmen H- und N-Subtyp.

Eine besondere Rolle bei der Ausbreitung der Influenzaviren im infizierten Organismus spielt die **Neuraminidase**. Die in einer Wirtszelle neu entstandenen Virus-Partikel werden aus der Zelle durch Knospung ausgeschleust. Dabei werden sie von der Cytoplasmamembran umhüllt, in die vorher Hämagglutinin und Neuraminidase eingebaut wurden. Die Cytoplasmamembran, die zur Lipidhülle des Influenza-Virus wird, enthält zunächst allerdings auch noch Oberflächenrezeptoren der Zelle, in der das Virus vermehrt wurde, die Sialinsäure. Sialinsäure jedoch bindet an Hämagglutinin. Sialinsäure in der Virusoberfläche würde bedeuten, dass die Virionen aneinander binden und verklumpen. Hierdurch würde die Ausbreitung der Influenza-Viren im Wirtsorganismus unterbunden werden. Die Infektion würde zum Erliegen kommen.

Die besondere Rolle der Neuraminidase besteht nun darin, die Sialinsäure-Moleküle aus den Stellen der Cytoplasmamembran zu entfernen, an denen Viren ausgeschleust werden, also aus den Abschnitten der Cytoplasmamembran, die zur Lipidschicht des Influenza-Virus werden.

Die Neuraminsäure verhindert also das Verklumpen der neu entstandenen Virionen und ermöglicht so deren Ausbreitung im infizierten Menschen, ermöglicht also das Fortschreiten der Infektion.

Würde man die Neuraminidase hemmen, käme es nicht zur Ausbreitung der Viren im Organismus und nicht zu einer Erkrankung.

Diese Überlegungen führten zur Entwicklung von **Neuraminidase-Hemmstoffen**, Substanzen also, welche die Ausbreitung und Vermehrung der Viren im Organismus unterbinden. Eine solche Substanz ist **Zanamivir** (Relenza®) (Abb. 20.4).

Die Strukturen der Neuraminidase, an die solche Hemmstoffe binden, sind konservativ, unterliegen also nicht den Veränderungen der Struktur beim Antigenshift (Auftreten neuer Subtypen). Sie ist auch bei Influenza-Viren der Typen A und B gleich. Mit Neuraminidase-Hemmstoffen hätte man Arzneistoffe, die gegen alle Subtypen wirksam wären und auch bei Pandemien Schutz bieten könnten, solange noch kein Impfstoff gegen den neuen Erreger zur Verfügung stünde.

Die Viren werden durch Hemmstoffe der Neuraminidase nicht direkt angegriffen. Daher ist zu

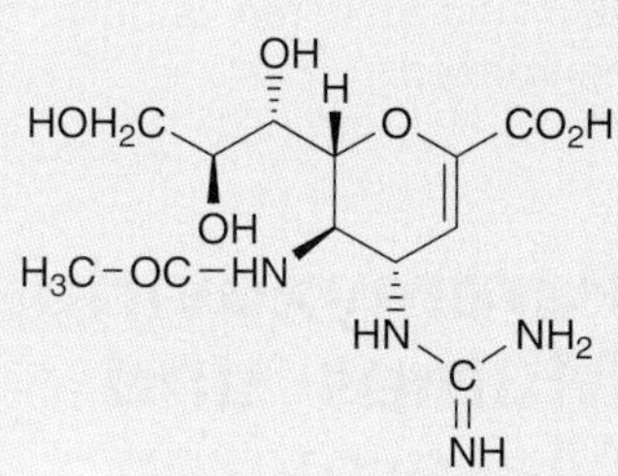

Abb. 20.4 Der Neuraminidasehemmer Zanamivir

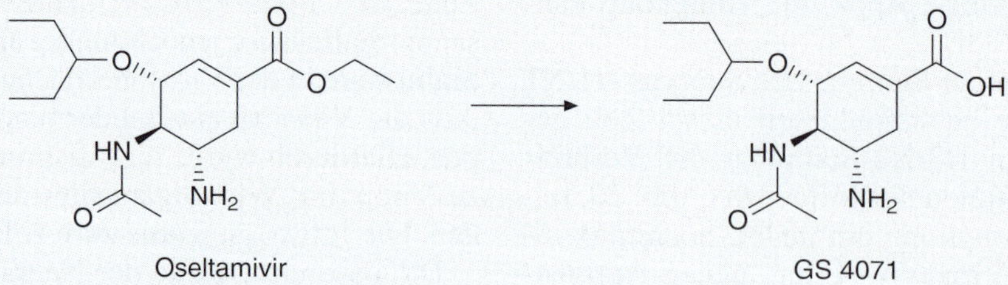

Abb. 20.5 Der Neuraminidasehemmer Oseltamivir

erwarten, dass Neuraminidase-Hemmstoffe nur in der Frühphase der Erkrankung, etwa innerhalb von 36 Stunden nach Ausbruch der ersten Symptome, eine ausreichende Wirkung zeigen.

Pharmakokinetische Untersuchungen weisen darauf hin, dass eine orale Bioverfügbarkeit von Zanamivir unter 10% zu erwarten ist. Bessere Ergebnisse wurden bei Inhalation der Substanz erzielt.

Ein weiterer Neuraminidase-Hemmstoff soll für die orale Applikation besser geeignet sein. Dies ist **Oseltamivir**. Die Substanz selbst ist ein Prodrug und wird im Körper rasch zur Wirkform umgewandelt (Abb. 20.5).

Nach den bisherigen Erkenntnissen (1999) kann man erwarten, dass Neuraminidase-Hemmer die Grippeerkrankung verkürzen und die Schwere der Symptome mildern. Auch die Gefahr einer Superinfektion mit Bakterien wird verringert. Neuraminidase-Hemmer können u.U. bei einer plötzlich ausbrechenden Pandemie Schutz bieten, da sie gegen Grippeviren der Typen A und B sowie gegen alle bisher bekannten Subtypen wirksam sind.

Neuraminidase-Hemmer müssen zur Prophylaxe während der ganzen Grippesaison täglich angewandt werden.

Sie werden die Grippeschutzimpfung, die – einmal durchgeführt – während der ganzen Grippesaison wirksamen und sicheren Schutz bietet, sicher nicht ersetzen können.

20.3 Paramyxoviridae Mumps- und Masernviren

Auch Mumps- und Masernviren gehören zur Gruppe der Myxoviren, speziell zu den Paramyxoviren. Dies sind RNA-Viren mit helikalem Bau des Nukleokapsids, umgeben von einer Lipidhülle. Auch hier findet sich in der Lipidhülle ein virusspezifisches Hämagglutinin.

Im Gegensatz zu den Influenzaviren ist hier die RNA nicht segmentiert, sondern liegt in einem linearen Molekül einsträngiger RNA vor.

Masern- und Mumpsviren sind genetisch konstant. Von beiden gibt es jeweils nur einen Serotyp. Gegen beide Erreger liegen Impfstoffe vor. Dabei handelt es sich um Lebend-Impfstoffe aus attenuierten Viren. Meist werden Kombinationsimpfstoffe eingesetzt, z.B. MM-Diplovax® (Masern+Mumps) oder MMR-Triplovax® (Masern+-Mumps+Röteln).

Nach einer Masernerkrankung bildet sich eine lebenslang anhaltende Immunität aus.

20.4 Picornaviridae Polioviren

Polioviren sind die Erreger der Poliomyelitis, der Kinderlähmung. Sie gehören zur Gruppe der Picornaviren, einer Gruppe von kleinen RNA-Viren. Sie sind kubisch gebaut, d.h. ihr Kapsid hat die Form eines Ikosaeders. Sie besitzen keine Lipidhülle. Ihr Entwicklungszyklus folgt dem allgemeinen Schema der Virusvermehrung (Kap. 19.5).

Bei den Polioviren unterscheidet man drei serologisch unterschiedliche Typen.

Impfstoffe gegen Polioviren müssen alle drei Serotypen enthalten. Sie sind **trivalent**.

Polioviren sind weit verbreitet. Infektionen sind häufig, verlaufen jedoch in den meisten Fällen inapparent, also ohne Krankheitserscheinungen. Eine solche inapparente Infektion im frühen Kin-

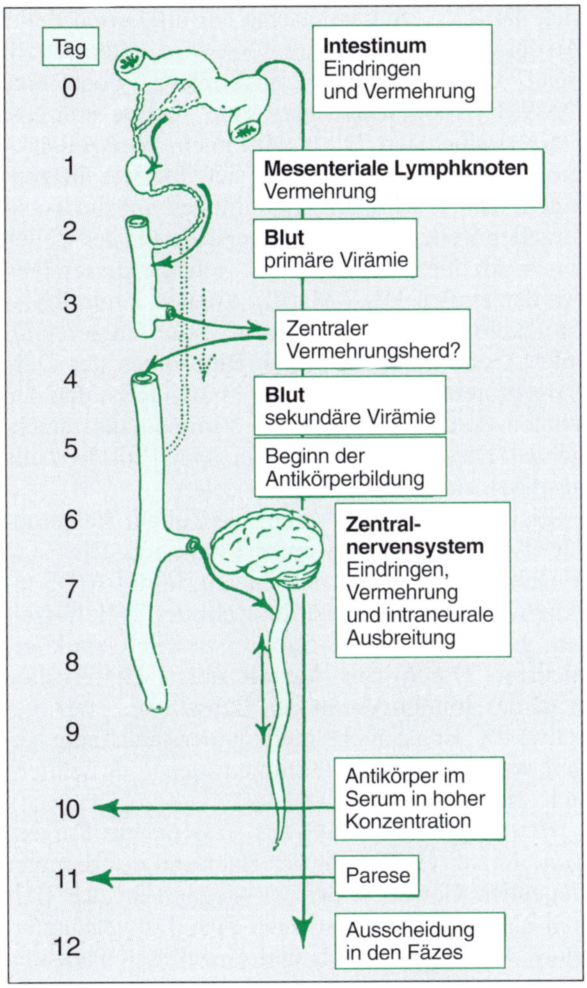

Abb. 20.6 Infektionsverlauf der Polioviren

desalter führt zu einer Immunität, die in der Regel bis zur Pubertät anhält.

Eintrittspforte für Polioviren ist der Gastrointestinaltrakt. Die Viren werden „gegessen". Ursache sind Schmutz und Schmierinfektionen. Die Übertragung erfolgt nur von Mensch zu Mensch. Mit Poliovirus infizierte Menschen sind in aller Regel Virusüberträger, auch wenn die Infektion inapparent verläuft.

Nach oraler Aufnahme des Virus vermehrt sich dieses zunächst in den Epithelien des Rachens und des Darmtraktes.

Nach Einwandern in die lokalen Lymphknoten tritt das Virus in die Blutbahn über. Nach diesem Stadium der primären Virämie gelangen die Viren dann in innere Organe, in deren Zellen eine weitere Virusvermehrung stattfindet. Nach Zellzerstörung kommt es zu einem erneuten Übertritt in die Blutbahn, zur sekundären Virämie. Danach, etwa vom 6. Tage der Infektion an, dringt das Virus in das Zentralnervensystem ein und breitet sich intraneural aus. Das paralytische Stadium der Erkrankung beginnt etwa 12 Tage nach Beginn der Infektion (Abb. 20.6).

Eine Infektion mit Polioviren, ob sie nun apparent oder inapparent verläuft, führt in jedem Falle zum Auftreten hoher Antikörpertiter der Antikörperklassen IgA, IgG und IgM.

Mit der Entwicklung von Impfstoffen gegen die Polioviren wurde eine äußerst wirksame Prophylaxe gegen die spinale Kinderlähmung möglich. Heute sind zwei verschiedene Impfstoffe im Gebrauch, der Salk-Impfstoff und der Sabin-Impfstoff (Schluckimpfung). Der Sabin-Impfstoff besteht aus abgeschwächten Viren und ahmt durch das „Schlucken" den natürlichen Infektionsweg der Wildviren nach. Diese Art der Impfung führt zu einer Immunität auf Grund der Bildung von Antikörpern der Klassen IgA, IgG und IgM. Wildvirus kann sich in einem so geschützten Organismus nicht mehr vermehren.

Salk-Impfstoff besteht aus toten Polioviren und wird parenteral verabreicht. Die so erworbene Immunität beruht auf der Bildung von Antikörpern der Klassen IgG und IgM. IgA-Antikörper werden nicht gebildet. Dies bedingt, dass eingedrungenes Wildvirus sich noch in den Darmepithelien vermehren kann. Hierdurch werden solche Virusträger zu Wildvirusausscheidern, auch wenn sie unter einem sicheren Impfschutz stehen. Bei der Schluckimpfung wird dies vermieden.

Eine Impfung bietet sicheren Schutz vor Poliomyelitis. Allerdings hält diese Immunität nicht lebenslang an. Sie muss alle 10 Jahre erneuert werden. Vor Reisen in Gebiete mit hoher Polio-Durchseuchung empfiehlt sich eine Auffrischung der Impfung.

Durch die konsequente Durchführung der Impfprophylaxe gegen Polio-Viren ist in weiten Teilen der Welt die Poliomyelitis stark zurückgegangen, resp. ausgerottet. So ist heute (1999) der gesamte Amerikanische Kontinent frei von Polio-Viren. Auch in den Industrieländern ist die Poliomyelitis stark zurückgegangen. In Deutschland kann die Poliomyelitis heute als epidemische Krankheit als eliminiert gelten. 1978 wurde hier die letzte autochthone Infektion registriert. Danach gab es nur noch Krankheitsfälle durch Einschleppung, resp. Krankheitsfälle durch Impfpoliomyelitis, verursacht durch die Impfung mit Lebend-Impfstoff (Sabin; Schluckimpfung), der bisher in Deutschland hauptsächlich verwendet wurde. Die attenuierten, vermehrungsfähigen Viren dieses Impf-

Tab. 20.2 Zusammensetzung von Pentavac®

Immunisierender Bestandteil	bietet Schutz gegen
Diphtherie-Toxoid	Diphtherie
Tetanus-Toxoid	Tetanus
Pertussis-Toxoid + Hämagglutinin von *Bordetella pertussis*	Pertussis
Inaktivierte Polio-Viren aller drei Serotypen	Poliomyelitis
Polysaccharide von *Hämophilus influenzae*, gebunden an Tetanustoxoid	*Hämophilus influenzae*

stoffes können in einer Größenordnung von 1:4 Millionen (d.h. unter 4 Millionen Impfungen tritt ein Fall von Impfpoliomyelitis auf) wieder infektiös werden. Daher wird heute (1999) die Impfung mit Totimpfstoff (Salk) empfohlen. Dies setzt jedoch eine konsequente, flächendeckende Impfung voraus. Die Impfung sollte vom 3. Lebensmonat an erfolgen. Zur aktiven Immunisierung stehen eine Reihe von Kombinationsimpfstoffen zur Verfügung. Beispiele hierfür sind Pentavac®, Tetravac®, Infanrix-IPV-Hib® und Quadro-Virelon®. Als Beispiel ist die Zusammensetzung von Pentavac® aufgeführt (Tab. 20.2).

20.5 Retroviridae Retroviren

Retroviren sind eine Gruppe von RNA-Viren, die sich durch den Besitz eines speziellen Enzyms, **der Reversen Transkriptase,** auszeichnen (Kap. 14.1.2).

Es handelt sich um **kubisch gebaute Viren mit** einer **Lipidhülle** (Abb. 20.7). Ihre **RNA** ist **segmentiert.**

Zu den Retroviren gehören die Erreger von AIDS, dem Acquired Immune Deficiency Syndrom, einer Erkrankung, auf die man 1980 aufmerksam wurde.

Erreger sind HIV-1 und HIV-2 (HIV, human immunodeficiency virus).

Vermehrungszyklus von Retroviren (am Beispiel von HIV)

Das Virus adsorbiert an Oberflächenrezeptoren einer Zelle und penetriert in die Zelle. Nach dem Verlust der äußeren Hülle und der Core-Proteine findet sich die RNA im Cytoplasma der infizierten Zelle. An der viralen Plus-Strang-RNA wird, unter Beteiligung der Reversen Transkriptase, über eine DNA:RNA-Zwischenstufe eine doppelsträngige DNA synthetisiert. Diese wird in ein Wirtszellchromosom integriert. Sie verhält sich dort wie die zelleigene DNA, wird bei Zellteilungen auf die Tochterzellen weitergegeben und persistiert in den Zellen eines infizierten Organismus, solange dieser lebt. An der viralen DNA-Matrize können virale RNA-Moleküle transkribiert werden. Diese fungieren als mRNA und können mit den Ribosomen der Zelle Virusproteine bilden. Aus der viralen RNA und den viralen Proteinen werden die Virionen zusammengebaut. Diese werden durch Knospung aus der Zelle ausgeschleust (Abb. 19.11 und 20.8).

Zielzellen für Aids-Viren sind Zellen, die auf ihrer Oberfläche den Rezeptor T-4 tragen. Dies sind T-Helferzellen und Makrophagen. In mit AIDS infizierten Organismen ist die Zahl der T-Helferzellen gegenüber den T-Suppressorzellen stark erniedrigt. Durch den Ausfall der T-Helferzellen wird das Immunsystem des Betroffenen stark geschwächt. Er ist nicht mehr widerstandsfähig gegen verschiedenste Infektionen, denen er schließlich erliegt.

Häufig tritt bei AIDS das so genannte Kaposi-Sarkom auf, ein Tumor der Haut und des darunter liegenden Gewebes, der vorwiegend an den Beinen auftritt. Häufig ist auch eine Lungenentzündung, verursacht durch den einzelligen Parasiten *Pneumocystis carinii.*

Im Laufe einer HIV-Infektion kommt es also zu einem weitgehenden Verlust der T-Helferzellen. Hierdurch wird das Immunsystem geschwächt. Dabei besteht eine Balance zwischen der Menge der HI-Viren (der Viruslast) und der Anzahl der T-Helferzellen im Organismus. Nachdem es heute (1999) noch keine Möglichkeit gibt, das HI-Virus aus einem infizierten Organismus zu eliminieren, d.h. die Betroffenen zu heilen, ist es Ziel des gegenwärtigen Therapiekonzeptes, die Viruslast zu senken, d.h. die Vermehrung der Viren zu verhindern. Damit steigt die Zahl der T-Helferzellen wieder deutlich an. Dieser Vorgang kann sich allerdings über Jahre erstrecken. Das Immunsystem wird damit teilweise wieder regeneriert. So kann erreicht werden, dass die Infektionen mit opportunistischen Erregern zurückgedrängt werden. Eine Abwehr der HIV-Viren durch das Immunsystem ist damit allerdings nicht möglich. Selbst nach jahrelanger Zurückdrängung der HI-Viren steigt deren Zahl sprunghaft an, wenn die antiretrovirale Therapie abgesetzt wird.

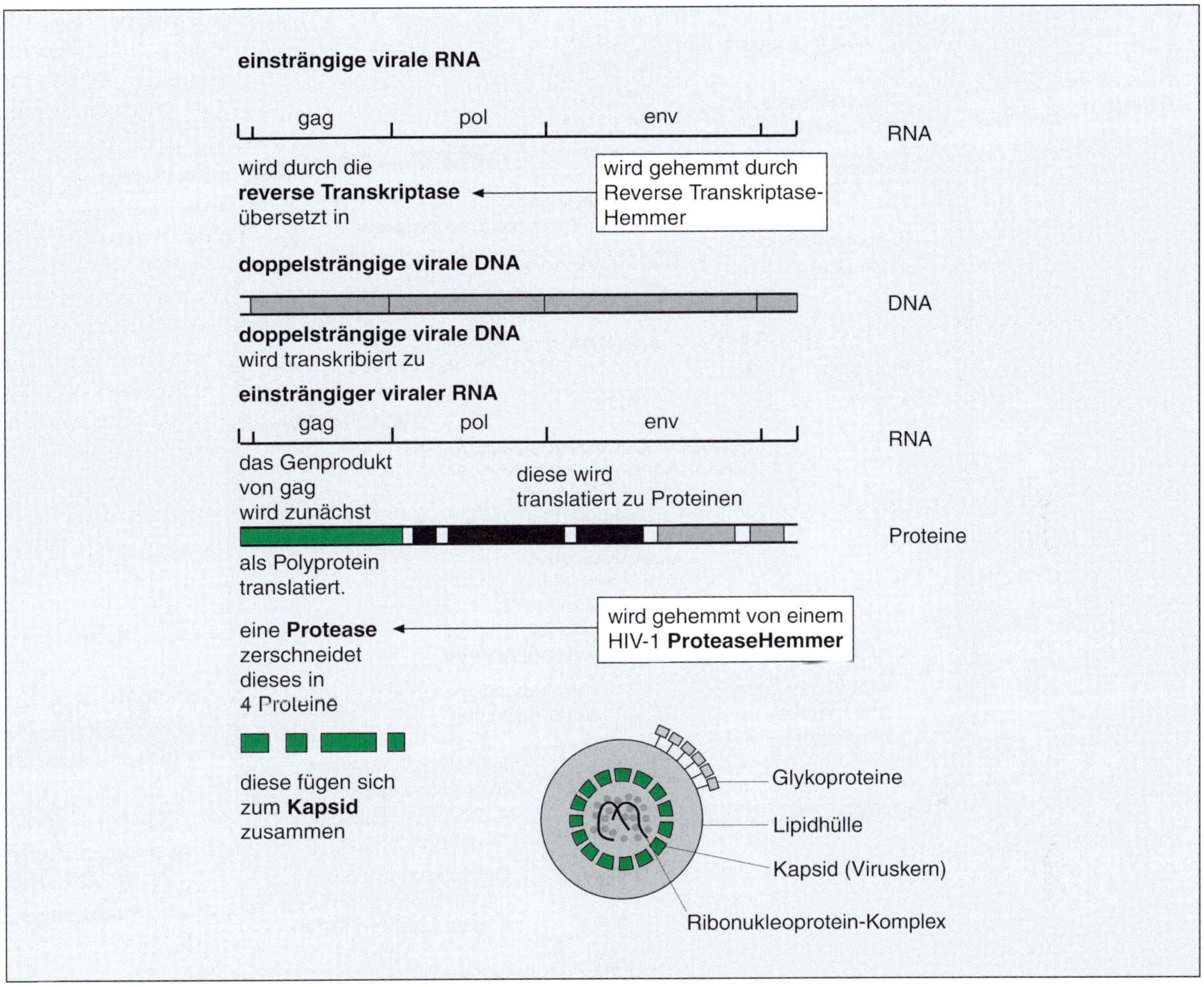

Abb. 20.7 Die wichtigsten Vermehrungsschritte eines HI-Virus und die Angriffsorte von Arzneimitteln, die in der Aids-Therapie eingesetzt werden. Auch die anderen Genprodukte des Virus werden zunächst als Polyproteine translatiert und dann in einzelne Proteine zerschnitten. Dies ist, der Übersichtlichkeit wegen, in der Abbildung nicht berücksichtigt (s. Abb. 19.6)

Der gegenwärtig praktizierten Therapie liegt das so genannte HAART-Konzept (highly active antiretroviral therapy) zugrunde, das 1996 einen Durchbruch in der Behandlung von HIV und Aids brachte.

Arzneistoffe, die hierbei eingesetzt werden, sind zum einen **Nukleosid-analoge Verbindungen und nicht nukleosidäre Inhibitoren der Reversen Transkriptase** (Kap. 11.7 und Abb. 11.37), welche die Reverse Transkriptase der Viren hemmen. Die Synthese von doppelsträngiger Virus-DNA wird gedrosselt. Damit wird die Virusvermehrung gehemmt. Die anderen, hier eingesetzten Arzneistoffe wirken als **Protease-Inhibitoren. Durch diese wird die HIV-1-Protease gehemmt.** Die HIV-1-Protease schneidet das primäre Polypeptid des gag-Gens in 4 Proteine. Wird dieser Schritt gehemmt, kann der Zusammenbau des Kapsids nicht stattfinden. Damit wird die Vermehrung der Viren gehemmt (Abb. 20.7 und 20.8).

Nukleosid-analoge Verbindungen, welche die reverse Transkription hemmen, sind z. B. Zidovudin (Retrovir®), Videx (Didanosin®) oder Epivir (Lamivudin®). Beispiele für Protease-Hemmer sind Crixivan (Indinavir®) oder Norvir (Ritonavir®). HI-Viren können gegen solche Arzneistoffe Resistenzen entwickeln. Diese beruhen auf Mutationen auf der Virus-DNA, die in die Wirtszell-DNA integriert ist.

Arzneimittel, die solche Hemmstoffe der Virusvermehrung enthalten, werden dem Patienten in Zweier-, Dreier- oder Vierer-Kombinationen verabreicht. Ein Nachteil dieser Therapie sind zum einen die oft sehr komplizierten Einnahmeregimes

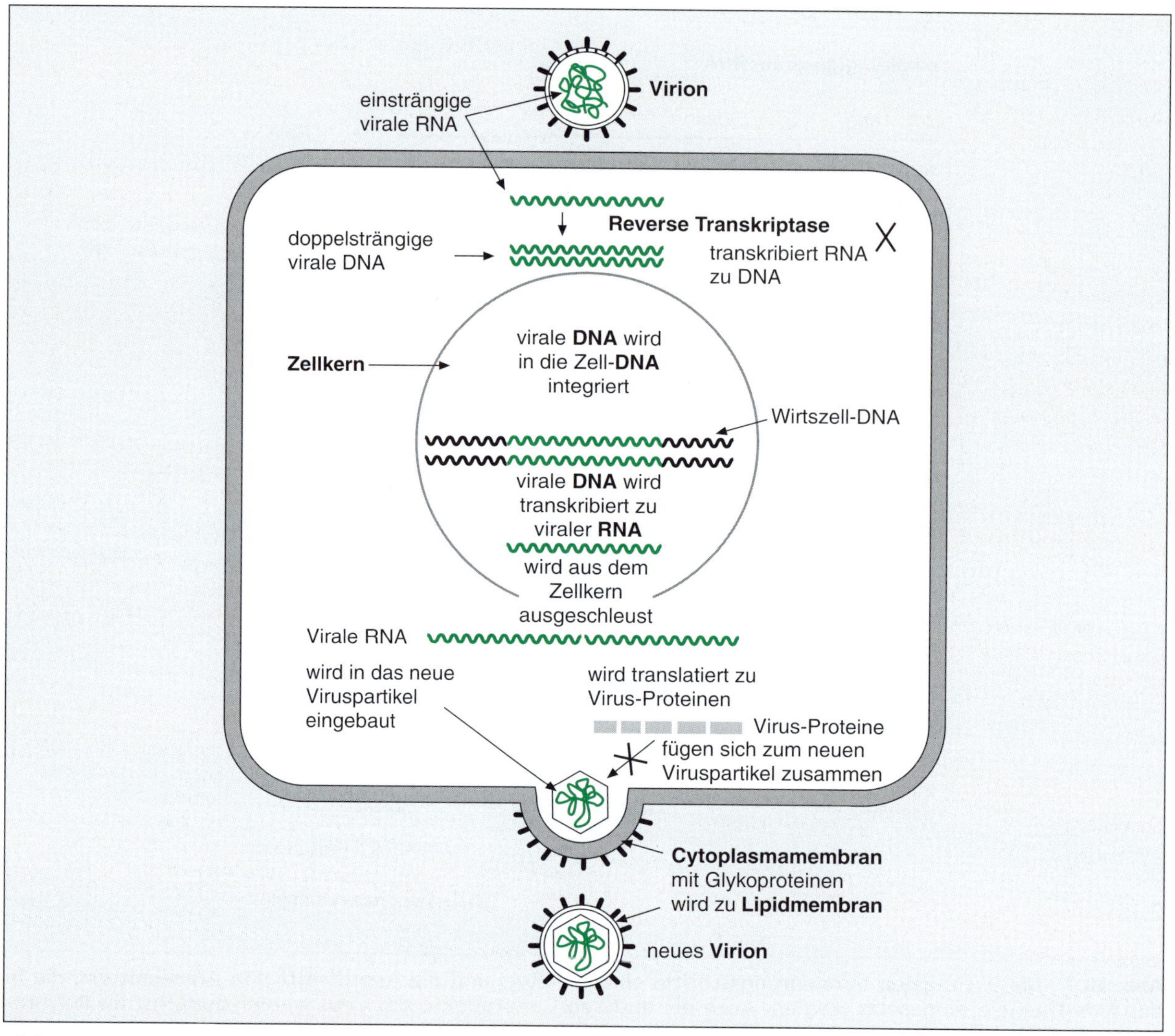

Abb. 20.8 Vereinfachtes Schema der Vermehrung eines HI-Virus (Retrovirus). Mit X sind die Angriffsstellen der in der Aids-Therapie verwendeten Arzneimittel gekennzeichnet

und die Notwendigkeit der häufigen sowie über lange Zeiträume anhaltenden Einnahme der Medikamente, zum anderen deren ausgeprägte Nebenwirkungen. Beides wirkt sich sehr negativ auf die Compliance der Patienten aus.

Zusammenfassend lässt sich feststellen, dass es mit dieser Therapie möglich ist, das Immunsystem teilweise wieder zu regenerieren. Damit kann das Leben der Betroffenen verlängert und deren Lebensqualität verbessert werden.

20.6 Viroide

Viren bestehen aus Nukleinsäure und Protein, gegebenenfalls noch einer Lipidhülle. Sie besitzen trotz ihrer geringen Größe bereits komplizierte und vielfältige Strukturen.

Wesentlich kleiner als Viren sind Viroide. Sie bestehen aus einem einzigen Strang von Ribonukleinsäure. Dieser enthält etwa 350 Nukleotide und ist damit etwa 10-mal kleiner als die RNA der kleinsten Viren. Die Molekulargewichte liegen zwischen 25 000 und 150 000. Eine Proteinhülle ist nicht vorhanden. Die RNA von Viroiden liegt ringförmig vor.

Die Sekundärstruktur der Viroide zeigt eine unverzweigte Reihe von gepaarten und ungepaarten Bereichen und ist bisher ohne Beispiel in der Natur.

Viroide sind bisher nur als Erreger einiger Pflanzenkrankheiten gefunden worden. So ist z. B. die Spindelknollensucht der Kartoffel oder die Citrus-Exocortis-Krankheit von Zitrusfrüchten auf eine Infektion mit Viroiden zurückzuführen. Weitere Viroidkrankheiten wurden an Chrysanthemen, Gurken, Kokospalmen und am Hopfen gefunden.

20.7 Prionen

Prionen (proteinaceus infectious particles) sind Krankheitserreger, die offensichtlich weder DNA noch RNA enthalten, sondern nur aus Protein bestehen. Zumindest konnte bislang keine Nukleinsäure als Bestandteil eines Prions nachgewiesen werden. Man kennt heute zwei von Prionen verursachte Krankheiten, die Scrapie, eine Störung des Nervensystems bei Schafen und Ziegen, sowie die Jakob-Creutzfeld-Pseudosklerose, eine seltene, von geistigem Zerfall begleitete Erkrankung des Menschen. Mutmaßlich sind Prionen auch Erreger zweier weiterer degenerativer Gehirnleiden des Menschen, nämlich Kuru, eine Erkrankung, die nur bei Hochlandstämmen in Neuguinea auftritt, sowie des Gerstmann-Sträussler-Syndroms (Tab. 20.3). Die von diesen Krankheiten hervorgerufenen pathologischen Veränderungen beschränken sich auf das Zentralnervensystem.

Die von Prionen verursachten Krankheiten fallen durch eine sehr lange Inkubationszeit auf. Es handelt sich um langsame, schleichende Infektionen. Die Inkubationszeit kann Monate, Jahre, sogar Jahrzehnte betragen. Ehe man die Erreger näher charakterisieren konnte, sprach man von „slow virus infections".

Die infektiösen Partikel bestehen offensichtlich aus einem einzigen Protein mit einer Molmasse von etwa 30000 Dalton. Wie man heute weiß, ist das Prion-Protein ein Glykoprotein. Prion-Proteine lagern sich in befallenen Zellen offensichtlich zu Stäbchen zusammen, die im Elektronenmikroskop 10 bis 20 nm dick und 100 bis 200 nm lang erscheinen. Ein solches Stäbchen besteht vermutlich aus etwa 1000 Proteinmolekülen.

Über die Vermehrung der Prionen ist bislang nichts Gesichertes bekannt.

Tab. 20.3 Krankheiten, die sicher oder möglicherweise auf Prionen zurückzuführen sind.

Krankheit	Prionen als Erreger?	Natürliche Wirtsarten	Experimentelle Wirtsarten	Inkubationszeit
Scrapie	Ja	Schafe, Ziegen	Mäuse, Hamster, Affen	2 Monate bis über 2 Jahre
Jakob-Creutzfeld-Pseudosklerose	Ja	Mensch	Menschenaffen, Affen, Mäuse, Ziegen, Meerschweinchen	4 Monate bis über 20 Jahre
Kuru	Vermutlich	Mensch	Menschenaffen, Affen	18 Monate bis über 20 Jahre
Gerstmann-Sträußler-Syndrome	Vermutlich	Mensch	Menschenaffen, Affen	bis über 18 Monate
Übertragbare Nerz-Enzephalopathie	Vermutlich	Nerz	Affen, Ziegen, Hamster	5 Monate bis über 7 Jahre
Chronischer Kräftezerfall	Vermutlich	Großohrhirsch, Wapiti	Frettchen	bis über 18 Monate

21 Interferone

21.1 Allgemeine Eigenschaften

Die natürlichen Interferone sind **Glykoproteine,** die als erste Abwehrreaktion des Säugetierorganismus bei viralen Infektionen gebildet werden.

Interferone hemmen die Vermehrung von DNA- und RNA-Viren. Sie reagieren nicht direkt mit den Viren, sondern über die Auslösung von Stoffwechselvorgängen, welche die Bildung von RNA und Proteinen einschließen.

Die indirekte Wirkung erklärt auch, warum Interferone nicht spezifisch gegen ganz bestimmte Viren wirken, sondern ein **unspezifisches, sehr breites Wirkungsspektrum gegen Viren** besitzen.

Interferone werden auf bestimmte Reize hin von eukaryotischen Zellen gebildet und ausgeschieden. Induktoren der Interferonbildung sind beispielsweise RNA- und DNA-Viren, synthetische Ribonukleinsäuren, wie die Polyinosin:Polycytidylsäure (Poly I:C) oder mitogene Substanzen, wie Concanavalin A und Phytohämagglutinin.

Tab. 21.1 Induktoren der Interferongene

Typ-I-Interferoninduktoren
Viren
Doppelsträngige RNA (dsRNA), z. B. Poly I:C
Lipopolysaccharid (LPS)
Mycoplasmen
Interleukin-1 (IL-1)
Tumor necrosis factor (TNF_{α})
Platelet derived growth factor (PDGF)
Colony stimulating factor (M-CSF)
10-Carboxymethyl-9-acridanon (CMA)
Virale Transaktivatorproteine
▪ SV40 T-Antigen
▪ Adenovirus Typ 12 E1a/b-Proteine
▪ Hepatitis-B-Virus-X-Protein
Typ-II-Interferoninduktoren
Antigene
Mitogene
Enterotoxine

Auch synthetische Polymere, z. B. Polyacrylsäurederivate, können Interferonbildung auslösen (Tab. 21.1).

Die unterschiedlichen Induktoren induzieren die Bildung unterschiedlicher Interferone, wobei auch die Zellart, die zur Interferonbildung induziert wird, eine entscheidende Rolle bei der differenzierten Interferonbildung spielt.

Interferone besitzen ein breites Wirkungsspektrum gegen Viren. Die **Dauer der Schutzwirkung** ist jedoch **gering.**

Interferone wirken artspezifisch. Sie sind von Tierart zu Tierart verschieden. Beim Menschen wirken nur Interferone, die von menschlichen Zellen gebildet wurden. Durch Methoden der Gentechnologie ist es allerdings gelungen, menschliche Interferongene in Escherichia-coli-Zellen zur Expression zu bringen. Selbstverständlich sind solche „Coli-Interferone" auch beim Menschen wirksam.

Gentechnisch hergestellte Interferone sind Proteine. *E. coli* kann den Proteinteil nicht glykosidieren. Für die biologische Wirkung spielt der Kohlenhydratanteil keine Rolle.

Diese artspezifische Wirkung der Interferone war und ist ein erhebliches Hindernis bei der Produktion von Interferonen als Arzneistoffe für den Menschen.

21.2 Interferonarten

Jede Tierart bildet mehrere Interferone. Auch beim Menschen sind mehrere Interferontypen bekannt, die auf Grund ihrer unterschiedlichen antigenen Eigenschaften in α-, β- und γ-Interferone eingeteilt werden (Tab. 21.2).

IFN-α, α-Interferone, Leukozyteninterferone, sind eine sehr heterogene Gruppe von Proteinen. Sie unterscheiden sich geringfügig in ihren Aminosäuresequenzen. Die meisten der α-Interferone wirken nicht streng artspezifisch, sondern wirken auch bei Rinderzellen gegen Virusinfektionen. α-

Tab. 21.2 **Herkunft und Induktoren der Interferone**

Gültige Bezeichnung	Alte Synonyme	Herkunft	Induktoren
Interferon alfa IFN alfa	Leukozyteninterferon Interferon Typ I „virusinduziert"	Leukozyten Lymphoblastoide Zellen	Viren Bakterien Doppelsträngige RNS
Interferon beta IFN beta	Fibroblasteninterferon Interferon Typ I „virusinduziert"	Fibroblasten Epithelzellen	Polynukleotide Anionische Polymere Kationische Polymere
Interferon gamma IFN gamma	Immuninterferon Interferon Typ II „mitogeninduziert"	Lymphozyten Makrophagen NK-Zellen	Antigene Lektine Mitogene Interleukin-2

Tab. 21.3 **Interferone, die in der BRD als Arzneimittel zugelassen sind (Stand 1999).**

Handelsname®	Interferontyp	Anwendung
Avonax	Interferon beta-1a [1]	schubförmige Multiple Sklerose
Betaferon	Interferon beta-1b [1]	schubförmige, remittierende MS
Cytoferon	Interferon alfa human [3]	Haarzellenleukämie
Fiblaferon 3,5	Interferon beta human [2]	schwere virusbed. Erkrankungen
Fiblaferon, Gel	Interferon beta human [2]	Adjuvans bei kleinen Feigwarzen
Imukin	Interferon gamma-1b [1]	zur Verhinderung schwerer Infekt.
Intron A	Interferon alfa-2b [1]	Chron. Hepatitis B, Leukämie [4]
Rebis	Interferon beta-1a [1]	schubförmige Multiple Sklerose
Roferon	Interferon alfa-2a [1]	Haarzellenleukämie [4]

[1] gentechnisch hergestellt
[2] aus menschlichen Fibroblasten-Kulturen gewonnen
[3] aus menschlichen Leukozyten gewonnen
[4] auch bei Kaposi-Sarkom bei Aids-Patienten

Interferone können durch Induktion von Leukozyten mit Sendai-Viren oder Poly I:C gewonnen werden. Dabei werden immer Gemische verschiedener α-Interferone erhalten. Leukozytensuspensionen lassen sich aus Blutkonserven oder vom Patienten mit chronisch myeloischer Leukämie gewinnen.

IFN-β, β-Interferone, Fibroblasteninterferon, wird mittels Induktion von Fibroblastenzellen in Zellkulturen durch Mitogene gewonnen. Bisher kennt man nur einen Antigentyp. Fibroblasteninterferon steht bereits als Arzneimittel, **Fiblaferon**® zur Verfügung. Es dient zur Behandlung schwerer, unbeherrschbarer virusbedingter Erkrankungen, wie Virusencephalitis, generalisierter Herpes zoster und Windpocken bei immunsupprimierten Patienten, undifferenziertem Nasopharynxkarzinom und viralen Innenohrdefekten mit Gehörstörungen.

IFN-γ, γ-Interferon, Immuninterferon, T-Zellinterferon, wird gewonnen durch Induktion von Lymphoblasten mit Mitogenen wie Phytohämagglutinin oder Concanavalin A.

Die Bildung von γ-Interferon lässt sich auch durch Antigene stimulieren.

Immuninterferon spielt offensichtlich eine zentrale Rolle bei der Regulation immunologischer Reaktionen. Es wird während einer Immunreaktion von T-Lymphozyten gebildet und ausgeschieden. Es wird zu den Lymphokinen gezählt.

Gentechnisch hergestellte Interferone werden aus Kulturen von *Escherichia coli* gewonnen, in deren Zellen menschliche Interferongene exprimiert werden.

Diese Möglichkeit, über genetisch veränderte Bakterien Interferone zu gewinnen, ist der Schlüssel für die großtechnische Produktion von Interferonen als Arzneistoffe. Gentechnisch hergestellte α-Interferone z. B. sind kein Gemisch aller α-Interferone, sondern können als einzelne Substanzen gewonnen werden. Diese zeigen unterschiedliche biologische Aktivitäten. Die Gentechnologie eröffnet auch Möglichkeiten zur Abwandlung von Interferonmolekülen durch Variation der Nukleotidsequenzen der Interferongene. **Gentechnisch lassen sich α-, β- und γ-Interferone gewinnen. Eine Übersicht über die 1999 in der BRD als Arzneimittel zugelassenen Interferone gibt Tabelle 21.3.**

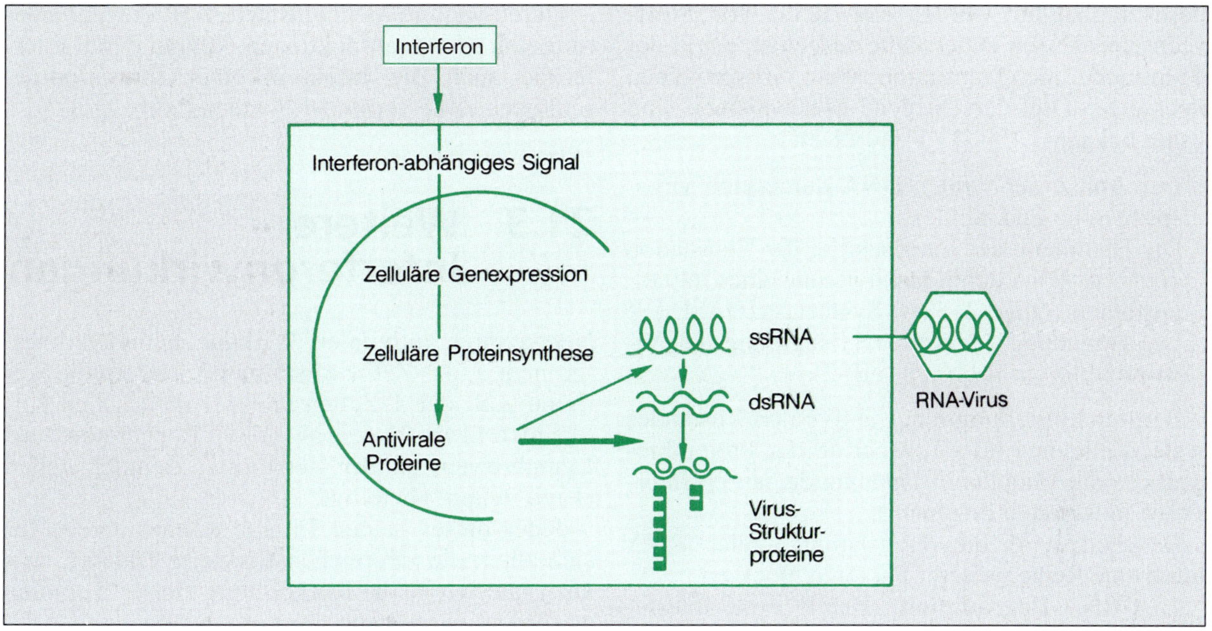

Abb. 21.1 Vereinfachte Darstellung der Interferonwirkung. Die RNA des Virus dringt in die Zelle ein. Vor ihrer Vermehrung entsteht ein Doppelstrangstadium der RNA. Dieses in der Natur ungewöhnliche Molekül ist das Signal für Abwehrreaktionen der Zelle unter Bildung und Aktivierung von Proteinen, die die fremde RNA abbauen oder Translation der viralen RNA verhindern. Interferon selbst bleibt an die Außenseite der Cytoplasmamembran gebunden. ss RNA: Einsträngige virale RNA ds RNA: Doppelsträngige virale RNA

Wirkungsmechanismus

Nach dem Eindringen viraler Nukleinsäure in eine Zelle wird von dieser Zelle innerhalb von 4 bis 12 Stunden Interferon gebildet und ausgeschieden. Entscheidend für die Induktion der Interferonbildung ist in vielen Fällen das Auftreten doppelsträngiger viraler RNA in der befallenen Zelle. 18 bis 24 Stunden nach Beginn der Infektion bricht die Interferonproduktion abrupt ab. In der befallenen Zelle selbst geht die Virusvermehrung ungehindert weiter.

Das von der infizierten Zelle ausgeschiedene Interferon wird an spezielle Oberflächenrezeptoren **von benachbarten Zellen** gebunden, die nicht von Virus infiziert sind. Die Rezeptoren, an die Interferone binden, sind identisch mit den Rezeptoren des Wachstumshormons.

Von der Zelloberfläche aus induziert dann das Rezeptor-gebundene Interferon das antivirale Geschehen in der Zelle. Hierbei sind offensichtlich Gene auf dem Chromosom 21 beteiligt. Dringt ein Virus in eine Zelle ein, an deren Oberfläche Interferon gebunden ist, so kann es sich in dieser Zelle nicht vermehren. Signal für die Auslösung virusspezifischer Abwehrprozesse in einer solchen Interferon-tragenden Zelle ist in vielen Fällen wieder das Auftreten doppelsträngiger viraler RNA. Auf

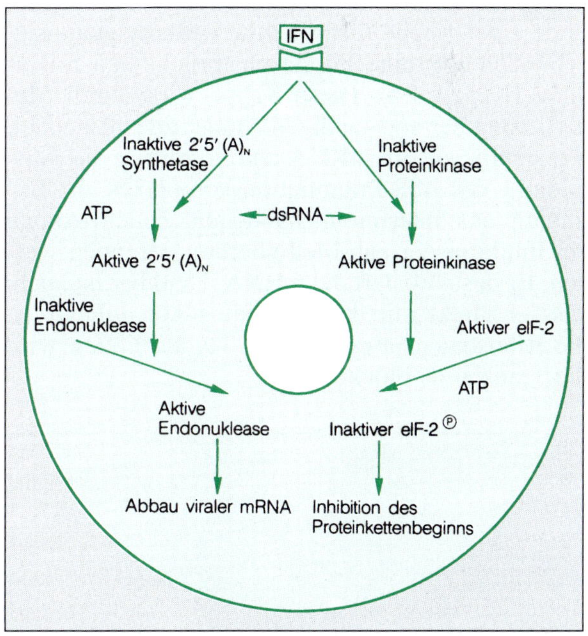

Abb. 21.2 Antivirale Wirkung von Interferon. Interferon selbst bleibt an die Cytoplasmamembran gebunden.
Links: Aktivierung einer Endonuklease.
Rechts: Schritte, die zur Inaktivierung des Initiationsfaktors 2 führen.
Der dritte Schritt der Translationshemmung liegt in der Aktivierung einer Nukleotidyl-Transferase.
IFN = Interferon,
dsRNA = doppelsträngige Ribonukleinsäure
ATP = Adenosintriphosphat.

dieses Signal hin werden eine Reihe von Stoffwechselprozessen in der Zelle ausgelöst, die in der Hauptsache die Translation von Virusproteinen blockieren. Drei verschiedene Mechanismen sind bisher bekannt (Abb. 21.1 und 21.2):

- Der Abbau der viralen DNA durch eine virusspezifische Endonuklease
- Die Hemmung der Initialschritte der Translation der Virus-RNA durch Inaktivierung eines Initiationsfaktors (Oligo-2′-5′(A)-Synthetase [OASE])
- Die Hemmung der Kettenverlängerung der Virusproteine am Ribosom (eIF-2).

Bei der Einstellung eines antiviralen Zustandes in der Zelle sind also Teilschritte der Proteinbiosynthese die Hauptangriffspunkte der durch Interferone induzierten Enzyme.

Daneben wird die Translation viraler RNA durch eine Reihe weiterer Faktoren blockiert.

1. t-RNA-Degradation. Durch eine interferoninduzierte Phosphodiesterase wird der C-C-A-terminale Teil von tRNA-Molekülen verändert. Betroffen sind vor allem Leu-, Lys- und Ser-tRNA als Akzeptor in der Aminoacylierungsreaktion.

2. mRNA-Methylierung. Fast alle eukaryotischen und viralen mRNA-Moleküle haben am 5′-Ende einer Kappe („cap“) d.h. 7-Methylguanosin, gebunden über eine Triphosphatbrücke in 5-5-Bindung (Kap. 4.4.4). Diese Kappe wird durch Methylierung der endständigen Nukleotide ausgebaut. Sie stabilisiert die mRNA und vermittelt die Ausbildung des 48S-Präinitiationskomplexes. In Extrakten aus interferonbehandelten Zellen konnte ein Inhibitor der cap-Methylierung gefunden werden. Er destabilisiert die mRNA. Denkbar ist auch, dass er direkt mit der Anheftung von mRNA an die Ribosomen interferiert. In beiden Fällen wird die Translation blockiert.

Durch weitere Mechanismen, z.B. die Veränderung von Membranfunktionen, könnte durch Interferone auch die Infektion einer Interferon-geschützten Zelle verhindert werden (Abb. 21.3).

21.3 Weitere Inferferonwirkungen

Neben ihrer antiviralen Wirkung hemmen Interferone u.a. das Zellwachstum und steigern die Aktivität z.B. der T-Zellen und der natürlichen Killerzellen (Tab. 21.4, Abb. 21.4). Letztere sind als Lymphozyten an der Zerstörung fremder Zellen (Krebszellen?) beteiligt.

Jeder dieser beiden Effekte könnte bereits für sich allein die zahlreichen Hinweise erklären, wonach Interferone die Rückbildung einiger Tumoren zu fördern vermögen.

Tab. 21.4 Biologische Eigenschaften der Interferone

Inhibition von RNA-, resp. DNA-Virus-Replikation
Inhibition von Transformation lymphatischer Zellen
Inhibition der Zellmultiplikation
Stimulation der Zelldifferenzierung Änderungen der Zellmembranstruktur Zunahme der HLA-Expression Expression von FC-Rezeptoren Änderung der Zellrigidität Änderung am Zellskelett und an Membranlipiden
Modulation des Immunsystems
Depression des B-Zellsystems Stimulation der Phagozytose Stimulation der Zytotoxizität von T- und NK-Zellen

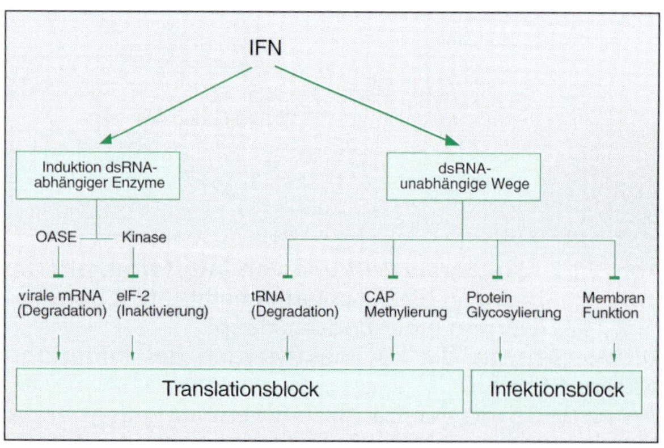

Abb. 21.3 Mögliche Wege der Hemmung der Virusvermehrung in einer von Interferon geschützten Zelle. (Nach Bode/Hauser, GBF-Braunschweig)

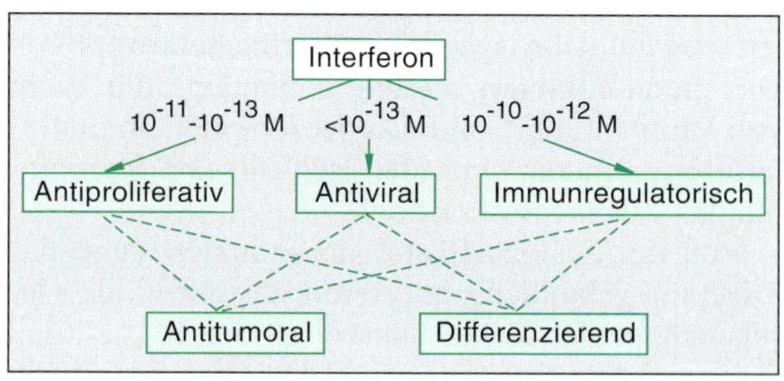

Abb. 21.4 Biologische Wirkungen der Interferone. Die drei Hauptaktivitäten (antiviral, antiproliferativ, immunregulatorisch) werden bei verschiedenen Interferonkonzentrationen (K_d-Werten) erzielt. Zu den „Nebenaktivitäten" (antitumoral, differenzierend) tragen Komponenten dieser Systeme bei. (Nach Bode/Hauser, GBF-Braunschweig)

Bakterien

22 Die Bakterienzelle

22.1 Zellformen und morphologische Einteilung

Bakterien sind einzellige Mikroorganismen, deren Zellgröße zwischen 0,5 µm und 5 µm liegt, die durchschnittliche Dicke einer Bakterienzelle liegt bei 1 µm.

Bakterien vermehren sich durch Zellteilung. Zu Beginn der Teilung werden von den seitlichen Wänden her Septen gebildet, die die Zelle schließlich in der Mitte durchschnüren.

Morphologisch lassen sich die Bakterien in **kugelige Formen (Kokken,** z.B. Streptokokken, Staphylokokken), in **stäbchenartige Formen** (z.B. Enterobakterien) und **gekrümmte bzw. schraubig gewundene Formen (Vibrionen, Spirillen)** unterteilen (Abb. 22.1). Diese morphologischen Grundformen sind Grundlage einer groben taxonomischen Gliederung der Bakterien.

Kokken besitzen entweder kugelige oder ovale Zellen. Sie zeigen oft eine charakteristische Lagerung, so dass bei Betrachtung eines Ausstrichpräparates eine Verdachtsdiagnose möglich ist. So deuten z.B. haufenförmig gelagerte Kokken auf Staphylokokken, kettenförmig gelagerte auf Streptokokken und paarweise gelagerte auf Diplokokken (Pneumokokken, Meningokokken, Gonokokken) hin.

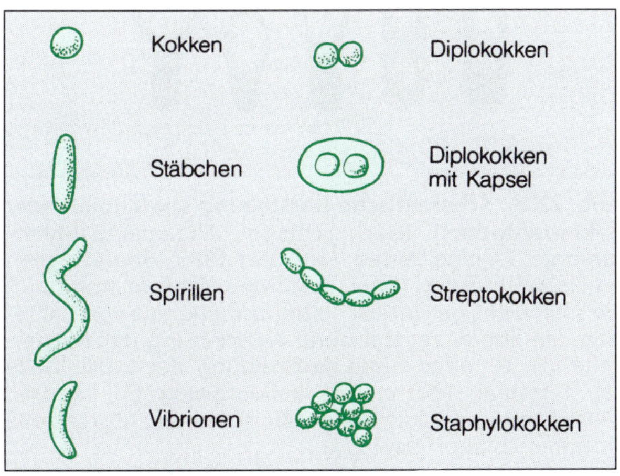

Abb. 22.1 Zellformen der Bakterien

Bei den **stäbchenförmigen Bakterien** sind die morphologischen Unterschiede gering. Die Zellen der einzelnen Arten weisen eine unterschiedliche Länge und Dicke auf. Hierher gehören z.B. die Enterobakterien (Salmonella, Shigella, Escherichia coli). Weitere Klassifizierungen der stäbchenförmigen Bakterien beruhen auf ihrer Befähigung zur Sporenbildung, ihrem Verhalten gegen Färbemittel, hauptsächlich der Gram-Färbung, oder die Unterteilung in Aerobier und Anaerobier.

Schraubenförmige Bakterien gliedern sich in Gruppen mit starren Zellen und in Gruppen mit flexiblen Zellen. Starre Zellen besitzen die Spirillen und Vibrionen. Flexible Zellen, die Abknick-, Roll- oder gleitende Bewegungen ausführen können, haben die Spirochäten (Treponema, Borellia, Leptospira).

Mycelartiges Wachstum zeigen die Aktinomyceten. Hierher gehören in den Gattungen Streptomyces, Micromonospora und Nocardia zahlreiche Antibiotikabildner. Wegen ihres mycelartigen, an Pilze erinnernden Wachstums werden sie irreführenderweise Strahlenpilze genannt. Bei vielen Bakterienarten lassen sich auf Grund verschiedener Eigenschaften Untereinheiten, so genannte Typen, unterscheiden. Eine Typendifferenzierung ist wichtig für Diagnose und Epidemiologie von Infektionskrankheiten. Sie kann auf verschiedene Art und Weise erfolgen, so etwa auf Grund von Wachstumseigentümlichkeiten (morphologische Typen), nach biochemischen Leistungen (Kultur-Typen), nach dem Antigenaufbau (serologische Typen) oder nach dem Verhalten gegenüber Test-Bakteriophagen (Lysotypen).

Die meisten Bakterien sind unbeweglich. Viele können sich jedoch mit Hilfe von Geißeln fortbewegen.

Eine kleine Gruppe von Bakterien kann so genannte Endosporen bilden. Diese sind äußerst hitzeresistent, einige vertragen sogar stundenlanges Kochen.

Ein wichtiges Einteilungsmerkmal der Bakterien ist ihr Verhalten bei der **Gram-Färbung.** Hierbei werden die Zellen mit einem Farbstoff, z. B. Kristallviolett, gefärbt, mit Iod gebeizt und anschließend mit 95% Alkohol differenziert. Die Behandlung mit Alkohol entfärbt bestimmte Bakteriengruppen (gramnegative), andere Typen dagegen nicht (grampositive). Bei diesen haftet der Farbstoff auch nach Alkoholbehandlung als Farblack fest an der Zelle. **Grampositive** Bakterien sind nach der Gramfärbung im Lichtmikroskop durch ihre **blaue** Farbe zu erkennen.

Gramnegative Bakterien sind nach der Gramfärbung farblos. Um auch sie wieder im Lichtmikroskop sichtbar zu machen, muss das Präparat mit basischer Fuchsinlösung gegengefärbt werden. Hierdurch werden **gramnegative** Bakterien **rot** gefärbt.

In einem so behandelten Präparat lassen sich auf Grund unterschiedlicher Färbung gramnegative (rot) von grampositiven (blau) Keimen im Lichtmikroskop deutlich differenzieren.

Gramnegative Bakterien sind beispielsweise Shigellen (bakterielle Ruhr), Salmonellen (Typhus, Paratyphus, Enteritis), Escherichia coli (Darmbakterien). Zu den *grampositiven Keimen* zählen die Gattung Bacillus (z. B. *Bacillus anthracis* = Milzbrand), die Gattung Clostridium (z. B. *Clostridium tetani* = Wundstarrkrampf) sowie Staphylokokken und Streptokokken.

22.1.1 Säurefeste Bakterien

Als säurefest bezeichnet man Bakterien, die sich nach Färbung mit Anilinfarbstoffen durch Auswaschen mit Säure (HCl) nicht wieder entfärben lassen.

Die Prüfung auf Säurefestigkeit von Bakterien erfolgt meist mit Hilfe der Ziehl-Neelsen-Färbung mit Karbolfuchsinlösung. Nach der Färbung wird ausgewaschen und mit Salzsäure-Alkohol differenziert. Die rote Färbung bleibt bei säurefesten Bakterien erhalten. Nicht säurefeste Bakterien werden entfärbt. Säurefest sind Mykobakterien, z. B. *Mycobacterium tubercolosis.* Die Säurefestigkeit wird auf einen hohen Gehalt an Mykolestern, wachsartigen Substanzen, zurückgeführt.

22.1.2 Endosporen

Einige Bakteriengruppen können Sporen bilden. Sporen sind Dauerformen, die zur Erhaltung der Art bei ungünstigen Umweltbedingungen dienen. Da sie im Innern einer Bakterienzelle entstehen, werden sie als **Endosporen** bezeichnet. Im Lichtmikroskop fallen die Endosporen durch ihre hohe Lichtbrechung auf. Die Sporenbildung beginnt mit einer inäqualen Zellteilung. Durch Einschnürung der Cytoplasmamembran wird ein Teil des Protoplasten der Mutterzelle abgetrennt. Der Sporenprotoplast wird von der Cytoplasmamembran der Mutterzelle umwachsen und eingehüllt. Die Sporenwand besteht nach innen aus einem vielschichtigen Gerüst von Peptidoglykan, nach außen aus Polypeptiden. Die Sporen werden durch Autolyse der Mutterzelle freigesetzt. Sie lassen keine Stoffwechselaktivität erkennen. Sie verfügen über eine hohe Resistenz gegen Hitze, Strahlung oder chemische Desinfektionsmittel. In Form von Sporen können Bakterien lange Zeiten im Zustand latenten Lebens überdauern. Milzbransporen z. B. waren noch nach 70 Jahren lebensfähig. Die Bedeutung der Endosporen für Medizin und Pharmazie liegt in ihrer enormen Hitzeresistenz begründet. Bakterien lassen sich durch etwa 10 Minuten langes Erhitzen bei 80 °C abtöten. Thermoresistente Endosporen vertragen eine erheblich stärkere Erhitzung, manche sogar stundenlanges Kochen.

Die arbeits- und kostenaufwendige Sterilisation von Operationsinstrumenten, Verbandmaterial und dergleichen ist auf die Abtötung von Endosporen abgestellt. Sie sind auch sehr widerstandsfähig gegen die üblichen Desinfektionsmittel.

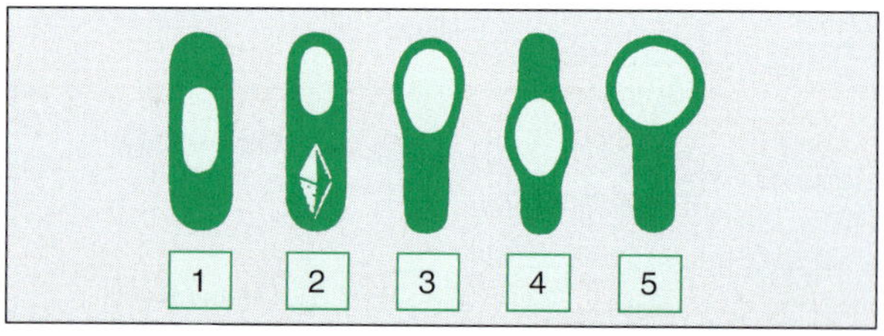

Abb. 22.2 Schematische Darstellung sporenbildender Bakterienformen. (Nach Schlegel, Allgemeine Mikrobiologie, Thieme Verlag, Stuttgart 1985). Sporen fallen im Lichtmikroskop durch ihre hohe Lichtbrechung auf. Sie sind wichtige Unterscheidungsmerkmale von Bakterien. Sie liegen zentral ohne Auftreibung der Mutterzelle (1), terminal ohne Auftreibung der Mutterzelle (2), terminal, Mutterzelle kellenförmig (3), zentral, Mutterzelle spindelförmig (4), terminal, Mutterzelle trommelschlägerförmig (5).
Es wird pro Bakterienzelle jeweils nur eine Spore gebildet

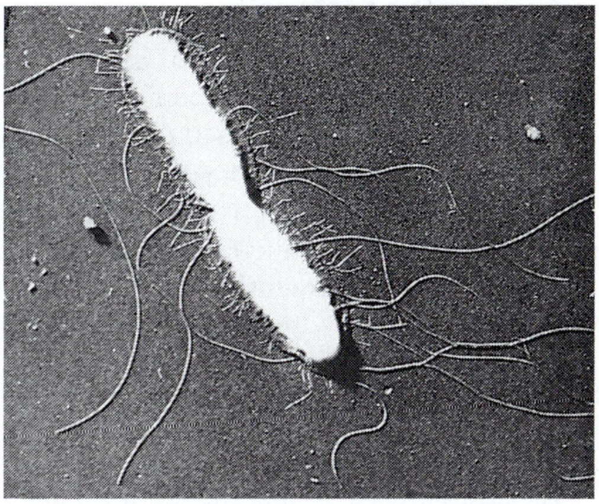

Abb. 22.3 ***Salmonella typhi.*** Beispiel eines Bakteriums mit Geißeln und Fimbrien (× 16 000)

Endosporenbildende Bakterien gehören zu den Gattungen *Bacillus,* z. B. *Bacillus anthracis* (Kap. 23.1.2) und *Clostridium,* z. B. *Clostridium tetani* (Kap. 23.1.2). Für die Diagnostik wichtig ist die Lage der Endosporen in der Mutterzelle (Abb. 22.2).

22.1.3 Geißeln, Fimbrien, Pili

Geißeln

Die Zellen einer Reihe von Bakterien sind begeißelt (Abb. 22.3). Die Geißeln dienen der aktiven Fortbewegung dieser Bakterien. Die Art der Begeißelung ist ebenfalls für die taxonomische Einteilung der Bakterien wichtig (Abb. 22.4).

Die Geißeln bestehen aus Proteinen, sie sind gute Antigene. Diese in den Geißeln lokalisierten Antigene werden als **H-Antigene** bezeichnet. *H* kommt von *Hauch*, da die Bakterien mit starker Begeißelung, z. B. Proteus, auf Nährböden nicht in einzelnen Kolonien wachsen, sondern den gesamten Nährboden mit einem hauchförmigen feinen Wachstumsrasen überziehen.

Geißeln lösen also im Säugetierorganismus die Bildung spezifischer Antikörper aus. Es lassen sich Geißelantiseren gewinnen, die u. a. für diagnostische Zwecke Verwendung finden können, z. B. im Schnelltest auf Choleraerreger (*Vibrio cholerae*). Versetzt man einen Tropfen Stuhlsuspension mit wimmelnden Vibrionen unter mikroskopischer Kontrolle mit *V.-cholerae*-Anti-H-Serum, so hört die Bewegung der Vibrionen schlagartig auf (Immobilisationstest). Auf den H-Antigenen beruht z. B. auch die Typendifferenzierung der Salmonellen. H-Antigene sind als Proteine thermolabil.

Fimbrien

Fimbrien bestehen ebenfalls aus Protein, sie sind aber kürzer und zarter als Geißeln, Fimbrien sind offensichtlich wichtig für die Haftung der Bakterien auf Schleimhäuten, also für adhäsive Vorgänge. Bei enteropathogenen Typen von *E. coli* z. B. sind Fimbrien die Voraussetzung für die Haftung an der Darmwand und ermöglichen diesen Formen somit erst die Kolonisation in einem bestimmten Darmabschnitt.

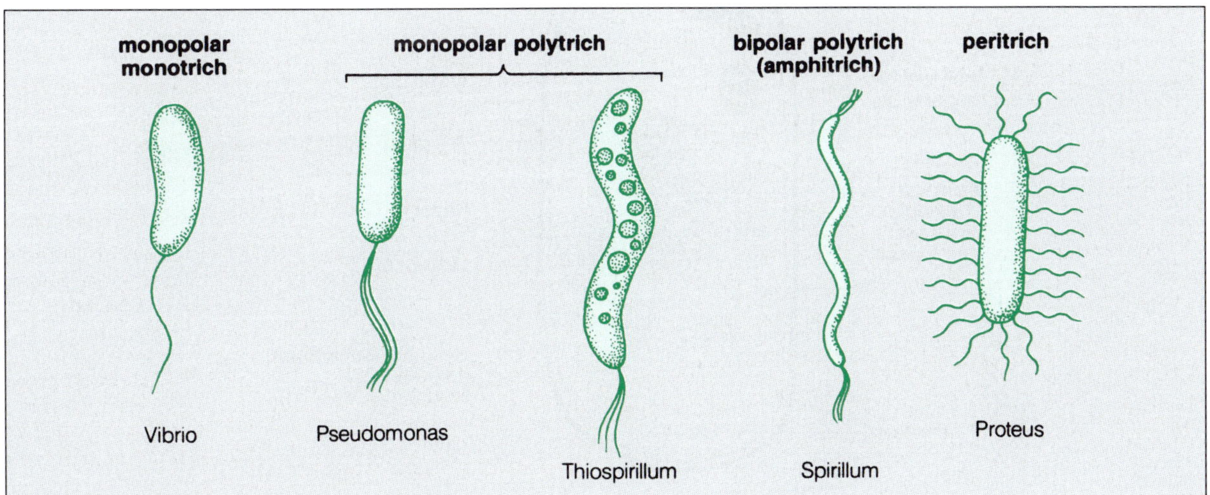

Abb. 22.4 Begeißelungsformen von Bakterien

V

Bakterien

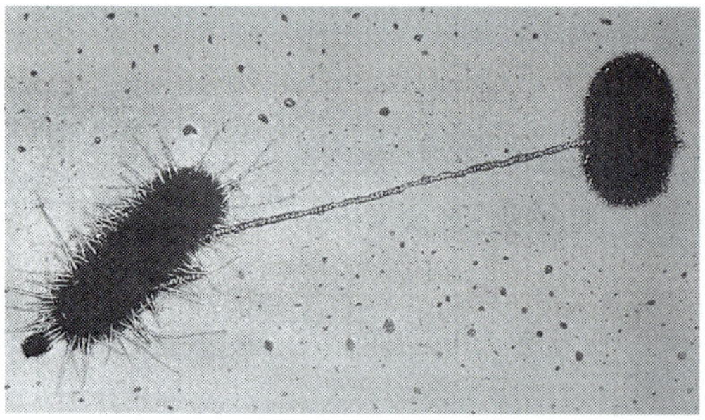

Abb. 22.5 Ausbildung eines Sexualpilus zwischen zwei Bakterien

Pili

Bei Enterobakterien finden sich unter bestimmten Voraussetzungen so genannte Sexual-Pili (Abb. 22.5).

Es handelt sich um Proteinröhren von 1 bis 20 µm Länge. Ein Pilus bildet eine Plasmabrücke zwischen zwei benachbart liegenden Bakterienzellen. Durch diese Plasmabrücke hindurch können DNA-Stücke des „Bakterienchromosoms" oder Plasmide von Zelle zu Zelle übertragen werden (Kap. 10.4).

22.2 Bau der Bakterienzelle

Bakterien besitzen, von ganz wenigen Ausnahmen abgesehen, eine **Zellwand.** Dieser Zellwand kann bei manchen Bakterien nach außen eine **Kapsel** aufgelagert sein. Nach innen grenzt an die Zellwand die **Cytoplasmamembran,** die das **Cytoplasma** umhüllt. Im Cytoplasma befinden sich u.a. **Ribosomen und ein Nukleoid.** In manchen Fällen lassen sich in Bakterienzellen **Plasmide** nachweisen. Auf verschiedene, mikroskopisch sichtbare Zelleinschlüsse von Bakterien soll in diesem Zusammenhang nicht eingegangen werden (Abb. 22.6).

22.2.1 Kapseln

Manche Bakterien sind von einer Kapsel umgeben. Dies ist eine schleimartige Hülle, deren Dicke ein Mehrfaches des Durchmessers des Bakteriums betragen kann. Die Kapselsubstanzen sind chemisch und immunologisch sehr spezifisch. Die Zusammensetzung der Kapsel ist artspezifisch wechselnd.

Kapseln bestehen überwiegend aus Polysacchariden, z.B. bei Klebsiellen und Pneumokokken (Abb. 22.7). Bei *Leuconostoc mesenteroides* be-

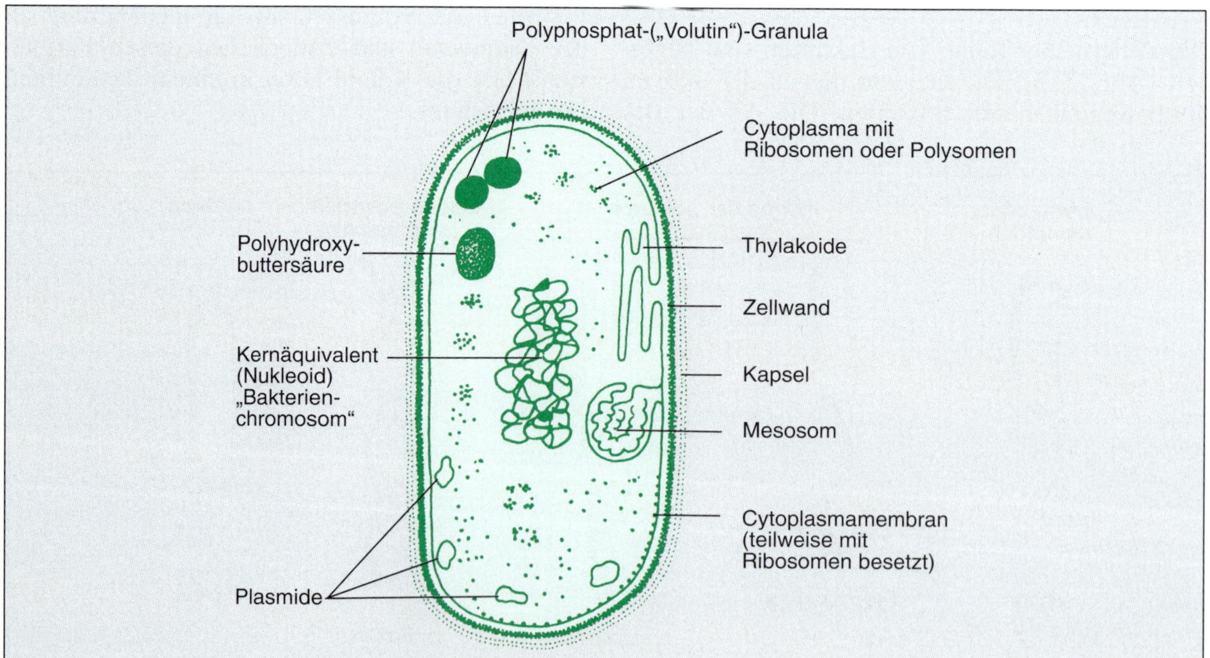

Abb. 22.6 Schema des Aufbaus einer Bakterienzelle

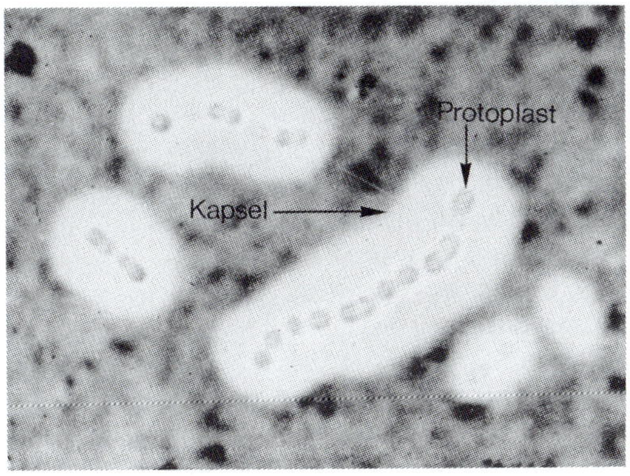

Abb. 22.7 Pneumokokken mit Kapsel (×200)

steht die Kapsel aus Dextran, einer Substanz, die als Plasmaersatzmittel oder als Analysenhilfsmittel (Gelfiltration, Sephadex) Verwendung findet.

Auch Proteine und Polypeptide kommen als Kapselbestandteile vor. Bei Streptokokken besteht die Kapsel aus Hyaluronsäure. Die Kapsel der Milzbrandbazillen (*Bacillus anthracis*) besteht aus einem D-Glutaminsäure-Polypeptid.

Kapselsubstanzen sind Träger von Antigenstrukturen. Es sind die Vi- bzw. **K-Antigene.** Sie erlauben eine serologische Typisierung. Innerhalb einer Art kann die chemische Zusammensetzung der Kapsel variieren, Stämme mit gleicher Kapselsubstanz bilden einen Typ. Bei Pneumokokken sind beispielsweise etwa 80 Kapseltypen bekannt, die sich serologisch unterscheiden lassen. Dies ist auch wichtig für die Immunisierung, man kann nicht gegen Pneumokokken schlechthin immunisieren, sondern nur gegen einen oder mehrere bestimmte Kapseltypen. Impfstoffe gegen bekapselte Pneumokokken sind polyvalent. Pneumovax® beispielsweise enthält Kapselpolysaccharide von 14, Moniarix® sogar von 17 Serotypen. Damit kann eine aktive Immunisierung gegen die hauptsächlichen Erregertypen erreicht werden.

Die Kapsel erfüllt vielfältige Funktionen (Tab. 22.1). Sie bietet den betreffenden Bakterien einen gewissen Schutz gegen Phagozytose. Dies trifft z.B. für Pneumokokken, Streptokokken der Typen A und C, Klebsiellen und *Haemophilus influenza* zu. Es kommt dadurch zu einer Erhöhung der Virulenz. Daher die Bezeichnung Vi(=Virulenz)-Antigene. Pneumokokken beispielsweise sind nur im bekapselten Zustand pathogen. Formen, die durch Mutation die Fähigkeit zur Kapselbildung verloren haben, sind apothogen, da sie rasch von Lymphozyten phagozytiert, d.h. ins Zellinnere aufgenommen und dadurch unschädlich

Tab. 22.1 Kapselfunktionen

Schutz vor Phagozytose
Schutz vor lytischen Enzymen
Schutz gegen Phagen
Antigenstrukturen (Vi, K)

gemacht werden. Bekapselte Formen dagegen werden nur schlecht phagozytiert, können sich so im Organismus schnell vermehren und damit pathogen wirken. Kapselbildung ist jedoch nicht in allen Fällen ein Zeichen von Virulenz. Vi- resp. K-Antigene sind je nach ihrer chemischen Natur thermolabil (Proteine) oder thermostabil (Polysaccharide). Sie blockieren in der Regel die Antigenstrukturen der Bakterienzellwand (O-Antigene).

Weiterhin bildet die Kapsel einen Schutz gegen das Eindringen von Phagen (Bakterienviren) in die Zelle. Sie bietet auch einen Schutz gegen die Einwirkung von Lysozym und anderen lytischen Fermenten.

Die Kapseln prägen den Kolonietyp. Stämme mit Kapseln bilden glatte Kolonien, so genannte S-Formen (s=smooth), solche ohne Kapseln bilden raue Kolonien, so genannte R-Formen (r=rough).

22.2.2 Zellwand

Die Zellwand der Bakterien hat sehr unterschiedliche Funktionen (Tab. 22.2). Sie verleiht den verschiedenen Bakterienarten ihre charakteristische Gestalt und bietet der Bakterienzelle die notwendige Stabilität gegen mechanische und osmotische Belastungen. Ohne die Zellwand würde die Bakterie platzen. Die Zellwände der Bakterien sind relativ feste, starre, zugleich aber auch elastische mehrschichtige Strukturen. Sie sind aus mehreren makromolekularen Komponenten aufgebaut. **Ihr Anteil am Trockengewicht der Bakterienzelle beträgt zwischen 20 und 30%.** Während des Wachstums eines Bakteriums ist sie in stetigem Aufbau und Umbau begriffen.

Tab. 22.2 Funktionen der Bakterien-Zellwand

Lipopolysaccharid-Schicht
Antigenstrukturen
Phagenrezeptoren
Permeationshindernis für Antibiotika
Mureinschicht
Form
Mechanische Festigkeit
Angriffsort von Antibiotika

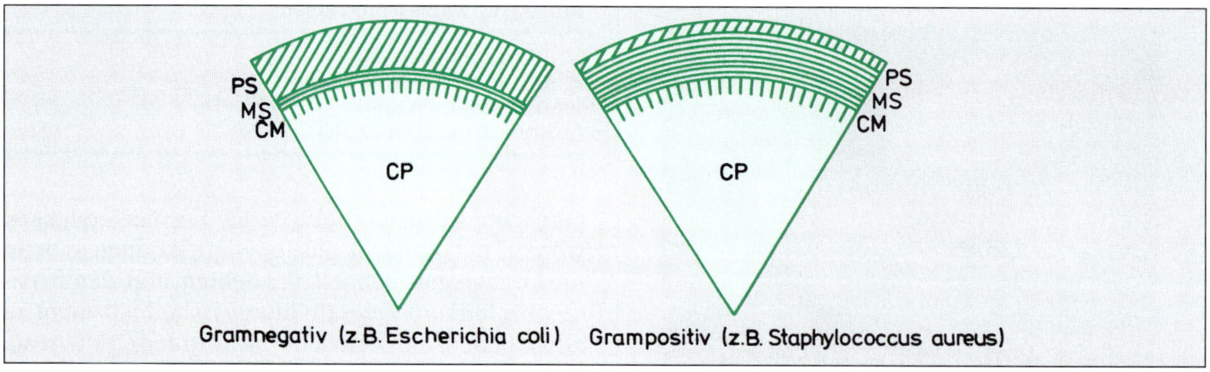

Abb. 22.8 Schema des Baues gramnegativer und grampositiver Zellwände. Gramnegative Bakterien (links) besitzen eine stark ausgebildete plastische Schicht (PS) und eine gering dimensionierte Mureinschicht (MS). Bei grampositiven Bakterien (rechts) sind die Verhältnisse umgekehrt. (CM = Cytoplasmamembran; CP = Cytoplasma)

Darüber hinaus sind Bestandteile der Zellwand Antigenstrukturen, Phagenrezeptoren und Toxine. Die Zellwand bietet einen gewissen Schutz gegen das Eindringen von Antibiotika, ist aber gleichzeitig Angriffsort von Antibiotika. Darüber hinaus sind zahlreiche Enzyme in der Zellwand lokalisiert, z. B. auch solche, die den Trägerbakterien Resistenz gegen Antibiotika verleihen (Kap. 10.4).

Verschiedene Bestandteile der Zellwand wirken bei Säugetieren toxisch (Endotoxine gramnegativer Bakterien) (Kap. 22.2.3).

Im Prinzip besteht jede Bakterienzellwand aus einer **Stützschicht** und einer **plastischen Schicht.** Beide sind eng miteinander verzahnt und durchdringen sich gegenseitig. Die Stützschicht (die **Mureinschicht,** das **Murein**) umgibt als geschlossener Beutel, als mehr oder weniger dichtes Netz (Sacculus) die Zelle. Man könnte bildhaft die Stützschicht auch mit dem Kettenpanzer eines Ritters vergleichen.

Die plastische Schicht ist ein Komplex hochmolekularer Verbindungen. Es finden sich in ihr Lipoproteine, Lipopolysaccharide, Proteine, Lipide, Polysaccharide und Teichonsäuren. Die Beteiligung dieser Verbindungen am Aufbau der Zellwand ist bei den einzelnen Bakterienarten sehr unterschiedlich (Abb. 22.8).

Die **Zellwand grampositiver Bakterien** erscheint im Elektronenmikroskop als etwa 30 nm dicke, konstrastreiche, mehrschichtige Hülle. Sie ist von der Cytoplasmamembran durch eine transparente Zwischenschicht getrennt. In dieser Zwischenschicht, dem periplasmatischen Raum, sind verschiedene Enzymsysteme lokalisiert. **Die Stützschicht ist bei grampositiven Bakterien sehr mächtig ausgebildet,** während die plastische Schicht in ihrer Ausdehnung zurücktritt. Neben *Murein* sind *Teichonsäure* und *Polysaccharide* die mengenmäßig am stärksten vertretenen Bausteine der Zellwand grampositiver Bakterien. Aber auch *Proteine* und *Lipide* kommen vor.

Die **Zellwand gramnegativer Bakterien** ist komplexer und vielschichtiger gebaut als die der grampositiven (Abb. 22.9). Die Mureinschicht (Peptidoglykanschicht) ist nur einschichtig. Sie ist jedoch im Wesentlichen ebenso aufgebaut wie die Mureinschicht der grampositiven Bakterien.

Charakteristisch für die Zellwand gramnegativer Bakterien ist die so genannte äußere Membran. Diese besteht aus Phospholipiden, Proteinen und dem Lipopolysaccharid (LPS) (Abb. 22.9). Letzterem kommen ganz wesentliche Funktionen der Zellwand zu (Abb. = 22.9). Die „äußere Membran" ist als Phospholipiddoppelschicht (Lipidmembran) ausgebildet. Sie enthält Porine. Diese bilden, wahrscheinlich in trimerer Anordnung, wassergefüllte Poren mit einem Durchmesser von etwa 1 nm, die die lipophile Membran für kleine hydrophile Moleküle durchgängig machen. Hierdurch wird die „äußere Membran" etwa 10-mal durchlässiger als die Cytoplasmamembran. Die Selektivität der Porine ist gering. Meist unterscheiden sie sich nur hinsichtlich ihrer Selektivität gegenüber Kationen und Anionen. Daneben finden sich in der „äußeren Membran" hochspezifische Transportsysteme, darunter Siderophore, Eisenbindeproteine. Dies sind Chelatbildner, die Eisen als Komplex gelöst halten. Sie sind außerordentlich wichtig für die Eisenversorgung schnell wachsender Bakterien. Sie können auch als Pathogenitätsfaktoren betrachtet werden, wenn sie mit dem Wirtsorganismus um das Eisen konkurrieren.

In die Oberfläche der „äußeren Membran" ist über das Lipid A der Lipopolysaccharid-Komplex gebunden. Der Raum zwischen der „äußeren Membran" und der Cytoplasmamembran wird als Periplasmatischer Raum bezeichnet. In ihm ist die Mureinschicht angeordnet und über Proteine in der Cytoplasma-

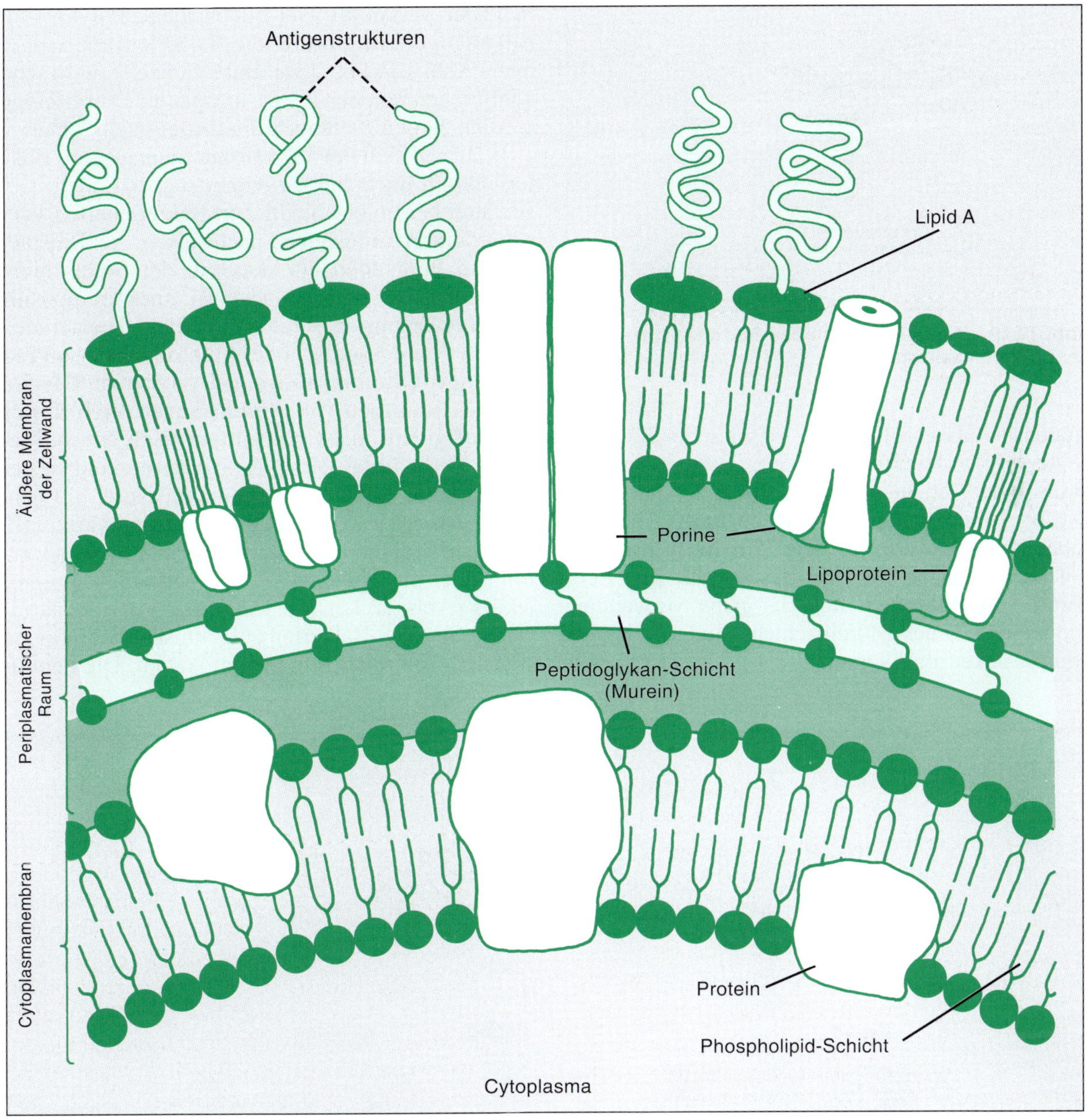

Abb. 22.9 Bau der Zellwand gramnegativer Bakterien

membran und der „äußeren Membran" verankert. Im Periplasmatischen Raum finden sich verschiedene lösliche Proteine, z.B. Enzyme zur Inaktivierung von Antibiotika (Kap. 10.4) und Enzyme zum Abbau hochmolekularer Nährstoffe, die als solche die Cytoplasmamembran nicht durchdringen könnten.

Die Stützschicht

Trotz der Unterschiede im mengenmäßigen Anteil ist die Stützschicht oder Mureinschicht bei grampositiven und gramnegativen Bakterien im Prinzip gleich gebaut.

Die Grundbausteine der Mureinschicht sind *Aminozucker* und *Aminosäuren*. Als Aminozucker lassen sich **N-Acetylglucosamin** (NAc) sowie **Muraminsäure** (MS) nachweisen. Muraminsäure ist der Milchsäure-Ether des N-Acetylglucosamins (Abb. 22.10).

N-Acetylglucosamin ist in der Natur weit verbreitet als Bestandteil natürlicher Polymere. *Chitin,* das hauptsächliche Strukturmaterial des

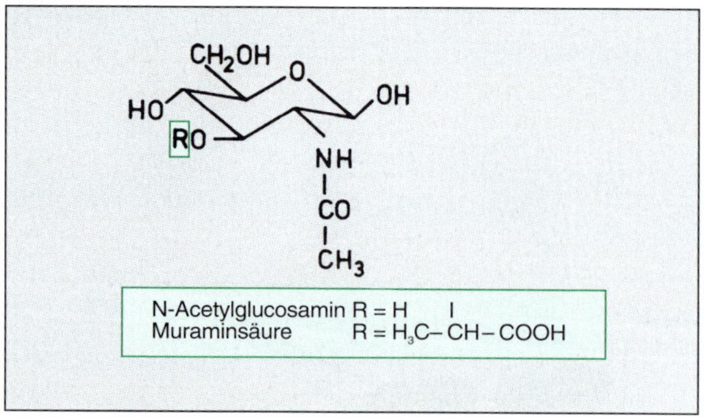

Abb. 22.10 Die beiden Aminozucker der Stützschicht der Bakterienzellwand

Außenskeletts von Insekten, ist ausschließlich aus N-Acetylglucosamin aufgebaut. N-Acetylglucosamin findet sich auch in der Zellwand vieler Pilze. Dieser Aminozucker kommt ebenfalls in tierischem Bindegewebe vor. **Die Muraminsäure findet sich dagegen nur als Bestandteil der Zellwand von Bakterien** und der nahe verwandten Blaualgen. In der Mureinschicht sind die beiden Aminozucker alternierend β-1,4-glykosidisch miteinander verknüpft. Sie bilden lange Polysaccharidketten, die ringförmig die Bakterienzelle umgeben (Abb. 22.11). Jede Bakterienzelle wird von zahlreichen solcher Ringe umspannt. Diese Ringe werden zu den Zellenden hin fortlaufend kleiner.

Während sich bei allen bisher untersuchten Bakterienarten diese beiden Aminozucker finden, lassen sich bei unterschiedlichen Bakterienarten **verschiedene Aminosäuren** nachweisen. Als Beispiel soll im Folgenden nur der Bau der Stützschicht von *Staphylococcus aureus*, also eines grampositiven Bakteriums, geschildert werden. Hier finden sich an Aminosäuren in der Stützschicht D- und L-Alanin, **D-Glutaminsäure, L-Lysin sowie Glycin. Das Vorkommen von Aminosäuren auch in der D-Konfiguration ist charakteristisch für bakterielle Zellwände.** Diese Aminosäuren sind in der Reihenfolge L-Alanin, D-Glutaminsäure, L-Lysin und D-Alanin jeweils zu **Oligopeptiden** verknüpft. Die Verbindung mit einer Polysaccharidkette erfolgt über die *Milchsäure* eines Muraminsäuremoleküls (Abb. 22.12). An jedem der Polysaccharidringe, die die Bakterienzelle umspannen, finden sich also zahlreiche Oligopeptidketten. Die Peptid-

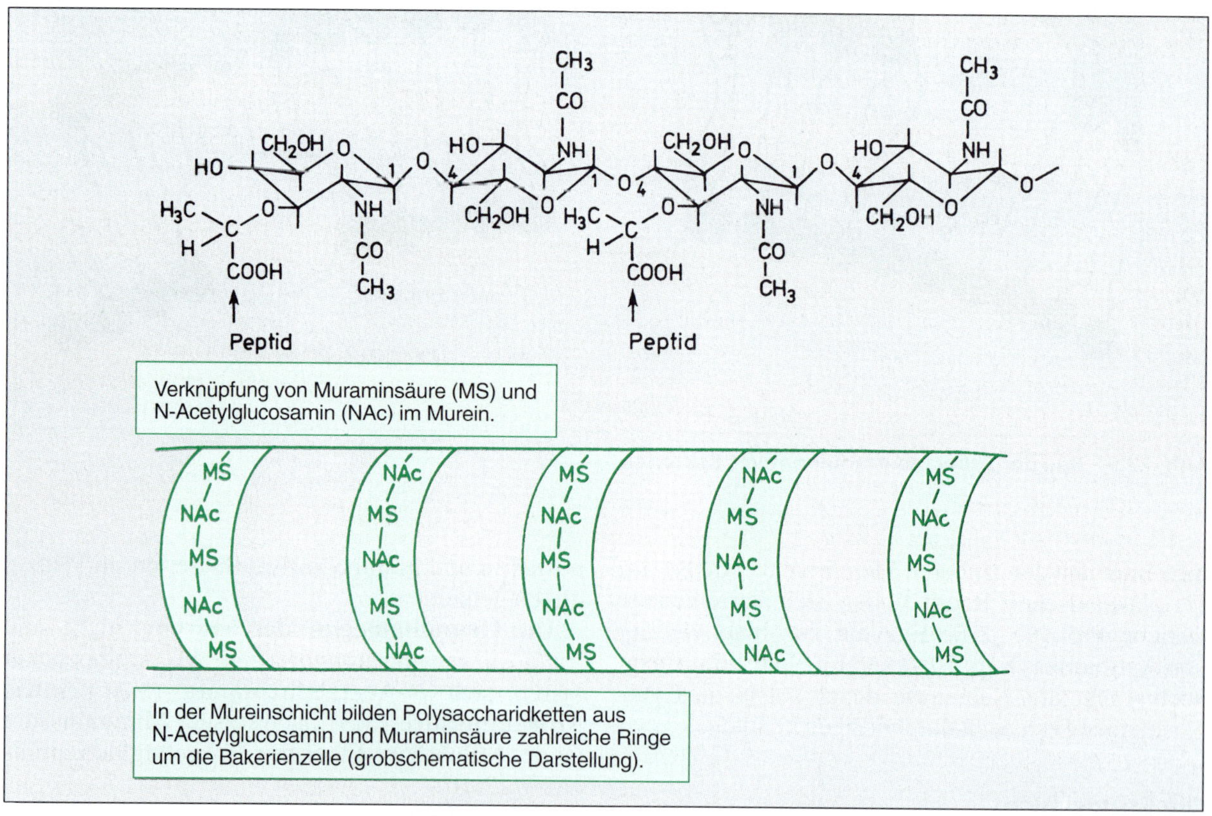

Abb. 22.11 Polysaccharidketten der Mureinschicht. Verknüpfung von Muraminsäure (MS) und N-Acetylglucosamin (NAc) im Murein. In der Mureinschicht bilden Polysaccharidketten aus N-Acetylglucosamin und Muraminsäure zahlreiche Ringe um die Bakterienzelle (grobschematische Darstellung).

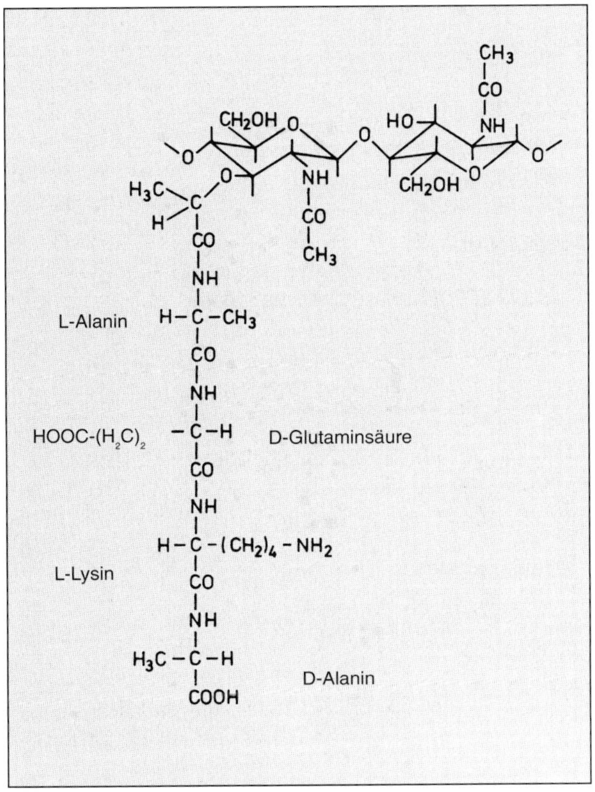

Abb. 22.12 Mucopeptideinheit (Peptidoglykan) aus einer Bakterienzellwand

ketten zweier benachbarter Polysaccharidringe sind jeweils mit Hilfe eines *Pentaglycylglycinmoleküls* untereinander quer vernetzt. Diese Verknüpfung erfolgt über die freie Aminogruppe des *Lysins* der einen Peptidkette zur freien Carboxylgruppe des endständigen *D-Alanins* der benachbarten Peptidseitenkette (Abb. 22.13). Durch diese Quervernetzung erhält die Stützschicht ihre Festigkeit. **Die Mureinschicht besteht also aus einem Glykopeptid und bildet ein Netzwerk, das die Bakterienzelle umgibt.** Die relativ großen Maschen dieses Netzes werden von der plastischen Schicht der Zellwand sowie von der Cytoplasmamembran ausgefüllt. Bei gramnegativen Bakterien bildet die Mureinschicht ein einschichtiges Netz, bei grampositiven eine mehrschichtige Schale.

Bei gramnegativen Bakterien fehlt das Zwischenstück des Pentaglycylglycin-Moleküls. Ihre Peptidseitenketten werden von der freien Aminogruppe einer Diaminosäure direkt zur Carboxylgruppe eines endständigen D-Alanins verbunden. Die Diaminosäure kann, wie bei grampositiven Bakterien, L-Lysin oder eine andere entsprechende Aminosäure sein.

Vermutlich hat jede Bakterienart ihr eigenes, spezifisches Murein. Die Unterschiede liegen in den Peptiden und Quervernetzungen sowie den Substituenten der Aminozucker.

Glykosidische Bindungen können durch Lysozym (N-Acetyl-Muramidase) hydrolysiert werden. Durch seine Fähigkeit, Peptidoglykane der bakteriellen Mureinschicht abzubauen und damit insbesondere grampositive Bakterien abzutöten, zählt Lysozym zu den wichtigsten, unspezifischen Abwehrmechanismen gegen Infektionen im menschlichen Organismus.

Lysozym spaltet die glykosidische Bindung zwischen dem C-1 der N-Acetylmuraminsäure und dem C-4 des N-Acetylglucosamins. Hierdurch wird die Polysaccharidkette des Mureins zum Disaccharid N-Acetylglucosamin–N-Acetylmuraminsäure abgebaut.

Biosynthese der Stützschicht und Angriffsorte von Antibiotika

Die Stützschicht muss während des Wachstums einer Zelle ständig erweitert werden. Sie wächst durch Einsetzen neuer Mucopolysaccaride. Dazu müssen die Peptidbrücken zwischen zwei Polysaccharidringen geöffnet werden. Einlagerungsenzyme setzen dann zwischen die auseinander klaffenden Ringe einen neuen Ring und verbinden ihn über neue Quervernetzungen mit den beiden alten Ringen. Beim Wachstum der Bakterienzelle werden so zwei Enzymsysteme tätig. Ein lytisches, das die Quervernetzungen der Peptidseitenketten (Muroendopeptidasen) und der glykosidischen Bindungen der Aminozucker (Lysozym) löst (Abb. 22.13), und ein synthetisierendes, das neue Bindungen knüpft (z. B. Transpeptidase).

Unter normalen Wachstumsbedingungen halten sich Abbau- und Aufbauvorgänge in der Stützschicht (Mureinschicht) die Waage. Wenn jedoch durch Antibiotika die Biosynthese der Mureinschicht gestört wird, gewinnen die abbauenden, autolytischen Prozesse die Oberhand, die Zelle „verdaut" ihre eigene Zellwand, verliert damit ihre Festigkeit und platzt.

Die Biosynthese der Mureinschicht kann durch mehrere Antibiotika gestört werden, die in verschiedene Schritte der Biosynthese eingreifen (Tab. 22.3).

Der Aufbau der Grundbausteine für die Mureinschicht erfolgt teils im Cytoplasma, teils in der Cytoplasmamembran. In der Zellwand werden diese dann zu Ringen polymerisiert und mit schon bestehenden Teilen der Mureinschicht vernetzt.

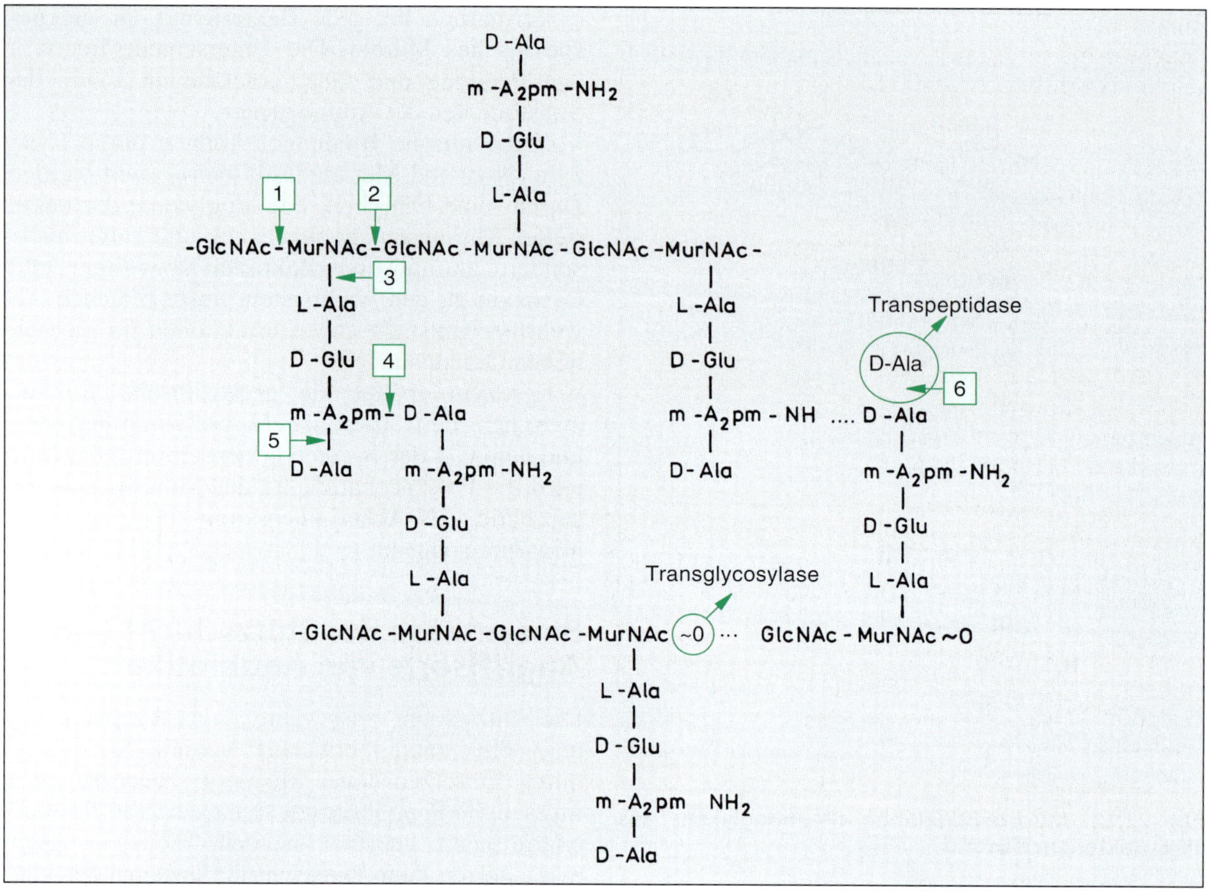

Abb. 22.13 Struktur des Mureins von *Escherichia coli.* Die Zahlen verweisen auf die Angriffsorte spezifischer Murein-Hydrolasen.
GlcNAc: N-Acetylglucosamin; MurNAc: N-Acetylmuraminsäure; m-A_2pm: meso-Diaminopimelinsäure; O: Undecaprenylphosphat;
1: N-Acetylglucosaminidase; 2: Muramidase (Lysozym); 3: Muramyl-L-Alanin-Amidase; 4. D,D-Endopeptidase; 5: L,D-Carboxypeptidase; 6: D,D-Carboxypeptidase.
Die besonderen mechanischen Eigenschaften des Mureins beruhen auf seinem netzartigen Aufbau. Zuckerketten sind über Peptidbrücken zu einem Maschenwerk (Mureinsacculus) verwoben. Die Untereinheit des Mureins, ein Peptid-substituiertes Disaccharid (GlNAc–MurNac–L–Ala–D–Glu–m–A_2pm–D-Ala), wird in zwei Richtungen zum Murein polymerisiert. Die Disaccharide sind über β-1,4-glykosidische Bindungen zu Zuckerketten verknüpft, die die Bakterienzelle ringförmig umspannen. Der Peptidanteil bildet Brücken, welche die Zuckerketten quer vernetzen. Das Enzym, das die Zuckerketten vernetzt, ist die Transglykosylase. Die Vernetzung der Peptidseitenketten untereinander wird durch die Transpeptidase katalysiert. Das Maschenwerk des Muramins kann durch verschiedene, spezifische Mureinhydrolasen durchtrennt werden. m-A_2-pm-NH_2=meso-Diaminopimelinsäure. (Nach J.-V. Höltje, Dtsch. Apoth. Ztg., **133**, 7, 1993).

Tab. 22.3 Antibiotika, die die Biosynthese der Bakterienzellwand hemmen.

- **Phosphonomycin** hemmt die Verknüpfung von Phosphoenolpyruvat mit N-Acetylglucosamin.
- **Cycloserin** hemmt die Enzyme Alanin-Racemase und D-Alanin-Synthetase und blockiert damit die Synthese des Muramylpentapeptids.
- **Vancomycin, Ristocetin** blockieren den Transport der Mureinvorstufen durch die Cytoplasmamembran.
- **Bacitracin** unterbricht den Polyprenolzyklus.
- **Penicilline, Cephalosporine** verhindern die Vernetzung der Mureinvorstufen mit dem Murein durch Hemmung der Transpeptidase.

Dieser letzte Schritt der Biosynthese der Mureinschicht wird von Penicillinen und Cephalosporinen blockiert.

Biosynthese der Grundbausteine im Cytoplasma

Im Cytoplasma erfolgt die Synthese des N-Acetylglucosamins. Es liegt als Uridin-diphosphat-N-acetylglucosamin vor. Ein Teil dieser Moleküle wird mit Milchsäure zur Muraminsäure verknüpft. Hierbei wird jeweils ein Molekül *Phosphoenolpyruvat* mit der Hydroxylgruppe am C-3 des *Glucosamins* verbunden. Bereits dieser Schritt der Biosynthese kann durch ein Antibiotikum, das **Phosphonomycin** (Fosfocin®), gehemmt werden. Schrittweise werden dann L-Alanin, D-Glutaminsäure und L-Lysin mit der Muraminsäure verknüpft. Die Peptidseitenkette wird vervollständigt durch die Verbindung mit einem D-Alanin-Alanyl-Dipeptid. Die Synthese dieses Peptids erfolgt durch eine *Alanin-Racemase* und eine D-*Alanin-Synthetase*. Beide Enzyme werden durch **Cycloserin** gehemmt. In Gegenwart von Cycloserin kann also die Peptidseitenkette der Muraminsäure nicht aufgebaut werden. Damit ist die Synthese einer weiteren Muraminvorstufe, des Uridinphosphat-Muramylpentapeptids, beendet. N-Acetylglucosamin und das Muramylpentapeptid werden im Cytoplasma über β-1,4-glykosidische Bindungen verknüpft. Dabei können höher molekulare Komplexe beider Grundbausteine entstehen. Diese sind an UDP gebunden.

Transport durch die Cytoplasmamembran

Diese Biosynthesevorstufen müssen nun durch die Cytoplasmamembran in die Zellwand transportiert werden. Dazu werden sie durch ein membranständiges Enzym mit einem Lipid verknüpft. Dies ist der Phosphatester eines polyisoprenen Alkohols, das *Polyprenol* (Abb. 22.14). *Unter Abspaltung von Uridinmonophosphat* wird *Muramylpentapeptidphosphat* mit *Polyprenolphosphat* verbunden. Membranenzyme katalysieren die Anknüpfung von fünf Glycinmolekülen an das *Muramylpentapeptid*. Gebunden an Polyprenolphosphat können die Muraminvorstufen durch die Cytoplasmamembran transportiert werden. Der Transport durch die Membran wird durch die Antibiotika **Vancomycin** und **Ristocetin** gehemmt. Der Mechanismus dieser Hemmung ist noch nicht völlig geklärt.

Auf der Außenseite der Cytoplasmamembran wird *Polyprenoldiphosphat* abgespalten. Die Mureinbausteine werden in die Zellwand eingebaut. *Polyprenoldiphosphat* wird in der Cytoplasmamembran gespalten in *Polyprenolphosphat* und *Phosphat*. Hierdurch wird *Polyprenolphosphat* wieder frei für den Transport weiterer Mureinbausteine durch die Cytoplasmamembran. Die Spaltung des Polyprenoldiphosphats wird durch **Bacitracin** gehemmt. Bacitracin unterbricht damit den Polyprenolzyklus. Wenn Polyprenolphosphat nicht mehr regeneriert werden kann, wird in der Folge der Transport der Mureinvorstufen durch die Cytoplasmamembran unterbunden.

Einbau der Vorstufen in die Zellwand

In der Zellwand erfolgt nun der Einbau der Mureinvorstufen in das bereits vorhandene Mureinmolekül. Hierzu müssen die neu einzubauenden Teile mit dem vorhandenen *Murein* verbunden werden. Dies erfolgt über die freie Aminogruppe des endständigen Glycins und die freie Carboxylgruppe des endständigen *Alanins* zweier Peptidseitenketten. Diese Quervernetzung wird durch das Enzym *Transpeptidase* katalysiert. Dieses Enzym ist in der Zellwand lokalisiert. Es spaltet das endständige D-Alanin des Muramylpentapeptids ab und knüpft die Peptidbindung zwischen zwei Peptidseitenketten (Abb. 22.15).

Die Abspaltung des endständigen Alanins kann auch durch D,D-*Carboxypeptidasen* erfolgen. Dieses Enzym ist vermutlich an die Außenseite der Cytoplasmamembran gebunden. Im Gegensatz zur Transpeptidase kann dieses Enzym keine neue Peptidbindung knüpfen, sondern lediglich das endständige D-Alanin von der Vorstufe abspalten. Beide Enzyme werden durch **Penicilline** und **Cephalosporine** gehemmt. Diese Antibiotika **blokkieren** damit **die Quervernetzung der neuen Mureinbausteine mit dem Murein,** den letzten

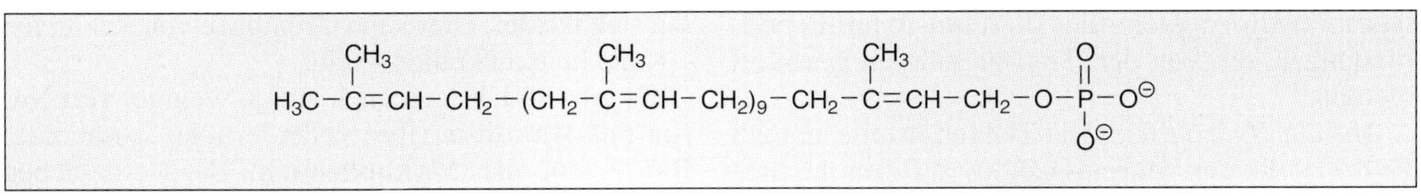

Abb. 22.14 Polyprenylphosphat

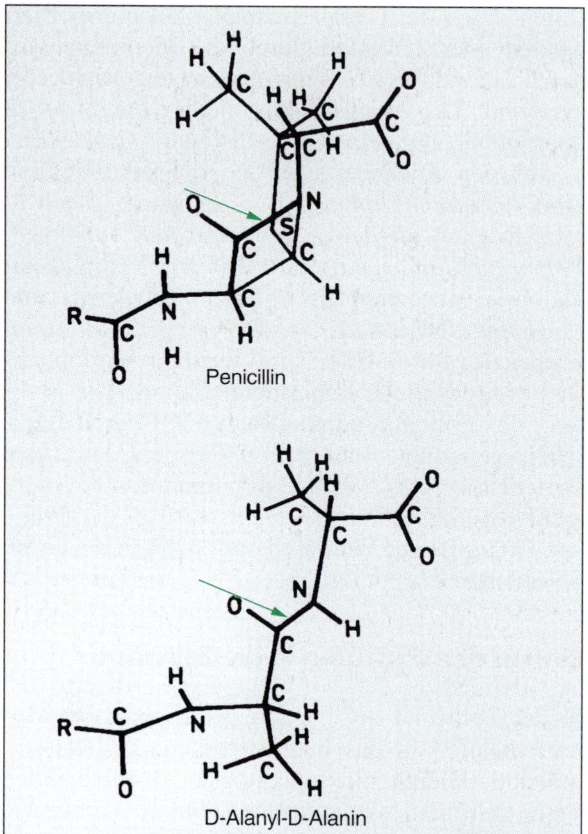

Abb. 22.15 β-Lactamantibiotika (Penicilline, Cephalosporine) besitzen eine deutliche Strukturähnlichkeit mit dem D-Alanyl-D-Alanin, dem eigentlichen Substrat der Transpeptidase. Sie werden daher vom Enzym als „Substrat“ erkannt und umgesetzt. Bei der Reaktion mit Penicillin spaltet die Transpeptidase in Analogie zur Spaltung der D-Alanyl-D-Alanin Peptidbindung die β-Lactambindung im Penicillinmolekül. Es entsteht ein Penicilloyl-Transpeptidase-Komplex. Dieser kovalente Komplex kann nicht weiter reagieren. Die Transpeptidase wird so durch Penicillin „abgefangen“.
Die Pfeile zeigen die Bindungen, die von den Transpeptidasen gespalten werden

Schritt in der Biosynthese der Stützschicht. Bei der Hemmung der Transpeptidase und der Carboxypeptidase durch Penicilline und Cephalosporine handelt es sich um kompetitive Hemmungen. Viele Bakterien enthalten mehrere Transpeptidasen. Diese sind vermutlich an unterschiedlichen Teilprozessen der Wachstumsvorgänge beteiligt.

Weitere Penicillin-(allgemeiner β-Lactamantibiotika) empfindliche Enzyme, die D,D-Endopeptidasen, hydrolysieren die D-Ala-m-A_2pm-Peptidbindungen, die von den Transpeptidasen geknüpft werden.

Murein-Hydrolasen. Die Bakterienzelle enthält Enzyme, die den Mureinsacculus auflösen können (Abb. 22.13). Diese sind für das Wachstum der Bakterienzelle unentbehrlich. Wachstum und Teilung eines Bakteriums sind nur dann möglich, wenn gleichzeitig auch der Mureinsacculus erweitert wird. Hierzu müssen ständig Maschen im Netzwerk geöffnet werden, damit neue Mureinbausteine eingefügt werden können. Diese Auflösung des Netzwerkes des Mureins erfolgt ringförmig in der Mitte einer Bakterienzelle. Der Mureinsacculus wird damit in zwei Tochtersacculi geteilt. Im normalen Lebenszyklus eines Bakteriums halten sich Transpeptidasen und Hydrolasen das Gleichgewicht. Wird durch β-Lactamantibiotika die Transpeptidase aus diesem System „herausgefangen“, wird der Mureinsacculus einseitig von den Hydrolasen abgebaut und die Bakterienzelle platzt durch ihren Innendruck auf (Abb. 22.16).

Die Hemmung der Biosynthese der Stützschicht verläuft bei gramnegativen und grampositiven Bakterien nach den gleichen Prinzipien, da auch die Biosyntheseschritte bei beiden Bakteriengruppen im Wesentlichen gleich sind.

Dass gramnegative Bakterien von manchen der hier aufgeführten Antibiotika, z. B. den Engspektrumpenicillinen, nicht angegriffen werden können, hat andere Ursachen. Manche Penicilline, z. B. *Penicillin G*, vermögen nicht die dickere plastische Schicht der Zellwände gramnegativer Bakterien zu durchdringen. Sie können also gar nicht an den Ort ihrer Wirkung gelangen. Erst wenn polare Gruppen in das Molekül eingeführt werden, z. B. die Aminogruppe beim *Ampicillin*, oder die Carboxylgruppe beim *Carbenicillin*, vermögen solche Penicilline ebenso wie die Acylureidopenicilline (Azlocillin, Mezlocillin) auch die plastische Schicht gramnegativer Bakterien zu unterbrechen. Dies sind Penicilline mit einem erweiterten Wirkungsspektrum. Sie zählen zu den so genannten Breitspektrumantibiotika.

Antibiotika, die in die Biosynthese der Zellwand eingreifen, sind nur gegen wachsende Bakterien wirksam, also solche, bei denen die Biosyntheseprozesse gerade ablaufen. Gegen ruhende Bakterien sind sie unwirksam. Der Verlust der Zellwand führt in der Regel zum Zelltod. Solche Antibiotika, z.B. die Penicilline, wirken bakterizid. In gewissen Fällen können Bakterien jedoch auch **ohne Zellwand** überleben, als amöboide Zellen, ohne feste Gestalt, so genannte **Listerformen.** Nach Absetzen des Antibiotikums regenerieren diese Formen die Zellwand und vermehren sich wieder. Dies kann Grundlage von Rezidiven – Krankheitsrückfällen – sein.

Es gibt im Übrigen auch einige wenige, **von Natur aus wandlose** (formveränderliche, amöboide) **Bakterien,** die **Mykoplasmen.** Sie verursachen Krankheiten bei Tieren und Pflanzen und finden

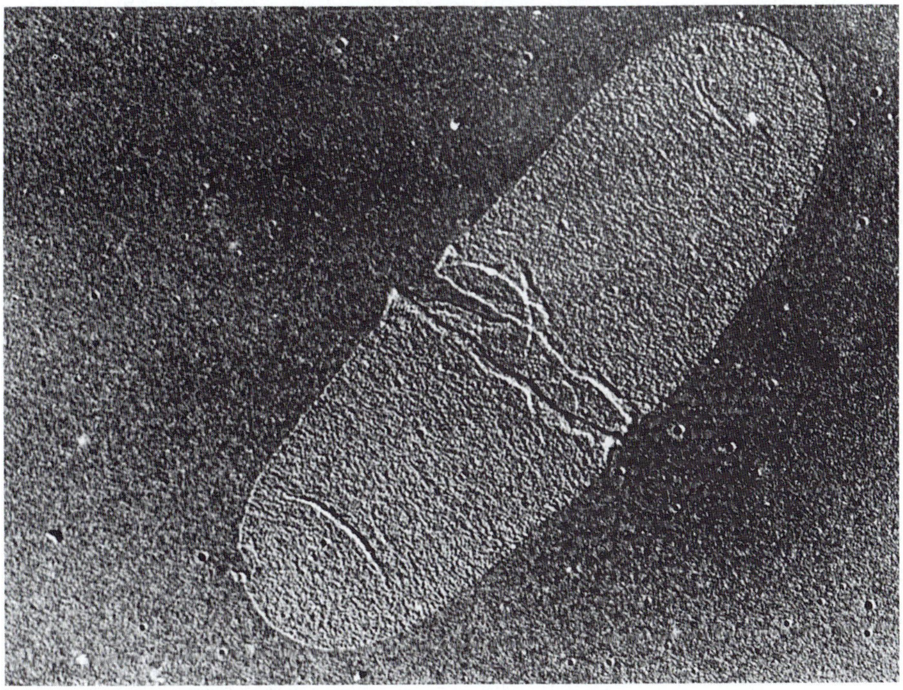

Abb. 22.16 **Mureinsacculus einer Penicillin-lysierten *Escherichia-coli*-Zelle.** Man erkennt deutlich, dass die Mureinhydrolasen den Mureinsacculus nur in der Mitte der Bakterienzelle ringförmig auftrennen. Elektronenmikroskopische Aufnahme eines isolierten Mureinsacculus bei einer Vergrößerung von 5,4×10^6. (Aufnahme Dr. H. Frank, Dtsch. Apoth. Ztg. **133,** 7 (1993))

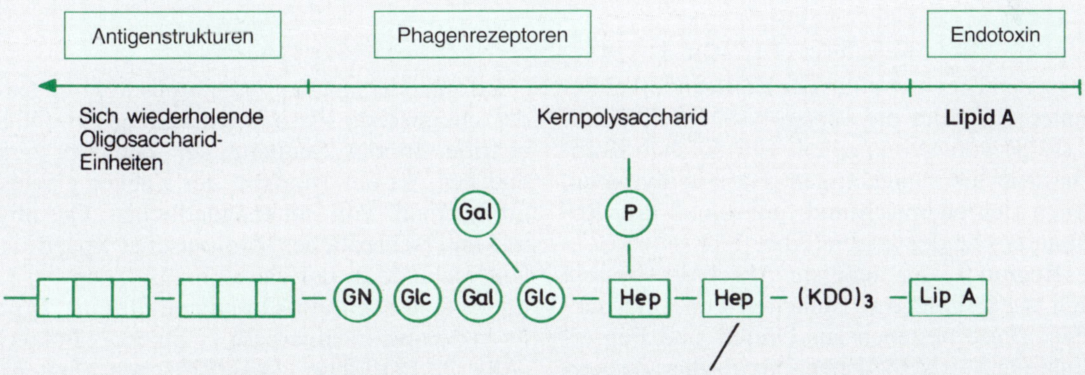

Abb. 22.17 **Schema des Lipopolysaccharid-Komplexes in der Zellwand von Salmonella**

sich auch beim Menschen. Zu den Mykoplasmen zählen die kleinsten zellulären Lebewesen. Sie sind mit 100 nm kleiner als Pockenviren.

22.2.3 Antigenstrukturen, Phagenrezeptoren und Toxine in der Zellwand

Auf der Oberfläche grampositiver und gramnegativer Bakterien finden sich Strukturen, die als Antigene wirken. Es sind die so genannte **Körper- oder O-Antigene.** Auch finden sich Phagenrezeptoren, d.h. spezifische Bindungsstellen für Bakterienviren. Vor allem bei gramnegativen Bakterien wirken manche Zellwandbestandteile als Toxine.

Gramnegative Bakterien

In den äußeren Oberflächenschichten der plastischen Schicht gramnegativer Bakterien finden sich Lipopolysaccharid-Komplexe. Diese sind Träger

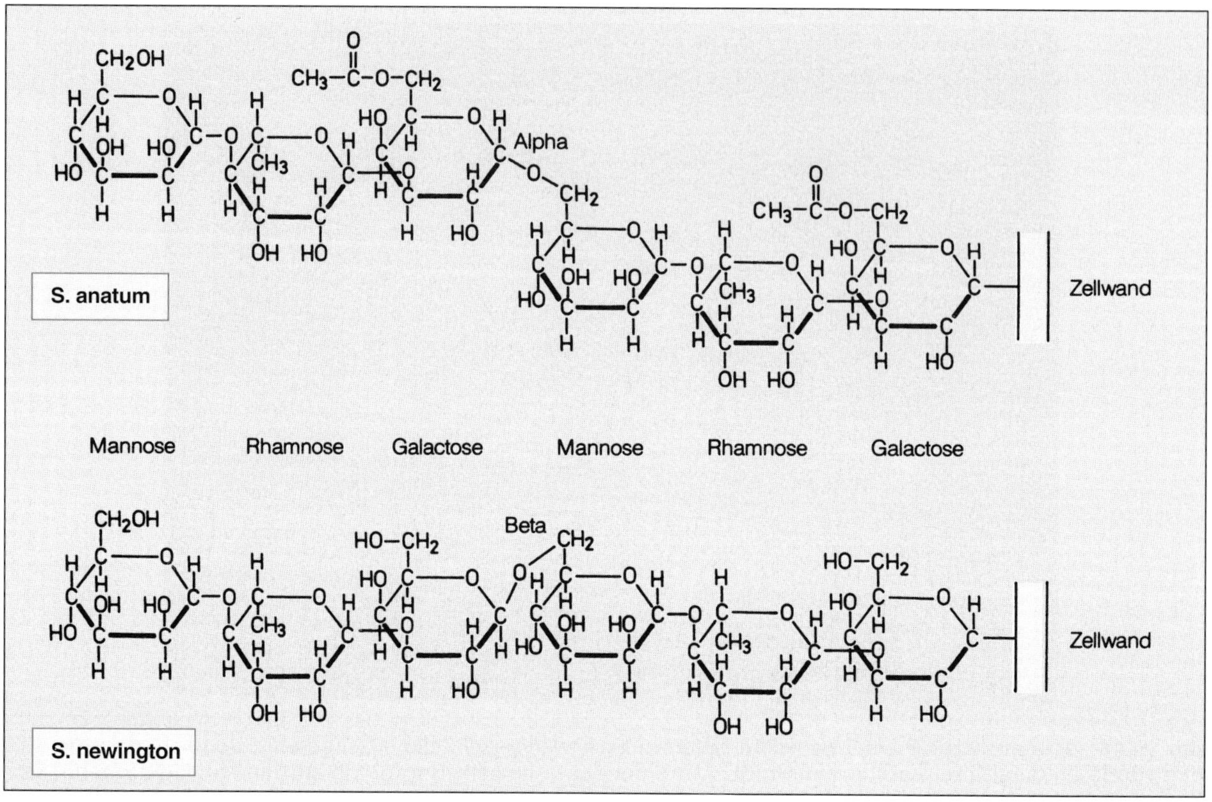

Abb. 22.18 Antigenstrukturen von *Salmonella*-Serotypen

der antigenen Eigenschaften der Zellwand. Am besten untersucht sind die Lipopolysaccharid-Komplexe (LPS) von Salmonellen. Ein solcher Komplex besteht aus langkettigen Heteropolymeren, auf denen sich chemisch und funktionell drei Regionen unterscheiden lassen (Abb. 22.17).

Die **Region I,** der äußerste Abschnitt, besteht aus sich wiederholenden Einheiten von Oligosacchariden. Diese bestehen aus Dreier- und Fünferkombinationen verschiedener spezifischer Zuckermoleküle, die in spezifischer Reihenfolge miteinander verknüpft sind. Diese Oligosaccharideinheiten sind Bestandteile der Oberfläche der Bakterienzellwand. Es sind die antigenen Determinanten, die Haptene der Körper- oder O-Antigene der Bakterienzellwand. Sie lösen im Säugetierorganismus die Bildung von O-spezifischen Antikörpern aus. Wegen ihrer Polysaccharidnatur sind diese Antigene der Bakterienzellwand thermostabil.

Die O-spezifische Oligosaccharidkette von *Salmonella newington* besteht z. B. aus 10 bis 20 sich wiederholenden Einheiten von Trisacchariden. Ein solches Trisaccharid setzt sich jeweils aus Mannose, Rhamnose und Galactose zusammen.

Infolge der großen Variationsmöglichkeiten in der chemischen Zusammensetzung der Oligosaccharide, in der Sequenz der Zuckerbestandteile und der Art der Bindung der Zucker gibt es eine große Zahl von unterschiedlichen O-Antigenen mit unterschiedlicher serologischer Spezifität. Die Unterschiede in der Zusammensetzung der O-Antigene sind ebenfalls Grundlage für eine Typendifferenzierung innerhalb einer Bakterienart (Abb. 22.18). Die O-spezifischen Seitenketten können durch Mutation verändert werden, auch die Aufnahme von Phagennukleinsäure in das Genom eines Bakteriums kann zu einer Veränderung der O-Antigene führen.

Die **Region II** eines LPS besteht ebenfalls aus einem Oligosaccharid. Es besteht aus fünf oder mehr Zuckermolekülen und wird als Core- oder Kernpolysaccharid bezeichnet. Bei Salmonellen besteht es z. B. aus Ketodesoxyoctonat, und einer Folge von Heptosen, Glucose, Galactose und Glucosamin. Solche Core-Polysaccharide können als Phagenrezeptoren fungieren.

Die **Region III** des LPS besteht aus einem Lipidpolysaccharidprotein, dem so genannten Lipid

A. Es ist über die Ketodesoxyoctonsäure gebunden. Dieses Lipid A wirkt im Säugetierorganismus als Toxin. Es sind die Endotoxine gramnegativer Bakterien.

Beim Absterben von Bakterienzellen (Zell-Lyse) wird der LPS-Komplex freigesetzt. Die endotoxische Wirkung ist jedoch nur auf den Lipoid-A-Anteil zurückzuführen. Die wichtigste Reaktion des Körpers auf Endotoxine ist das Fieber. Auf diese pyrogene Wirkung der Endotoxine lassen die Arzneibücher Injektabilia prüfen.

Das Lipid A ist ein Phospholipid. Es ist bei den verschiedenen Arten der gramnegativen Keime ähnlich aufgebaut. Deshalb ist auch die toxische Wirkung der Endotoxine im Prinzip übereinstimmend.

Grampositive Bakterien

Bei grampositiven Bakterien spielen Verbindungen der Teichonsäure in der Zellwand die Rolle von Antigenstrukturen und Phagenrezeptoren.

Teichonsäuren bestehen aus Ketten von *Ribit-* oder *Glycerol*-Molekülen, die über Phosphodiesterbindungen miteinander verknüpft sind. Weiter enthalten alle Teichonsäuren D-Alanin. Als zusätzliche Komponenten können Mono-, Di- oder Trisaccharide aus Glucose, N-Acetylglucosamin, Galactose oder Mannose enthalten sein. Über Phosphodiesterbindungen sind die Teichonsäuren mit dem Murein verbunden. Sie sind innerhalb oder zu beiden Seiten der Stützschicht lokalisiert.

22.2.4 Cytoplasmamembran

Einziges Biomembransystem der Bakterienzelle ist die Cytoplasmamembran. Wie die Cytoplasmamembran der Zellen von Pflanzen und Tieren ist die Cytoplasmamembran der Bakterien eine Lipoproteinmembran. In ihrer chemischen Zusammensetzung weicht sie von entsprechenden Membranen der Eukaryoten erheblich ab. Wie bei der Eukaryotenzelle dient sie jedoch als **osmotische Barriere** und **Regulationsorganelle des Stofftransportes.** Sie regelt den Stoffaustausch der Bakterienzelle mit der Umgebung und besitzt Strukturen und Enzyme, die den passiven und aktiven Stoffaustausch der Zelle mit der Umgebung ermöglichen und regulieren. Ein Erlöschen dieser Membranfunktion bedeutet den Zelltod. Antibiotika, die diese Funktionen der Cytoplasmamembran stören, wirken daher primär bakterizid, d. h. zelltötend auch auf ruhende Keime. Zu solchen Antibiotika gehören z. B. Polymyxin, Colistin und Tyrothricin. Da der Bau der Cytoplasmamembran der Zellen des Menschen im Prinzip demjenigen der Cytoplasmamembran der Bakterien ähnlich ist, wirken solche Antibiotika nicht spezifisch. Sie sind daher nur bei strenger Indikationsstellung, vornehmlich lokal anwendbar und zeigen starke Nebenwirkungen.

Tab. 22.4 Funktionen der Cytoplasmamembran

Diffusionsbarriere
Aktiver Transport
Proteinbiosynthese (+ Ribosomen)
Energiestoffwechsel (ev. Mesosomen)
Photosynthese (ev. Thylakoide)
Angriffsort von Antibiotika

Bei den Prokaryoten hat die Cytoplasmamembran darüber hinaus noch weitere Aufgaben als **Ort wichtiger Stoffwechselfunktionen** (Tab. 22.4). Sie ist Sitz des **Elektronentransportsystems** und zumindest einiger Enzyme des **Citratzyklus.** Weiterhin ist die Cytoplasmamembran hier ein **Ort aktiver Proteinsynthese.** An ihr sind **Ribosomen assoziiert.** Auch bei der Biosynthese der Zellwand und der Kapselkomponenten spielt sie eine Rolle.

Bakterien besitzen **keine Mitochondrien.** Deren Funktion als Träger der Enzyme der Endoxidation wird von der Cytoplasmamembran übernommen.

Lamellenförmige Einfaltungen der Cytoplasmamembran tragen Photosynthesepigmente. Solche **Thylakoide** sind bei manchen **photoautotrophen Bakterien** ausgebildet. Sie entsprechen funktionell den Thylakoiden der Chloroplasten der Pflanzen.

22.2.5 Ribosomen

Im Cytoplasma der Bakterienzelle finden sich zahlreiche Ribosomen. Diese gehören zum so genannte **70S-Typ** (Kap. 6.6). Eine Zelle kann etwa 10^4 Ribosomen enthalten. Diese sind z.T. an die Cytoplasmamembran assoziiert, die in diesem Falle die Funktion des Rauen Endoplasmatischen Retikulums der Eukaryoten übernimmt. An den Ribosomen der Bakterienzelle greifen zahlreiche Antibiotika an und stören die Proteinbiosynthese (Kap. 11.6.2).

22.2.6 Genetische Information

Bakterien gehören zu den **Prokaryoten.** Sie besitzen keinen Zellkern. An seine Stelle tritt ein so genannter **Kernäquivalent, Nukleoid,** das die we-

Tab. 22.5 **Funktionen von Zellorganellen in der Bakterienzelle**

Ribosomen	
Proteinbiosynthese Angriffsorte von Antibiotika	
Nukleoid	
Genetische Information Angriffsort von Antibiotika Determination von Resistenz	
Plasmide	
Genetische Zusatzinformation R-Faktoren, F-Faktoren Bakterielle Mehrfachresistenz	

sentlichste Funktion des Zellkerns, nämlich Weitergabe der Erbinformation und Steuerung der Proteinbiosynthese übernimmt. Bakterienzellen haben einen hohen Gehalt an Nukleinsäuren. **Die DNA der Bakterien liegt in Form von ringförmig geschlossenen, doppelsträngigen Molekülen** vor. Diese entsprechen als Träger des Genoms *funktionell* den Chromosomen der Eukaryoten. Daher werden auch Bezeichnungen wie **„Bakterienchromosomen"** oder **„ringförmiges Bakteriengenom"** gebraucht. Der Umfang dieses „Bakterienchromosoms" beträgt bei *E. coli* etwa 1,4 mm. In der Zelle ist das DNA-Molekül durch Knäuelung stark komprimiert.

Zusätzlich können in Bakterienzellen **Plasmide** vorkommen. Dies sind ebenfalls doppelsträngige DNA-Ringstrukturen, jedoch wesentlich kleiner als das Bakterienchromosom. Sie bieten der Zelle eine zusätzliche Erbinformation. Die Gene auf solchen Plasmiden können unter anderem die **Ausbildung der Resistenzen gegen Antibiotika** determinieren (Tab. 22.5). Das Vorkommen solcher Plasmide ist vor allem für die gramnegativen Enterobacteriaceen sowie die grampositiven Staphylokokken bekannt (Kap. 10.4).

22.3 Pathogenität und Pathogenitätsfaktoren von Bakterien

Der Begriff Pathogenität bezeichnet die Fähigkeit eines Erregers, unter natürlichen Bedingungen in einem Wirtsorganismus Krankheiten zu verursachen. Dies ist immer relativ und auf einen bestimmten Wirt bezogen. Ein Erreger kann entweder nur für einen Wirt oder für mehrere Wirtsarten pathogen sein. Für jede Erregerart kann ein natürliches Pathogenitätsspektrum angegeben werden.

Es sind zahlreiche Faktoren bekannt, die für die pathogene Wirkung von Erregern verantwortlich sind. Solche Pathogenitätsfaktoren lassen sich einteilen in Invasionsfaktoren und Schädigungsfaktoren (Tab. 22.6).

22.3.1 Invasionsfaktoren

Voraussetzung für eine Invasion, ein Eindringen eines Erregers in einen Wirtsorganismus, ist in vielen Fällen die Fähigkeit, auf Körperoberflächen zu haften. Als **Haftfaktoren** dienen oft Fimbrien. Enteropathogene Colibakterien bilden ein Protein, das ihnen zusammen mit Fimbrien die Anhaftung im oberen Dünndarm ermöglichen. Gonokokken haften mit Hilfe ihrer Fimbrien an die Epithelien der Urethra, *Bordetella pertussis* an die Epithelien des Respirationstraktes, *Shigella dysenteriae* an das Epithel des Colons. Solche besonderen Haftaffinitäten sind Voraussetzung für die Kolonisierung einer bestimmten Oberfläche.

Die Invasion des Wirtsorganismus kann noch begünstigt werden durch **Enzyme,** die von Erregern ausgeschieden werden. Pathogene Staphylokokken scheiden *Koagulase* aus, ein Enzym, das Plasma koaguliert. Hierdurch wird die Bildung von Fibrinwänden um die Bakterienherde gefördert, die die Bakterien vor der Immunabwehr des Wirtsorganismus schützen. Staphylokokkeninfektionen sind daher oft in „Herden" abgekapselt, z. B. beim Furunkel.

Streptokokken, Pneumokokken, Clostridien und andere Erreger scheiden das Enzym *Hyaluronidase* aus. Dieses hydrolisiert die Hyaluronsäure im Bindegewebe, wodurch die Ausbreitung der Erreger gefördert wird. Die *Streptokinase* (Fibrinolysin) der Streptokokken vermag koaguliertes Protoplasma aufzulösen und dadurch die Ausbreitung der Bakterien im Gewebe zu begünstigen. Streptokokkeninfektionen zeichnen sich daher oft durch flächenhafte Ausbreitung aus, z. B. beim Erysipel.

Tab. 22.6 **Pathogenitätsfaktoren**

Haftvermögen
Kapselbildung
Überlebensvermögen in Phagozyten
Bildung bestimmter Enzyme wie Koagulase, Hyaluronidase, Streptokinase, Kollagenase
Ektotoxine (einschließlich Enterotoxine)
Endotoxine

Schutz vor Phagozytose und Abtötung durch Zellen des Immunsystems bieten manchen Bakterien die Kapseln, z. B. Pneumokokken, *Klebsiella pneumoniae, Haemophilus influenza* oder besondere Oberflächenstrukturen der Zellwand, z. B. die M-Proteine der Streptokokken. Dies begünstigt die Ausbreitungsmöglichkeiten solcher Erreger im Organismus.

Manche Erreger vermögen sogar nach Phagozytose in den Phagozyten des Immunsystems zu überleben und sich darin zu vermehren, z. B. *Mycobacterium tuberculosis,* Brucellen, Listerien. Diese Erreger entziehen sich so der Abwehr durch das Immunsystem des Wirtsorganismus.

22.3.2 Schädigungsfaktoren

Schädigend wirkende Faktoren von pathogenen Mikroorganismen sind vielfältiger Art. Mikroorganismen können für die Wirtszellen wichtige Nährstoffe verbrauchen, Entzündungen auslösen, Gefäße und Lymphvorgänge verengen. Wichtige Schädigungsfaktoren sind **Toxine,** die von Bakterien ausgeschieden werden.

Bakterielle Toxine werden in **Exotoxine** (Ektotoxine) und **Endotoxine** unterteilt.

Exotoxine

Exotoxine werden von lebenden Bakterien ausgeschieden. Es sind **Proteine,** die stark und meist selektiv toxisch auf bestimmte Zellen und Gewebe wirken (Tab. 22.7).

Toxinausscheidende Erreger brauchen unter Umständen keine Invasionskraft zu besitzen, d. h., sich nicht stark zu vermehren. Der Erreger kann an einem Ort bleiben, aber durch sein Toxin schwere toxische Fernwirkungen auslösen, z. B. *Clostridium tetani* ausgehend von Wunden oder *Corynebacterium diphtheriae* von der Schleimhaut des oberen Respirationstraktes aus.

Tab. 22.7 Exotoxine

- Exotoxine werden gebildet von:
  Clostridium tetani,
  Clostridien der Gasödem-Gruppe,
  Corynebacterium diphtheriae,
  Pseudomonas aeruginosa,
  Shigella dysenteriae.
- Exotoxine, die auf die Darmschleimhaut wirken (Enterotoxine), werden gebildet von:
  Vibrio cholerae,
  enteropathogenen *E.-coli*-Stämmen,
  bestimmten *Clostridium-perfringens*-Stämmen,
  bestimmten *Staphylococcus-aureus*-Stämmen.

Toxine können auch zur Wirkung gelangen, ohne dass der Erreger selbst in Gewebe eindringt, z. B. Lebensmittelvergiftungen durch Botulismustoxin oder Staphylokokken-Enterotoxin.

Jedoch können auch viele invasive Mikroorganismen Exotoxine ausscheiden, z. B. Leukozidine, die Leukozyten schädigen, oder Hämolysine, die auf Erythrozyten und andere Zellen schädigend wirken.

Eine Reihe von Bakterien bildet **Enterotoxine, stark wirksame Darmgifte** (Tabb. 22.7.).

Das Toxin der Diphtheriebakterien (*Corynebacterium diphtheriae*) besteht aus einer Polypeptidkette mit einem Molekulargewicht von 63 000. Schon im µg-Bereich ist reines Diphtherietoxin für den Menschen tödlich. Diphtherietoxin wird nur von solchen Diphtherie-Bakterien gebildet, die einen Prophagen im Genom tragen (Kap. 10.1.2). Die genetische Information für das toxische Protein ist im Phagengenom lokalisiert. Diphtherietoxin wird im Gewebe enzymatisch in zwei Fragmente aufgespalten. Ein Fragment schleust das Restmolekül durch die Cytoplasmamembran. Dieses wirkt in der Zelle als das eigentliche Toxin durch Störung der Proteinsynthese.

Starke Zellgifte sind auch die Exotoxine der Gattung Clostridium. *Clostridium perfringens*, einer der Erreger des Gasödems, bildet als hauptsächliches Toxin eine letal und nekrotisierend wirkende Lecithinase. Dies ist eine Phosphorylase, die Lecthin in Phosphorylcholin und Diglycerid spaltet. Das Toxin hat eine gewebsschädigende Wirkung, führt zu raschem Muskelzerfall, zu Ödem- und Gasbildung. Neben der Lecithinase werden weitere Gewebs- und zellschädigende Enzyme ausgeschieden, z. B. Hämolysin, Kollagenase, Hyaluronidase und Desoxyribonuklease.

Clostridium tetani, der Erreger des Wundstarrkrampfes, scheidet hauptsächlich drei Exotoxine aus. Die wichtigste Komponente ist das Tetanospasmin, das eigentliche Tetanustoxin. Es wirkt neurotoxisch. Es ist ein hitzeempfindliches Protein mit einem Molekulargewicht von 150 000. Nach dem Botulismustoxin ist es das zweitstärkste bakterielle Gift. Der Wundstarrkrampf wird durch das Tetanusspasmin ausgelöst. Es wirkt ausschließlich auf Nervenzellen. Das Toxin wird durch Tetanusbakterien, die sich in anaerobem Milieu von Wunden lokal vermehren, gebildet. Vom Ort der Infektion wandert das Toxin entlang der Nervenbahnen zu den Vorderhörnern des Rückenmarks.

Clostridium botulinum bildet in anaeroben proteinhaltigen Medien, z. B. Nahrungsmitteln, ein Toxin. Dieses Neurotoxin ist das stärkste bakterielle Gift. Bei peroraler Aufnahme wirken 0,1 µg tödlich. Dieses Gift ist Ursache von Lebensmittelvergiftungen, des Botulismus. Botulismus ist keine Infektionskrankheit, sondern immer eine Intoxikation. Man kennt sieben unterschiedliche Botulismustoxine.

Exotoxine sind also immer Proteine. Sie sind daher hitzelabil, d. h. sie können durch Hitzesterilisation oder schon durch Kochen inaktiviert werden. Sie haben unterschiedliche Strukturen und sehr unterschiedliche, meist sehr starke Wirkungen.

Solche Toxine sind hervorragende Antigene. Mit **Formaldehyd lassen sie sich entgiften.** Diese mit Formaldehyd inaktivierten Toxine, die so genannten **Toxoide,** sind die Grundlage für Impfstoffe, z. B. Diphtherieimpfstoff und Tetanusimpfstoff. Es sind Toxoidimpfstoffe, die zur aktiven Impfung verwendet werden. Die Toxine selbst können durch entsprechende Immunseren neutralisiert werden. Die Immnseren enthalten Antikörper, die an die Toxine binden und sie damit unschädlich machen. Immunseren dienen der passiven Impfung.

Endotoxine

Endotoxine sind Bestandteil der Zellwand gramnegativer Bakterien. Sie sind in die äußere Membran der Zellwand eingebettet. Um überhaupt wirken zu können, müssen sie von der Bakterienoberfläche freigesetzt werden. Dies geschieht, wenn gramnegative Bakterien absterben **oder sich teilen.** Auch der Einsatz von Antibiotika kann zu einem massiven Absterben von gramnegativen Bakterien und damit zu einer massiven Freisetzung von Endotoxin führen. Dies kann zu einem schweren Kreislaufschock (Herxheimer-Reaktion) führen. Es handelt sich um **hitzestabile Lipopolysaccharidkomplexe** (Kap. 22.2.3), das so genannte Lipid A (Abb. 22.19). **Endotoxine werden erst beim Absterben von Bakterienzellen, bei Zell-Lyse, freigesetzt.** Endotoxine wirken pyrogen, d. h. sie erzeugen im Säugetierorganismus Fieber. Bereits Mengen von 0,0002 µg/kg rufen beim Menschen Fieber hervor. Bei Zerstörung einer großen Zahl gramnegativer Bakterien z. B. bei Antibiotikabehandlung kann durch Freisetzung größerer Mengen von Endotoxin eine Toxämie auftreten, die von Blutdruckabfall und schweren Diarrhöen gekennzeichnet ist.

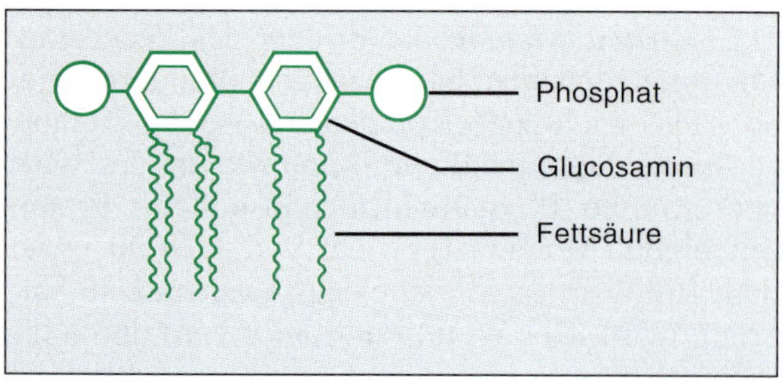

Abb. 22.19 Lipid A. Lipid A ist sowohl für die schädigende als auch für die immunmodulierende Wirkung der Endotoxine verantwortlich. Lipid A ist der innerste Teil eines in der äußeren Membran der Zellwand gramnegativer Bakterien gelegenen Lipopolysaccharid-Komplexes (s. Abb. 22.17)

Da die Endotoxine der verschiedenen gramnegativen Bakterien chemisch sehr ähnlich sind, ist auch die biologische Wirkung, die pyrogene Wirkung, bei allen Endotoxinen gleich.

Endotoxine sind hitzestabil. Sie werden durch Sterilisieren nicht inaktiviert.

Freigesetzte Endotoxine lösen nicht direkt Reaktionen wie Fieber oder Schock im Organismus aus. Sie entfalten ihre Wirkung vielmehr über die Aktivierung anderer Zellen. Zielzellen der Endotoxine sind vor allem Makrophagen, also Leukozyten, die Teil des unspezifischen Immunsystems sind. Aktivierte Makrophagen schütten eine große Zahl unterschiedlicher Stoffe aus. Darunter befinden sich der Tumor-Nekrose-Faktor α, der im Säugetierorganismus Fieber und in hohen Dosen irreversiblen Schock auslöst. Endotoxinaktivierte Makrophagen sezernieren des Weiteren Interleukine und andere Substanzen, welche das Immunsystem regulieren.

Wenn ein gramnegatives Bakterium in den Körper eindringt, sich vermehrt und dabei in geringer Konzentration Endotoxin freisetzt, können aktivierte Makrophagen eine kontrollierte, lokale Immunantwort auslösen und so dazu beitragen, die eingedrungenen Bakterien zu eliminieren. Begleiterscheinung ist leichtes Fieber, welches in diesem Falle zur Heilung beiträgt. Bei schweren Infektionen jedoch können große Mengen von Endotoxinen im Blut angereichert werden. Im ganzen Körper werden Makrophagen aktiviert, mit der Folge einer massiven Ausschüttung von Mediatorstoffen. Damit wird eine Überreaktion des Immunsystems ausgelöst, welche zu hohem Fieber und Schockzuständen führt. Somit wirken Endotoxine im eigentlichen Sinne nicht als Giftstoffe. Sie lösen vielmehr eine Immunantwort aus. Erst die übersteigerte Immunreaktion führt zu den von den Endotoxinen bekannten Reaktionen. In niederen Konzentrationen, wenn sie eine „normale“ Immunantwort

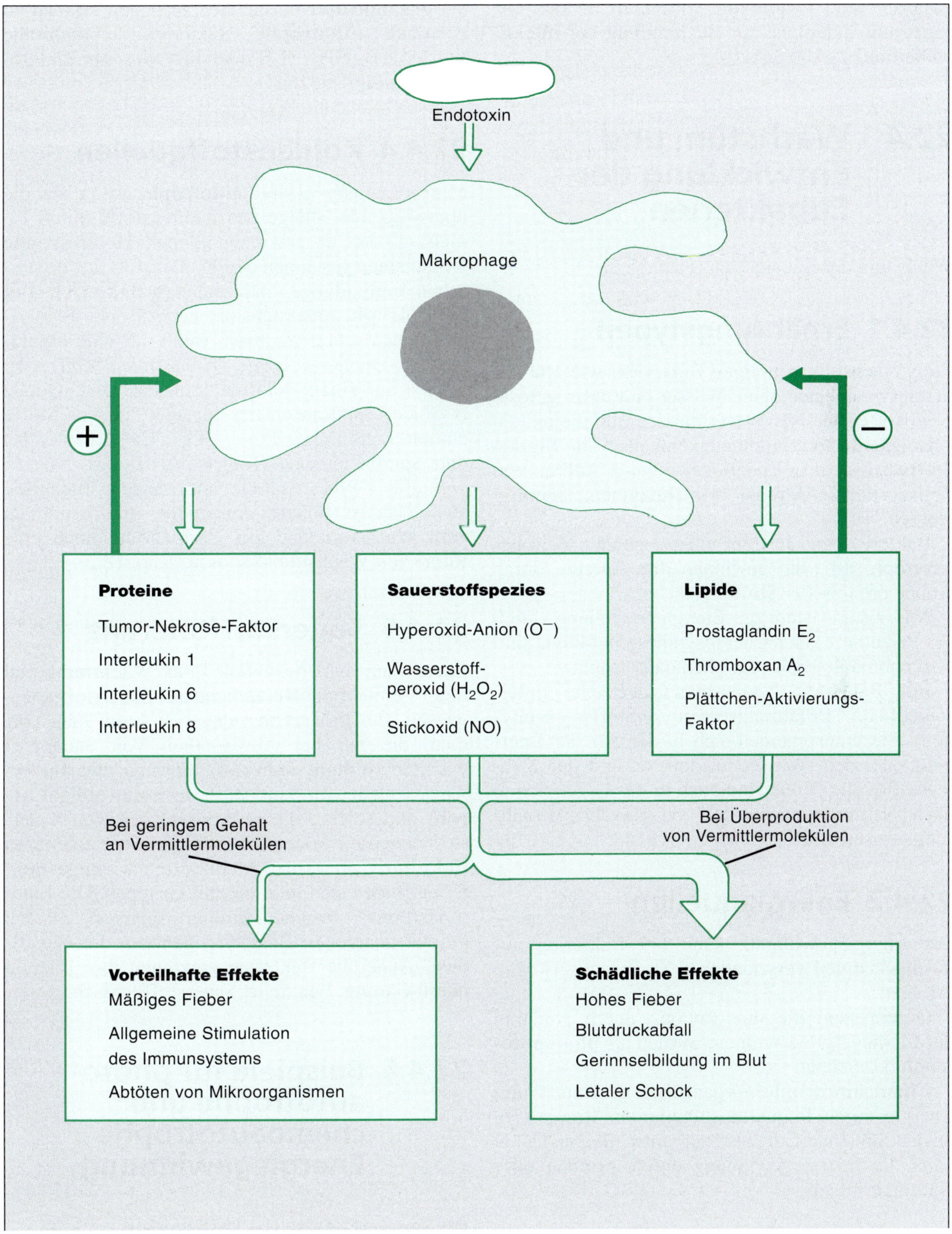

Abb. 22.20 Endotoxin aktiviert Makrophagen (Leukozyten). Daraufhin produzieren diese aktivierten Makrophagen Immunmodulatoren, scheiden diese aus und lösen damit eine Immunantwort aus. Erst die massive Freisetzung von Endotoxinen führt durch eine Überproduktion von Immunmodulatoren zu den schädlichen Effekten der Endotoxine. (Nach Spektrum der Wissenschaft 1, 34 (1993))

auslösen, sind Endotoxine vorteilhaft für den Organismus, indem sie zur Bekämpfung der Infektion beitragen (Abb. 22.20).

22.4 Wachstum und Entwicklung der Eubakterien

Wachstum der Eubakterien (Kap. 18.2).

22.4.1 Ernährungstypen

Zum Wachstum benötigen Bakterien, wie alle anderen Organismen auch, Wasser und darin gelöste Nährstoffe. Die Nährstoffe müssen alle diejenigen Elemente und Verbindungen enthalten, die für den Stoffwechsel, d. h. Energiegewinnung, Aufbau von Zellsubstanz, Aktivität von Enzymen, benötigt werden.

Bakterien sind in ihrer überwiegenden Zahl heterotroph, d. h., sie gewinnen ihre Energie durch Abbau organischer Stoffe.

Nur wenige sind zur Energiegewinnung durch Photosynthese oder Chemosynthese befähigt, sind also photoautotroph oder chemoautotroph.

Bei Bakterien kennt man zahlreiche unterschiedliche Ernährungstypen (=Stoffwechseltypen). Sie unterscheiden sich in der Art der Energiequelle, dem Wasserstoffdonator und der Kohlenstoffquelle. Viele sind auch in der Lage, sich je nach Nahrungsangebot auf verschiedene Ernährungsweisen umzustellen.

22.4.2 Energiequellen

Die Energiegewinnung kann bei Bakterien auf zwei prinzipiell verschiedenen Stoffwechselwegen erfolgen.

Organismen, die ihre Energie durch Nutzung der Lichtenergie gewinnen, werden als **photoautotroph** bezeichnet.

Chemoautotrophe Organismen gewinnen ihre Energie durch Reduktions-Oxidations-Reaktionen an den Substraten, die als Nährstoffe dienen. Dabei kann die Energiegewinnung durch Atmung oder Gärung erfolgen.

22.4.3 Wasserstoffdonatoren

Organismen, die organische Verbindungen als Elektronendonatoren verwenden können, werden als **organotroph** bezeichnet. Dagegen können so genannte **lithotrophe** Bakterien anorganische Stoffe, z. B. NH_3, H_2S oder Fe^{2+} u. a. als Elektronendonatoren nutzen.

22.4.4 Kohlenstoffquellen

Mikroorganismen sind **autotroph**, wenn sie die überwiegende Menge des Kohlenstoffs durch Fixierung von CO_2 gewinnen können. **Heterotrophe** Organismen gewinnen den Kohlenstoff aus organischen Verbindungen. **Die meisten Bakterien sind heterotroph.** Anspruchslose heterotrophe Bakterien können schon wachsen, wenn nur eine organische C-Quelle vorliegt. *Escherichia coli* z. B. wächst auf einem Nährmedium, das als C-Quelle D-Glucose und ansonsten nur anorganische Stoffe enthält (z. B. NH_4^+, PO_4^{3-}, SO_4^{2-}, Ca^{2+}, Mg^{2+}, K^+ und Spurenelemente (Kap. 4.2)). Hieraus baut *E. coli* alle Zellbestandteile auf. Andere Bakterien stellen meist höhere Ansprüche und benötigen zum Wachstum und zur Vermehrung noch eine Reihe von Wachstumsfaktoren (Kap. 18.2).

22.4.5 Sauerstofftoleranz

Eucaryoten sind bezüglich ihres Wachstums und ihrer Vermehrung weitgehend auf Sauerstoff angewiesen. Bei Procaryoten dagegen kennt man Formen, die nur bei Abwesenheit von Sauerstoff wachsen (**obligat anaerob**), Formen, die nur bei Anwesenheit von Sauerstoff wachsen (**obligat aerob**) und solche, die in Abwesenheit von Sauerstoff wachsen können, Sauerstoff aber tolerieren (**fakultativ anaerob**). Medizinisch wichtige Bakterien finden sich in allen drei Gruppen. Die Enterobakterien z.b. sind fakultativ anaerob. Zu den obligat anaeroben Bakterien gehören die Clostridien. Anaerobe Bakterien gewinnen ihre Energie durch Gärung. Für sie ist Sauerstoff toxisch.

22.4.6 Beispiele für photoautotrophe und chemoautotrophe Energiegewinnung

Photoautotrophe Bakterien

Einige pigmenthaltige Bakterien sind zur Photosynthese befähigt. Als Elektronendonor verwenden sie jedoch an Stelle von Wasser anorganische Verbindungen, z. B. Schwefelwasserstoff, Thiosulfat oder Wasserstoff, oder organische Verbindungen, z. B. Milchsäure oder Isopropylalkohol. Die meisten photosynthetisch tätigen Bakterien sind obligate Anaerobier. Grüne Schwefelbakterien nutzen z. B. Schwefelwasserstoff als Elektronendonor.

$$2H_2S + CO_2 \xrightarrow{\text{Licht}} (CH_2O) + H_2O + 2S$$

Einige schwefelfreie Purpurbakterien können Isopropanol zu Aceton oxidieren.

$$2H_3C-CHOH-CH_3 + CO_2 \xrightarrow{\text{Licht}} (CH_2O) + 2H_3C-CO-CH_3 + H_2O$$

Chemoautotrophe Bakterien

Bei der Photosynthese wird die Strahlungsenergie des Sonnenlichtes zur Energiegewinnung genutzt. Die CO_2-Assimilation durch Photosynthese ist an das Vorhandensein von Photosynthesepigmenten gebunden und kann nur im Licht ablaufen. Einige farblose Bakterien können jedoch **auch im Dunkeln CO_2 fixieren** und daraus Kohlenhydrate aufbauen. Sie gewinnen die Energie zur CO_2-Assimilation aus energieliefernden chemischen Umsetzungen. Dieser Prozess wird daher als Chemosynthese bezeichnet. **Bei den Energie liefernden chemischen Reaktionen handelt es sich um die Oxidation anorganischer Verbindungen.**

Pigmentfreie Schwefelbakterien oxidieren Schwefelwasserstoff zu Schwefel und diesen weiter zu Sulfat, auch Thiosulfat wird zu Sulfat oxidiert. In der Bilanz lassen sich diese Reaktionen wie folgt formulieren:

$$2H_2S + O_2 \rightarrow 2H_2O + 2S \quad \Delta G^\circ = -494\ kJ$$
$$2S + 2H_2O + 3O_2 \rightarrow 2H_2SO_4 \quad \Delta G^\circ = -1172\ kJ$$
$$H_2S_2O_3 + 2O_2 + H_2O \rightarrow 2H_2SO_4 \quad \Delta G^\circ = -418\ kJ$$

Der Schwefel wird dabei von der zweiwertigen negativen zur sechswertigen positiven Form oxidiert. Die Energieausbeute bei diesen Reaktionen ist sehr hoch. Die gewonnene Energie wird teilweise zur CO_2-Fixierung genutzt. Schwefelbakterien sind in der Natur vor allem in nährstoffreichen Seen verbreitet. Sie sind in Kläranlagen an der biologischen Reinigung beteiligt, da sie den aus Fäulnisprozessen stammenden Schwefelwasserstoff zu Sulfat oxidieren.

Nitrifizierende Bakterien oxidieren Ammoniumstickstoff zu Nitrit und dieses weiter zum Nitrat. Dieser Vorgang der Nitrifikation ist für den Stickstoffkreislauf der Natur von großer Bedeutung. Die nitrifizierenden Bakterien der Gattung Nitrosomonas und Nitrobakter sind in der Natur in Ackerböden weit verbreitet. Sie sind immer miteinander vergesellschaftet.

Nitrosomonas oxidiert Ammoniumstickstoff zu Nitrit:

$$2NH_3 + 3O_2 \rightarrow 2HNO_2 + 2H_2O \quad \Delta G^\circ = -661\ kJ$$

Das Nitrit wird von Nitrobakter weiter zum Nitrat oxidiert

$$2HNO_2 + O_2 \rightarrow 2HNO_3 \quad \Delta G = -150\ kJ$$

Zu den zur „Chemosynthese" fähigen Organismen zählen ferner die **Eisenbakterien,** die Fe^{2+}- zu Fe^{3+}-Salzen oxidieren.

$$Fe^{2+} \xrightarrow{-e} Fe^{3+} \quad \Delta G^\circ = -67\ kJ$$

Knallgas-Bakterien oxidieren molekularen Wasserstoff

$$2H_2 + O_2 \rightarrow 2H_2O \quad \Delta G^\circ = -477\ kJ$$

Knallgasbakterien sind nur fakultativ chemoautotroph. Stehen ihnen organische Substanzen zur Verfügung, so ernähren sie sich heterotroph.

Wasserstoff kann auch mit Sulfat umgesetzt werden.

$$H_2SO_4 + 4H_2 \rightarrow H_2S + 4H_2O \quad \Delta G^\circ = -191\ kJ$$

Bakterien, die zur Chemosynthese befähigt sind, besitzen Enzyme, die aus anorganischem Substrat Wasserstoff bzw. Elektronen freisetzen können. Die Elektronen werden mit Hilfe einer Elektronentransportkette in einer Folge von Redoxreaktionen auf Sauerstoff oder eine zu reduzierende anorganische Verbindung als Endakzeptor übertragen. Mit diesem Elektronentransport sind, wie bei der Photosynthese, Phosphorylierungsschritte ($ADP + P_i \rightarrow ATP$) gekoppelt. Es wird also chemisch gebundene Energie gewonnen.

Diese Elektronentransportketten weisen Ähnlichkeiten mit der Atmungskette auf, z. B. konnten auch hier Cytochrome als Redoxpaare nachgewiesen werden.

Allen Vorgängen der autotrophen Energiegewinnung liegt eine Serie von Redoxvorgängen zugrunde. An die jeweiligen Elektronentransportketten sind Phosphorylierungsreaktionen gekoppelt, durch die chemische Energie für die Zelle gewonnen wird, die bei der Reduktion und damit der Assimilation des CO_2 genutzt werden kann. In ihren Grundprinzipien sind sich diese Vorgänge der Energiegewinnung sehr ähnlich. Photosynthese und Chemosynthese unterscheiden sich im Wesentlichen nur in der Art der Energiequelle, im einen Falle Lichtenergie und im anderen Falle chemische Oxidationsenergie. Die verschiedenen Typen der Photo- bzw. Chemosynthese unterscheiden sich weiterhin in der Art der Wasserstoff- bzw. Elektronen-Donoren und Akzeptoren.

22.4.7 Temperatur

Auch hinsichtlich ihrer Temperaturansprüche zeigen Bakterien große Unterschiede. Die meisten Boden- und Wasserbakterien sind **mesophil.** Sie erreichen ihre maximale Wachstumsrate zwischen 20 °C und 42 °C.

Thermophile Bakterien wachsen optimal zwischen 40 °C und 70 °C. Bei extrem thermophilen Bakterien liegt das Wachstumsoptimum oberhalb 65 °C.

Die **kryophilen** Bakterien erreichen ihr Wachstumsoptimum unterhalb 20 °C.

23 Pharmazeutisch und medizinisch wichtige Bakteriengruppen

Prokaryota: allgemeine Eigenschaften Kap. 2 und Kap. 22.

Übersicht über die taxonomische Einteilung der Prokaryota

vorwiegend heterotroph:

23.0.1 Bakterien

1. **Abteilung Archaebacteria**
   keine Muraminsäure in den Zellwänden, nur L-Aminosäuren
2. **Abteilung Eubakteria** (Bakterien im engeren Sinne)
   Murein-Zellwände
   I. Klasse: Gramnegative Eubakterien
   Beispiele: Acetobacter, Pseudomonas, Vibrio, Escherichia, Salmonella
   II. Klasse: Grampositive Eubakterien
   Beispiele: Bacillus, Clostridium, Staphylococcus, Lactobacillus, Streptococcus, Corynebacterium, Mycobacterium, Streptomyces.

vorwiegend autotroph:

23.0.2 Prokaryotische Algen

1. **Abteilung Cyanobakterien** (Cyanophyta, Blaualgen)
   Photoautotroph einfache oder verzweigte Fäden, manche Vertreter vermögen Luftstickstoff (N_2) zu binden (Kap. 16.11).
   Chlorophyll a (kein Chlorophyll b), Carotinoide, Phycobiline, Zellwände aus Murein, nur ungeschlechtliche Fortpflanzung.
2. **Abteilung Prochlorophyta**
   Einzellige Algen, Chlorophyll a und b, Zellwände aus Murein.

23.1 Eubakteria

23.1.1 Gramnegative Eubakterien

Gramnegative, aerobe Stäbchen

Acetobacter, Essigsäurebakterien

Sie sind befähigt, aus Zuckern oder Alkoholen durch unvollständige Oxidation Säuren zu bilden, z. B. aus Ethylalkohol die Essigsäure (Kap. 16.8.3).

Hierzu zählen gramnegative Stäbchen mit peritricher Begeißelung. Sie zeichnen sich durch hohe Säuretoleranz aus. Die natürlichen Standorte der Essigsäurebakterien sind Pflanzen.

Essigsäurebakterien oxidieren:

- Primäre Alkohole zu den entsprechenden Fettsäuren, z. B.

$$CH_3-CH_2OH \rightarrow CH_3-COOH$$
$$CH_3\text{-}CH_2\text{-}CH_2OH \rightarrow CH_3\text{-}CH_2-COOH$$

- Sekundäre Alkohole zu Ketonen, z. B.

$$CH_3-CHOH-CH_3 \rightarrow CH_3-CO-CH_3$$
$$CH_2OH-CHOH-CH_2OH \rightarrow CH_2OH-CO-CH_2OH$$

- Zuckeralkohole zu Aldosen und Ketosen, z. B. Sorbit zu Sorbose. Diese Reaktion ist von großer technischer Bedeutung für die Gewinnung von Ascorbinsäure.

Pseudomonas

Bakterien, die der Familie der Pseudomonadaceae zugeordnet werden, sind als Wasser- und Bodenbesiedler und als Erreger von Pflanzenkrankheiten in der Natur außerordentlich weit verbreitet. Medizinische Bedeutung besitzen einige Arten der Gattung Pseudomonas, die als fakultative oder obligate Parasiten im menschlichen oder tierischen Organismus leben können.

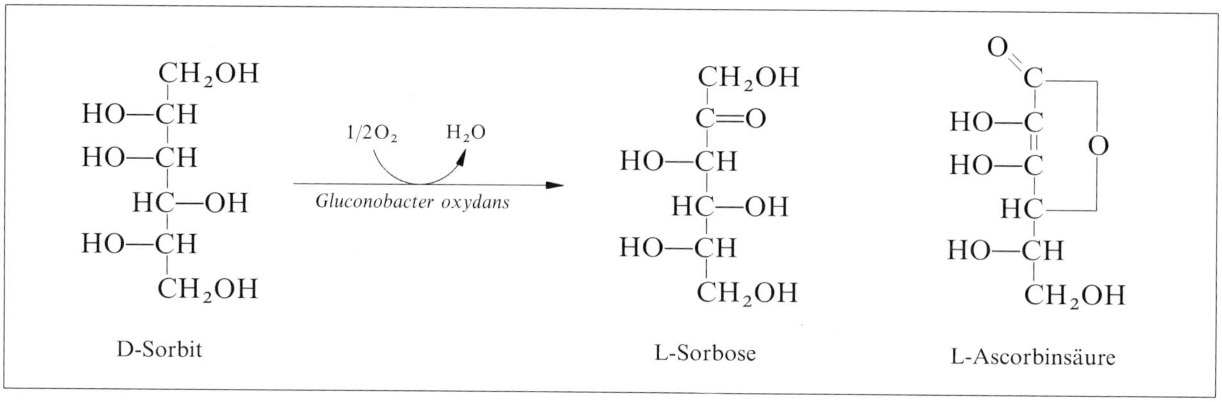

Die Vertreter der Pseudomonadaceae sind **gramnegative,** gerade oder leicht gebogene Stäbchen. Sie besitzen **polar** (lophotrich) angeordnete **Geißeln** (Kap. 22.1.3). Sie sind nicht zur Sporenbildung befähigt. Es sind obligate **Aerobier.** Häufig bilden sie wasserlösliche Pigmente, z. B. das blaugrüne Pyocyanin.

Der wichtigste menschenpathogene Vertreter der Gattung Pseudomonas ist ***Pseudomonas aeruginosa.*** *Pseudomonas aeruginosa* ist ein weit verbreiteter Keim, der geringe Nährbodenansprüche stellt. Er findet sich in Erde, Wasser, Abwasser und in geringer Zahl als Kommensale im menschlichen Intestinum. Er ist ein **fakultativ pathogener** Organismus, der vorwiegend Personen mit geschwächter Infektionsabwehr befällt. Er besitzt eine besondere Affinität zu großflächigen Hautdefekten, z. B. Verbrennungswunden. Dort bildet dieser Erreger großflächtige grünblaue Eiterungen („*Bacillus pyocyaneus*"). *Pseudomonas aeruginosa* entwickelt hochgradige Resistenzen gegen Antibiotika. Er wird aus vielen Gründen zu den Problemkeimen im Krankenhausbereich gezählt. In Folge seiner geringen Nährstoffbedürfnisse können Waschbecken, Bodenabläufe, Waschmaschinen, Luftbefeuchter etc. zum Erregerreservoir gehören.

Vertreter der Pseudomonadaceae werden für biotechnische Prozesse verwendet, z. B. bei der Verwertung von Kohlenwasserstoffen, der Produktion von Proteinen (single cell protein, SCP) oder der Oxidation von Steroiden.

Gramnegative, aerobe oder fakultativ anaerobe Vibrionen

Vibrio

Zu den Vibrionen gehören **gramnegative,** starre, gerade oder **gekrümmte** Bakterien, die in der Regel **polar angeordnete Geißeln** (Kap. 22.1.3) besitzen. Sie sind **nicht sporenbildend** und fakultativ anaerob.

Die meisten Vibrionaceae sind Bewohner von Gewässern.

Medizinisch wichtigste Gattung ist die Gattung Vibrio mit *Vibrio cholerae.* Nach der heute gebräuchlichen Nomenklatur bezeichnet der Artbegriff *Vibrio cholerae* mehrere biologisch eng miteinander verbundene Vibrionentypen, die in ihrer medizinischen Bedeutung stark voneinander abweichen.

Keime von ***Vibrio cholerae*** erscheinen frisch isoliert als gebogene Stäbchen mit runden Enden. Diese sind gramnegativ, sehr beweglich mit einer einzigen polaren Geißel, ohne Kapsel und nicht sporenbildend. Es sind Aerobier. Nach mehreren Kulturpassagen verlieren sie oft ihre gebogene Form („Komma-Form") und sind dann als gerade Stäbchen von anderen gramnegativen Stäbchen mikroskopisch kaum zu unterscheiden. Bekannt sind mehrere Serotypen von *V. cholerae.* Sie besitzen ziemlich einheitliche Geißelantigene (H-Antigene), jedoch unterschiedliche Zellwandantigene (O-Antigene) (Kpa. 22.2.3).

Zu den Vibrionen zählen die Erreger der **Cholera.** Diese wird weit überwiegend von den Biotypen cholerae und El Tor des *Vibrio cholerae* verursacht. Es bestehen jedoch Unterschiede in der Virulenz beider Biotypen. Der Biotyp El Tor unterscheidet sich durch hämolytische Aktivität vom klassischen *V. cholerae.* Es wurde bei verschiedenen Cholera-Epidemien isoliert.

Der Infektionsweg der Vibrionen ist ausnahmslos peroral. In der Regel werden die Keime über Trinkwasser oder Nahrungsmittel aufgenommen. Im alkalischen Milieu des Dünndarms kommen sie rasch zur Vermehrung. **Dabei erzeugen sie ein hochwirksames Exotoxin (Enterotoxin)** (Kap. 22.3.2).

Dieses Protein bindet an Rezeptoren des Dünndarmepithels und löst eine massive Hypersekretion von Ionen und Wasser aus. Hauptsymptome der Cholera sind exzessiver Wasser- und Elektrolytverlust durch unstillbares Erbrechen und unstillbare Durchfälle. Dies führt zu einem raschen körperlichen Verfall des Kranken. Lebenserhaltend ist der rasche Ausgleich des gestörten Wasser- und Elektrolythaushaltes. Antibiotika, vor allem Tetracycline, können die Keimzahl erniedrigen und damit die weitere Toxinproduktion hemmen. Damit wird auch die Zeit der Erregerausscheidung verkürzt.

Schutzimpfungen mit abgetöteten Erregern sind heute im internationalen Reiseverkehr üblich. Der erzielte Schutz ist jedoch unsicher, nicht vollständig und dauert nur etwa 6 Monate an.

Der Cholera-Impfstoff Behring enthält inaktivierte Keime von:
Vibrio cholerae Ogawa,
Vibrio cholerae Inaba,
Vibrio cholerae Ogawa, Biotyp El Tor,
Vibrio cholerae Inaba, Biotyp El Tor.

Gramnegative, aerobe oder fakultativ anaerobe Stäbchen

Escherichia, Salmonella

Der Darm des Menschen ist von zahlreichen Bakterienarten besiedelt. Einige hiervon zählen zu der Familie der **Enterobacteriaceen.** Allerdings kommen einige Arten dieser Familie auch an anderen Standorten vor, in Tieren, auf Pflanzen, in Gewässern, Lebensmitteln u. a.

Zu den Enterobakterien zählen wichtige Krankheitserreger (Tab. 23.1).

Die Enterobakterien sind 2 bis 3 µm lange, **gramnegative Stäbchen.** Sie bilden **keine Sporen.** Die Zellen einiger Arten sind **begeißelt.**

Escherichia coli gehört zur normalen Darmflora des Menschen. Die Zellen mancher Stämme sind **peritrich begeißelt** und besitzen **Fimbrien.** *E. coli* dient in der Trinkwasser- und Lebensmittelhygiene als Indikator für fäkale Verunreinigungen. *E. coli* ist **fakultativ pathogen.**

Außerhalb des Darmes kann *E. coli* Eiterungen und Entzündungen sowie Harnwegsinfektionen

Tab. 23.1 Wichtige Gattungen und Arten der Familie der Enterobacteriaceae. (Nach Otte/Brandis, Lehrbuch der medizinischen Mikrobiologie, Gustav Fischer Verlag, Stuttgart/New York).

Gattung	Art	Vorkommen und Bedeutung für den Menschen
Escherichia	*Escherichia coli*	Darmflora, Eiter- und Entzündungserreger außerhalb des Darmes, Säuglingsenteritis
Klebsiella	*Klebsiella pneumoniae*	Eiter- und Entzündungserreger in Harn- und Gallenwegen sowie im Respirationstrakt
Enterobacter	*Enterobacter aerogenes* *Enterobacter cloacae*	Darmflora, gelegentlich Erreger von eitrigen Entzündungen außerhalb des Darmes
Serratia	*Serratia marcescens*	Gelegentlich Erreger von eitrigen Entzündungen und Sepsis vor allem bei resistenzgeminderten Personen
Proteus	*Proteus vulgaris* *Proteus mirabilis* *Proteus morganii* *Proteus rettgeri*	Darmflora, Fäulniserreger, Eiter- und Entzündungserreger außerhalb des Darmes
Citrobacter	*Cibrobacter freundii*	Darmflora, gelegentlich Lebensmittelinfektionen und Durchfallserkrankungen sowie Eiter- und Entzündungserreger außerhalb des Darmes
Salmonella	*Salmonella typhi* *Salmonella paratyphi* A, B und C *Salmonella typhimurium* *Salmonella enteritidis* u. a.	Erreger von akuten Gastroenteritiden
Shigella	*Sh. dysenteriae* *Sh. flexneri* *Sh. sonnei* *Sh. boydii*	Erreger der bakteriellen Ruhr

hervorrufen. Hierfür ist die Disposition des Patienten von ausschlaggebender Bedeutung. Lokale oder allgemeine Abwehrschwäche begünstigt das Angehen einer Infektion außerhalb des Darmes. Allgemein spielt die Ausbreitung fakultativ pathogener Enterobakterien unter stark geschädigten und schwer kranken Patienten auf Intensivstationen eine schwerwiegende Rolle. Solche fakultativ pathogenen Enterobakterien sind neben E. coli u. a. auch ***Klebsiella pneumoniae*** und **Proteusarten.** Sie sind häufig **mehrfachresistent gegen Antibiotika.** Diese Mehrfachresistenz wird bedingt durch Plasmide (Kap. 10.4).

E. coli bleibt in der Außenwelt, in feuchtem oder flüssigem Milieu lange lebensfähig. Bestimmte *E.-coli*-Stämme spielen in Molekularbiologie und Gentechnologie eine wichtige Rolle.

Salmonellen sind die Erreger von **Typhus** (*S. typhi*) und **Paratyphus** (*Salmonella paratyphi*) sowie von Entzündungen des Dünndarms (Enteritis).

Es sind gramnegative, **peritrich begeißelte Stäbchen.** Einige Stämme können eine dünne Kapsel bilden. Salmonellen besitzen H-, O-, und die bekapselten Stämme auch Vi-Antigene (Kap. 22.2.3). Der Nachweis solcher Antigene und typischer Antigenmuster ist wichtig für die Diagnose und Einteilung der Salmonellen. Salmonellen sind obligat menschenpathogen, d. h., Infektionen führen immer zu Krankheitserscheinungen, vorausgesetzt natürlich, dass die Infektion mit einer genügend hohen Zellzahl erfolgt.

Die Keime werden von Erkrankten ausgeschieden und werden über infizierte Lebensmittel (z. B. Fleischwaren, Speiseeis), kontaminiertes Trinkwasser, Handtücher, verschmutzte Essbestecke u. a. verbreitet. Die Erreger werden oft per os aufgenommen. Sie vermehren sich im Intestinum, gelangen von dort in die Blutbahn und siedeln sich in Milz, Leber, Gallengängen, Knochenmark, Haut, Nieren, Lunge und Gehirn an.

Die Verbreitung der Keime wird am besten durch hygienische Maßnahmen verhindert. Infektionen mit Salmonellen sind meldepflichtig.

Salmonellen können Träger von Mehrfachresistenzen sein (Kap. 10.4).

23.1.2 Grampositive Eubakterien

Grampositive, aerobe Endosporenbildner

Bacillus

Hierher gehören stäbchenförmige, Endosporen bildende, meist peritrich begeißelte, grampositive Bakterien, die thermoresistente Endosporen bilden. Wichtiger Krankheitserreger ist *Bacillus anthracis.*

Bacillus anthracis besitzt stäbchenförmige Zellen. Sie sind aerob, nicht begeißelt, bilden jedoch eine Kapsel und mittelständige, ovale, außerordentlich resistente Sporen. Diese bleiben über Jahre hinweg infektiös (Kap. 22.1.2). *B. anthracis* ist der Erreger des **Milzbrandes,** eine Infektionskrankheit pflanzenfressender Säugetiere wie Rinder, Schweine, Schafe. Durch infizierte Felle kann die Krankheit auf den Menschen übertragen werden. Vor allem an den Händen entwickelt sich beim Menschen der so genannte Hautmilzbrand.

Andere Vertreter der Gattung Bacillus bilden Antibiotika (Peptidantibiotika Kap. 24.1).

Grampositive, anaerobe Endosporenbildner

Clostridium

Zur Gattung **Clostridium** gehören Arten, die durch Ausscheidung von **Exotoxinen** schwere Erkrankungen auslösen, Gasödem (*Clostridium perfringens* u. a.), Tetanus (*Clostridium tetani*), Botulismus (*Clostridium botulinum*). Clostridien-Toxine gehören zu den stärksten natürlichen Giften (Kap. 22.3.2).

Clostridien sind außerordentlich verbreitet und häufig. Sie kommen im Darm von Mensch und Tier, im Salz- und Süßwasser, Erdboden, Staub etc. vor.

Es sind grampositive Stäbchen, die jedoch in älteren Kulturen häufig gramnegativ werden. Clostridien sind **obligat anaerob** und vermehren sich nur unter Sauerstoffausschluss z. B. **in tieferen Wunden.** Alle Clostridien bilden **thermoresistente Endosporen.** Mit Ausnahme von *Cl. perfringens* sind alle pathogenen **Clostridien peritrich begeißelt.**

Gegen Tetanusinfektionen kann passiv und aktiv geimpft werden. Der Impfstoff zur aktiven Immunisierung gegen Tetanuserreger ist ein typischer Toxoidimpfstoff (Kap. 22.3.2). Eine Behandlung mit Antibiotika ist nicht sinnvoll, da die Krankheitserscheinungen nicht durch die Vermehrung der Bakterien, sondern durch Ausscheidung von Exotoxin verursacht werden.

Grampositive Kokken

Staphylococcus

Die Gattung Staphylococcus ist medizinisch außerordentlich wichtig. Zu ihr gehören grampositive, unbegeißelte, aerobe Kokken. Sie bilden keine Sporen. In mikroskopischen Präparaten sind Staphylokokken leicht an der unregelmäßigen Haufen- oder Traubenform zu erkennen, zu der sich mehrere Kokken zusammenlagern (Kap. 22.1).

Der wichtigste Krankheitserreger dieser Gruppe ist ***Staphylococcus aureus.*** Die meisten Stämme von *St. aureus* sind biologisch außerordentlich aktiv und bilden zahlreiche Stoffwechselprodukte. *Koagulase* ist das wichtigste Enzym, das von *St. aureus* ausgeschieden wird. Nur pathogene Staphylokokken besitzen dieses Enzym, das Plasma zu koagulieren vermag. Des Weiteren bildet *St. aureus* Exotoxine. Die wichtigsten sind *Hämolysine. Leukozidin* vermag weiße Blutkörperchen zu schädigen und wird für die Pathogenese von Streptokokkeninfektionen verantwortlich gemacht (Kap. 22.3.2).

Enterotoxine werden von einigen St.-aureus-Stämmen gebildet. Sie können Ursache von Lebensmittelvergiftungen sein.

Staphylokokken gehören zu den wichtigsten **Eitererregern.** Sie rufen sehr verschiedenartige Infektionen hervor. Charakteristisch ist die Bildung von Furunkeln.

Staphylokokken entwickeln schnell Resistenzen gegen Antibiotika. Penicillinresistente scheiden Penicillinase aus (Kap. 10.4). Dieses Enzym inaktiviert Penicilline durch Öffnen des β-Lactamrings. Die Gene für Penicillinasebildung finden sich auf Plasmiden, die durch Phagen von einer Staphylokokkenzelle auf die anderen übertragen werden können. Hochresistente Staphylokokkenstämme führen im Krankenhaus zur Erscheinung des so genannten „Hospitalismus“, d. h., zum Auftreten von resistenten „Hausstämmen“, mit denen neu aufgenommene Patienten infiziert werden können. Nicht resistente Staphylokokkenstämme sprechen sehr gut auf Penicillin G und Breitspektrumpenicilline an. Penicillinase-bildende Stämme können mit penicillinasefesten Penicillinen, wie Oxacillin, bekämpft werden. *Staphylococcus aureus* war das Bakterium, an dem Fleming 1928 die Wirkung eines auf dem gleichen Nährboden wachsenden Penicillium-Pilzes beobachtete. Diese Beobachtung leitete die Entwicklung der Antibiotika ein. Beim Studium des Aufbaus der Mureinschicht (Kap. 22.2.2) diente *St. aureus* als erstes Versuchsobjekt.

Grampositive, morphologisch uneinheitliche Stäbchen und Kokken

Milchsäurebakterien

Lactobacillus

Es handelt sich um **grampositive, nicht sporenbildende Stäbchen.** Sie sind **nicht begeißelt** und daher unbeweglich. Sie weisen manchmal kokkenähnliche, d. h. mehr abgerundete Formen auf und zeigen in der exponentiellen Wachstumsphase Kettenbildung.

Vertreter der Laktobazillen gehören der menschlichen Normalflora an. Sie haben jedoch keine pathogene Bedeutung. Vertreter der Gattung Lactobacillus, Milchsäurebakterien, zeichnen sich durch Bildung von großen Mengen Lactat und hohe Säuretoleranz aus. Sie sind an wichtigen technischen Prozessen beteiligt, wie der Bildung von Milchsäure und **Milchprodukten,** bei der Silage und an der Zubereitung vieler milchsaurer Lebensmittel (Kap. 16.8.3).

Zur Energiegewinnung sind Milchsäurebakterien durchweg auf Kohlenhydrate angewiesen und scheiden Milchsäure (Lactat) aus. Sie sind obligate Gärer. Sie sind anaerob, aber aerotolerant, d. h., sie können auch in Gegenwart von Luftsauerstoff wachsen.

Die natürlichen Standorte der Milchsäurebakterien sind:

- Milch und Milchverarbeitungsbetriebe, z. B. *Lactobacillus lactis*
- Pflanzen, z. B. *Streptococcus lactis, Lactobacillus plantarum*
- Darm und Schleimhäute von Menschen und Tieren, z. B. *Streptococcus pyogenes, S. pneumoniae.*

Streptococcus

Medizinisch wichtig sind Vertreter der Streptokokken.

Streptokokken haben kugelige bis ovale Zellen. Sie sind grampositiv, unbegeißelt und bilden keine Sporen. Die Zellen lagern sich zu Ketten von mehreren Zellen zusammen (Kap. 22.1). Die Streptokokken zählen ebenfalls zu den Milchsäurebakterien. Auch sie verwerten Kohlenhydrate unter Bildung von Milchsäure.

Einzelne Arten bilden dünne Kapseln aus Hyaluronsäure. Streptokokken sind außerordentlich weit verbreitet.

Die Streptokokken werden auf Grund ihrer unterschiedlichen Antigenstruktur (Kohlenhydrate, O-Antigene) in serologisch unterschiedliche Gruppen eingeteilt. Wichtig für die Kennzeichnung verschiedener Streptokokken sind außerdem ihre Hämolyseformen.

Die einzelnen Gruppen zeigen unterschiedliche Infektionsspektren.

Für die meisten Streptokokkeninfektionen des Menschen sind Vertreter der serologischen Gruppe A, *Streptococcus pyogenes humanus* A, verantwortlich. Für diese ist eine flächenhafte, septische Ausbreitung der Infektion vielfach charakteristisch. Eine Streptokokkeninfektion zeigt **zahlreiche Krankheitsbilder.** Erysipel, Phlegmone, Scharlach, hochfieberhafte Angina, Wundeiterungen aller Art, Ohrenentzündungen, Hornhautentzündungen, Sepsis, Nagelbettentzündungen, Brustfellentzündungen und Pneumonien werden unter anderem durch sie verursacht. A-Streptokokken finden sich häufig gemeinsam mit anderen Erregern und komplizieren in Mischinfektionen das Krankheitsbild erheblich, etwa bei Diphtherie, Tuberkulose oder Virusinfektionen. A-Streptokokken finden sich auch bei Gesunden als Besiedler der Rachen-, Magen- und Darmschleimhäute. Streptokokken bilden eine Vielzahl von Enzymen und Toxinen (Kap. 22.3.2). Es gibt wohl kaum eine Gruppe von Mikroorganismen, die so viele unterschiedliche Krankheitsbilder hervorrufen wie die Streptokokken. Der Mensch ist praktisch während seines ganzen Lebens für Streptokokkeninfektionen anfällig. Streptokokkeninfektionen sind sehr häufig. Auch „banale" Streptokokkeninfektionen können Ursache schwerer Folgeerkrankungen und Spätschäden sein. Hierzu zu rechnen sind Endocarditis, also Entzündung der Herzinnenhaut, entzündlich-eitrige Prozesse in den Gelenken (Arthritis purulenta), entzündliche Prozesse der Gefäße (Phlebitis) und in inneren Organen wie Lunge, Leber, Niere, Milz. Zu den Spätfolgen einer Streptokokkeninfektion zählen u. a. Myocarditis (degenerative Veränderung des Herzmuskels) und Rheumatismus.

Streptokokken reagieren gut auf Penicilline, z. B. Penicillin G oder Oralpenicilline. Nennenswerte Resistenzen sind bisher nicht bekannt geworden. Jedoch vermögen Streptokokken auch ohne Zellwand die Phase der Penicillinbehandlung zu überleben, zu persistieren. Nach Absetzen des Penicillins regenerieren diese Persister ihre Zellwand. Diese Erscheinung der Persistenz führt häufig zu Rezidiven, also erneuten Ausbrüchen der Infektion nach Absetzen der Behandlung.

Aerobe, grampositive Stäbchen

Corynebacterium

Corynebakterien sind **aerobe, grampositive Stäbchen.** Sie bilden **keine Sporen, Geißeln** und **Kapseln.** Sie sind polymorph, d. h., gerade oder gekrümmt, mehr oder weniger lang. Charakteristisch ist die Keulenform (Coryne = Keule). Dies ist durch Polkörperchen bedingt, die meist an einem Ende die Zellen verdicken.

Einziger menschenpathogener Erreger ist *Corynebacterium diphtheriae,* der Erreger der **Diphtherie.** Er wirkt pathogen durch Ausscheiden eines **Exotoxins** (Kap. 22.3.2). Diese Toxinbildung ist gekoppelt an das Vorhandensein von Phagennukleinsäure im Genom der Bakterien (Kap. 10.1.2).

Mycobacterium

Mykobakterien sind **aerobe, grampositive, oft leicht gekrümmte Stäbchen.** Häufig werden auch unregelmäßig geformte, leicht verzweigte Zellen beobachtet. Sie bilden **keine Geißeln, Sporen** oder **Kapseln.** In ihren **Zellwänden** finden sich langkettige (79–85 C-Atome) **Lipide,** so genannte **Mycolsäuren.** Hierdurch bedingt sind Mykobakterien säurefest, d. h., sie lassen sich nach Färbung mit Anilinfarbstoffen durch Nachbehandlung mit Säure nicht entfärben. Der Name weist zwar auf pilzmycelartiges Wachstum hin, jedoch werden verzweigte Formen nur in alten Kulturen oder alten Tuberkulose-Kavernen vereinzelt beobachtet.

Hierher gehören die Erreger der **Tuberkulose** (*Mycobacterium tuberculosis*) und der **Lepra** (*Mycobacterium leprae*).

Tuberkelbazillen sind häufig, die Durchseuchung der Bevölkerung ist gegenwärtig hoch und liegt bei den älteren Bevölkerungsgruppen um 60%. Träger von Tuberkelbazillen können durch ihre Überempfindlichkeit gegen Tuberkulin erkannt werden. Die Reaktion erlaubt keine Unterscheidung zwischen einem frischen oder alten Infekt, einer aktiven oder inaktiven Tuberkulose, noch lässt sie Prognosen über den Verlauf der Infektion zu. Zum Tuberkulin-Test werden Tuberkuloproteine mit einem Polysaccharidanteil von etwa

2% benutzt. Sie werden aus Mykobakterien gewonnen. Die Tuberkulinreaktion ist Ausdruck einer zellulären Immunität. Tuberkulin reagiert mit spezifisch sensibilisierten T-Lymphozyten.

Grampositive, mycelartig wachsende Bakterien

Streptomyces

Vertreter der Gattung Streptomyces sind **grampositive** Bakterien, die stets **in mycelartig verzweigten Geflechten** wachsen. Das Luftmycel ist häufig stark entwickelt. Ihre Ähnlichkeit mit echten, eukaryotischen Pilzen, der sie ihren Namen verdanken ("Strahlenpilze"), ist nur oberflächlich und beschränkt sich auf das pilzartige Aussehen der Kulturen. Sie sind jedoch echte Prokaryoten, ohne Zellkern und ohne membranumschlossene Zellorganellen. Ihre Zellwand enthält wie bei allen Bakterien Glykopeptide (Murein).

Vertreter der Gattung **Streptomyces** haben größte Bedeutung als **Antibiotikaproduzenten** (Kap. 24.1).

Die Gattung Streptomyces entwickelt auf Agar-Nährböden ein starkes Luftmycel und enthält Lufthyphen, Sporophoren, von denen **Exo-Sporen** abgeschnürt werden, die der Verbreitung dienen. **Streptomyceten** sind sehr häufige und **verbreitete Bodenbakterien.** Aus Bodenproben wurden auch die wichtigsten Antibiotikaproduzenten dieser Gattung isoliert.

24 Technische und pharmazeutische Bedeutung der Bakterien

Mikroorganismen sind nicht nur Krankheitserreger, sondern als Produzenten von Arzneistoffen, Enzymen, Nahrungsmitteln und anderen organischen Verbindungen von größter wirtschaftlicher Bedeutung. Biotransformationsreaktionen von organischen Verbindungen sind für die Synthese z. B. von Steroidhormonen unersetzlich.

Zahlreiche Arzneistoffe, Vitamine, Lebensmittel, Lebensmittelzusatzstoffe, Enzyme, Aminosäuren und andere organische und anorganische Verbindungen werden mit Hilfe von mikrobiologischen Verfahren gewonnen (Tab. 24.1).

24.1 Antibiotika

Bakterien der Gattung **Bacillus** liefern **Peptidantibiotika,** so beispielsweise *B. lichenformis* Bacitracin, B. brevis, Gramicidine und Tyrocidin, *B. polymyxa* Polymyxine (Abb. 24.1).

Diese Peptidantibiotika sind zyklische Verbindungen. Sie sind entweder ausschließlich aus Aminosäuren aufgebaut oder enthalten zusätzliche Komponenten, sowohl D-Aminosäuren und seltene Aminosäuren (Abbildung Polymyxine) (Tab. 24.2).

Tab. 24.1 Biotechnologisch wichtige Bakteriengruppen

Bakteriengruppe und -familie	Wichtige Gattungen, die an technischen Prozessen beteiligt sind
Gramnegative, aerobe Stäbchen und Kokken	
Pseudomonadaceae	*Pseudomonas:* Kohlenwasserstoffverwertung, SCP, Oxidation von Steroiden, Wasserstoffoxidation dazu: *Acetobacter:* Oxidation von Carbonylen, z. B. **Ethanol** → **Essigsäure,** Sorbit → Sorbose
Methylomonadaceae	*Methylomonas* und *Methylococcus:* Methan- und Methanoloxidation
Azotobacteriaceae	*Azotobacter:* Nicht symbiotische **Stickstoffbindung**
Endosporen bildende Stäbchen und Kokken	
Bacillaceae	*Bacillus:* Bildung von Antibiotika (bes. Peptidantibiotika), Enzymen *Clostridium:* Bildung von Butanol, Aceton, Buttersäure
Grampositive, nicht Sporen bildende stäbchenartige Bakterien	
Lactobacillaceae	*Lactobacillus:* Bildung von Milchsäure und Milchprodukten, Silage, vielen milchsauren Lebensmitteln, Verderb von Lebensmitteln
Gramnegative, fakultativ anaerobe Stäbchen	
Enterobacteriaceae	*Escherichia* und *Aerobacter:* Viele unterschiedliche Prozesse, z. B. Bildung von Nukleotiden, 2-Ketoglutarsäure
Coryneforme Gruppe der Bakterien	*Corynebacterium* und *Arthrobacter:* Oxidation von Kohlenwasserstoffen, Bildung von Aminosäuren
Myobacteriaceae	*Myobacterium:* Oxidation von Kohlenwasserstoffen u. a. Substraten, z. B. Steroiden
Grampositive, Kokken	
Micrococcaceae	*Micrococcus:* Oxidation z. B. von Kohlenwasserstoffen und Steroiden
Streptococcaceae	*Streptococcus:* **Milchsäure-,** Diacetylbildung, Leuconostoc: Dextranbildung
Actinomyceten	
Streptomycetaceae	*Streptomyces:* Bildung von sehr vielen **Antibiotika,** Enzymen, Vitamin B_{12}

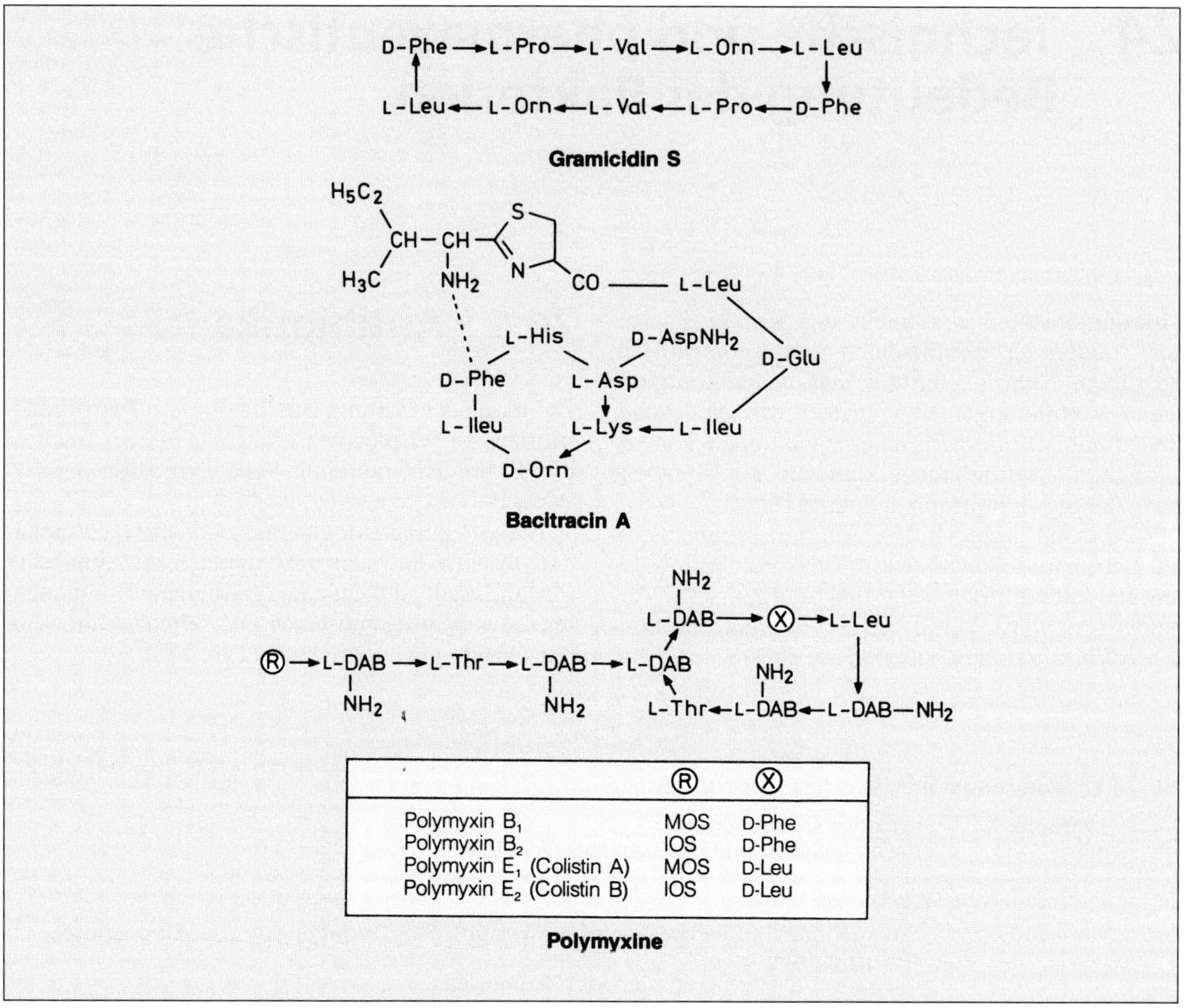

Abb. 24.1 Zyklische Peptidantibiotika: Gramicidin S., Bacitracin A und Polymyxine. DAB = Diaminobuttersäure; MOS = 6-Methyloctansäure; IOS = Isooctansäure

Tab. 24.2 Kommerziell hergestellte Peptidantibiotika

Antibiotikum	Produktionsstamm	Wirkungsspektrum*
Bacitracin	*Bacillus licheniformis*	G^+ (G^-)
Polymyxin B	*B. polymyxa*	G^-
Tyrothricin (Gramicidin-Tyrocidin-Komplex)	*B. brevis*	G^+
Tyrocidin	*B. brevis*	G^+
Gramicidin A	*B. brevis*	G^+
Gramicidin S (J)	*B. brevis*	G^+

* G^+ = grampositive Erreger
G^- = gramnegative Erreger

Die Peptidantibiotika finden wegen ihrer Toxizität lokale Anwendung.

Bacitracin ist die wirtschaftlich wichtigste Verbindung dieser Gruppe.

Die **Biosynthese der Peptidantibiotika** findet **nicht an Ribosomen unter Beteiligung von mRNA und tRNA statt, sondern an einem Multienzymkomplex. Diese Bacitracinsynthetase besteht aus drei Untereinheiten.**

Eine außerordentlich wichtige Gruppe von Antibiotikaproduzenten gehören zu den Aktinomyceten. Vertreter der Gattung **Streptomyces** liefern **Aminoglykosidantibiotika,** wie Streptomycin, Kanamycine, Neomycin. Vertreter der Gattung Micromonospora sind Produzenten von Gentamicin und Sisomicin (Tab. 24.3).

Tab. 24.3 Die wichtigsten Aminoglykosidantibiotika

Antibiotikum	Produzentenstamm	Wirkungsspektrum*
Streptomycin	*Streptomyces griseus*	G^+ G^- My
Spectinomycin	*S. spectabilis* *S. flavopersicus*	G^+
Neomycine B, C	*S. fradiae*	G^+ G^-
Kanamycine A, B, C	*S. kanamyceticus*	G^+ G^- My
Tobramycin	*S. tenebrarius*	G^+ G^-
Gentamicine	*Micromonospora purpurea*	G^+ G^-
Sisomicin	*M. inyoensis*	G^+ G^-

* G^+ = grampositive Bakterien
G^- = gramnegative Bakterien
My = Mykobakterien

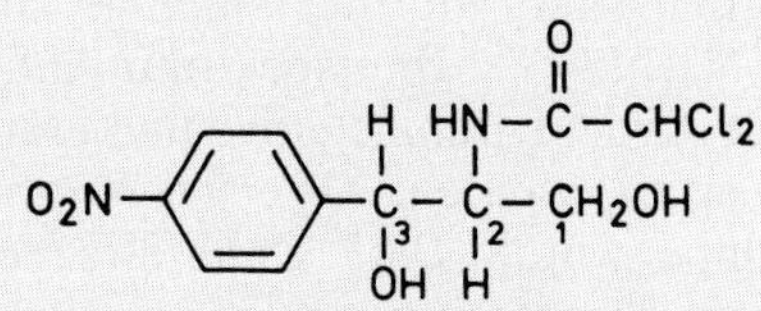

Chloramphenicol

Abb. 24.2 Chloramphenicol

Streptomyces-Arten produzieren auch **Tetracycline, Chloramphenicol** (Abb. 24.2) und andere Antibiotika.

Aminoglykosidantibiotika werden in Fermentern bis zu einer Größenordnung von 150 000 l produziert. Die Kulturen benötigen eine optimale Sauerstoffversorgung und werden bei Temperaturen zwischen 28 bis 30 °C, bei pH-Werten im Neutralbereich betrieben. Die Fermentationsdauer liegt zwischen 4 bis 7 Tagen. Als Kohlenstoffquelle wird vorwiegend Glucose zusammen mit Stärke oder Dextrin benutzt.

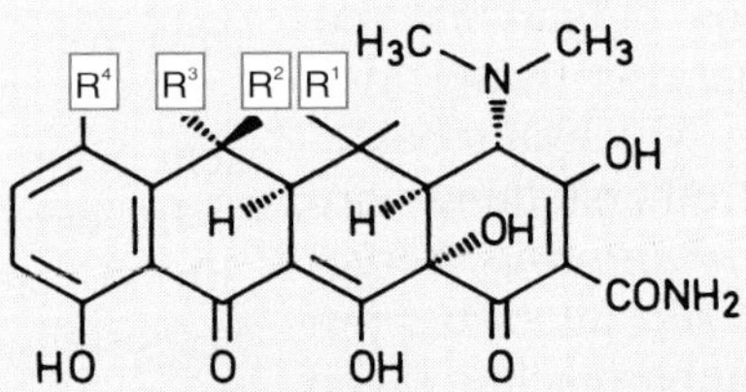

Tetracyclin

Tetracycline	R^1	R^2	R^3	R^4	Produktionsstamm
Tetracyclin	H	OH	CH	H	S. aureofaciens (in chlorfreiem Medium) oder durch chem. Umsetzung von Chlortetracyclin
7-Chlortetracyclin (Aureomycin)	H	OH	CH_3	Cl	S. aureofaciens
5-Oxytetracyclin (Terramycin)	OH	OH	CH_3	H	S. rimosus
6-Desmethyl-7-chlortetracyclin (Declomycin)	H	OH	H	Cl	S. aureofaciens (+ Inhibitor)
6-Desoxy-5-hydroxytetracyclin (Doxycyclin)	OH	H	CH_3	H	Semisynthetisch
7-Dimethylamino-6-desmethyltetracyclin (Minocyclin)	H	H	H	$N(CH_3)_2$	Semisynthetisch
6-Desoxy-6-desmethyl-6-demethyl-6-methylen-5-hydroxytetracyclin (Methacyclin)	OH	$=CH_2$		H	Semisynthetisch

Abb. 24.3 Struktur klinisch wichtiger Tetracycline

Tetracycline sind, wie die Aminoglykosidantibiotika, wichtige Breitspektrum-Antibiotika. Durch beide können gramnegative und grampositive Erreger erfasst werden. Als erstes Antibiotikum dieser Gruppe wurde 1945 Chlortetracyclin aus Kulturen von *Streptomyces aureofaciens* isoliert. Inzwischen sind fast 20 Streptomyceten beschrieben worden, die alle ein Gemisch verschiedener Tetracycline bilden (Abb. 24.3). Die bei Streptomyceten am häufigsten vorkommenden Tetracycline sind Chlortetracyclin und Oxytetracyclin. Mutanten von *S. aureofaciens* mit einem Block in der Chlorierungsreaktion scheiden Tetracyclin als Hauptprodukt aus.

24.2 Milchsäuregärung

Milchsäurebakterien spielen in der Milch verarbeitenden Industrie und allgemein in der Lebensmittelindustrie eine große Rolle.

Jogurt entsteht, wenn man Vollmilch mit Hilfe der beiden Milchsäurebakterien **Streptococcus** thermophilus und **Lactobacillus** bulgaricus vergärt. Auch zur Produktion mancher Käsesorten oder von saurem Rahm werden Milchsäurebakterien eingesetzt. Sauerteig zur Brotherstellung wird mit Hilfe von *Lactobacillus coryniformis* hergestellt. Milchsäuregärung ist ein seit alters her gebräuchliches Verfahren zur Haltbarmachung von Gemüse und Viehfutter. Sauerkraut beispielsweise ist ein Produkt aus Weißkohl, das durch natürliche Milchsäuregärung haltbar gemacht wurde. Futtermittel für Tiere sind Silagen (Silo-Futter). Zu deren Gewinnung werden frische Futterpflanzen unter Luftabschluss einer Fermentation unterzogen, die dabei gebildete Milchsäure führt zu einer Konservierung des fermentierten Materials.

Auch pharmazeutische Präparate, Presssäfte oder wässrige Frischpflanzenauszüge werden durch Milchsäuregärung haltbar gemacht, z. B. **Rh-Präparate in der anthroposophisch orientierten Pharmazie.** Hierzu werden z. B. Presssäfte von Heilpflanzen über mehrere Tage hinweg einer rhythmischen (Rh) Gärung unterworfen. Dabei bildet sich Milchsäure, die die Produkte haltbar macht.

Milchsäure war die erste organische Säure, die bereits seit 1880 durch Gärung gewonnen wurde. Heute steht dieses biologische Verfahren in scharfer Konkurrenz mit der chemischen Synthese der Milchsäure. In den USA und Europa werden jährlich etwa 40 000 Tonnen Milchsäure im Werte von etwa 130 Millionen DM hergestellt, in den USA ausschließlich durch chemische Synthese. In Europa wird etwa die Hälfte der Milchsäure auf dem sehr effizienten Weg über die Vergärung von Glucose mit *Lactobacillus delbrueckii* gewonnen. Die Isolierung der Milchsäure aus dem Kulturmedium ist jedoch sehr teuer.

Milchsäure dient zum Ansäuern in der Lebensmittelindustrie und zur Textilbeize. Daneben wird sie bei der Elektropolierung von Metallen und bei der Herstellung von Kunststoffen verwendet.

24.3 Essigsäureherstellung

Essigsäurebildung aus alkoholischen Flüssigkeiten ist schon so lange bekannt wie die Weinherstellung. Essigsäurebakterien oxidieren Ethanol zu Essigsäure (Kap. 16.8.3). Sie gehören zu den Gattungen Gluconobacter und **Acetobacter.** Es sind begeißelte, gramnegative Stäbchen. Durch Vergärung von Ethanol lässt sich nur Essig, d. h. verdünnte Essigsäure gewinnen. In Japan wird Essigsäure durch Fermentation aus Aminosäuren gewonnen. In den USA laufen Versuche zur Vergärung von Cellulose mit *Clostridium aceticum.*

Essigsäure ist die wichtigste technische organische Säure.

In der Bundesrepublik werden jährlich etwa 30 000 Tonnen im Wert von etwa 350 Millionen DM hergestellt, ausschließlich durch chemische Synthese, durch Carbonylierung von Methanol. Essigsäure ist ein wichtiger Rohstoff bei der Herstellung von Gummi, Kunststoffen, Acetatfasern, Arzneimitteln, Farbstoffen, Insektiziden und Photochemikalien. In der pharmazeutischen Analytik dient Essigsäure in verschiedenen Verdünnungsstufen als häufig gebrauchtes Reagens, z. B. beim Nachweis von Ionen, Citrat und Salicylat. In 1%iger Lösung kann Essigsäure für Hautwaschungen und Umschläge zur Hyperämisierung angewandt werden.

24.4 Enzyme

Große industrielle Bedeutung kommt der Herstellung von Enzymen mit Hilfe von Bakterien und Pilzen zu (Tab. 22.4). α-Amylase wird von *Bacillus subtilis* gewonnen. α-Amylase spielt eine bedeutende Rolle in der Umwandlung von Maisstärke zu Fructose, α-Amylase zerlegt Stärke in kleinere Bruchstücke von 6 bis 7 Glucoseeinheiten (Kap. 16.4.1). Mithilfe von Glucoamylase werden diese zu Glucose abgebaut und durch Glucoisome-

Tab. 22.4 **Wichtige mikrobielle Enzyme für Medizin und Pharmazie**

Enzym	Wichtige produzierende Mikroorganismen	Hauptwirkung	Anwendung
α-Amylase (α-1,4-Glucanglucanohydrolase)	*Aspergillus oryzae, A. niger, Bacillus amyloliquefaciens (B. subtilis)*	Hydrolyse der α-1,4-Glucanbindungen von Stärke	Verdauungshilfsmittel Stärkeverzuckerung
Glucoamylase (Amyloglucosidase, α-1,4-Glucanglucohydrolase)	*Aspergillus niger, A. oryzae, Rhizopus niveus, R. delemar, Endomycopsis* sp.	Hydrolyse der α-1,4-Glucanbindungen unter Abspaltung von Glucose vom nicht reduzierenden Ende her	Glucoseproduktion aus Stärke
Pektinasen (Mischungen)	*Aspergillus niger, Coniothyrium diplodiella*	Polygalacturonasen spalten Pektinketten, Pektinmethylesterasen spalten Methylester	Klärung von Fruchtsäften; „Filtrationshilfen", Behandlung von Citrusschalenrückständen; Gewinnung von Citrusöl
Cellulasen	*Trichoderma viride, Penicillium* sp.	Celluloseabbau unter Bildung von Glucose	Behandlung von Pflanzen bei der Ölgewinnung; Entfernung von Fasern bei der Stärkegewinnung; Filterhilfsmittel
Dextranase	*Penicillium funiculosum* u. a. Penicillium-Arten	Hydrolyse von α-1,6-Glucanbindungen	Zusatz zu Zahnpasta als Kariesprophylaxe
Pilzproteasen	*Aspergillus oryzae, A. niger, A. saitoi, Mucor pusillus* u. a.	Hydrolysiert ein breites Spektrum von Proteinen	Verdauungshilfen, Waschmittelzusatz, Desodoranzien u.v.a.
Streptokinase-Streptodornase	hämolysierende Streptokokken	Plasminogen→Plasmin, Hydrolyse von DNA	Entzündungshemmung, Beseitigung von Blutgerinnseln, Verflüssigung von eitrigem Gewebe
L-Asparaginase	*Escherichia coli* u. a. Enterobakterien		Behandlung von Leukämie, Handelspräparat: Crasnitin®
Lipasen	*Aspergillus niger, Rhizopus* sp.	Fettspaltung zu Fettsäuren und Glycerin	Verdauungshilfe; Extraktionsmittel
Penicillinacylase	*Escherichia coli*	Abspaltung des Acylrestes von Penicillin	Bildung von 6-Aminopenicillansäure (6-APS) als Ausgangssubstanz für partial synthetische Penicilline; durch pH-Änderung auch umgekehrte Reaktion: Acylierung von 6-APS. Als immobilisiertes Enzym verwendet
L-Aminosäureacylase		DL-Aminosäure → L-Aminosäure + D-Amiosäure	Herstllung von L-Aminosäuren
Ribonukleasen	*Penicillium citrinum, Streptomyces griseus*	Spaltung von Hefe-RNA zu 5′-Nukleotiden	Herstellung von 5′-Nukleotiden als geschmackshebende Substanzen
β-Lactamasen (z. B. Penicillinase)	*Bacillus subtilis*	Spaltung des β-Lactamringes von β-Lactamantibiotika, z. B. Zerstörung von Penicillin	Penicillinentfernung aus Milch; Penicillinzerstörung im Blut bei Penicillinallergien
Hyaluronidase	*Streptococcus* spp.	Hydrolyse der β-1,3-Glucanbindungen	Beseitigung von Ödemen und Exsudaten

Tab. 24.5 Wichtige Einsatzgebiete von α-Amylasen

Industrie	Produziert von *Bacillus*	Produziert von *Aspergillus*	Verwendung
Stärkeindustrie	+		Verflüssigung von Stärke zur Produktion von Glucose, Fructose, Maltose
Mühlenindustrie		+	Korrektur α-Amylase-armer Mehle
Alkoholindustrie	+	+	Verflüssigung von Stärke vor Malzeinsatz für die Verzuckerung
Bäckerindustrie		+	Erhöhung des Anteils vergärbarer Kohlenhydrate
Brauerei-Industrie	+		Gerste-Behandlung, Verflüssigung von Zusätzen
		+	Verbesserte Fermentierbarkeit der Würze, Korrektur der Bierbeschaffenheit
Papierindustrie	+		Verflüssigung der Stärke ohne Zuckerbildung zur Beschichtung von Papier
Textilindustrie	+		Kontinuierliche Entschlichtung bei hohen Temperaturen
Futtermittelindustrie	+		Verbesserung der Verwertung von enzymatisch behandelter Gerste bei der Hähnchenmast und Kälberzucht
Zuckerindustrie	+		Verbesserung der Filtrierbarkeit von Rohrzuckersaft durch Abbau des Stärkeanteils im Saft
Waschmittelindustrie	+		Erhöhung der Waschkraft bei Stärke-verschmutzter Wäsche, Zusatz in Spülmitteln für Spülmaschinen

rasen zu Fructose isomerisiert. Die Isomerisierung von Glucose zu Fructose ist zurzeit der größte technische Prozess, der mit Hilfe eines Enzyms durchgeführt wird. Auf diese Weise werden enzymatisch Millionen von Tonnen Fructose gewonnen. Fructose verdrängt in zunehmenden Maße den Rohrzucker beim Süßen von nichtalkoholischen Getränken. α-Amylasen werden darüber hinaus in zahlreichen anderen Produktionszweigen verwendet (Tab. 24.5).

Proteasen (Kap. 16.4.1) sind ebenfalls von erheblicher wirtschaftlicher Bedeutung. Proteasen können aus Mikroorganismen, z. B. *Bacillus licheniformis,* gewonnen werden. Proteasen sind als Verdauungsenzyme von pharmazeutischer Bedeutung. Die Hauptmenge der Proteasen wird allerdings als Zusatz zu Waschmitteln verwendet. Alkalische Proteasen nehmen in der mikrobiologischen Enzymproduktion von Proteasen die erste Stelle ein. Die Jahresproduktion beträgt 500 Tonnen.

Pharmazeutisch wichtige Enzyme, die durch mikrobiologische Verfahren gewonnen werden, sind *Proteasen, Lipasen, Asparaginase* (aus *Escherichia coli, Serratia marcescens* u. a.) und *Streptokinase* (aus Streptokokken). Streptokinase ist ein Fibrinolytikum, das zur Auflösung von Thromben eingesetzt wird. Es löst Thromben durch Spaltung des ausgefallenen Fibrins in Polypeptide auf. Asparaginase kann in begrenztem Umfang zur Behandlung von Leukosen Verwendung finden.

24.5 Aminosäuren

Eine Domäne der Biotechnologie ist die Produktion von Aminosäuren (Tab. 24.6). Für die Ernährung wichtige Aminosäuren sind L-Lysin und L-Methionin. Sie kommen im Getreideeiweiß nur in geringen Mengen vor. Beide werden durch mikrobiologische Fermentation gewonnen und in der Tierhaltung als Futtermittelzusatz verwendet.

Eine sehr wichtige Aminosäure ist die Glutaminsäure. Als Na-Glutamat dient sie zur Geschmacksverbesserung von Lebensmitteln. Glutamat wird ausschließlich durch Fermentation gewonnen, in Mengen von etwa 300 000 Tonnen pro Jahr. *Corynebacterium glutamicum* und *Brevibacterium flavum* sind die Hauptproduzenten.

Manche Aminosäuren besitzen eine erhebliche Süßkraft. Glycin besitzt eine der Saccharose vergleichbare Süßkraft. Stärkere Süßkraft besitzt L-Alanin. D-Tryptophan hat etwa die 20fache Süßkraft von Saccharose. Der Süßstoff Aspartam ist ein Dipeptidderivat aus L-Alanin und L-Phenylalanin (L-Aspartyl-L-Phenylalaninmethylester) mit der 100- bis 200fachen Süßkraft der Saccharose.

Tab. 24.6 Einige Aminosäuren, die biotechnologisch mit Hilfe von Mikroorganismen erzeugt werden können.

Aminosäure	Anwendung
L(–)-Alanin	Aromaverbesserung
L(+)-Arginin	Infusionslösung Therapeutikum (Lebererkrankungen)
L(+)-Asparaginsäure	Therapeutikum Aromaverbesserung
L(–)-Dopa	Therapeutikum
L(+)-Glutaminsäure	Aromaverbesserung
L(–)-Histidin	Therapeutikum (Ulcus)
L(+)-Isoleucin	Infusionslösung
L(–)-Leucin	Infusionslösung
L(+)-Lysin	Futtermittelzusatz
L(+)-Ornithin	Leberschutztherapeutikum
L(–)-Phenylalanin	Infusionslösung Therapeutikum
L(–)-Prolin	Infusionslösung
L-Serin	Kosmetik
L(–)-Threonin	Futtermittelzusatz
L-Tryptophan	Infusionslösung
L(–)-Tyrosin	Infusionslösung Ausgangsmaterial für L-Dopa
L(+)-Valin	Infusionslösung

24.5.1 Medizinische Verwendung

Aminosäuren und ihre Derivate haben in der Medizin eine herausragende Bedeutung. *Infusionslösungen* zur parenteralen Ernährung enthalten neben anderen Bestandteilen meist 13 bis 15 Aminosäuren, mindestens die 8 essentiellen.

Erbliche Störungen im Aminosäurestoffwechsel lassen sich mit entsprechenden *Spezialdiäten* ausgleichen, z. B. die Phenylketonurie (Kap. 12.2.5).

Aufgrund ihrer chemischen Struktur lassen sich Aminosäuren auch als *Puffersubstanzen* einsetzen, z. B. das Glycin in Antazidapräparaten.

Viele *Leberschutzpräparate* auf der Basis von Aminosäuren wirken auf Grund einer direkten Stoffwechselbeeinflussung. Arginin, Asparaginsäure und Ornithin entfalten als Aktivatoren des Harnstoffzyklus eine Leberschutzwirkung. Die wichtigsten Verbindungen sind Argininaspartat, Ornithinaspartat, Argininketoglutarat. Die schwefelhaltigen Aminosäuren Cystein und Methionin besitzen eine leberprotektive und entgiftende Wirkung.

Derivate des Cystein haben *mukolytische* Wirkung, z. B. das Carbocystein (Transbronchin®).

Auch als *Enzyminhibitoren* finden Derivate von Aminosäuren vielfältige Verwendung, Beispiele sind Benserazid, ein Derivat des Serins, als Decarboxylase-Inhibitor, Captopril, ein Prolinderivat, hemmt die Bildung von Angiotensin II und wirkt damit als Antihypertonikum. L-4-Hydroxyphenylglycin steigert die Aktivität der Pyruvat-Dehydrogenase und erhöht damit den Kohlenhydratstoffwechsel.

Aminosäuren bzw. ihre Derivate wirken auch antibiotisch oder werden zur Herstellung von Antibiotika benötigt. 3-Fluor-D-Alanin hemmt das Enzym Alaninracemase, das für den Aufbau der Mureinschicht der Zellwand der Bakterien notwendig ist. Für die Herstellung der halbsynthetischen *β*-Lactamantibiotika wie Ampicillin und Amoxicillin werden (D-(–)-Phenylglycin und D-(–)-4-Hydroxyphenylglycin benötigt. Der Weltbedarf an diesen Seitenkettenbausteinen liegt bei etwa 3 000 t pro Jahr.

Aminosäuren sind darüber hinaus wichtige Vor- und Zwischenstufen bei der Herstellung wichtiger Wirkstoffe.

24.5.2 Gewinnung von Aminosäuren

Viele L-Aminosäuren können durch Extraktion von Hydrolysaten von Abfallproteinen gewonnen werden. Als Abfallproteine dienen z. B. menschliches Haar, Lederabfälle und Gelatine.

Einige Aminosäuren lassen sich auch durch enzymatische Racematspaltung gewinnen. Durch Acylasen werden leicht N-Acyl-L-Aminosäuren, aber nicht N-Acyl-D-Aminosäuren zu freien Aminosäuren gespalten. Nahezu alle L-Aminosäuren lassen sich durch Fermentation gewinnen. Großtechnische Anwendung findet diese Methode bei der Herstellung von L-Lysin, L-Glutaminsäure, L-Arginin und L-Isoleucin (Kap. 4.4.1).

24.6 Biotransformationsreaktionen

Bei der Synthese von manchen Arzneistoffen, z. B. Steroidhormonen und Penicillinen, spielen Biotransformationen bzw. enzymatische Teilschritte eine wesentliche Rolle.

24.6.1 Spaltung von Penicillin G

Eine Schlüsselrolle bei der Produktion von halbsynthetischen Penicillinen spielt das Enzym *Penicillinacylase* (Abb. 24.4).

Das Enzym wird aus *Escherichia coli* gewonnen. Es spaltet die Acylseitenkette des Penicillins G (Benzylrest) vom Grundkörper der Penicilline, der 6-Aminopenicillansäure, ab. Das Enzym wird zur Durchführung dieser Reaktion an Acrylamidmonomeren immobilisiert. Die Verknüpfung der p-Aminopenicillansäure mit verschiedenen Seitenketten erfolgt chemisch.

Das zur Spaltung eingesetzte Penicillin G wird durch Fermentation mit Hilfe von *Penicillium chrysogenum* gewonnen (Kap. 27.1.1).

Neuerdings wurde aus *Pseudomonas putida* eine Cephalosporinacylase isoliert, die bei Cephalosporinen die Seitenkette von der 7-Aminocephalosporensäure abspalten kann. Technisch wird diese Spaltung heute jedoch chemisch durchgeführt.

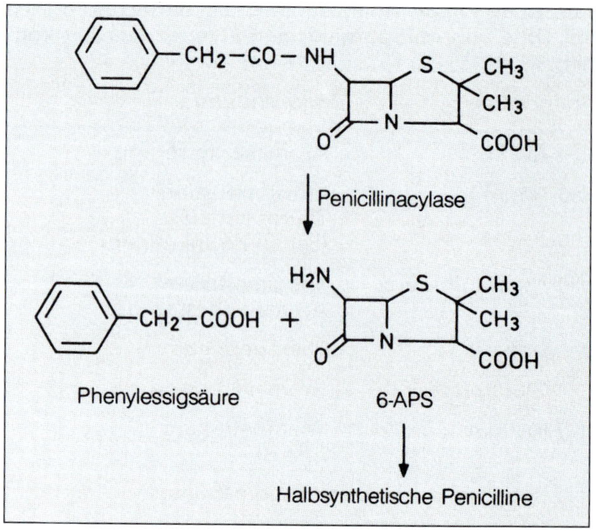

Abb. 24.4 Spaltung von Penicillin G in 6-Aminopenicillansäure und Phenylessigsäure. 6-APS ist die Ausgangsverbindung für die Gewinnung zahlreicher wichtiger halbsynthetischer Penicilline. Über die Aminogruppe werden neue Seitenketten mit 6-APS verknüpft.

24.6.2 Synthese von Steroidhormonen

Bei der industriellen Herstellung von Steroidhormonen sind in die überwiegend chemische Synthese an entscheidenden Stellen mikrobiologische Schritte eingebaut. Als Ausgangssubstanzen für die Synthese dienen pflanzliche Sterole, z. B. Diosgenin aus Dioscorea-Arten, oder so genannte Steroidalkaloide aus Solanum-Arten. Auch Stigmasterol aus Sojabohnen lässt sich als Ausgangssubstanz verwenden.

Über mehrere chemische Schritte erhält man aus diesen Vorstufen Progesteron bzw. die so genannte Verbindung S. Durch Fermentation **mit Pilzen, Rhizopus nigricans** (Mucorales) oder **Curvularia lunata** lässt sich dann eine Hydroxylgruppe in 11α-Stellung in die Ringstruktur einbringen. Die Einführung dieses biologischen Schritts an dieser Stelle verkürzte die gesamte Synthese von 37 auf 11 Schritte. In einem weiteren Schritt erfolgt eine Dehydrierung durch Mikroorganismen. **Die C1-Dehydrierung erfolgt mittels des Bakteriums Corynebacterium simplex** (Abb. 24.5) (Tab. 24.7).

Tab. 24.7 Industriell durchgeführte Steroidbiotransformationen

Reaktion	Substrat → Produkt	Mikroorganismus
11α-Hydroxylierung	Progesteron → 11α-Hydroxyprogesteron	*Rhizopus nigricans*
11β-Hydroxylierung	Komponente S → Cortisol	*Curvularia lunata*
16α-Hydroxylierung	9α-Fluorcortisol → 9α-Fluor-16α-hydroxycortisol	*Streptomyces roseochromogenus*
1-Dehydrierung	Cortisol → Prednisolon Diendiol[a] → Triendiol[b]	*Arthrobacter simplex* *Septomyxa affinis*
1-Dehydrierung	Progesteron → 1-Dehydrotestolacton	*Cylindrocarpon radicicola*
Seitenkettenabspaltung	β-Sitosterin → Androstadiendion und/oder Androstendion	*Mycobacterium* sp.

[a] Diendiol=11β,21-Dihydroxy-4,17(20)-pregnadien-3-on
[b] Triendiol=11β,21-Dihydroxy-1,4,17(20)-pregnatrien-3-on
(Vorstufen bei der Herstellung von 6α-Methylprednisolon).

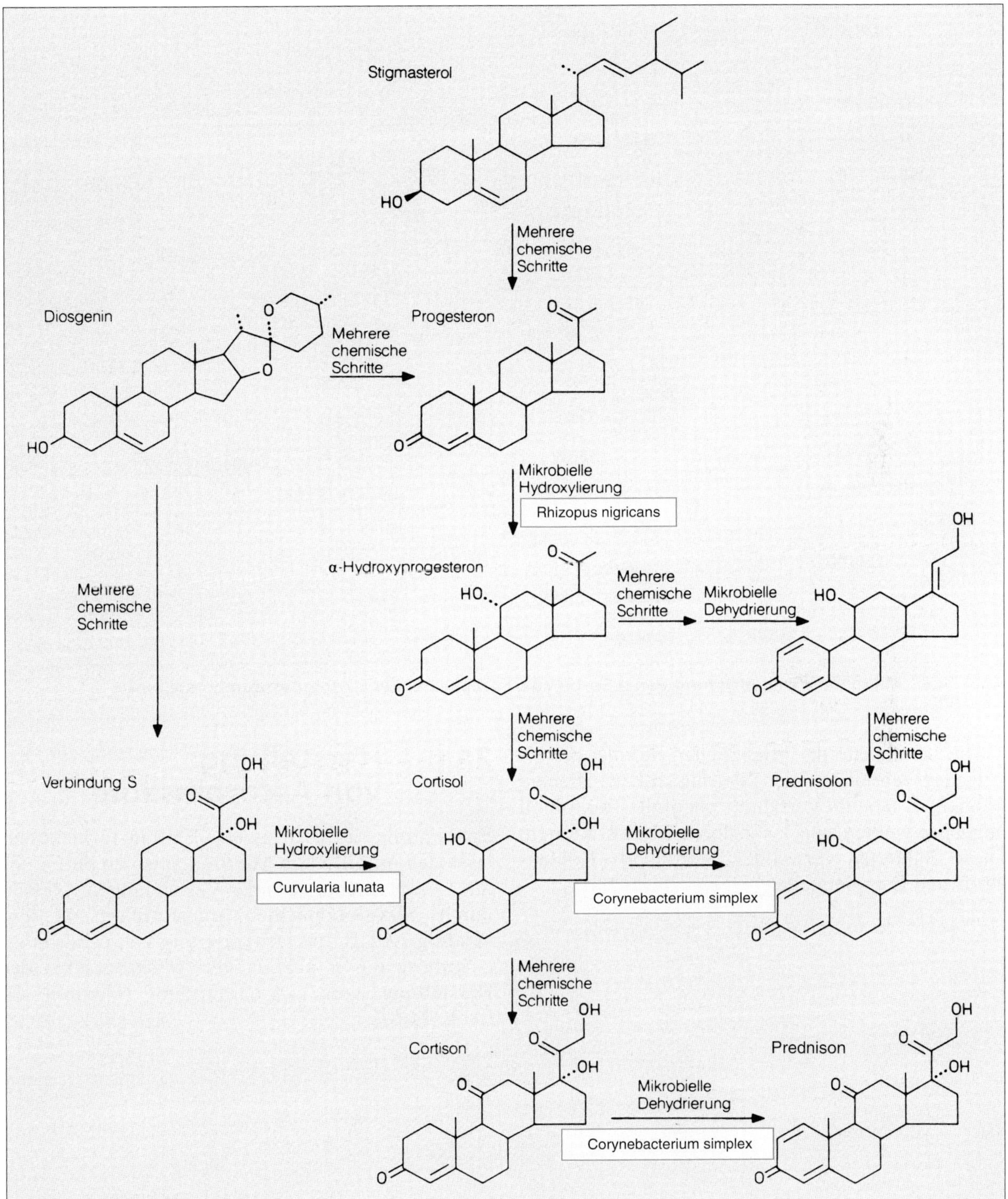

Abb. 24.5 Biotransformationen bei der Synthese von Submerskulturen. (Nach Y. Aharonowitz, G. Cohn, Medikamente, in Industrielle Mikrobiologie, Spektrum der Wissenschaft Verlagsgesellschaft, Heidelberg). In die Synthese von Steroidhormonen sind an einigen Stellen Biotransformationen eingeschaltet. Diese werden durch Fermentation mit Submerskulturen von Pilzen oder Bakterien ausgeführt. Ausgangssubstanzen für die Synthese sind Stigmasterol, Diosgenin oder so genannte Steroidalkaloide. Stigmasterol fällt bei der Gewinnung von Sojaöl an. Diosgenin ist ein Inhaltsstoff von *Dioscorea*-Arten. Steroidalkaloide werden aus *Solanum*-Arten gewonnen. Durch mehrere chemische Schritte erhält man Progesteron bzw. die Verbindung S. Diese Zwischenverbindungen werden in 11-Stellung mikrobiell hydroxyliert. Auch die darauf folgenden Dehydrierungsschritte werden von Mikroorganismen durchgeführt

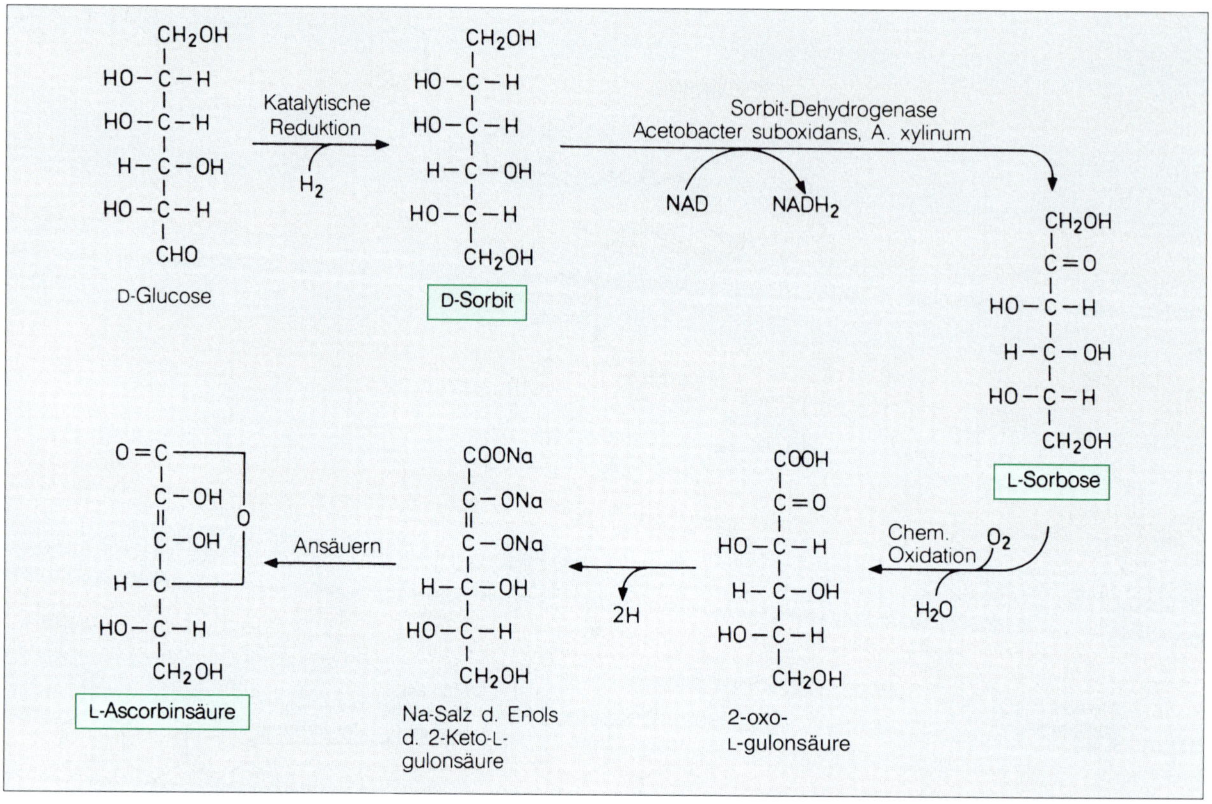

Abb. 24.6 Mikrobielle Dehydrierung von D-Sorbit zu L-Sorbose bei der L-Ascorbinsäureherstellung

Die Seitenkette der pflanzlichen Sterole, die als Ausgangssubstanzen der Steroidsynthese dienen, können in neuen Verfahren ebenfalls mikrobiell abgebaut werden und zwar durch Mykobakterien. Diese Bakterien verwenden Sterole als Kohlenstoff- und Energiequelle.

24.6.3 Herstellung von Ascorbinsäure

Eine große Zahl weiterer Biotransformationen lässt sich mithilfe von Mikroorganismen durchführen. Auch nicht steroide Verbindungen können durch Mikroorganismen transformiert werden. Wichtig ist z. B. die Dehydrierung von D-Sorbit zu L-Sorbose durch *Acetobacter suboxidans* bei der Herstellung von L-Ascorbinsäure (Vitamin C) (Abb. 24.6).

Pilze

25 Bau und Vermehrung von Pilzen

Pilze sind Eukaryoten. Sie besitzen wie Pflanzenzellen eine Zellwand, Vakuolen und Organellen sowie Biomembranen im Cytoplasma, mit Ausnahmen von Plastiden, d. h., sie besitzen **keine Chloroplasten, Leukoplasten** und **Chromoplasten. Pilze sind Kohlenstoff-heterotroph.** Sie leben als Saprophyten oder Parasiten (Kap. 16.14). Manche sind nicht nur in Bezug auf Kohlenstoff, sondern auch in Bezug auf Stickstoff und bestimmte Wirkstoffe heterotroph. Sie wachsen unter aeroben Bedingungen und **gewinnen Energie durch Oxidation organischer Substanzen.** Als **Reservestoffe** bilden Pilze **Glykogen** und **Fett,** die in Tropfenform in den Zellen abgelagert werden. Auch Mannit und andere Verbindungen können als Reservestoffe dienen. **Pilze bilden jedoch niemals Stärke.** Typische Pilzzellen sind farblose Fäden, sogenannte **Hyphen** (Abb. 25.1 und 25.2). **Die Gesamtheit der Hyphen eines Pilzes ist das Mycel, der Vegetationskörper des Pilzes.** Das Mycel ist meist ein System verzweigter Hyphen. In bestimmten Stadien der Entwicklung bildet das Mycel gewebeartige Differenzierungen, so genannte Scheingewebe, **Plektenchyme** (Abb. 25.3). Solche Plektenchyme liegen z. B. in den Fruchtkörpern der höheren Pilze vor. Plektenchyme sind gewebeartige Verdichtungen von Hyphen. In den **Zellwänden** der Hyphen finden sich **Chitin, Cellulose** oder andere Glykane.

Die Hyphen sind bei niederen Pilzen ohne Querwände. Bei höheren Pilzen sind die Hyphen durch Querwände, Septen, gegliedert. Die Protoplasten benachbarter Hyphen stehen durch eine zentrale Pore in den Querwänden miteinander in Verbindung. Die Pilzhyphen wachsen an ihrer Spitze, d. h. apikal.

Die zur Fortpflanzung dienenden Differenzierungen sind bei den Pilzen außerordentlich mannigfaltig und bilden die Grundlage zur taxonomischen Einteilung der Pilze. Pilze können sich geschlechtlich und ungeschlechtlich vermehren. Die meisten Pilze vermehren sich nach beiderlei Art.

Ungeschlechtlich (asexuell) vermehren sich Pilze entweder durch Fraktionierung, Knospung oder Sporenbildung. Bei Penicillium beispielsweise werden am Ende bestimmter Hyphen, Konidienträgern, **Konidiosporen** abgeschnürt. Konidiosporen, auch einfach Konidien genannt, sind Exosporen

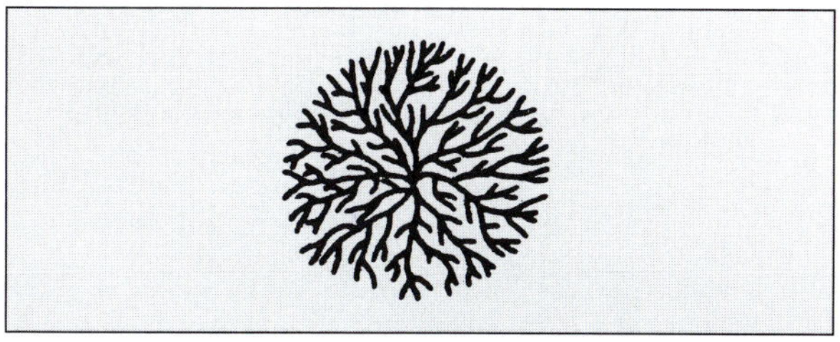

Abb. 25.1 Die Gesamtheit der Hyphen eines Pilzes ist das Mycel. Zwischen den einzelnen Zellen ist ein Austausch von Cytoplasma und Zellorganellen möglich. Ein Mycel ist daher ein Coenocytium

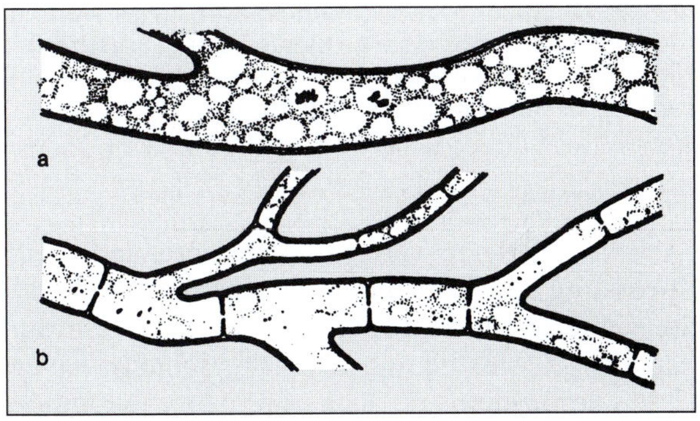

Abb. 25.2 Typische Pilzzellen sind fadenförmig, so genannte Hyphen. Bei Phycomyceten fehlen Querwände (a). Bei höheren Pilzen sind die Hyphen septiert (b). Es bleibt jedoch eine Pore offen, durch die Cytoplasma zwischen den Zellen ausgetauscht werden kann

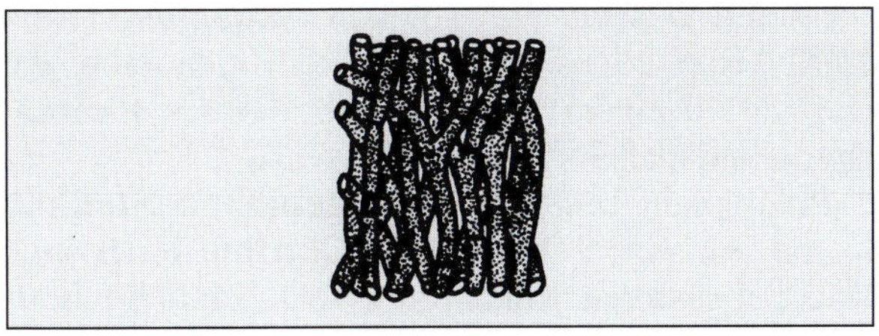

Abb. 25.3 In den Fruchtkörpern der Pilze sind die Hyphen zu Scheingeweben, Plektenchymen, verflochten (Flechtthalli)

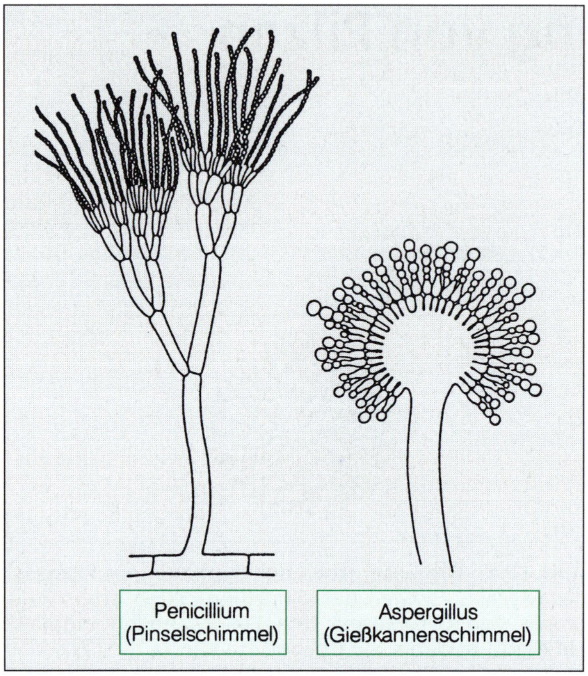

Abb. 25.4 Bildung von Konidiosporen. (Aus Nultsch, Allgemeine Botanik, Georg Thieme Verlag, Stuttgart).
Penicillium (Pinselschimmel)
Aspergillus (Gießkannenschimmel)

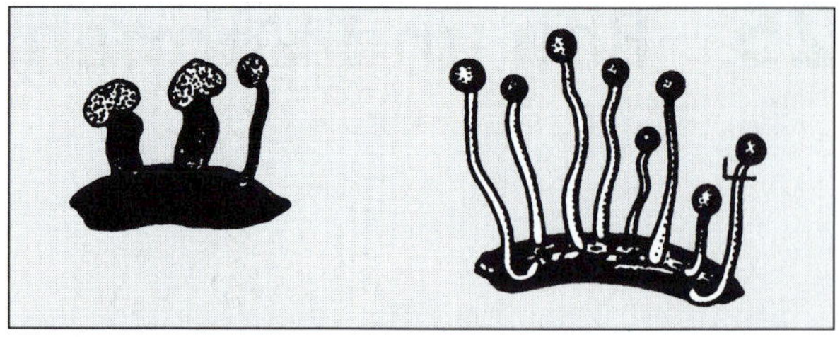

Abb. 25.5 Sklerotien. Sklerotien sind feste Hyphenverbände, Plektenchyme, an denen sich Fruchtkörper entwickeln können

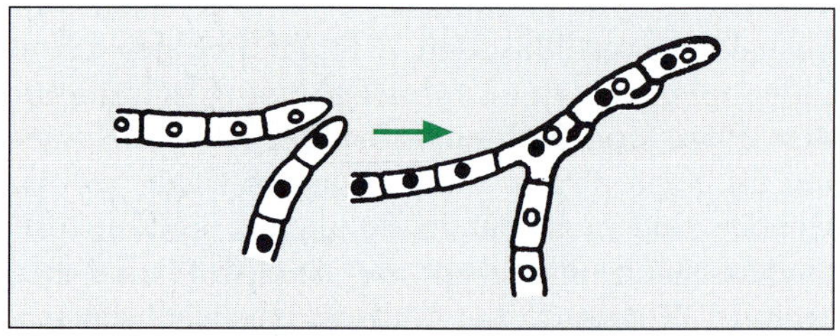

Abb. 25.6 Somatogamie; zwei vegetative, nicht speziell differenzierte Pilzhyphen verschmelzen. Es kommt zur Vermischung des Cytoplasmas (Plasmogamie). Die beiden Kerne bleiben jedoch noch getrennt und teilen sich in den entstehenden Tochterzellen synchron (Paarkernstadium)

(Abb. 25.4). Hefen vermehren sich asexuell durch **Sprossung** und **Knospung.** An der Mutterzelle bildet sich eine Ausstülpung, in die ein Kern einwandert. Diese Ausstülpung wird abgeschnürt. Einige Hefen vermehren sich auch durch Zweiteilung der Zelle, ähnlich den Bakterien.

Vielfach werden Dauerzustände in Form fester, knolliger oder stäbchenförmiger Hyphenverbände, so genannte **Sklerotien**, gebildet, z. B. bei *Claviceps purpurea.* Die Droge Mutterkorn bzw. Secale cornutum besteht aus solchen Sklerotien (Abb. 25.5) (Kap. 26.3.4). In den Sklerotien sind die Hyphen zu einem Scheingewebe, einem Plektenchym, verflochten.

Pilzhyphen besitzen **im vegetativen Stadium** Kerne mit einem **haploiden Chromosomensatz.** Wie bei anderen Eukaryoten setzt sexuelle Fortpflanzung die Vereinigung von zwei Zellkernen voraus. Man kann drei Phasen der **sexuellen Fortpflanzung** unterscheiden. Verschmelzen zwei Pilzhyphen, so erfolgt zunächst nur eine Vereinigung der beiden Protoplasten. Dieser Vorgang wird als **Plasmogamie** bezeichnet. Sind die beiden Hyphen, die sich vereinigen, nicht in besonderer Weise differenziert, so spricht man von **Somatogamie,** da sich anscheinend zwei somatische Zellen vereinigen (Abb. 25.6). Die neu entstandene Zelle enthält zwei haploide Kerne. Dieses Zweikernstadium, das **dikaryotische Stadium,** kann mehr oder weniger lang erhalten bleiben. Während der anschließenden Zellteilungen teilen sich die beiden Kerne gleichzeitig. Das sich bildende Mycel enthält so in allen Zellen zwei Zellkerne. Es wird deshalb auch als **Paarkernmycel** bezeichnet. Häufig erst nach Ausbildung eines Fruchtkörpers entsteht durch Verschmelzung der beiden haploiden Kerne, bei der **Karyogamie,** der diploide Gametenkern. Der Karyogamie folgt dann die **Meiose** (Kap. 9.2.1).

Bei niederen Pilzen entstehen vor der sexuellen Fortpflanzung Geschlechtszellen, **Gameten.** Diese werden oft in besonders differenzierten Zellen, den Gametangien, gebildet. Zwei Gameten verschmelzen zur **diploiden Zygote. Die erste Teilung einer Zygote ist eine meiotische Teilung,** d. h., sofort nach dem Verschmelzen der Zellkerne erfolgt die Reduktion der Chromosomenzahl. Pilze besitzen so einen deutlichen Kernphasenwechsel. Manche Pilze, z. B. die Zygomyceten, zeigen **Gametangiogamie.** Hier verschmelzen ganze, vielkernige Gametangien.

26 Pharmazeutisch wichtige Pilzgruppen

26.1 Klasse Zygomycetes Mucoraceae, Cunninghamellaceae

Zur Klasse der Zygomycetes zählt die Ordnung Mucorales, von der einige Verteter medizinisches und pharmazeutisches Interesse besitzen.

Mucoraceen leben hauptsächlich saprophytisch. Sie sind ubiquitär verbreitet. Häufige Arten sind **Mucor mucedo,** der Köpfchenschimmel und *Rhizopus nigricans,* der Brotschimmel. Sie bilden querwandlose Mycelien, die verschiedenste organische Substrate überziehen. Asexuell vermehren sich Mucoraceen durch Bildung von Sporangien und **Sporangiosporen** (Abb. 26.1). Die Sporangiosporen sind vielkernig und liegen endogen im Sporangium.

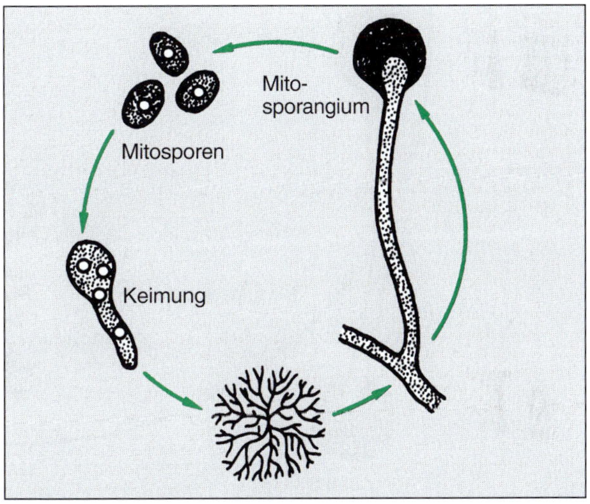

Abb. 26.1 Vegetative Vermehrung bei Mucoraceen. (Nach Präve, Faust, Sittig, Handbuch der Biotechnologie, R. Oldenburg Verlag GmbH, München 1984).
Am Mycel bildet sich ein Sporangium, in dem sich durch mitotische Teilungen zahlreiche endogene Sporen entwickeln, aus denen sich neue Mycelien bilden

Zur sexuellen Reproduktion kommt es nur, wenn zwei physiologisch verschiedene Mycelien, ein +- und ein –-Stamm aufeinander treffen. Bei der Annäherung bilden sich Kopulationsäste, die zu Progametangien anschwellen. Unter Anreicherung von Kernen und Cytoplasma differenzieren sich diese zu **Gametangien,** die sich jeweils durch eine Querwand von der Traghyphe abgrenzen. In der Kontaktzone zweier Gametangien lösen sich

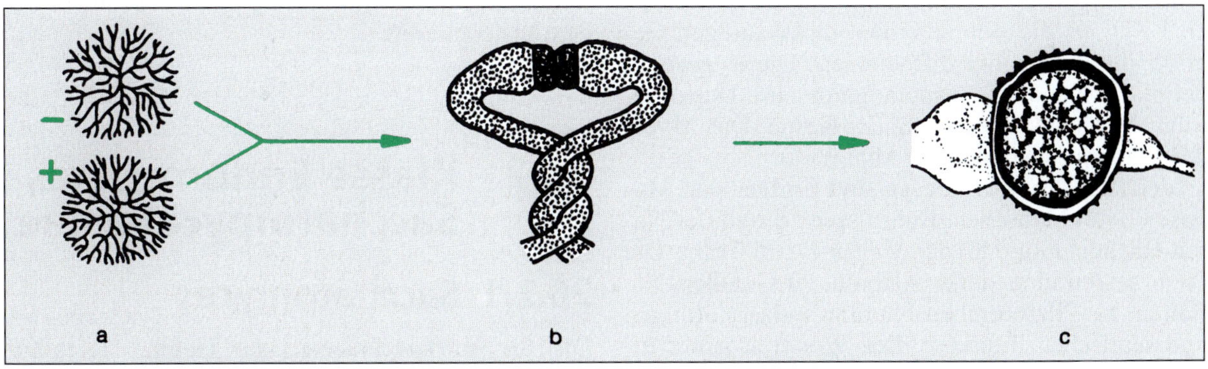

Abb. 26.2 Gametangiogamie bei Mucoraceen. Hyphen eines ⊕- **und** ⊖-Mycels (a) nähern sich und bilden Gametangien (b). Die Gametangien verschmelzen zur Zygote (c). Dabei vereinen sich jeweils ⊕- und ⊖-Kerne zu einem diploiden Kern. Bei der Keimung der Zygote findet die Reduktionsteilung statt

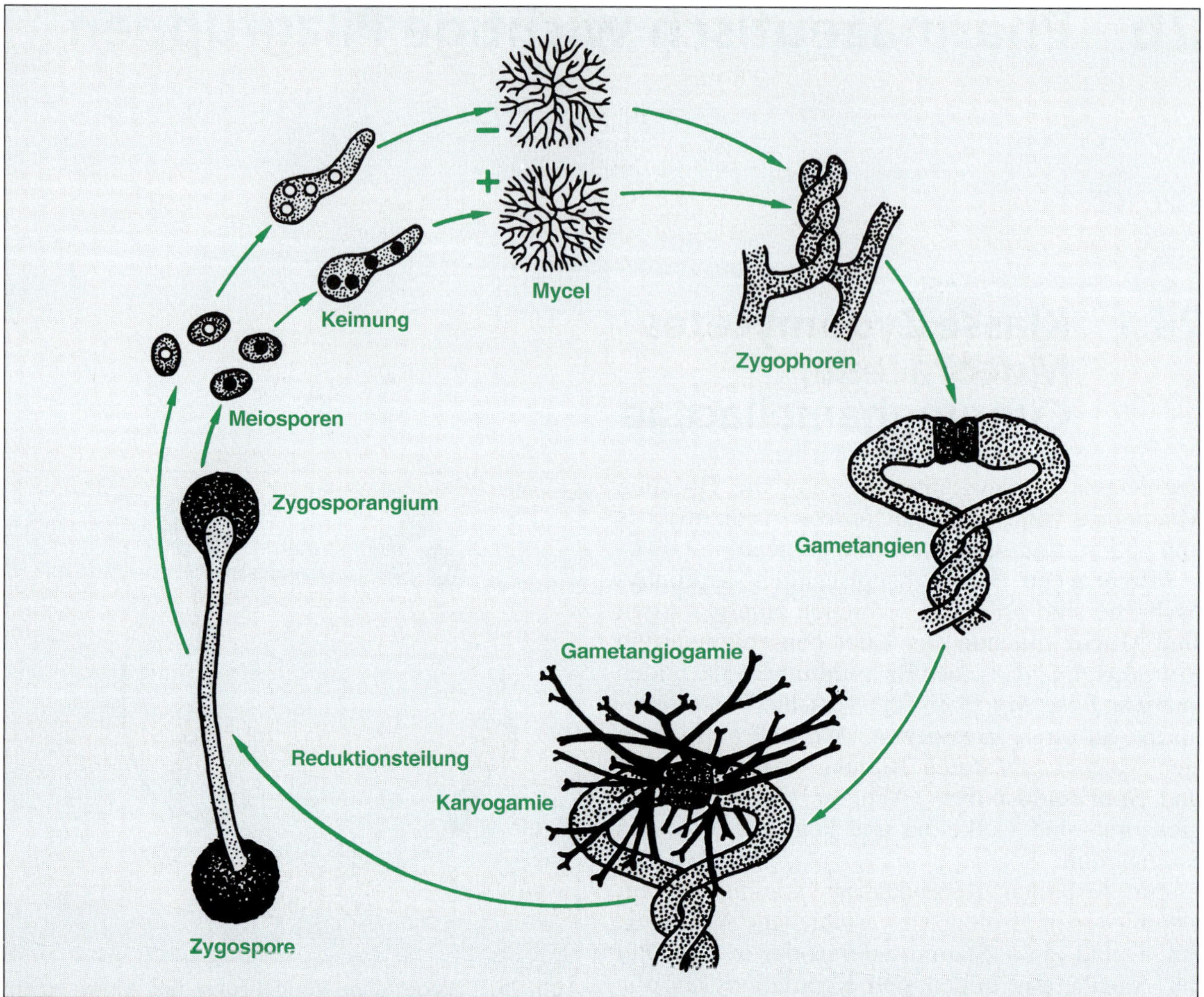

Abb. 26.3 Sexuelle Vermehrung bei Mucoraceen durch Gametangiogamie und Bildung von Meiosporen. (Nach Präve, Faust, Sittig, Handbuch der Biotechnologie, R. Oldenburg Verlag GmbH, München 1984)

die Zellwände auf, die Protoplasten verschmelzen **(Gametangiogamie)** (Abb. 26.2). Jeweils ein +- und ein −-Kern verschmelzen. Durch die Verschmelzung der +- und −-Gametangien bildet sich eine Zygote, die sich zu einem dickwandigen Gebilde, der **Zygospore** differenziert. Die Zygospore keimt zu einem Keimsporangium aus. Dabei erfolgt die Reduktionsteilung der Kerne. Das Mycel der Mucorales ist haploid (Abb. 26.3).

Vertreter der Mucoraceen sind Erreger von Mykosen beim Menschen. Eintrittspforte sind der Nasen-Rachenraum oder der Magen-Darm-Trakt. Die Pilze zeigen eine starke Affinität zu Gefäßen. Sie führen zu Pilzthromben, Gefäßwandzerstörungen und septischen Infarkten. Des Weiteren sind Mucorales häufig Ursache von Allergien.

Der wirtschaftlich wichtigste Vertreter der Mucorales ist **Rhizopus nigricans,** mit dessen Hilfe sich eine **Hydroxylgruppe in 11α-Stellung** in das Progesteronmolekül einführen lässt (Kap. 24.6.2). Auch **Cunninghamella blakesleeana** kann Steroidmoleküle durch Einführung einer 11β-OH-Gruppe transformieren.

26.2 Klasse Endomycetes Saccharomycetaceae

26.2.1 Saccharomyces

Die Saccharomycetaceae, die **Hefen,** Hefepilze, zählen zu den Protoaskomyceten. **Asexuell** vermehren sich Hefen durch Sprossung (Kap. 25). Bei der sexuellen Fortpflanzung der Hefen verschmel-

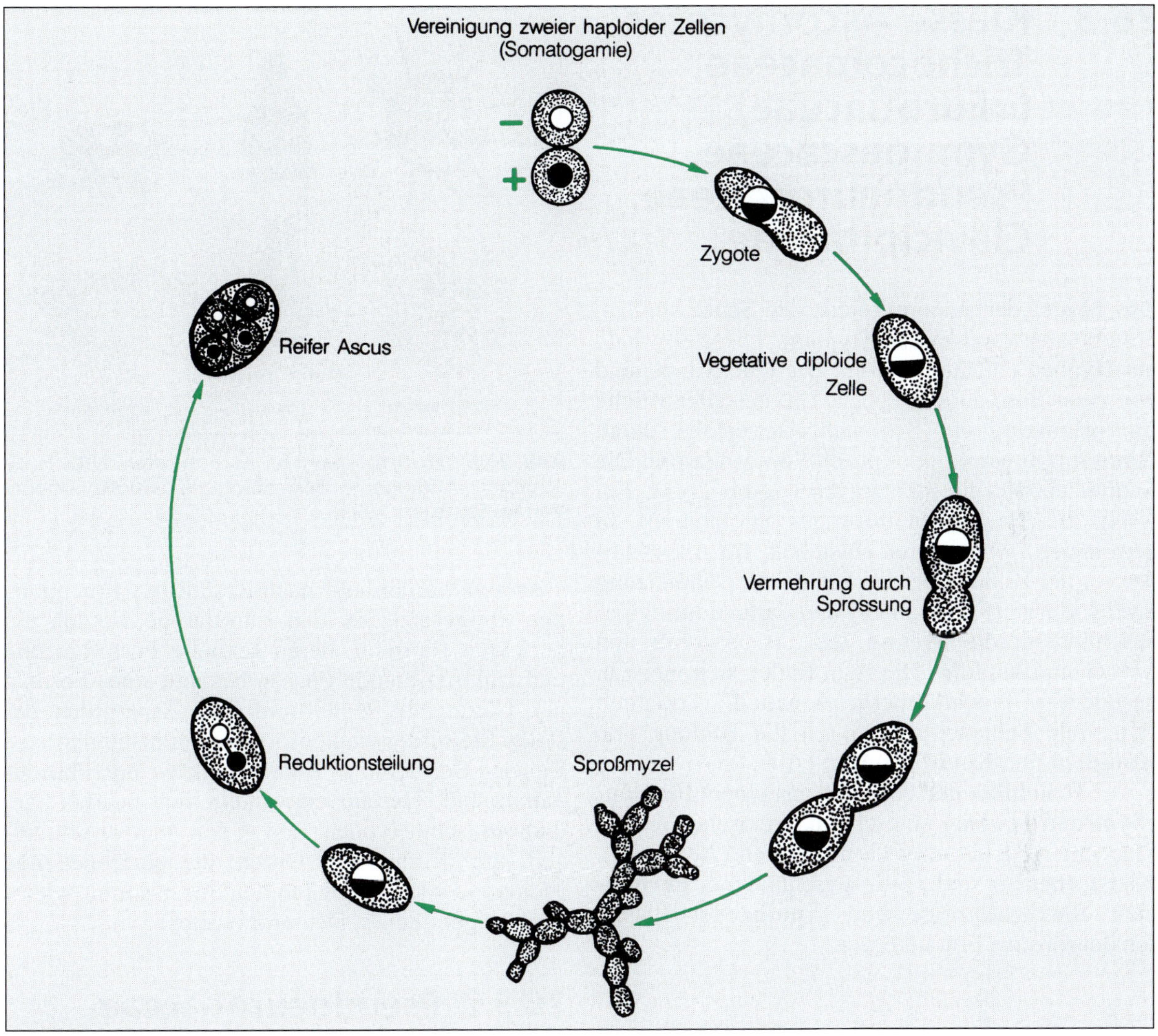

Abb. 26.4 Entwicklungszyklus von Saccharomyces cerevisiae. (Nach Präve, Faust, Sittig, Handbuch der Biotechnologie, R. Oldenburg Verlag GmbH, München 1984)

zen, kopulieren zwei haploide vegetative Zellen zur **Zygote.** Der diploide Zellkern der Zygote teilt sich durch Meiose. Die dabei entstehenden Sporen und alle sich daraus entwickelnden Hefezellen sind haploid. Das diploide Stadium beschränkt sich auch hier auf die Zygote. Bei **diplohaploidischen Hefen,** z. B. *Saccharomyces cerevisiae* kann sich allerdings auch die Zygote durch Sprossung vermehren. Solche diploiden Sprosszellen werden dann zu Asci (Abb. 26.4).

Hefen können Glucose zu Alkohol vergären (Kap. 16.8.2). Für die industrielle Ethanolproduktion werden Stämme von *Saccharomyces cerevisiae*, der Bierhefe verwendet. Bierhefe wird auch bei der Brotherstellung zur Lockerung des Teiges verwendet. Bierhefe ist eine reine „Kulturpflanze", die nicht frei in der Natur vorkommt. Weinhefe dagegen kommt auch wild vor. Hefen finden sich in der Natur überall dort, wo vergärbare, zukkerreiche Säfte frei werden.

Saccharomyces cerevisiae findet wegen seines hohen Vitamin-B-Gehaltes gewisse Anwendung in der Medizin. Hefen spielen auch bei besonderen Herstellungsverfahren von Arzneimitteln eine Rolle. Bei der Herstellung **spagyrischer Präparate** werden Pflanzen mit Hefen vergoren und das Gärungsprodukt destilliert. Beim **Strath-Verfahren** werden Pflanzen ebenfalls vergoren. Benutzt werden hierzu Stämme von *Torula utilis*. Als Heilmittel dienen hier dann die Hefen.

26.3 Klasse Ascomycetes Trichocomaceae (=Eurotiaceae), Gymnoascaceae, Pseudoeurotiaceae, Clavicipitaceae

Das Mycel der Ascomyceten, der Schlauchpilze, besteht aus verzweigten Hyphen. Die Zellwände der Hyphen enthalten Chitin. Die Querwände sind von einer Pore durchbrochen. Die **geschlechtliche Fortpflanzung** der Schlauchpilze erfolgt durch **Gametangiogamie** oder durch **Somatogamie.** Die Sporen entwickeln sich in Asci (Abb. 26.5). Ein **Ascus** ist ein schlauchförmiges Sporangium, in dem meist 8 Meiosporen entstehen. **Im Ascus** findet vor der Bildung der Sporen die Verschmelzung zweier Kerne (Karyogamie) und daran unmittelbar anschließend **die Meiose** statt. Ascosporen und **Mycel** sind **haploid.** Die Asci finden sich meist in besonderen Fruchtkörpern. **Asexuell** vermehren sich viele Schlauchpilze durch die Bildung von **Konidien** und **Konidiosporen** (Abb. 25.4).

Die **Fruchtkörper** bestehen aus einem **Plektenchym** und besitzen eine charakteristische Gestalt. Man unterscheidet drei Grundformen (Abb. 26.6). **Kleistothecien** sind völlig geschlossene, **Perithecien** flaschenförmige und **Apothecien** flache, schalenförmige Fruchtkörper.

26.3.1 Trichocomaceae (≙ Eurotiaceae)

Bei den Vertretern dieses Taxons entwickeln sich die **Asci** meist in **geschlossenen Fruchtkörpern,** so genannten **Kleistothecien** (Abb. 26.6). Die Ascosporen werden erst nach Zerfall des Fruchtkörpers freigesetzt. Zu den Eurotiaceae werden die perfekten (Formen, deren sexuelle Fortpflanzung und fruktifizierende Phasen bekannt sind) Formen der Gattungen Penicillium und Aspergillus gestellt. Sie bilden keulenförmige Gametangien aus. Bei der Befruchtung findet zunächst nur Plasmogamie statt. Hierauf entwickeln sich paarkernige, dikaryotische Hyphen. Erst in den Asci verschmelzen die Kernpaare. Durch die anschließende Meiose werden die haploiden Ascosporen (Meiosporen) gebildet (s. Deuteromycetes).

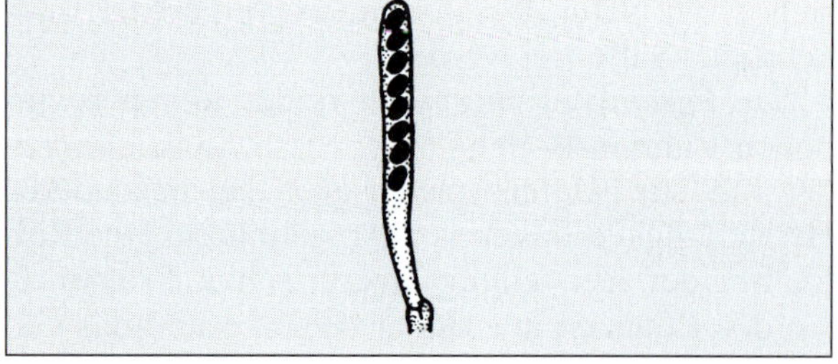

Abb. 26.5 Ascus. Ein Ascus ist ein schlauchförmiges Sporangium, in dem meist 8 Meiosporen, Ascosporen, entstehen. Ascusbildung ist das Charakteristikum der Ascomyceten

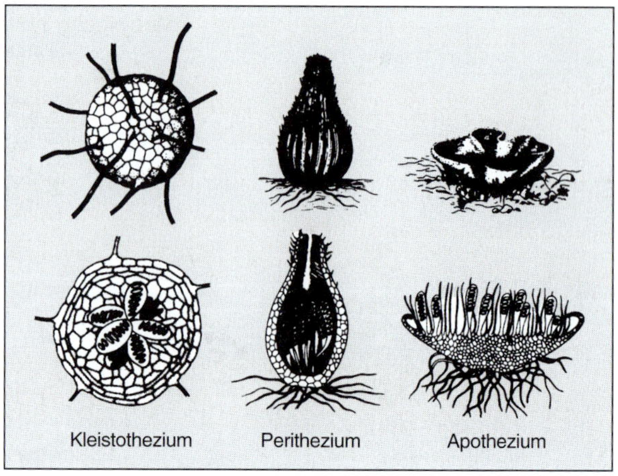

Abb. 26.6 Fruchtkörper von Ascomyceten. (Aus H.-G. Schlegel, Allgemeine Mikrobiologie, Georg Thieme Verlag, Stuttgart 1992)

26.3.2 Pseudoeurotiaceae

Zu den Pseudoeurotiaceae werden die perfekten Formen der Gattungen Cephalosporium und Acremonium gestellt. Perfekte Formen sind solche, von denen sexuelle Fortpflanzung und fruktifizierende Phasen bekannt sind (s. Deuteromycetes, Fungi imperfecti).

26.3.3 Gymnoascaceae

Zu den Gymnoascaceae werden die perfekten Formen der Gattungen Trichophyton und Mikromonospora gestellt, also Formen, deren sexuelle Fortpflanzung und fruktifizierende Phasen man kennt (s. Deuteromycetes, Fungi imperfecti).

26.3.4 Clavicipitaceae

Charakteristisch für die Clavicipitaceae sind **flaschenförmige Fruchtkörper, Perithecien.**

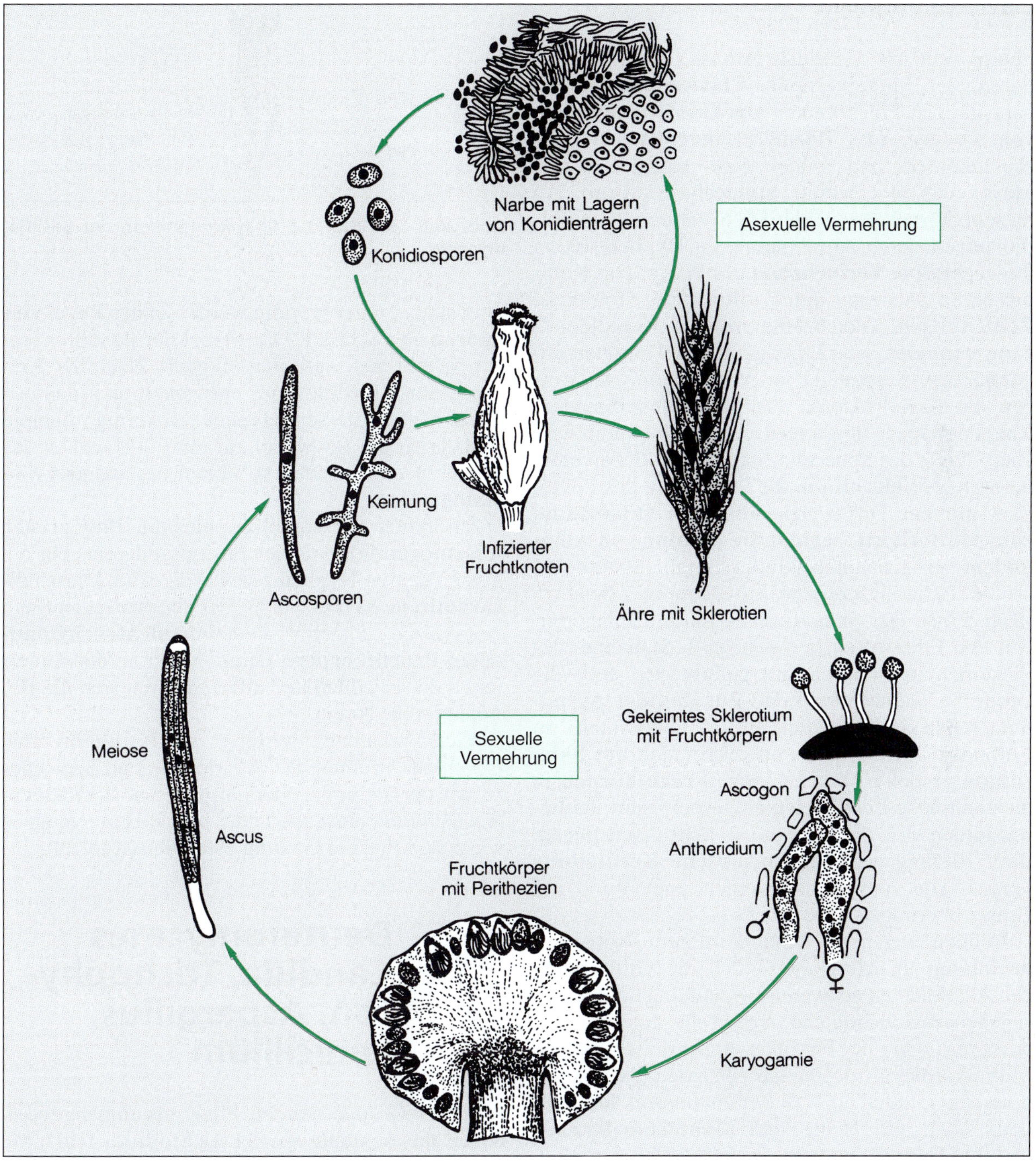

Abb. 26.7 Entwicklungszyklus von *Claviceps purpurea.* (Nach Präve, Faust, Sittig, Handbuch der Biotechnologie, R. Oldenburg Verlag GmbH, München 1984). Auf dem Sklerotium, das auf dem Erdboden überwintert hat, bilden sich im Frühjahr Fruchtkörper, Perithezien. Darin entwickeln sich nach Kernverschmelzung Asci und unter Reduktionsteilung Ascosporen. Diese werden vom Wind auf Gräser, z. B. Roggen, übertragen. Dort entwickelt sich im Fruchtknoten ein Pilzmycel. Auf diesem entwickeln sich Konidien (= Konidiosporen), die von Insekten auf andere Roggenblüten übertragen werden und dort zu einem Mycel auskeimen. Aus dem zunächst lockeren Mycel (Sphacelia-Stadium), das den Fruchtknoten umwuchert, bilden sich unter Erhärtung, Verfärbung und Plektenchymbildung die Sklerotien. Erst mit der Bildung der Sklerotien setzt auch die Bildung der Mutterkornalkaloide ein

Claviceps purpurea

Pharmazeutisch wichtigste Art ist *Claviceps purpurea*, der Mutterkornpilz. **Claviceps purpurea** parasitiert in Fruchtknoten von Gräsern, vor allem von Roggen. Das Pilzmycel durchwuchert den Fruchtknoten und bildet eine weiche, weiße Masse, das so genannte **Sphacelia-Stadium.** An diesem Mycel entwickeln sich zahlreiche **Konidiosporen** durch Abschnürung an Hyphen. Es ist die **vegetative Vermehrung** des Pilzes. Die Konidiosporen entstehen durch **mitotische,** erbgleiche **Zellteilungen.** Gleichzeitig mit der Konidienbildung wird eine süße Flüssigkeit, der Honigtau abgeschieden. Suspendiert in diesem Honigtau werden die Konidiosporen von Insekten auf andere Roggenpflanzen übertragen. Aus der lockeren weichen Masse des Sphacelia-Stadiums bildet sich ein hornartiges **Sklerotium,** die Dauerform des Pilzes. **Erst mit der Differenzierung zum Sklerotium, zum Mutterkorn, beginnt die Bildung von Alkaloiden,** so genannten Mutterkornalkaloiden, die größte pharmazeutische Bedeutung besitzen (Kap. 27.2). Das Sklerotium ist durch Einlagerungen von Farbstoffen in die äußeren Schichten des Plektenchyms blauschwarz gefärbt. Es stellt die Droge Secale cornutum dar. Zur Zeit der Ausreifung fallen die Sklerotien ab und überwintern im Erdboden. Im Frühjahr entwickeln sich **am Sklerotium** gestielte, köpfchenartige **Fruchtkörper,** in die zahlreiche **Perithecien** eingesenkt sind. In diesen bilden sich die Asci mit je **acht Ascosporen.** Ihrer Bildung geht eine **meiotische Kernteilung** voraus. Die Ascosporen werden vom Wind auf Gräser übertragen (Abb. 26.7).

Beimengungen von Mutterkorn zum Brotgetreide führten im Mittelalter durch die Giftwirkung der Alkaloide zu schweren Erkrankungen, die sich seuchenartig ausbreitend, eine große Zahl von Todesopfern unter der Bevölkerung forderten. Solche Mutterkornvergiftungen, das so genannte St.-Antonius-Feuer, traten auch zu Beginn unseres Jahrhunderts noch auf. Heute sind Mutterkornalkaloide und ihre Derivate wichtige Arzneistoffe.

26.4 Basidiomycetes Amanitaceae

Die Basidiomyceten, Ständerpilze, verdanken ihren Namen dem charakteristischen **„Sporenständer“,** der **Basidie** (Abb. 26.8). In der Basidie findet die Verschmelzung zweier Kerne **(Karyogamie)** und sofort anschließend die Reduktionsteilung statt. An der Basidie werden in der Regel **vier Sporen** abgeschnürt. Das Mycel der Basidiomyceten besteht aus septierten Hyphen. Nach der Keimung einer Basidiospore entwickelt sich das primäre Mycel, dessen Hyphen einkernig, haploid sind. Trifft ein ⊕-Mycel auf ein ⊖-Mycel, so fusionieren zwei vegetative Zellen miteinander **(Somatogamie).**

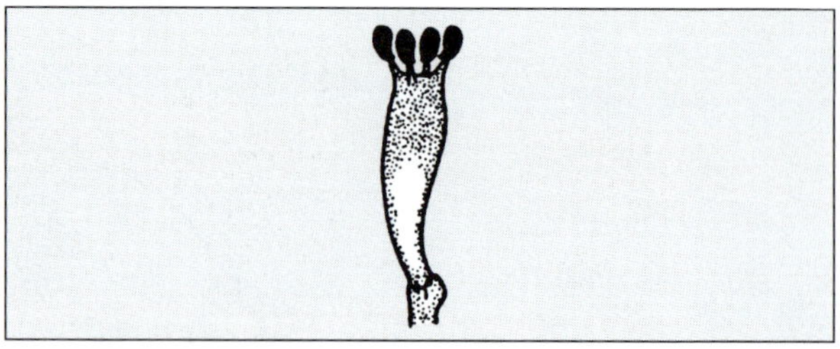

Abb. 26.8 Basidie, das Charakteristikum der Basidiomyceten

Zusätzlich verschmelzen nur die Protoplasten **(Plasmogamie).** Aus der Fusionszelle entsteht ein Mycel, dessen Hyphen zweikernig sind. Dieses **dikaryotische Mycel** wächst bei den typischen Basidiomyceten zu hochorganisierten **plektenchymatischen Fruchtkörpern** heran. Meist an den Unterseiten dieser „Pilzhüte“ differenzieren sich die Basidien (Abb. 26.9).

Viele bekannte Vertreter der Basidiomyceten zählen zur Ordnung der Agaricales, sind Speisepilze, wie der Steinpilz, oder Giftpilze wie der Fliegenpilz (*Amanita muscaria*) oder bilden Halluzinogene wie z. B. Arten der Gattung Psilocybe (Kap. 29).

26.5 Deuteromycetes Candida, Trichophyton, Aspergillus, Penicillium

In dieser Gruppe werden Pilze zusammengefasst, denen **das sexuelle** (perfekte) **Stadium fehlt. Sie vermehren sich asexuell durch Konidien.** Jedoch finden sich bei den Deuteromyceten parasexuelle Prozesse, die eine Rekombination des Erbmaterials ermöglichen. Auch bei diesen Prozessen laufen die Vorgänge der Plasmogamie, Karyogamie und Meiose ab, jedoch nicht an bestimmten Stellen des Vegetationskörpers. Durch Vereinigung von Protoplasten, die verschiedene Kerntypen enthalten, kommt es zur Bildung heterokaryotischer Hyphen. Der in ein Mycel eingeführte fremde Kern vervielfacht sich. Seine Tochterkerne breiten sich

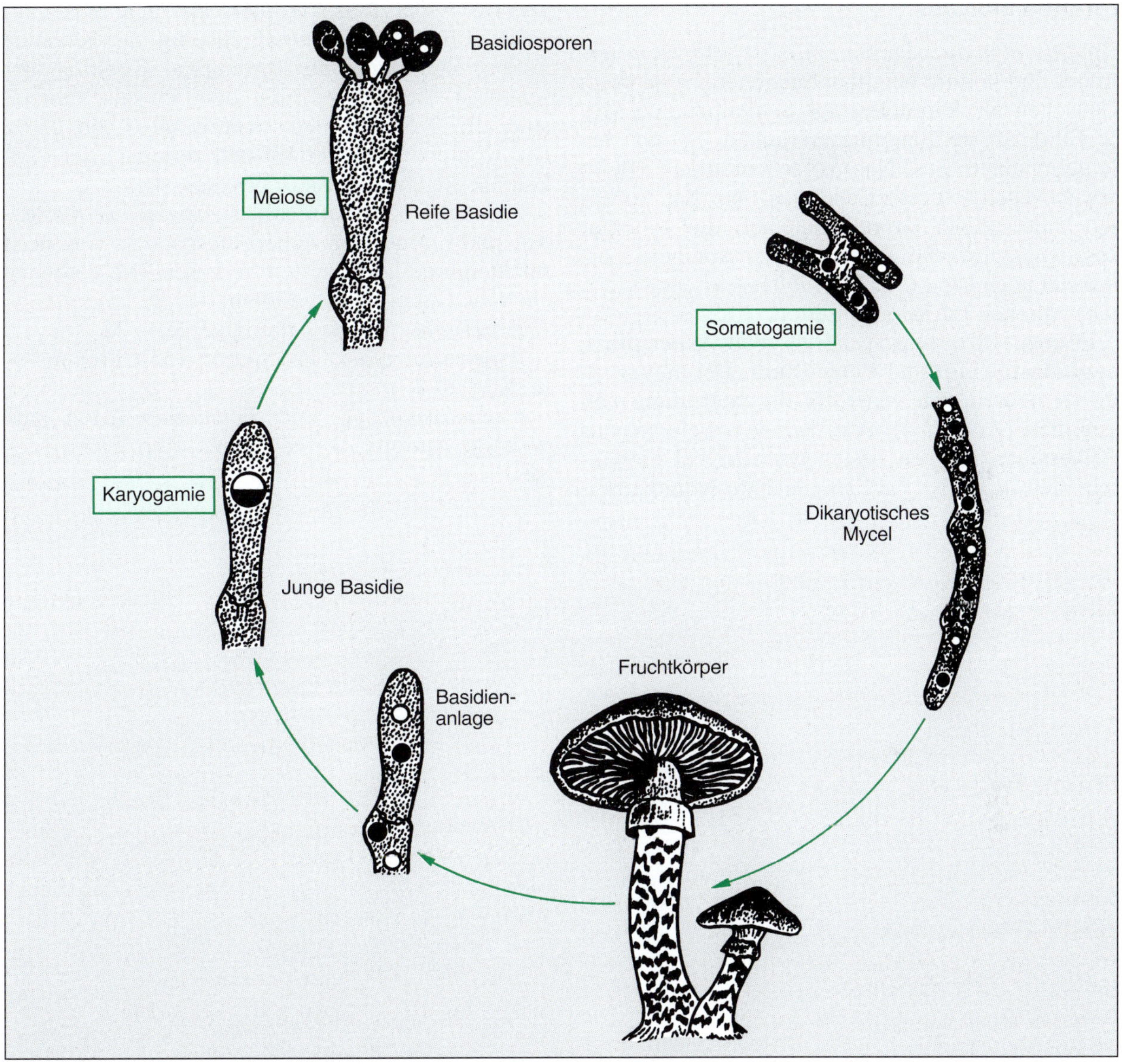

Abb. 26.9 Entwicklungsgang eines Basidiomyceten. (Nach Präve, Faust, Sittig, Handbuch der Biotechnologie, R. Oldenburg Verlag GmbH, München 1984)

im Mycel aus. Gelegentlich erfolgen Karyogamie und Meiose.

Zu den Deuteromyceten zählen wichtige **pathogene Arten,** die **Dermatophyten,** die zu Pilzerkrankungen der Haut führen, also Erreger von Hautmykosen. Besondere Enzyme ermöglichen es diesen Pilzen, die Hornsubstanz der Haut aufzulösen und sich in den abgestorbenen Schichten der Epidermis an Haaren und Nägeln anzusiedeln. Die meisten Dermatophyten sind obligate Parasiten, die bei Menschen und Tieren vorkommen. Sie werden ausschließlich durch Kontakt übertragen, von Mensch zu Mensch, oder vom Tier zum Menschen. Die Mikrosporie, eine im Kindesalter gefürchtete Krankheit, verursacht durch **Microsporum**-Arten, ist meldepflichtig. Diese Mykose ist außerordentlich ansteckend. Befallen wird vor allem das Kopfhaar. Einige Erreger werden von Haustieren, z. B. Katzen, auf Kinder übertragen.

Trichophyton- und **Epidermatophyton**-Arten befallen neben der Haut auch Nägel und Haare. Auch Trichophyten-Infektionen rühren oft vom Umgang mit Haustieren her. Solche Dermatomykosen können chronisch verlaufen und sind dann schwer auszuheilen. Ungemein häufig sind Fußverpilzungen. Zwischen 50 bis 80% der Bevölkerung sind davon befallen. *Trichophyton schoenleinii* verursacht auf der Kopfhaut grindige Pilzkolonien.

Candida albicans

Candida albicans, der Soorpilz, ist sehr weit verbreitet und kommt bei allen Säugetieren und beim Menschen als Saprophyt auf Schleimhäuten vor. Er führt oft zu Säuglingserkrankungen auf den Schleimhäuten des Nasen-Rachenraumes. Beim Erwachsenen tritt eine Candidiasis nur bei Vorliegen andersartiger Grundleiden auf, die zu einer Resistenzsschwäche führen. Unter solchen Voraussetzungen kann *Candida albicans* zu langwierigen, örtlichen Infektionen führen.

In diese Pilzgruppe gehören auch **Aspergillus, Cephalosporium** und **Penicillium.** Deren Vertreter vermehren sich **vegetativ** durch Bildung von Konidien (Abb. 25.4). Auf dem verzweigten, aus vielkernigen Hyphen bestehenden Mycel entwikkeln sich in großer Zahl so genannte Konidienträger. Bei Aspergillus sind diese am Ende blasig angeschwollen. Darauf sitzen allseitig ausstrahlende Zellen, Sterigmen, die fortlaufend Konidien abschnüren. Bei Penicillium, dem Pinselschimmel, sind die Konidienträger verzweigt (Abb. 25.4). Die Konidien sind gefärbt und verleihen der Pilzkolonie ein charakteristisches Aussehen.

Aspergillen, hauptsächlich *Aspergillus fumigatus*, sind Erreger von Aspergillosen, d. h. von meist im Atemtrakt lokalisierten Mykosen. Diese können auch die Gehörgänge befallen.

Aspergillus flavus: Aflatoxine, Kap. 28

Aspergillus niger: Produktion von Citronensäure, Kap. 27.3

Cephalosporium- und *Penicillium*-Arten sind wichtige Antibiotikaproduzenten, Kap. 27.1.

27 Industrielle Bedeutung der Pilze

Einige Pilzarten werden in industriellen Verfahren genutzt. Wichtige Gruppen von Antibiotika, wie **Penicilline, Cephalosporine,** das **Griseofulvin,** sind Stoffwechselprodukte von Pilzen (Tab. 27.1 und 27.2). Der Pilz *Claviceps purpurea* liefert pharmazeutisch wichtige **Indolalkaloide. Citronensäure** ist ein Stoffwechselprodukt von *Aspergillus niger*. Zur **alkoholischen Gärung** sind Hefepilze befähigt. Manche Pilze sind in der Lage, Hydroxylgruppen in Steroidmoleküle einzuführen und führen damit wichtige Reaktionsschritte bei der **Synthese von Steroidhormonen** aus (Kap. 24.6.2).

27.1 β-Lactamantibiotika

Auch 50 Jahre nach der Entdeckung des Penicillins sind die β-Lactame die wichtigste Antibiotikagruppe. Penicilline, Cephalosporine, 7-Methoxycephalosporine, Cephamyxine, Cephoxitine, Thienamycine und Nocardicine besitzen alle einen β-Lactamring und haben den gleichen Wirkungsmechanismus (Abb. 27.1) (Kap. 22.2.2).

27.1.1 Penicilline

Penicilline werden von verschiedenen Vertretern der Gattungen Penicillium, Aspergillus, Cephalosporium, Trichophyton, Epidermophyton u. a. gebildet. Für die industrielle Herstellung der Penicilline werden jedoch ausschließlich besondere Stämme von *Penicillium chrysogenum* benutzt. Eine der Voraussetzungen für die rationelle Penicillinproduktion war die Selektion solcher Produktionsstämme. Die Penicillinbildung des Flemingschen Stammes von *Penicillium notatum* lag bei 0,0012 g/l. Die heute genutzten Stämme von *P. chrysogenum* liefern 50 g/l. Die Stammentwicklung begann 1943 mit einem Isolat von *P. chrysogenum* NRRL 1951. Behandlung mit Röntgen- und UV-Strahlung sowie mit Stickstofflost und auch spontanen Mutationen führten zu einer enormen Ausbeutesteigerung. Die Entwicklung führte zur Wisconsin-Stammlinie. Wis Q 176 wurde von den meisten Penicillinherstellern übernommen und weiter entwickelt. Durch weitere mutagene Behandlung und Auswahl der jeweils besten Stämme erreichte man weitere Ausbeutesteigerungen durch Auslösen von Mutationen mit Nitroso-

Tab. 27.1 Einige biotechnologisch wichtige Pilze und ihre Produkte

Ordnung	Gattungen	Produkte
Zygomycetales	*Phycomyces* *Mucor* *Rhizopus*	Organische Säuren, Enzyme
Endomycetales	*Ashbya* *Candida* *Cryptococcus* *Rhodotorula* *Saccharomyces* *Saccharomycopsis* *Torulopsis*	Riboflavin Citronensäure Protein Lipide Ethanol Proteine Citronensäure
Plectascales	*Aspergillus* *Cephalosporium* *Penicillium*	Citronensäure Antibiotika Antibiotika, organische Säuren, Enzyme, Mycotoxine
Sphaeriales	*Gibberella*	Gibberelline
Clavicipitales	*Claviceps*	Alkaloide

Tab. 27.2 Übersicht über wichtige Antibiotika und die Organismen, die zu ihrer Produktion Verwendung finden.

Antibiotikum	Strukturmerkmal	Herkunft	Hauptsächliches antimikrobielles Spektrum
Amphotericin B	Makrozykl. Heptaenlacton	*Streptomyces nodosus*	Pilze
Bacitracine	Peptidkomplex	*Bacillus subtilis*	Grampositive Bakterien
Cephalosporine	β-Lactamring	*Cephalosporium* spp. u. a. partialsynthetisch	Grampositive und gramnegative Bakterien
Chloramphenicol	Phenylamino-propanderivat	*Streptomyces venzuelae;* Synthese	Grampositive und gramnegative Bakterien; Rickettsien; Chlamydien
Colistine	Peptide	*Bacillus colistinus*	Gramnegative Bakterien
Erythromycin	Makrolid	*Streptomyces erythreus*	Grampositive Bakterien
Gentamicine	Aminoglykoside	*Micromonospora* spp.	Grampositive und gramnegative Bakterien
Griseofulvin	Spirobenzofurano-cyclohexenon	*Penicillium* spp. *Synthese*	Pilze
Kanamycine	Aminoglykoside	*Streptomyces kanamyceticus*	Grampositive und gramnegative Bakterien
Lincomycin	Bas. Thioglyckosid	*Streptomyces lincolnensis*	Grampositive Bakterien
Neomycine	Aminoglykoside	*Streptomyces fradiae*	Grampositive und gramnegative Bakterien; Mykobakterien
Novobiocin	Aminosubstit. Cumarinderivat	*Streptomyces* spp.	Grampositive Bakterien
Penicilline	β-Lactamring	*Penicillium chrysogenum;* partialsynthetisch	Grampositive und gramnegative Bakterien
Polymyxine	Peptide	*Bacillus polyomyxa*	Gramnegative Bakterien
Rifamycine (Rifampicin)	Ansanaphtoderivate	*Streptomyces mediterranei* partialsynthetisch	Grampositive und gramnegative Bakterien; Mykobakterien
Spectinomycin	Aminoglykosid	*Streptomyces* spp.	Grampositive und gramnegative; Neisseria gonorrhoeae
Streptomycine	Aminoglykoside	*Streptomyces griseus*	Grampositive und gramnegative Bakterien; Mycobacterium tuberculosis
Tetracycline	Naphthacenderivate	*Streptomyces* spp. und partialsynthetisch	Grampositive und gramnegative Bakterien; Rickettsien; Mykoplasmen
Tyrothricin	Peptidkomplex	*Bacillus brevis*	Grampositive Bakterien
Vancomycin	Glykopeptid	*Streptomyces orientalis*	Grampositive Bakterien

guanidin, alkylierenden Agenzien und Nitrit (Kap. 12.2.3).

Als es gelang, einen parasexuellen Zyklus bei *P. chrysogenum* nachzuweisen, konnte man durch Rekombination zu weiteren Produktionssteigerungen kommen. Die Stammentwicklung bei *P. chrysogenum* ist also das Ergebnis des Einsatzes klassischer genetischer Methoden, Mutation, Rekombination und Selektion. Auch durch Verbesserung der Kulturbedingungen konnte die Ausbeute an Penicillin gesteigert werden. *P. chrysogenum* bildet in der Regel ein Gemisch aus verschiedenen

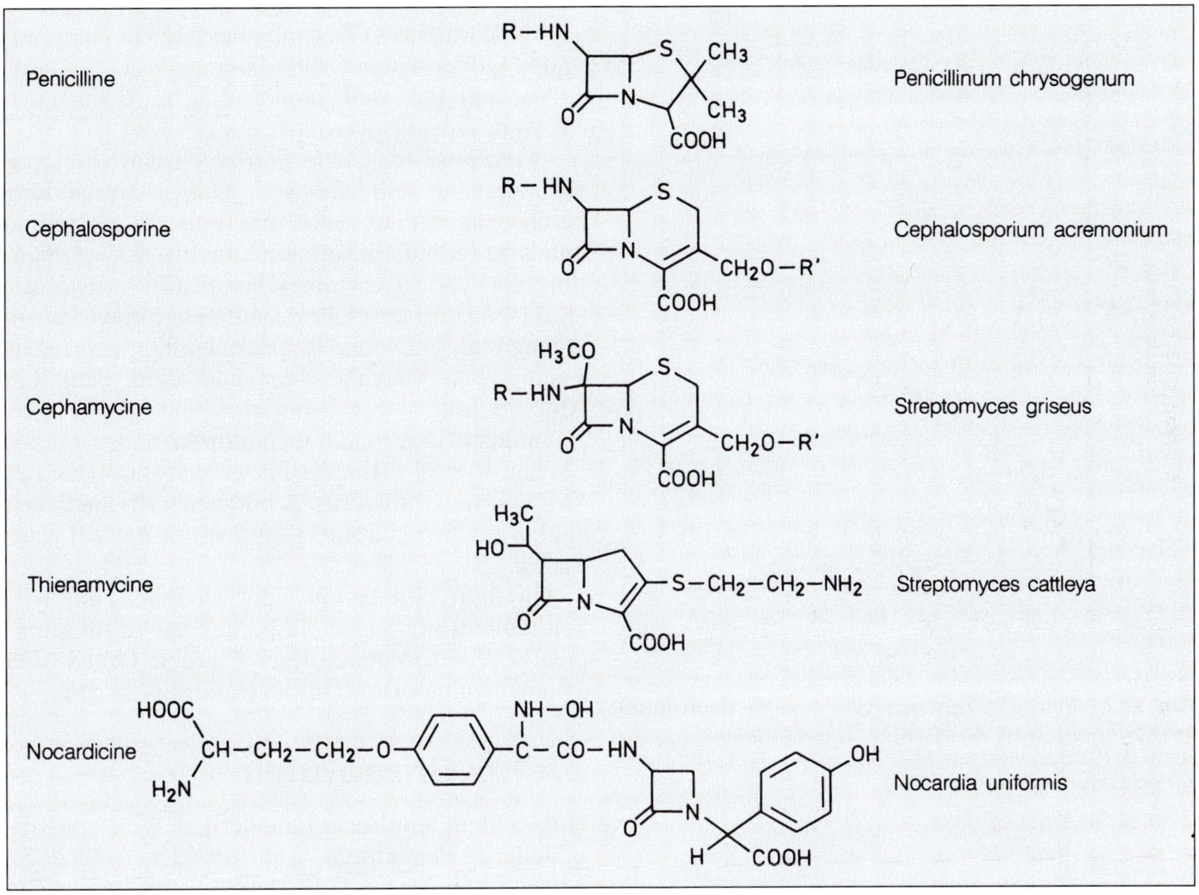

Abb. 27.1 Grundgerüste wichtiger β-Lactamantibiotika und die zur Produktion eingesetzten Organismen

Penicillinen. Durch Zusatz von Phenylessigsäure zur Nährlösung gelingt es, Penicillin G zur Hauptkomponente zu machen. Wird den Stämmen dagegegen Phenoxyessigsäure im Nährmedium angeboten, so wird diese Verbindung für die Biosynthese genutzt und es wird Penicillin V gebildet.

Penicillin G und Penicillin V werden in Fermentern von 40000 bis 20000 l Fassungsvermögen im Submersverfahren hergestellt. Die typische Penicillinfermentation zeigt zunächst eine Wachstumsphase von etwa 40 Stunden. Während dieser Zeit wird der größte Teil der Zellmasse gebildet. Danach geht die Kultur in die Produktionsphase über (Abb. 27.2). Dabei ist das Wachstum der Pilzmasse stark reduziert. Die Produktionsphase kann auf 120 bis 160 Stunden ausgedehnt werden. Das Nährmedium einer typischen Kultur enthält als Stickstoffquelle Maisquellwasser, das jedoch auch durch andere Stickstoffquellen ersetzt sein kann, sowie eine C-Quelle, z. B. Lactose, und verschiedene Puffersubstanzen. Als Präkursoren werden Phenylessigsäure zur Produktion von Penicillin G, bzw. Phenoxyessigsäure zur Produktion von Penicillin V kontinuierlich zugefügt. Penicillin wird in das Nährmedium ausgeschieden und durch Extraktion der Fermenterbrühe mit Amyl- oder Butylacetat isoliert. Penicillin G kann anschließend durch Penicillin-Acylasen gespalten werden (Kap. 24.6.1). Die dabei gewonnene 6-Aminopenicillansäure wird zur halbsynthetischen Herstellung weiterer Penicilline benutzt. Solche halbsynthetischen Penicilline sind z. B. Penicillinase-resistente Verbindungen, wie Oxacillin, Cloxacillin oder wichtige Breitbandantibiotika wie Ampicillin, Amoxycillin oder die Ureidopenicilline.

27.1.2 Cephalosporine

Cephalosporin C wird durch Fermentation von Kulturstämmen von *Cephalosporium acremonium* gewonnen. Cephalosporin C selbst besitzt nur eine geringe antibakterielle Aktivität. Durch chemische Abspaltung der Seitenkette lässt sich hieraus jedoch die 7-Aminocephalosporansäure gewinnen. Diese Verbindung dient dann als Ausgangsmateri-

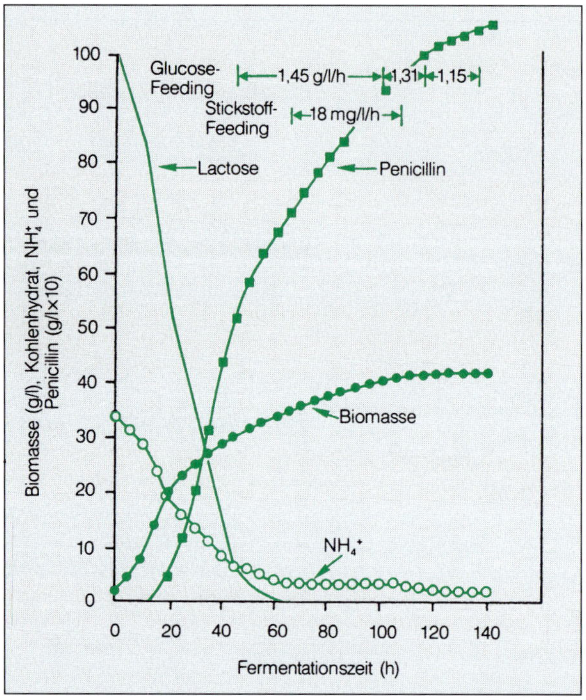

Abb. 27.2 Penicillin-Fermentation mit *Penicillium chrysogenum.* (Aus W. Crueger, Biotechnologie – Lehrbuch der angewandten Mikrobiologie, R. Oldenburg Verlag GmbH, München 1984)

al für die Synthesen der Cephalosporine. Alle heute im Handel befindlichen Cephalosporine sind halbsynthetische Derivate der 7-Aminocephalosporansäure. Auch der Cephalosporin-C-Fermentation, die in ähnlicher Weise abläuft wie bei Penicillin G, ging eine intensive Stammentwicklung voraus. Heute liegt die Ausbeute an Cephalosporin C bei 20 g/l.

27.1.3 Weitere β-Lactamverbindungen

Durch intensives Screening auf β-Lactamstrukturen wurde eine Reihe weiterer Organismen gefunden, die zur Bildung von β-Lactamen fähig sind (Abb. 27.3). Die Entdeckung von β-Lactam-produzierenden Streptomyceten führte zur Auffindung zahlreicher neuer β-Lactamstrukturen. Auch 7-Methoxycephalosporine (Cephamycine) sind Stoffwechselprodukte von Streptomyces-Arten. Die Methoxy-Gruppe in Position 7 der Cephalosporansäure führt zu einer erhöhten Stabilität gegen β-Lactamasen. Auch die natürlichen 7-Methoxycephalosporine können nur nach Derivatisierung als Antibiotika eingesetzt werden.

Weitere β-Lactame von Streptomyces-Arten sind Nocardicine, Thienamycine, die Clavulansäure und Olivansäuren (Abb. 27.4).

Nocardicine sind monocyclische β-Lactame. Sie werden von Nocardia-Arten gebildet.

Clavulansäure ist ein Stoffwechselprodukt von *Streptomyces clavuligerus.* Diese Verbindung hemmt ein breites Spektrum von β-Lactamasen und wird deshalb in Kombination mit β-Lactamantibiotika als β-Lactamasehemmstoff eingesetzt (Kap. 10.4). Eine solche Kombination liegt vor im Augmentan®. Dieses Präparat enthält seine Mischung von Clavulansäure und dem Penicillin Amoxicillin.

Thienamycine und Olivansäuren haben ein β-Lactam-Pyrrolin-Ringsystem gemeinsam. Die von *Streptomyces olivaceus* gebildeten **Olivansäuren** sind wie Clavulansäure Hemmstoffe der β-Lactamasen.

Thienamycine hemmen β-Lactamasen und wirken gleichzeitig gegen ein breites Spektrum grampositiver und gramnegativer Erreger. Leider sind Thienamycine extrem instabile Verbindungen.

27.1.4 Griseofulvin

Griseofulvin, ein Benzofuranderivat, wird von verschiedenen Penicillium-Arten gebildet (Abb. 27.5). Griseofulvin ist ein Fungistatikum, das nur gegen solche Pilze wirksam ist, deren Zellwand Chitin enthält. **Griseofulvin hemmt die Kernteilung in der Metaphase.** Es **behindert** die **Aggregation der Mikrotubuli,** also die Ausbildung des Spindelapparates durch Bindung an deren Begleitproteine, die die Mikrotubulus-Struktur stabilisieren. Die Verbindung wird beim Menschen zur oralen Behandlung von Darmmykosen eingesetzt. Im Pflanzenschutz findet sie Verwendung als Blattfungizid gegen Mehltau und andere parasitische Pilze.

27.2 Mutterkornalkaloide

Pharmazeutisch außerordentlich wichtige Verbindungen werden von Vertretern der Gattung Claviceps gewonnen (Kap. 26.3.4). Ursprünglich alleinige Quellen dieser „Mutterkornalkaloide" waren die Sklerotien von *Claviceps purpurea*, einem auf Roggen und Wildgräsern parasitierenden Askomyceten.

In *Claviceps purpurea*, dem Mutterkornpilz, wurden u. a. zwei Gruppen von Alkaloiden gefunden, die **Clavinalkaloide** und die **Lysergsäurealkaloide.**

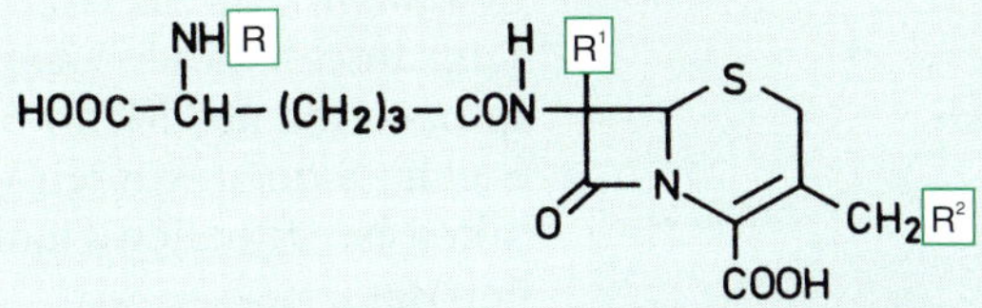

Name	Produzent	Struktur R	Struktur R'	Struktur R²
Cephalosporin C	Cephalosporium acremonium	–H	–H	$-OCOH_3$
N-Acetyldesacetoxy-cephalosporin C	Cephalosporium acremonium	$-COCH_3$	–H	–H
3-Desacetoxy-3-thiomethyl-cephalosporin C	Cephalosporium acremonium	–H	–H	$-S-CH_3$
Desacetylcephalosporin C	Cephalosporium sp.	–H	–H	–OH
7-Methoxycephalosporin C	Streptomyces lipmanii	–H	$-OCH_3$	$-OCOCH_3$
7-Methoxy-3-desacetyl-carbamoylcephalosporin C (Cephamycin C)	Streptomyces clavuligerus lactamdurans	–H	$-OCH_3$	$-OCONH_2$
Cephamycin A	Streptomyces griseus	–H	$-OCH_3$	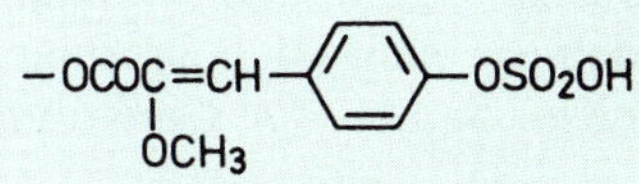
Cephamycin B	Streptomyces griseus	–H	$-OCH_3$	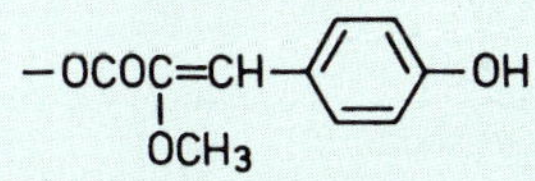
3-Desacetyl-3-0-carbamoyl-cephalosporin C	Streptomyces clavuligerus	–H	–H	$-OCONH_2$
7-Methoxydesacetyl-cephalosporin C	Streptomyces chartreusis	–H	$-OCH_3$	–OH
7-Methoxydesacetoxy-cephalosporin C	Streptomyces wadayamensis	–H	$-OCH_3$	–H

Abb. 27.3 Einige natürlich vorkommende Cephalosporine und ihre Produzenten

Clavulansäure	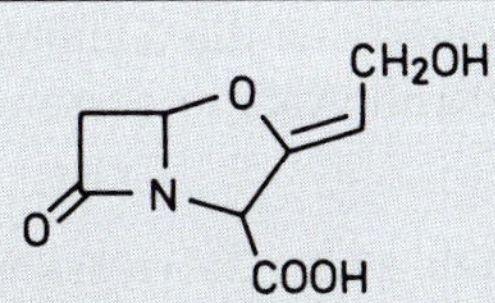	Streptomyces clavuligerus
Olivansäure	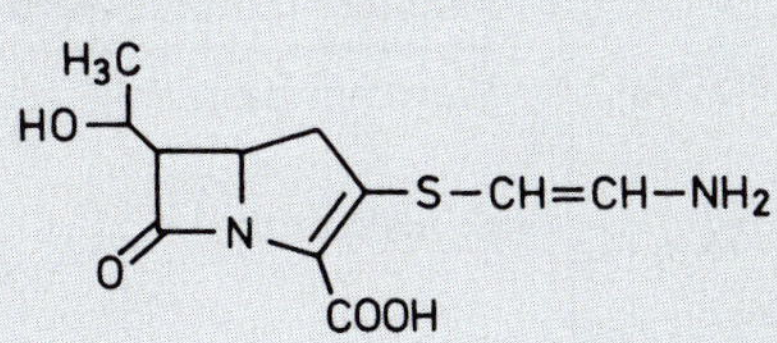	Streptomyces olivaceus

Abb. 27.4 Hemmstoffe von β-Lactamasen und die zu ihrer Produktion eingesetzten Organismen

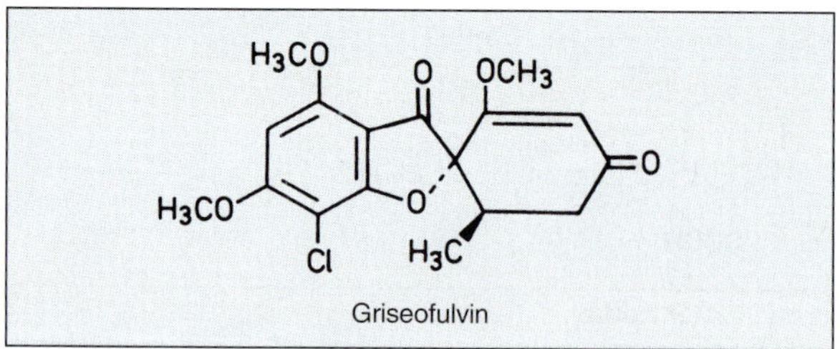

Abb. 27.5 Griseofulvin

Mutterkornalkaloide sind Indolalkaloide. Sie haben ein tetrazyklisches Ergolinringsystem. Die Clavinalkaloide sind biogenetische Vorstufen der medizinisch wichtigen Lysergsäurealkaloide (Abb. 27.6). Besonders die Peptidalkaloide sind Wirkstoffe wichtiger Arzneimittel. Jährlich werden weltweit etwa 15 000 kg Lysergsäurederivate und 4000 kg Peptidalkaloide erzeugt.

Clavinalkaloide konnten außer bei Claviceps-Arten auch bei Arten der Gattungen Aspergillus, Rhizobium und Penicillium nachgewiesen werden. Die pharmazeutisch wichtigen Lysergsäurederivate konnten bei Pilzen bisher nur in der Gattung Claviceps gefunden werden. Interessanterweise finden sie sich auch in einer Art der Windengewächse. Samen der Convolvulaceae *Ipomoea argyrophylla*, die in Kenia vorkommt, enthalten Lysergsäurealkaloide vom Peptidtyp. Samen anderer Ipmoearten aus Mexiko enthalten Clavinalkaloide. Solche Samen wurden von den Ureinwohnern Mexikos bei rituellen Handlungen als Halluzinogene benutzt.

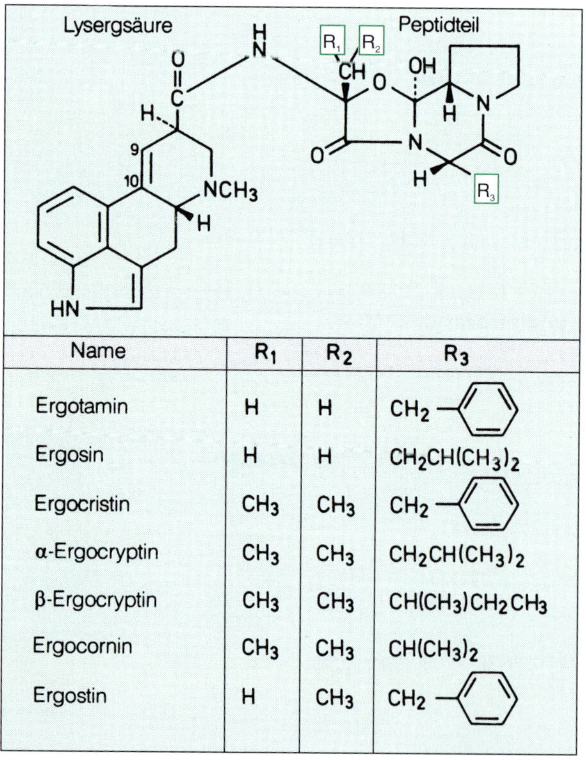

Name	R_1	R_2	R_3
Ergotamin	H	H	$CH_2-C_6H_5$
Ergosin	H	H	$CH_2CH(CH_3)_2$
Ergocristin	CH_3	CH_3	$CH_2-C_6H_5$
α-Ergocryptin	CH_3	CH_3	$CH_2CH(CH_3)_2$
β-Ergocryptin	CH_3	CH_3	$CH(CH_3)CH_2CH_3$
Ergocornin	CH_3	CH_3	$CH(CH_3)_2$
Ergostin	H	CH_3	$CH_2-C_6H_5$

Abb. 27.6 Mutterkornalkaloide vom Peptidtyp

Mutterkornalkaloide können durch Partialsynthese mit Lysergsäure oder Clavinen als Ausgangsstoffen, durch parasitische Kultur des Pilzes auf Roggen sowie durch saprophytische Kultur des Pilzes in Fermentern erzeugt werden.

Zur parasitischen Kultur auf Roggen finden speziell selektionierte Stämme von *Claviceps purpurea* Verwendung. Bei diesem Verfahren werden in Suspensionskulturen Konidiosporen gewonnen. Diese werden mit besonders konstruierten Maschinen auf blühende Roggenfelder geimpft. Dort bilden die Pilze weiter Konidiosporen und schließlich auf dem reifenden Roggen Sklerotien (Kap. 27.2). Nur in diesen Sklerotien finden sich Alkaloide. Alkaloidbildung ist hier streng an den Entwicklungszustand gebunden. Ein Großteil der Mutterkornalkaloide wird durch Extraktion der Sklerotien gewonnen. Von einem Hektar Roggen können etwa 200 bis 500 kg Sklerotien erhalten werden. Engpass dieses Verfahrens waren zunächst die Schwierigkeiten, die chemisch sehr ähnlich gebauten Alkaloide im Gemisch des Extraktes zu trennen. Erst die Selektion von Claviceps-purpurea-Stämmen, die kein kompliziertes Alkaloidgemisch mehr produzierten, sondern ein Hauptalkaloid mit einem geringen Anteil von Nebenalkaloiden, brachte hier entscheidende Erfolge.

Zur saprophytischen Gewinnung der Mutterkornalkaloide werden heute drei Claviceps-Arten eingesetzt (Tab. 27.3).

Stämme von *Claviceps paspali* bilden bei der Fermentation als Hauptprodukt α-Hydroxyethyllysergamid (Abb. 27.7) mit einer Ausbeute von 5 g/l. Durch hydrolytische Spaltung dieser Verbindung wird Lysergsäure gewonnen, die als Ausgangspunkt für die Synthese von Mutterkornalkaloiden dient. Andere Stämme von *Claviceps paspali* bil-

Tab. 27.3 Clavicepsarten, die zur saprophytischen Gewinnung von Lysergsäure, Clavinen und Mutterkornalkaloiden genutzt werden.

Claviceps paspali	α-Hydroxyethyllysergamid, $\Delta^{8,9}$-Lysergsäure, Ergometrin
C. fusiformis	Clavine vor allem Agroclavin
C. purpurea	Ergotamin, Ergosin, Ergocornin, Ergocristin, Ergocryptin

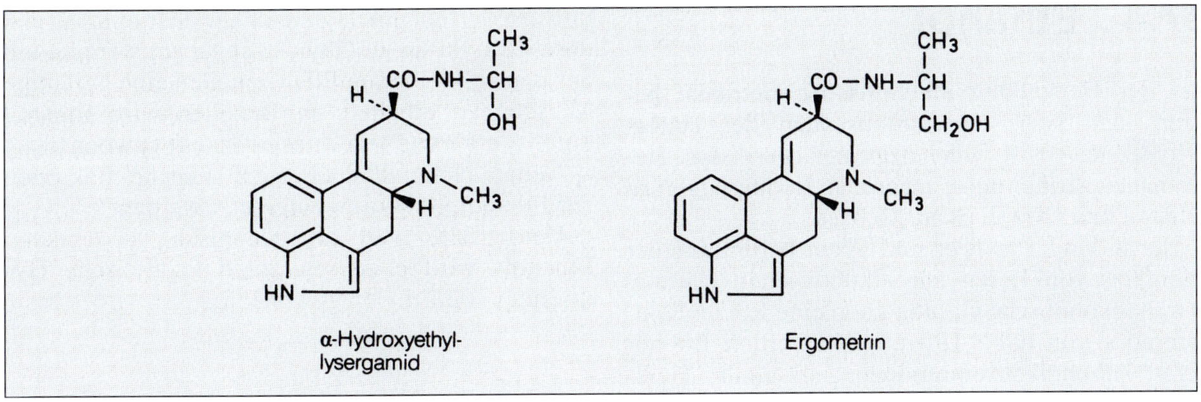

Abb. 27.7 Struktur des Ergolin-Ringsystems

den mit hohen Ausbeuten $\Delta^{8,9}$-Lysergsäure (Abb. 27.8). Diese kann durch Isomerisierung in $\Delta^{9,10}$-Lysergsäure umgewandelt werden. Kulturstämme von *C. paspali* und *C. fusiformis* bilden Clavine, hauptsächlich Agroclavin (Abb. 27.9), das ebenfalls als Ausgangsstoff für die Synthese der Mutterkornalkaloide Verwendung findet.

Da in der Natur die Alkaloidbildung bei *Claviceps purpurea* strikt an die Bildung der Sklerotien gebunden ist, diese aber in saprophytischer Submerskultur vom Pilz nicht gebildet werden, war es lange Zeit nicht möglich, Mutterkornalkaloide aus Submerskulturen zu gewinnen. Durch Mutation und Selektion von Wildstämmen wurden inzwischen auch Kulturstämme von *Claviceps purpurea* gefunden, die in Submerskultur Peptidalkaloide bilden. Dazu bedarf es langer Fermentationszeiten von 16 bis 20 Tagen. Gute Alkaloidbildung ist mit der Fähigkeit zur Metabolisierung hoher Saccharose- und Citratkonzentrationen gekoppelt. Geringste Änderungen in der Nährmedienzusammensetzung führen zu Minderausbeuten an Alkaloiden. Ein weiteres Problem liegt in der häufigen Degeneration der Produktionsstämme. Ausbeutesteigerungen im Submersverfahren wurden zunächst durch Mutation z. B. mit Ethylmethansulfonat, Nitrosoguanidin, Nitrit oder UV (Kap. 12.2.3) und Selektion erhalten. Die Möglichkeiten der Protoplastenfusion (Kap. 15.1) bietet neue Ansatzpunkte zur Stammentwicklung.

27.3 Citronensäure

Die Produktion von Citronensäure durch Pilze ist eines der ältesten biotechnologischen Verfahren. 1923 wurden die ersten technischen Fermentationen aufgenommen. Die Weltproduktion an Citronensäure liegt bei etwa 300 000 t im Jahr. Über 99% hiervon werden über mikrobiologische Verfahren gewonnen.

Citronensäure findet vielfältige Verwendung. In der Pharmazie dient sie z. B. als Konservierungsmittel in Blutkonserven, Tabletten und Salben. Der Hauptanteil der Citronensäure findet Verwendung in der Getränke- und Nahrungsmittelindustrie.

Für die Produktion von Citronensäure werden hauptsächlich Stämme von **Aspergillus niger** und *Aspergillus wentii* eingesetzt. Als Produktionsverfahren dient hauptsächlich das Submersverfahren.

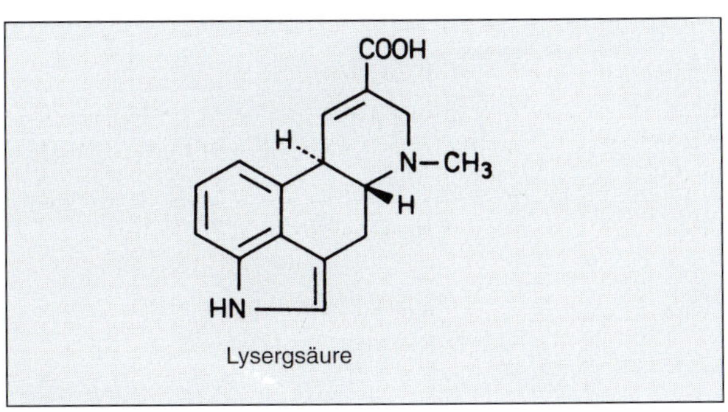

Abb. 27.8 Lysergsäure

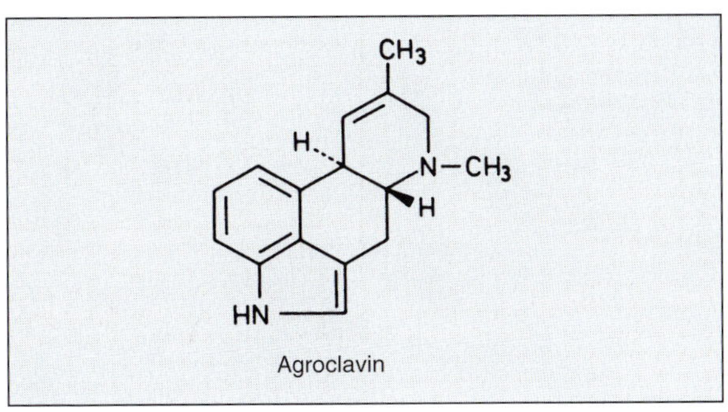

Abb. 27.9 Agroclavin

27.4 Ethanol

Bei der Herstellung alkoholischer Getränke bedient man sich seit Jahrtausenden der Hefen. Wichtigste Art ist *Saccharomyces cerevisiae.* Hefen bauen Zucker unter anaeroben Bedingungen zu Ethanol und CO_2 ab (Kap. 16.8.2).

Herstellung von Bier und Wein beruht auf der Fähigkeit von Hefen zur alkoholischen Gärung. Durch alkoholische Gärung kann eine Ethanolkonzentration von 10 bis 18% erreicht werden. Bei höheren Alkoholkonzentrationen sterben die Hefezellen ab. Die tolerierten Alkoholmengen sind stark stammspezifisch.

Als Substrat bei der industriellen Ethanolproduktion durch Fermenterverfahren dienen stärkehaltige Pflanzenteile, wie Getreidesamen, Mais und Zuckerrübenmelasse etc. Die Stärke muss erst durch Amylasen zu Glucose abgebaut werden, um aus den zerkleinerten Pflanzenteilen eine gärfähige Maische zu erhalten. In Brasilien wird Ethanol durch Vergärung von Zuckerrohrsaft gewonnen.

Neben Hefen können auch manche Bakterien zur Ethanolproduktion eingesetzt werden.

Der größte Teil des technisch verwendeten Ethanols wird chemisch durch katalytische Hydrierung von Ethylen gewonnen.

27.5 Steroide

Wichtige Teilschritte bei Steroidsynthesen werden mit Hilfe von Pilzen durchgeführt (Kap. 24.6.2).

28 Pilzgifte

Pilze scheiden in vielen Fällen giftige Substanzen, so genannte **Mykotoxine** aus. Durch zahlreiche Vergiftungsfälle bei Tieren ist **Aspergillus flavus** bekannt geworden. Dieser Schimmelpilz (Ascomycet) überzieht verdorbene Nahrungsmittel, z. B. Erdnüsse, Getreide, Ölfrüchte, Futtermittel. Auch bei Drogenimporten ist auf Befall mit Aspergillus glaucus zu achten. Manche Stämme dieser Art scheiden **Aflatoxine** aus. Diese sind toxische Furanocumarinderivate mit Leber schädigender und kanzerogener Wirkung (Abb. 28.1). Auch andere Arten von Aspergillus können Aflatoxine produzieren.

Aflatoxine, z. B. Aflatoxin B, werden im menschlichen Organismus zu hoch reaktiven Epoxiden transformiert. Diese alkylieren die DNA durch Bindung an N-7 von Guaninmolekülen. Daraus resultieren Mutationen (Kap. 12.2.3).

Zu den Mykotoxinen zählen auch Toxine von Basidiomyceten, z. B. Vertreter der Gattung Amanita. Knollenblätterpilze, wie *Amanita virosa* (weißer Knollenblätterpilz), **Amanita phalloides** (grüner Knollenblätterpilz) und *Amanita verna* (Frühlingsknollenblätterpilz) enthalten als Giftstoffe eine Reihe chemisch ähnlich gebauter zyklischer Oligopeptide, die **Amatoxine** α-, β- und γ-Amanitin. **α-Amanitin** ist ein **bizyklisches Octapeptid** (zyklisches Oligopeptid) (Abb. 28.2). Es hemmt RNA-Polymerasen und blockiert damit die Synthese von Ribonukleinsäuren und Proteinen. Sie schädigen auch die Cytoplasmamembran. **Phallotoxine,** Phalloidin und Phalloin sind bizyklische Heptapeptide. Die Giftstoffe der Knollenblätterpilze schädigen die parenchymatischen Organe, vor allem Leber und Nieren. Nach einer Latenzzeit von 8 bis 24 Stunden beginnen die Vergifteten zu erbrechen und verlieren durch heftige Durchfälle so viel Wasser und Elektrolyte, dass es zum Zusammenbrechen des Kreislaufes kommt. Eine solche Vergiftung mit Knollenblätterpilzen endet meist tödlich.

Der ziegelrote Risspilz (*Inocybe patrouillardi*) und zahlreiche andere Inocybe-Arten sowie Trichterlinge (Clitocybe-Arten) enthalten **Muscarin** (Abb. 28.3). Muscarin wirkt als starkes Nerven-

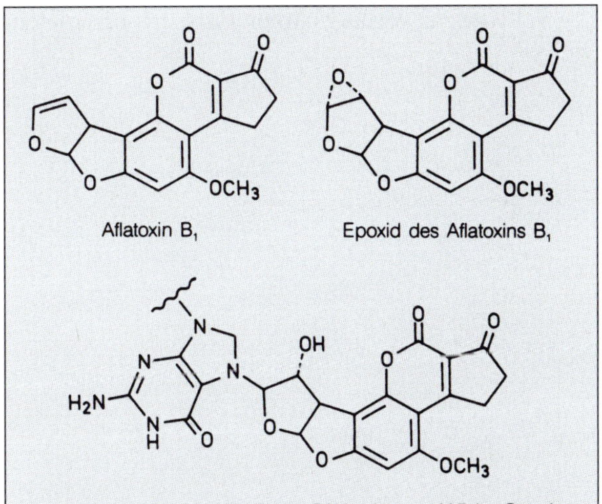

Abb. 28.1 Aflatoxinwirkung. Aflatoxin B_1 wird im menschlichen Organismus epoxidiert, vor allem in Leberzellen. Das Epoxid alkyliert Guaninmoleküle in der DNA und wirkt dadurch mutagen (kanzerogen)

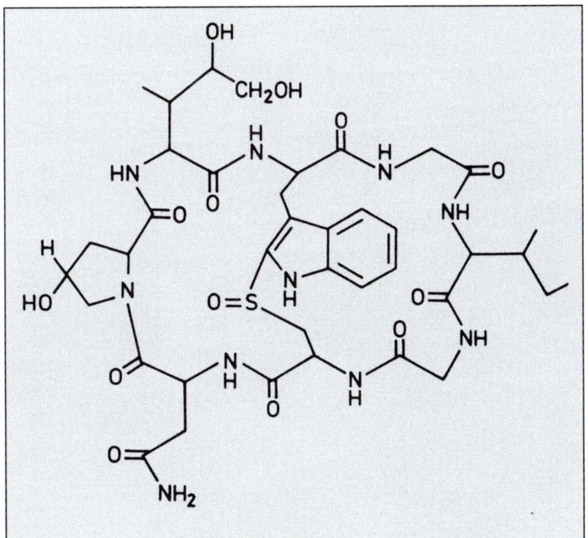

Abb. 28.2 α**-Amanitin**

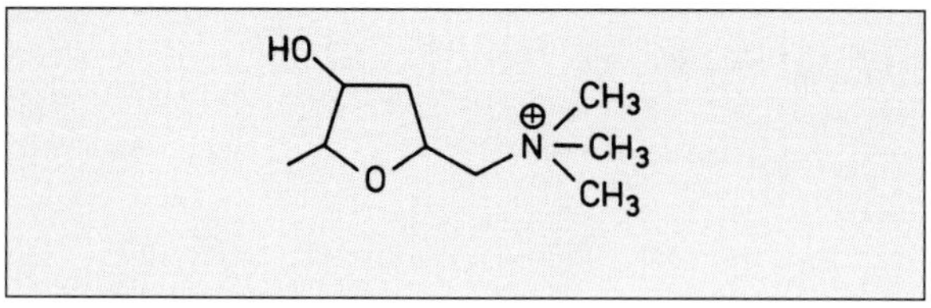

Abb. 28.3 Muscarin

gift. Typische Vergiftungserscheinungen sind starkes Schwitzen, verlangsamter Puls, Blutdrucksenkung, starke Sehstörungen. Spezifisches Gegenmittel ist Atropin 1 bis 2 mg intravenös.

Gefährliche Giftpilze sind auch der Fliegenpilz (*Amanita muscaria*) und der Pantherpilz (*Amanita pantherina*). Deren Giftigkeit beruht weniger auf dem Gehalt an Muscarin als vielmehr auf der Bildung von atropinartig wirkenden Substanzen, der **Ibotensäure** und **Muscimol.** Typische Vergiftungserscheinungen sind Erregungszustände, rauschartige Verwirrtheit, Tobsuchtsanfälle und Halluzinationen.

29 Psychotrope Substanzen

Substanzen mit stark psychotroper Wirkung enthalten Psilocybe-Arten. Es handelt sich um Indolderivate, das **Psilocin** und das **Psilocybin.** Diese wurden zuerst aus dem mexikanischen Zauberpilz Teonanacatl (*Psilocybe mexicana*) isoliert.

Die Indianer Mittelamerikas benutzten diesen Pilz bei ihren religiösen Zeremonien. Charakteristisch ist die Aufhebung des Zeitgefühls, das Auftreten von Halluzinationen und Euphorie.

Durch systematisches Screening wurde Psilocybin in jüngster Zeit auch in anderen Psilocybe-Arten gefunden, z. B. in *Psilocybe semilanceate* in Skandinavien. Daneben wurde Psilocybin und Psilocin auch in anderen Pilzarten in Europa und Nordamerika nachgewiesen.

Algen

Wolfgang Kreis

30 Morphologie und Entwicklung eukaryotischer Algen

Die **eukaryotischen Algen** sind kernhaltige, in der Regel chlorophyllführende, d. h., photoautotrophe Pflanzen. Sie treten als **einzellige** (begeißelt oder unbegeißelt), **fädige** (verzweigt oder unverzweigt), **blattartige** oder **sprossähnliche Organismen** auf und sind je nach den vorherrschenden Pigmenten **grün, gelbbraun, braun** oder **rot** gefärbt. Die systematisch uneinheitliche Gruppe der Algen wird je nach Auffassung in 7 bis 11 Abteilungen untergliedert. Die Gliederung ergibt sich aus folgenden Kriterien: 1) Besonderheiten des Zellbaus 2) Art der Begeißelung 3) Organisationsstufe 4) Pigmentmuster 5) Reservestoffmuster 6) Bau und chemische Zusammensetzung der Zellwand 7) Lebenszyklus (Generationswechsel).

Pharmazeutisch wichtige Vertreter der Algen finden sich ausschließlich bei den **Rotalgen** (Abteilung: Rhodophyta; Klasse: Rhodophyceae), **Braunalgen** (Abteilung: Heterokontophyta = Chromophyta; Klasse: Phaeophyceae) und **Kieselalgen** (Abteilung: Heterokontophyta; Klasse: Bacillariophyceae = Diatomeae). Die Abteilung Heterokontophyta (= ungleich begeißelte Algen) verdankt ihren Namen der Tatsache, dass alle geißelbeweglichen Stadien (z. B. Zoosporen, s. Abb. 30.5) 2 ungleich gestaltete Geißeln tragen. Die lange Zuggeißel ist bei allen Vertretern vorhanden, während die kürzere Schlepp- oder Peitschengeißel bei manchen Arten zurückgebildet ist oder auch ganz fehlt.

Die Kieselsäureschalen der einzelligen Kieselalgen (Abb. 30.1) liefern **Kieselgur** (Terra silicea), das als Filtrierhilfsmittel verwendet wird. Die Rot- bzw. Braunalgen sind meist große Meeresalgen, so genannte Tange, die vor allem die Küstenregionen der gemäßigten Zonen besiedeln. Diese vergleichsweise hoch organisierten Algen ordnet man auch den sogenannten **Thallophyten** (Lagerpflanzen) zu. Unter diesem Sammelbegriff werden Pflanzen einer bestimmten morphologischen Organisationsstufe zusammengefasst und gegen die Gruppe der **Protophyten,** also den einzelligen oder in lockeren Zellverbänden (Coenobien, Aggregationsverbände, Zellkolonien) organisierten pflanzlichen Organismen abgegrenzt. Den Begriffen „Protophyten“ bzw. „Thallophyten“ entsprechen keine phyletischen Einheiten, d. h., diese Organisationsformen haben sich mehrfach unabhängig voneinander entwickelt.

30.1 Coenobien, Aggregationsverbände und Zellkolonien

Lockere Zellverbände, die durch gemeinsame Zellwände vorübergehend zusammengehalten werden, bezeichnet man als **Coenobien.** Wenn sich ursprünglich unabhängige, oft frei bewegliche Einzelzellen postgenital zusammenlagern, spricht man von einem **Aggregationsverband.** Meist bleiben sie im Verband weiterhin gleichwertig und weitgehend unabhängig voneinander (Abb. 30.1). Regelmäßig gebaute mehr- oder vielzellige Gebilde, deren Zellen von einer Mutterzelle abstammen und in dauernder Verbindung miteinander bleiben, nennt man **Zellkolonien.** Kugelige Zellkolonien findet man z. B. in der Gattung *Volvox* (Abteilung: Chlorophyta; Klasse: Chlorophyceae), wo bereits eine Aufgabenteilung („Differenzierung“) zwischen einem vegetativen und einem generativen Teil zu erkennen ist. Die Zellelemente werden voneinander abhängig, die Einzelzellen sind nicht mehr totipotent und die Stufe eines vielzelligen „Individuums“ ist erreicht (Abb. 30.1).

30.2 Organisation des Thallus

Als **Thallus** bezeichnet man einen vielzelligen oder doch zumindest vielkernigen Vegetationskörper, der nicht die typische Gliederung des Kormus aufweist. Der **Kormus,** also ein in Spross- und Wurzelsystem gegliederter Vegetationskörper,

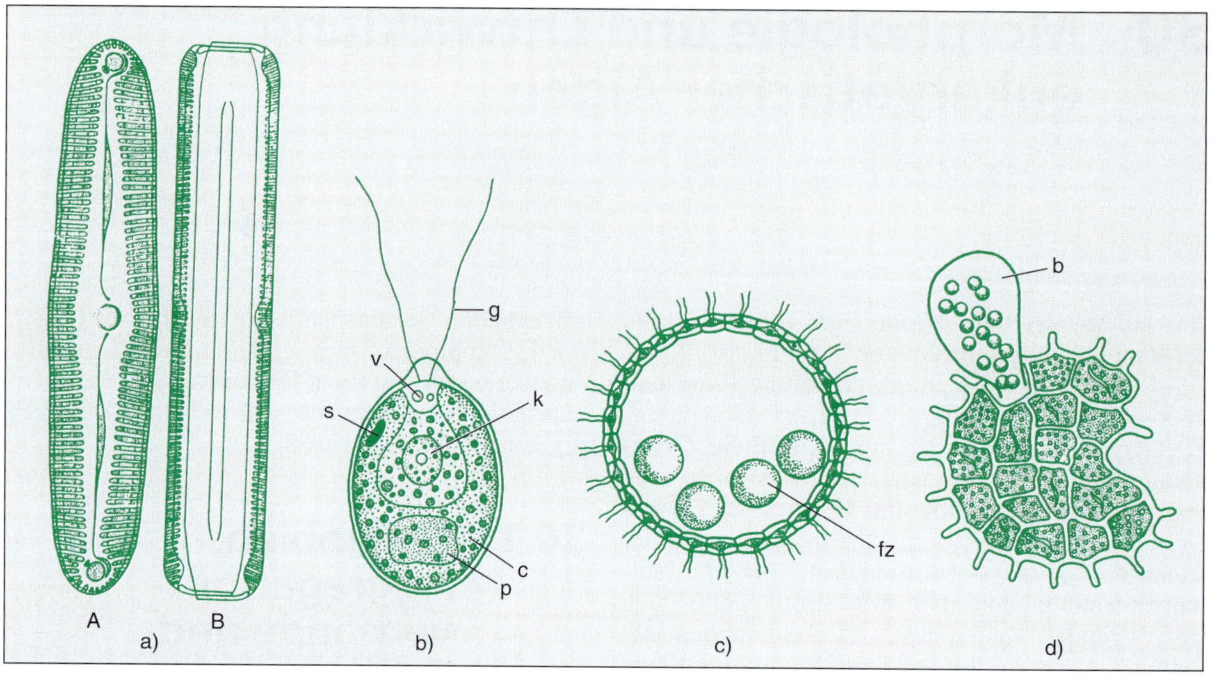

Abb. 30.1 Einfach organisierte Algen
a) Einzellige, unbegeißelte Kieselalge (*Pinnularia viridis)* in Aufsicht (A) und Seitenansicht (B).
b) Einzellige, begeißelte Grünalge (*Chlamydomonas angulosa*). Chloroplast (c), Geißel (g), Zellkern (k), stärkeführendes „Pyrenoid" (p), Stigma = „Augenfleck" (s), kontraktile Vakuole (v). (Aus Strasburger, Lehrbuch der Botanik, Gustav Fischer Verlag, Stuttgart 1991).
c) Schema einer *Volvox*-Zellkolonie mit einer Schale aus vegetativen, begeißelten Zellen und zentral gelegenen Fortpflanzungszellen (fz), die sich zu Tochterkolonien differenzieren.
d) Tafelförmiger Aggregationsverband (*Pediastrum granulatum*). Die Zoosporen sind von einer Gallerthülle (b) umgeben und treten gemeinsam aus der Mutterzelle aus. (Aus Kaussmann/Schiewer, Funktionelle Morphologie und Anatomie der Pflanzen, VEB Gustav Fischer Verlag, Jena 1989).

stellt die höchste Organisationsstufe pflanzlicher Organismen dar. Selbst den höchstentwickelten, gewebeartig organisierten Thallophyten fehlen echte Wurzeln und Gefäße, so dass sie morphologisch und anatomisch jederzeit klar von den **Kormophyten** (Sprosspflanzen) abgegrenzt werden können.

Die einfachsten Thallophyten sind die einzelligen, polyenergiden **Schlauchthalli.** Man findet solche „siphonale" Formen in der Ordnung Siphonales der Grünalgen.

Der Typ des **Fadenthallus** ist z. B. bei der Grünalge *Ulothrix* (Klasse: Chlorophyceae) realisiert. Die unverzweigten Algenfäden verlängern sich unter Querteilung vieler Zellen. Schon bei diesen einfachen Formen ist eine Polarität zu beobachten: die Zellen teilen sich immer quer zur Längsrichtung und der Thallus ist in eine teilungsinaktive Rhizoidzelle und den fädigen, teilungsaktiven Rest differenziert (Abb. 30.3). Andere Teilungsmuster ergeben kompliziertere Formen. Durch seitliche Verzweigungen entstehen ästige Algen; bei Längsteilung der Zellen nach einer Richtung des Raumes bildet sich ein flächenförmig verbreiterter Thallus. Das bekannteste Beispiel für diese Art der Organisation ist wohl der Meersalat (*Ulva lactuca*, Abteilung: Chlorophyta; Klasse: Chlorophyceae), der in den Gezeiten- und Brandungszonen der europäischen Gewässer häufig anzutreffen ist.

Der **Flechtthallus** ist bei den **Rotalgen** (Klasse: Rhodophyceae) verbreitet. Man unterscheidet den **Zentralfadentyp,** bei dem eine Längsachse den ganzen Thallus durchzieht, vom **Springbrunnentyp** mit multiaxialem Thallus (Abb. 30.2). Dabei kann durch Verklebung und Verwachsung ein flächiges Pseudoparenchym entstehen. In anderen Fällen bildet sich ein verfilztes **Plectenchym** (Fadengeflecht) (Abb. 30.3).

Bei den höchst entwickelten Algen, den **Braunalgen,** zu denen die größten und langlebigsten Wasserpflanzen gehören, kommen bereits echte Gewebe vor. Die Sporophyten der Braunalgen sind gekennzeichnet durch ihre Gliederung in stengelartige **Cauloide,** blattähnliche **Phylloide** (Assimilationsorgane) und vielzellige **Rhizoide,** die den Wurzeln der Kormophyten ähneln (Abb. 30.3).

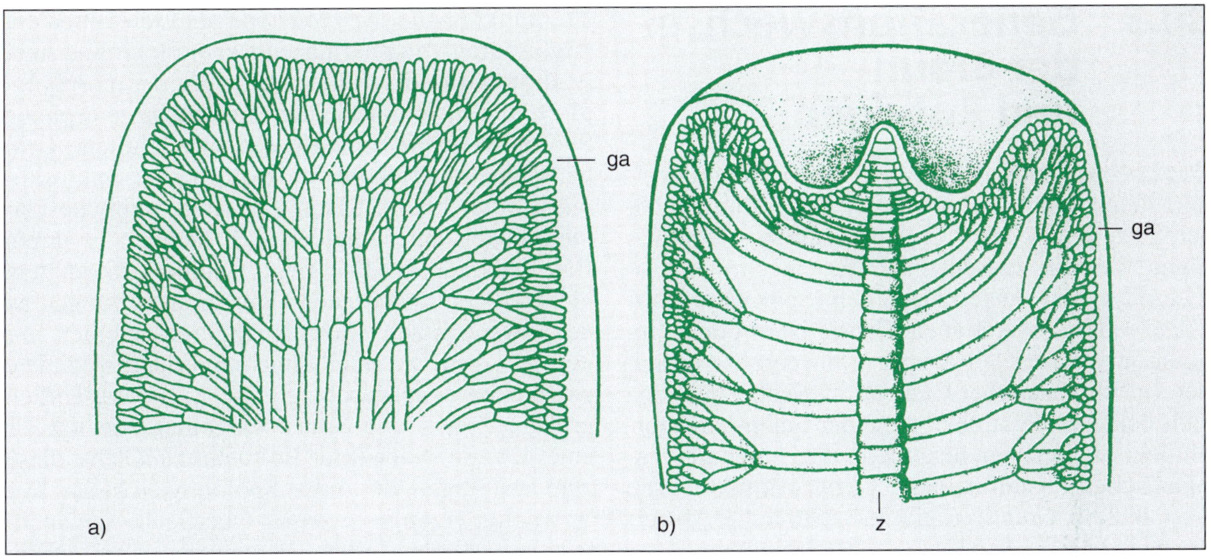

Abb. 30.2 Bau des Flechtthallus der Rotalgen
a) Springbrunnentyp des Thallusbaus bei der Rotalge *Furcellaria fastigiata* (axialer Längsschnitt). Gallerthülle (ga); **b) Zentralfadentyp** des Thallusbaus bei der Rotalge *Chondria tenuissima* (axialer Längsschnitt). Zentraler Faden (z), Gallerthülle (ga). (Aus Kaussmann/Schiewer, Funktionelle Morphologie und Anatomie der Pflanzen, VEB Gustav Fischer Verlag, Jena 1989).

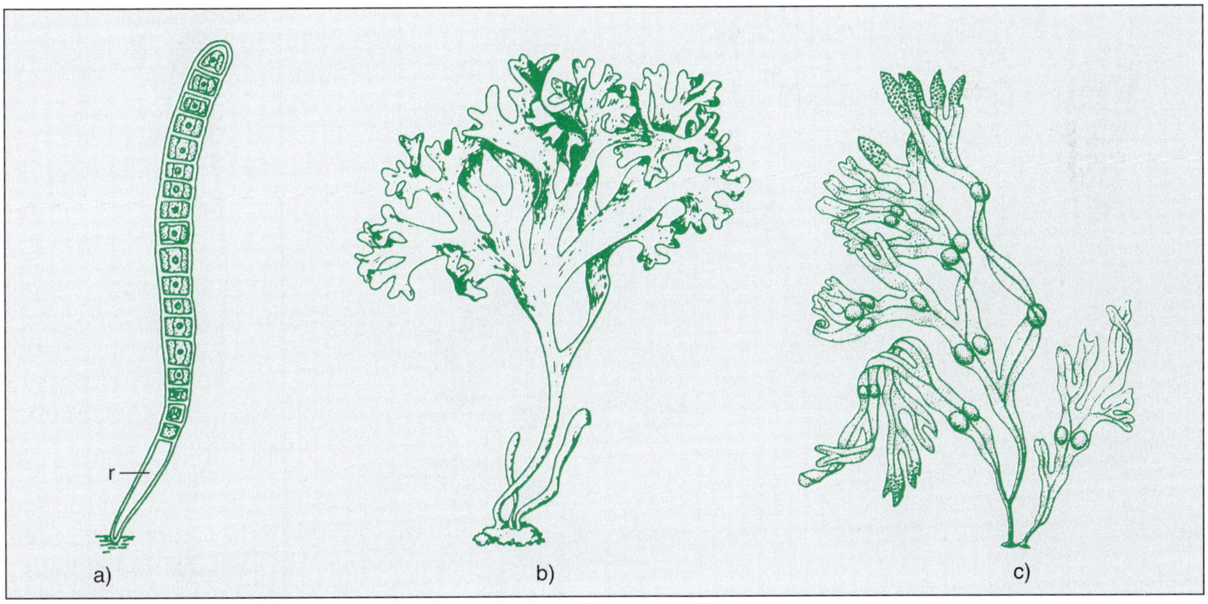

Abb. 30.3 Höher organisierte Algen
a) Fadenthallus: Grünalge *Ulothrix zonata*, Rhizoidzelle (r)
b) Flechtthallus: Rotalge *Chondrus crispus.* (Aus Karsten, Weber, Stahl, Lehrbuch der Pharmakognosie, Gustav Fischer Verlag, Stuttgart 1962)
c) Gewebethallus: Braunalge *Fucus vesiculosus.* (Aus Strasburger, Lehrbuch der Botanik, Gustav Fischer Verlag, Stuttgart 1991).

30.3 Generationswechsel der Braun- und Rotalgen

Der Lebenszyklus vieler Algen vollzieht sich in einem Generationswechsel. Unter Generationswechsel versteht man den – im Allgemeinen – regelmäßigen Wechsel zwischen sich geschlechtlich (Gametophyt) bzw. ungeschlechtlich (Sporophyt) fortpflanzenden Generationen. Häufig ist mit dem Generationswechsel ein Kernphasenwechsel verbunden (heterophasischer Generationswechsel). Wenn sich beide Generationen einander außerdem morphologisch gleichen, nennt man dies einen **heterophasischen, isomorphen Generationswechsel.** Von diesem Grundtyp gibt es zahlreiche Abweichungen (s. Kap. 9.2.1).

Der Generationswechsel der Ordnung **Laminariales** der Braunalgen, von denen *Macrocystis pyrifera* und *Laminaria cloustonii* als Lieferanten der Alginsäuren von pharmazeutischem Interesse sind, ist **diplohaplontisch heteromorph:** der morphologisch und histologisch sehr differenzierte diploide Sporophyt erreicht häufig eine beträchtliche Größe, während der haploide Gametophyt mikroskopisch klein bleibt. Männliche und weibliche Gametophyten unterscheiden sich deutlich in ihrem Bau (Abb. 30.4). Die relativ stark verzweigten, kleinzelligen männlichen Gametophyten tragen an den Zweigspitzen einzellige Spermatogonien mit nur je einem zweigeißeligen Spermatozoid. Die weiblichen Gametophyten besitzen wesentlich größere Zellen und bilden Oogonien mit jeweils einer Eizelle. Nach ihrer Befruchtung wächst diese zum auffälligen, diploiden Sporophyten heran. Der Sporophyt erzeugt an seiner Oberfläche schlauchförmige, sterile Zellen (Paraphysen) und ausgedehnte Lager von keulenförmigen Sporangien, in denen sich unter Reduktionsteilung und gleichzei-

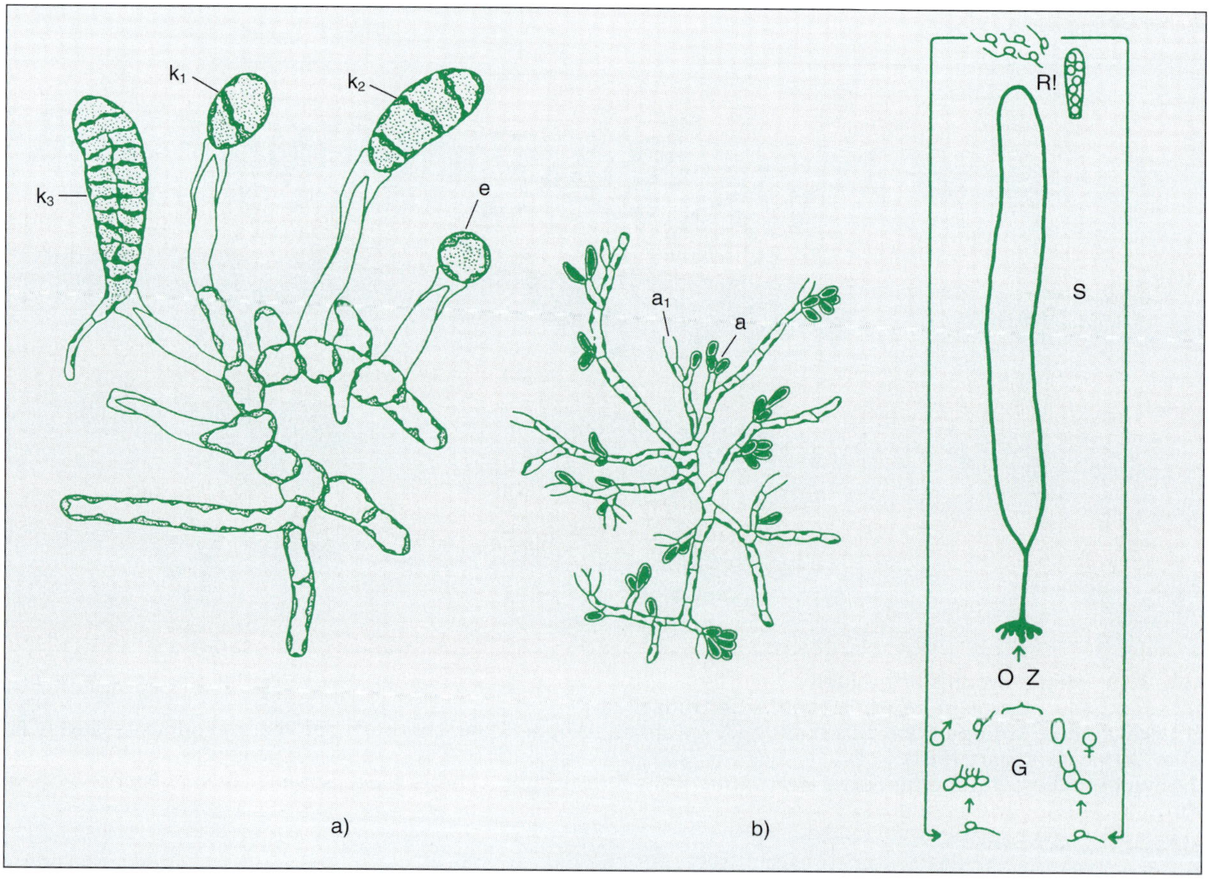

Abb. 30.4 Generations- und Kernphasenwechsel der Ordnung Laminariales der Braunalgen
a) Weiblicher und männlicher Gametophyt der Braunalge *Laminaria*, Spermatogonien (a, a_1), Eizelle (e), junge Sporophyten, noch auf dem entleerten Oogonium sitzend (k_1–k_3)
b) Schematische Darstellung des Generations- und Kernphasenwechsels der Laminariales. Gametophyt (G), Sporophyt (S), Reduktionsteilung (R!), Zygote (Z)
(Verändert aus Strasburger, Lehrbuch der Botanik, Gustav Fischer Verlag, Stuttgart 1991)

tiger genotypischer Geschlechtsbestimmung viele zweigeißelige Zoosporen bilden (Abb. 30.4).

Die Drogen liefernden Braunalgen-Gattungen *Fucus* und *Ascophyllum* gehören zur Ordnung **Fucales.** *Fucus vesiculosus* (Blasentang) und *Ascophyllum nodosum* (Knotentang) haben gasgefüllte Luftblasen (s. Abb. 30.3), die den Thallus in einer aufrechten Lage stabilisieren. Bei den Fucales ist der **Gametophyt extrem reduziert.** Der durch Oogamie entstandene diploide Sporophyt bildet hier den einzigen im Lebenslauf auftretenden Vegetationskörper, Vertreter der Fucales sind also praktisch reine **Diplonten.** An den Enden der verzweigten Thalli findet man krugförmige Einsenkungen, sogenannte **Conceptaceln,** in denen sich männliche und/oder weibliche **Gametangien** (Keimzellenbehälter) befinden. Die auf einem Stiel sitzenden, rundlichen **Oogonien** (weibliche Gametangien) enthalten 8 Eizellen, hervorgegangen aus einer Meiose und einer zusätzlichen mitotischen Teilung (Abb. 30.5). Die jeweils 64 Spermatozoiden der **Spermatogonien** (männliche Gametangien) entstehen nach einmaliger Meiose und 4 nachfolgenden Mitosen. Diese wenigen Zellen stellen gewissermaßen die weiblichen bzw. männlichen Gametophyten dar, die aber nicht mehr selbständig sind. Nach dem Aufplatzen der Wandschichten ihrer jeweiligen Gametangien können Eizellen und Spermatozoiden das Conceptacel verlassen. Spezifische Lockstoffe, so genannte **Gamone,** ermöglichen den Spermatozoiden dann das Auffinden der Eizellen. Die befruchtete Eizelle (Zygote) wächst zum Sporenphyten heran.

Der **Lebenszyklus der Rotalgen** vollzieht sich in einem komplizierten **dreigliedrigen Generationswechsel.**

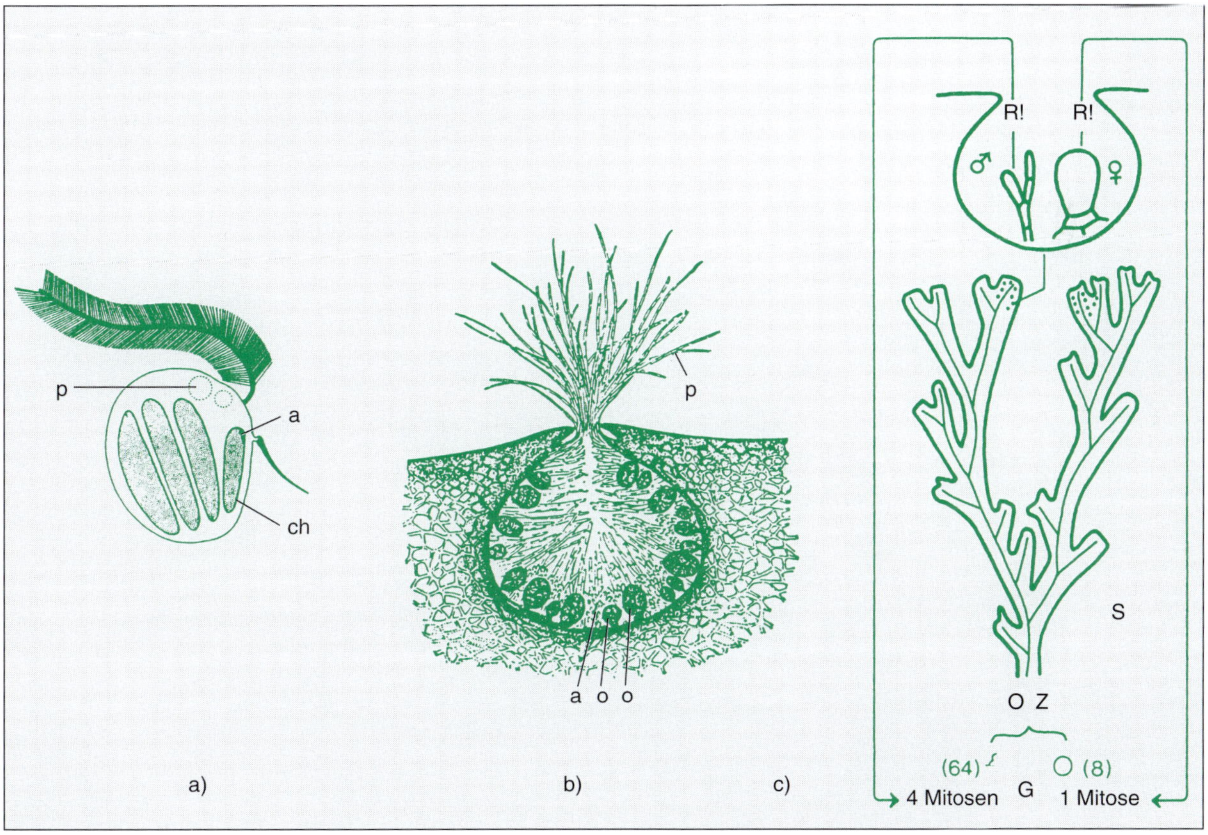

Abb. 30.5 Generations- und Kernphasenwechsel der Ordnung Fucales der Braunalgen
a) Heterokont begeißelte Zoospore einer Alge der Klasse Heterokontophyta, Augenfleck (a), Chloroplast (ch), pulsierende Vakuole (p)
b) Zwittriges Conceptacel der Braunalge *Fucus spiralis* (Ordnung: Fucales) mit Oogonien (o) und Spermatogonienbüscheln (a) sowie sterilen Paraphysen (p)
c) Schematische Darstellung des Generations- und Kernphasenwechsels der Fucales. Gametophyt (G), Sporophyt (S), Reduktionsteilung (R!), Zygote (Z). (Verändert aus Strasburger, Lehrbuch der Botanik, Gustav Fischer Verlag, Stuttgart 1991)

31 Pharmazeutisch wichtige Algen

31.1 Pigmente und Photosyntheseprodukte der Braun- und Rotalgen

Algen lassen neben ihren morphologischen und biologischen Besonderheiten charakteristische Pigmentmuster erkennen (Tab. 31.1). Alle besitzen wie die höheren Pflanzen einheitlich Chlorophyll a. Nur die Grünalgen stimmen in ihrem **Pigmentmuster** weiter mit den höheren Pflanzen überein. Sie besitzen wie diese noch Chlorophyll b und verschiedene Carotinoide.

Braunalgen führen neben Chlorophyll a noch geringe Mengen an Chlorophyll c, Carotinoide und vor allem das Xanthophyll **Fucoxanthin** (Abb. 31.1). Rotalgen enthalten neben Chlorophyll a und Carotinoiden noch für sie charakteristische rote und blaue Pigmente, die **Phycobiline** (Abb. 31.1).

Auch in ihren **Photosyntheseprodukten** und **Speicherstoffen** unterscheiden sich Braun- und Rotalgen. Neben ubiquitär verbreiteten Verbindungen, wie Glucose, Fructose oder Saccharose, sind für die einzelnen Algengruppen bestimmte Verbindungen charakteristisch. Braunalgen sind gekennzeichnet durch das Vorkommen von Polyolen wie Mannitol, Sorbitol, Dulcitol, Volemitol und Altritol. Besonders das Hauptassimilat **Mannitol** ist ein **charakteristisches Merkmal.** Typische Photosyntheseprodukte der Rotalgen sind dagegen Heteroside, hauptsächlich **Galactoside.** Floridoside und Isofloridoside sind hier weit verbreitet. Floridosid ist ein 2-*O*-D-Glycerol-*α*-galactosid, Isofloridosid ein 1-*O*-D-Glycerol-*α*-galactosid. Ein weiteres charakteristisches Heterosid der Rotalgen ist das Digeneasid, ein 2-*O*-D-Glycerinsäure-*α*-D-mannosid.

Niedermolekulare Kohlenhydrate werden von den Algen in weitaus geringerem Umfang zu Speicherpolysacchariden polymerisiert als bei Landpflanzen. Polysaccharide sind osmotisch unwirksam. Daher benötigen Meeresalgen einen gewissen Bestand an speicherfähigen, niedermolekularen, osmotisch wirksamen Zuckern.

Tab. 31.1 Wichtige Inhaltsstoffe und Pigmente von Grün-, Rot- und Braunalgen

Algenabteilung Algenklasse	Wichtige Pigmente	Typische niedermolekulare Assimilate	Reservepolysaccharide	Zellwand-polysaccharide
Chlorophyta Chlorophyceae	Chlorophylle a, b, Xantophyll: Lutein	Saccharose, versch. Pentosen und Hexosen	Stärke (Amylopektin); Inulinartige Fruktane	Pektine, Cellulose, Mannane, Xylane
Rhodophyta Rhodophyceae	Chlorophyl a, Phycobiline, Xanthophylle: Lutein, Zeaxanthin	Floridosid, Digeneasid	„Florideenstärke"	Pektine, Cellulose, Galactane: saure Schleime (Agar, Carrageenane)
Heterokontophyta Phaeophyceae	Chlorophylle a, c, Xanthophyll: Fucoxanthin	Mannitol, Volemitol, Altritol	Laminaran: 1,3-Glucan + Mannitolrest	Pektine, Cellulose, Glykane: saure Schleime (Alginsäure, Fucoidan)
Diatomeae	Chlorophylle a, c, Xanthophylle: Diadinoxanthin, Diatoxanthin, Fucoxanthin	versch. Hexosen	Chrysolaminaran: 1,3-Glucan	Pektine, Glykane

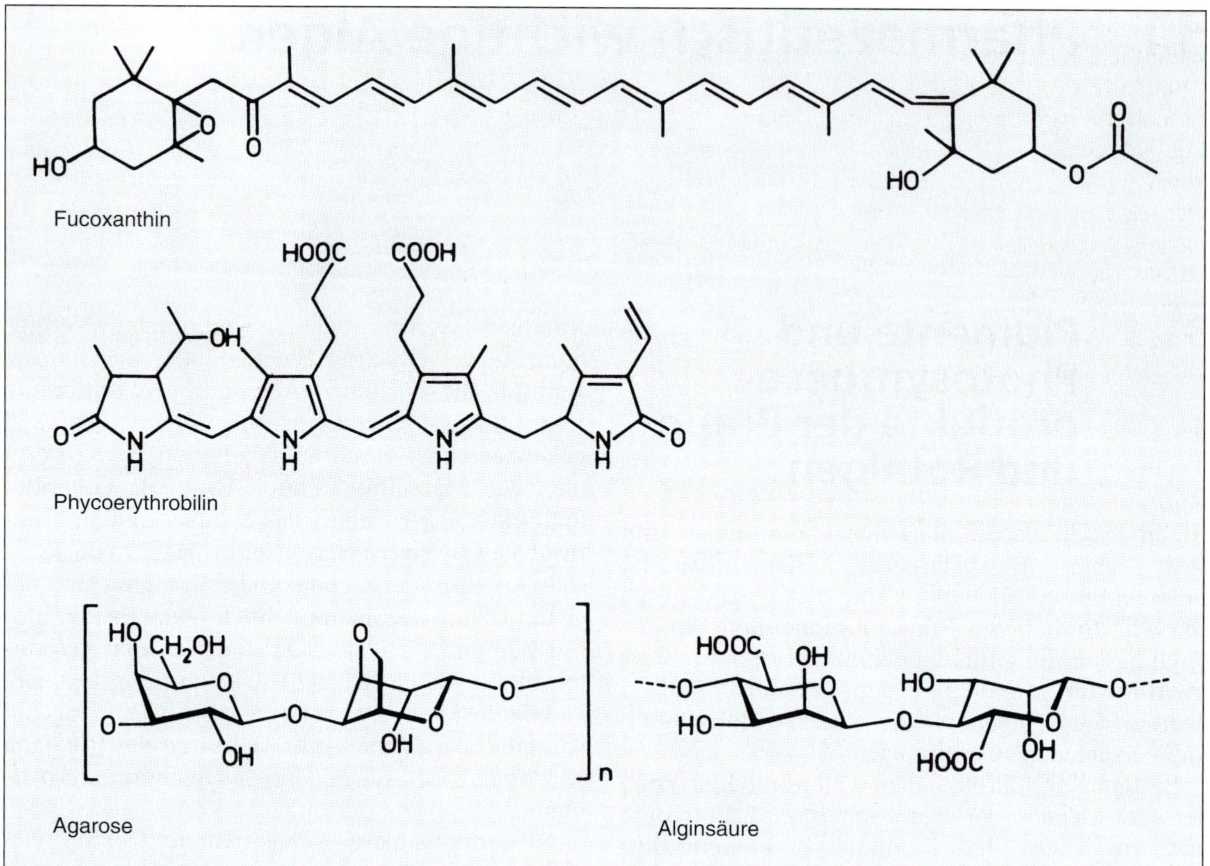

Abb. 31.1 Typische Pigmente und pharmazeutisch relevante Zellwandsubstanzen der Rot- und Braunalgen

Das **Laminaran** der Braunalgen ist ein 1,3-β-Glucan. Diese Glucane besitzen eine beachtliche strukturelle Vielfalt. Daher sind die Laminaranfraktionen unterschiedlicher Braunalgenarten sehr verschieden. Sie haben relativ wenige Verzweigungen in der C-6-Position und enthalten fast immer ein endständiges Mannitol in 1,1-Bindung. Die **„Florideenstärke"** der Rotalgen besteht aus 1,4-Glucanen, und besitzt zahlreiche Verzweigungen an Position C-6. Es ist ein Amylopektin.

31.2 Zellwandsubstanzen der Braun- und Rotalgen

Die **Zellwandsubstanzen** der Braun- und Rotalgen bestehen aus strukturell sehr vielfältigen Polysacchariden. Während bei höheren Pflanzen Cellulose, ein 1,4-β-Glucan, dominierender Zellwandanteil ist, lassen sich die Zellwandpolysaccharide der genannten Algengruppen verallgemeinert auf 1,4-β-Xylane und 1,4-β-Mannane zurückführen. Beide Grundmuster ergeben ein Fasermaterial, das weniger starr ist als Cellulose. Diese wesentlich höhere Flexibilität ist dem oft sehr bewegten Standort dieser marinen Algen angepasst.

Zellwandsubstanzen der Braun- und Rotalgen bilden Gele von genau einstellbarer Viskosität. Diese Fähigkeit macht sie zu vielseitig verwendbaren Naturstoffen. Einige Zellwandpolysaccharide der Braun- und Rotalgen sind von großem pharmazeutischen und technischen Interesse.

Ein wichtiges Polysaccharid der Braunalgen ist die **Alginsäure,** ein Polymannuronid mit wechselnden Anteilen an Guluronsäure im Molekül (Abb. 31.1). Ihre Monomeren, **Mannuronsäure** und **Guluronsäure,** sind Säurederivate von Mannose bzw. Gulose. Alle Bausteine sind 1,4-β-glykosidisch verknüpft. Beide Komponenten bilden innerhalb des Makromoleküls entweder längere Abfolgen von Mannuronsäure (M-Abschnitte) bzw. Guluronsäure (G-Abschnitte) oder Bereiche, in denen die beiden Bausteine alternieren (MG-Abschnitte). Je nach Herkunft sind die verschiedenen Mengenanteile der einzelnen Abfolgen unterschiedlich. **Alginsäure besitzt pektinähnliche Eigenschaften.** Freie Alginsäure ist nur wenig wasserlöslich. Ihre verschiedenen Salze, Na^+-, K^+-, Mg^{2+}-Alginate, sind jedoch sehr gut wasserlöslich und finden vielfältige Verwendung. Alginat-Gele werden eingesetzt als Suspensoren oder Stabilisatoren in Emulsionen, Cremes oder Schäumen. **Alginate** dienen als hochreine Gele zur Stofftrennung in der analytischen Chemie. Von großer Bedeutung sind Alginate in der Lebensmittelindustrie und Kosmetik. Alginate finden sich in Hautcremes und Zahnpasten, in Eiscreme, Jogurt, Konfitüren, Sahne. Darüber hinaus finden sie vielfältige technische Verwendung. Jährlich werden weltweit etwa 30000 Tonnen Alginate verarbeitet. Um diese Menge zu gewinnen, müssen jährlich 500000 Tonnen Braunalgen abgeerntet werden. Zur Verwendung kommen **Laminaria-, Fucus-, Macrocystis-** oder **Ascophyllum**-Arten.

Die Wandpolysaccharide der Rotalgen sind überwiegend Galactane. Ihre verschiedenen Bausteine sind alternierend über 1,3-α- und über 1,4-β-Bindungen verknüpft. Trotz dieses recht einheitlichen Grundmusters ist eine große Strukturvielfalt möglich. Die entsprechenden Zellwandpolysaccharide lassen sich auf die beiden Galactan-Gruppen, **Carrageenan** und **Agar** verteilen. Ein Carrageenan besteht ausschließlich aus β-D-Galactosemolekülen und deren Derivaten. Im Agar ist die überwiegende Komponente eine α-L-Galactose, die immer in 1,4-β-glykosidischer Bindung eingebaut ist (Abb. 31.1).

In der Agargruppe der Rotalgenpolysaccharide sind alle Möglichkeiten vom neutralen Agarosemolekül mit ungeladenen Substituenten bis hin zum stark anionischen Makromolekül realisiert, in dem die Bausteine mit Sulfatresten verestert sind. Mit steigender **Sulfatveresterung** nimmt die Fähigkeit zur Gelbildung rasch ab. Hochgradig sulfatierter Agar geliert nicht mehr und ist daher technisch wertlos. Außer Sulfatresten können auch Methylgruppen vorkommen. Sie sind gewöhnlich am C-6 der D-Galactose bzw. C-2 oder C-5 der L-Galactose gebunden. Die Carrageenane werden nach dem Vorkommen oder Fehlen eines Sulfatrestes am C-4 der β-Galactose eingeteilt. Die zur Gelbildung fähigen Carrageenane besitzen solche Sulfatgruppen. Sie enthalten auch zusätzlich 3,6-Anhydrogalactose als Baustein. Bei anderen Carrageenanen ist das C-4 nicht sulfatiert. Neben Sulfatresten am C-4 finden sich in Carrageenanen Sulfatreste auch in anderen Positionen, z.B. am C-6 oder C-2.

Agar und **Carrageenane** der Rotalgen haben ähnliche Eigenschaften wie die Alginsäure. Auch sie **bilden Gele** und finden entsprechende Anwendungen. Agar wird u.a. als Nährboden in der Mikrobiologie verwendet. Agar und Carrageenane dienen als Dickungsmittel in der Lebensmittelindustrie. Die jährliche Produktion und Ernte der Algen bewegt sich in der gleichen Größenordnung wie bei der Alginsäure.

Heute gibt es bereits in Japan und China besondere Algenfarmen, in denen Rotalgen kultiviert werden. Es sind vor allem **Gracilaria-** und **Gelidium**-Arten.

Braun- und Rotalgen sind auch noch auf Grund weiterer Inhaltsstoffe für die Pharmazie interessant. Sie haben z.B. die Fähigkeit, selektiv I^-- oder Br^--Ionen aufzunehmen und anzureichern. Beide werden von diesen Algen zur Halogenierung organischer Verbindungen verwendet.

Iod findet sich bei Braunalgen z.B. als 3,5-Diiodtyrosin. Wegen ihres hohen Iodgehaltes kam früher die Droge **„Tang"** zur medizinischen Anwendung. Eine Wirksamkeit ist allerdings nicht belegt. Die Droge besteht aus dem getrockneten Thallus des Sporophyten von *Fucus vesiculosus* und/oder *Ascophyllum nodosum* und enthält mindestens 0,05% proteingebundenes Iod. In Tang sind außerdem antibiotische Polyphenole gefunden worden, die sogenannten Fucole (Polyhydroxy-Oligophenole) und Fucophloretole (Polyhydroxy-Oligophenylether).

31.2.1 Andere Inhaltsstoffe der Braun- und Rotalgen

In neuerer Zeit wurden interessante Inhaltsstoffe in Braun- und Rotalgen gefunden, die anthelminthische, antibiotische und antivirale Wirkungen aufweisen. Die anthelminthische Wirkung einiger Rotalgen ist auf die L-Kainsäure zurückzuführen. Diese ist als Reinsubstanz in entsprechenden Arzneispezialitäten enthalten.

Die antibiotische Wirkung mancher Algen wird unterschiedlichen Verbindungen zugeschrieben, z.B. Acrylsäure, Dimethylsulfoniumpropionat, Diterpene, Bromphenole, Phlorotannine (Algengerbstoffe). Stark fungizid wirken Hydrochinone mit Diterpenseitenketten, die aus manchen Braunalgen isoliert wurden. Die antiviralen Wirkungen, z.B. Hemmung von *Herpes-simplex*-Viren scheinen mit dem Gehalt an sulfatierten Polysacchariden bei Rotalgen zusammenzuhängen.

Morphologie, Histologie und Anatomie des Kormus

Wolfgang Kreis

32 Histologie

32.1 Zellen, Form- und Struktureigentümlichkeiten

Die **Histologie** befasst sich mit dem Aufbau und der Funktion von Geweben, wobei unter **Gewebe** ein Verband gleichartiger Zellen zu verstehen ist. Gewebe können entweder durch ihre Struktur oder durch ihre Aufgaben im Organismus charakterisiert und in Gruppen eingeteilt werden. Während Gewebe letztlich morphologische Einheiten darstellen, sind **Organe** Funktionseinheiten, die aus mehreren Geweben aufgebaut sind. Zwischen Geweben und Organen stehen die **Gewebesysteme,** die bestimmte Teilaufgaben eines Organes übernehmen (z. B. Leitbündel).

Die physiologische Spezialisierung kommt im jeweiligen anatomisch-morphologischen Bau der Zellen zum Ausdruck. Gewebebildende Zellen werden zunächst aufgrund ihrer Umrissformen eingeteilt. Isodiametrische, also rundliche Zellen bilden **parenchymatische Gewebe,** während längliche Zellen bzw. Faserzellen sich zu **prosenchymatischen Geweben** zusammenfügen (Abb. 32.1). Flächige, epidermale Zellen findet man besonders in Abschlussgeweben. Strukturell oder funktionell andersartige Zellen, die vereinzelt in ein Gewebe eingefügt sind – z. B. Ölzellen, einzellige Haare, Sklereiden (Steinzellen) oder Kristallzellen – bezeichnet man als **Idioblasten** (Abb. 32.1).

Zellen wachsen nicht nur zu einer bestimmten Form heran, sondern sie differenzieren sich auch auf ultrastruktureller und physiologischer Ebene aus. Dieser Vorgang ist aufs engste mit einer Arbeitsteilung verknüpft. Daher bietet sich eine Klassifizierung der pflanzlichen Gewebe nach ihrer Funktion an (Tab. 32.1).

Charakteristisch für die Sprosspflanzen ist die klare Trennung von **Bildungsgeweben (Meristemen)** mit teilungsaktiven, plasmareichen Zellen und **Dauergeweben,** die aus teilungsinaktiven, aber häufig hoch spezialisierten Zellen aufgebaut sind. Dauergewebszellen sind meist recht groß; ihr Volumen kann das meristematischer (=embryonaler) Zellen 1000fach übertreffen. Das **Teilungswachstum** (embryonales Wachstum) der meristematischen Zellen unterscheidet sich vom **Streckungswachstum** (postembryonales Wachstum) der Dauergewebszellen, das durch Ausbildung einer Zentralvakuole und deren Vergrößerung erreicht wird. Streckungswachstum ist für pflanzliche Zellen typisch; bei Tieren gibt es nichts Vergleichbares. Die Abkömmlinge embryonaler Zellen differenzieren sich an der Peripherie primär meristematischer Gewebe zu Dauergewebszellen aus. Umgekehrt können Dauergewebszellen unter bestimmten

Tab. 32.1 Die pflanzlichen Gewebe (Übersicht)

I	**Bildungsgewebe (Meristeme)**
A	Apikalmeristeme
B	Restmeristeme
C	Laterale Meristeme
D	Meristemoide
II	**Dauergewebe**
A	Grundgewebe (Parenchyme) a Speicherparenchym b Hydrenchym c Aerenchym d Assimilationsparenchym e Schwammparenchym
B	Abschlussgewebe a Primäre Abschlussgewebe b Sekundäre Abschlussgewebe c Innere Abschlussgewebe
C	Absorptionsgewebe
D	Leitgewebe a Phloem b Xylem
E	Festigungsgewebe a Kollenchym b Sklerenchym
F	Exkretionsgewebe/Exkretzellen a Milchröhren b Harzgänge und Exkretbehälter c Andere Exkretionsorgane

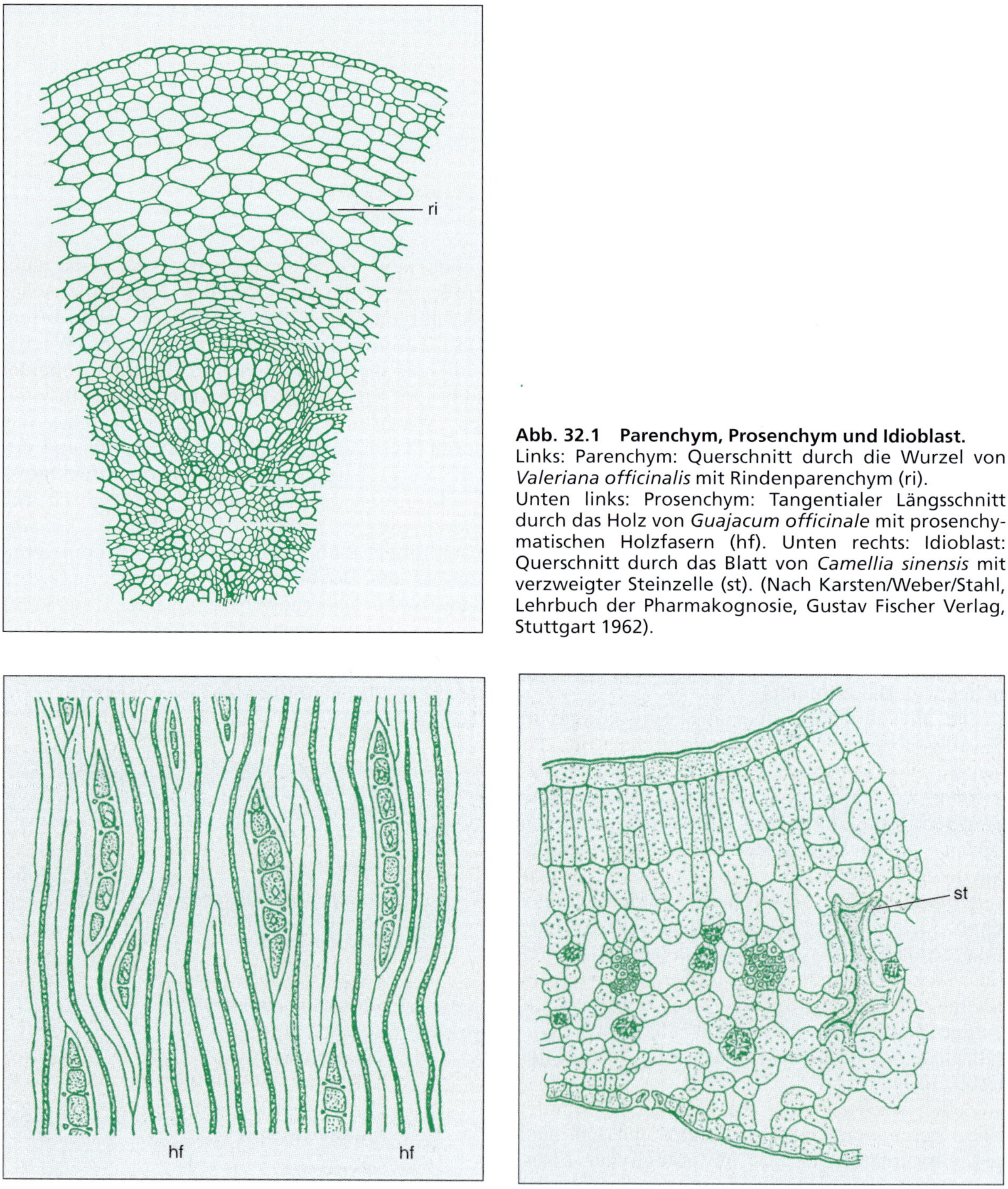

Abb. 32.1 Parenchym, Prosenchym und Idioblast. Links: Parenchym: Querschnitt durch die Wurzel von *Valeriana officinalis* mit Rindenparenchym (ri). Unten links: Prosenchym: Tangentialer Längsschnitt durch das Holz von *Guajacum officinale* mit prosenchymatischen Holzfasern (hf). Unten rechts: Idioblast: Querschnitt durch das Blatt von *Camellia sinensis* mit verzweigter Steinzelle (st). (Nach Karsten/Weber/Stahl, Lehrbuch der Pharmakognosie, Gustav Fischer Verlag, Stuttgart 1962).

Umständen wieder teilungsaktiv werden – also „reembryonalisieren" – und **Folgemeristeme** (sekundäre Meristeme) bilden. Zellen primärer Meristeme sind meist isodiametrisch und vakuolenfrei. Zellen sekundärer Meristeme sind häufig prosenchymatisch und können auch vakuolisiert sein.

Histochemie

Als Hilfe bei der Charakterisierung und Unterscheidung der Gewebe, besonders auch der Erkennung von Idioblasten oder typischen Inhaltsstoffen, bieten sich einfache **histochemische Nachweisreaktionen** an (Tab. 32.2).

Tab. 32.2 **Wichtige histochemische Nachweise**

Struktur/Inhaltsstoff	Reagenz	Färbung
Chromosomen	Karminessigsäure-Lösung: 5 g Karmin, 55 ml Wasser, 45 ml Eisessig	Rot
Cellulose	Chlorzinkiod-Lösung: 30 g Zinkchlorid, 10 g Kaliumiodid, 2 g Iod, 15 ml Wasser	Rotviolett
Lignin und andere Hydroxyphenylpropane	Phloroglucin-Salzsäure: Lösung I: 0,1 g, Phloroglucin in Ethanol 96%, Lösung II: Salzsäure 36%	Rot
Schleim	a) 0,2 g Thionin in 100 ml Ethanol 25% b) 0,2 g Toluidinblau in 100 ml Ethanol 25%	Rosa Blau
Stärke	Iodkaliumiodid-Lösung: 1 g Iod, 2 g Kaliumiodid auf 100 ml Wasser	Blau (Amylose) Violett (Amylopektin)
Inulin	20% 1-Naphthol in Ethanol und nach Verdunsten des Ethanols das Präparat mit 1 Tropfen konz. Schwefelsäure versetzen	Violett
Lipophile Substanzen und Strukturen	0,2 g Sudan III in 50 ml 2-Propanol lösen und mit 50 ml Glycerin mischen	Rot
Gerbstoffe, Phenole	10 g Eisen(III)-Chlorid in 100 ml Wasser; vor Gebrauch 1:10 mit Wasser verdünnen	Schwärzlichgrün
Catechingerbstoffe	Vanillin-Salzsäure: Lösung I (100 ml): 1 g Vanillin in Ethanol 90%, Lösung II: Salzsäure 36%	Rot

In meristematischen Geweben können die Stadien der **Kern- und Zellteilung** durch Färbung und Fixierung der Chromosomen mit **Karminessigsäure** sichtbar gemacht werden. Die **Cellulose** (Kap. 4.4.3) der Zellwände weist man mit **Chlorzinkiodlösung** nach; weniger intensiv blauviolett gefärbte Zonen zwischen den einzelnen Zellen entsprechen den pektinhaltigen Mittellamellen. In verholzten Gewebebereichen sind die Zellwände mit **Lignin** inkrustiert. Lignin, ein Mischpolymer von variabler Struktur, ist aus Phenylpropan-Monomeren aufgebaut. Phenylpropane mit phenolischer Hydroxylgruppe und Methoxygruppe (z. B. Coniferylalkohol) bilden mit **Phloroglucin-Salzsäure** rote Farbkomplexe.

Stärke (Kap. 4.4.3) lässt sich mit **Iod-Kaliumiodid** anfärben, andere Speicherpolysaccharide, wie etwa das **Inulin** der Asteraceen, mit dem unspezifischeren Kohlenhydrat-Nachweisreagenz **1-Naphthol-Schwefelsäure.** In den Samen vieler Kormophyten werden bei der Samenreife in der Aleuronschicht Proteinspeichervakuolen gebildet, die man als **Aleuronkörner** bezeichnet. Diese ähneln den Stärkekörnern, sie färben sich aber nach Behandlung mit **Iod-Kaliumiodid** nur bräunlich gelb. So lässt sich die Aleuronschicht gegen das stärkehaltige Endosperm abgrenzen.

Idioblasten mit lipophilen Inhalten (z. B. **ätherisches Öl, fettes Öl**) aber auch andere lipophile Strukturen, wie **Öltröpfchen, Suberin** oder **Cutin** können mit lipophilen Farbstoffen, z. B. mit **Sudan III,** sichtbar gemacht werden. Suberine sind hochpolymere Ester ungesättigter Fett- bzw. Hydroxyfettsäuren. Sie finden sich als Suberinlamellen in den Korkzellen des Periderms oder der Endodermis. Cutine andrerseits sind polymere Ester von meist gesättigten Fett- bzw. Hydroxyfettsäuren und Hauptbestandteil der Oberflächenhaut (Cuticula) primärer Abschlussgewebe (Kap. 32.4.1).

Manche Zellen oder ganze Gewebeschichten enthalten **Schleime.** Schleime sind Heteropolysaccharide mit M_r zwischen 5×10^5 und 2×10^6. Entsprechend ihrer unterschiedlichen Lokalisierung differenziert man zwischen Vakuolen- und Membranschleimen. Chemisch grenzt man die sauren gegen die neutralen Schleime ab. **Saure Schleime** können mit basischen Farbstoffen sichtbar gemacht werden. Mit **Toluidinblau** färben sie sich blau, mit **Thionin** rosa. Auch andere polysaccharidhaltige Strukturen, z. B. Zellwände, werden dabei angefärbt, quellen im Unterschied zu den Schleimzellen jedoch nicht auf.

Zellen, die **Gerbstoffe** oder andere phenolische Naturstoffe enthalten, lassen sich vom umliegenden Gewebe nach Behandlung mit **Eisen(III)-Chlorid** unterscheiden. Speziell für Catechingerbstoffe gibt es einen weiteren histochemischen Nachweis: mit **Vanillin-Salzsäure** färben sich Strukturen, die solche Stoffe enthalten, rot.

Andere Inhaltsstoffe geben sich durch ihre **Eigenfärbung** (Flavonoide, Anthocyane, Betalaine, Chlorophyll, Carotinoide, manche Alkaloide) bzw. **Fluoreszenz** (Cumarine, Stilbene, manche Alkaloide) zu erkennen oder können im **Drogenpulver** (Anthrachinone, Saponine, Schleime), einem einfach herzustellenden **Extrakt** (Alkaloide, Anthrachinone, Digitaloide) oder nach **Mikrosublimation** (Anthrachinone, Coffein) nachgewiesen werden.

32.2 Bildungsgewebe

Die befruchtete Eizelle (Zygote) entwickelt sich durch intensive Zellteilungsaktivität zum Embryo (Kap. 38.1.3). Sobald der Embryo größer geworden ist, beschränkt sich das Teilungswachstum auf bestimmte Zonen in der Spross- bzw. Wurzelspitze (Abb. 32.2). Sie finden sich auch in Seitensprossen und -wurzeln. Solche **Bildungsgewebe** nennt man **apikale Meristeme** oder **Scheitelmeristeme** (Vegetationspunkte). Alle apikalen Meristeme besitzen **Initialzellen (Stammzellen)**, die sich inäqual teilen. Die eine Tochterzelle ist wiederum eine Initialzelle, während die andere sich letztlich zu einer Dauerzelle ausdifferenziert. Die Vegetationspunkte sind meist kegelförmig organisiert, weshalb man auch von einem „Vegetationskegel" spricht. Vegetationskegel von Wurzeln und Sprossen unterscheiden sich. Der Vegetationskegel des Sprosses zeigt dicht unter dem Scheitel deutliche Auswüchse, aus denen später Blätter oder **Seitensprosse** entstehen. Ihre Bildung erfolgt also **„exogen"** aus oberflächlichen Zellwucherungen, die meristematisch werden **(Blattprimordien).** Die Auswüchse werden schnell so groß, dass sie den Vegetationskegel als „Knospenschuppen" schützend umhüllen. Der Vegetationskegel der Wurzel ist dagegen von einer **Kalyptra** (Wurzelhaube) bedeckt. Sie besteht aus kurzlebigen Zellen, die vom Vegetationspunkt nach außen abgegeben werden. **Seitenwurzeln** entstehen nicht aus oberflächlichen Meristemen, sondern **„endogen"** aus dem Perizykel (s. u.).

Während der Gewebedifferenzierung und -spezialisierung behalten Meristemreste in Form begrenzter Zellschichten, -gruppen oder -stränge ihren embryonalen Charakter noch eine gewisse Zeit bei. Solche **Restmeristeme** bilden z. B. bei den **Rosopsida** den Ausgangspunkt für das sekundäre Dickenwachstum **(faszikuläre Kambien)** und stehen in Form des **Perikambiums (Perizykel)** als Basis für die Entstehung von Seitenwurzeln zur Verfügung (Kap. 33.2.1).

Die bisher genannten Meristeme waren **primäre Meristeme** (Urmeristeme), die bereits im Embryo angelegt werden. Davon grenzt man die **sekundären Meristeme** ab.

Laterale Meristeme (Kambien) bedingen das sekundäre Dickenwachstum der Achsenorgane und Wurzeln. Teilweise sind sie den primären Meristemen zuzuordnen (faszikuläre Kambien, Perizykel). Oft handelt es sich jedoch um Folgemeristeme (z. B. Korkkambium, interfaszikuläres Kambium). Die Zellen der Kambien sind größer und stärker vakuolisiert als jene der Apikalmeristeme.

Häufig findet man in den Differenzierungszonen von Sprossen und Blättern kleine Bereiche teilungsaktiver Zellen, die jedoch keine Initialzellen enthalten. Alle Zellen dieser **Meristemoide** werden schließlich zu Dauerzellen, die sich von den Zellen des umgebenden Gewebes in Form und Funktion unterscheiden (Idioblasten). Auch die Bildungszellen für Spaltöffnungen oder mehrzellige Haare rechnet man zu den Meristemoiden.

32.3 Grundgewebe

Das **Grundgewebe** (Parenchym) bildet bei krautigen Pflanzen die Hauptmasse des Vegetationskörpers und ist dem Bindegewebe der Tiere vergleichbar. Es ist meist aus dünnwandigen, rundlichen (isodiametrischen) Zellen aufgebaut. Ein mehr oder weniger großer Teil des Grundgewebes entfällt daher auf Interzellularräume. Man kann die wenig spezialisierten parenchymatischen Gewebe entsprechend ihrem Vorkommen in der Pflanze in **Rindenparenchym, Holzparenchym** und **Markparenchym** gliedern. Eine andere Einteilung, der hier gefolgt werden soll, betont die unterschiedlichen Funktionen der einzelnen Gewebe und schlägt daher eine Untergliederung der Parenchyme in **Speicherparenchym, Aerenchym, Assimilationsparenchym** und **Schwammparenchym** vor. Es ist jedoch zu bedenken, dass Parenchyme ihre Funktion im Laufe der Entwicklung auch ändern können.

Speicherparenchyme dienen der Speicherung bestimmter Reservestoffe (Stärkekörner, Proteinkristalloide, fette Öle). Solche Gewebe dominieren in Speicherorganen (Rüben, Knollen, Zwiebeln) und dem Nährgewebe von Samen.

Pflanzen sehr trockener Standorte neigen zur Sukkulenz, das heißt sie legen Wasserspeicher in

Abb. 32.2 Apikalmeristeme in Spross- und Wurzelscheitel
Links: Sprossscheitel eines Schachtelhalms. Längsschnitt (A), Scheitelaufsicht (B); Scheitelzelle (t), die durch schräge Wände (p) Segmente (S`, S``) abgegliedert ist. Diese werden später durch zusätzliche Wände (m) weiter aufgeteilt; Blattanlagen (f, f`, f``), Ursprungszelle einer Seitenknospe (g), Seitenwand eines Segments (l) (Aus Strasburger, Lehrbuch der Botanik, Gustav Fischer Verlag, Stuttgart 1991)
Unten: Längsschnitt durch die Vegetationsspitze der Keimwurzel von *Helianthus annus*. Wurzelhaube (h), Dermatogen (b), Perizykel (π), Zentralstrang (p). (Aus Haberlandt, Physiologische Pflanzenanatomie, Verlag Wilhelm Engelmann, Leipzig 1924)

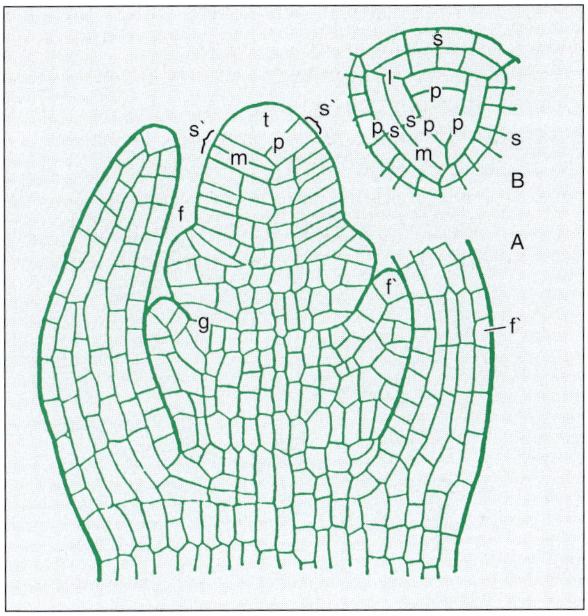

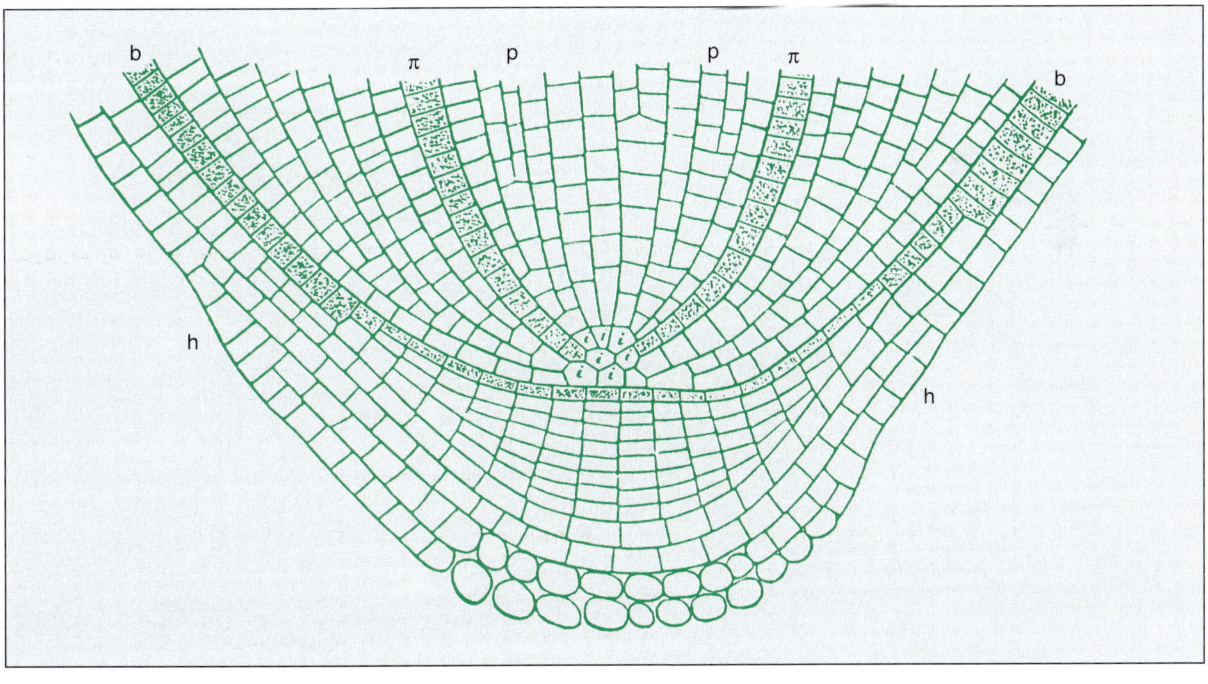

VIII

Morphologie, Histologie, Anatomie des Cormus

stark vakuolisierten Zellen an. Gewebe, die aus solchen großen parenchymatischen Zellen zusammengesetzt sind, bezeichnet man als **Hydrenchyme.**

Bei Sumpf- und Wasserpflanzen wird der Gasaustausch untergetauchter Organe mit der Atmosphäre durch ein **Aerenchym** gewährleistet, das bis zu über 70% aus Interzellularräumen besteht (Abb. 32.3). Diese weit reichenden Interzellularraumsysteme reichen bis zu den Spaltöffnungen der über das Wasser hinausragenden Pflanzenteile. Manche Aerenchyme sind aus Zellen aufgebaut, die sich nur an ihren langen, armartigen Fortsätzen berühren. Man bezeichnet solche Aerenchyme ihrer Form wegen als **Sternparenchyme.**

Assimilationsparenchyme (Chlorenchyme) sind auf Photosynthese spezialisiert und folglich aus chloroplastenreichen Zellen aufgebaut. Die Palisadenschicht des Assimilationsparenchyms der Blätter (Mesophyll, Kap. 35.1.4) besteht aus läng-

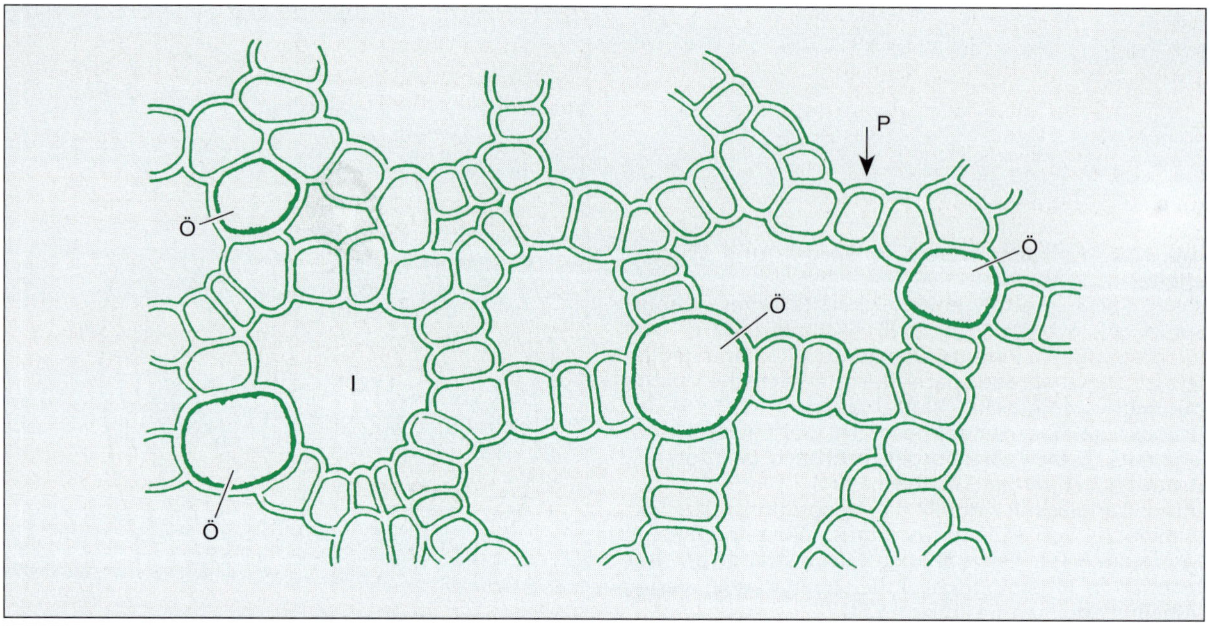

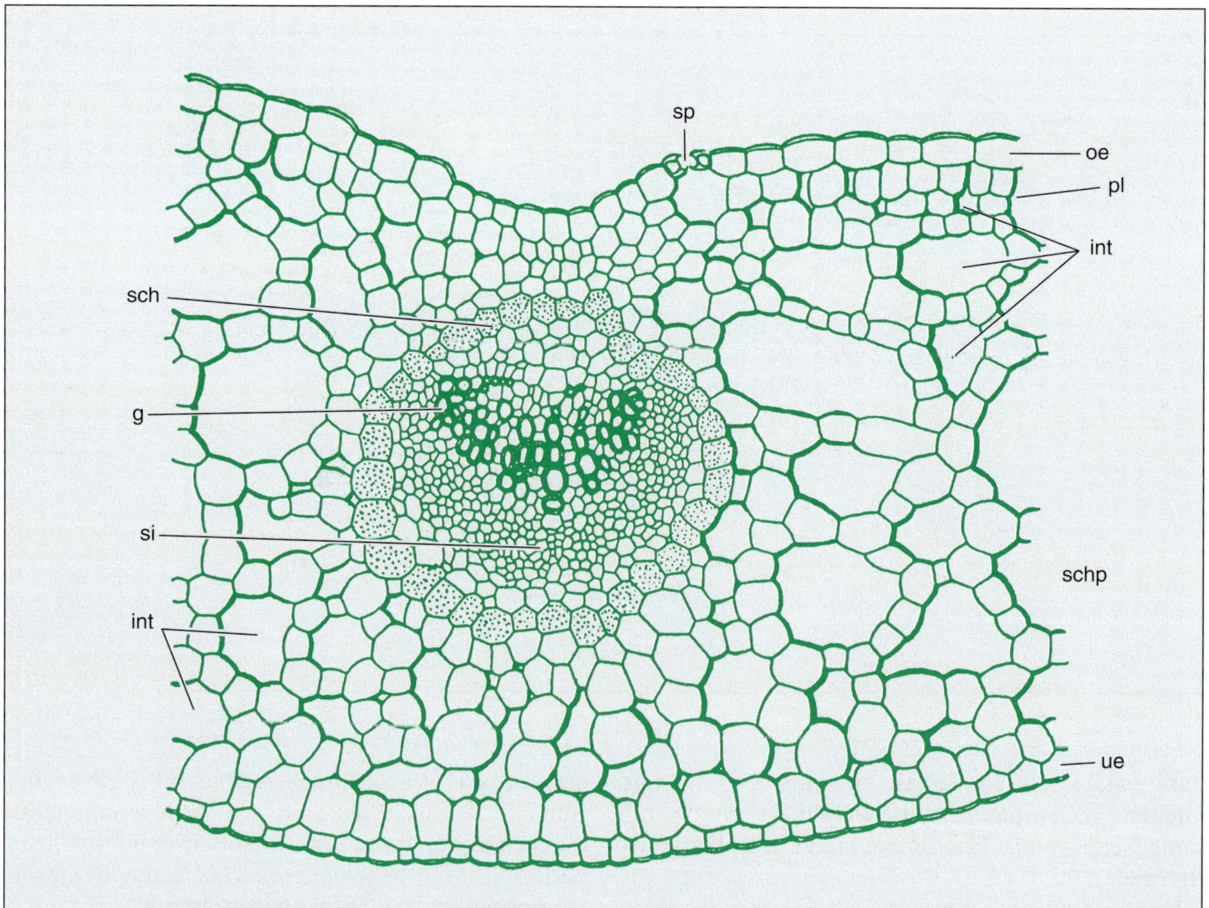

Abb. 32.3 Grundgewebe mit spezieller Funktion
Oben: Aerenchym im Rhizom von *Acorus calamus*; Interzellularraum (I), Ölzelle (Ö), Rindenparenchymzelle (P) (Aus Frohne, Anatomisch-mikroskopische Drogenanalyse, Georg Thieme Verlag, Stuttgart 1985).
Unten: Schwammparenchym in einem Blattquerschnitt (Ausschnitt) von *Menyanthes trifoliata*; Spaltöffnung (sp), obere Epidermis (oe), Palisadenparenchym (pl), Interzellularen (int), Leitbündelscheide (sch), Xylem (g), Phloem (si), Schwammparenchym (sch), untere Epidermis (ue). (Aus Karsten/Weber/Stahl, Lehrbuch der Pharmakognosie, Gustav Fischer Verlag, Stuttgart 1962)

lichen – also eigentlich prosenchymatischen – Zellen. Man rechnet die Palisadenschicht aber dennoch zu den parenchymatischen Geweben.

Das **Schwammparenchym** der Blätter ist gleichzeitig Assimilationsgewebe und Aerenchym. Es dient vor allem dem Gasaustausch und kann auch als „Transpirationsgewebe" aufgefasst werden. Unter den Spaltöffnungen vergrößern sich die Interzellularräume des Schwammparenchyms und bilden so genannte „Atemhöhlen" (Abb. 32.3).

32.4 Abschlussgewebe und Absorptionsgewebe

Abschlussgewebe grenzen einzelne Teile der Pflanze gegeneinander oder gegen die Umwelt ab. Anders herum betrachtet dienen Abschlussgewebe dazu, kontrollierten Kontakt mit der Umwelt oder anderen Geweben zu halten. Man unterscheidet **primäre** und **sekundäre Abschlussgewebe.** Gemeinsames Merkmal ist das interzellularenfreie Aneinanderschließen der Zellen dieser Gewebe. Durch Imprägnierung oder Inkrustierungen können Abschlussgewebe für Wasser und darin gelöste Stoffe undurchlässig gemacht werden. Spezielle Bereiche in den Geweben erlauben dennoch den Stoffaustausch mit der Umgebung (z.B. Spaltöffnungen der Epidermis, s. Kap. 35.1.4; Lenticellen des Korks, s. Kap. 34.2.2; Durchlasszellen der Endodermis, s. Kap. 33.2.1).

32.4.1 Primäre Abschlussgewebe: Epidermis mit Cuticula

Bei krautigen Pflanzenteilen überzieht ein meist einschichtiges Gewebe die Außenseite der Organe. Diese **Epidermis** besteht aus plattenförmigen, lückenlos aneinander schließenden, meist miteinander verzahnten Zellen. Die Epidermis schützt die Organe vor mechanischen Einwirkungen und vor dem Austrocknen. Eine zentrale Rolle spielt dabei die **Cuticula,** die der Epidermisoberfläche aufgelagert ist. Die Cuticula ist eine cellulosefreie, lipophile Zellwandschicht aus einer polymeren Matrix (**Cutin,** s. Kap. 32.1), in die dünne Wachsschichten eingezogen sind. Diese **Cuticularwachse** bestehen aus sehr lipophilen C_{25}- bis C_{33}-Kohlenwasserstoffen. Bedingt durch diesen Aufbau wird der Durchtritt von Wasser sehr effektiv gehemmt. Die Ausbildung eines derartigen Transpirationsschutzes machte – zusammen mit der Fähigkeit zur starken Vakuolisierung der Zellen – für die Pflanzen den Übergang vom Wasser zum Landleben möglich.

Die Bausteine zur Bildung der Cuticula werden von den Epidermiszellen nach außen sezerniert. Die Cuticula ist plastisch verformbar und wächst durch ständige Auflösung der Cutinmatrix, Einlagerung weiteren Cutinmaterials und Knüpfung neuer Bindungen mit den Epidermiszellen mit. Häufig nimmt die Cuticularfläche stärker zu als die Fläche der Epidermiszellen. Dies führt zur Faltenbildung und damit zu charakteristischen **Oberflächenstrukturen.**

Besonders bei Pflanzen trockener Standorte finden sich Wachskristalle auch auf der Oberfläche der Cuticula (Epicuticulares Wachs). Besonders ausgeprägt ist dies bei der Wachspalme *Copernicia prunifera,* die bis 20 µm große, stabförmige Wachskristalle ausscheidet. Der von der Blattoberfläche angewelkter Blätter gebürstete Wachsstaub liefert das Carnaubawachs (*Cera carnauba*), das als Konsistenz verbessernder Hilfsstoff in der Pharmazeutischen Technologie Verwendung findet.

Epidermiszellen können Farbstoffe enthalten und dadurch die Färbung vieler Blätter, Blüten und Stängel bedingen. Sie werden auch zur Speicherung anderer Stoffe, etwa giftiger Alkaloide, genutzt. Nicht selten enthalten Epidermiszellen Schleim, meist in Form verschleimender Zellwandschichten, die das Zellvolumen fast vollständig ausfüllen können (Sennae folium – Sennesblätter; Lini semen – Leinsamen).

Haare und Emergenzen

Durch lokales Auswachsen bestimmter Idioblasten **(Trichoblasten)** der noch jungen Epidermis entstehen entweder warzige Strukturen **(Papillen)** oder ein- bis mehrzellige Pflanzenhaare **(Trichome).** Durch Haare können Epidermen über ihre Funktion als reines Abschlussgewebe hinaus zusätzlich **Absorptions- oder Sekretionsaufgaben** übernehmen. Pflanzenhaare sind sehr vielgestaltig; gelegentlich findet man sogar mehrere Haartypen an ein und demselben pflanzlichen Organ. Das macht **Pflanzenhaare** zu **wichtigen diagnostischen Merkmalen** bei der Analyse pflanzlicher Drogen. Bestimmte Haartypen haben auch systematische Bedeutung aufgrund ihres auf eine bestimmte Pflanzengruppe begrenzten Auftretens

Tab. 32.3. Haare als pharmakognostische Merkmale

Bezeichnung	Drogenbeispiele
Einzellige Haare (meist spitz auslaufend oder keulig)	
Mit warziger Cuticula	Anisi fructus – Anisfrüchte, Sennae folium – Sennesblätter
Dünnwandig	Tiliae flos – Lindenblüten, Melissae folium – Melissenblätter
Dickwandig	Crataegi folium cum flore – Weißdornblätter mit Blüten, Juglandis folium – Walnussblätter
Büschelig Zusammenstehend	Althaeae folium – Eibischblätter, Malvae folium – Malvenblätter
Mehrzellige Haare	
Borstenhaare	Menthae piperitae folium – Pfefferminzblätter, Salviae folium – Salbeiblätter
Peitschenhaare	Farfarae folium – Huflattichblätter
T-Haare	Absinthii herba – Wermutkraut
Zwillingshaare	Arnicae flos – Arnikablüten
Pappushaare	Arnicae flos u. a. Asteraceen-Drogen
Stern- und Etagenhaare	Tiliae flos – Lindenblüten Verbasci flos – Wollblumenblüten
Köpfchenhaare	Juglandis folium – Walnussblätter, Melissae folium – Melissenblätter
Drüsenhaare	
▪ Lamiaceen-Drüsenschuppen	Lamiaceen-Drogen
▪ Asteraceen-Drüsenschuppen	Asteraceen-Drogen

(Stern-, Spindel- und Hirschgeweihhaare der Brassicaceae; Schildhaare der Elaeagnaceae).

Epidermishaare sind von einer Cuticula überzogen und können neben Cellulose auch noch Lignin, Kieselsäure oder Calciumcarbonat zur Versteifung enthalten. Nach ihrer Ausdifferenzierung sterben die Haarzellen vielfach ab und bilden dann einen makroskopisch sichtbaren, weißlichen Filz lufterfüllter Zellen. Die toten Haare reflektieren und streuen das einfallende Licht und wirken so als Strahlenschutz. Eine filzig-wollige Behaarung beeinflusst außerdem die Transpiration (Transpirationsschutz).

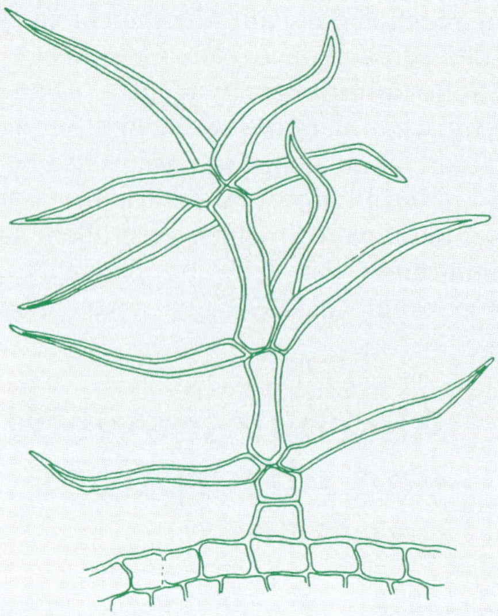

a

Die Nomenklatur der verschiedenen Haartypen ist uneinheitlich, eine Einteilung wird in Tabelle 32.3 versucht. Auch drüsige Trichome, also Zellen oder Zellgruppen, die bestimmte Stoffe exkretieren, gehören zu den „Haaren", obwohl sie in ihrer Form nicht an solche erinnern und auch bei den Exkretionsgeweben (Kap. 32.8) besprochen werden könnten. Grundsätzlich ist zwischen **einzelligen** und **mehrzelligen Haaren** zu unterscheiden. Haare können **einfach** oder **verzweigt** sein. Bei mehrzelligen Haaren unterscheidet sich die in die Epidermis integrierte **Fußzelle** von den anderen haarbildenden Zellen.

Einzellige Haare sind häufig „Borstenhaare", also einzeln stehende unverzweigte, mehr oder weniger abgewinkelte, spitz zulaufende Zellen. Sie können jedoch auch keulig ausgebildet sein oder in Büscheln zusammenstehen. Mehrzellige Haare sind noch variabler in ihrer Gestalt (Abb. 32.4). Besonders zu erwähnen und voneinander zu differenzieren sind die Drüsenhaare der Lamiaceen bzw. jene der Asteraceen, zweier Pflanzenfamilien, zu denen viele Ätherisch-Öl-Pflanzen gehören. Die **Drüsenschuppen der Lamiaceen** setzen sich aus einer Stielzelle und typischerweise 8 Drüsenzellen zusammen (Ausnahmen: Orthosiphonis folium – Orthosiphonblätter mit 4, Thymi herba – Thymiankraut mit 12 Drüsenzellen). Die **Asteraceen-Drüsenhaare** sind von der Basis her zweireihig angelegt und enden in zwei sezernierenden Zellen. Das Exkret wird

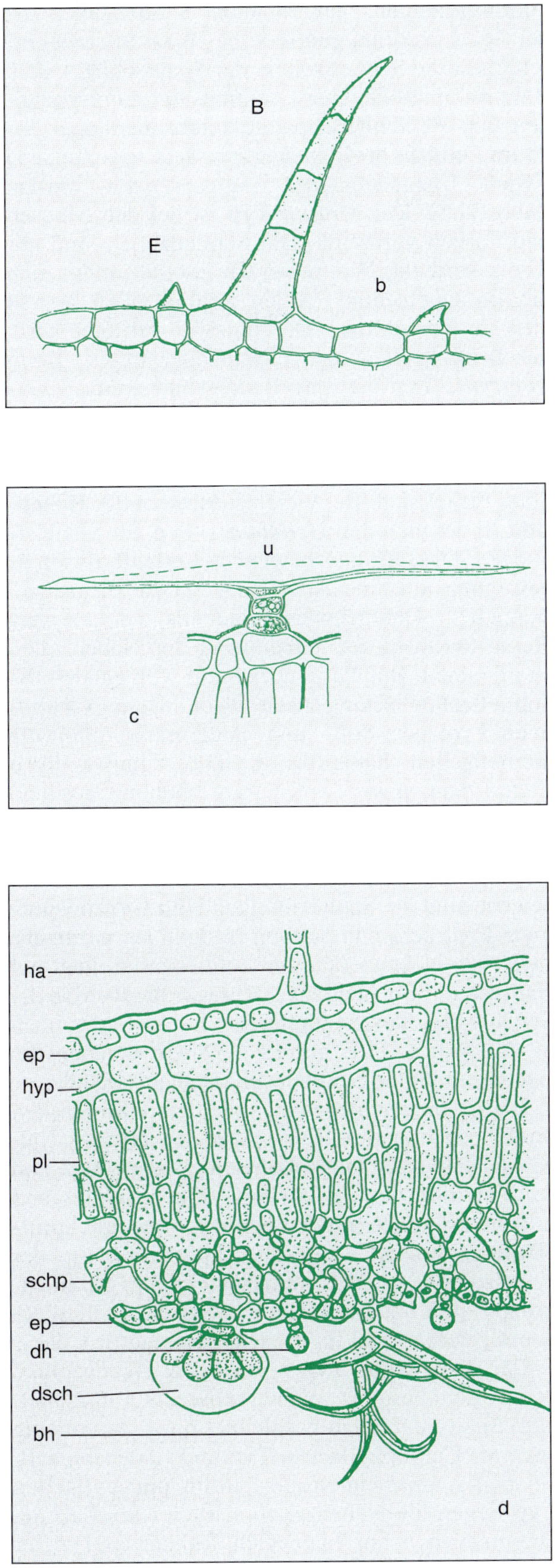

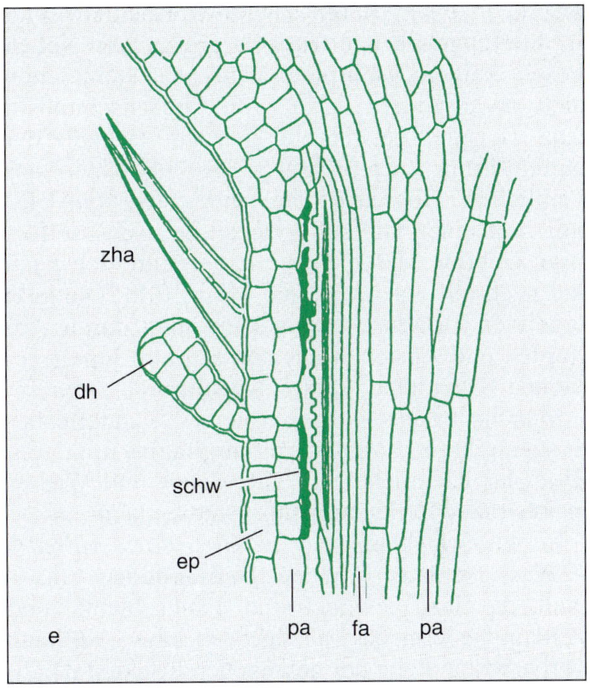

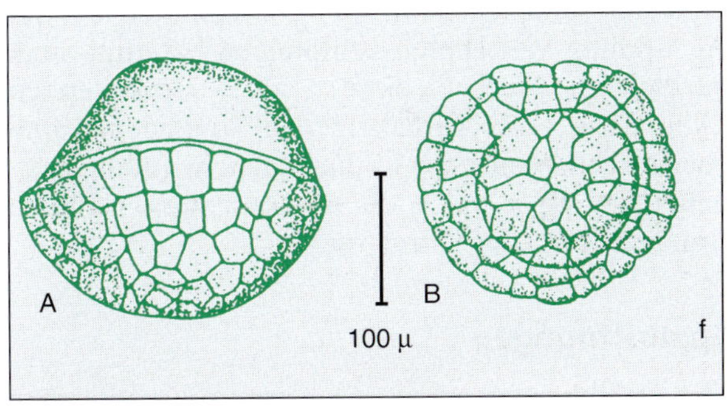

Abb. 32.4 Trichome (Pflanzenhaare)
Etagenhaar an der Unterseite der Kronblätter von *Verbascum phlomoides* (a); **Eckzahnhaar** (E) und **Borstenhaar** (B) an der Blattunterseite von *Melissa officinalis* (b). (Aus Deutschmann/Hohmann/Sprecher/Stahl, Pharmazeutische Biologie 3 Drogenanalyse I: Morphologie und Anatomie, Gustav Fischer Verlag, Stuttgart 1992). **T-Haar** an der Blattoberfläche von *Artemisia absinthium* (c); **Lamiaceen-Drüsenschuppe** (dsch) zusammen mit **Büschelhaar** (bh) und 2 **Drüsenhaaren** (dh) auf der Blattunterseite von *Rosmarinus officinalis*, abgebrochenes Haar (ha), Epidermis (ep), Hypodermis (hyp), Palisadenparenchym (pl), Schwammparenchym (schp) (d); **Asteraceen-Drüsenhaar** und **Zwillingshaar** an der Fruchtknotenwand von *Arnica montana* (e); **Drüsenschuppe** von einer weiblichen Blüte von *Humulus lupulus* (f), das Drüsenhaar ist oberhalb der Stielzelle abgebrochen, Seitenansicht (A), Aufsicht (B). (Aus Karsten/Weber/Stahl, Lehrbuch der Pharmakognosie, Gustav Fischer Verlag, Stuttgart 1962)

jeweils in einen Raum zwischen Haarzelle und der hier abgehobenen Cuticula abgegeben. Neben diesen beiden wichtigen Bautypen kennt man auch noch andere Arten von Drüsenschuppen. Zum Beispiel entwickeln sich am Grunde der zapfenförmig angeordneten Deckblättchen des weiblichen Hopfen-Blütenstandes (Strobuli lupuli) auf einer Stielzelle vielzellige, schüsselförmige Gebilde, deren Subcuticularraum sich nach und nach mit einer harzigen Masse füllt. Die jetzt kugeligen Drüsenschuppen kann man durch Abklopfen und Absieben aus den Strobuli lupuli gewinnen (Glandulae lupuli, „Lupulin").

Manche Pflanzen trocken-heißer Standorte besitzen an ihren Laubblättern **Saughaare,** mit deren Hilfe der nächtliche Tau aufgesaugt und Wasser speichernden Zellen zugeführt werden kann.

Insektivore Pflanzen (z. B. *Utricularia vulgaris* – Wasserschlauch) haben **Drüsenhaare** entwickelt, die dazu geeignet sind, Fangschleime und Verdauungsfermente abzugeben bzw. verdaute Körperbestandteile der gefangenen Insekten zu absorbieren.

Wenn subepidermale Gewebeschichten an der Ausbildung von Hautausstülpungen beteiligt sind, bezeichnet man diese als **Emergenzen** (Abb. 32.4). Die Tentakeln des Sonnentaus sind ebenso Emergenzen wie die Stacheln (nicht Dornen!) der Rose oder die Drüsenzotten („innere Emergenzen") der Citrusfrüchte.

Spaltöffnungen

Der lebensnotwendige Gasaustausch zwischen Blattgeweben und der Atmosphäre erfolgt über **Spaltöffnungen** (Stomata, s. Kap. 3.1.4). Gehäuft treten sie in der unteren Epidermis von Laubblättern auf, wo häufig 100 bis 500 Stomata pro Quadratmillimeter zu erkennen sind. Man findet sich aber auch in den Epidermen von Blattoberseiten, Sprossen und Blütenblättern, jedoch nie an Wurzeln. Spaltöffnungen bestehen aus zwei länglichen **Schließzellen** mit ungleichmäßigen Wandverdickungen, die nur an ihren Enden fest miteinander verbunden sind, in der Mitte aber einen **Spalt** freilassen. Die Weite des Spaltes kann durch Verformungen der Schließzellen reguliert werden. Unter dem Spalt befindet sich ein zellfreier Raum, der mit dem Interzellularensystem des Mesophylls in Verbindung steht. Die Wände der direkt an die Schließzellen angrenzenden Parenchymzellen sind meist cutinisiert.

Das Funktionsprinzip der Stomata beruht auf Veränderungen des Turgors der Schließzellen. Bei vollturgeszenten, aufgeblähten Schließzellen ist der Spalt maximal geöffnet; bei Wassermangel erschlaffen die Schließzellen, der Spalt schließt sich. Bei prinzipiell gleicher Funktionsweise unterscheiden sich die Schließapparate unterschiedlicher Taxa im Feinbau doch so deutlich, dass verschiedene Typen gegeneinander abgegrenzt werden (Abb. 32.5). Der ***Mnium*-Typ** ist bei den Moosen und Farnen verbreitet. Die Schließzellen sind nur wenig verdickt. Nimmt der Turgor zu, runden sich die im Querschnitt ovalen Schließzellen ab, so dass ihr horizontaler Durchmesser geringer wird, die Schließzellen also auseinander treten. Beim ***Amaryllis*-Typ** ist die Bauchwand kräftig verstärkt. Bei Turgorerhöhung wölben sich die bohnenförmigen Schließzellen in die Nebenzellen vor; die Bauchwände werden dabei mitgezogen und der Spalt öffnet sich. Bei vielen Vertretern der **Rosopsida** findet man den ***Helleborus*-Typ** der Spaltöffnungen. Die Öffnungsbewegung verläuft als Drehbewegung um eine Art Gelenk. Diese biegsamen Bereiche („Hautgelenke") sind als weniger verdickte Stelle in der Außenwand der Nebenzellen zu erkennen. Bei Turgorerhöhung wölben sich die Schließzellen schräg nach innen. Beim **Gramineen-Typ** der Süß- und Sauergräser sind die Schließzellen hantelförmig. Die dünnwandigen Enden dehnen sich bei Turgorerhöhung aus und drängen dadurch die starren Mittelteile auseinander; der Spalt öffnet sich. Tief eingesenkt in das umgebende epidermale und subepidermale Blattgewebe sind die Spaltöffnungen vom **Gymnospermen-Typ,** den man bei den Nadelhölzern antrifft. Zwischen Nebenzellen und Schließzellen liegt ein Hautgelenk. Bei steigender Turgeszenz werden die Seitenwände der Schließzellen nach schräg oben in die Nebenzellen gepresst. Dabei weichen die sich berührenden Schließzellkanten auseinander.

Häufig unterscheiden sich die den Schließzellen direkt benachbarten Zellen von den übrigen Epidermiszellen. Solche **Nebenzellen** haben Anteil an der Funktion des Spaltöffnungsmechanismus und bilden zusammen mit den Schließzellen den **Spaltöffnungsapparat.** Aufgrund der Anordnung der Nebenzellen können unterschiedliche **Spaltöffnungstypen** unterschieden werden. Sie stellen ein wichtiges Merkmal für die Drogendiagnostik dar.

Der **diacytische Typ** besitzt zwei Nebenzellen, deren gemeinsame Wand senkrecht (*dia*gonal) zum Spalt liegt. Man bezeichnet diese Anordnung auch als Caryophyllaceen-Typ und findet ihn z. B. bei den Lamiaceen-Drogen. Beim **paracytischen Typ** liegen die Nebenzellen seitlich (*para*llel) an. Diesen Typ nennt man auch Rubiaceen-Typ, er

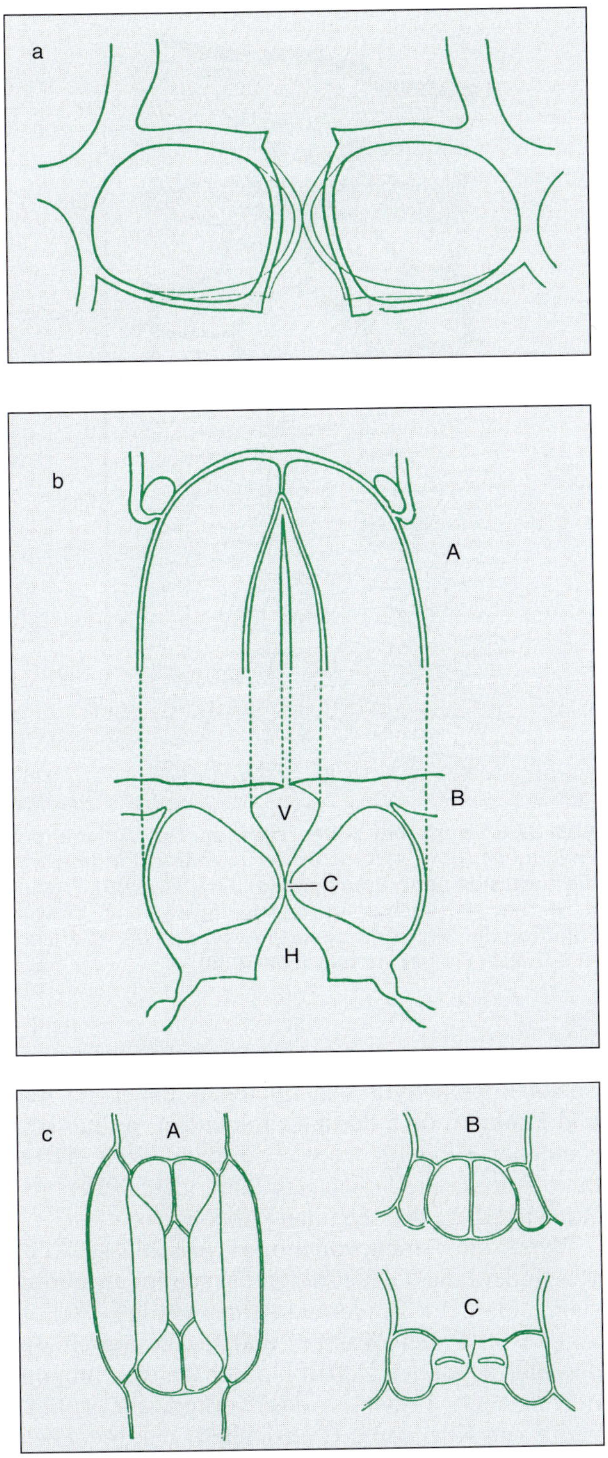

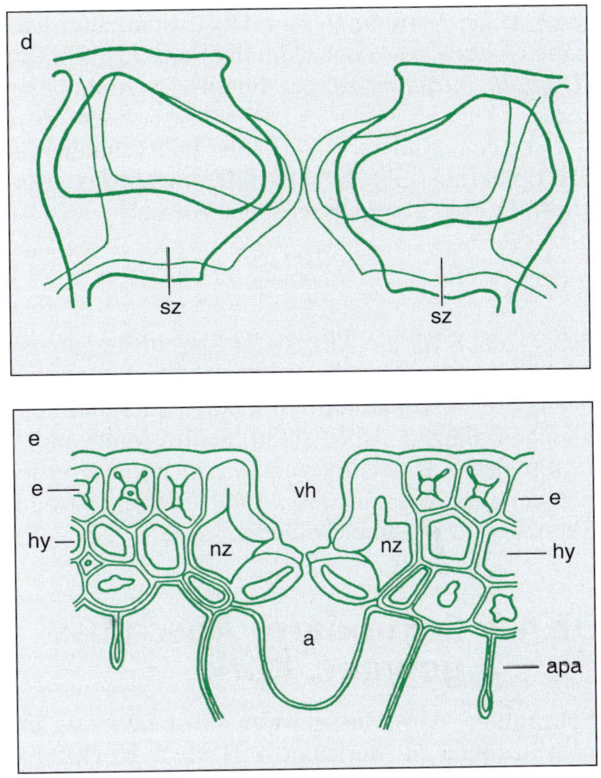

Abb. 32.5 Spaltöffnungstypen
a) Mnium-Typ bei *Mnium cuspidatum* im geschlossenen (dünne Linien) und geöffneten (dicke Linien) Zustand (a); **b) Amaryllis**-Typ bei *Narcissus biflorus*, Oberflächenansicht (A), Querschnitt (B), Vorhof (V), Zentralspalt (C), Hinterhof (H) (b); **c) Gramineen**-Typ bei *Poa annua*, Oberflächenansicht (A), Querschnitt durch das erweiterte Ende (B), Querschnitt durch das Mittelstück des Schließapparates (C) (c). (Aus Haberlandt, Physiologische Pflanzenanatomie, Verlag Wilhelm Engelmann, Leipzig 1924). **d) Helleborus**-Typ bei *Helleborus* im geschlossenen (dünne Linien) und geöffneten Zustand (dicke Linien) Schließzellen (sz) (d); **e) Gymnospermen**-Typ bei *Pinus mugo*, medianer Querschnitt mit Epidermis (e), Hypodermis (hy), Vorhof (vh), Atemhöhle (a), Nebenzellen (nz), Assimilationsparenchym (apa) (e). (Aus Kaussmann/Schiewer, Funktionelle Morphologie und Anatomie der Pflanzen, VEB Gustav Fischer Verlag, Jena 1989)

kommt aber ebenso in anderen Familien vor (z. B. Sennae folium – Sennesblätter; Familie: Caesalpiniaceae). **Anisocytisch** sind Spaltöffnungsapparate mit mehreren – häufig drei – Nebenzellen, von denen eine deutlich kleiner als die übrigen ist. Diesen so genannten Brassicaceen-Typ trifft man z. B. auch bei der Droge Belladonnae folium (Belladonnablätter, Familie: Solanaceae) an. Schließlich unterscheidet man noch den **anomocytischen Typ** mit einer unregelmäßigen Anordnung von i.a. mehr als drei Nebenzellen. Man spricht hier auch vom Ranunculaceen-Typ und findet diesen Aufbau z. B. bei Farfarae folium (Huflattichblätter, Familie: Asteraceae) oder Digitalis purpureae folium (*Digitalis-purpurea*-Blätter, Familie: Scrophulariaceae).

Über den relativen Anteil von Spaltöffnungen in der Epidermis gibt der **Spaltöffnungsindex** Auskunft. Er errechnet sich nach der Formel

$$\frac{100 \cdot S}{E + S}$$

dabei steht **S** für die Anzahl der Spaltöffnungen einer definierten Blattoberfläche, **E** für die Anzahl der Epidermiszellen (einschließlich Trichome) der gleichen Fläche. Über ihren Spaltöffnungsindex lassen sich z. B. Blätter von *Cassia senna* von jenen der *Cassia angustifolia* unterscheiden (Droge: Sennae folium – Sennesblätter).

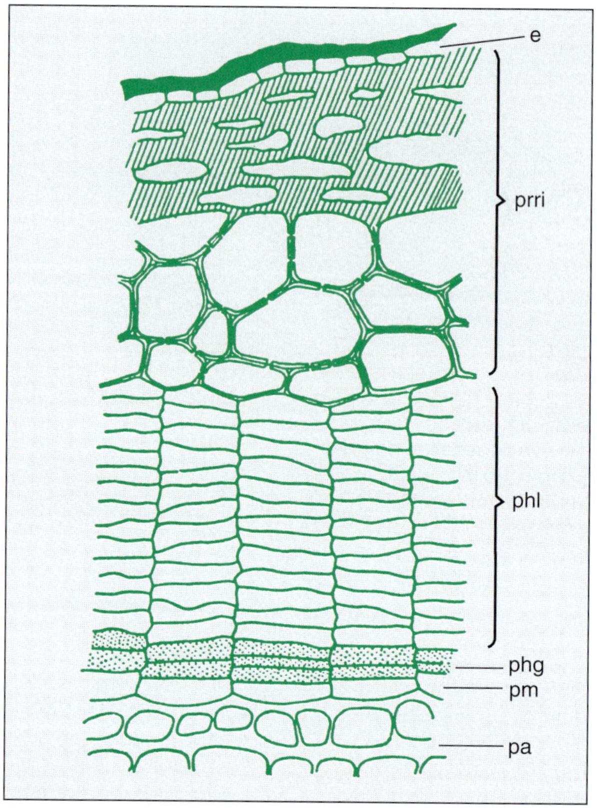

Abb. 32.6 Kork bei Ribes rubrum. Die Anlage des Phellogens (phg) erfolgt in der primären Rinde (prri), die zugrunde geht, Epidermis (e), Phellem (phl), Phelloderm (pm), Parenchym (pa). (Aus Kaussmann/Schiewer, Funktionelle Morphologie und Anatomie der Pflanzen, VEB Gustav Fischer Verlag, Jena 1989)

32.4.2 Sekundäres Abschlussgewebe: Kork

Sekundäre Abschlussgewebe entstehen aus einem sekundären Meristem, z. B. dem **Korkkambium (Phellogen).** Das Korkkambium gliedert durch perikline Teilungen nach innen eine dünne parenchymatische Gewebeschicht **(Phelloderm)** ab; bei manchen Pflanzen ist das Phelloderm nur 1–3 Zelllagen stark, bei wenigen fehlt es ganz. Nach außen hin wird ein massiver, interzellularenfreier Korkkörper aufgebaut **(Phellem).** Die Gesamtheit aus Phellem, Phellogen und Phelloderm nennt man **Periderm.**

Das Phellem ist mehrschichtig und kann nur wenige Zelllagen umfassen (z. B. „Schale" der Kartoffel) oder durch längere Aktivität des Korkkambiums dicke Schichten bilden (z. B. Kork der Korkeichen). Die Wände der noch jungen Korkzellen werden mit **Suberin** (Kap. 32.1) akkrustiert. Normalerweise bleibt eine weitere Wandverdickung aus, so dass die Korkzellen meist eine verhältnismäßig dünne Wand besitzen. Sind die Zellwände jedoch zusätzlich verdickt und verholzt, so spricht man von Steinkork, dessen Vorkommen als diagnostisches Merkmal bei der Drogenanalyse herangezogen werden kann (z. B. Cinnamomi cassiae cortex – Chinesische Zimtrinde). Ist die Wandbildung abgeschlossen, sterben die Zellen ab und die toten Zellen füllen sich mit Gas. Die Braunfärbung der meisten Korke beruht auf der Einlagerung von Gerbstoffpolymeren.

Zellen, die das Phellogen nach innen zum Zentrum hin abgibt, werden zum Phelloderm. Dessen Zellen enthalten häufig Chloroplasten und differenzieren sich meist zu einem Collenchym oder Speicherparenchym aus, gleichen daher in Bau und Funktion dem darunter folgenden, primär entstandenen Rindengewebe. Lediglich durch die radiäre Anordnung lassen sich Phellodermzellen von Rindenzellen unterscheiden (Abb. 32.6).

Verkorkte, mehrschichtige Abschlussgewebe vermindern die Transpiration i.a. stärker als cutinisierte, einfache Epidermen. Eine völlige Verkorkung würde den Wasser- und Gasaustausch der darunter liegenden Zellen mit der Umwelt unmöglich machen. Daher ist das Korkgewebe stellenweise von Korkporen **(Lenticellen)** durchbrochen. An diesen Stellen bildet das Phellogen ein lockeres Gewebe aus interzellularenreichen, abgestorbenen, verkorkten Zellmassen (Abb. 32.7). Die Zellen sind außerdem mit Wachskristallen besetzt, so dass die Poren unbenetzbar sind, also nicht mit Wasser „verstopft" werden können, und daher auch bei anhaltendem Regen für den Gasaustausch zur Verfügung stehen.

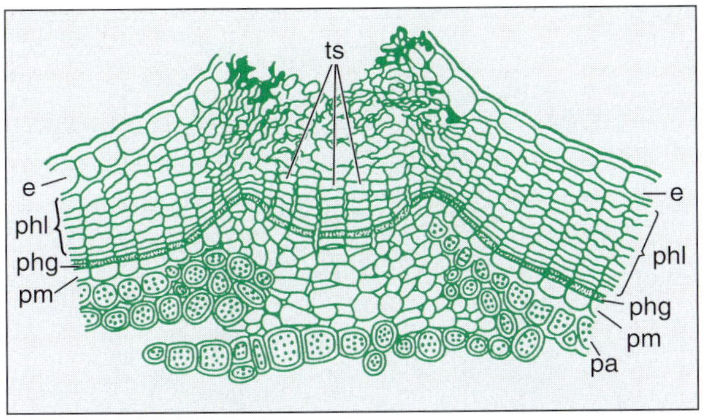

Abb. 32.7 Lenticellen bei Sambucus nigra. Einjährige Lenticelle im Querschnitt. Das Lenticellenphellogen setzt sich auf beiden Seiten in das Korkkambium (phg) fort. Die lockeren Füllzellen sind bereits stark verwittert; Terminalschicht (ts), Epidermis (e), Phellem (phl), Phelloderm (pm), Parenchym (pa). (Aus Kaussmann/Schiewer, Funktionelle Morphologie und Anatomie der Pflanzen, VEB Gustav Fischer Verlag, Jena 1989)

Kork bildet sich auch bei Verletzungen der Pflanze. Es entsteht zunächst eine Gewebewucherung der an die Wunde grenzenden Zellen, die man Wundkallus nennt. In diesem entsteht dann häufig ein Korkkambium, das einen Kork bildet, der die Wunde letztlich verschließt.

Hypodermis und Exodermis

Eine Zwischenstellung nehmen Gewebe ein, die erst später in der pflanzlichen Entwicklung zu Abschlussgeweben werden, aber bereits primär angelegt wurden, also nicht erst aus einem sekundären Meristem gebildet werden müssen. Solche cutinisierten, subepidermalen, lebenden Zellschichten **(Hypodermis)** können nach dem Verschleiß der ursprünglichen Epidermis funktionell zu Abschlussgeweben werden. Beispielsweise wird bei Wurzeln die Rhizodermis sehr rasch durch die darunter liegende Exodermis, einem ursprünglich hypodermalen Gewebe, ersetzt. Die Exodermis der Wurzel ist häufig mehrschichtig und entsteht aus den äußersten Rindenschichten durch nachträgliche Cutinisierung. Bei den Nadelblättern der Pinopsida wird die Hypodermis zu einem festigenden, sklerotischen Element.

Die Hypodermis kann histologisch von den tiefer liegenden Schichten einer mehrschichtigen Epidermis unterschieden werden. Bedingt durch die perikline Teilung der Epidermiszellen liegen die Zellen einer mehrschichtigen Epidermis nämlich in Reihen übereinander, während dies bei hypodermalen Schichten nicht der Fall ist.

32.4.3 Inneres Abschlussgewebe: Endodermis

In Wurzeln, aber auch in Sprossen und Blättern wird ein inneres Abschlussgewebe angelegt, das man **Endodermis** nennt. In den Zellwänden der **primären Endodermis** der Wurzel findet man bandförmige Bereiche, die man als **Caspary-Streifen** bezeichnet. An diesen Stellen ist die Zellwand mit Lignin und suberinähnlichen Substanzen inkrustiert, was den apoplastischen Transport von Wasser und Ionen in den **Zentralzylinder,** also den Bereich innerhalb der Endodermis (Kap. 33.2.1), behindert. Diese Stoffe müssen folglich durch die lebenden Zellen transportiert werden und so in den Zentralzylinder gelangen. Spezifische Transportsysteme erlauben hierbei eine Selektion der aufzunehmenden Stoffe. In älteren Wurzelabschnitten sind häufig fast alle Endodermiszellen dünn cutinisiert, man spricht jetzt von einer **sekundären Endodermis.** Bei fortschreitender, meist asymmetrischer Wandverdickung durch Auflagerung von Celluloseschichten und Inkrustierung mit Lignin kommt es zur Ausbildung einer **tertiären Endodermis,** wie sie für die Wurzeln monokotyler Pflanzen typisch ist. Die meisten Zellen der sekundären bzw. tertiären Endodermen sind für einen Stofftransport nicht mehr geeignet. Deshalb besitzen diese Abschlussgewebe so genannte Durchlasszellen, die über den Xylemsträngen der umschlossenen Leitgewebe liegen. Diese Zellen verbleiben im Primärstadium und gewährleisten den stofflichen Kontakt zwischen Rindenbereichen und Zentralzylinder.

32.5 Absorptionsgewebe

Die Epidermis junger Wurzelbereiche ist nicht cutinisiert; man bezeichnet sie hier als **Rhizodermis.** Die Rhizodermis ist außerdem durch einen dichten Besatz mit **Wurzelhaaren** charakterisiert (Abb. 32.8). Diese beiden Eigenheiten führen dazu, dass die Rhizodermis als **Absorptionsgewebe** funktioniert, d. h., durch die große resorbierende Oberfläche Wasser und Nährstoffe aus dem Boden aufnehmen kann. Die Zellen der Rhizodermis sind sehr kurzlebig; nach ihrem Absterben erfüllt die **Exodermis** (Kap. 33.2.1) die Funktionen eines Abschlussgewebes.

An den Luftwurzeln tropischer, epiphytischer Orchideen ist häufig anstelle der Rhizodermis ein schwammiglöchriges Wasserabsorptionsgewebe

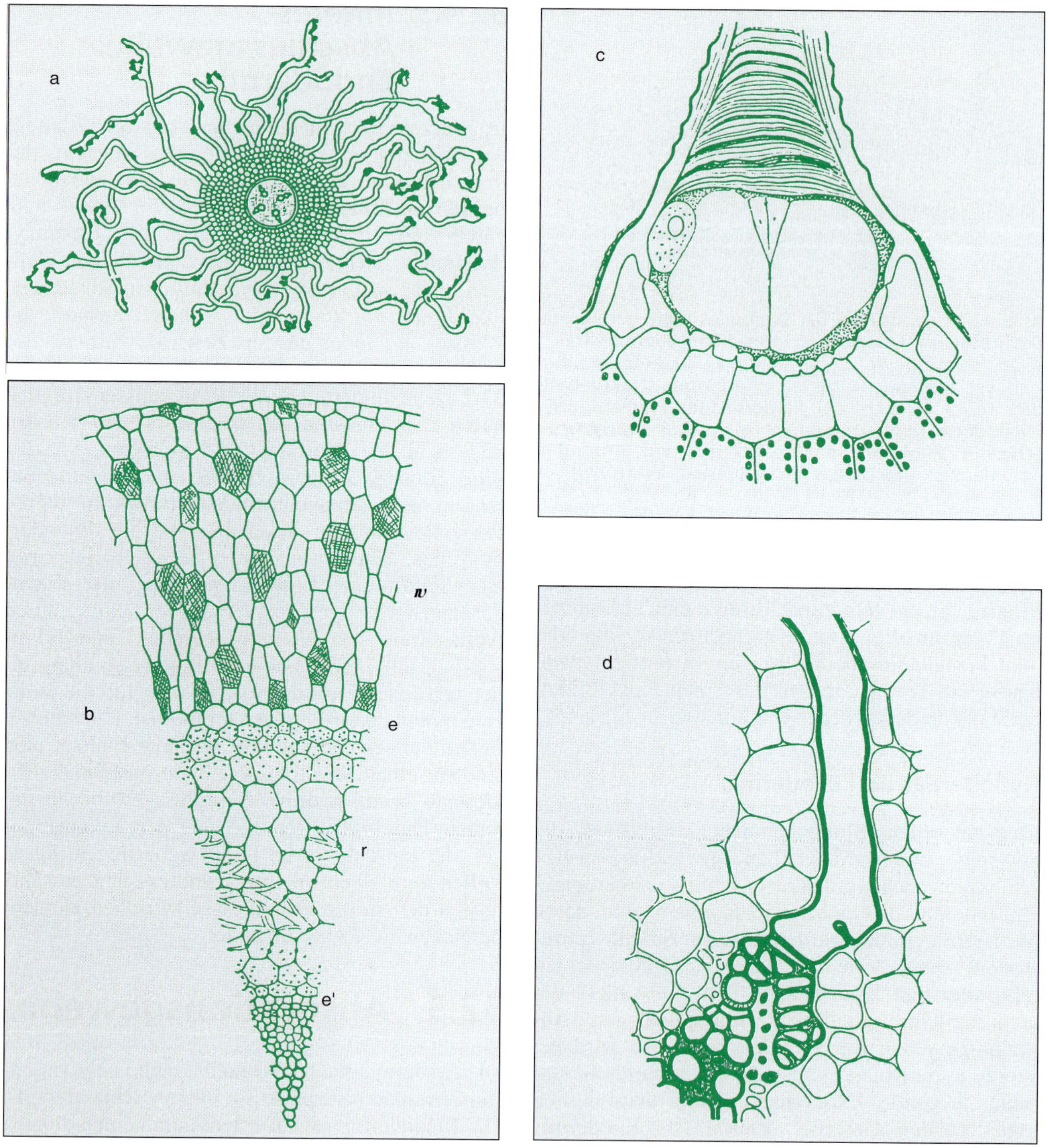

Abb. 32.8 Absorptionsgewebe. a) Wurzelhaare: Querschnitt durch eine junge Wurzel. Die Wurzelhaare sind mit Bodenpartikeln verklebt. (Aus Strasburger, Lehrbuch der Botanik, Gustav Fischer Verlag, Stuttgart 1991); **b) Wurzelhülle:** Querschnitt durch die äußeren Bereiche einer Luftwurzel von *Stanophaea oculata,* Wurzelhülle (w), Epidermis (e), Rinde (r), Endodermis (e'); **c) Wasserabsorbierendes Haar** von *Diplotaxis harra*; **d) Tracheidenähnlicher Haustorienschlauch** von *Cuscuta europaea* mit Anschluss an das Xylem des Wirtes *Urtica dioica*. (Aus Haberlandt, Physiologische Pflanzenanatomie, Verlag Wilhelm Engelmann, Leipzig 1924)

entwickelt, das man als **Wurzelhülle** (Velamen) bezeichnet. Es liegt der Exodermis auf und kann Regen- und Tauwasser kapillar aufsaugen (Abb. 32.8).

Parasitische Pflanzen besitzen **Haustorien,** mit denen die Gewebe der Wirtspflanzen angezapft werden. Man unterscheidet einerseits **Wurzelparasiten** (z. B. *Orobanche* sp. – Sommerwurz) von

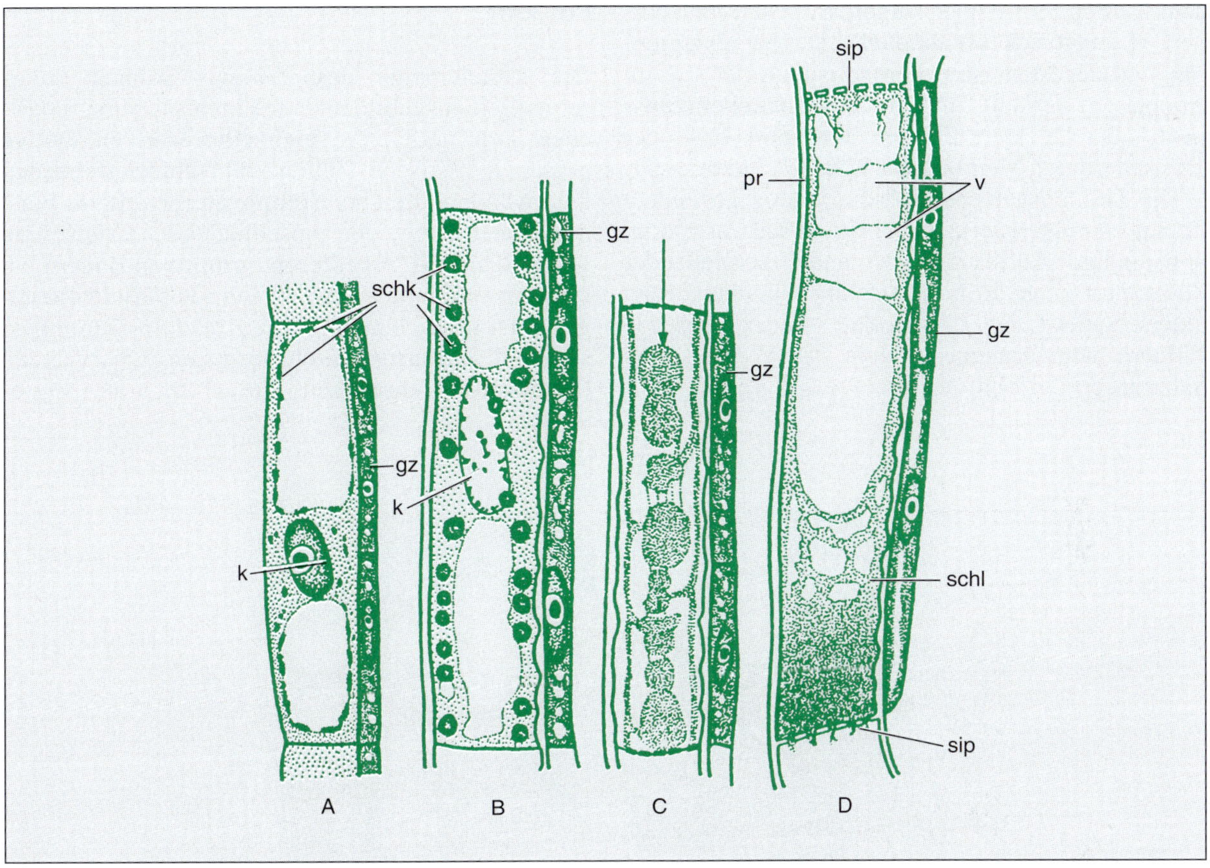

Abb. 32.9 Bildung eines Siebröhrengliedes. Junges Siebröhrenglied mit benachbarten Geleitzellen (gz), einem Zellkern (n) und den sich bildenden Schleimkörpern (schk) (A); die Schleimkörper haben ihre maximale Größe erreicht, der stark vakuolisierte Zellkern degeneriert, die Zellwände verdicken sich (B); der Zellkern ist verschwunden und die Schleimkörper fließen zu einer amorphen Masse zusammen (C); Siebröhrenglied, dessen Protoplast (pr) mit jenen der oberen und unteren benachbarten Siebröhrenglieder durch Siebporen verbunden wurde (D), Schleim (schl), Siebplatten (sip), Vakuolen (v). (Aus Kaussmann/Schiewer, Funktionelle Morphologie und Anatomie der Pflanzen, VEB Gustav Fischer Verlag, Jena 1989)

Sprossparasiten (z.B. *Viscum album* – Mistel) und grenzt nach anderen Gesichtspunkten **Halbparasiten** gegen **Vollparasiten** ab. Während Halbparasiten lediglich Wasser leitende Systeme des Wirtes anzapfen, müssen Vollparasiten zusätzliche Haustorien in die Assimilatleitbahnen treiben (Abb. 32.8).

32.6 Leitgewebe, Leitbündel

Ein effizienter Stofftransport kann bei Landpflanzen einer bestimmten Größe nur durch spezielle Leitbahnen realisiert werden. Während kleine Moose ihre Bedürfnisse meist noch über einen kapillaren Transport stillen können, werden – phylogenetisch gesehen – ab den Farnen besondere Leitgewebe für den **Stofftransport** ausgebildet. Während jedoch ein Strom von **Wasser- und Nährsalzen** die Pflanze von der Wurzel zum Spross durchzieht, werden **Assimilate** von den Blättern („Source") an die Stellen des Verbrauchs bzw. der Speicherung („Sink") geleitet. Wasser- bzw. Assimilatströme nehmen meist unterschiedliche Richtungen und sind an ganz verschiedene physiologische Prozesse gekoppelt. Daraus wird es verständlich, dass man in den höheren Pflanzen zwei Leitbahnsysteme antrifft, die in der Regel zu **Leitbündeln** zusammengefasst sind und sich z.B. als „Blattnerven" deutlich zu erkennen geben. In den Leitbündeln werden Stoffe über längere Strecken transportiert **(Langstreckentransport).** Davon abzugrenzen sind der **Mittelstreckentransport,** der v.a. im Apoplasten verläuft, und der **Kurzstreckentransport,** also der intrazelluläre Transport bzw. der Transport durch Membranen (Kap. 1.7.3 und 5.4.2).

Die Leitungsgewebe sind durch lang gestreckte Zellen charakterisiert, wobei durch teilweise oder vollständige Auflösung aneinander schließender Zellwände lange Röhren entstehen können. Man unterscheidet das Assimilat transportierende **Phloem** vom **Xylem,** in dem der Wasser- und Salztransport erfolgt.

Phloem

Die Leitelemente des Phloems können unterschiedlich ausgebildet sein. Einen sehr ursprünglichen Typ stellen die **Siebzellen** dar, englumige prosenchymatische Zellen mit schräg stehenden Querwänden, die über **Siebporen** (erweiterte Plasmodesmen) mit den anschließenden Siebzellen verbunden sind. Aus diesem primitiven Bautyp hat sich ein kontinuierliches System aus **Siebröhrengliedern** (Siebelemente) mit größerem Durchmesser und siebartig durchbrochenen Querwänden **(Siebplatten)** entwickelt, wie es für viele Angio-

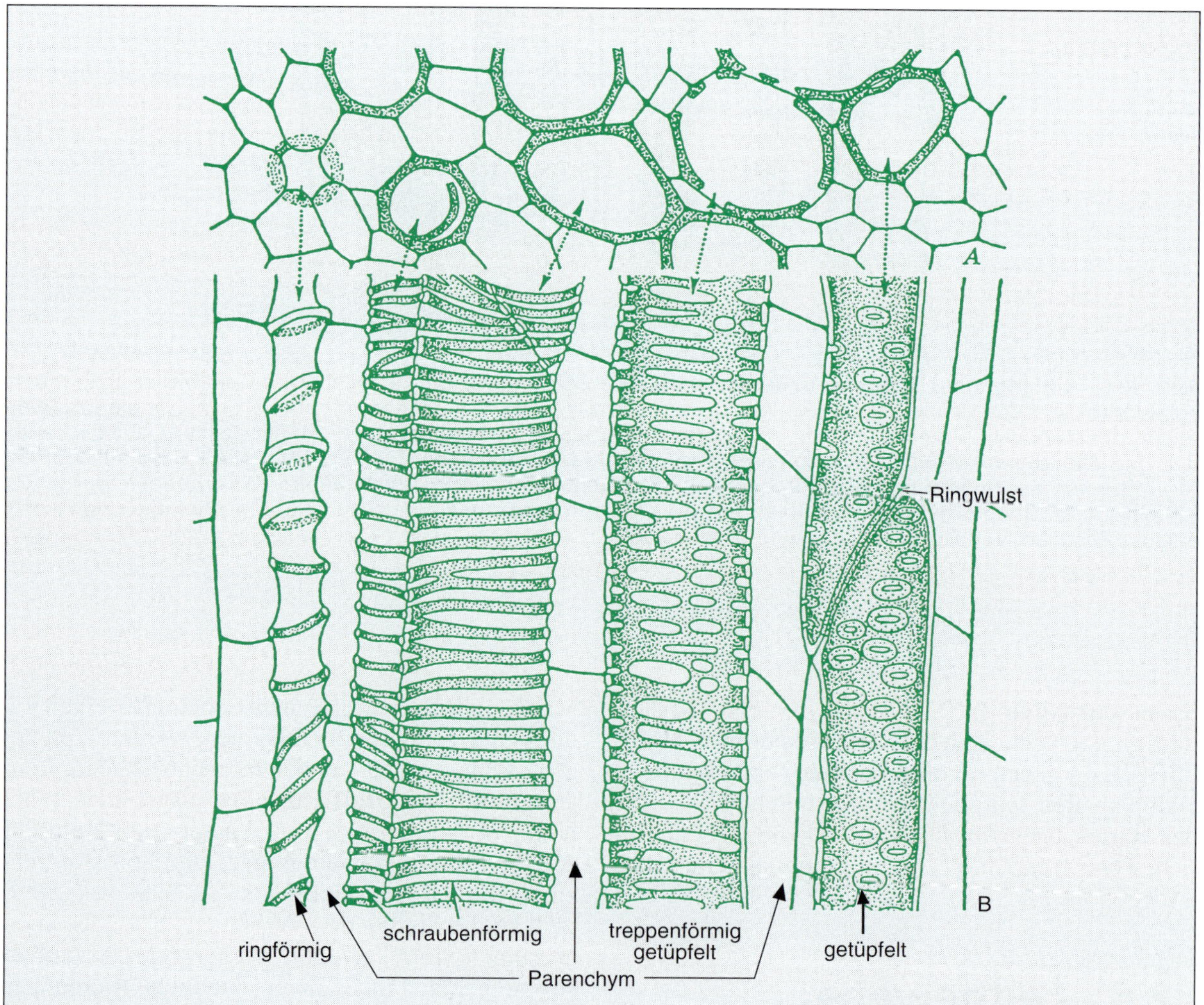

Abb. 32.10 Tracheen. Teil des primären Xylems im Stängel von *Aristolochia* im Querschnitt (oben) und Längsschnitt (unten). Das älteste Ringgefäß (links) ist nach Abschluss der Entwicklung passiv gestreckt worden, angrenzende Parenchymwände wölben sich in das Lumen des Gefäßes hinein; die Schraubengefäße zeigen Übergänge zu Gefäßen mit netzförmigen Wandverdickungen; die Endwände der Tüpfelgefäßelemente (rechts) sind aufgelöst, die ursprüngliche Perforationsplatte ist als Ringwulst zu erkennen. (Aus Esau, Pflanzenanatomie, Gustav Fischer Verlag, Stuttgart 1969)

spermen typisch ist. Ausdifferenzierte Siebzellen und Siebröhrenglieder enthalten lebende Protoplasten ohne Zellkern und Zentralvakuole (Abb. 32.9). Das Cytoplasma und der ursprüngliche Zellsaft der Vakuole vermischen sich nach Auflösung des Tonoplasten zu einem wasserreichen **Miktoplasma.** Die Zellwände bleiben unverholzt. Als kernlose Zellen sind sie nicht lange aktiv; am Ende der Vegetationsperiode werden zunächst die Löcher der Siebplatten mit **Kallose** verschlossen, danach kollabieren sie und bilden zusammengepresst ein **Keratenchym.** Bei mehrjährigen Pflanzen werden für die nächste Vegetationsperiode aus Kambiumderivaten abgeleitete sekundäre Siebelemente gebildet. Bei manchen Arten wird die Kallose im Frühjahr allerdings aufgelöst und die primären Siebröhren können ihre Funktion wieder aufnehmen.

Bei den Angiospermen wird von den Siebröhrengliedern durch inäquale Längsteilung eine drüsenartige, mitochondrienreiche **Geleitzelle** mit großem Kern abgespalten. Über zahlreiche Plasmodesmen ist sie mit der zugehörigen Siebröhre verbunden. Die Geleitzelle ergänzt den Stoffwechsel des Siebröhrengliedes und bildet mit diesem eine physiologische Einheit (Abb. 32.9).

Bei dikotylen Pflanzen kann ein **Phloemparenchym** ausgebildet sein, in das die Siebröhren eingebettet sind. Gelegentlich findet man im Phloem auch lange, unverholzte Fasern.

Xylem

Die Wasser leitenden Elemente des Xylems bestehen im Gegensatz zu den Leitelementen des Phloems aus toten Zellen, von denen nach Absterben des Protoplasten nur die verholzten, von Tüpfeln durchbrochenen Zellwände übrig bleiben. Wasser wird durch den **Transpirationsstrom** nach oben gesaugt. Dabei entsteht in den Kapillarröhren ein enormer Unterdruck, der die Gefäße kollabieren ließe, wären sie nicht mit den für Wasserleitgefäße so typischen Wandversteifungen ausgestattet (s.u.). Man unterscheidet zwei Formen „trachealer“ Wasserleitelemente, nämlich die **Tracheiden** und die **Tracheen.**

Tracheiden sind lange, schmale, in der Regel zu den Enden hin spitz zulaufende Zellen mit stark getüpfelten Endwänden, denen neben der Wasserleitfunktion auch noch eine Stützfunktion zukommt. Die Wände der Tracheiden sind unregelmäßig verdickt und stark verholzt. Im primären Xylem sieht man hauptsächlich Tracheiden mit ring-, schrauben-, leiter- oder netzartigen Wandverdickungen. Sie treten gehäuft z. B. in den Nervenendigungen der Blätter auf. Im sekundären Xylem, das während des sekundären Dickenwachstums gebildet wird (Kap. 34.2.2), finden sich außerdem Tracheiden mit Hoftüpfeln. Die Tracheiden der Gymnospermenhölzer haben größere Querschnitte und setzen durch schräg stehende, getüpfelte Querwände dem Wasserstrom einen geringeren Widerstand entgegen. Sie bilden dort auch überwiegend den tragenden Stamm. Tracheiden sind die ursprünglichere Form der Wasserleitelemente und für Farne (Pteridophyta) und Nacktsamer typisch, wo Tracheen nur vereinzelt angetroffen werden.

Bedeutend kürzer und weitlumiger (60 bis über 700 µm!) als die Tracheiden sind die **Tracheenglieder,** deren Querwände meist bis auf einen wandständigen Wulst aufgelöst werden, so dass lange **Tracheen** (Gefäße) entstehen. Wegen ihres geringeren Strömungswiderstandes sind Tracheen wesentlich leistungsfähiger als Tracheiden. Sie haben ausschließlich Wasserleitfunktion, die Stützfunktion wird von einem anderen Gewebe übernommen (Holzfasern, s.u.). Die Gefäße noch wachsender Organe haben charakteristische, lignifizierte Wandverdickungen. Ähnlich wie bei den Tracheiden finden wir schraubig angeordnete oder ringförmige Verdickungsleisten (Abb. 32.10). Solche Gefäße sind bis zu einem gewissen Grade form- und dehnbar, können sich also dem wachsenden Gewebe anpassen. Bei netzartigen Wandversteifungen ist dies schon kaum mehr möglich und bei den Tüpfelgefäßen und den weitlumigen Hoftüpfelgefäßen praktisch ausgeschlossen.

Bruchstücke von Tracheen und Tracheiden können wichtige diagnostische Merkmale zur Identifizierung von Pulverdrogen darstellen. In Blatt- oder Blütendrogen sollte man nur Ring- oder Schraubengefäße finden, während das Vorkommen von Tüpfelgefäßen auf Holz- oder Wurzeldrogen hindeutet.

Tracheen und Tracheiden sind jeweils umgeben von lebenden **Holzparenchymzellen** und begleitet von **Holzfasern,** die in Form und Größe den Tracheiden ähneln, jedoch dickere Zellwände und keine Hoftüpfel besitzen. Zwischen Holzfasern und Tracheiden gibt es Übergangsformen, die **Fasertracheiden.** Außerdem erkennt man gelegentlich ein- oder mehrzellige Fasern aus lebenden Zellen, die morphologisch zwischen Holzfasern und Holzparenchymzellen einzuordnen sind. Man nennt sie **Ersatzfasern.**

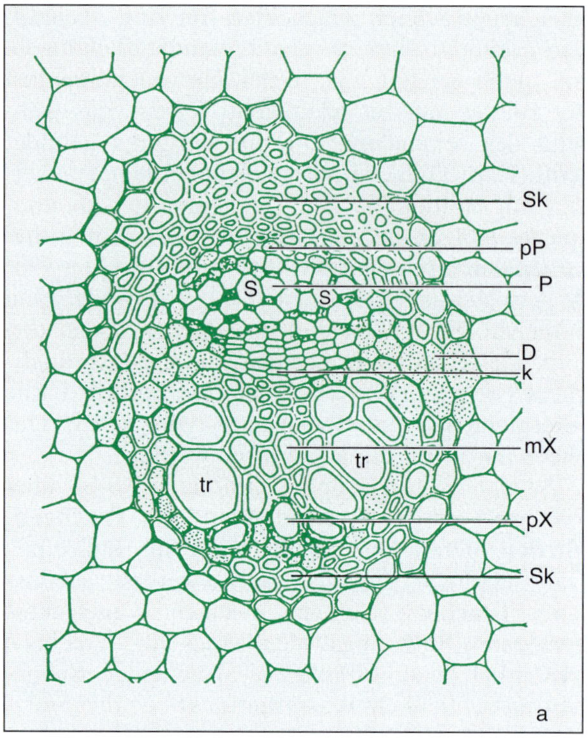

Abb. 32.11 Leitbündeltypen.
a) Querschnitt durch ein offen kollaterales Leitbündel eines Ausläufers von *Rancuculus repens*; **b)** Querschnitt durch ein **geschlossen kollaterales Leitbündel** im Spross von *Zea mays*; Sklerenchymscheide (sk), Protophloem (pP), Metaphloem (mP) mit Siebröhren (s) und dunkleren Geleitzellen, Metaxylem (mX) mit Gefäßen (tr), Protoxylem (pX), Schraubentracheide (str), Ringgefäß (r), Xylemparenchym (Xp), Durchlassstreifen (D), Kambium (k). (Aus Strasburger, Lehrbuch der Botanik, Gustav Fischer Verlag, Stuttgart 1991); **c)** Querschnitt durch das **heptarche Gefäßbündel** einer Adventivwurzel von *Primula auricula*; Gefäße (g), Phloem (s), Perikambium (p), Endodermis (u). (Aus Haberlandt, Physiologische Pflanzenanatomie, Verlag Wilhelm Engelmann, Leipzig 1924); **d) Leptozentrisches Leitbündel** aus dem Zentralzylinder von *Acorus calamus*; **e) Hadrozentrisches Leitbündel** im Rhizom von *Dryopteris filix-mas*; **f) Polyarches Gefäßbündel** einer Adventivwurzel von *Veratrum album* (Ausschnitt); Endodermis (e bzw. en), Exkretbehälter (ex), Gefäße (g), Interzellularraum (i), Phloem (si), Parenchym (p), Holzparenchym (hp), Stärkescheide (a), Rinde (ri), Sklerenchym (sk). (Aus Karsten/Weber/Stahl, Lehrbuch der Pharmakognosie, Gustav Fischer Verlag, Stuttgart 1962); **g) Offen bikollaterales Leitbündel** aus dem Spross von *Cucurbita pepo*; Xylem (1), äußeres Phloem (2), Kambium zwischen Xylem und äußerem Phloem (3), inneres Phloem (4), Parenchym zwischen Xylem und innerem Phloem. (Aus Gerlach/Lieder, Taschenatlas zur Pflanzenanatomie, Franckh'sche Verlagshandlung, Stuttgart 1979)

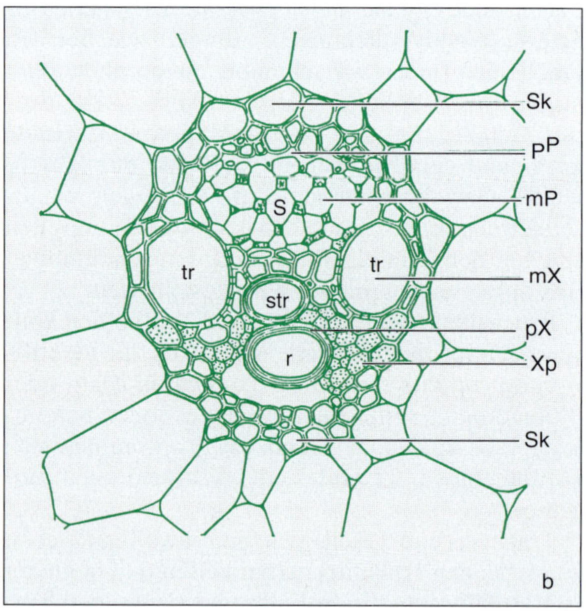

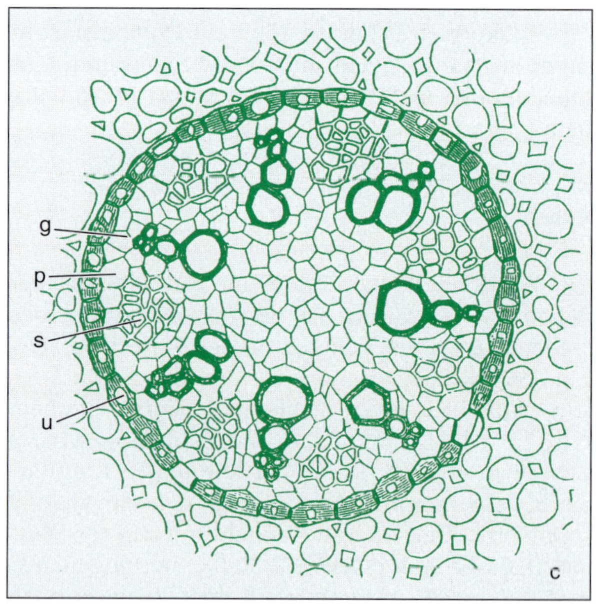

Leitbündel

Die Leitgewebe von Wurzel, Sprossachse, Blättern und anderen Organen sind in der Regel zu Leitbündeln zusammengefasst. Diese sind immer von einer interzellularenfreien **Bündelscheide** umgeben, die aus parenchymatischen, sklerenchymatischen oder einer Mischung beider Zelltypen besteht. Die Leitbündel durchziehen die gesamte Pflanze, wobei sich das zentrale **Sammelleitbündel** der Wurzel beim Übergang zum Spross in einzelne Leitbündel aufspaltet, die sich ihrerseits stark verzweigen, um an der Peripherie, z.B. in den Blattnerven höherer Ordnung (Kap. 35.1.1), schließlich zu enden. Nach der Anordnung und Lage von Xylem und Phloem zueinander unterschei-

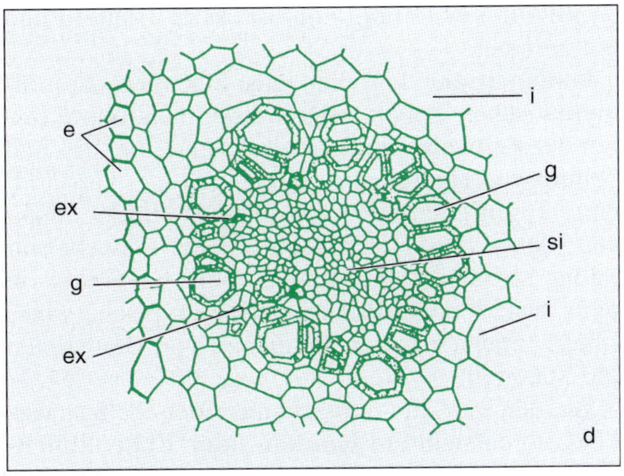

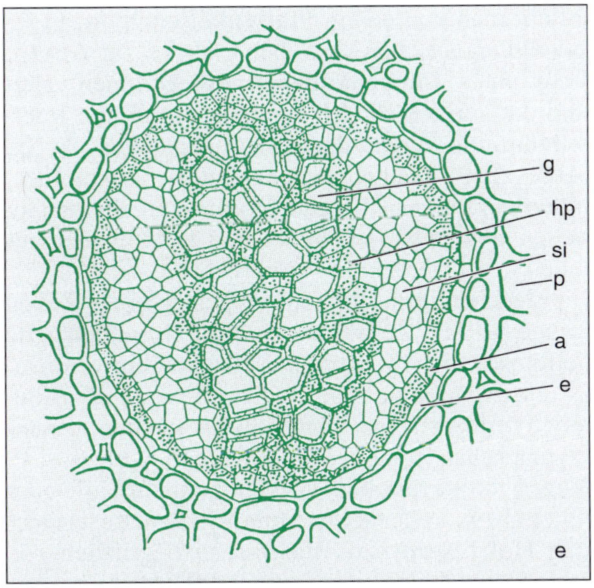

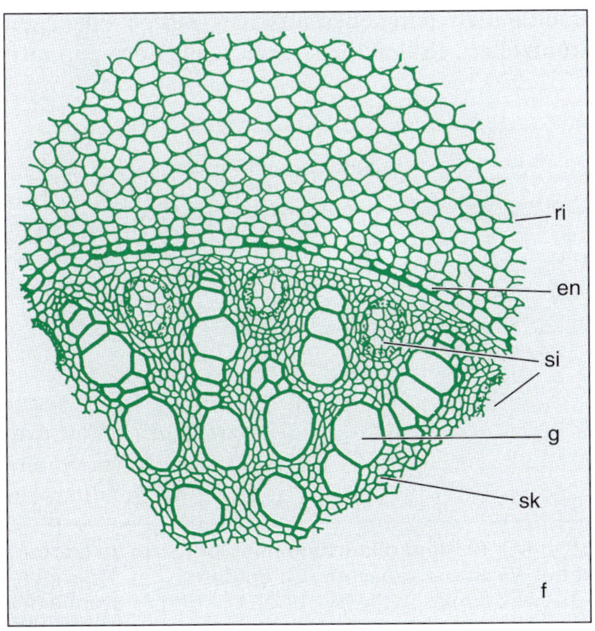

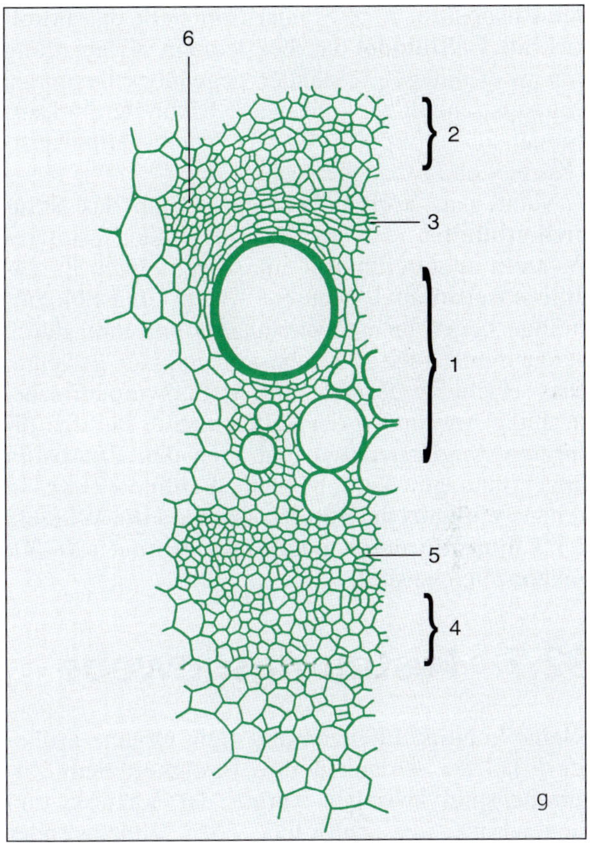

det man verschiedene Leitbündeltypen, die teilweise organ- oder taxonspezifisch sind (Abb. 32.11). Damit sind die Leitbündel ein wichtiges diagnostisches Merkmal bei der Identifizierung unbekannter Drogen. Zunächst kann man die Leitbündel in konzentrische, kollaterale und radiäre Bündel einteilen. Bei den **konzentrischen Leitbündeln** umschließt das Phloem das Xylem oder umgekehrt. Leitbündel mit Innenxylem sind bei Farnen verbreitet, man bezeichnet sie auch als **hadrozentrische Leitbündel.** Leitbündel, in denen das Phloem innen liegt, nennt man auch **leptozentrische Leitbündel;** man findet sie in Rhizomen der **Monocotyledoneae.**

Der häufigste und variabelste Typ ist der des **kollateralen Leitbündels.** Liegen Xylem- und Phloemstränge direkt nebeneinander, nennt man es ein **geschlossen kollaterales Leitbündel.** Man findet diesen Typ in den Sprossen und Rhizomen der **Monocotyledoneae.** Sind Phloem und Xylem durch die meristematische Schicht eines faszikulären Kambiums voneinander getrennt, spricht man von einem **offen kollateralen Leitbündel.** Es ist der gewöhnliche Leitbündeltyp in den Sprossen der **Rosopsida.** Eine Sonderform stellt das **bikollaterale Leitbündel** dar, bei dem ein Xylemstrang von zwei äußeren, einander gegenüber liegenden Phloemsträngen begleitet wird. Bikollaterale Leitbündel sind typisch für Nachtschatten-, Hundsgift-, Kürbis- und Enziangewächse.

Nicht ganz korrekt bezeichnet man das **Sammelleitbündel,** das im Zentralzylinder primärer Wurzeln anzutreffen ist, im Allgemeinen als **radiäres Leitbündel.** Mehrere Xylem- und Phloemstränge liegen hier nebeneinander und sind durch parenchymatische Bereiche voneinander getrennt. Dies ergibt insgesamt eine radiärsymmetrische, strahlige Anordnung der Leitelemente. Bei den **dicolyten Angiospermen** und auch den **Pinopsida** findet man gewöhnlich wenigstrahlige (2–8), so genannte **oligarche Bündel,** während die Wurzeln der **Liliopsida** durch **polyarche Bündel** (20–50) gekennzeichnet sind.

32.7 Festigungsgewebe

Kleine krautige Pflanzen und zarte Organe größerer Pflanzen verdanken ihre Festigkeit dem Zusammenspiel zwischen Turgor der Vakuole und Gegendruck der Zellwände. Mit zunehmender Vergrößerung der Pflanzen bzw. Organe erhöhen sich die Anforderungen an ihre Festigkeit. Hier treten besondere Festigungsgewebe **(Stereome)** in Funktion, die durch Verstärkungen und Versteifungen der Zellwände die hohe Druck- und Zugbelastung mancher pflanzlicher Organe gewährleisten. Auf die Bedeutung von Tracheiden als Festigungselemente wurde bereits weiter oben hingewiesen. Aber auch spezielle **Festigungsgewebe** tragen zur Versteifung von Sprossen, Blättern und Wurzeln bei.

Kollenchyme bestehen aus lebenden, prosenchymatischen Zellen. Hier werden bestimmte Zonen der Zellwand durch abwechselnde Pektin- und Celluloseauflagerungen lamellenartig verstärkt. Eine Lignifizierung (Verholzung) findet nicht statt; daher ist die Festigkeit solcher Gewebe nur mäßig. Kollenchyme finden sich bevorzugt in noch wachsenden Pflanzenteilen, typischerweise in den subepidermalen Bereichen von Blattstielen und Stängeln.

Werden nur die Längskanten der Zellen verdickt, so entsteht ein **Kanten- oder Eckenkollenchym.** Wenn ganze Längswände verstärkt werden, spricht man von einem **Plattenkollenchym.** In interzellularenreichen Geweben kann es zur Ausbildung eines **Lückenkollenchyms** kommen. Hier sind die verdickten Zellwandleisten um den Interzellularraum angeordnet. Die genannten Typen (Abb. 32.12) können nebeneinander vorkommen, außerdem gibt es Übergangsformen. In älteren Geweben können Kollenchymzellen zu Sklerenchymzellen (s.u.) werden und absterben.

Sklerenchyme sind aus abgestorbenen Zellen aufgebaut. Die Zellwände sind durch aufgelagerte Celluloseschichten stark und gleichmäßig verdickt. Es entstehen englumige Zellen, die man als **Sklerenchymfasern** bezeichnet, wenn sie aus prosenchymatischen Zellen gebildet wurden (Abb. 32.13). Wegen ihres typischen Vorkommens im Holz oder Xylem bzw. in der sekundären Rinde unterscheidet man **Holzfasern** bzw. **Bastfasern** begrifflich von den Sklerenchymfasern anderer Pflanzenteile. Aus ursprünglich parenchymatischen Zellen entstehen **Steinzellen** (Sklereiden). Übergangsformen, also

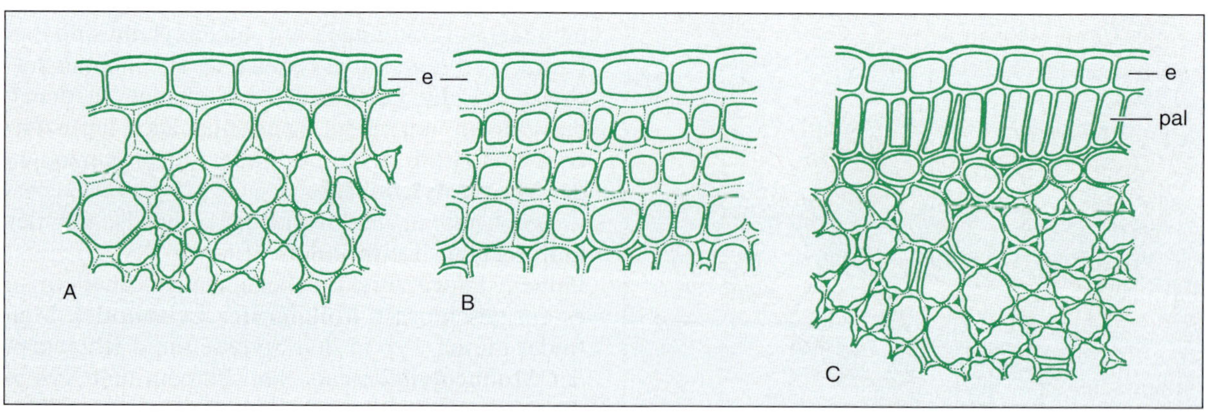

Abb. 32.12 Kollenchym. Eckenkollenchym bei *Cucurbita pepo* (A); **Plattenkollenchym** mit Übergang zu Lückenkollenchym bei *Solanum tuberosum* (B); **Lückenkollenchym** bei *Nicotiana tabacum* (C); Epidermis (e), Palisadenschicht (pal), Protoplast (pr), Zellkern (k). (Aus Kaussmann/Schiewer, Funktionelle Morphologie und Anatomie der Pflanzen, VEB Gustav Fischer Verlag, Jena 1989)

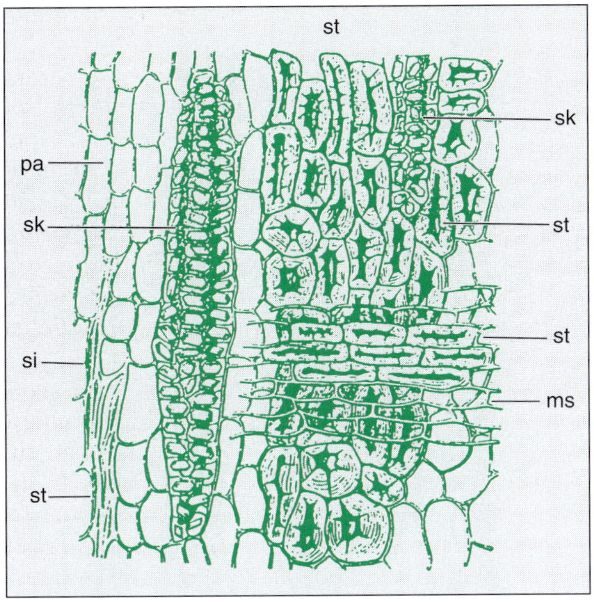

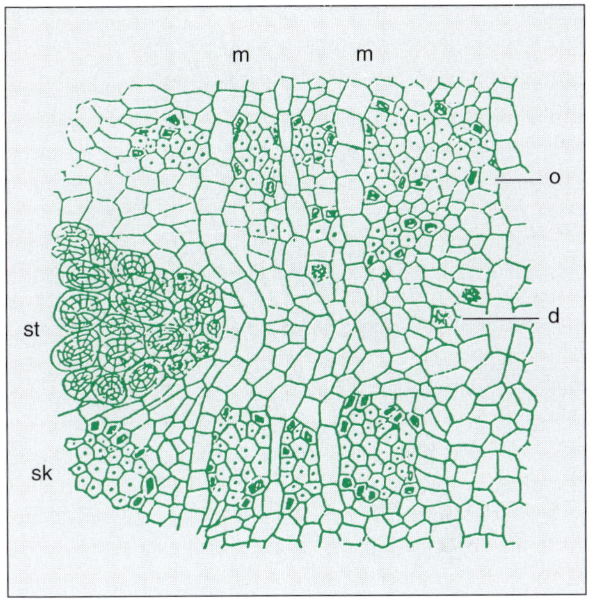

Abb. 32.13 Sklerenchymfasern und Steinzellen
Links: Radialer Längsschnitt durch die Rinde von *Aspidosperma quebracho-blanco.*
Rechts: Querschnitt durch die sekundäre Rinde von *Quercus robur.* Markstrahl (m bzw. ms), Steinzellen (st), Sklerenchymfasern (Bastfasern) (sk), Siebröhren (si), Parenchym (pa), Kristalle (o), Drusen (d). (Aus Karsten/Weber/Stahl, Lehrbuch der Pharmakognosie, Gustav Fischer Verlag, Stuttgart 1962)

längliche Steinzellen oder relativ kurze Sklerenchymfasern (z. B. Cinchonae cortex – Chinarinde) sind bekannt, so dass eine klare Abgrenzung nicht immer möglich ist. Meist sind die Wände sklerenchymatischer Zellen zusätzlich lignifiziert. Ausnahmen können von diagnostischem Interesse sein: Althaeae radix (Eibischwurzel) besitzt als Charakteristikum unverholzte, an den Enden gegabelte Sklerenchymfasern.

Zusammenliegende Fasern bilden mechanisch sehr belastbare **Faserbündel,** die man besonders in Sprossen, aber auch in Wurzeln antrifft. Bei pflanzlichen Organen, die sich durch Biegbarkeit und Zugbelastbarkeit auszeichnen, also z. B. Wurzeln oder Stängeln flutender Wasserpflanzen, sind die Festigungsgewebe meist zentral angeordnet (Kabelbauweise). Bei biegungsfesten Strukturen, z. B. den Sprossachsen, liegen die Festigungselemente zweckmäßigerweise peripher (Verbundbauweise).

Steinzellen (Sklereiden) treten häufig als Idioblasten auf, können aber auch Verbände bilden, die eine schützende und stützende Funktion erfüllen (Abb. 32.13). Solche Verbände von Steinzellen findet man im Perikarp von Steinfrüchten und Nüssen oder als **Steinzellnester** im Rindengewebe vieler Holzgewächse. Das Vorkommen von Steinzellen kann als diagnostisches Merkmal zur Identifizierung von Drogen herangezogen werden. So können die Faulbaumrinden u. a. aufgrund der Anwesenheit von Steinzellen differenziert werden (Frangulae cortex ohne Steinzellen).

32.8 Exkretionsgewebe und Exkretzellen

Die verschiedenartigsten Stoffe können von Pflanzen nach ihrer Bildung oder Aufnahme über spezielle Zellen und Gewebe ab- bzw. ausgeschieden werden. Eine Unterteilung der Ausscheidungen, welche deren stofflich-funktionelle Zusammensetzung in den Vordergrund stellt und „überflüssige und störende Stoffe" als Exkrete, „Stoffe, die eine bestimmte Funktion erfüllen" jedoch als Sekrete bezeichnet, scheint bei Pflanzen wenig zweckmäßig. Während man die Ausscheidung von Verdauungsflüssigkeit durch insektivore Pflanzen noch am ehesten als „Sekretion" bezeichnen könnte, stellen die pharmazeutisch relevanten pflanzlichen Ausscheidungen, etwa ätherische Öle, Harze, Balsame, Milchsäfte oder Schleime eher Exkrete dar, obwohl viele dieser Ausscheidungen Funktionen in den Beziehungen der Pflanze zu ihrer belebten und unbelebten Umwelt erfüllen können. Der Einfachheit halber sollen hier alle flüssigen pflanzlichen Ausscheidungen als Exkrete angesprochen

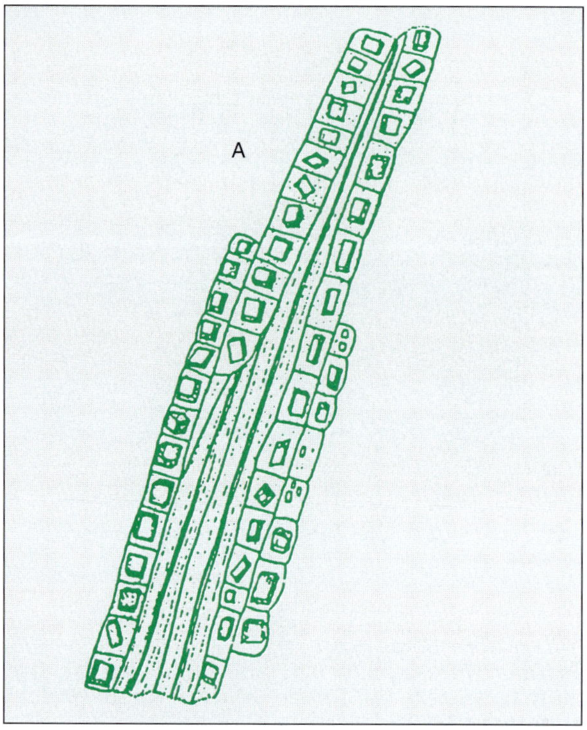

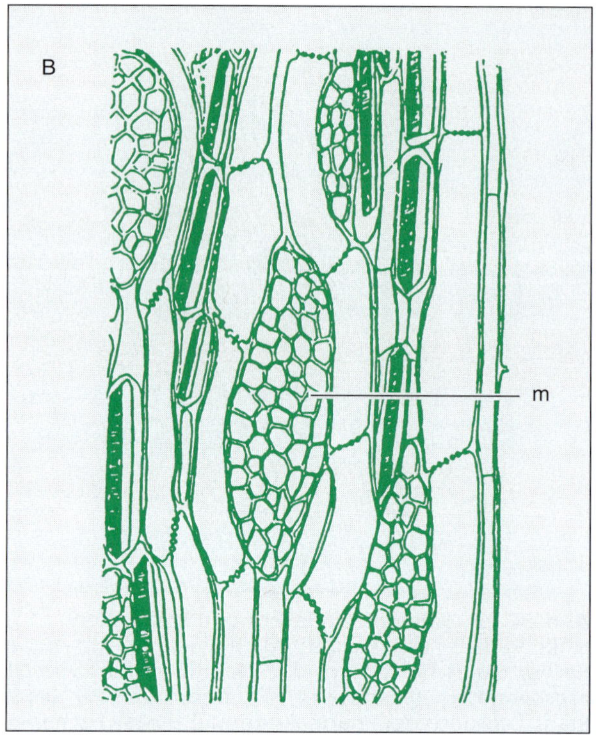

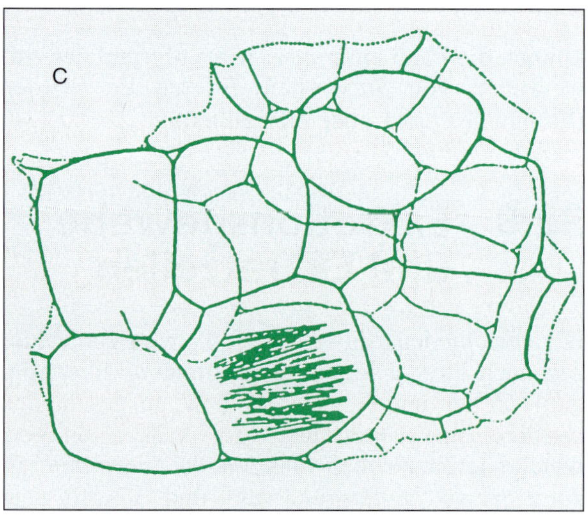

Abb. 32.14 Kristallzelltypen und ihre Anordnung im Gewebe
Kristallzellreihe: Bastfasern und Zellreihen mit quaderförmigen Kristallen aus der Rinde von *Rhamnus purshiana* (A);
Styloide: Griffelförmige Einzelkristalle in einem tangentialen Längsschnitt von *Quillaja saponaria*, Markstrahl (m) (B);
Raphiden: Nadelförmige Kristalle im Rindenparenchym der Wurzel von *Cephaelis ipecacuanha* (C);
Kristallsand: Blattstück (Querschnitt) von *Atropa belladonna* (D);
Kristallquader: Blattstück (Aufsicht) von *Hyosycamus niger* (E);
Kristalldrusen: Blattstück (Aufsicht) von *Datura stramonium* (F); Querschnitt (a), Aufsicht (b). (Aus Karsten/Weber/Stahl, Lehrbuch der Pharmakognosie, Gustav Fischer Verlag, Stuttgart 1962)

werden. Exkrete werden von speziellen **Drüsenzellen** gebildet und von diesen i.a. auch ausgeschieden. Eine Ausnahme bilden z.B. die Nektarien der Blüten, die vermutlich von den Siebzellen gespeist werden. Drüsenzellen treten meist einzeln auf; seltener sind mehrere Zellen zu Drüsengeweben zusammengeschlossen. Exkrete können ausgeschieden werden, aber auch intrazellulär im Cytoplasma, den Plastiden oder in der Vakuole abgelagert werden. Häufig werden sie jedoch in den Apoplasten entlassen, wo sie in **Exkretbehältern** oder **Öl- bzw. Harzgängen** gelagert werden. Die Annahme, Komponenten pflanzlicher Exkrete könnten nicht mehr in den Stoffwechsel zurückgeführt werden, lässt sich nach neueren Untersuchungen nicht halten.

Der Ausscheidungsvorgang selbst kann nach unterschiedlichen Mechanismen erfolgen. Werden Exkrete durch Vesikeltransport (Exozytose) ausgeschieden, spricht man von **granulokriner Ausscheidung.** Sehr häufig ist der Golgiapparat an diesem Ausscheidungsweg beteiligt; es können so auch Makromoleküle sezerniert werden. An der **ekkrinen Ausscheidung** sind keine Vesikel betei-

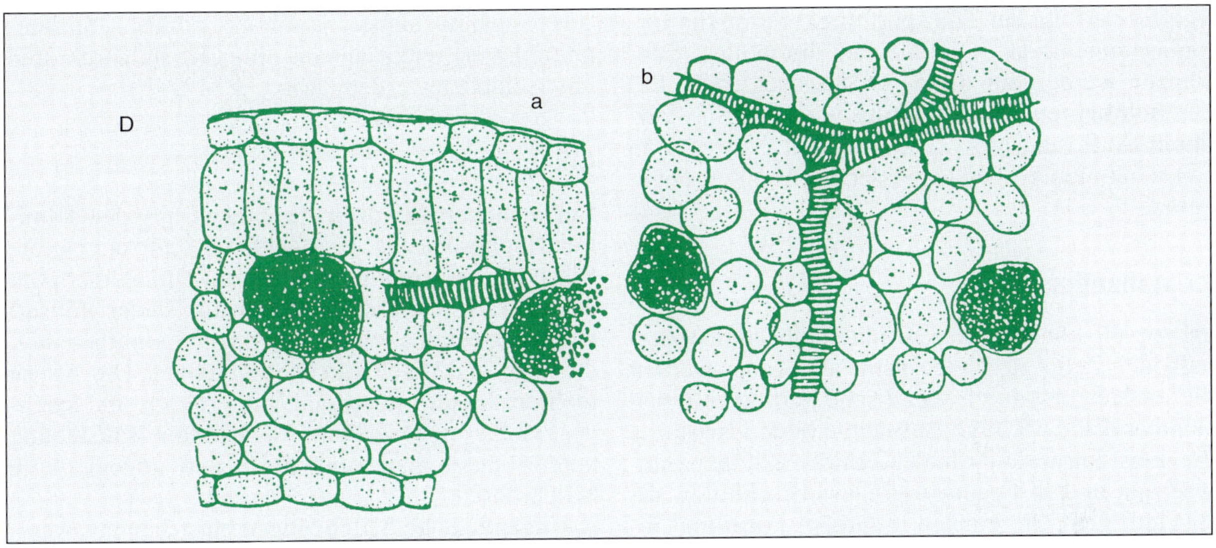
D
a
b

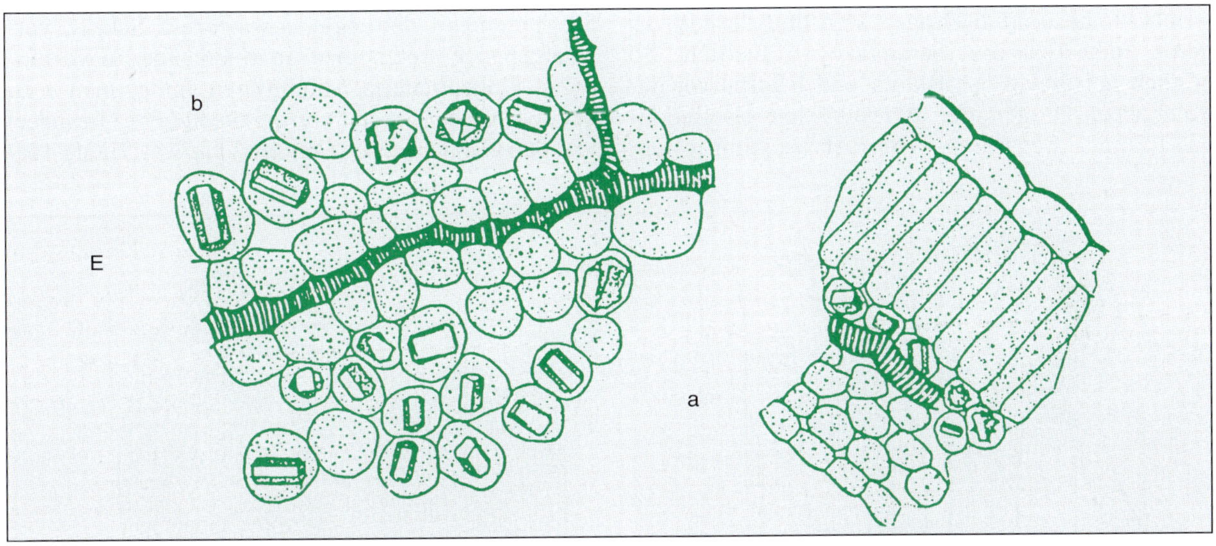
b
E
a

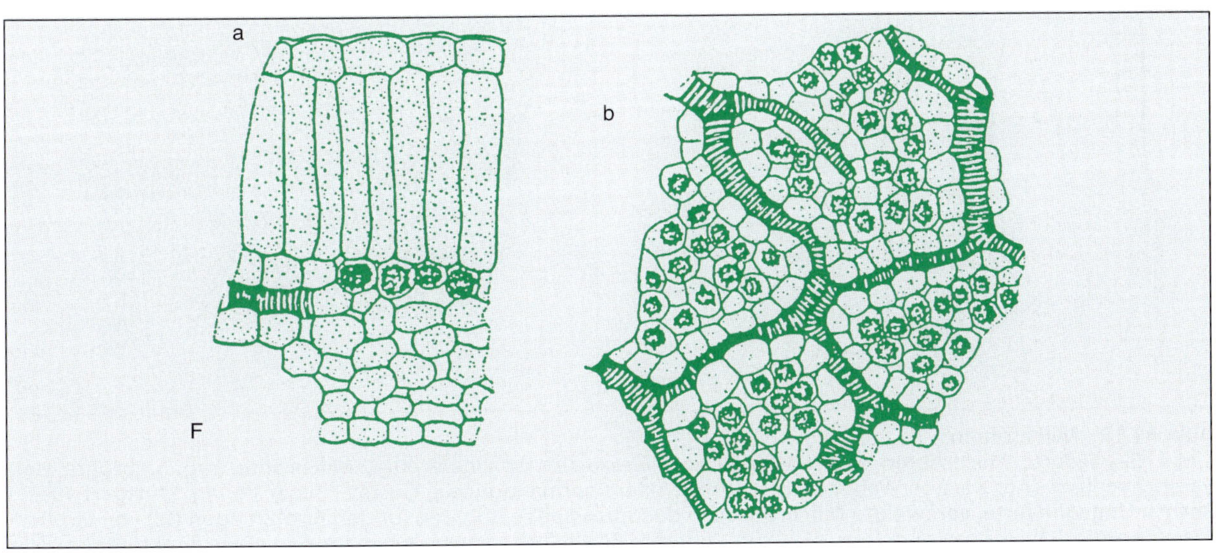
a
b
F

ligt; hier erfolgt der Transport direkt durch die Cytoplasmamembran. Die meisten lipophilen Substanzen werden auf diese Art ausgeschieden. Bei der **holokrinen Ausscheidung** wird die Substanz durch Auflösung der Zelle frei und entweder in Exkreträumen gespeichert oder nach außen abgegeben.

Kristallzellen

Prinzipiell können Exkrete innerhalb oder außerhalb der Zelle zu finden sein, allerdings werden die meisten erst durch spezifische Färbereaktionen sichtbar. Eine wichtige Ausnahme bilden Kristalle, die meist intrazellulär in der Zentralvakuole heranwachsen und in Organ- und Gewebeschnitten sofort auffallen. Sie können in Größe, Form und ihrer Lage zueinander (Abb. 32.14) ganz charakteristisch für bestimmte Drogen sein und deshalb zu deren Identifizierung herangezogen werden. So können beispielsweise Blätter und Blattpulver der Solanaceen-Drogen der Arzneibücher (Belladonnae folium – Belladonnablätter, Hyoscyami folium – Hyoscyamusblätter, Stramonii folium – Stramoniumblätter) leicht anhand ihrer Kristallstrukturen unterschieden werden (Abb. 32.14 D–F).

Milchröhren

Bei manchen Pflanzen, besonders aus den Familien Euphorbiaceae, Papaveraceae und Asteraceae, tritt nach Verletzung ein meist milchigweißer oder gelber Saft aus. Dieser **Milchsaft** ist der Zellsaft weit verzweigter schlauchförmiger Exkretbehälter, die man als **Milchröhren** bezeichnet. Die bis zu mehrere Meter messenden Milchröhren sind lebende, vielkernige Zellen. Nach ihrer Entstehung unterscheidet man gegliederte und ungegliederte Milchröhren.

Ungegliederte Milchröhren entstehen aus wenigen, schon im Keimling erkennbaren Einzelzellen. Sie halten mit dem Spitzenwachstum Schritt, verzweigen sich, treten aber nie miteinander in Verbindung. Ungegliederte Milchröhren findet man z.B. bei den Apocynaceae (*Nerium oleander* – Oleander) und den Cannabaceae (*Cannabis sativa* – Hanf). **Ge-**

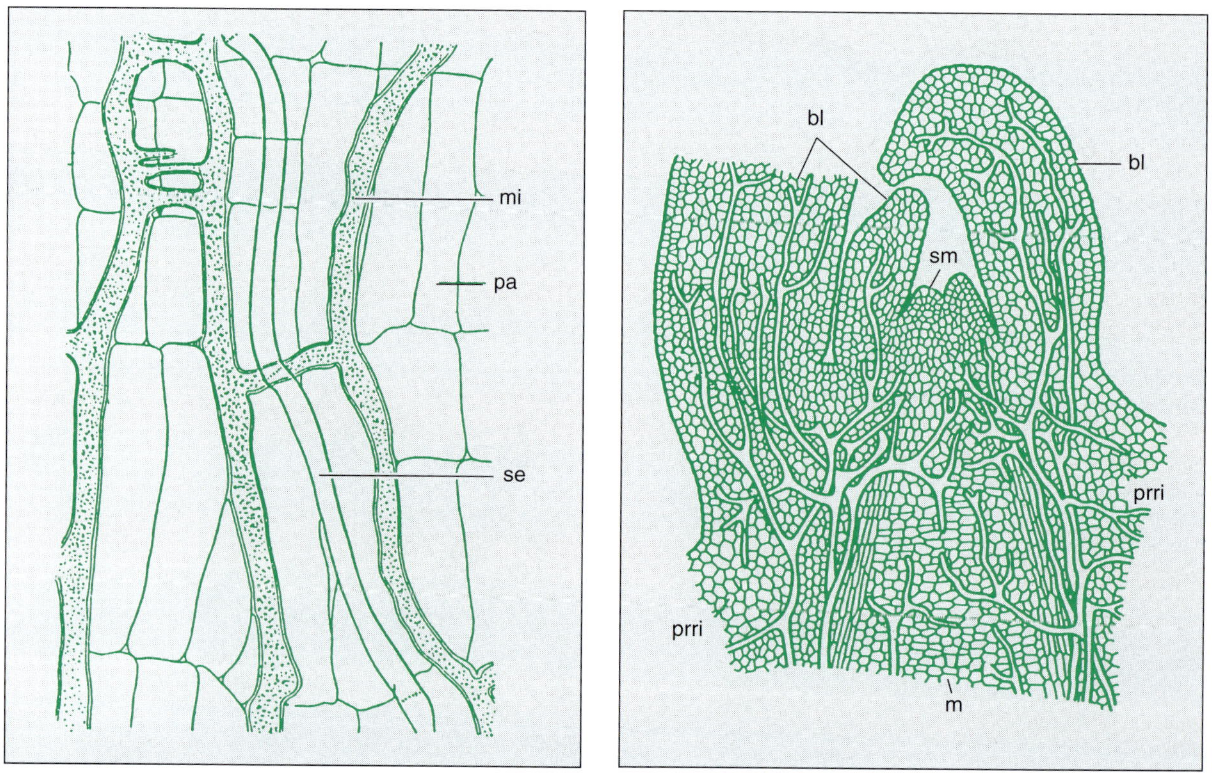

Abb. 32.15 Milchröhren
Links: **Gegliederte Milchröhren** in der Wurzel von *Taraxacum officinale* agg., Milchröhre (mi), Siebröhre (se), Parenchym (pa). (Aus Karsten/Weber/Stahl, Lehrbuch der Pharmakognosie, Gustav Fischer Verlag, Stuttgart 1962).
Rechts: **Ungegliederte, verzweigte Milchröhren** in der Sprossspitze und den jungen Blattanlagen (bl) von *Euphorbia alcicornis*; Scheitelmeristem (sm), Mark (m), primäre Rinde (prri). (Aus Kaussmann/Schiewer, Funktionelle Morphologie und Anatomie der Pflanzen, VEB Gustav Fischer Verlag, Jena 1989)

gliederte Milchröhren entstehen aus Meristemzellen, die zu gestreckten Zellen differenzieren, deren Trennwände früh löchrig werden und sich schließlich mehr oder weniger vollständig auflösen. Durch weitere Verwachsungen **(Anastomosen)** können netzartig verbundene Röhrensysteme gebildet werden (Abb. 32.15). Gegliederte Milchröhren findet man z. B. bei den Papaveraceae (*Chelidonium majus* – Schöllkraut), der Unterfamilie Cichorioideae der Asteraceae (*Taraxacum officinale* agg. – Löwenzahn) und einigen Euphorbiaceae (*Hevea brasiliensis* – Parakautschukbaum).

Harzgänge und Exkretbehälter

Wenn Gruppen benachbarter Zellen eines begrenzten Bereiches zu Drüsenzellen differenzieren, können auf unterschiedliche Weise **Exkretbehälter** gebildet werden. **Lysigene Exkretbehälter** entstehen durch Auflösung aneinander grenzender Wände der Drüsenzellen. Der so entstandene Exkretraum wird von einer verkorkten Wand umgeben. **Schizolysigene Exkretbehälter** sind von lysigen entstandenen nicht zu unterscheiden. Während ihrer Bildung geht jedoch der Auflösung der Zellwände die Bildung eines Interzellularraumes voraus. **Schizogene Exkretbehälter** sind aus aktiv sezernierenden Drüsenzellen und einem schizogen entstandenen Interzellularraum zusammengesetzt.

In vielen Fällen werden Exkrete in schizogen entstandenen, langen Exkretgängen akkumuliert, die mit einem Drüsenepithel ausgekleidet sind. Ähnlich wie die Milchröhren können diese **Harzgänge,** die man v.a. bei Nadelhölzern findet, stark verzweigt sein und beachtliche Länge erreichen. Die zähflüssigen Exkrete – **Harze** oder **Balsame** – treten bei Verletzung aus und erstarren an der Luft. Lang gestreckte schizogene Exkretbehälter, die ätherisches Öl enthalten, bezeichnet man auch als **Ölstriemen** oder **Ölgänge,** während **Schleimgänge** quellfähige Polysaccharide enthalten (z. B. Tiliae flos – Lindenblüten). Exkretgänge sind häufig von einer **Sklerenchymscheide** umgeben (Abb. 32.16). Über das Vorkommen der verschiedenen Exkretbehälter und -gänge informiert die Tabelle 4.

Andere Exkretionsorgane

Aus **Hydathoden** (Wasserspalten) kann flüssiges Wasser ausgeschieden werden. Diesen Vorgang nennt man **Guttation.** Die Hydathoden sind ähnlich den Spaltöffnungen gebaut, aber nicht regulierbar. Sie sind an Blatträndern zu finden und stehen mit dem Wasser leitenden Xylem (Kap. 34.2.2) in Vebindung. Die „Tautropfen" an den Blättern der Kapuzinerkresse (*Tropaeolum majus*) werden in Wirklichkeit durch Hydathoden ausgeschieden. Die **Verdauungsdrüsen** mancher insektivoren Pflanzen ähneln in ihrem Bau den Hydathoden (z. B. *Drosera rotundifolia* – Sonnentau). Schließlich scheiden viele Nektarien ihr Exkret über den Hydathoden vergleichbare **Nektarspalten** ab.

Zu den Exkretionsorganen zählen auch die **Harzdrüsen** an Knospenschuppen (*Aesculus hippocastanum* – Rosskastanie) und die **Salzdrüsen** (*Tamarix* sp. – Tamariske), die Salzlösungen aktiv nach außen abscheiden.

Tab. 32.4 Vorkommen der verschiedenen Exkretbehälter und -gänge. (Verändert nach Frohne, Anatomisch-mikroskopische Drogenanalyse, Georg Thieme Verlag, Stuttgart 1985).

Exkretbehälter und -gänge	Pflanzenfamilien	Drogenbeispiele
Lysigen	Rutaceae	Bucco folium – Buccoblätter, Aurantii flos – Orangenblüten
Schizogen, kugelig	Hypericaceae	Hyperici herba – Johanniskraut
	Myrtaceae	Eucalypti folium – Eukalyptusblätter
Schizogen, lang gestreckt	Apiaceae	Angelicae radix – Angelikawurzel, Levistici radix – Liebstöckelwurzel, Anisi fructus – Anisfrüchte, Carvi fructus – Kümmelfrüchte, Coriandri fructus – Korianderfrüchte, Foeniculi fructus – Fenchelfrüchte
	Araliaceae	Ginseng radix – Ginsengwurzel, Hederae folium – Efeublätter
	Asteraceae	Pyrethri flos – Insektenblüten
	Burseraceae	Myrrha - Myrrhe

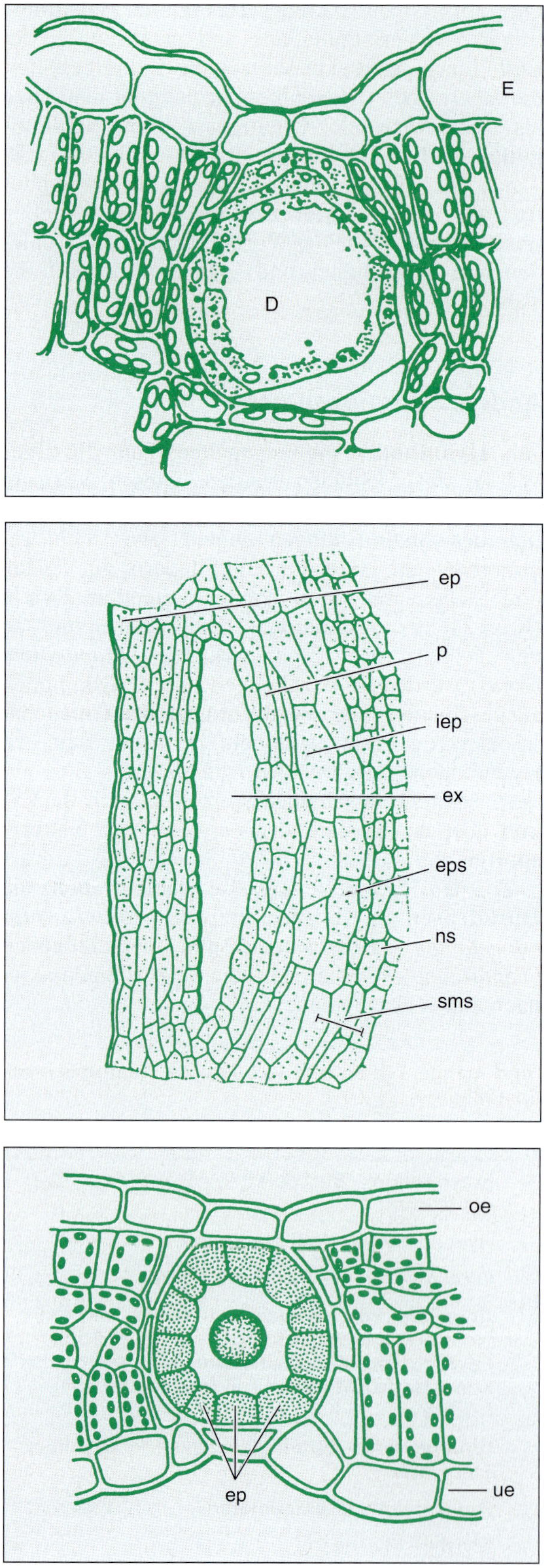

Abb. 32.16 Exkretbehälter und -gänge
Oben: Querschnitt durch das Laubblatt von *Ruta graveolens* im Bereich eines **lysigenen Exkretbehälters**. Epidermis (E), plasmareiche Drüsenzellen, teilweise in Lyse (D). (Verändert nach Braune/Leman/Taubert, Pflanzenanatomisches Praktikum I, Gustav Fischer Verlag, Stuttgart 1983)
Mitte: Querschnitt durch die Frucht von *Carum carvi* im Bereich einer **Ölstrieme** (schizogener, lang gestreckter Ölbehälter), äußere Epidermis (ep), Parenchym (p), innere Epidermis (iep), Exkretgang mit umliegenden Epithelzellen (ex), Epidermis der Samenschale (eps), Nährschicht (ns), Samenschale (sms). (Aus Karsten/Weber/Stahl, Lehrbuch der Pharmakognosie, Gustav Fischer Verlag, Stuttgart 1962)
Unten: Querschnitt durch das Laubblatt von *Hypericum perforatum* im Bereich eines **schizogenen Ölbehälters**. Das Exkret wird von einem Epithel (ep) abgeschieden, das den Interzellularraum auskleidet, obere Epidermis (oe), untere Epidermis (ue). (Aus Kaussmann/Schiewer, Funktionelle Morphologie und Anatomie der Pflanzen, VEB Gustav Fischer Verlag, Jena, 1989)

33 Wurzel

Alle **Kormophyten** (Sprosspflanzen) sind in die drei Grundorgane **Wurzel, Sprossachse** und **Blätter** gegliedert. Die meisten **Wurzeln** dienen der **Verankerung** der Pflanze im Boden, der **Aufnahme** von Wasser und Ionen und der **Speicherung** von Reservestoffen. Die einzelnen Aufgaben können in verschiedenen Wurzeltypen oder -bereichen mehr oder weniger stark betont sein. So sind beispielsweise die Wurzelhaarzonen wachsender Wurzeln nur 1–2 cm lang; das reicht jedoch aus, um eine riesige Absorptionsfläche bereitzustellen. Je nach Pflanze und Standort können Wurzelsysteme breite Netze in den obersten Bodenhorizonten bilden oder bis zu 10 m in die Tiefe vordringen. Je langlebiger eine Pflanze ist, desto komplexer und differenzierter ist ihr Wurzelsystem.

33.1 Bewurzelungstypen

Schon im Embryo wird die **Primärwurzel** angelegt. Aus dem Perizykel der **Primärwurzel** werden **Seitenwurzeln** gebildet, die sich ihrerseits verzweigen können. Bei den Rosopsida bleibt die Primärwurzel meist erhalten und entwickelt sich durch ausgeprägtes sekundäres Dickenwachstum zur **Hauptwurzel** im typischen Fall zu einer Pfahlwurzel. Da Haupt- und Seitenwurzeln sich hinsichtlich ihrer Entstehung und Form unterscheiden, spricht man hier auch von **Allorrhizie** (Verschiedenwurzligkeit). **Homorrhizie** (Gleichwurzligkeit) bedeutet, dass alle Wurzeln gleich gestaltet sind. Eine **primäre Homorrhizie** ist typischerweise bei Farnen anzutreffen, die als Sporenpflanzen ja keine Keimlingswurzel haben, die sich zu einer Hauptwurzel entwickeln könnte. Alle Wurzeln entstehen primär auf die gleiche Art und Weise, nämlich sprossbürtig unmittelbar unter den Blattbasen. Bei den **Liliopsida** verkümmert die Primärwurzel frühzeitig und wird durch **sprossbürtige Wurzeln** ersetzt. Die Wurzeln des fertig ausdifferenzierten Wurzelsystems sind gleichartig; man spricht hier von **sekundärer Homorrhizie.**

33.2 Anatomischer Bau

33.2.1 Primärer Bau der Wurzel

Die Keimwurzel der Samenpflanzen bzw. die sprossbürtigen Wurzeln der Sporenpflanzen wachsen zu funktionsfähigen Absorptions- und Festigungssystemen heran, die zunächst aus dünnen, biegsamen Wurzeln bestehen, die im Querschnitt eine Gliederung in ein **Abschlussgewebe,** eine **Wurzelrinde** und einen **Zentralzylinder** erkennen lassen (Abb. 33.1).

Anfangs schließt die Wurzel nach außen hin mit einer **Rhizodermis** ab. Die Zellen der Rhizodermis besitzen keine Cuticula, einige sind zu Wurzelhaaren ausgestülpt. Unmittelbar darunter folgt eine oft schwach suberinisierte, meist einschichtige **Hypodermis**, die nach Verschleiß der Rhizodermis als **Exodermis** die Funktion eines Abschlussgewebes übernimmt. Hypodermale Zellen können auch eine Speicherfunktion erfüllen (z. B. Valerianae radix – Baldrianwurzel).

Unter der Hypodermis folgt eine ausgeprägte, vielzellige Schicht großer, zellsaftreicher parenchymatischer Zellen, die man als **Wurzelrinde** bezeichnet, und die bei Speicherwurzeln (Stärkespeicherung) besonders mächtig entwickelt ist. Ein großes, bei Sumpf- und Wasserpflanzen besonders ausgebildetes Interzellularensystem gewährleistet die Durchlüftung der Wurzeln. Häufig sind **Idioblasten** in Form von Kristallzellen, Gerbstoffzellen oder Ölzellen in die Wurzelrinde eingestreut. Bei den Wurzeln der **Liliopsida** werden in der Rinde Festigungsgewebe, also **Kollenchyme** und vor allem **Sklerenchyme,** angelegt. Die innerste Schicht der Rinde wird zur interzellularenfreien **Endodermis,** einer physiologischen Barriere zu den Geweben des Zentralzylinders.

Im **Zentralzylinder** liegen, in ein parenchymatisches Grundgewebe eingebettet, die Leitgewebe der Wurzel. Gegen die Endodermis der Wurzelrinde wird der Zentralzylinder durch den meist einschichtigen, interzellularenfreien **Perizykel** (Peri-

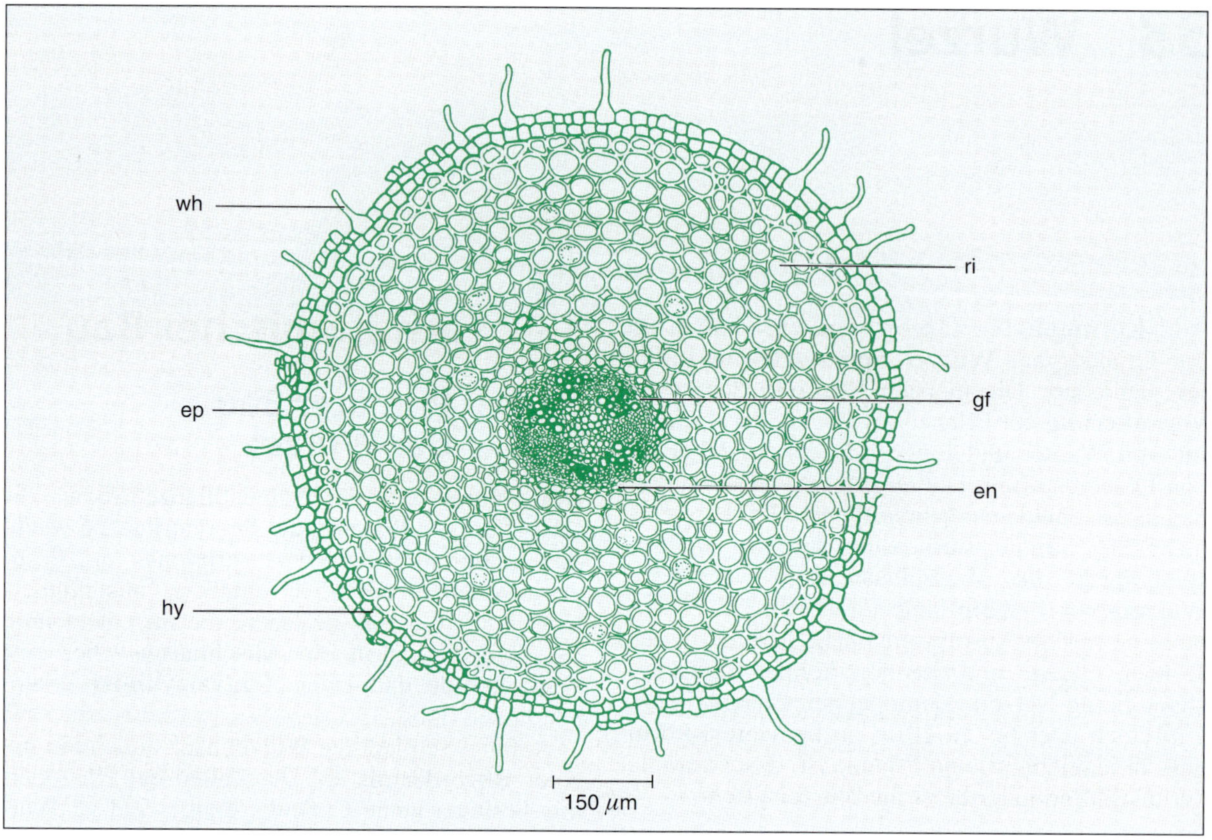

Abb. 33.1 Primäre Wurzel. Querschnitt durch eine junge Wurzel von *Primula veris;* Wurzelhaar (wh), Rhizodermis (ep), Hypodermis (hy), Rinde (ri), Gefäße (gf), Endodermis (en). (Aus Deutschmann/Hohmann/Sprecher/Stahl, Pharmazeutische Biologie 3, Gustav Fischer Verlag, Stuttgart 1992)

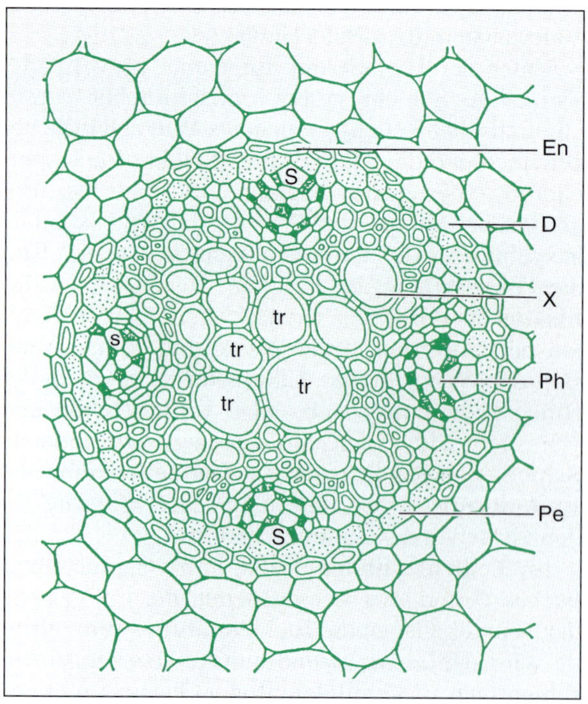

kambium) abgegrenzt (Abb. 33.2). Der Perizykel besteht aus dünnwandigen, plasmareichen, teilungsfähigen Zellen. Aus solchen meristematischen Zellen entstehen die **Seitenwurzeln,** die sich durch das Rindenparenchym vorschieben und schließlich die Exodermis nach außen durchbrechen (Abb. 33.3). An der Peripherie des Zentralzylinders wechseln Phloembereiche und Xylemstränge einander ab, so dass im Querschnitt eine strahlenförmige Anordnung der Leitelemente entsteht. Man spricht auch von **„radiären Leitbündeln"** (Kap. 32.6). Die Ausbildung der Leitelemente erfolgt von außen nach innen. Die Zellen des Protoxylems bzw. Protophloems liegen also direkt unterhalb des Perikambiums, während die größeren

Abb. 33.2 Zentralzylinder. Querschnitt durch das tetrarche Leitbündel der Wurzel von *Ranuculus acer;* Endodermis (En), Durchlasszelle (D), Xylem (X), Phloem (Ph), Perikambium (Pe), Siebzelle (s); Trachee (tr). (Aus Strasburger, Lehrbuch der Botanik, Gustav Fischer Verlag, Stuttgart 1991)

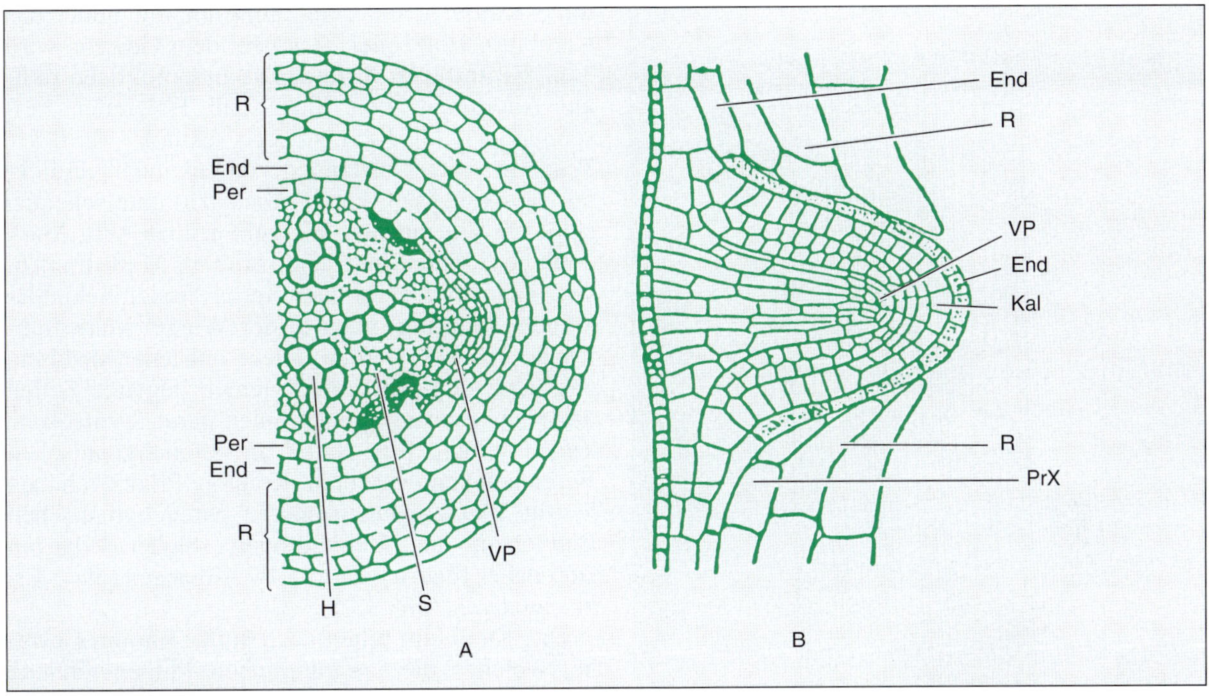

Abb. 33.3 Entstehung der Seitenwurzeln. Querschnitt durch eine Wurzel von *Vicia faba* mit Zellwucherung des Perikambiums (A); Durchbruch der Seitenwurzel durch die Wurzelrinde (B); Rinde (R), Endodermis (End), Perikambium (Per), Xylem (H), Phloem (S), Vegatationspunkt (VP), Protoxylem (PrX), Calyptra (Kal). (Aus Strasburger, Lehrbuch der Botanik, Gustav Fischer Verlag, Stuttgart 1991)

Gefäße des Metaxylems das Zentrum der Wurzel erreichen können, so dass die Xylemstrahlen dort miteinander verbunden sind. Kommt die Bildung von Metaxylem vorher zum Erliegen, findet man innerhalb der isolierten, peripheren Xylemstränge ein **Wurzelmark,** von dem aus sich parenchymatisches Gewebe strahlenförmig zwischen die Leitelemente schiebt. Bei manchen Pflanzen verholzen Teile der parenchymatischen Gewebe des Zentralzylinders; so entstehen zusätzliche Festigungselemente.

Gliedert man die Wurzel in Längsrichtung (Abb. 33.4), so grenzt man die Vegetationszone (Wachstumszone) der Wurzelspitze von der Verlängerungszone (Streckungszone) und der noch weiter oben liegenden frühen Dauerzone (Wurzelhaarzone) ab. In der Dauerzone ist der primäre Zustand der Wurzel erreicht.

Während viele Wurzeln nach Erreichen des primären Zustandes mit einem sekundären Dickenwachstum (s.u.) beginnen, differenzieren sich Wurzeln der **Liliopsida** in anderer Weise weiter. Durch das polyarche Leitbündelsystem ist eine gewisse Kapazität zur Wurzelverdickung vorgegeben. Die Zugfestigkeit wird häufig durch einen mehrschichtigen, sklerenchymatischen Perizykel gewährt. Typisch für die **Liliopsida** ist die Weiterentwicklung der Endodermis zu sekundären und tertiären Formen (s. u.); bei den **Pinopsida** und den **Rosopsida** wird die Endodermis während des sekundären Dickenwachstums funktionslos und stirbt ab.

33.2.2 Sekundärer Bau der Wurzel

Viele **dikotyle Angiospermen** verlieren während der Weiterdifferenzierung ihre Wurzelrinde, so dass die Endodermis zumindest vorübergehend das Abschlussgewebe nach außen darstellt. Auch aus dem Perizykel kann durch Bildung von Kork ein Abschlussgewebe entstehen; alle weiter außen liegenden Zellen sterben dann ab. Diesen Veränderungen geht meist ein **sekundäres Dickenwachstum** voraus. Sekundäres Dickenwachstum der Wurzel ist typisch für mehrjährige Gewächse der **Pinopsida** und der **dikotylen Angiospermen,** bei den **Liliopsida** findet man es kaum (Ausnahme: z. B. *Dracaena draco* – Drachenbaum).

Ausgangspunkte des sekundären Dickenwachstums der Wurzel sind das **Perikambium** und se-

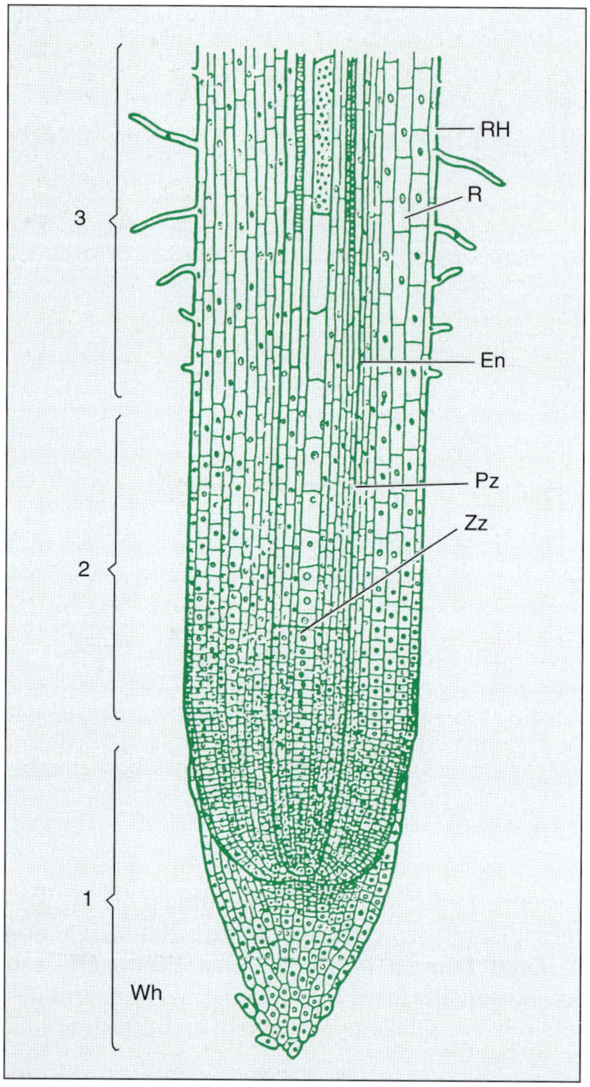

Abb. 33.4 Gliederung der Wurzel. Längsschnitt durch junge Wurzelbereiche von *Hordeum vulgare* (Gerste). Vegetationszone (1), Verlängerungszone (2), Frühe Dauerzone mit Wurzelhaaren (3); Rhizodermis (RH), Rinde (R), Endodermis (En), Perikambium (Pz), Zentralzylinder (Zz), Calyptra (Wh). (Aus Deutschmann/Hohmann/Sprecher/Stahl, Pharmazeutische Biologie 3, Gustav Fischer Verlag, Stuttgart 1992)

kundär im Parenchym entstehende Meristeme. Die meristematischen Zonen verschmelzen zunächst zu einem geschlossenen, stellenweise nach innen gebuchteten Ring, wobei das **primäre Xylem** innerhalb, das **primäre Phloem** jedoch außerhalb dieses Ringes zu liegen kommt. Nach kurzer Zeit rundet sich der Kambiumring ab und die eigentliche Tätigkeit des Kambiums beginnt. Nach außen hin werden Bastzellen differenziert, es entsteht ein Gewebe, das man sekundäres Phloem oder **sekundäre Rinde** nennt. Zum Zentrum hin bildet das Kambium Holzzellen, das gebildete Gewebe wird zum **sekundären Xylem.** Die ursprüngliche radiale Anordnung von Sieb- und Holzteilen verschwindet schließlich, so dass sekundär verdickte Wurzeln unter Umständen von sekundär verdickten Sprossachsen kaum noch zu unterscheiden sind. Da die meisten Wurzeln jedoch kein Mark enthalten, fehlen hier auch primäre Markstrahlen, wie man sie im verholzten Spross findet. Sekundär können allerdings auch in der Wurzel Markstrahlen ausgebildet werden. Diese entstehen dadurch, dass über den primären Xylemen liegende Zellen des Kambiumringes nach innen parenchymatische Zellen bilden. Der Anteil an parenchymatischen Bereichen kann variieren. Krautige Pflanzen haben häufig Wurzeln mit größeren parenchymatischen Bereichen; die Wurzeldrogen solcher Pflanzen sind daher relativ weich (z. B. Althaeae radix – Eibischwurzel, Abb. 33.5).

Das Kambium bildet nach außen hin ein Gewebe, welches die ursprünglichen Phloembereiche funktionell ersetzt. In diesem **Bast** (sekundäre Rinde) findet man Siebröhren, parenchymatische Zellen (sekundäres Rindenparenchym) und häufig auch sklerenchymatische **Bastfasern.** Im Vergleich zum Holzkörper, der mächtig entwickelt und als Speichergewebe mit hoher Kapazität ausgebildet sein kann, bleibt die Bastregion meist schmal.

Exodermis, primäre Wurzelrinde und Endodermis beteiligen sich in der Regel nicht am sekundären Dickenwachstum. Die Exodermis reißt auf, ebenso die primäre Rinde, und beide Gewebe gehen zugrunde. Ein neues Abschlussgewebe wird in aller Regel durch die Aktivität des Perizykels geschaffen, und zwar aus peripheren Bereichen, die nicht in das ringförmige Kambium Eingang fanden. Es entsteht ein **Wurzelkork,** ein Periderm also, das außen liegende Gewebe von der Nährstoffzufuhr abschneidet. In einigen Fällen kann die Korkbildung auch aus subepidermalen Bereichen erfolgen; dann bleiben primäre Rinde und Endodermis erhalten.

Metamorphosen der Wurzel

Manche Wurzeln haben spezielle Aufgaben und unterscheiden sich vom vorgestellten Grundtyp eines unterirdischen Absorptions- und Festigungsorgans.

So bilden sich an den Sprossen des Efeus (*Hedera helix*) und anderer Kletterpflanzen **Haftwurzeln.** Bei Epiphyten, die ja keinen Kontakt zum

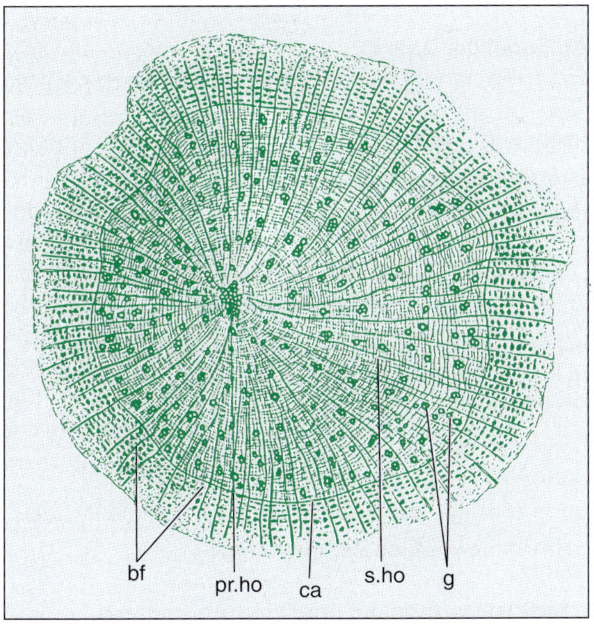

Abb. 33.5 Sekundäre Wurzel. Querschnitt (Lupenbild) durch die Wurzel von *Althaea officinalis*. Gut zu sehen ist die Linie des Kambiumringes (ca), der den Bastbereich vom sekundären Holzteil (s.ho) trennt. Innerhalb des Ringes erkennt man die dickwandigen, verholzten Gefäße (g) in einem ausgeprägten parenchymatischen Grundgewebe, das von Markstrahlen durchzogen ist, die bis in die Bastregion hinein reichen. Der primäre Holzteil (pr.ho) kann klar vom sekundären unterschieden werden. Im Bast geben sich die (unverholzten) Bastfasern (bf) als körnige Strukturen zu erkennen. (Aus Karsten/Weber/Stahl, Lehrbuch der Pharmakognosie, Gustav Fischer Verlag, Stuttgart 1962)

Boden haben, entstehen sprossbürtig **Luftwurzeln,** die ähnliche Aufgaben erfüllen wie gewöhnliche Erdwurzeln. Die **Stelzwurzeln** und **Atemwurzeln** der Mangrovepflanzen dienen der Befestigung bzw. Durchlüftung unter den besonderen Bedingungen des Gezeitenwechsels. Durch exzessives, ungleichmäßiges Dickenwachstum entstehen **Brettwurzeln** mit Stützfunktion. Gelegentlich, z. B. bei einigen epiphytischen Orchideen, können ergrünte Wurzeln als Assimilationsorgane sogar die Funktion von Laubblättern übernehmen.

Wichtige Sonderformen stellen die **Speicherwurzeln** vom Typ der **Wurzelknolle** oder **Rübe** dar.

Wurzelknollen sind sprossbürtige Nebenwurzeln mit begrenztem Wachstum. Sie sind vor allem an der Basis verdickt und zeigen häufig ein anomales Dickenwachstum. Von Sprossknollen (z. B. Kartoffeln) kann man sie anatomisch gut unterscheiden: diese besitzen nämlich schuppige Blätter oder deren Reste („Augen") und bilden Ausläufer (Stolonen). Als Beispiele für Knollen- oder Tuber-Drogen seien genannt: Salep tuber (Salepknollen), Aconiti tuber (Eisenhutknollen).

Als **Rüben** bezeichnet man stark verdickte Hauptwurzeln mit ausgeprägter Speicherfunktion. An der Rübenbildung ist auch der Bereich zwischen Wurzel und Sprossachse (Hypokotyl) beteiligt. Zu erkennen gibt sich der Hypokotylanteil einer Rübe durch das Fehlen von Seitenwurzeln. Je nachdem, ob die Bildung des Holzteils oder jene des Bastteils überwiegt, entsteht eine **Holzrübe** (*Raphanus sativus* – Rettich) oder eine **Bastrübe** (*Daucus carota* – Möhre). Die **Beta-Rüben,** zu denen Zucker-, Futter- und Rote Rüben (*Beta vulgaris* ssp. *vulgaris* var. *altissima*, var. *alba* und var. *conditiva*) gehören, zeichnen sich durch anomales sekundäres Dickenwachstum aus. Dabei bleibt das ursprüngliche Kambium nur kurze Zeit aktiv, danach werden andere kurzzeitig tätige Kambien angelegt; es entstehen mehr oder weniger konzentrische, einander abwechselnde Ringe aus Sieb- und Holzteilen. Rüben können sehr komplex aufgebaut und ihr anatomischer Bau nur schwer interpretierbar sein. Dies ist z. B. der Fall bei den älteren Rüben des Medizinalrhabarbers (*Rheum palmatum*), dem Lieferanten der Droge Rhei radix (Rhabarberwurzel).

33.3 Definition von Radix-Drogen

Pflanzliche Drogen, die ausschließlich aus den unterirdischen Teilen einer Pflanze bestehen, nennt man **Wurzeldrogen** oder **Radix-Drogen.** Dieser Sammelbegriff ist nicht ganz korrekt; er wird in manchen Arzneibüchern auch auf Drogen angewandt, die zu großen Teilen (Valerianae radix – Baldrianwurzel) oder praktisch ausschließlich aus Rhizomen bestehen (z. B. Tormentillae radix). **Rhizome** sind jedoch Derivate der Sprossachse, was am fehlenden Zentralzylinder, sprosstypischen Leitbündeln und anderen anatomischen Merkmalen im mikroskopischen Bild unschwer zu erkennen ist. Letztlich definieren jedoch die entsprechenden Monographien der Arzneibücher, was unter einer bestimmten Wurzeldroge zu verstehen ist und ob beispielsweise Rhizomanteile als Verunreinigungen aufzufassen sind oder nicht. Wichtige Wurzel- und Rhizom-Drogen sind in der Tabelle 33.1 nach morphologischen Gesichtspunkten zusammengefasst.

Tab. 33.1 Wichtige Wurzeldrogen

Drogenbezeichnung	Stammpflanze(n)	Bestandteil der Droge
1. Rhizome mit Wurzel (häufig nur primär verdickt)		
Levistici radix	*Levisticum officinale*	Rhizom und Wurzeln
Primulae radix	*Primula veris, P. elatior*	Die unterirdischen Organe (Wurzeln und Rhizom)
Urticae radix	*Urtica dioica, U. urens* und deren Hybriden	Rhizom und Wurzeln
Valerianae radix	*Valeriana officinalis* agg.	Das Rhizom mit den anhängenden Wurzeln
2. Sekundäre Wurzeln		
Althaeae radix	*Althaea officinalis*	Die von der holzigen Hauptwurzel, von Wurzelfasern und Rindenschichten befreiten Wurzelzweige und Nebenwurzeln
Angelicae radix	*Angelica archangelica*	Rhizom und Wurzeln
Gentianae radix	*Gentiana lutea*	Die unterirdischen Organe (Rhizom und Wurzeln)
Ginseng radix	*Panax ginseng*	Möhrenförmige, mehr oder minder verzweigte Wurzel
Harpagophyti radix	*Harpagophytum procumbens*	Geschnittene knollige Sekundärwurzel
Ipecacuanhae radix	*Cephaelis ipecacuanha*	Die Speicherwurzeln mit oder ohne Rhizomteile
Liquiritiae radix	*Glycyrrhiza glabra*	Die geschälten oder ungeschälten, getrockneten Wurzeln und Ausläufer (Stolonen)
Ratanhiae radix	*Krameria triandra*	Vom Rhizom befreite, wenig verzweigte Wurzelstücke
Rauwolfiae radix	*Rauvolfia serpentina*	Zylindrische Wurzelstücke
Rhei radix	*Rheum palmatum, Rheum officinale* und deren Hybriden	Von Kork und Rinde befreite, charakteristisch marmorierte Wurzeltriebe (Rüben)
Senegae radix	*Polygala senega*	Die Pfahlwurzeln einschließlich Wurzelköpfe (gestauchte Sprossachse)
3. Rhizome		
Curcumae xanthorrhizae rhizoma	*Curcuma xanthorrhiza*	Knolliges, in Scheibe geschnittenes Rhizom
Tormentillae rhizoma	*Potentilla erecta*	Von den Wurzeln befreites Rhizom

34 Sprossachse

Die Sprossachse (Achse) stellt ein weiteres der drei Grundorgane des Kormus dar. Wie bei der Wurzel handelt es sich auch hier grundsätzlich um ein radiärsymmetrisches, zylindrisches Organ. Im Gegensatz zur Wurzel entwickelt sich die Sprossachse jedoch i.a. außerhalb der Erde, sie wächst – zumindest in der Hauptachse – negativ geotrop, d. h., senkrecht nach oben. Die Sprossachse stellt das vegetative Gerüst der Kormophyten dar. Ihm entspringen die Blätter, die ihrerseits **assimilatorische** (Laub) und **reproduktive** (Blüte) **Funktionen** haben. Bei Holzgewächsen kann die Sprossachse 100 m lang sein (*Sequoia sempervirens* – Küstenmammutbaum); selbsttragende einjährige Kräuter werden bis zu 6 m hoch (*Helianthus annuus* – Sonnenblume). Die Sprossachse wächst gelegentlich extrem schnell, bei manchen Bambusarten 60 cm pro Tag und 40 m pro Vegetationsperiode.

34.1 Verzweigungstypen

Betrachtet man die Sprossachse von der Seite, so fallen verdickte Stellen auf, an denen Blätter entspringen oder die eine narbige Oberfläche zeigen, die davon herrührt, dass sich hier ein Blatt befand, das aber mittlerweile abgeworfen wurde. Diese Zonen nennt man **Nodien** (Singular: Nodus) oder Knoten, die Bereiche zwischen den Nodien bezeichent man als **Internodien** oder Stängelglieder. Die Internodien können bis zu 50 cm lang sein, meist beträgt der Abstand zwischen den Nodien aber nur wenige Zentimeter. Im Bereich der **Plumula,** der Sprossspitze, sind die Internodien stark gestaucht. Die Blattanlagen stehen hier sehr dicht und werden erst durch Streckungswachstum der dazwischen liegenden Zellen bzw. Teilungswachstum aus einem intercalaren Restmeristem auseinander gedrängt. Die Länge der Internodien kann bei ein und derselben Pflanze stark variieren. Extrem gestauchte Internodien sind typisch für manche Blütenstände und am deutlichsten ausgeprägt bei den Köpfchenblüten der Asteraceae. Zweijährige Kräuter und mehrjährige Stauden bilden zunächst eine „grundständige" Blattrosette **(Kurztrieb),** aus der zu einem späteren Zeitpunkt ein Blüten tragender **Langtrieb** auswächst. Bei anderen Pflanzen wachsen die Langtriebe aus **Zwiebeln,** die ebenfalls gestauchte Sprosse darstellen. Auch die **Blüte,** die aus einer dichten Folge metamorphosierter Blattkreise aufgebaut ist, darf als Kurztrieb aufgefasst werden. Wenn Langtriebe und Kurztriebe sich regelmäßig abwechseln, kann dies zu scheinwirteligen Blattstellungen im Bereich der Kurztriebe führen. Auch in unterirdischen Sprossteilen können Kurztriebe **(Rhizome)** mit Langtrieben **(Stolonen, Ausläufer)** abwechseln.

Das Sprossachsensystem ist in der Regel verzweigt. Im kompliziertesten Fall führt dies zur Ausbildung einer Baumkrone. Sprossverzweigungen werden nach bestimmten Regeln angelegt und entstehen immer aus Blattachselknospen. Folglich hat die Blattstellung (Kap. 35.1.2) einen Einfluss auf die Gesamtform eines verzweigten Sprosssystems. Aus den Blattachselknospen entwickeln sich seitliche Triebe, so genannte **Seitenachsen.** Auf diese Art und Weise können grundsätzlich zwei Typen von Sprossachsensystemen entstehen, die beide weit verbreitet sind: der **monopodiale Typ** und der **sympodiale Typ.**

Beim **monopodialen Wachstum** bleibt die **Hauptachse** immer **dominant.** Primäre, sekundäre und spätere Verzweigungen bleiben in ihrem Wachstum ihrer jeweiligen Ausgangsachse untergeordnet. Bei dieser Art des Wachstums resultieren lange, durchgehende Stämme, wie sie für Nadelhölzer typisch, aber auch bei einigen Laubgehölzen (z. B. *Populus* – Pappel) zu sehen sind (Abb. 34.1).

Beim **sympodialen Wachstum** sind die **Seitenachsen dominant.** Häufig stellt die Hauptachse rasch ihr Wachstum ein oder bildet eine Blüte. Je nachdem wie viele Seitenachsen gleichzeitig entstehen und das Sprosssystem erweitern, unterscheidet man zwischen einem **Monochasium, Dichasium** oder **Pleiochasium.** Bei Monochasien wird immer nur eine Seitenachse gebildet, die

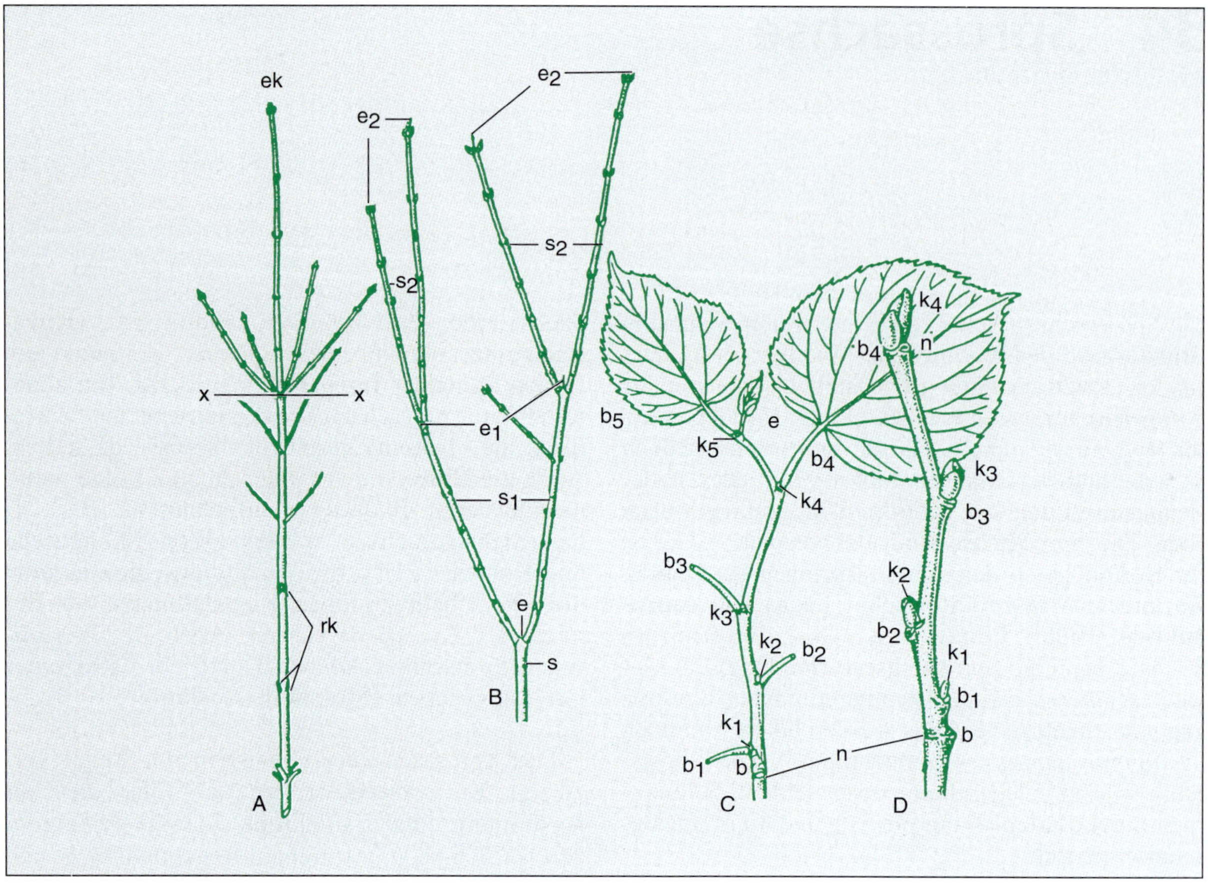

Abb. 34.1 Monopodiale und sympodiale Verzweigung
Acer plantanoides **(Monopodium)**, zweijähriger Gipfeltrieb nach dem Laubfall (A), Endknospe (ek), Ruheknospen (rk), Jahresgrenze (x–x)
Syringa vulgaris **(Dichasium)**, Astsystem mit drei Jahrgängen (B), abgestorbene Endknospen (e, e_1, e_2), Fortsetzungssprosse (s, s_1, s_2)
Tilia cordata **(Monochasium)**, Zweigende im Frühjahr (C), Laubblätter bzw. Stiele (b_1–b_5), Achselknospen (k_1–k_5), das abgefallene Achsenende (e), Blattnarbe (b) und Sprossnarbe (n) des vorjährigen Triebes; Zweigende im Herbst (D), Sprossnarbe des diesjährigen Triebes (n), Narben der abgefallenen Laubblätter (b_1–b_4), Achselknospen (k_1–k_4). Aus Kaussmann/Schiewer, Funktionelle Morphologie und Anatomie der Pflanzen, VEB Gustav Fischer Verlag, Jena 1989)

meist einen ausgeprägten negativen Geotropismus entwickelt. Dadurch können monochasial gebaute Laubbäume gelegentlich wie Monopodien wirken, also scheinbar durchgehende Stämme besitzen. In Wirklichkeit setzen sie sich jedoch aus Hauptachse und Seitenachsen verschiedener Ordnungen zusammen und bilden ein **Sympodium,** eine Scheinachse (z. B. *Betula* – Birke, *Tilia* – Linde) (Abb. 34.1). Verbreitet ist auch der Typ des zweiästig-sympodialen **Dichasiums,** das z. B. bei Mistel (*Viscum album*), Kreuzdorn (*Rhamnus cathartica*) und Flieder (*Syringa vulgaris*) gut zu beobachten ist (Abb. 34.1). Hier sind die Ebenen aufeinander folgender Verzweigungen rechtwinklig gegeneinander verdreht, so dass ein halbkugelig im Raum verteiltes Sprosssystem entsteht. Der Typ des vielästigen **Pleiochasiums** ist meist nur bei Infloreszensen (Blütenständen) verwirklicht (Kap. 36.2).

Das Wachstum von Seitenachsen kann manchmal im unteren, bodennäheren Bereich des Sprosssystems stärker gefördert sein als im oberen Bereich. Man nennt dieses Phänomen **Basitonie** und beobachtet es bei Stauden und den meisten Sträuchern. Diese Pflanzen (z. B. *Corylus avellana* – Haselnuss) zeigen ein ausgeprägtes Breitenwachstum, sie wirken „buschig“. Anders bei Kronen bildenden Bäumen: hier wachsen die Knospen an der

Peripherie bevorzugt zu neuen Zweigen aus. Dadurch wird der Blätter tragende Sprosssystembereich nach oben und außen verschoben. Man hat für diese Art der Förderung des Spitzenwachstums den Begriff **Aktrotonie** geprägt.

34.2 Anatomischer Bau

Die Hauptaufgaben der Sprossachse sind es, einerseits Blätter und Blüten zu tragen und geeignet zu exponieren, und andererseits Wasser, Nährsalze und Assimilate geordnet zu transportieren. Die auffälligsten Gewebe des Sprosses sind daher **Festigungsgewebe** und **Leitgewebe.** Die primäre, aus der Tätigkeit eines Apikal- bzw. Restmeristems hervorgegangene Sprossachse unterscheidet sich in ihrem Aufbau deutlich von jener, bei der durch die Aktivität eines Kambiums das **sekundäre Dickenwachstum** ausgelöst wurde.

34.2.1 Primärer Bau des Sprosses

Zwischen den **Rosopsida** und den **Liliopsida** bestehen deutliche Unterschiede hinsichtlich des primären Aufbaus der Sprossachse. Im Stängelquerschnitt lassen sich bei den **Dicotyledoneae** mehrere Gewebe unterscheiden. Eine **Epidermis** mit Cuticula bildet den Abschluss nach außen. Darunter befindet sich das **Rindenparenchym,** dessen Zellen meist Chloroplasten enthalten. Die peripheren Teile der primären Rinde sind häufig als stützendes **Kollenchym** ausgebildet. Analog zur primären Wurzel kann die Rinde durch eine einschichtige Endodermis gegen die weiter innen liegenden Bereiche abgegrenzt sein. Häufig ist dieses innere Abschlussgewebe jedoch nicht mehr erkennbar. Wenn in der **Endodermis** gut entwickelte Amyloplasten zu finden sind, nennt man sie auch eine **Stärkescheide.** Entsprechend gibt es bei

Abb. 34.2 Aufbau der primären Sprossachse
Links: *Petroselinum crispum.* Epidermis (Epd), Hypodermis (Hpd) abwechselnd kollenchymatisch (Kol Hpd) und parenchymatisch (Par Hpd), Rindenparenchym (Rin Par), faszikuläres Kambium (fzKbm), interfaszikuläres Kambium (ifzKbm), Stärkescheide (StkeSch), Xylem (Xyl), Phloem (Phlm), Sklerenchymatische Leitbündelscheide (Skl), Markparenchym (Mrk Par), schizogener Exkretgang mit ätherischem Öl (x_1)
Unten links: *Lamium album.* Bezeichnungen wie oben, außer: Kantenkollenchym (KKol), Leitbündel (Bdl), Kambium (Kbm), Markhöhle (Mrkh), Parenchymzellen mit verholzten Wänden (x_1)
Unten rechts: *Zea mays.* Bezeichnungen wie oben, außer: sklerenchymatische Hypodermis (Skl Hpd). (Aus Braune/Leman/Taubert, Pflanzenanatomisches Praktikum I, Gustav Fischer Verlag, Stuttgart 1983)

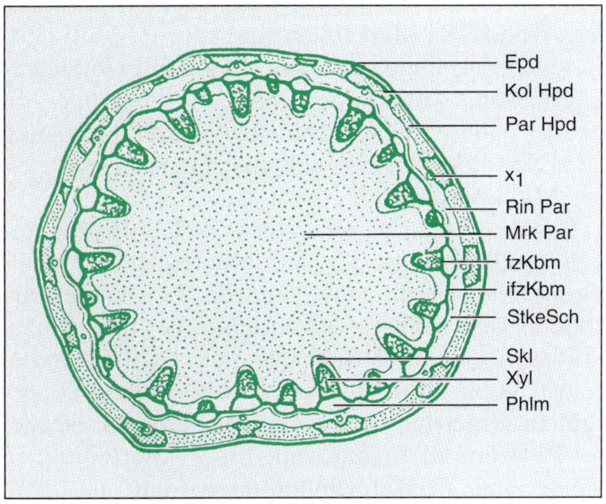

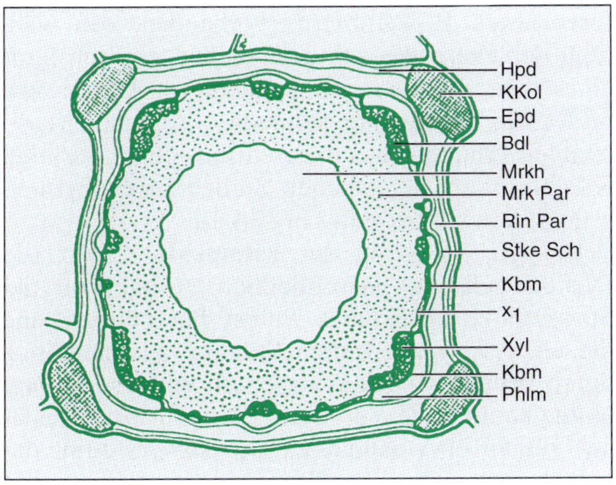

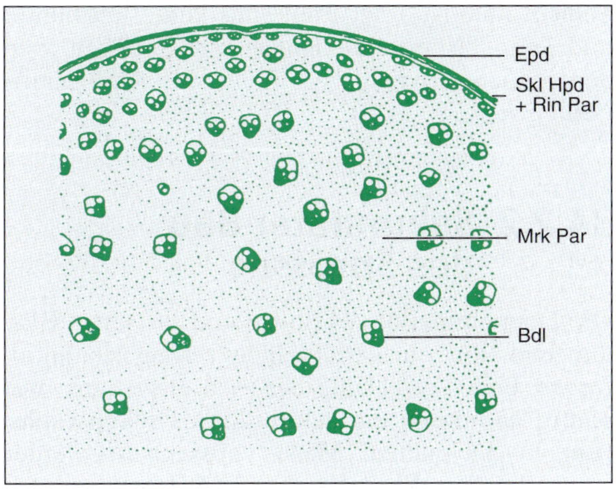

den Asteraceen auch eine „Inulinscheide“. Ein deutlicher Perizykel, jene Zellschicht also, aus der bei Wurzeln die Seitenwurzeln gebildet werden, ist in der Sprossachse nicht entwickelt. Nach innen folgt nun ein Kranz **offen kollateraler Leitbündel,** wobei das Xylem zum Zentrum, das Phloem jedoch zur Peripherie hin orientiert ist (Leitbündeltypen s. Kap. 32.6). Nach außen wird auf das Phloem häufig eine schützende und festigende **Sklerenchymschicht** aufgelagert, die dann Teil einer das gesamte Leitbündel umhüllenden **Leitbündelscheide** ist. Die einzelnen Leitbündel sind durch primäre **Markstrahlen** voneinander getrennt. Abweichend vom bisher geschilderten Typ können in manchen Pflanzenfamilien die Leitbündel auch auf zwei Kreisen kranzartig angeordnet sein. Bei Holzgewächsen werden die Leitgewebe zu einem nahezu vollständigen Zylinder geschlossen, der nur stellenweise von schmalen Markstrahlen durchbrochen ist (*Tilia*-Typ, s.u.). Im Zentrum des Stängels schließlich liegt das parenchymatische **Mark.** Es kann als Speichergewebe genutzt werden oder aber frühzeitig absterben (Abb. 34.2). Die Wände der Markzellen sind häufig lignifiziert. Gelegentlich findet man im Mark auch Gerbstoffidioblasten, Milchröhren oder Exkretgänge. In wieder anderen Fällen kommt es durch Auflösung oder Zerreißen des Parenchyms zur Ausbildung einer **Markhöhle** (Abb. 34.2).

Sprossachsen von Vertretern der **Liliopsida** zeigen im Querschnitt ein ganz anderes Bild. Auffällig ist zunächst die Häufigkeit der Leitbündel, die zudem mehr oder minder zufällig über den ganzen Sprossquerschnitt verteilt scheinen. Die Leitbündel selbst können konzentrisch oder kollateral geschlossen gebaut sein, wobei die größten Bündel im Zentrum zu finden sind. Eine Unterteilung in Rinde und Zentralzylinder oder Mark ist nicht immer möglich. Häufig enthält nur eine schmale Schicht unterhalb der Epidermis keine Leitbündel und kann als primäre Rinde angesprochen werden. Sklerenchymatische Elemente sind häufig (Abb. 34.2).

34.2.2 Sekundärer Bau des Sprosses

Die Doppelfunktion als Stütze und zwischen Blättern und Wurzeln vermittelnde Transportbahn erfordert eine Verdickung des Achsensystems, was häufig nur durch ein **sekundäres Dickenwachstum** in geeignetem Maße verwirklicht werden kann. Bei den **dikotylen Angiospermen** und den **Pinopsida** geht das sekundäre Dickenwachstum der Sprossachse auf die Tätigkeit des Sprosskambiums zurück, das sich aus meristematischen Zonen unterschiedlicher Genese zusammensetzt. Zwischen Siebteil und Holzteil der offen-kollateralen Leitbündel liegen Restmeristeme, so genannte **faszikuläre Kambien.** Sie werden durch **interfaszikuläre Kambien** so miteinander verbunden, dass ein geschlossener Ring meristematischer Zellen entsteht. Die interfaszikulären Kambien sind typische sekundäre Meristeme, die dadurch entstehen, dass Zellen des Markstrahlparenchyms reembryonalisieren. Der Kambiumring gibt nach beiden Seiten Zellen ab, die sich in unterschiedlicher Art und Weise zu Dauerzellen ausdifferenzieren.

Grundsätzlich wird – wie bei der Wurzel – nach außen hin eine **sekundäre Rinde** ausgebildet, die man als **Bast** bezeichnet. Die nach innen abgegebenen Zellen entwickeln sich zum **sekundären Xylem (Holz).** Die Zellen des interfaszikulären Kambiums können u.U. weiterhin in beide Richtungen Parenchymzellen produzieren, so dass zwischen den Leitelementen breite, **sekundäre Markstrahlen** erhalten bleiben. Diesen Typ des sekundären Dickenwachstums – man nennt ihn **Aristolochia-Typ** – findet man bei Lianen, deren Sprossachsen nur mäßig verdickt und nicht selbsttragend starr versteift sind und so eine gewisse mechanische Flexibilität aufweisen. In anderen Fällen bildet das interfaszikuläre Kambium aber Leitgewebe, so dass zwischen den ursprünglichen Bündeln neue Leitelemente entstehen **(Ricinus-Typ).** Schließlich entsteht ein geschlossener Ring sekundären Leitgewebes, der nur von schmalen Markstrahlen unterbrochen ist. Im ausdifferenzierten Zustand lässt sich eine auf diese Weise verdickte Sprossachse kaum von einem dritten Typ, dem **Tilia-Typ** des sekundären Dickenwachstums, unterscheiden. Dort ist bereits primär ein Ring nicht differenzierten Prokambiums vorhanden, das während der Phase des sekundären Dickenwachstums einen fast geschlossenen Zylinder von Leitgewebe bildet. Es bleiben nur schmale, sekundäre Markstrahlen erhalten, die dadurch entstehen, dass der Kambiumring an manchen Stellen parenchymatische Zellen abgliedert (Abb. 34.3).

Bei der Mehrzahl der **Liliopsida** erfolgt das Dickenwachstum ausschließlich primär von der Sprossspitze ausgehend. Selbst bei Palmen sind die teilweise recht hohen Stämme ausschließlich durch primäres Dickenwachstum entstanden. Nur einige baumartige Vertreter (*Aloe, Yucca, Dracaena*) zeigen ein sekundäres Dickenwachstum, das jedoch von jenem der **Rosopsida** und **Pinopsida**

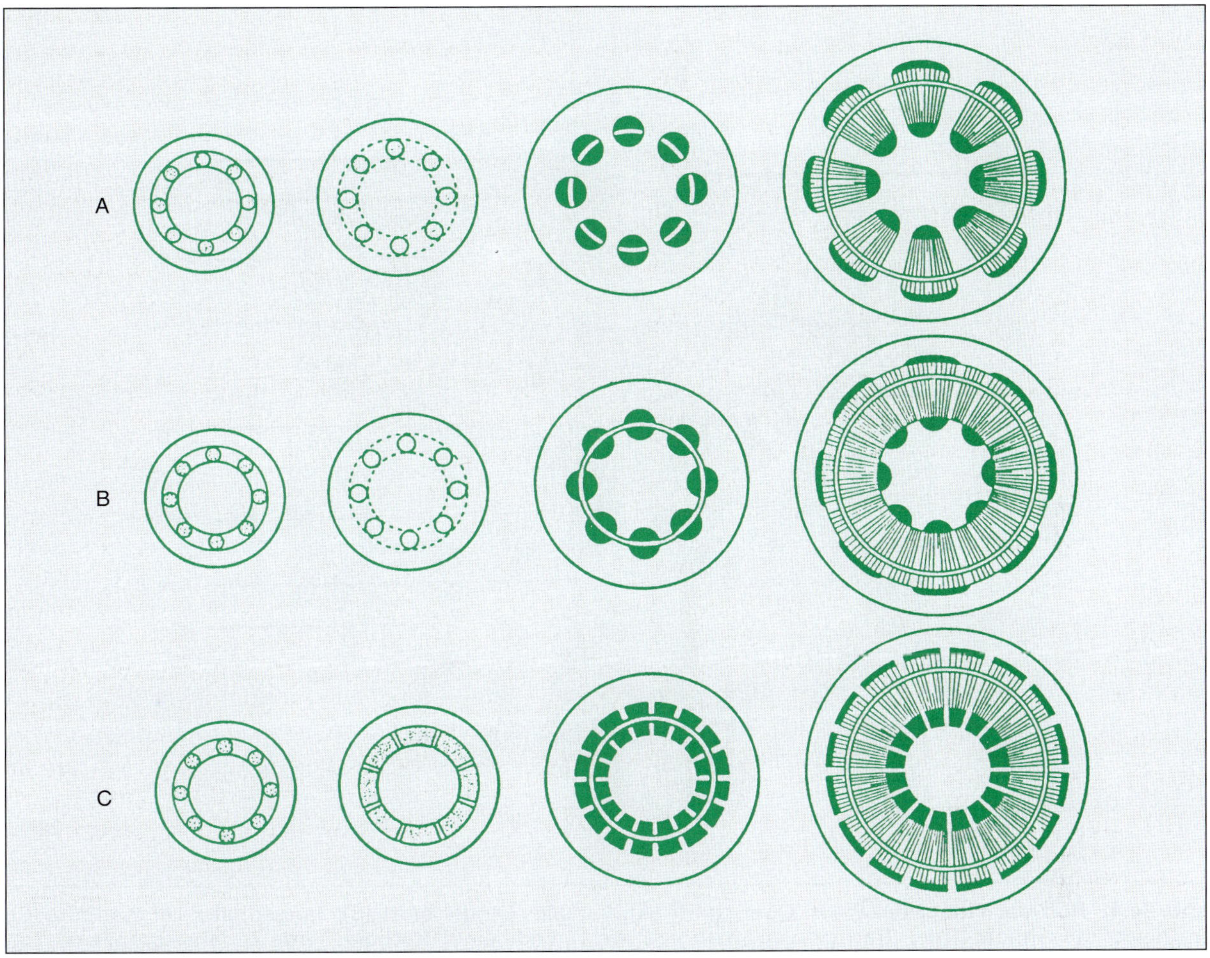

Abb. 34.3 Formen des sekundären Dickenwachstums bei den Rosopsida. Übergang vom primären (linke Seite) zum sekundären (rechte Seite) Dickenwachstum
Aristolochia-Typ: faszikuläres und interfaszikuläres Kambium verbinden sich zu einem Ring, das interfaszikuläre Kambium liefert Markstrahlzellen (A)
Ricinus-Typ: auch das interfaszikuläre Kambium differenziert Holz und Bast (B)
Tilia-Typ: bereits im primären Zustand liegt ein nahezu geschlossener Kambiumring vor (C). (Aus Deutschmann/Hohmann/Sprecher/Stahl, Pharmazeutische Biologie 3, Gustav Fischer Verlag, Stuttgart 1992)

in wichtigen Punkten abweicht. Das sekundäre Meristem, aus dem das Dickenwachstum erfolgt, wird in den inneren Rindenzelllagen angelegt. Da die embryonalen Zellen nicht prosenchymatisch ausgebildet sind, kann nicht von einem echten Kambium gesprochen werden. Eine sekundäre Rinde wird nur in geringem Umfang gebildet. Der Holzkörper ist kompliziert gebaut und setzt in gewisser Weise die Gewebeanordnung der primär verdickten Sprossachse fort. Es entstehen sekundäre leptozentrische Gefäßbündel mit dazwischen liegendem sekundären Parenchym. Zahlreiche Anastomosen verbinden die sekundären Bündel zu einem längsmaschigen Netz.

Holz

Das **Holz** erfüllt drei Grundfunktionen. Für die **Stützfunktion** ist ein Festigungssystem verantwortlich, den **Transport** von Wasser, Salzen und Assimilaten übernimmt ein Leitbahnsystem, die Speicherung von Assimilaten erfolgt in einem Speichersystem. Diese Grundfunktionen werden von **Holzfasern** (Libriformfasern), **Tracheiden, Tracheengliedern** und **Holzparenchymzellen** übernommen (Kap. 32.6). Um Gliederung, Funktion und Zusammenhang der jeweiligen Gewebebereiche verstehen zu können, muss das Holz im Querschnitt, radialen Längsschnitt und Tangential- bzw. Sekantalschnitt betrachtet werden (Abb. 34.4 und 34.5). Im Quer-

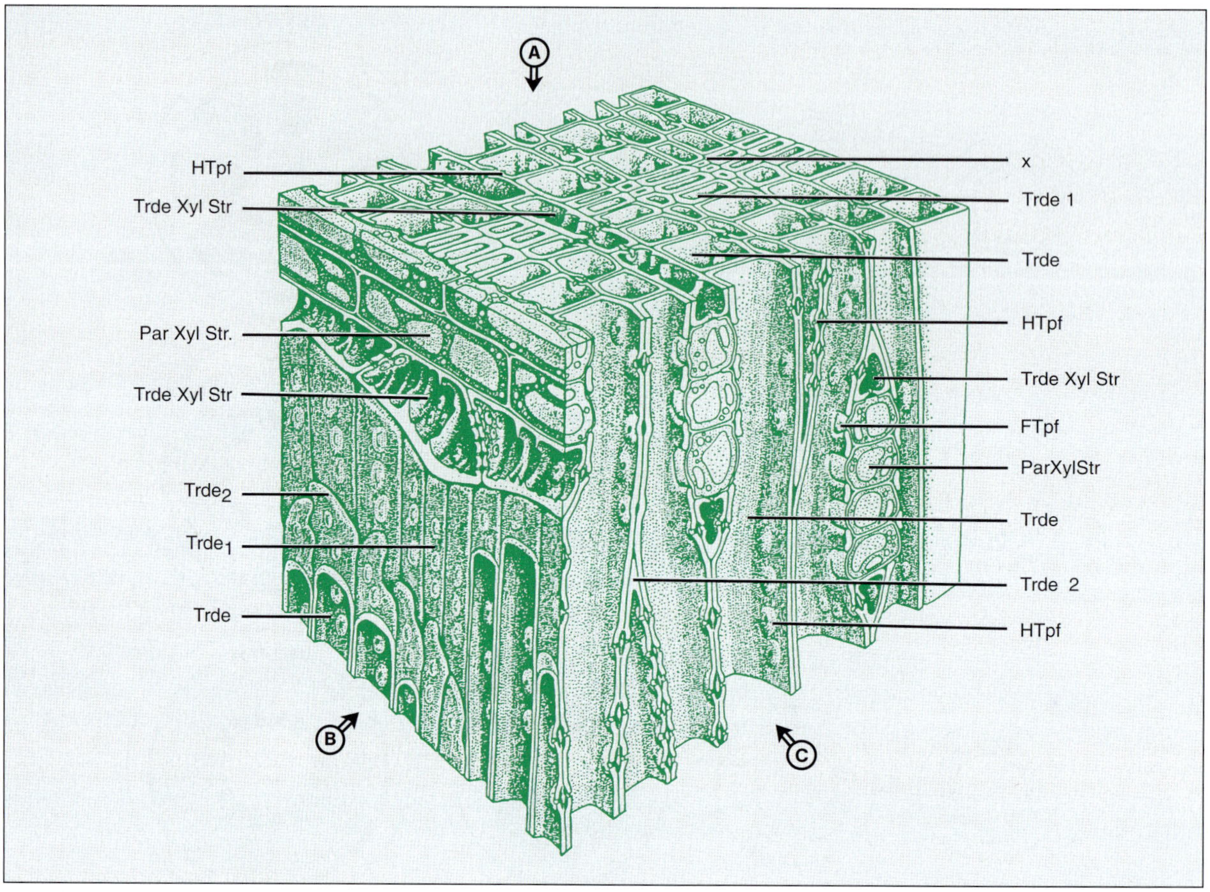

Abb. 34.4 Holz der Pinopsida. *Pinus.* Querschnitt (A), Radialer Längsschnitt (B), Tangentialer Längsschnitt (C), Tracheide im Frühholz (Trde), Tracheide im Spätholz (Trde 1), Ende einer Tracheide (Trde 2), Jahresgrenze (x), tracheidale Strahlzelle (Trde Xyl Str), parenchymatische Strahlzelle (Par Xyl Str), Hoftüpfel (HTpf), Fenstertüpfel (FTpf). (Aus Braune/Leman/Taubert, Pflanzenanatomisches Praktikum I, Gustav Fischer Verlag, Stuttgart 1983)

schnitt nimmt man die jährlichen Zuwachszonen als Jahresringe wahr. Außerdem ist die Breite und der Verlauf der Markstrahlen (Holzstrahlen) sichtbar. Im Radialschnitt erkennt man Höhe und Länge der Holzstrahlzellen, sowie deren Verknüpfung mit anderen Zelltypen. Man kann auch die Leitgefäße (Tracheiden oder Tracheen) gut voneinander unterscheiden. Im Tangentialschnitt unterscheiden sich wiederum Tracheen und Tracheiden, außerdem sieht man die Breite der Holzstrahlen, die jetzt quer geschnitten sind.

Das **Holz der Pinopsida** (Abb. 34.4) ist relativ einfach und einheitlich gebaut (homoxyler Bau) und besteht im Wesentlichen aus **Tracheiden,** die sowohl der Festigung als auch dem Wassertransport dienen. Die Tracheiden sind untereinander über **Hoftüpfel** verbunden. Parenchymatische Bereiche findet man lediglich in Form von **Holzstrahlen** oder als Drüsenepithel der **Harzgänge.** Im Bereich der Holzstrahlen sind einseitig zu den Tracheiden hin behöfte Tüpfel (Fenstertüpfel) zu erkennen. Die Möglichkeit eines radialen Wassertransports ist vielfach durch Holzstrahltracheiden gegeben, die in den Kanten der Holzstrahlen verlaufen. Die Harzgänge bilden ein Netzwerk, zusammengesetzt aus in den Holzstrahlen (radial) verlaufenden Bereichen und sich parallel zu den Tracheiden (axial) hinziehenden Teilen. Die Jahresringe sind auch makroskopisch deutlich zu erkennen. An einer Jahresringgrenze liegen zum Zentrum hin die englumigen Tracheiden des Spätholzes des vergangenen Jahres, nach außen hin die weitlumigen Gefäße des Frühholzes eines neuen Jahres.

Das **Holz der Rosopsida** (Abb. 34.5) ist vergleichsweise kompliziert aufgebaut (heteroxyler Bau). Festigungs- bzw. Leitfunktion werden hier von unterschiedlichen Systemen übernommen. Die Hauptelemente des Leitsystems sind die stark getüpfelten **Tracheen** (Kap. 32.6). Durch eine gerin-

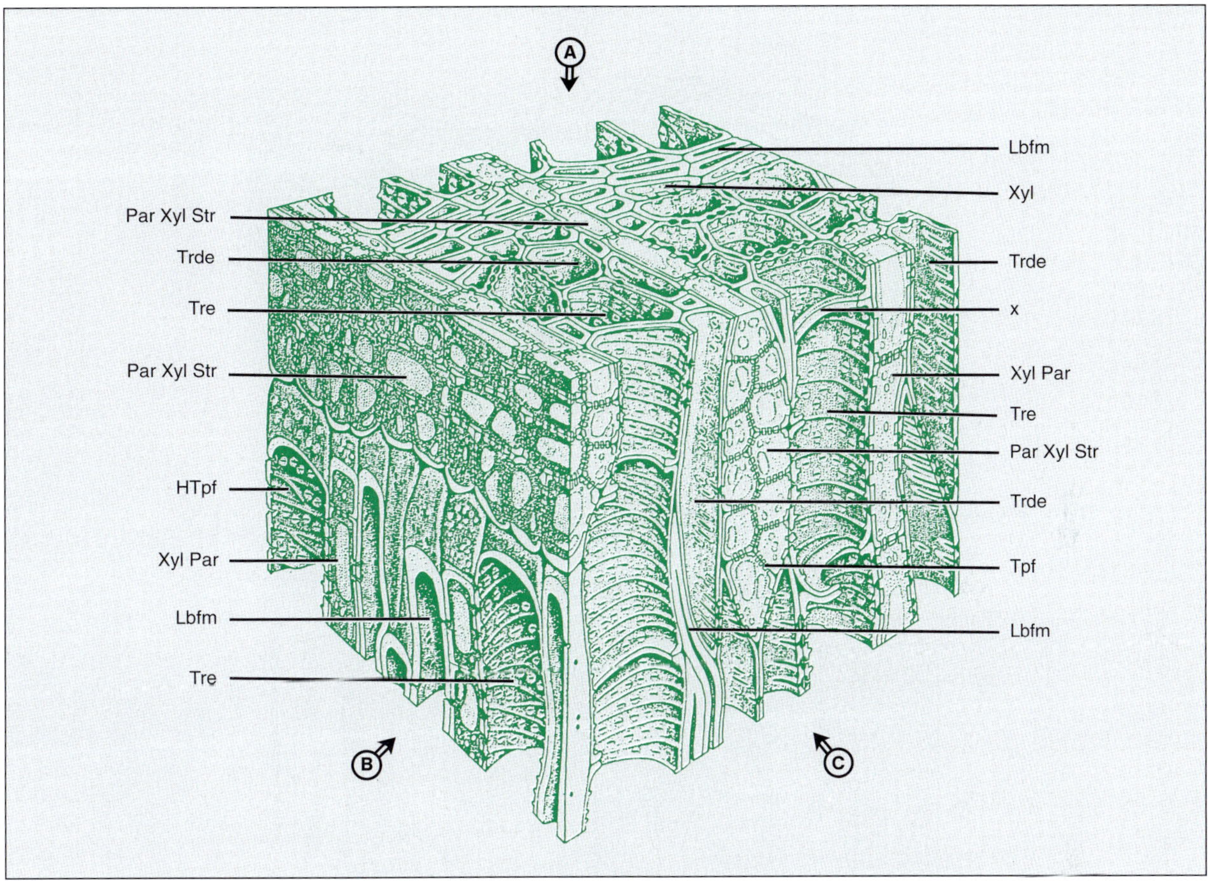

Abb. 34.5 Holz der Rosopsida. *Tilia.* Querschnitt (A), Radialer Längsschnitt (B), Tangentialer Längsschnitt (C), Tracheen (Tre) mit Fusionsstellen der Tracheenglieder (x), Tracheide (Trde), Holzparenchym (Xyl Par), Holzfasern (Lbfm), Xylemstrahl aus parenchymatischen Strahlzellen (Par Xyl Str), einfache Tüpfel (Tpf), Hoftüpfel in den Tracheenwänden (HTpf). (Aus Braune/Leman/Taubert, Pflanzenanatomisches Praktikum I, Gustav Fischer Verlag, Stuttgart 1983)

gere Tüpfelung geben sich die stützenden **Holzfasern** (Libriformfasern) zu erkennen. Der Anteil von Holzfasern am Holz beträgt bei vielen Arten mehr als 50%. Daneben findet man die dünnwandigen **Ersatzfasern, Holzstrahlen** mit parenchymatischen Zellen und die **Holzparenchymzellen.** Das Verhältnis von Holzfasern zu Holzparenchym ist variabel und kann bei der Identifizierung von Holzdrogen von diagnostischer Bedeutung sein. Mark- und Holzstrahlen sind auffällig ausgeprägt und höher und breiter angelegt als bei den Nadelhölzern. So entsteht zusammen mit anderen parenchymatischen Bereichen ein Maschenwerk lebender Zellen, das bis zu 30% des Holzkörpers ausmachen kann.

Wie bei den Nadelhölzern bilden sich auch bei den Laubhölzern in geographischen Breiten mit Jahreszeitenklima deutliche Jahresringe aus. Bei manchen Arten (z. B. *Quercus* – Eiche, *Castanea* – Esskastanie) werden die weitlumigen Tracheen nur zu Beginn des Jahres gebildet. Sie sind dann ringförmig angeordnet, weshalb man solche Hölzer auch als **ringporig** (cyclopor) bezeichnet. Daneben gibt es **zerstreutporige Hölzer** (z. B. *Betula* – Birke, *Salix* – Weide, *Aesculus* – Rosskastanie); hier werden die Tracheen unregelmäßig über das ganze Jahr hinweg im Holz angelegt. Gegen Ende der Vegetationsperiode werden fast nur noch englumige Holzfasern gebildet. Die älteren – also weiter innen liegenden – Leitelemente werden nach und nach außer Funktion gesetzt. Bei den zerstreutporigen Hölzern dienen nur die Gefäße der letzten zehn bis zwanzig Jahre der Wasserleitung; bei den ringporigen sind es sogar nur jene der letzten zwei bis drei Jahre. Diesen Bereich bezeichnet man als **Splintholz.** Ein Abschotten der nicht mehr benötigten Gefäße erfolgt über den Verschluss der **Tüpfel** durch ihre **Tori** (Nadelhölzer) oder Verstopfen der Gefäße durch sackartige Ausstülpungen **(Thyllen)** benachbarter Paren-

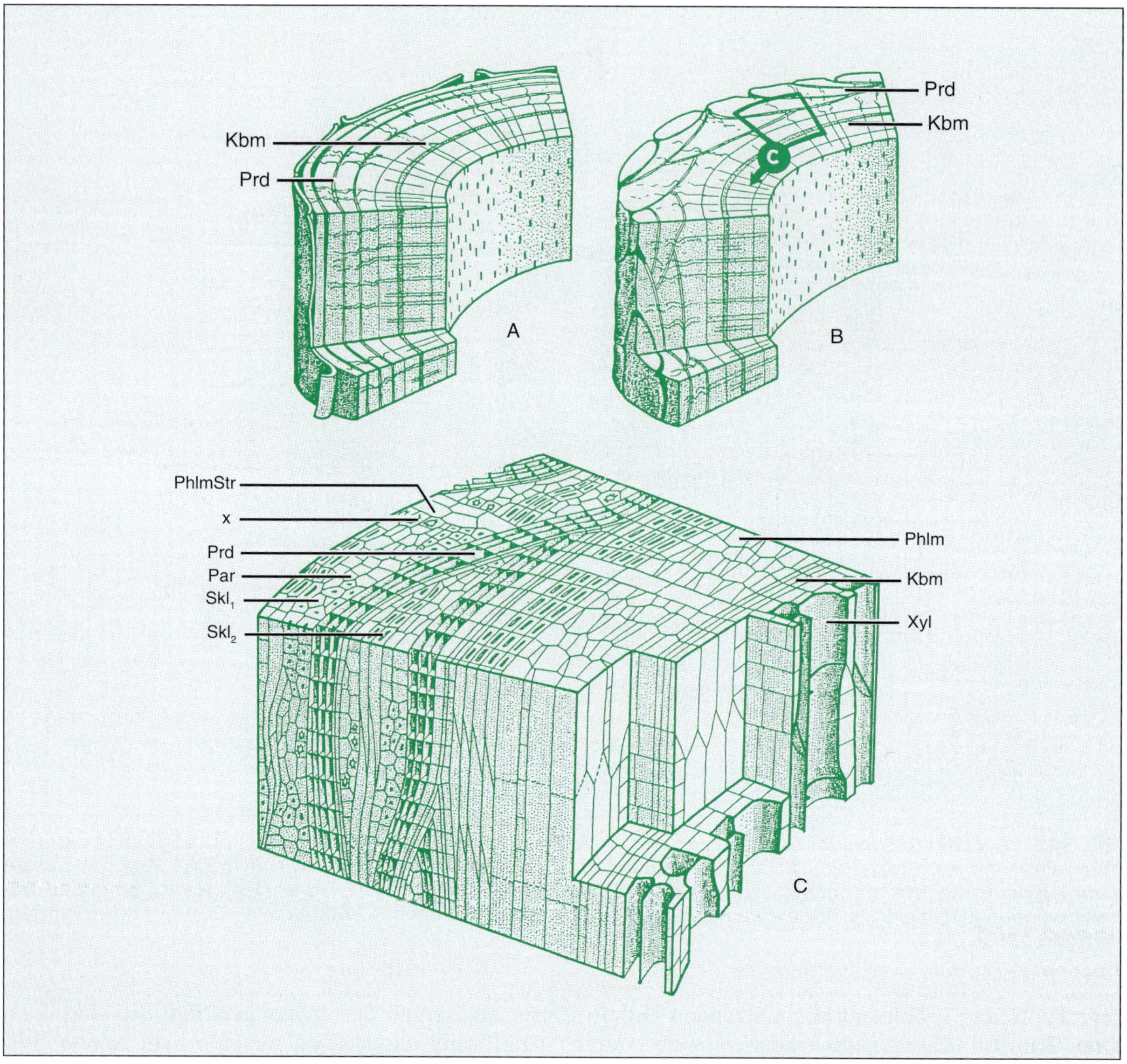

Abb. 34.6 Borke. Ringelborke (A), Schuppenborke (B), Ausschnitt aus B vergrößert (C): Periderm (Prd), Kambium (Kbm), Phloem (Phlm), Xylem (Xyl), Phloemstrahl (PhlmStr), Zellen mit Kristalldrüsen (x), Rindenparenchym (Par), Sklereiden (Skl_1), Sklerenchymfasern = „Bastfasern" (Skl_2). (Aus Braune/Leman/Taubert, Pflanzenanatomisches Praktikum I, Gustav Fischer Verlag, Stuttgart 1983)

chymzellen (Laubhölzer). In der Folge sterben auch die jetzt funktionslos gewordenen parenchymatischen Zellen ab. Dieser Teil des Holzkörpers wird bei manchen Bäumen durch Einlagerungen von Phlobaphenen, Harzen und anderen Stoffen imprägniert und damit zum Wasser undurchlässigen **Kernholz,** das gegen den helleren Splintholzbereich häufig dunkler bräunlich abgesetzt ist.

Bast, Kork und Borke

Außerhalb des Kambiums findet man eine sekundäre Rinde **(Bast)** mit sekundärem Abschlussgewebe **(Kork)** und tertiärem Abschlussgewebe **(Borke).** Die anatomischen Verhältnisse sind ausgesprochen komplex. Das Kambium bildet nach außen Bast, ein sekundäres Phloem, dessen Siebzellen nur in der Nähe des Kambiums funktionsfähig sind. Nach außen hin kollabieren sie und bilden eine hornartige Masse (Keratenchym). Die Entwicklung der Leitelemente in die Breite hält nicht mehr mit der Umfangsvergrößerung des wachsenden Stammes Schritt. Dennoch platzt die Rinde nicht auf. Dies liegt daran, dass sich Zellen des Markparenchyms antiklin teilen **(Dilatation)** und sich so zwischen den Siebbereichen ein immer breiter werdendes Füllgewebe ausbildet. Verstreut oder in mehr oder minder regelmäßigen Mustern trifft man in der sekundären Rinde auch **Bastfasern** oder **Steinzellennester** an. Die stärkste tangentiale Dehnung erfährt die Epidermis, die bald aufreißt und abstirbt. Vor diesem Zeitpunkt nimmt ein sekundäres Kambium, das **Phellogen (Korkkambium)** seine Tätigkeit auf und bildet das **Periderm,** bestehend aus (von innen nach außen) Phelloderm, Phellogen und dem eigentlichen Kork (Phellem) (Kap. 32.42). Dieses sekundäre Abschlussgewebe ist an einigen Stellen von Lenticellen durchbrochen, die funktionell die Spaltöffnungen der Epidermis ersetzen. Das Phellogen ist in der Regel nur kurze Zeit aktiv, eine Ausnahme stellt z. B. die Buche (*Fagus sylvatica*) dar, deren erstes Korkkambium dauernd aktiv bleibt. Bei den meisten Bäumen werden in tiefer liegenden Schichten der Rinde immer wieder neue Korkkambien angelegt. Alle außerhalb des innersten Korkkambiums gelegenen Gewebe sterben dann ab, werden durch das fortschreitende Dickenwachstum tangential gedehnt und reißen schließlich auf. Es entsteht ein dicker Mantel einer toten, sich aber ständig von innen her erweiternden **Borke.** Die Borkenbildung geschieht auf unterschiedliche, für einzelne Baumarten typische Art und Weise. Eine **Ringelborke** entsteht, wenn das neue Korkkambium als geschlossener Ring angelegt wird (z. B. *Betula pendula* – Birke). In den meisten Fällen sind die Folgeperiderme jedoch nicht stammumfassend angelegt, sondern konvex gestaltet, d. h. sie grenzen ringsum an ältere Korklagen. Es bildet sich eine **Schuppenborke** (Abb. 34.6).

34.3 Definition von Herba-, Rhizom-, Cortex-, Lignum- und Stipites-Drogen

Herba-Drogen (Krautdrogen) bestehen aus den oberirdischen Teilen krautiger Pflanzen. Die entsprechenden Arzneibuchmonographien definieren, was genau in der jeweiligen Krautdroge enthalten sein darf bzw. was nach der Ernte abgetrennt werden muss. Häufig verlangen die Arzneibücher, dass eine bestimmte Krautdroge keine dicken Stängel oder keine Blüten bzw. Früchte enthalten darf (Tab. 34.1).

Rhizom-Drogen (Wurzelstockdrogen) bestehen aus unterirdischen Sprossorganen mit deutlich

Tab. 34.1 Wichtige Krautdrogen

Drogenbezeichnung	Stammpflanze(n)	Bestandteile der Droge
Absinthii herba	*Artemisia absinthium*	Oberirdische Teile der blühenden Pflanze
Adonidis herba	*Adonis vernalis*	Oberirdische Teile der blühenden Pflanze
Alchemillae herba	*Alchemilla xanthochlora*	Oberirdische Teile der blühenden Pflanze
Centaurii herba	*Centaurium minus*	Oberirdische Teile der blühenden Pflanze
Chelidonii herba	*Chelidonium majus*	Oberirdische Teile der blühenden Pflanze
Convallariae herba	*Convallaria majalis*	Oberirdische Teile der blühenden Pflanze
Ephedrae herba	*Ephedra sinica* und andere Arten	Grüne Sprossachsen, im Herbst geerntet
Equiseti herba	*Equisetum arvense*	Sterile Sommertriebe, Hauptachse mit Seitensprossen
Leonuri cardiacae herba	*Leonurus cardiaca*	Oberirdische Teile der blühenden Pflanze
Millefolii herba	*Achillea millefolium*	Oberirdische Teile
Passiflorae herba	*Passiflora incarnata*	Schlingende Triebe mit Blättern, Blüten und jungen Früchten
Plantaginis lanceolatae herba	*Plantago lanceolata*	Blätter, Stängel und Blüten
Pulmonariae herba	*Pulmonaria officinalis*	v.a. die Rosettenblätter
Serpylli herba	*Thymus serpyllum*	Oberirdische Sprosse der blühenden Pflanze
Thymi herba	*Thymus vulgaris, Th. cygis*	Blätter und Blüten (so genannte gerebelte Droge)
Visci herba	*Viscum album*	Jüngere Zweige mit Blättern, Blüten und Früchten

Tab. 34.2 Wichtige Rindendrogen

Drogenbezeichnung	Stammpflanze(n)	Bestandteile der Droge
Cinchonae cortex	*Cinchona pubescens* und ihre Hybriden	Rinde von Stamm und Ästen etwa 8 Jahre alter Bäume
Cinnamomi cortex	*Cinnamomum ceylanicum*	Sekundäre Rinde von Wurzelschösslingen (Blätter, Kork und primäre Rinde werden entfernt)
Frangulae cortex	*Rhamnus frangula*	Im Frühjahr geschälte, ein Jahr gelagerte (oder künstlich durch Erhitzen gealterte) Rinde von Zweigen und Stämmen
Rhamni purshianae cortex	*Rhamnus purshiana*	Im Frühjahr geschälte, ein Jahr gelagerte (oder künstlich durch Erhitzen gealterte) Rinde von Zweigen und Stämmen
Salicis cortex	*Salix purpurea* und andere Arten	Im Frühjahr geschälte Rinde junger Zweige

sichtbaren Blatt- oder Sprossnarben. Sie sind häufig mit Radix-Anteilen vermischt. Da andererseits auch Radix-Drogen häufig Rhizomanteile enthalten, nehmen manche Arzneibücher keine Rücksicht auf die unterschiedliche Anatomie und wenden den Sammelbegriff „Radix-Drogen" auch auf überwiegend rhizomhaltige Drogen an (Tormentillae „radix", s. Kap. 33.3). Eine Sonderform stellen Bulbus-Drogen (Zwiebel-Drogen) dar, die aus Rhizom (Zwiebelboden) und den Niederblättern (Zwiebelschuppen) des Rhizoms bestehen (z. B. Scillae bulbus – Meerzwiebel).

Cortex-Drogen (Rindendrogen) bestehen aus dem außerhalb des Kambiums liegenden Bereich sekundär verdickter Sprossachsen oder Wurzeln. Die Arzneibücher legen fest, ob äußere Rindenschichten, also Kork oder Borke, in der Droge enthalten sein dürfen und von welchem Organ (Wurzel oder Spross) die Rinde stammt. Bei so genannten „geschälten" Rindendrogen (z. B. Cinnamomi ceylanici cortex – Ceylonzimtrinde) sind Kork bzw. Borke entfernt worden (Tab. 34.2).

Lignum-Drogen (Holzdrogen) bestehen aus dem Teil eines sekundär verdickten Stammes, Zweiges oder einer Wurzel, der innerhalb des Kambiums liegt. Der Begriff Lignum ist ein pharmakognostischer Begriff und deckt sich nicht mit der botanischen Definition für Holz.

Stipites-Drogen (Stängeldrogen) bestehen ausschließlich aus Stängelanteilen einer Pflanze. Einziges gängiges Drogenbeispiel sind die Dulcamarae stipites (Bittersüßstängel).

35 Blatt

Die Blätter entspringen der Sprossachse. Sie stellen in ihrer Gesamtheit das dritte Grundorgan des Kormus dar. Die Gestaltung der Blätter ist äußerst vielfältig. Das typische Blatt ist als Laubblatt ein Organ des Aufbaus organischer Stoffe **(Assimilation)** sowie des Gasaustausches und der Wasserabgabe **(Transpiration).** Diese Funktionen bestimmen den inneren und äußeren Aufbau der Laubblätter, sowie deren Verteilung an der Pflanze. In Abweichung von der charakteristischen Ausgestaltung gibt es Sonderformen, z. B. Blattranken oder -dornen, die nicht mehr die ursprüngliche Aufgabe der grünen Blätter erfüllen.

35.1 Morphologie und Anatomie des Laubblattes

35.1.1 Bildung und Entwicklung

Die Anlage der Blätter erfolgt am **Vegetationskegel.** Dicht unterhalb des Sprossscheitels findet man kleine Höcker, in denen Meristeme aktiv werden. Diese **Blattprimordien** lassen rasch eine Gliederung in Oberblatt und Unterblatt erkennen. Aus der **Oberblattanlage** entsteht die **Blattspreite** und der **Blattstiel.** Die **Unterblattanlage** bildet den **Blattgrund.** Dieser kann stark gegliedert sein und z. B. **Nebenblätter** (Stipeln) bilden, die für manche Pflanzenfamilien (z. B. Rosaceae) charakteristisch sind. Nebenblätter können zu winzigen Schuppen reduziert sein, aber auch der Blattspreite in Größe und Form ähneln. Die Nebenblätter des Hornklees (*Lotus corniculatus*) unterscheiden sich z. B. kaum von den 3 Fiedern der Blattspreite. Die „Blattquirle" der Labkräuter (*Galium*) setzen sich aus gleich gestalteten Blattspreiten und Nebenblättern zusammen. Als eine den Nebenblättern äquivalente Ausbildung ist die röhrenförmige **Ochrea** der Polygonaceen aufzufassen (Abb. 35.1). Bei den Poaceae (Süßgräsern) bildet der Blattgrund die familientypische Blattscheide. Das typische Blatt wächst vor allem in die Länge, etwas weniger in die Breite und kaum in die Dicke. Damit unterscheidet es sich in der Art des Wachstums deutlich von Spross und Wurzel.

Bei den Bedecktsamern **(Angiospermae)** unterscheiden sich die Blätter der einkeimblättrigen Pflanzen in einigen Punkten von jenen der zweikeimblättrigen. Bei den **Rosopsida** findet man häufig **zusammengesetzte,** also **gefiederte** bzw. **gefingerte Blätter.** Das Wachstum kann zonal oder lokal unterschiedlich stark sein. Das zonale Wachstumsverhalten bedingt die Umrissform (**herzförmig, eiförmig, lanzettlich,** etc.), lokale Unterschiede im

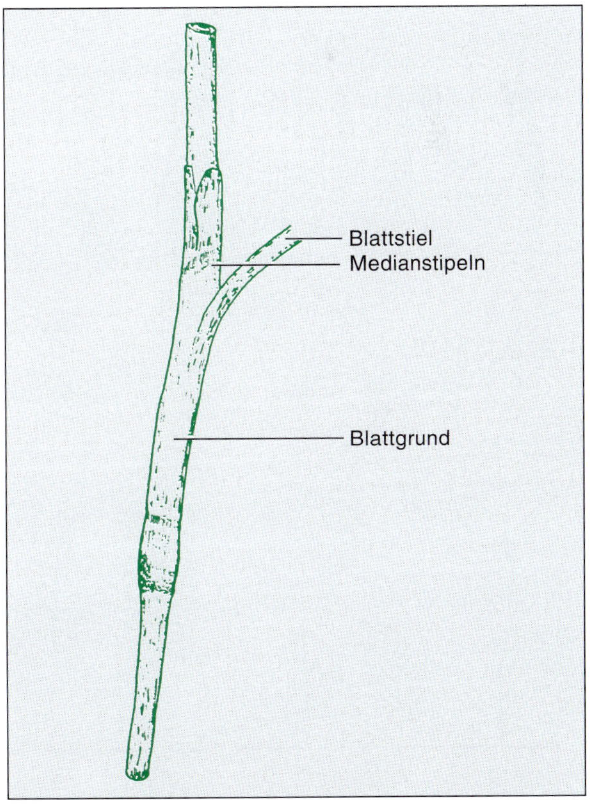

Abb. 35.1 Ochreabildung bei *Polygonum bistorta*. Nebenblätter und Blattgrund sind zu einer Scheide verwachsen. (Aus Leistner/Breckle, Pharmazeutische Biologie – Grundlagen und Systematik, 6. Aufl., Wiss. Verlagsges. Stuttgart 2000)

Randwachstum sind für die Ausgestaltung des Blattrandes verantwortlich (**ganzrandig, wellig, gezähnt, gekerbt, gesägt, gelappt, fiederteilig,** etc.). Die Ausbildung der **Blattnervatur** (Blattaderung) hängt eng mit den bisher genannten Wachstumsvorgängen zusammen (Abb. 35.2). Die Leitbündel des Blattes finden ihre Fortsetzung in den **Blattspursträngen** des Sprosses. Diese sind untereinander und mit dem stammeigenen Bündelsystem zu einem komplexen Netz verknüpft. In der Blattspreite sind außer dem medianen Bündel in der Regel zwei Lateralbündel vorhanden. Nach Art der Verzweigung, besonders nach der Anordnung der direkt dem Mittelnerv entspringenden Sekundärnerven, unterscheidet man verschiedene Nervaturtypen (z. B. fiedernervig, netznervig). Nicht selten sind zwischen den Blattnerven Querverbindungen vorhanden; man spricht dann von **anastomisierenden Leitbündeln.** Häufig findet man einen durchgehenden Randnerv, der über **Anastomosen** mit den Blattnerven höherer Ordnung verbunden ist. Nur gelegentlich erscheinen Blätter zweikeimblättriger Pflanzen parallelnervig (*Plantago lanceolata* – Spitzwegerich, Droge: Plantaginis lanceolatae herba; *Digitalis lanata* – Wolliger Fingerhut, Droge: Digitalis lanatae folium). Hier ist die Ausbildung der **Spreitenflügel** und damit auch die Verzweigung der Nervatur stark reduziert; medianer Nerv und laterale Nerven dominieren.

Wesentlich einfacher sind die Blätter der **Liliopsida** gebaut. Sie bilden in der Regel einfache, lang gestreckte, ganzrandige Blätter. Eine Gliederung in Stiel und Spreite ist nicht zu erkennen. Die Nervatur ist meist parallel oder bogig angeordnet (Ausnahme: *Paris quadrifolia* – Einbeere).

35.1.2 Blattstellung, Blattfolge, Blattformen

Die Anordnung der Blätter wird bestimmt durch die genetisch festgelegte **Blattstellung** und spätere, exogen beeinflusste **Torsionsbewegungen** des Blattstiels. Dadurch wird insgesamt eine optimale

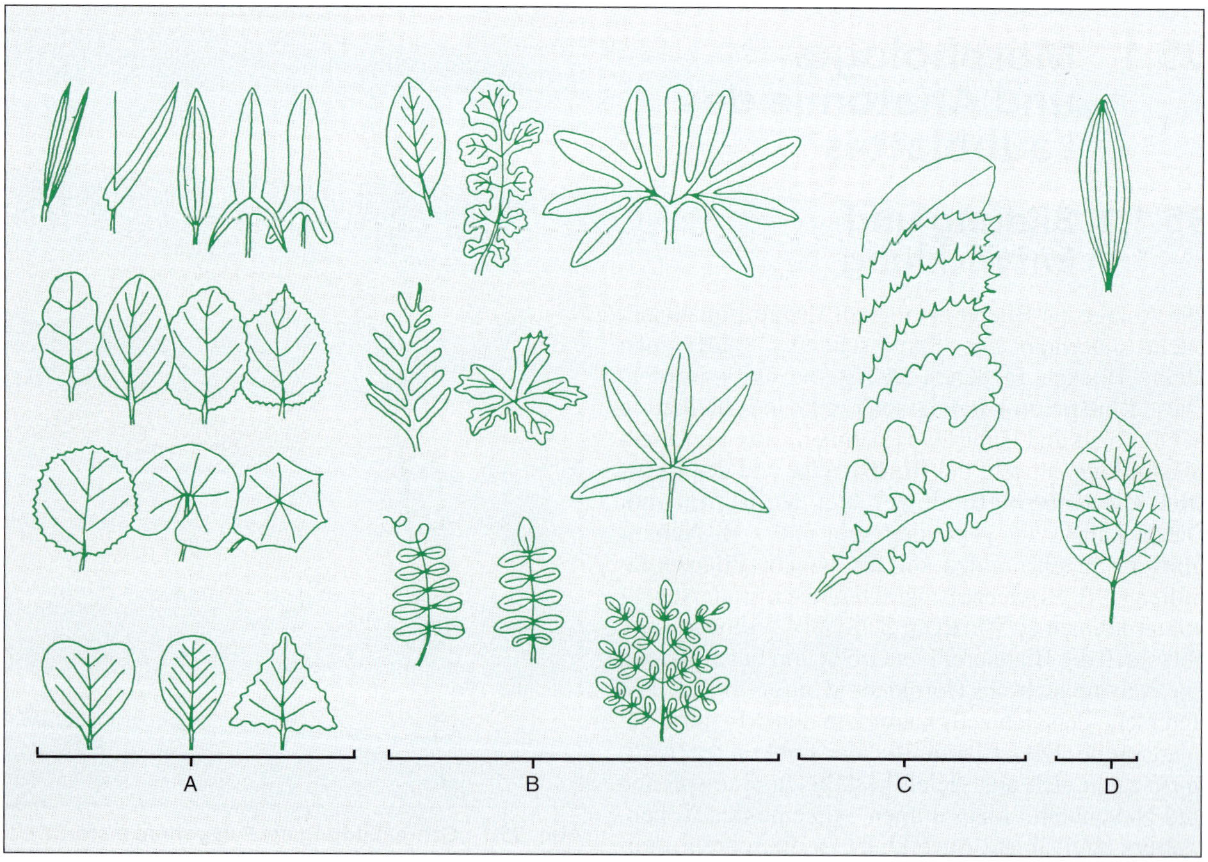

Abb. 35.2 Verschiedenartige Gestaltung der Laubblätter. Blattform (A), Blattteilung (B), Blattrand (C), Blattnervatur (D). (Aus Deutschmann/Hohmann/Sprecher/Stahl, Pharmazeutische Biologie 3, Gustav Fischer Verlag, Stuttgart 1992)

Lichtausnutzung gewährleistet. Verhältnismäßig ursprünglich ist die **wechselständige** (spiralige, schraubige) Anordnung der Blätter. Hier entsteht in einer Ebene immer nur eine Blattanlage. Die nächste Blattanlage wird auf einer anderen Ebene und in einem bestimmten Winkel zur vorigen gebildet. Meist sind wechselständige Blätter in 2/5- oder 3/8-Stellung angeordnet: 6. und 11. Blatt (2/5-Stellung, Divergenzwinkel 144°) bzw. 9. und 17. Blatt (3/8-Stellung, Divergenzwinkel 135°) haben dann die gleiche Blattansatzstelle wie das 1. Blatt (Abb. 35.3). Bei **gegenständiger** Anordnung werden in einer Ebene zwei, bei **quirlständiger** (wirtelständiger) Anordnung mehrere Blattanlagen entwickelt. Aufeinander folgende Blattpaare bzw. -quirle stehen auf Lücke. Deutlich ist dies bei den **kreuzgegenständigen** (dekussierten) Blättern der Lippenblütler (Lamiaceae) zu erkennen.

Im Laufe der Entwicklung können an einer Pflanze unterschiedliche **Blattformen** beobachtet werden. Die regelmäßige Aufeinanderfolge unterschiedlich gestalteter Blattorgane am Spross bezeichnet man als **Blattfolge.** Die **Keimblätter** unterscheiden sich in aller Regel von den **Primärblättern,** an deren Stelle manche Pflanzen schuppenförmige **Niederblätter** besitzen (Abb. 35.4). Die **Speicherblätter** der Zwiebeln entsprechen den Niederblättern anderer Pflanzen. Die vollständig ausdifferenzierten, häufig kompliziert geformten Laubblätter nennt man **Folgeblätter.** Über den Folgeblättern stehen wieder einfacher gestaltete **Hochblätter,** die schon dem Blütenbereich zugerechnet werden (Abb. 35.5). Hochblattanteile dominieren z. B. in der Droge Tiliae flos (Lindenblüten).

Blattdifferenzierungen können früher oder später auftreten. Bei den meisten Eucalyptus-Arten sind die **Jugendblätter** rundlich, die Folgeblätter jedoch lang sichelförmig. Auch der Efeu (*Hedera helix*) zeigt einen auffallenden Blattdimorphismus: die **Jugendblätter** unterscheiden sich deutlich von den **Altersblättern.** Schließlich können auch durch Umwelteinflüsse Blattform und -funktion verändert werden. Bei vielen Akazienarten sind die Jugendblätter charakteristisch gefiedert. Die Blattfiedern können bei Folgeblättern vollständig

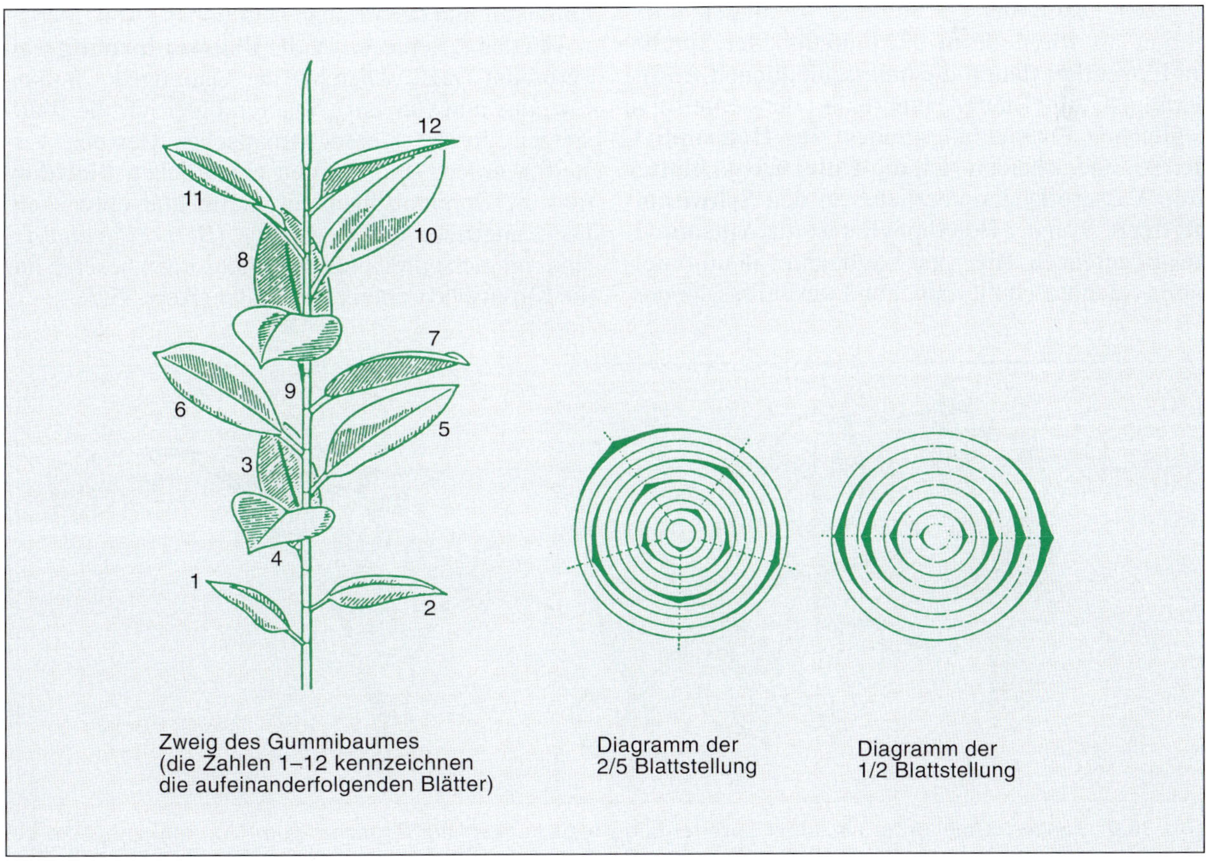

Abb. 35.3 Blattstellungsdiagramme. (Aus Holm/Herbst, Botanik und Drogenkunde, 6. Aufl. Deutscher Apotheker Verlag, Stuttgart 1997).

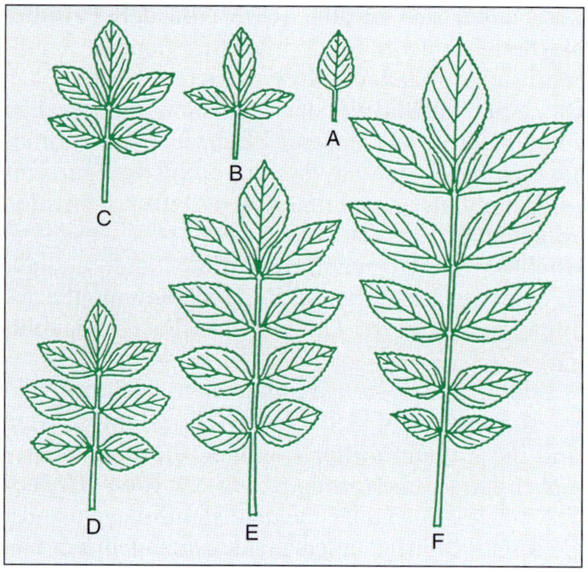

Abb. 35.4 Blattfolge bei *Fraxinus excelsior.* Primärblätter (A, B), Übergangsblätter (C, D), Folgeblätter (E, F). (Aus Natho/Müller/Schmidt, Morphologie und Systematik der Pflanzen, Gustav Fischer Verlag, Stuttgart 1990)

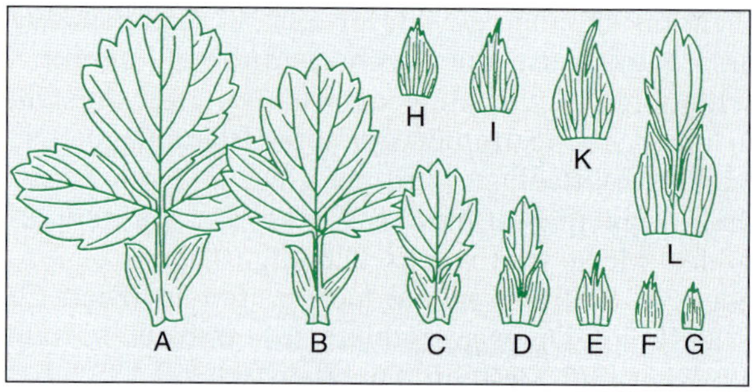

Abb. 35.5 Hochblattentwicklung bei *Fragaria vesca*. Laubblattähnliches Hochblatt (A), verschiedene Hochblattformen (D–K). (Aus Kaussmann/Schiewer, Funktionelle Morphologie und Anatomie der Pflanzen, VEB Gustav Fischer Verlag, Jena 1989)

reduziert sein, der verbreiterte Blattstiel übernimmt als **Phyllodium** die Funktion der Spreite. Im Extremfall führen die unterschiedlichen Anforderungen an Blätter innerhalb der Blattfolge (=gleichen Entwicklungsgrades) zur **Heterophyllie.** So unterscheiden sich die **Unterwasserblätter** von Wasserpflanzen deutlich von den **Schwimmblättern.** Von der Heterophyllie ist die **Anisophyllie** abzugrenzen. Hier sind Laubblätter in unmittelbarer Nachbarschaft, manchmal am selben Nodus, durch den Einfluss der Symmetrie der Sprossachse unterschiedlich entwickelt. Beim Moosfarn (*Selaginella*) stehen zwei Reihen größerer Blätter auf der Unterseite zwei Reihen kleinerer Blätter auf der Oberseite gegenüber.

Blattstiele oder terminale Spreitenbereiche können als **Blattranken** ausgestaltet sein. Ranken reagieren auf einen Berührungsreiz mit Krümmungsreaktionen und können so eine geeignete Stütze umfassen und der Pflanze Halt geben (Abb. 35.6).

Bei den Asteraceen ist die **Blattverdornung** weit verbreitet (z. B. „Disteln" der Gattungen *Cirsium, Carduus* und *Carlina*). Während hier nur die Blattspitzen durch sklerenchymatisches Gewebe versteift werden, sind bei den eigentlichen **Blattdornen** die Spreitenflügel nur rudimentär entwickelt. Die Langtriebe der Berberitze (*Berberis vulgaris*) sind mit meist dreispitzigen Blattdornen besetzt; nur die Kurztriebe tragen Laubblätter (Abb. 35.7).

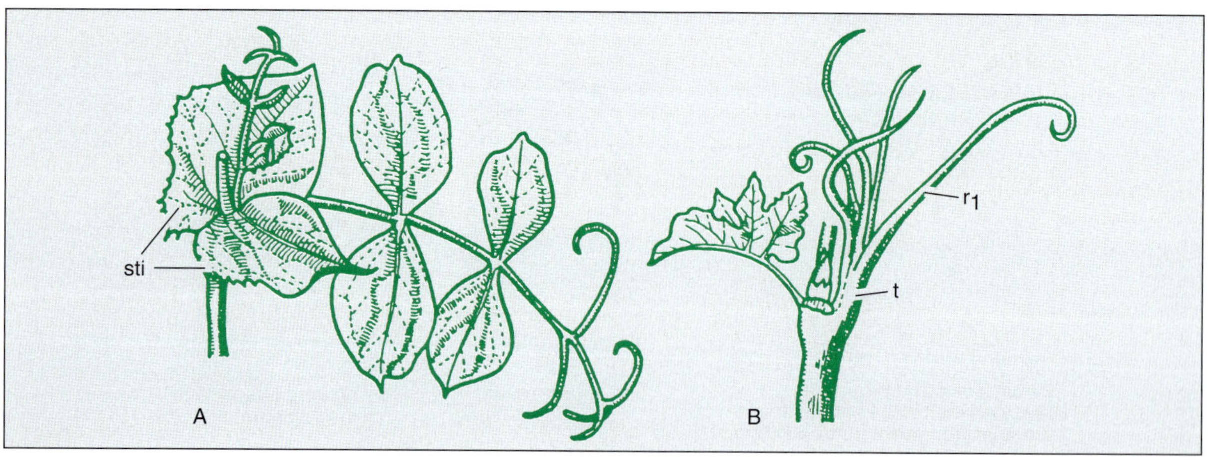

Abb. 35.6 Ranken. Umbildung einzelner Spreitenfiedern zu Ranken bei *Pisum sativum* (A); Rankensystem bei *Curcubita pepo* (B); Nebenblätter (sti), Rankenträger (t), aus einem Tragblatt hervorgegangene Ranke (r_1). (Aus Kaussmann/Schiewer, Funktionelle Morphologie und Anatomie der Pflanzen, VEB Gustav Fischer Verlag, Jena 1989)

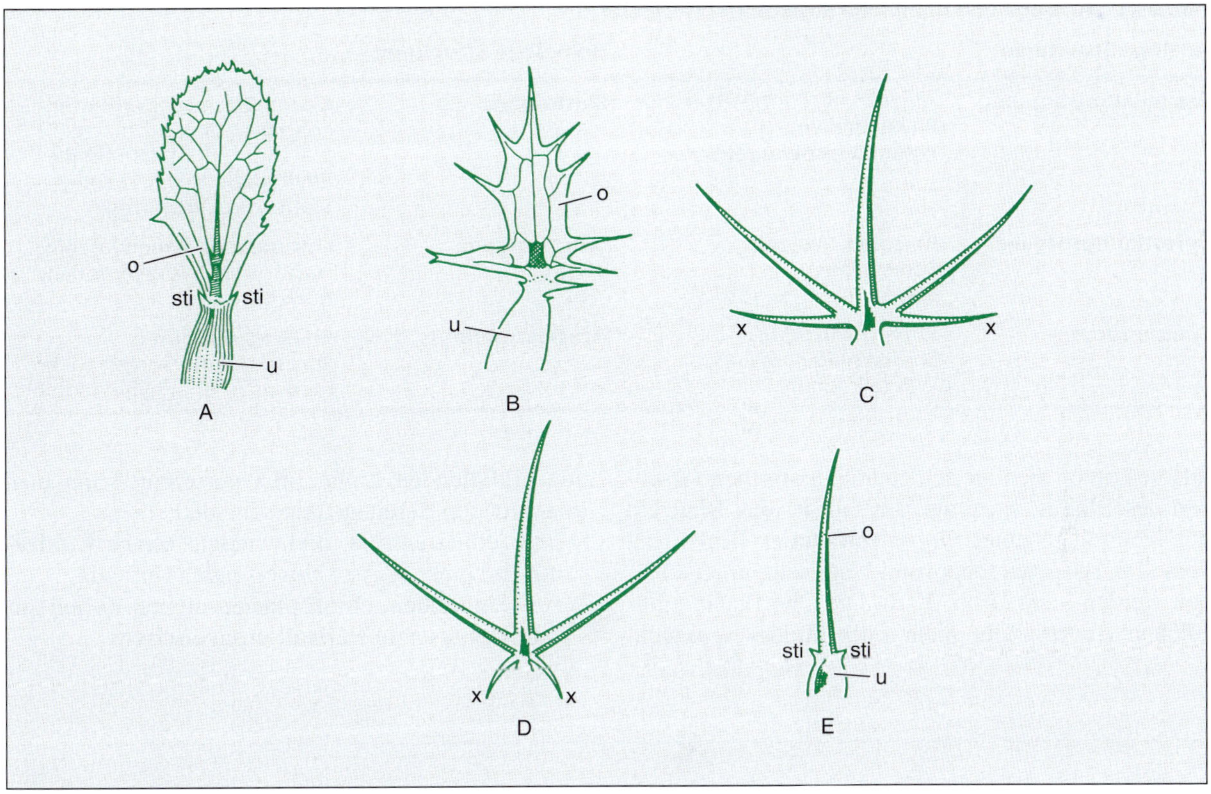

Abb. 35.7 Blattdornen und Laubblätter bei *Berberis vulgaris*. Laubblatt (A), Übergangsblatt (B), Dornblattformen (C–D); Oberblatt (o), Unterblatt (u), Nebenblätter (sti); die mit x bezeichneten Dornäste sind in (E) völlig reduziert. (Aus Kaussmann/Schiewer, Funktionelle Morphologie und Anatomie der Pflanzen, VEB Gustav Fischer Verlag, Jena 1989)

35.1.3 Metamorphose, Analogie, Konvergenz, Homologie

Am Beispiel der vielfältigen morphologischen und funktionellen Sonderformen des Blattes kann man die Begriffe **Metamorphose, Analogie, Konvergenz** und **Homologie** gut erläutern und verstehen (s. auch Tab. 35.1). Unter **Metamorphose** versteht man die unterschiedliche Differenzierung einer bestimmten Grundstruktur als Anpassung an eine bestimmte Aufgabe und Funktion. So kann die Grundstruktur des Blattes als **Laubblatt** (Photosynthese), **Blütenblatt** (Schauapparat), **Staubblatt** (Pollenlieferant), **Blattranke** (Klammerorgan) usw. entwickelt sein, wobei häufig Zwischen- oder Übergangsformen auftreten. Letztlich entstehen einander unähnliche Strukturen, die sich jedoch in Herkunft und Grundstruktur entsprechen. Man bezeichnet sie als einander **homolog.** Umgekehrt können Strukturen in ihrem Erscheinungsbild oder ihrer Funktion übereinstimmen, aber sich von unterschiedlichen Grundstrukturen ableiten. Man spricht dann von einander **analogen** Organen oder Strukturen. Die **Blattdornen** der Berberitze sind den **Sprossdornen** der Schlehe analog, die **Sprossranken** der Lianen sind den **Blattranken** der Erbse analog, die **Sprossknollen** der Kartoffel sind den **Wurzelknollen** der Süßkartoffel analog. In Anpassung an eine ähnliche Lebensweise können Lebewesen unabhängig von ihrer natürlichen Verwandtschaft ähnliche Strukturen mit vergleichbaren Funktionen ausbilden. Dieses Phänomen, das häufig mehrere Organe der zum Vergleich stehenden Organismen betrifft, bezeichnet man als **Konvergenz.** Eine ganze Reihe von Pflanzen der Trockengebiete zeigen **Sukkulenz** (Anlage von Wasser speichernden Geweben); so sind konvergent „Kakteen“ bei unterschiedlichen Pflanzenfamilien, etwa den Cactaceae, Asclepiadaceae, Asteraceae und Euphorbiaceae, entstanden.

35.1.4 Anatomie des Blattes

Die zunächst noch embryonalen Zellen der Blattanlagen (s.o.) teilen sich, und die abgegliederten Zellen

Tab. 35.1 Analoge und homologe Strukturen (Beispiele)

Analoge Strukturen		Homologe Strukturen	
Assimilationsorgane	Algenthalli, Laubblätter, Phyllokladien, Assimilationswurzeln	**Blattorgane**	Keimblätter, Niederblätter, Folgeblätter, Hochblätter, Blattdornen, Blattranken, Phyllodien, Kelch-, Kron-, Staub-, Fruchtblätter
Befestigungsorgane	Rhizoide, Wurzeln, Sprossranken, Blattranken	**Wurzelorgane**	Luftwurzeln, Atemwurzeln, Haustorien, Wurzelknollen, Rüben
Speicherorgane	Rüben, Rhizome, Sprossknollen, Wurzelknollen	**Achsenorgane**	Rhizom, Ausläufer, Sprossknollen, Sprossranken, Sprossdornen, Phyllokladien

differenzieren sich zu den charakteristischen Geweben des Blattes. Im typischen Fall ist das Blatt ein dorsiventral gebautes Organ **(bifaziales Blatt),** bei dem klar zwischen Ober- und Unterseite unterschieden werden kann (Abb. 35.8). Die Oberfläche eines solchen Blattes steht mehr oder minder senkrecht zum einfallenden Licht. Im Querschnitt kann man die folgenden Bereiche unterscheiden:

1) Interzellularenfreie, dickwandige **obere Epidermis** mit einer Wasser abweisenden Cuticula
2) Aus länglichen, chloroplastenreichen Zellen zusammengesetzte **Palisadenparenchym**

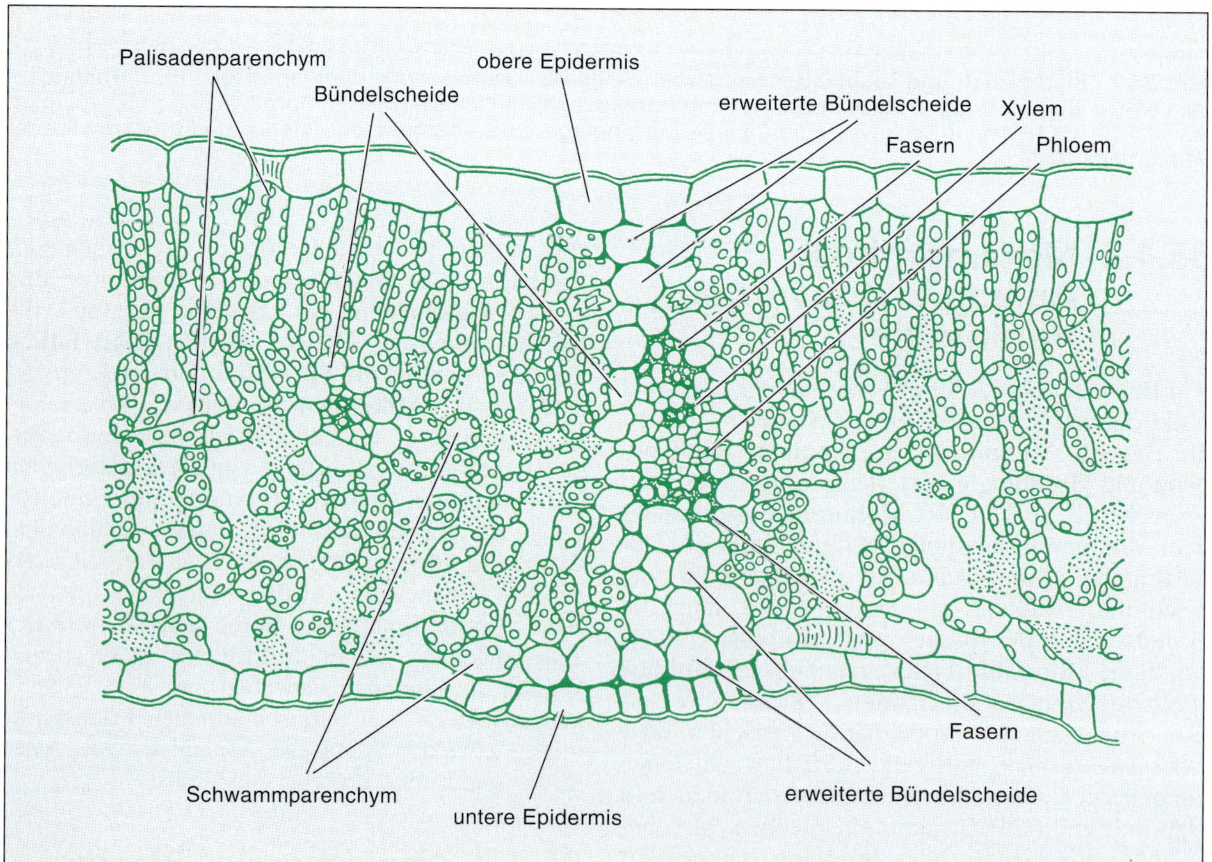

Abb. 35.8 Bifaziales Blatt. Querschnitt durch das Blatt von *Pyrus communis.* Zwei Leitbündel sind getroffen, beide sind von einer Leitbündelscheide umgeben, aber nur die des größeren ist bis zur Epidermis erweitert. (Aus Esau, Pflanzenanatomie, Gustav Fischer Verlag, Stuttgart 1969)

3) Interzellularenreiches **Schwammparenchym**
4) **Untere Epidermis** mit vergleichsweise dünnen Zellwänden und schwach entwickelter Cuticula.

Häufig bilden die Blattepidermen **Trichome** (Kap. 32.4.1). Außerdem sind in den Epidermen **Spaltöffnungen** vorhanden, die eine Regulierung des Gas- und Wasseraustausches ermöglichen. Spaltöffnungen können auf beiden Seiten des Blattes **(amphistomatisches Blatt),** ausschließlich auf der Blattunterseite **(hypostomatisches Blatt)** oder, wie beispielsweise bei Schwimmblättern, nur auf der Blattoberseite **(epistomatisches Blatt)** auftreten. Den gesamten Bereich zwischen den Epidermen bezeichnet man als **Mesophyll.** In das Mesophyll eingebettet, meist etwas nach unten abgedrängt und als erhabene „Adern" ausgeprägt, liegen die Leitelemente. Sie können von Kristallzellen begleitet sein (Kristallzellreihen, z. B. Sennae folium – Sennesblätter). Häufig sind die Leitbündel von **Sklerenchym-** oder Kollenchymscheiden umgeben. Durch sie wird die mechanische Festigkeit des Blattes erhöht. Die kegelstumpfförmigen, obersten Zellen des Schwammparenchyms, die man als **Trichterzellen** (Sammelzellen) bezeichnet, dienen u. a. der Ableitung der Assimilate aus den direkt nach oben anschließenden Palisadenzellen. In dem Bereich zwischen Palisaden- und Schwammparenchym findet man häufig auch chloroplastenfreie Idioblasten, z. B. **Kristallzellen.**

Bei manchen Pflanzen sind die Blätter so exponiert, dass sie von beiden Seiten gleichermaßen belichtet werden. Solche Blätter können **äquifacial** gebaut sein. Dies bedeutet, dass unter beiden Epidermen palisadenartige Parenchyme liegen (z. B. Sennae folium – Sennesblätter, s. Abb. 35.9).

Als **unifazial** bezeichnet man jene Blätter, bei denen die Blattspreite nur bzw. überwiegend aus der Unterseite der Blattanlage hervorgegangen ist, z. B. die Rundblätter des Schnittlauchs (*Allium schoenoprasum*). Hier kann nicht zwischen Blattunter- und Oberseite unterschieden werden. Auch eine Trennung in Palisadenschicht und Schwammschicht ist nicht möglich. Ein unifaciales Blatt kann leicht an der Anordnung seiner Leitbündel erkannt werden. Im typischen Rundblatt sind sie als Ring angelegt, im abgeflachten Blatt sind sie in zwei übereinander liegenden Reihen angeordnet.

Eine Besonderheit stellen die Nadelblätter der **Pinopsida** dar (Abb. 35.10). Die **Spaltöffnungen** sind in das Blatt eingesenkt. Die Epidermiswände sind stark verdickt und lassen nur ein enges Lumen

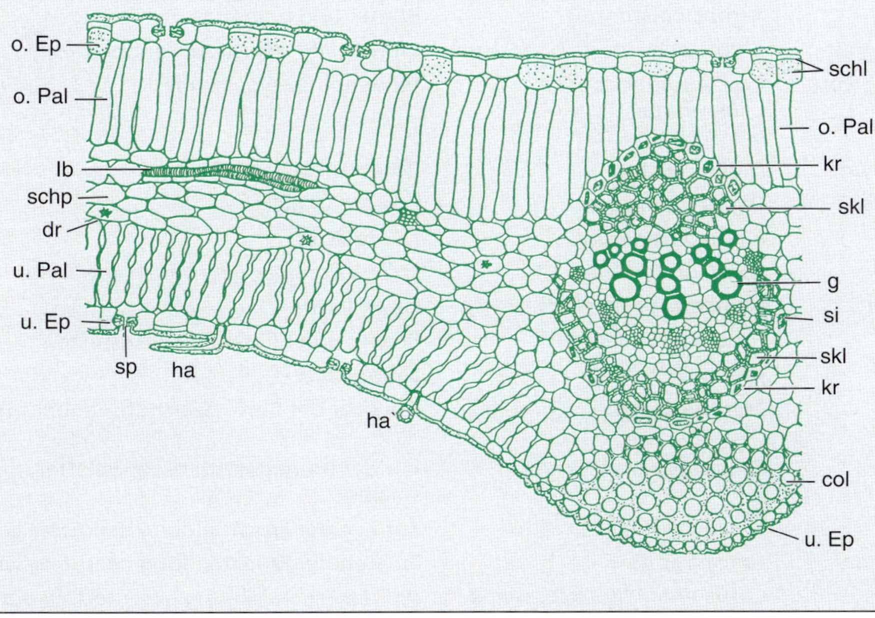

Abb. 35.9 Äquifaziales Blatt. Querschnitt durch das Blatt von *Cassia senna.* Der Mittelnerv ist getroffen, deutlich sind obere und untere Palisadenschicht zu erkennen; obere Epidermis (o. Ep), obere Palisadenschicht (o. Pal), Gefäße (lb), Schwammparenchym (schp), Oxalat-Drusen (dr), untere Palisadenschicht (u. Pal), untere Epidermis (u. Ep), Schleimzellen (schl), Kristallzellen (kr), Sklerenchym (skl), Xylem (g), Phloem (si), Kollenchym (col). (Aus Hohmann et al. Mikroskopische Drogenmonographien, Wiss. Verlagsges. Stuttgart 2001)

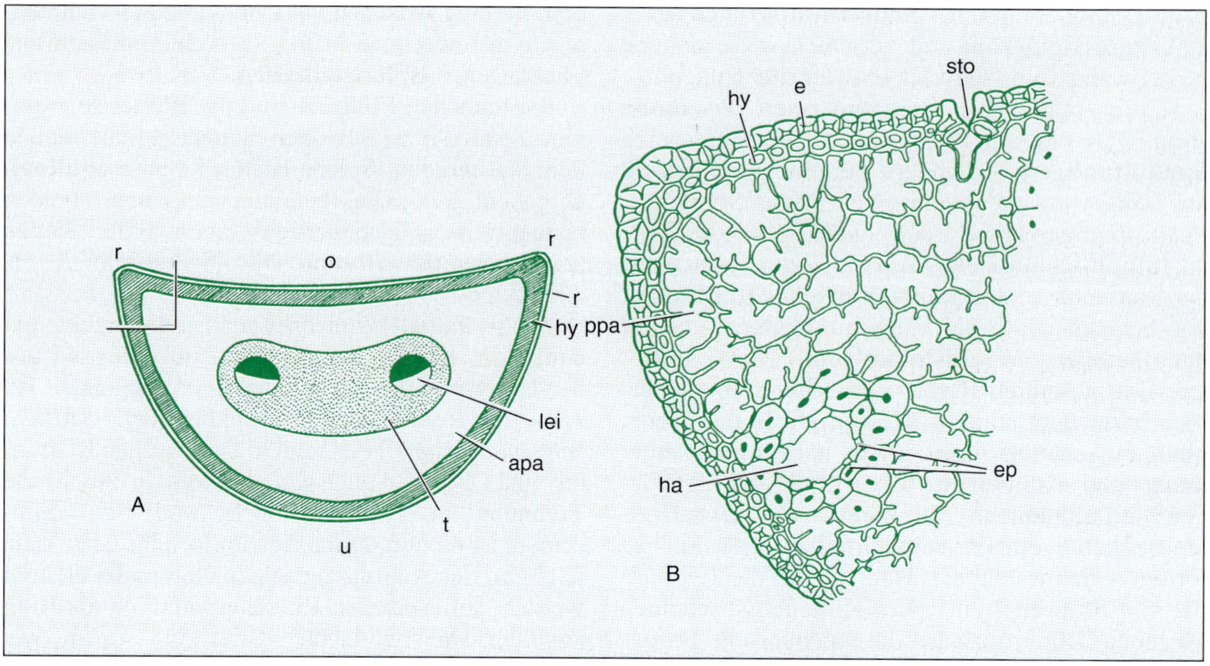

Abb. 35.10 Nadelblatt. A Querschnitt durch ein Nadelblatt von *Pinus sylvestris.* Schemazeichnung; B Detaildarstellung des in (A) markierten Blattbereichs. Blattoberseite (o), Blattunterseite (u), Epidermis (e), Hypodermis (hy), Assimilationsparenchym (ppa, apa), Stomata (sto), Harzkanal (ha) mit Epithelzellen (ep), Leitbündel (lei), Transfusionsgewebe (t). Aus Kaussmann/Schiewer, Funktionelle Morphologie und Anatomie der Pflanzen, VEB Gustav Fischer Verlag, Jena 1989)

Tab. 35.2 Wichtige Blattdrogen

Drogenbezeichnung	Stammpflanze(n)	Bestandteil der Droge
Belladonnae folium	*Atropa belladonna*	Blätter und blühende Zweigspitzen
Betulae folium	*Betula pendula, B. pubescens*	Im Frühjahr geerntete Laubblätter
Crataegi folium cum flore	*Crataegus monogyna, C. laevigata* und weitere Arten	Blühende Zweigspitzen
Digitalis lanatae folium	*Digitalis lanata*	Rosettenblätter
Digitalis purpureae folium	*Digitalis purpurea*	Rosettenblätter
Eucalypti folium	*Eucalyptus globulus*	Laubblätter
Farfarae folium	*Tussilago farfara*	Im Frühsommer geerntete Laubblätter
Hamamelidis folium	*Hamamelis virginiana*	Laubblätter
Hyoscyami folium	*Hyoscyamus niger*	Blätter und blühende Zweigspitzen
Melissae folium	*Melissa officinalis*	Laubblätter
Menthae piperitae folium	*Mentha piperita*	Kurz vor der Blüte geerntete Laubblätter
Orthosiphonis folium	*Orthosiphon aristatus*	Vor der Blüte geerntete Laubblätter und Stängelspitzen
Salviae folium	*Salvia officinalis*	Zur Zeit der Fruchtbildung geerntete Laubblätter
Salviae trilobae folium	*Saliva triloba*	Zur Zeit der Fruchtbildung geerntete Laubblätter
Sennae folium	*Cassia angustifolia, C. senna*	Vor der Fruchtbildung geerntete Fiederblätter
Stramonii folium	*Datura stramonium*	Blätter und blühende Zweigspitzen
Urticae folium	*Urtica dioica, U. urens* und deren Hybride	Laubblätter
Uvae ursi folium	*Arctostaphylos uva-ursi*	Immergrüne Laubblätter

frei. Unter der Epidermis liegt eine ein- bis mehrschichtige **Hypodermis** mit verstärkten Zellwänden. Besonders an den Blattkanten folgen auf die hypodermalen Zellschichten noch dickwandige **Sklerenchymfasern.** Nach innen folgt das Chloroplasten führende **Mesophyll** mit eigenartig geformten Zellen. In das Lumen der Zellen ragen **Zellwandleisten** hinein, die die innere Oberfläche vergrößern. **Harzkanäle,** die häufig von einer Sklerenchymscheide umgeben sind, durchziehen das Mesophyll. Eine lückenlose **Endodermis** grenzt das Mesophyll vom Zentralzylinder ab. Innerhalb der Endodermis, in ein Transfusionsgewebe eingebettet, liegen meist zwei **offen-kollaterale Leitbündelstränge.** Das **Transfusionsgewebe** vermittelt den Stofftransport zwischen Leitgewebe und Mesophyll.

35.2 Definition von Folium-Drogen

Folium-Drogen (Blattdrogen) bestehen aus den Folgeblättern der betreffenden Stammpflanze(n), sind also i.a. reine Laubblattdrogen, wobei anteilmäßig die Blattspreite überwiegt (Tab. 35.2). Sonderformen stellen die Bulbus-Drogen dar. Blattdrogen sind im mikroskopischen Bild vor allem anhand der Behaarung, dem Vorkommen von Kristallidioblasten und der Anordnung der Nebenzellen der Spaltöffnungen zu identifizieren.

36 Blüte

Die Blüte entwickelt sich aus einem Vegetationskegel des Sprosses. Nacheinander werden Kelch-, Kron-, Staub- und Fruchtblätter angelegt. Mit der Ausbildung der Fruchtblätter ist das meristematische Gewebe des Vegetationskegels „verbraucht". Die Blüte stellt einen im Wachstum begrenzten Kurzspross dar, der mit Sporophyllen besetzt ist. Alle Blattorgane der Blüte sind stark metamorphosiert und dienen direkt (Staub-, Fruchtblätter) oder indirekt (Hoch-, Kelch-, Kronblätter) der sexuellen Fortpflanzung. Ihre charakteristische Ausgestaltung findet die Blüte bei den Angiospermae.

36.1 Morphologie und Anatomie der Blüte

36.1.1 Morphologie der Blüte

In ihrer typischen Form zeigt die Blüte eine Gliederung in **Calyx** (Kelch), **Corolle** (Krone), **Stamina** (Staubblätter) und **Karpelle** (Fruchtblätter) (Abb. 36.1). Den Teil der Sprossachse, der die Blütenorgane trägt, nennt man **Receptaculum** (Blütenachse).

Die **Calyx** besteht in der Regel aus grünen, derb gebauten **Sepalen** (Kelchblättern). Sie übernehmen Schutz- und Stützfunktion für die nach innen folgenden zarten, häufig gefärbten **Petalen** (Kronblätter), die gemeinsam die **Corolle** bilden. Sie stellt in dieser auffälligen Ausprägung einen Schauapparat zur Attraktion potentieller Bestäuber dar. Kelch und Krone ergeben zusammen das **Perianth** (Blütenhülle). Ist es wie eben geschildert deutlich in Kelch und Krone gegliedert, spricht man von einem heterochlamydeischen oder **doppelten Perianth.** Allerdings können die beiden Hüllkreise auch, wie etwa bei vielen Vertretern der **Liliopsida,** gleichartig gestaltet sein. Eine solche Blütenhülle bezeichnet man als **doppeltes Perigon** (homoiochlamydeisches Perianth). Die einzelnen Glieder heißen jetzt **Tepalen.** Das Perigon kann aber auch **einfach,** also nur aus einem Hüllblattkreis aufgebaut sein. Man hat dafür den Ausdruck haplochlamydeisches Perianth geprägt. Schließlich kann die Blütenhülle bei den achlamydeischen Blüten vollständig fehlen.

Innerhalb der Blütenhülle befinden sich die **Stamina** (Staubblätter). Sie sind den **Mikrosporophyllen** der **Pteridophyta** (Farnpflanzen) homolog und bilden gemeinsam das **Androeceum.** Das Staubblatt gliedert sich in **Filament** (Staubfaden) und **Anthere** (Staubbeutel), die ihrerseits in **zwei Theken** (Antherenfächer) mit je **zwei Pollensäcken** unterteilt ist (Abb. 36.2). Neben diesen bithezischen Antheren gibt es allerdings auch monothezische, die also nur eine Theka besitzen. Die Anthere ist über ihr steriles Verbindungsstück **(Konnektiv)** mit dem Filament ent-

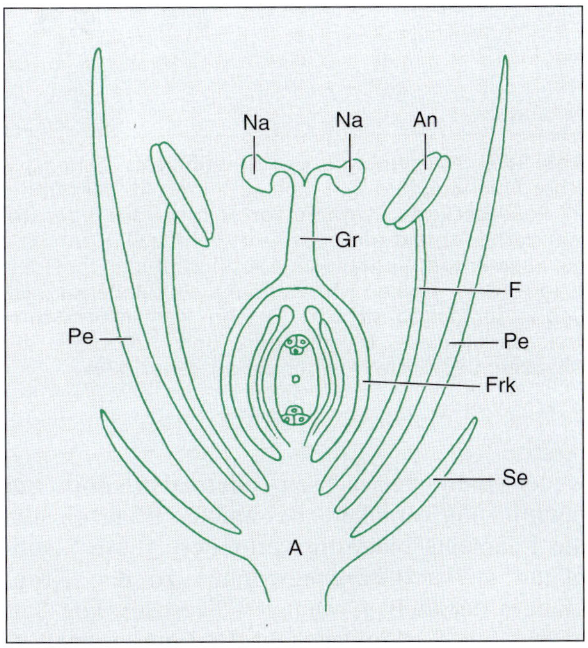

Abb. 36.1 Schematische Darstellung der zwittrigen Blüte der Angiospermae. Receptaculum (A), Perianth aus Sepalen (Se) und Petalen (Pe), Filament (F) mit Anthere (An), Ovarium (Frk) mit Stylus (Gr) und Stigma (Na). (Aus Frohne, Anatomisch-mikrochemische Drogenanalyse, Georg Thieme Verlag, Stuttgart 1985)

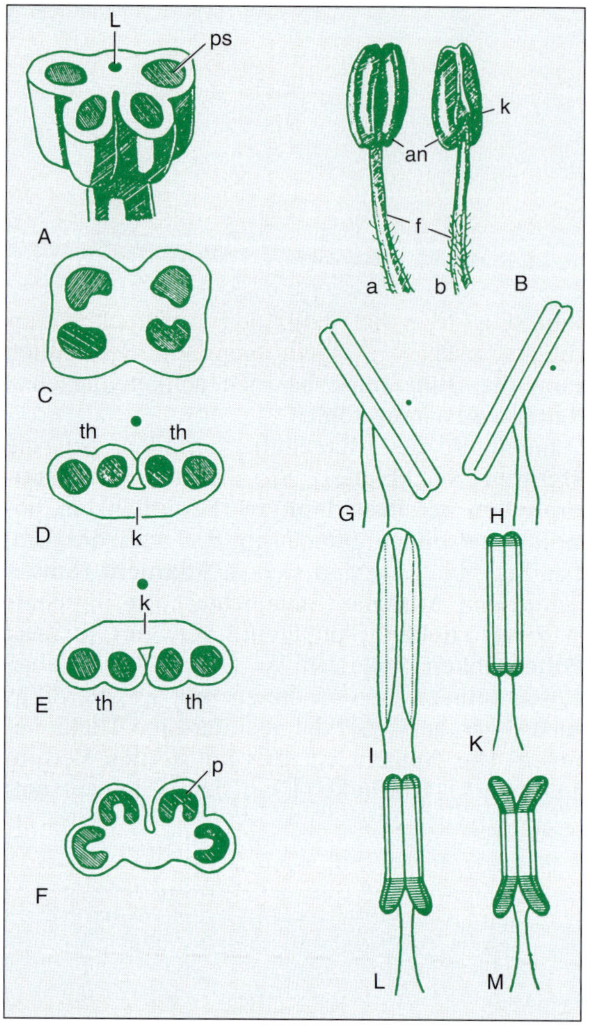

Abb. 36.2 Morphologie des Staubblattes. Schematischer Querschnitt durch eine Anthere (A), Leitbündel (l), Pollensack (ps); Anthere von *Hyoscyamus niger* (B), von vorne (a) und hinten (b), Anthere (an), Konnektiv (k), Filament (f); Verschiedene Antherentypen im Querschnitt (C–F), Theken (th), Konnektiv (k), Pollensack (p) und in der Längsansicht (G–M). (Aus Kaussmann/Schiewer, Funktionelle Morphologie und Anatomie der Pflanzen, VEB Gustav Fischer Verlag, Jena 1989)

weder breit verwachsen oder aber dort nur punktförmig verankert. Bei einigen Pflanzen sind die Filamente blattartig verbreitert; diese Staubblätter stellen Übergangsformen zu den Kronblättern dar (z.B. *Nymphea* – Seerose). Die Stamina können sekundär durch **Dédoublement** (sekundäre Polyandrie) vermehrt sein, durch vielfache Spaltung entstehen **Staubblattbündel,** wie sie z.B. für die Familie der Hypericaceae (Johanniskräuter) charakteristisch sind. Gelegentlich übernehmen modifizierte Staubblätter andere Funktionen als die eines Pollenträgers. Bei gefüllten Blüten sind die zusätzlichen Kronblätter letztlich umgewandelte Staubblätter, sind alle Staubblätter von dieser Metamorphose betroffen, wird die Blüte männlich-steril (Abb. 36.3). Weiterhin können die Staubblätter zu **floralen Nektarien** (Nektardrüsen) umfunktioniert oder zu sterilen **Staminodien** reduziert sein. In den Blüten des Salbeis sind zwei Antheren zu einem komplizierten Bestäubungsapparat umgebildet. Das Konnektiv ist nach oben lang ausgezogen und trägt dort eine fertile Theke. Der andere Teil des Konnektivs ist sehr kurz und die Theke ist zu einem sterilen flächigen Bereich umgewandelt worden. An diesen Bereichen sind die beiden Antheren miteinander verwachsen und bilden so eine Trittplatte, die den Eingang zum Nektar führenden Blütenschlund versperrt. Beim Blütenbesuch drückt sich das Nektar saugende Insekt geeigneter Größe durch Hebelbewegung die fertilen Antheren auf den Rücken (Schlagbaummechanismus).

Im Zentrum der Blüte befindet sich das **Pistillum** (Stempel), das sich aus **Stigma** (Narbe), **Sty-**

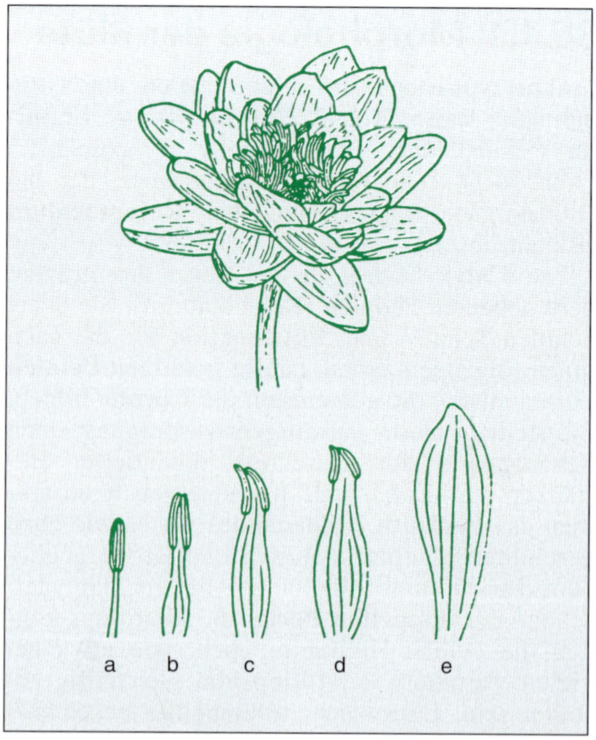

Abb. 36.3 Übergangsformen zwischen Staubblatt (a) und Kronblatt (e) bei gefüllten Blüten der Seerose. (Aus Vogellehner, Baupläne der Pflanzen, Verlag Herder, Freiburg 1981).

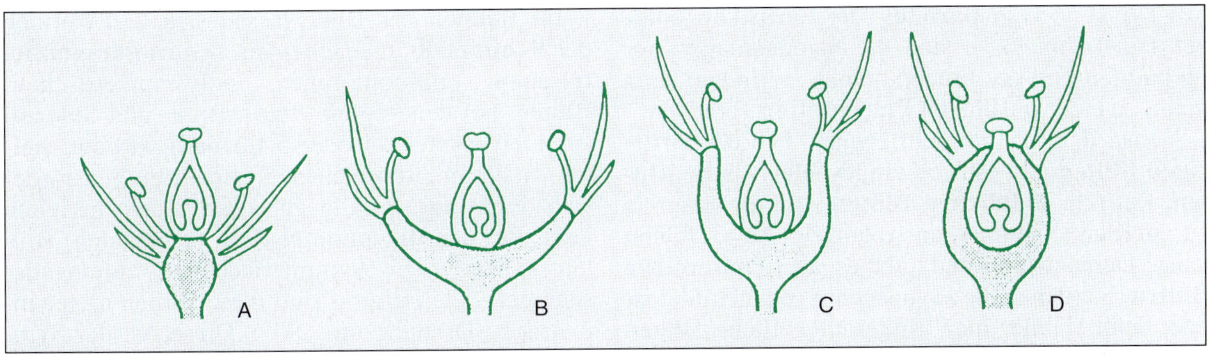

Abb. 36.4 Schematische Darstellung der möglichen Lagen des Fruchtknotens. Oberständig = hypogyner Blütenbau (A), mittelständig = perigyner Blütenbau (B und C), unterständig = epigyner Blütenbau (D). (Aus Frohne, Anatomisch-mikrochemische Drogenanalyse, Georg Thieme Verlag, Stuttgart 1985)

lus (Griffel) und **Ovarium** (Fruchtknoten) zusammensetzt. Der Stempel wird von einem **Karpell** (Fruchtblatt) oder mehreren Karpellen gebildet, die in ihrer Gesamtheit als **Gynoeceum** bezeichnet werden. Die Karpelle entsprechen den **Megasporophyllen** der **Pteridophyten.**

Das Stigma ist die Auffangzone für die **Pollenkörner** (s.u.). Innerhalb des mehr oder weniger stielartig ausgezogenen Griffels wachsen die **Pollenschläuche** mit den männlichen Keimzellen dem Fruchtknoten entgegen. Die Lage des Fruchtknotens hängt von der Ausbildung der Blütenachse (Receptaculum, Blütenboden) ab. Man unterscheidet **ober-, mittel-** und **unterständige** Fruchtknoten, je nachdem wie tief das Gynoeceum in den Blütenboden eingesenkt ist, und spricht von **hypogynem,** bzw. **perigynem** oder **epigynem** Blütenbau (Abb. 36.4). Im Bereich des Fruchtknotens bildet der Stempel einen Hohlraum, in dem sich die **Samenanlagen** befinden. Das **apokarpe** (chorikarpe) **Gynoeceum** setzt sich aus zahlreichen, freien Karpellen zusammen, während beim **coenokarpen Gynoeceum** sämtliche Karpelle miteinander vereinigt sind. Beim **(coenokarp-)synkarpen Gynoeceum** sind die Karpelle lediglich an den Randflächen miteinander verwachsen, es entsteht ein Fruchtknoten mit echten Scheidewänden. Beim **(coenokarp-)parakarpen Gynoeceum** sind die Karpelle an ihren Rändern untereinander verwachsen, so dass im Gebiet des Fruchtknotens ein gemeinsamer Hohlraum entsteht. In den Hohlräumen des Fruchtknotens werden auf Gewebewucherungen **(Placenta)** wenige bis sehr viele **Samenanlagen** gebildet. Im synkarpen Gynoeceum liegen Placenta und Samenanlagen in den einzelnen Fächern **zentralwinkelständig.** Beim parakar-

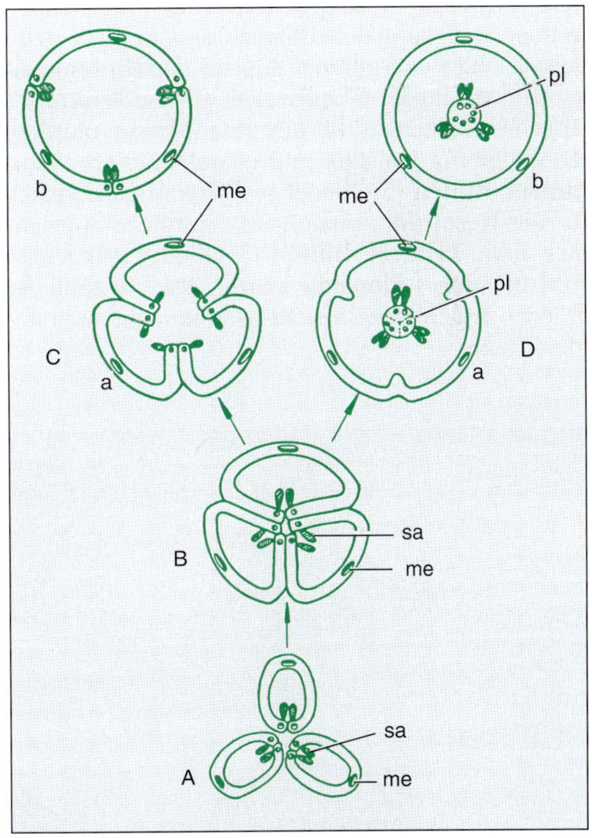

Abb. 36.5 Grundtypen des Gynoeceums. Apokarpes Gynoeceum (A), daraus abgeleitet das coenokarp-synkarpe Gynoeceum mit zentralwinkelständiger Placentation (B). Von hier führt eine Entwicklungsreihe zum coenokarp-parakarpen Gynoeceum mit parietaler Placentation (C a, b) und zum coenokarp-parakarpen Gynoeceum mit zentraler Placentation (D a, b); Samenanlage (sa), Mediannerv (me), Placentarkörper (pl). (Aus Kaussmann/Schiewer, Funktionelle Morphologie und Anatomie der Pflanzen, VEB Gustav Fischer Verlag, Jena 1989)

pen Typ können sie **parietal** oder **zentral** angeordnet sein (Abb. 36.5); sind die Samenanlagen nur im basalen Teil des Fruchtknotens zu finden, kann man von einer **basiliären Placentation** sprechen.

Neben dem oben beschriebenen Typ der **zwittrigen Blüten** gibt es auch **eingeschlechtliche Blüten.** Bei rein **weiblichen Blüten** sind die Stamina zu sterilen Staminodien reduziert bzw. fehlen ganz. Dementsprechend gibt es auch **männliche Blüten,** bei denen das Gynoeceum rückgebildet ist oder fehlt. Findet man eingeschlechtliche Blüten beider Geschlechter an einer Pflanze, so hat man eine **einhäusige (monözische) Pflanze** vor sich, treten sie an getrennten Individuen auf, so handelt es sich um **zweihäusige (diözische) Pflanzen.**

Die Blütenteile sind in sehr ursprünglichen Blüten **spiralig,** in höher entwickelten Blüten durch stetige Verkürzung der Blüten bildenden Achsenbereiche jedoch **zyklisch** angeordnet. Verbunden mit der Stauchung der Blütenachse ist eine Verringerung und Fixierung der Anzahl der **Blütenkreise.** Die Anzahl der Glieder eines Blütenblattkreises ist sehr verschieden, für einzelne Pflanzenfamilien jedoch häufig konstant und charakteristisch. **Pentamere Blüten** (5 Glieder pro Kreis) sind typisch für die **Rosopsida,** obwohl es zahlreiche Ausnahmen gibt. **Trimere Blüten** (3 Glieder pro Kreis) sind bei den **Liliopsida** häufig. Die Anzahl der Glieder in den einzelnen Kreisen können auch ungleich sein.

Im Bereich der Blüte lassen sich drei Formen der **Symmetrie** unterscheiden. Die **radiärsymmetrischen** (aktinomorphen, polysymmetrischen) Blüten, bei denen gleichzeitig Dreh- und Spiegelsymmetrie (meist 4 oder 5 Ebenen) vorliegt, stellen einen ursprünglichen Symmetrietyp dar, der sich direkt aus spiralig gebauten Blüten herleiten lässt. Bei den **disymmetrischen** (bilateralen) Blüten stehen zwei Symmetrieebenen aufeinander senkrecht, gleichzeitig sind diese Blüten drehsymmetrisch (Drehung um 180°). Diese Art der Symmetrie ist nicht sehr häufig anzutreffen, jedoch für die Familie der Brassicaceae ein familientypisches Merkmal. Sonderformen der Disymmetrie stellen die transversal-zygomorphen (*Fumaria*) und schräg zygomorphen (Solanaceae) Blüten dar. Weitaus häufiger findet man **monosymmetrische** (dorsiventrale, zygomorphe) Blüten, die sich nur noch in zwei spiegelbildliche Hälften teilen lassen (keine Drehsymmetrie vorhanden). Monosymmetrie findet man sowohl bei den **Rosopsida** (Ranunculaceae, Fabaceae, Violaceae, Lamiaceae, Scrophulariaceae) als auch bei den **Liliopsida** (Orchidaceae). Sie kann als Anpassung an die Dorsiventralität der natürlichen Bestäuber (besonders Insekten) interpretiert werden. Es gibt auch noch **asymmetrische Blüten** (z. B. Valerianaceae), bei denen einzelne Blütenkreise so modifiziert oder reduziert sind, dass keine Symmetrieebene mehr vorhanden ist.

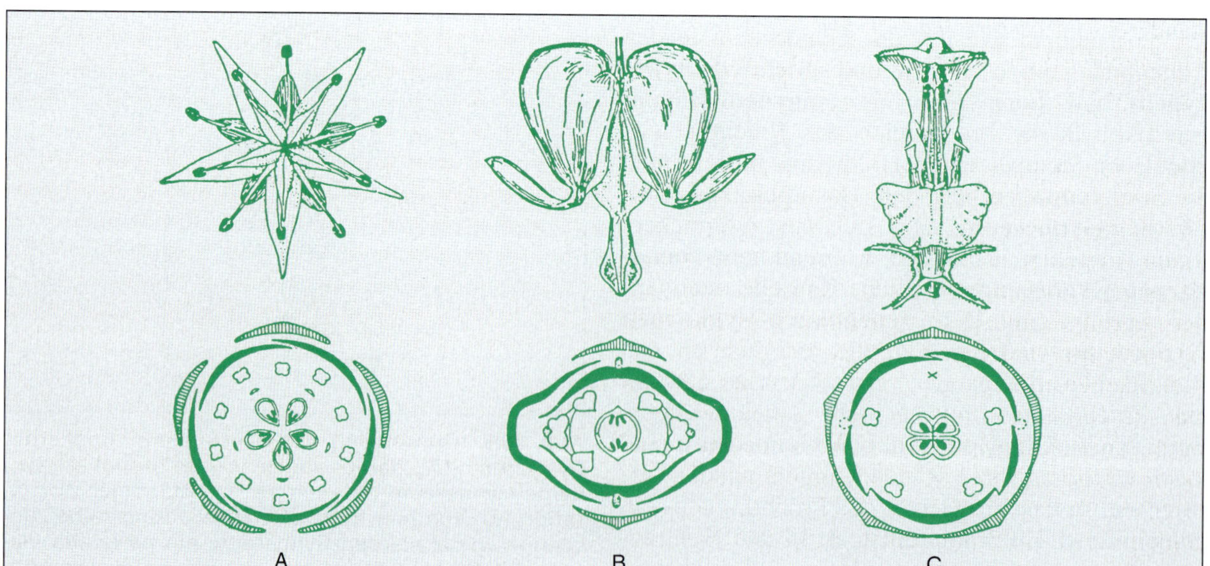

Abb. 36.6 Blütensymmetrie und Blütendiagramme. Polysymmetrische Blüte des Mauerpfeffers (*Sedum acre*) (A); disymmetrische Blüte des Tränenden Herzens (*Dicentra spectabilis*) (B); monosymmetrische Blüte der Taubnessel (*Lamium album*) (C). (Aus Deutschmann/Hohmann/Sprecher/Stahl, Pharmazeutische Biologie 3, Gustav Fischer Verlag, Stuttgart 1992)

Die Symmetrieverhältnisse aller Glieder der Blüte können in **Blütendiagrammen** symbolisch dargestellt werden (Abb. 36.6). Die Hauptachse ist stets oberhalb des Diagramms zu denken. Die Lage der Hauptachse und von Deck- bzw. Hüllblättern kann in einem ausführlicheren Diagramm mit eingezeichnet sein. Eine Ergänzung des Blütendiagramms stellt die **Blütenformel** dar. Hier können durch genormte Symbole alle wichtigen Angaben zum Aufbau der Blüte gemacht werden (s. Kap. 40). Die Symmetrie der Blüte wird durch *, + und ↓ (gelegentlich auch r, d und z) für radiär, disymmetrisch und zygomorph gekennzeichnet. Die Blütenorgane Kelch, Corolle, Perigon, Androeceum und Gynoeceum werden mit den Buchstaben **K, C, P** (dann ohne K und C), **A** und **G** abgekürzt. Hinter den Buchstaben wird die Anzahl der jeweiligen Organe angegeben. Dabei werden die einzelnen Kreise, in denen die Glieder angeordnet sind, getrennt aufgeschlüsselt. Das Fehlen einzelner Kreise wird durch 0 kenntlich gemacht, eine hohe, unbestimmte Gliederzahl durch das Zeichen ∞. Verwachsungen der Glieder werden durch runde Klammern verdeutlicht, eckige Klammern zeigen an, dass Organgruppen miteinander verwachsen sind. Die Lage des Fruchtknotens wird durch Striche unter (oberständig) bzw. über (unterständig) der Fruchtblattzahl verdeutlicht. Ein Beispiel: Die Primulaceae besitzen radiäre Blüten mit 5 verwachsenen Kelchblättern, 5 verwachsenen Kronblättern, 5 frei stehenden, aber mit den Kronblättern verwachsenen Staubblättern und einem oberständigen Fruchtknoten aus 5 miteinander verwachsenen Fruchtblättern. Die Blütenformel lautet also: *K(5) [C(5) A5] **G**($\underline{5}$).

36.1.2 Anatomie der Blüte

Die **Kelchblätter** gleichen in ihrem Aufbau den Laubblättern (Kap. 35.1.4). Die **Kronblätter** besitzen eine relativ kräftige Epidermis und im Innern ein Schwammparenchym, dessen Zellen häufig große **farbstoffhaltige Vakuolen** besitzen.

Stärker umgewandelt sind die **Staubblätter.** Das stark vakuolisierte Parenchym des Filaments wird von nur einem Leitbündel durchzogen. Die Epidermis ist cutinisiert, es können Trichome und Stomata vorhanden sein. Die Grundgewebe von Anthere und Konnektiv sind ebenfalls parenchymatisch; in der Umgebung der sporogenen Zellen ist es aber stark spezialisiert. Interessant ist der Aufbau der **Antherenwand.** Unter der **Epidermis** erkennt man das **Endothecium** („Faserschicht") mit seinen typischen leistenförmigen Wandverdickungen, von denen die Außenwände ausgenommen sind. Diese Leisten stehen unter einer Spannung, die sich beim Austrocknen der Pollensackwandung dadurch löst, dass sich die fingerförmigen Leistenbereiche „zusammenkrallen", die Zelle schrumpft (Abb. 36.7). Dies wiederum führt dazu, dass die Pollensackwand nach außen gekrümmt wird und der Pollensack an einer vorbestimmten Stelle aufreißt. Auf das Endothecium folgt nach innen eine **Zwischenschicht** aus ein oder zwei Zelllagen und schließlich die **Tapetumschicht** mit ihren plasmareichen Zellen, in denen die großen Zellkerne deutlich zu erkennen sind. Das Tapetum dient der Ernährung der aus dem sporogenen Gewebe (Archespor) entstandenen **diploiden Pollenmutterzellen,** aus denen durch Reduktionsteilung die Pollenkörner entstehen. **Pollenkörner** sind also in den Pollensäcken **durch Meiose entstandene Mikrosporen.** Manchmal bleiben die Pollen nach der Meiose in Vierergruppen vereinigt **(Tetraden)** oder verkleben zu einer Pollenmasse **(Pol-**

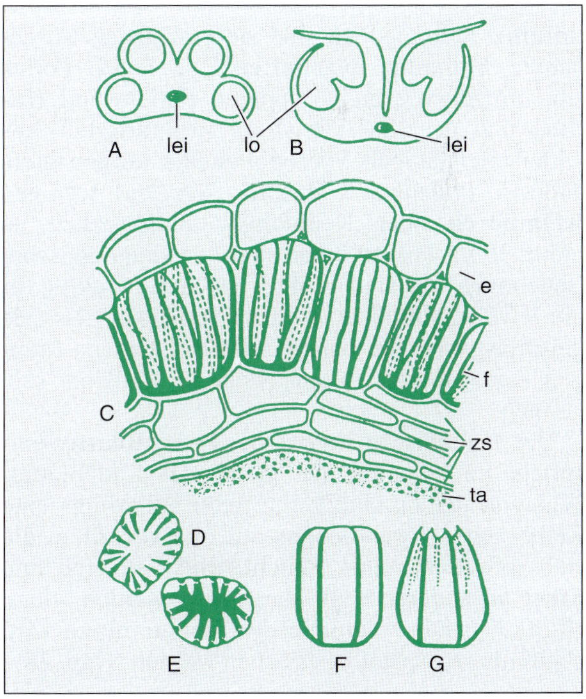

Abb. 36.7 Anatomie des Staubblattes. Querschnitte durch Antheren mit geschlossenem (A) und bereits geöffnetem Pollensack (B); Querschnitte durch die Pollensackwand (C) und einzelne Zellen des Endotheciums von oben bzw. außen (D) und unten bzw. innen (E) gesehen; Endotheciumzellen vor (F) und während (G) des Schrumpfens. Pollensäcke (lo), Leitbündel (lei), Epidermis (e), Faserschicht (f), Zwischenschicht (zs), Tapetum (ta). (Aus Kaussmann/Schiewer, Funktionelle Morphologie und Anatomie der Pflanzen, VEB Gustav Fischer Verlag, Jena 1989)

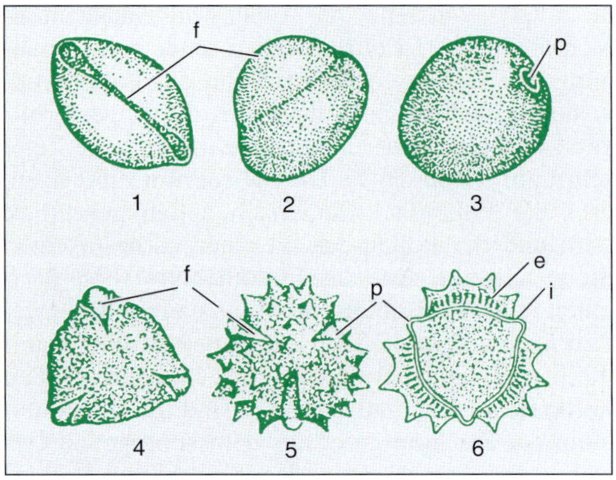

Abb. 36.8 Pollenkörner von Vertretern der Liliopsida (oben) und Rosopsida (unten). Dattelpalme – *Phoenix* (1, 2), Schwingel – *Festuca* (3). Eiche – *Quercus* (4), Rainfarn – *Tanacetum* (5, 6); Falte (f), Pore (p), Exine (e), Intine (i). Präparat 1 trocken, Präparate 2–6 nach Wasseraufnahme; Präparate 1–5: Aufsicht, Präparat 6: Schnitt. (Aus Deutschmann/Hohmann/Sprecher/Stahl, Gustav Fischer Verlag, Stuttgart 1992)

linium), meist jedoch sind sie einzeln als so genannte **Monaden** anzutreffen. Die reifen Pollen sind umgeben von der inneren Pollenwand **(Intine)** und der charakteristisch strukturierten, aus widerstandsfähigen Sporopolleninen aufgebauten, äußeren Pollenwand **(Exine),** die von wenigen **Keimporen** oder Keimfalten durchbrochen ist (Abb. 36.8). Pollenkörner sind von diagnostischer Bedeutung. Sie sind in ihrer äußeren Struktur für die jeweilige Pflanze so charakteristisch, dass sie beispielsweise für paläobotanische Untersuchungen und Honiganalysen wichtige Indizien sein können.

Der anatomische Aufbau des **Fruchtblattes** entspricht im Wesentlichen jenem des Laubblattes. Während der Fruchtbildung treten allerdings eine Reihe von Umwandlungen auf, die vor allem die sich differenzierende **Fruchtwand** betreffen und daher an anderer Stelle dargestellt werden sollen (Kap. 37). Die Anatomie der **Samenanlage** wird ebenfalls erst später besprochen werden (Kap. 38).

36.2 Blütenstände

Einige Pflanzen, wie etwa Gartentulpen, tragen nur eine **terminale Blüte.** In anderen Fällen können mehrere Blüten über das ganze Sprosssystem verteilt gebildet werden. Wenn sie in bestimmten Bereichen gehäuft anzutreffen sind, spricht man von **Inflorescenzen** (Blütenständen). Blütenstände sind als modifizierte Sprossbereiche aufzufassen, wobei sich in den Achseln der Hochblätter Blüten entwickeln. Diese Hochblätter können ganz fehlen bzw. schuppenartig (bracteat) oder laubblattartig (frondos) ausgebildet sein und so zusammen mit den Blüten und den Achsenanteilen **bracteate** bzw. **frondose Inflorescenzen** bilden. Man unterscheidet weiter zwischen geschlossenen und offenen Inflorescenzen, je nachdem, ob die Hauptachse mit einer terminalen Blüte abschließt oder nicht. Zur weiteren Charakterisierung wird die Form der Verzweigung der Achse herangezogen. Allgemein wird zwischen einem **monopodialen (racemösen)** und dem **sympodialen (cymösen)** Typ unterschieden, obwohl es genau genommen cymöse Verzweigungen nur im Bereich der Partialinflorescenzen gibt. Bei der **Traube** sind die Einzelblüten gestielt. Ungestielte Einzelblüten haben **Ähren** (mit normaler Sprossachse), **Kolben** (mit verdickter Sprossachse) und **Kätzchen** (mit schlaffer Sprossachse). Ist die Hauptachse so stark gestaucht, dass alle Blüten von einem Punkt ausgehen, erhält man eine **Dolde.** Ist die Hauptachse kugel- bzw. scheibenförmig verdickt und sitzen die Blüten ungestielt auf diesen Achsenbildungen, spricht man von **Köpfchen** bzw. **Körbchen** (Abb. 36.9). Die letztgenannten Inflorescenzen können als **Pseudanthien** ausgebildet sein, d.h., sie vermitteln den Eindruck einer einzigen Blüte (*Trifolium* – Klee, *Astrantia* – Sterndolde, *Euphorbia* – Wolfsmilch), der durch die Entwicklung auffälliger Randblüten (Asteraceae, Dipsacaceae) noch verstärkt sein kann (Abb. 36.10).

Sind **Partialinflorescenzen** ausgebildet, entstehen doppelte oder **zusammengesetzte Blütenstände.** Bei monopodialer Ausprägung der Partialinflorescenzen entstehen **Doppeltrauben, Rispen, Doppelähren, Doppeldolden** oder **Doppelköpfchen.** Sind die Partialinflorescenzen sympodial verzweigt, bezeichnet man sie als **Thyrsen.** So entstehen die so genannten cymösen Blütenstände, die als **Monochasien, Dichasien** oder **Pleiochasien** entwickelt sein können (Kap. 34.1).

36.3 Definition von Flos- und Stigma-Drogen

Flos-Drogen (Blütendrogen) bestehen je nach Definition der entsprechenden Monographien der Arzneibücher aus Einzelblüten, Blütenständen oder aus Teilen davon, die i.A. nach dem Aufblü-

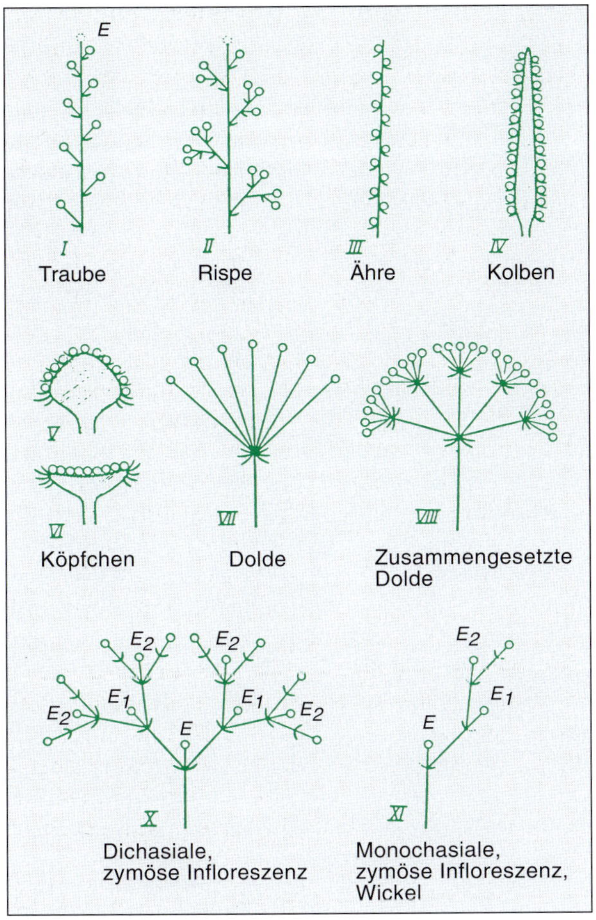

Abb. 36.9 Blütenstandsformen (Aus Holm/Herbst, Botanik und Drogenkunde, Deutscher Apotheker Verlag, Stuttgart 1997)

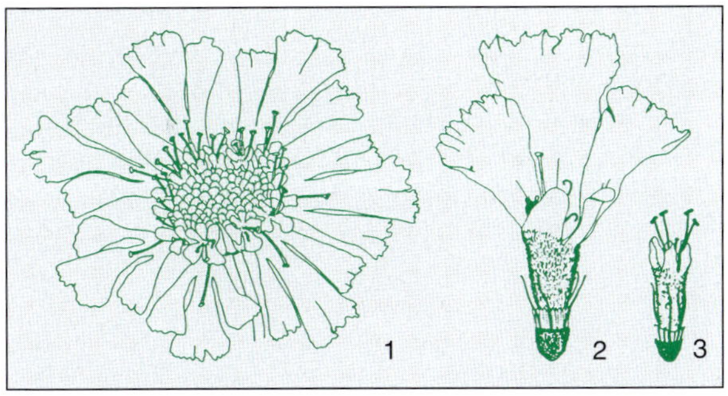

Abb. 36.10 Pseudanthium einer Skabiose (1) mit großen Rand- (2) und kleinen Zentralblüten (3) (Aus Vogellehner, Baupläne der Pflanzen, Verlag Herder, Freiburg 1981)

hen gesammelt werden (Tab. 36.1). Manchmal findet man den Zusatz „cum calycibus“ bzw. „sine calycibus“, was bedeutet, dass die Droge mit oder ohne Kelch gehandelt wird. Dies kann die pharmazeutische Qualität einer Droge deutlich beeinflussen: die expektorierend wirkenden Saponine der Primelblüten (Primulae flos) sind z. B. ausschließlich in den Kelchblättern zu finden, „Primulae flos sine calycibus“ sind unwirksam.

Stigma-Drogen. Einige Drogen enthalten nur Teile der Gesamtblüte, z. B. Croci stigma (Narbenschenkel von *Crocus sativus* – Safran) oder Maydis stigma (Griffel der Blüten von *Zea mays* – Mais).

Tab. 36.1 Wichtige Blütendrogen

Drogenbezeichnung	Stammpflanze(n)	Bestandteile der Droge
Arnicae flos	*Arnica montana, A. chamissonis* ssp. *foliosa*	Pseudanthien
Caryophylli flos	*Syzygium aromaticum*	Blütenknospen
Chamomillae flos	*Matricaria recutita*	Pseudanthien
Chamomillae romanae flos	*Chamaemelum nobile*	Pseudanthien
Hibisci flos	*Hibiscus sabdariffa*	Kelchblätter
Lupuli strobuli	*Humulus lupulus*	Weibliche Blütenstände
Sambuci flos	*Sambucus nigra*	Von den Blütenständen abgetrennte Blüten
Tiliae flos	*Tilia cordata, T. platyphyllos*	Blütenstände mit Hochblatt

37 Frucht

Als Frucht bezeichnet man die **Blüte zum Zeitpunkt der Samenreife.** Diese entwicklungsphysiologische Umschreibung trifft nicht auf die samenlosen Früchte zu (z. B. Banane, Ananas, manche Mandarinen- und Weintraubenrassen), bei denen die Fruchtbildung ohne vorausgehende Bestäubung und Befruchtung eingeleitet wird **(Parthenokarpie).** Während der Fruchtentwicklung werden meist Perianth und Stamina abgeworfen, so dass lediglich Gynoeceum und Receptaculum der ursprünglichen Blüte erhalten bleiben und starke Umwandlungen erfahren. Entsprechend kann man die Frucht morphologisch-anatomisch definieren als: Produkt des gesamten Gynoeceums einschließlich der Blütenteile, die im Fruchtzustand mit dem Gynoeceum vereinigt sind. Die Frucht dient direkt (Schließfrüchte) oder indirekt (Streufrüchte) der Ausbreitung der Pflanze.

37.1 Morphologie und Anatomie der Frucht; Fruchttypen

Entwicklung und Aufbau der Frucht

Nach der Befruchtung (Kap. 38.1.2) setzt im Bereich des Stempels ein starkes Wachstum ein, das i.a. auf den Bereich des Ovars (Fruchtknoten) begrenzt bleibt, während gleichzeitig Stylum (Griffel) und Stigma (Narbe), die jetzt funktionslos geworden sind, absterben. Das Ovar bildet um die Samen ein **Gehäuse** (Seminar), dessen Wand sich meist in drei deutlich unterscheidbare Schichten ausdifferenziert. Das **Exokarp** entsteht aus der äußeren Epidermis des Karpells, das Mesophyll bildet das **Mesokarp** und die innere Epidermis schließlich das **Endokarp.** Gemeinsam bilden diese drei Schichten das **Perikarp** (Fruchtwand). Diese Gliederung ist besonders bei den sehr ursprünglichen Fruchttypen (z. B. Balgfrüchte, s.u.) gut zu erkennen. Die Schichten der Fruchtwand können aber bei den verschiedenen Fruchttypen unterschiedlich betont und durch Gewebeneubildungen modifiziert sein. Im Exokarp sind Blattmerkmale, wie Spaltöffnungen und Trichome, zu erkennen; manchmal werden in dieser Schicht Farbstoffe akkumuliert. Im Mesokarp findet man in unregelmäßiger oder regelmäßiger Anordnung Leitbündel, gelegentlich auch Exkretgänge, die ätherisches Öl enthalten (z. B. Fenchel, Kümmel, Anis); das Parenchym kann als Speichergewebe für Kohlenhydrate oder Fette (z. B. Olive) genutzt werden. Das Endokarp ist manchmal auf eine dünne Steinzellen- oder Faserschicht reduziert, kann aber auch fleischig-saftig (Citrusfrüchte) oder mehlig-musartig (Tamarinde) entwickelt sein. Gelegentlich ist es papillös (Vanille) oder besteht hauptsächlich aus Trichomen (Kapok-„Wolle“ aus *Ceiba*-Arten, Bombaceae). Das Perikarp umgibt die **Fruchtfächer** (bzw. das Fruchtfach), die durch **echte** oder zusätzliche **falsche Scheidewände** (z. B. bei der Klausenfrucht) voneinander getrennt sein können.

Fruchttypen

Bei der **Beere** ist das gesamte Perikarp fleischig entwickelt oder zumindest nicht sklerotisiert (Johannisbeere, Kürbis, Banane, Paprika). Die **Steinfrucht** ist in eine weiche Fruchthülle (z. B. aus häutigem Exokarp und fleischigem Mesokarp) und ein hartes Endokarp gegliedert (Kirsche, Mirabelle, Zwetschge, Kokosnuss, Walnuss). Schließlich ist bei der **Nussfrucht** das gesamte Perikarp verhärtet (Hahnenfuß, Haselnuss). Nussfrüchte sind gelegentlich geflügelt (Birke, Esche) oder tragen noch Teile des Griffels, die auffällig fedrig (Küchenschelle) oder hakenförmig (Nelkenwurz) gestaltet sein können (Abb. 37.1). Sonderformen stellen Nussfrüchte dar, bei denen Fruchtwand und Samenschale (Testa) verwachsen sind. Sie heißen **Achänen,** wenn sie aus einem unterständigen Fruchtknoten entstanden sind (Asteraceae; Doppelachänen der Apiaceae) bzw. **Karyopsen** bei Entwicklung aus einem oberständigen Fruchtknoten (Poaceae). Die genannten Fruchtformen haben eines gemeinsam: sie halten den oder die Samen fest umschlossen, lassen ihn zu keiner Zeit frei

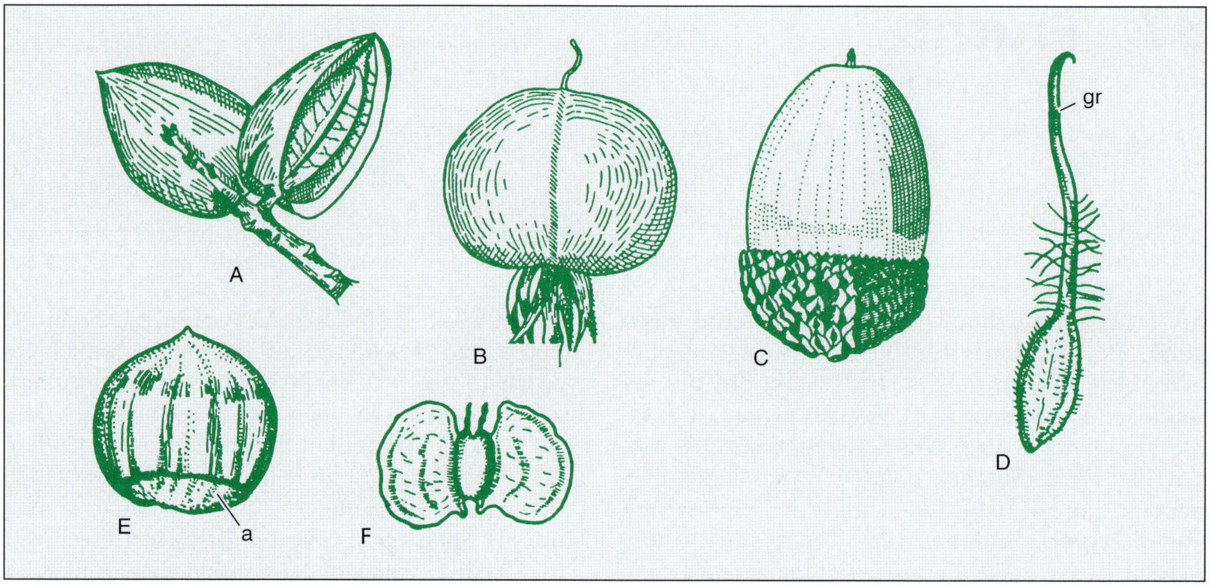

Abb. 37.1 Schließfrüchte. Steinfrucht von *Prunus amygdalus* (A), Beere von *Solanum lycopersicum* (B), Nussfrüchte von *Quercus robur* mit Cupula (C), *Geum rivale* mit hakigem Griffelast (D), *Corylus avellana* (E), *Betula pendula* mit Flügelbildung (F) (Aus Kaussmann/Schiewer, Funktionelle Morphologie und Anatomie der Pflanzen, VEB Gustav Fischer Verlag, Jena 1989)

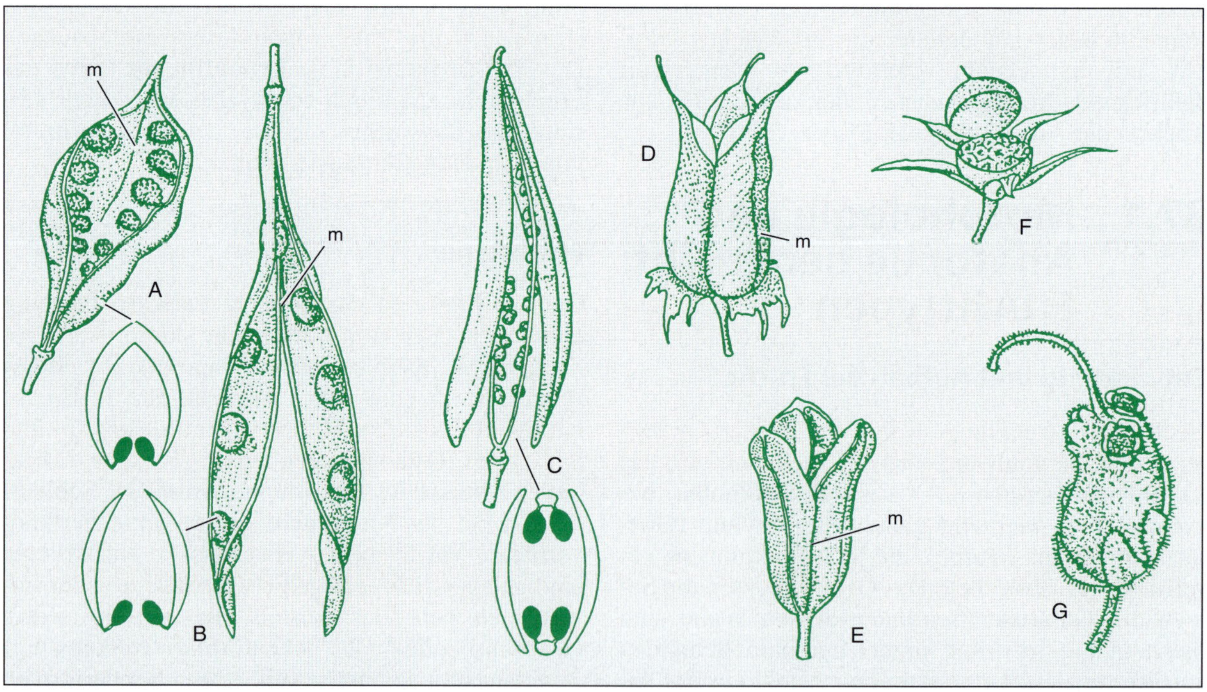

Abb. 37.2 Streu- oder Öffnungsfrüchte. Chorikarpe Einblattfrüchte: Balg von *Consolida regalis* (A) und Hülse von *Laburnum anagyroides* (B); Coenokarpe trockene Kapselfrüchte: Schote von *Chelidonium majus* (C), septicide Kapsel von *Hypericum perforatum* (D), dorsicide Kapsel von *Iris germanica* (E), Deckelkapsel von *Anagallis arvensis* (F), Porenkapsel von *Antirrhinum majus* (G); dorsale Mittellinie der Kapsel (m). (Aus Strasburger, Lehrbuch der Botanik, Gustav Fischer Verlag, Stuttgart 1991)

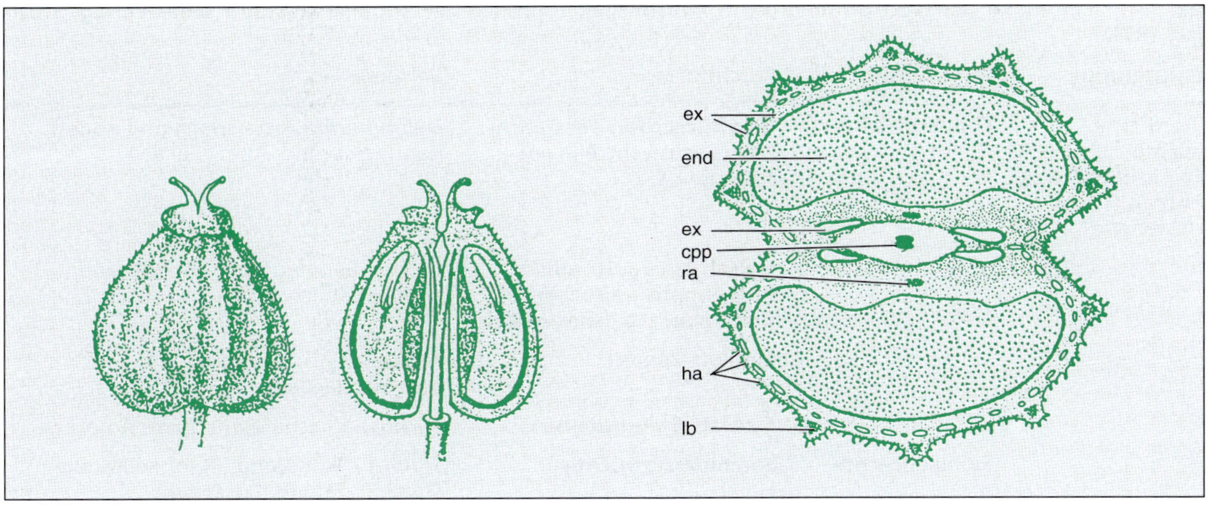

Abb. 37.3 Zerfallfrucht von *Pimpinella anisum.* Frucht und Fruchtlängsschnitt sowie Fruchtquerschnitt; Exkretgänge (ex), Endosperm des Samens (end), Karpophor = stielartiger Fruchtträger, der nach dem Abfallen der Teilfrüchte erhalten bleibt (ccp), Raphe des Samens (ra), Epidermishaare (ha), Leitbündel (lb). (Aus Karsten/Weber/Stahl, Lehrbuch der Pharmakognosie, Gustav Fischer Verlag, Stuttgart 1962)

und stellen als samenhaltige **Schließfrucht** eine **Verbreitungseinheit** dar. Bei anderen Fruchtformen können die Fruchtwände nach der Samenreife an vordefinierten Stellen platzen und so die reifen Samen freigeben **(Streu- oder Öffnungsfrüchte),** die dann als Verbreitungseinheit dienen. Zu diesem Typ gehören **Balg, Hülse, Schote** und **Kapsel** (Abb. 37.2). Fruchtformen stellen häufig ein taxonspezifisches Merkmal dar. So findet man Balgfrüchte bei einigen Sippen der Ranunculaceae, Apocynaceae und Asclepiadaceae. Hülsen sind charakteristisch für die Fabaceae und Caesalpiniaceae, Schoten für die Brassicaceae. Kapseln schließlich findet man bei den Scrophulariaceae, Papaveraceae und manchen Solanaceae (z.B. *Hyoscyamus*). Früchte, die im Reifezustand zerfallen, heißen **Zerfallfrüchte.** Bei ihnen umschließen die Fruchtfragmente in der Regel jeweils einen Samen und bilden gemeinsam mit ihm eine Verbreitungseinheit (Abb. 37.3, Beispiele s. Tab. 37.1).

Früchte, die ausschließlich aus dem Gynoeceum hervorgehen, nennt man **echte Früchte.** Insbesondere bei perigynem und epigynem Blütenbau sind aber auch Blütenboden (Erdbeere), Kelch- (Maulbeere) oder Deckblätter (Ananas) an der Fruchtbildung beteiligt. So entstehen als „unechte" Früchte **Sammelfrüchte, Scheinfrüchte** und **Fruchtstände.** Die Erdbeere ist eine **Sammelfrucht,** bei der man die saftige, fleischig gewordene Blütenachse genießt, während die vielen kleinen Nussfrüchte an der Oberfläche eher als lästiges Beiwerk empfunden werden (Abb. 37.4). Die rote „Frucht" der Rose bezeichnet man als Hagebutte (Droge: Rosae pseudofructus). Sie entspricht allerdings dem Achsengewebe (Blütenbecher), während die eigentlichen Nussfrüchte – häufig fälschlicherweise als

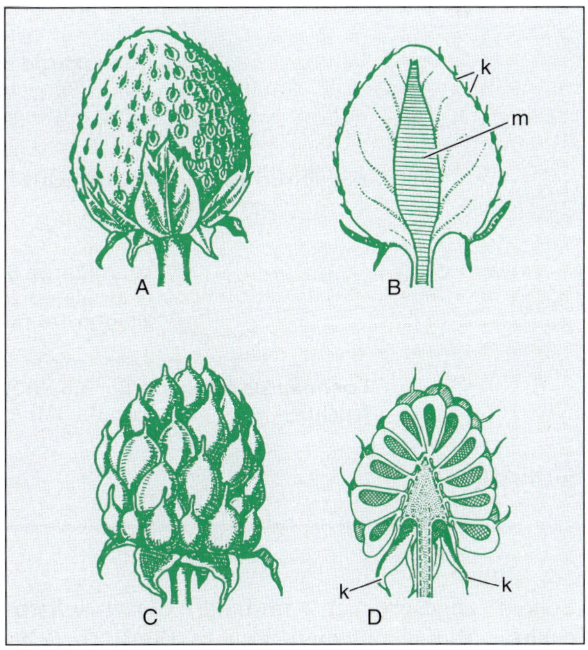

Abb. 37.4 Sammelfrucht. Gesamtansicht und medianer Längsschnitt. Sammelnussfrucht von *Fragaria* (A, B), Nüsse (k), Mark (m); Sammelsteinfrucht von *Rubus* (C, D), Kelch (k). (Aus Kaussmann/Schiewer, Funktionelle Morphologie und Anatomie der Pflanzen, VEB Gustav Fischer Verlag, Jena 1989)

Tab. 37.1 Einteilung der Fruchtformen (nach Strasburger, Lehrbuch der Botanik, Gustav Fischer Verlag, Stuttgart 1991)

Hauptgruppe	Untergruppe	Fruchtform	Beispiele
Chorikarpe Früchte (Fruchtblätter auch als Frucht freistehend)	**Einblattfrüchte**	**Balgfrüchte** (an der Bauchnaht – also ventral – aufspringend)	*Delphinium* – Rittersporn und andere Ranunculaceae; Apocynaceae
		Hülsen (an Bauch- und Rückennaht – also ventral und dorsal – aufspringend)	*Cassia* – Sennes; *Vicia* – Bohne und andere Fabaceae
		Einblatt-Beeren	*Actaea* – Christophskraut (Ranunculaceae)
		Einblatt-Steinfrüchte	*Prunus* – Kirsche und andere Rosaceae
	Sammelfrüchte	**Sammelbalgfrüchte**	*Trollius* – Trollblume (Ranunculaceae); *Spiraea* – Spiere (Rosaceae)
		Sammelnussfrüchte	*Fragaria* – Erdbeere, *Rosa* – Rose (Rosaceae)
		Sammelsteinfrüchte	*Rubus* – Himbeere, Brombeere (Rosaceae)
		Apfelfrüchte	*Malus* – Apfel (Rosaceae)
Coenokarpe Früchte (Fruchtblätter verwachsen)	**Streufrüchte**	**Trockene Kapselfrüchte** (inkl. Schoten der Brassicaceae)	*Papaver* – Mohn (Papaveraceae); *Gossypium* – Baumwolle (Malvaceae)
		Saftige Kapselfrüchte	*Euonymus* – Pfaffenhütchen (Celastraceae)
	Saftfrüchte	**Coenokarpe Steinfrüchte**	*Cocos* – Cocosnuss (Arecaceae); *Juglans* – Walnuss (Juglandaceae)
		Coenokarpe Beerenfrüchte (inkl. „Panzerbeeren" der Cucurbitaceae)	*Atropa* – Tollkirsche (Solanaceae); *Convallaria* Maiglöckchen (Convallariaceae); *Ribes* – Johannisbeere (Saxifragaceae)
	Zerfallfrüchte	**Spaltfrüchte**	*Acer* – Ahorn (Aceraceae); *Carum* – Kümmel und anderen Apiaceae; *Althaea* – Eibisch und andere Malvaceae
		coenokarpe Bruchfrüchte (z. B. Gliederschoten und Klausenfrüchte)	*Raphanus* – Rettich (Brassicaceae); *Myosotis* – Vergissmeinnicht (Boraginaceae); *Lamium* – Taubnessel und andere Lamiaceae
	Coenokarpe Nussfrüchte	z. B. Flügelnüsse, Nüsse mit Cupula, Karyopsen, Achänen	*Betula* – Birke (Betulaceae); *Quercus* – Eiche (Fagaceae); *Zea* – Mais (Poaceae); *Silybum* – Mariendistel (Asteraceae)
Fruchtstände			*Ananas* – Ananas (Bromeliaceae); *Arctium* – Klette (Asteraceae)

„Samen" angesprochen – im Innern dieser **Scheinfrucht** verborgen bleiben. **Fruchtstände** (Fruchtverbände) entstehen, wenn mehrere Blüten während der Fruchtbildung miteinander verwachsen (z. B. *Ananas comosus* – Ananas, Abb. 37.5).

Bei einer Einteilung der Früchte in Gruppen sind morphologisch-anatomische und ökologisch-funktionelle Gesichtspunkte zu berücksichtigen, so dass die Erstellung eines Fruchtsystems schwierig ist und bisher tatsächlich keine verbindliche Klassifizierung existiert. Stellt man die anatomische Ausgestaltung der Fruchtwand in den Vordergrund, können die Früchte in solche mit trockenem Perikarp (Balg, Hülse, Kapsel, Nussfrüchte) und

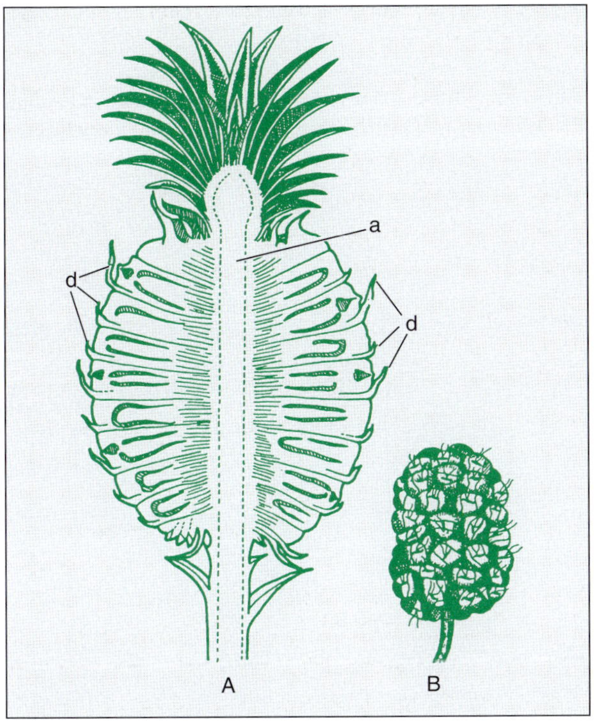

Abb. 37.5 Fruchtverbände. *Ananas comosus* (A), *Morus nigra* (B); Blütenstandsachse (a), Deckblätter (d). (Aus Kaussmann/Schiewer, Funktionelle Morphologie und Anatomie der Pflanzen, VEB Gustav Fischer Verlag, Jena 1989)

jene mit mindestens teilweise fleischig-saftigem Perikarp (Steinfrüchte, Beeren) eingeteilt werden. Allerdings können einige dieser Früchte (Kapseln, Beeren, Nussfrüchte, Steinfrüchte) chorikarp oder coenokarp sein, also aus einem oder mehreren verwachsenen Fruchtblättern entstehen, oder Teil einer Schein- oder Sammelfrucht oder gar eines Fruchtstandes sein.

Die hier gewählte Einteilung berücksichtigt neben den anatomischen Merkmalen besonders die phylogenetische Entwicklung, ausgehend von chorikarpen Formen über coenokarpe Früchte hin zu den Fruchtständen (Tab. 37.1).

37.2 Definition von Fructus-Drogen

Fructus-Drogen (Fruchtdrogen) bestehen i.a. aus den Früchten und Samen der Drogen liefernden Pflanzenart (Tab. 37.2). In wenigen Fällen sind die Samen nicht enthalten, was durch den Zusatz „sine semine" deutlich gemacht wird (z.B. Phaseoli fructus sine semine – Bohnenhülsen). Während bei den Bohnenhülsen die ältere Drogenbezeichnung „Phaseoli pericarpium" botanisch richtig ist, besteht die Droge Aurantii pericarpium (Pomeranzenschale) nur aus der äußeren Schicht der Fruchtwand (Flavedoschicht), müsste also korrekter als „Aurantii exocarpium" bezeichnet werden. Die Pinopsida bilden keine Früchte. Bei Juniperi „fructus" (Wacholderbeeren) werden drei harte Samen von umgewandelten Blättern so umhüllt, dass der Eindruck einer Beere entsteht **(Beerenzapfen).**

Tab. 37.2 Wichtige Fruchtdrogen

Drogenbezeichnung	Stammpflanze(n)	Bestandteile der Droge
Ammeos visnagae fructus	*Ammi visnaga*	Teilfrüchte der Doppelachäne
Anisi fructus	*Pimpinella anisum*	Teilfrüchte der Doppelachäne
Anisi stellati fructus	*Illicium verum*	Sammelbalgfrüchte
Aurantii pericarpium	*Citrus aurantium* ssp. *aurantium*	Äußere Schicht der Fruchtwand
Capsici fructus acer	*Capsicum frutescens*	Vom Kelch befreite Beeren
Cardui mariae fructus	*Silybum marianum*	Achänen ohne Pappus
Carvi fructus	*Carum carvi*	Teilfrüchte der Doppelachäne
Coriandri fructus	*Coriandrum sativum* var. *macrocarpum* oder var. *microcarpum*	Doppelachänen (nicht zerfallend)
Foeniculi amari fructus	*Foeniculum vulgare* ssp. *vulgare* var. *vulgare*	Teilfrüchte der Doppelachäne
Foeniculi dulcis fructus	*Foeniculum vulgare* ssp. *vulgare* var. *dulce*	Teilfrüchte der Doppelachäne
Juniperi fructus	*Juniperus communis*	Beerenzapfen
Rhamni cathartici fructus	*Rhamnus catharticus*	Beeren
Rosae pseudofructus	*Rosa* sp.	Der krugförmige Blütenboden ohne Früchte und Haare des Achsenbechers
Sennae fructus	*Cassia senna, C. angustifolia*	Hülsen

38 Samen

Der Samen stellt das generative Ruhestadium der **Spermatophyta** dar. In ihm ist bereits ein kleines Pflänzchen **(Embryo)** mit Spross- und Wurzelanlagen enthalten, das sich bei der Keimung und den folgenden Entwicklungsschritten weiter ausdifferenziert. Während die Samen bei den **Pinopsida** (Nacktsamern) frei liegen, sind sie bei den **Angiospermae** (Bedecktsamern) in Einzahl oder Vielzahl von einem Gehäuse aus Fruchtblättern (Ovar) umschlossen. Besonders viele Samen werden z. B. in den Kapseln der Orchideen gebildet. Die folgende Darstellung konzentriert sich auf die Samen- und Embryobildung bei den Angiospermae (Bedecktsamern).

38.1 Morphologie und Anatomie des Samens

38.1.1 Samenanlage vor der Befruchtung

Die **Samenanlagen** der **Angiospermae** entstehen auf den Plazenten im Innern des Fruchtknotens und sind den **Megasporangien** der heterosporen Farne und der Nacktsamer homolog. Sie setzen sich zusammen aus dem stielartigen **Funiculus,** an dessen oberem Ende **(Chalaza)** das Leitbündel endet, und einem vielzelligen Gewebe **(Nucellus),** in dem sich der **Embryosack** entwickelt. Der Nucellus entspricht dem weiblichen Gametophyten, der bei den Samenpflanzen, wie die haploide Phase überhaupt, stark reduziert ist. Der Nucellus ist von ein oder zwei **Integumenten** so umwachsen, dass nur noch eine schmale, röhrenförmige Öffnung **(Mikropyle)** frei bleibt. Je nach Orientierung der Samenanlage (Lage der Mikropyle in Bezug auf Funiculus und Chalaza) unterscheidet man **atrope, anatrope, hemitrope** und **kampylotrope** Samenanlagen (Abb. 38.1).

Im Normalfall (ca. 70% der Samenpflanzen) befindet sich am mikropylaren Ende direkt unter der Nucellusepidermis die Archesporzelle, die sich durch perikline Teilung in eine Deckzelle und die **Embryosackmutterzelle** aufgliedert. Diese teilt sich meiotisch und es entstehen vier haploide Tochterzellen **(Makro-** oder **Megasporen),** von denen drei in der Regel zugrunde gehen, die letzte sich aber zum **Embryosack** entwickelt. Sein Kern liefert nach drei freien Kernteilungen acht Tochterkerne, die sich jeweils zu viert an den Polen sammeln. Zwei der Kerne wandern dann als **Polkerne** zum Zentrum des Embryosacks und verschmelzen dort zum **diploiden Embryosackkern.** Die drei Kerne am mikropylaren Ende bilden den Eiapparat, bestehend aus **Eizelle** und **Synergiden.** Die Eizelle ist hier als Makrogamet aufzufassen. Die verbleibenden drei Kerne entwickeln sich zu den **Antipoden** (Abb. 38.2).

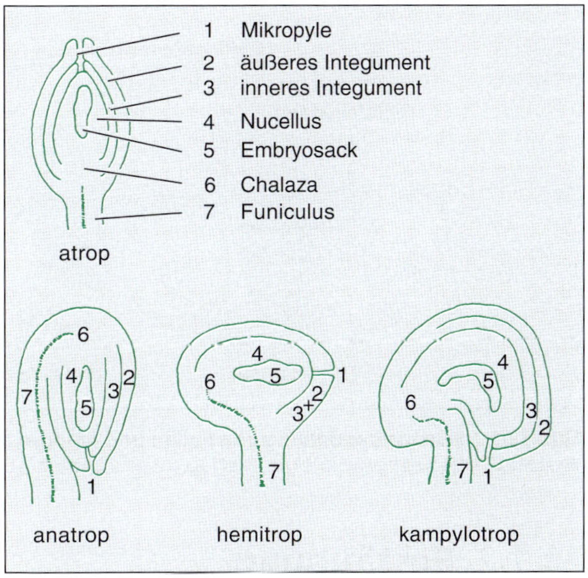

Abb. 38.1 Samenanlage der Angiospermae. Atrop (z. B. Polygonaceae), anatrop (sehr häufig, z. B. Fagaceae, Liliaceae, Rubiaceae), hemitrop (selten, z. B. *Strychnos*), campylotrop (z. B. Brassicaceae, Caryophyllaceae, Fabaceae); Haploide Teile = Gametophyt: Embryosack; alle anderen Teile der Samenanlage sind diploid, gehören also zum Sporophyten. (Aus: Leistner/Breckle, Pharmazeutische Biologie – Grundlagen und Systematik, 6. Aufl. Wiss. Verlagsges. Stuttgart 2000)

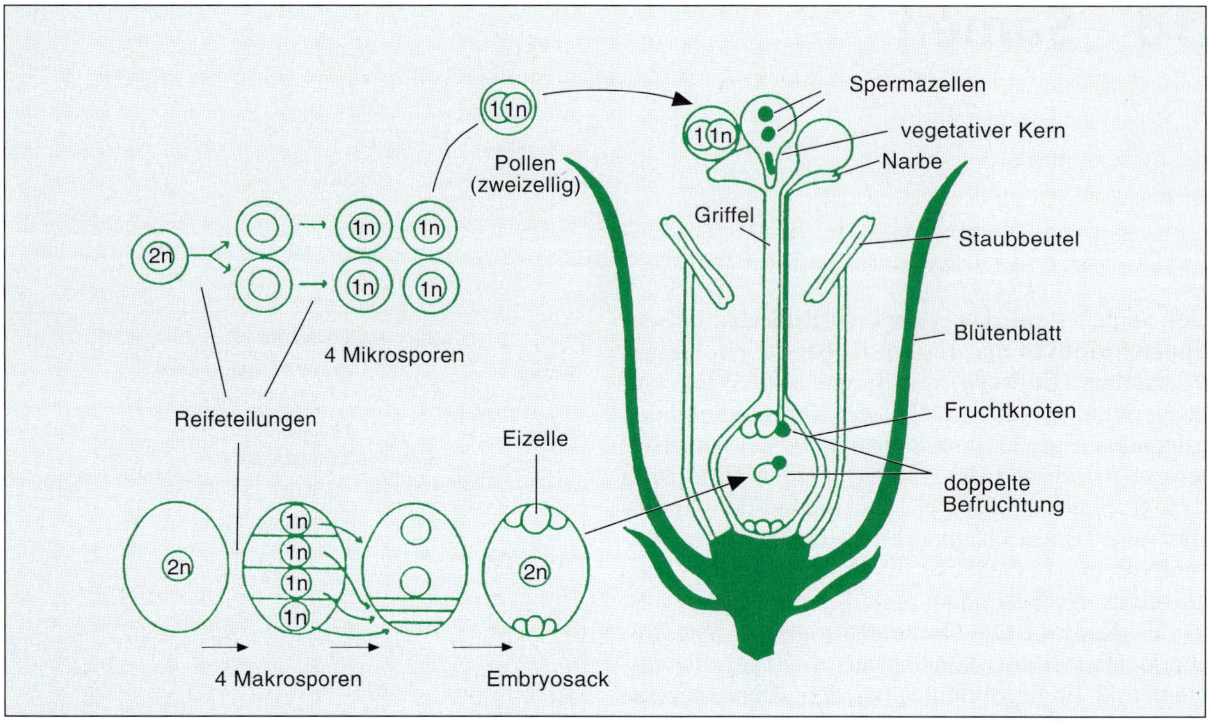

Abb. 38.2 Schema der Bildung von Pollen und Embryosack und der doppelten Befruchtung bei den Angiospermae (Aus Heß, Pflanzenphysiologie, Verlag Eugen Ulmer, Stuttgart 1991)

38.1.2 Bestäubung und Befruchtung

Aus dem sporogenen Gewebe der Anthere entstehen Pollenmutterzellen. Diese teilen sich meiotisch und liefern je vier haploide Mikrosporen. In jeder Mikrospore entsteht durch inäquale Teilung je eine generative und eine vegetative Zelle **(erste Pollenmitose).** Wenn reife Pollen auf die Narben befruchtungsfähiger Gynoeceen übertragen werden, spricht man von **Bestäubung.** Vor der eigentlichen **Befruchtung** bildet die **vegetative Zelle** des Pollens auf der Narbe den Pollenschlauch aus, der im Griffelgewebe auf die Samenanlage zuwächst. Die **generative Zelle** teilt sich währenddessen ein zweites Mal **(zweite Pollenmitose)** und es entstehen die beiden **Spermazellen.** Eine der beiden Spermazellen verbindet sich mit der Eizelle zur **Zygote,** aus der sich der **Embryo** entwickelt (s.u.). Die andere Spermazelle verschmilzt mit dem diploiden Embryosackkern zum jetzt **triploiden Endospermkern,** aus dem nach vielen Kernteilungen und der Bildung von Zellwänden ein vielzelliges Nährgewebe **(sekundäres Endosperm)** entsteht, das für die Entwicklung der Pflanze vor und manchmal auch nach der Keimung notwendig ist (Abb. 38.2).

Die gametophytische Generation entwickelt sich also vollständig auf dem Sporophyten. Der junge Sporophyt der nächsten Generation wird noch auf dem mütterlichen Sporophyten mit einer schützenden Hülle und Nahrungsreserven versehen **(Samen).** Mit der Bildung eines Samens entsteht ein neuartiges Ausbreitungskonzept, das die Samenpflanzen den anderen Kormophyten überlegen macht.

38.1.3 Samen mit Embryo

Aufbau des Samens

Der **Samen** entwickelt sich wie oben ausgeführt aus einer Samenanlage. Im reifen Zustand enthält er im Innern den jungen Sporophyten **(Embryo)** mit mehr oder minder ausgeprägten Kotyledonen (s.u.) und ein variabel ausgebildetes **Endosperm,** das auch ganz fehlen kann. Manchmal findet man zusätzlich zum Endosperm oder stattdessen ein **Perisperm,** das sich aus dem Nucellus entwickelt (z. B. *Piper nigrum* und andere Piperaceae, Caryophyllaceae). Die äußere Schicht des Samens, die **Testa** (Samenschale), geht aus **Integumenten** hervor. Sie kann bei manchen einsamigen Schließfrüchten sehr dünn sein, weil hier ein hartes Perikarp den Schutz des Embryos übernimmt (z.B. Karyopsen, Achänen). In allen anderen Fällen ist die Samenschale durch Einlagerungen von Lignin, Cutin, Suberin, Kalk oder Kieselsäure verhärtet und beeinflusst als mechanisch stabile und Wasser undurchlässige Schicht zusammen mit anderen Faktoren (Beleuchtungsverhältnisse, Phytohormone, Keimungsinhibitoren) die Dauer der **Samenruhe.** Die Mikropyle der Samenanlage bleibt meist als verschlossene Pore erkennbar. Die Abbruchstelle des Funiculus tritt als **Hilum** (Nabel) in Erscheinung (Abb. 38.3). Bei der häufig vorkommenden anatropen Samenanlage (s.o.) ist der Funiculus zum größten Teil mit den Integumenten der Samenanlage verwachsen. Bei den abgetrennten reifen Samen ist dieser Teil des Funiculus dann als **Raphe** (Samennaht) zu erkennen. Sonderbildungen der Integumente sind Haare (*Epilobium* – Weidenröschen), **Arillus** (Samenmantel, z.B. *Euonymus* – Pfaffenhütchen), **Caruncula** (Samenwarze, z.B. *Ricinus communis*, s. Abb. 38.3) und **Elaiosomen** (Ölkorper, z.B. *Chelidonium* – Schöllkraut). Eine weitere strukturelle Besonderheit stellt die **Schleimepidermis** dar (z.B. *Linum usitatissimum* und andere Linaceae) (Abb. 38.4). Samen enthalten wenig Wasser, können aber reich an Reservestoffen (Stärke, Inulin, Schleim, fettes Öl), Phytohormonen, Vitaminen und pharmazeutisch nutzbaren Sekundärstoffen sein. Als Speichergewebe für Reservestoffe kommen besonders die **Kotyledonen** des Embryos, das **Perisperm** oder das **Endosperm** in Frage.

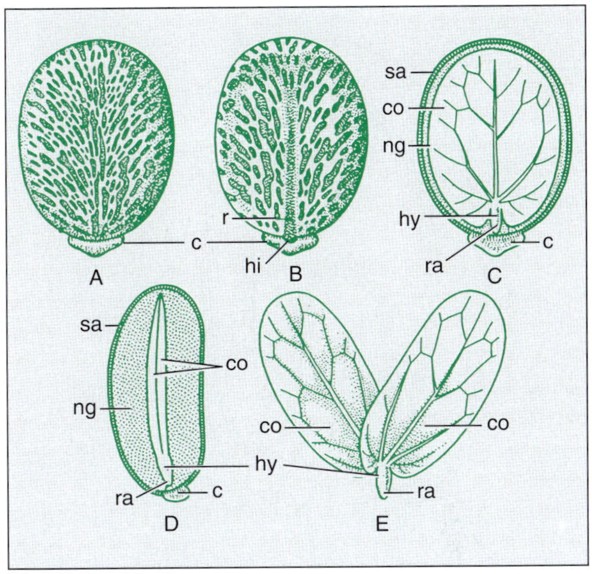

Abb. 38.3 Aufbau des Samens. *Ricinus communis.* Samen von der Rücken- und Bauchseite (A, B), im medianen (C) und transversalen (D) Längsschnitt, isolierter Embryo (E); Samenschale (sa), Caruncula (c), Hilum (hi), Nährgewebe (ng), Raphe (r), Kotyledonen (co), Hypokotyl (hy), Radicula (ra). (Aus Natho/Müller/Schmidt, Morphologie und Systematik der Pflanzen, Gustav Fischer Verlag, Stuttgart 1990)

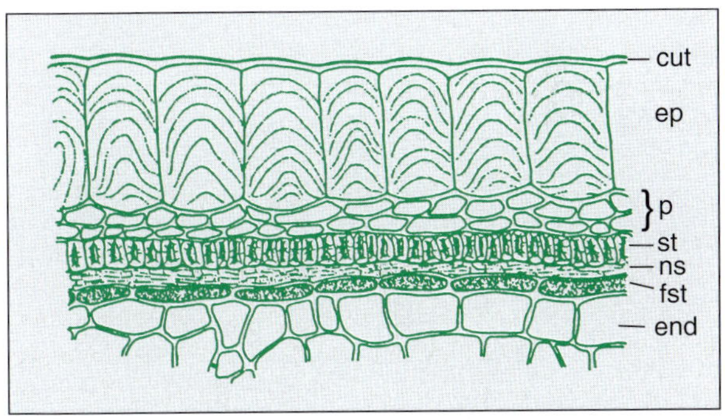

Abb. 38.4 Aufbau der Samenschale. Querschnitt durch die Samenschale von *Linum usitatissimum*: Cuticula (cut), Schleimepidermis (ep), Parenchym (p), Sklerenchymfaserschicht (st), Nährschicht (ns), Farbstoffschicht (fst), Endosperm (end). (Aus Karsten/Weber/Stahl, Lehrbuch der Pharmakognosie, Gustav Fischer Verlag, Stuttgart 1962)

Entwicklung des Embryos

Die durch Befruchtung der Eizelle gebildete Zygote teilt sich und es bildet sich zunächst eine kurze Zellreihe, die man als **Proembryo** bezeichnet. Nur die oberste, zum zukünftigen Endosperm hin orientierte Zelle entwickelt sich zum Embryo, während die restlichen Zellen den stielartigen Suspensor bilden, der den Embryo in sein Nährgewebe – Endosperm oder Perisperm – hineinschiebt (Abb. 38.5). Zunächst gibt sich der Embryo als kugeliges Gebilde zu erkennen; nach und nach wird er immer herzförmiger (Abb. 38.6). Es bildet sich eine Achse **(Hypocotyl),** an der die vegetativen Organe der Pflanze, wenigstens in Form der Apikalmeristeme, bereits angelegt sind. Am Suspensor zugewandten Ende befindet sich das Wurzelmeristem, am anderen die Keimblätter **(Kotyledonen)** bzw. das Keimblatt (Kotyledo) und das Sprossmeristem (**Plumula,** Sprosspol) (Abb. 38.7). Manche Embryonen bilden ein **Epikotyl** (Sprossknospe) und eine **Radicula** (Primordialwurzel), die meist schon mit einer Wurzelhaube versehen ist. Bei der Keimung tritt die Keimwurzel im Bereich der ursprünglichen Mikropyle der Samenanlage aus.

Während bei den **dikotylen Angiospermen** zwei Keimblätter angelegt werden, zwischen denen die Plumula eingebettet liegt, entsteht bei den **Liliopsida** nur ein Keimblatt, so dass der Spross-

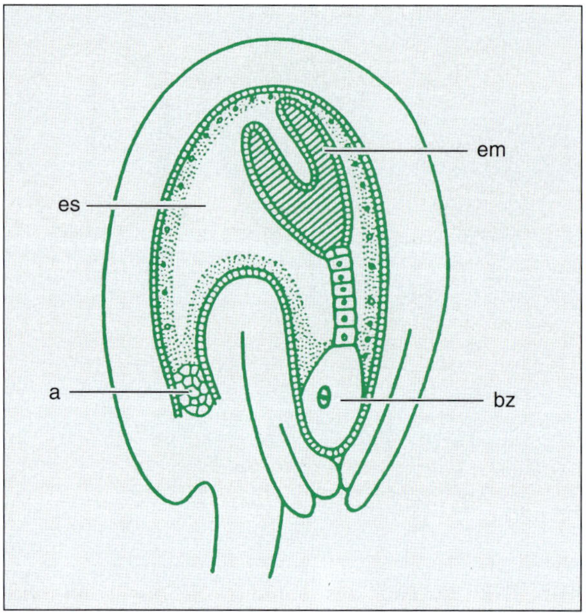

Abb. 38.5 Entwicklung des Embryos. Median geschnittene anatrope Samenanlage von *Capsella bursa-pastoris* mit sich entwickelndem Embryo auf Suspensor. Embryosack (es), Antipoden (a), Basalzelle (bz), darüber der Suspensor, Embryo (em). (Aus Natho/Müller/Schmidt, Funktionelle Morphologie und Anatomie der Pflanzen, VEB Gustav Fischer Verlag, Jena 1990)

pol hier seitlich lokalisiert ist. Im Embryo können gelegentlich bereits Leitelemente differenziert sein. Manche Embryonen, so die der Poaceae (Süßgräser), sind stark spezialisiert; sie besitzen außer den üblichen Teilen noch zusätzliche Organe (Coleoptile, Coleorhiza). Auf der anderen Seite gibt es auch Beispiele für Samen, die sehr einfach gebaute Embryonen enthalten, bei denen noch nicht einmal Kotyledonen zu erkennen sind und wo keine Nährstoffspeicher angelegt sind (Orchidaceae).

Abb. 38.6 Entwicklung des Embryos bei *Daucus carota.* Das untere Ende der dargestellten Entwicklungsstadien ist zur Mikropyle hin gerichtet. Entwicklung zum linear vierzelligen Proembryo (A–C), häufige Erscheinungsformen des achtzelligen Proembryos (D, E), ältere Embryonen mit unterschiedlichen Zellanordnungen (F–I), Embryo in Hauptkörper und Suspensor differenziert (J). Die Partien (a) und (b) des Embryos gehen auf die entsprechend bezeichneten Zellen des Vierzellstadiums zurück. (Aus Esau, Pflanzenanatomie, Gustav Fischer Verlag, Stuttgart 1969)

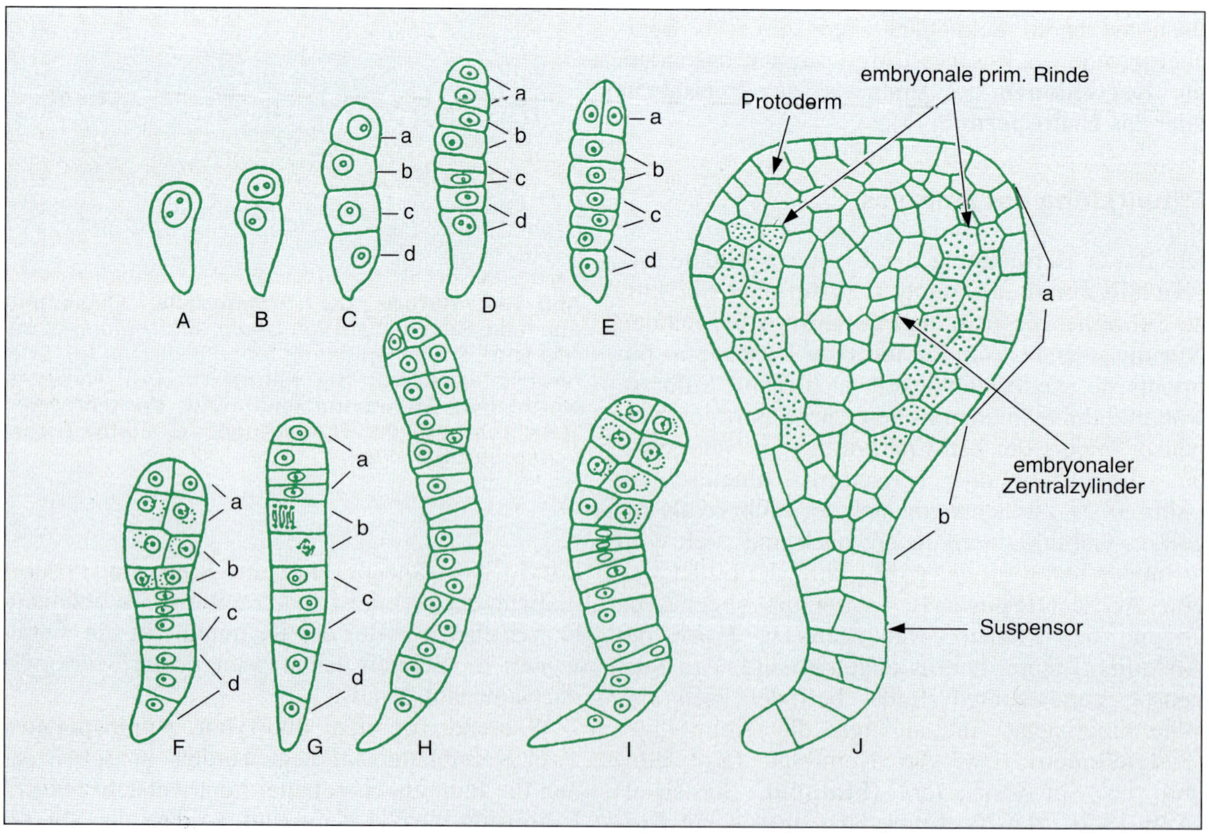

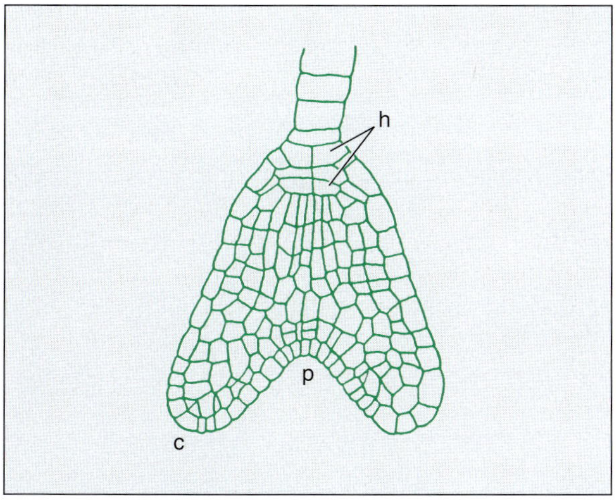

Abb. 38.7 Entwicklung des Embryos. Herzförmiges Stadium mit Kotyledonen (c), Plumula (p) und Hypocotyl (h), an dessen Basis die Radicula gebildet wird. (Aus Strasburger, Lehrbuch der Botanik, Gustav Fischer Verlag, Stuttgart 1991)

38.2 Definition von Semen-Drogen

Semen-Drogen (Samendrogen) bestehen meist aus den kompletten Samen, bestehend aus Embryo, Endosperm und Samenschale (Tab. 38.1). Nur wenige Drogen bestehen aus Teilen des Samens, wie etwa der Samenschale (Plantaginis ovatae testae – Indische Flohsamenschalen), dem Samen ohne Samenschale (Cacao semen – Kakaobohnen, Colae semen – Kolanüsse) oder dem Samen ohne Samenschale und Arillus (Myristicae semen – Muskatnüsse).

Tab. 38.1 Wichtige Samendrogen

Drogenbezeichnung	Stammpflanze(n)	Bestandteile der Droge
Cucurbitae semen	*Cucurbita pepo*	Spitzovale bis 2 cm lange, hellbraune Samen
Foenugraeci semen	*Trigonella foenum-graecum*	Braunrötliche, asymmetrische, kantige, sehr harte Samen mit diagonaler Furche und sehr kleinem Hilum
Hippocastani semen	*Aesculus hippocastanum*	Große, kugelige, glänzend braune Samen mit deutlichem, farblich abgesetztem Hilum
Lini semen	*Linum usitatissimum*	Hellbraune bis gelbe ovale Samen mit einem kleinem Schnabel an der Spitze, unter dem mit der Lupe Mikropyle und Hilum zu erkennen sind
Plantaginis ovatae semen	*Plantago ovata*	Hellbraun bis rosa gefärbte Samen mit leicht ablösbarer Samenschale und deutlichem Hilum
Psylli semen	*Plantago psyllium, P. indica*	Braune bis schwarzbraune Samen mit Längsfurche und hell gefärbtem Hilum

Samenpflanzen

Horst Rimpler

39 Systematik, Taxonomie und Nomenklatur der Taxa

Die **Systematik** beschäftigt sich mit der Erkennung und Klassifizierung von Sippen, d.h. Gruppen miteinander verwandter lebender (rezenter) oder ausgestorbener (extinkter) Organismen. Ihr Ziel ist es, Klassifikationssysteme zu finden, welche die dem jeweiligen Kenntnisstand entsprechenden Daten am besten erklären. Diese Systeme sind Hypothesen der mutmaßlichen stammesgeschichtlichen Entwicklung **(Phylogenie)** der betrachteten Sippen. **Phylogenetische Klassifikationssysteme** fassen daher nur solche Sippen zu einer Gruppe zusammen, die sich aus einem unmittelbar gemeinsamen Vorfahren entwickelt haben. Solche Gruppen bezeichnet man als **monophyletisch;** sie entsprechen einem Ast (*clade*) im hypothetischen Stammbaum (*tree*). **Paraphyletische** Gruppen gehen zwar auch auf einen unmittelbar gemeinsamen Vorfahren zurück, sie umfassen aber nicht alle Abkömmlinge dieses Vorfahren. Sie entsprechen Gruppen von mehreren, aber nicht allen Ästen eines hypothetischen Stammbaums, die sich auf einen gemeinsamen Knoten zurückführen lassen. **Polyphyletische** Gruppen umfassen mehrere Sippen, die sich aus verschiedenen Vorfahren entwickelt haben. Sie entsprechen mehreren Ästen des hypothetischen Stammbaums, die keinen unmittelbar gemeinsamen Knoten besitzen.

Phylogenetische Systeme werden verwendet, um Informationen zu ordnen, zu speichern und auszutauschen. Sie erlauben aber auch Vorhersagen und Verallgemeinerungen von Informationen, die nur für einen Teil der jeweiligen Sippe bekannt sind.

Die mit hinreichender Sicherheit erkannten Sippen müssen definiert, in eine formale taxonomische Hierarchie eingeordnet und formal benannt werden. Theorie und Praxis der Benennung wird als **Nomenklatur,** Theorie und Praxis der Definition und Einordnung wird als **Klassifizierung** (besonders im englischen Sprachraum als *classification*) oder **Taxonomie** bezeichnet. Der Begriff Taxonomie wird allerdings auch häufig als Synonym für den Begriff Systematik verwendet.

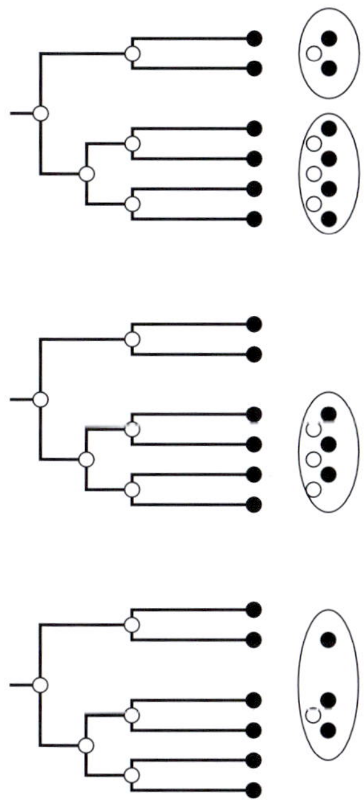

Abb. 39.1 Monophyletische, paraphyletische und polyphyletische Taxa. Ausgefüllte Kreise: Sippen, z.B. Arten; leere Kreise: hypothetische Vorfahren der heute lebenden Sippen

Wenn eine Sippe formal definiert und benannt ist, wird sie als ein **Taxon** (Plural: **Taxa**) bezeichnet. Solche Taxa können unterschiedlichen Rang besitzen. Die Basis der taxonomischen Hierarchie bildet die **Art.** Diese taxonomische Kategorie wird verwendet, um eine Gruppe erkennbar ähnlicher Individuen, die in der Regel miteinander kreuzbar und häufig von anderen ähnlichen Gruppen reproduktiv isoliert sind, zusammenzufassen. Mehrere ähnliche Arten werden dann zu einem Taxon nächst höheren Ranges, einer **Gattung,** zusammengefasst. Diese Zusammenfassung mehrerer Taxa gleichen Ranges zu umfassenderen Taxa höheren Ranges setzt sich weiter fort. Auf diese Weise entsteht ein **hierarchisches System,** dessen Taxon höchsten Ranges schließlich alle anderen Taxa umfasst.

Für die **Benennung** der Taxa gibt es Regeln, die für Pflanzen im International Code of Botanical Nomenclature (ICBN) festgelegt sind. So werden Arten immer mit zwei Namensteilen benannt **(binäre Nomenklatur):** Der erste Namensteil ist der **Gattungsname,** er wird groß geschrieben. Der zweite Namensteil, das **spezifische Epitheton,** wird immer klein geschrieben. Zur eindeutigen Charakterisierung des Namens ist außerdem die Angabe der **Autoren,** welche die Art erstmals in gültiger Form beschrieben haben, erforderlich.

Die wichtigsten taxonomischen Kategorien und ihre Benennung bei den Samenpflanzen sind in der Tabelle 39.1 zusammengefasst. Die Kategorien sind nach Ranghöhe geordnet: Abteilung ist die höchste und Art die niedrigste hier aufgeführte Kategorie.

Tab. 39.1 Taxonomische Kategorien und ihre Benennung

Taxonomische Kategorie	**Endung**	**Taxon (Beispiel)**
Abteilung	-phyta	Spermatophyta
Klasse	-opsida	Rosopsida
Unterklasse	-idae	Asteridae
Überordnung	-anae	Asteranae
Ordnung	-ales	Asterales
Familie	-aceae	Asteraceae
Unterfamilie	-oideae	Asteroideae
Tribus	-eae	Anthemideae
Gattung		Artemisia
Art		Artemisia absinthium L.

40 Blütenformeln und Blütendiagramme

Der Bau von Blüten lässt sich kurz und trotzdem recht genau durch Blütenformeln oder Blütendiagramme darstellen.

Blütenformeln machen folgende Angaben:

- *Symmetrie* [die Lage des Symbols gibt die Lage der Symmetrieebene an]:
  - ⥀ schraubig
  - * radiär [mehr als 2 Symmetrieebenen]
  - ┼ disymmetrisch [2 Symmetrieebenen]
  - ↓, ↘, ↙, ← zygomorph [1 Symmetrieebene]
  - ↯ asymmetrisch [keine Symmetrieebene]
- Ausgestaltung der *Blütenhülle;* weitere *Blütenglieder:*
  - P: Perigon [Blütenhüllblätter mehr oder weniger gleich gestaltet]
  - K: Kelch [äußerer, grün oder unauffällig gefärbter Wirtel eines doppelten Perianths]
  - C: Krone [innere(r), auffällig gefärbte(r) Wirtel eines doppelten Perianths]
  - A: Androeceum [Gesamtheit der Staubblätter]
  - G: Gynoeceum [Gesamtheit der Fruchtblätter]
- *Zahl* und *Verwachsungen* von Blütengliedern:
  - Zahl gibt die Anzahl der betreffenden Blütenglieder pro Wirtel an:
  - ∞ (gesprochen: „viele“) symbolisiert große und unbestimmte Zahlen
  - + verbindet mehrere Wirtel gleichartiger Blütenglieder
  - : trennt Glieder desselben Wirtels bei ungleicher Ausgestaltung oder unterschiedlicher Verwachsung
  - ( ) zeigen Verwachsungen gleichartiger Blütenglieder an
  - [ ] zeigen Verwachsungen zwischen verschiedenartigen Blütengliedern an.
- Umwandlung von Staubblättern in *Staminodien:* 2st Staminodien, Zahl variabel.
- Stellung des Fruchtknotens/der Fruchtknoten:
  - $\underline{\infty}$ Fruchtknoten oberständig (=hypogene Blüte); Zahl variabel
  - $\overline{\underline{5}}$ Fruchtknoten mittelständig (perigyne Blüte); Zahl variabel
  - $\overline{2}$ Fruchtknoten unterständig (=epigyne Blüte); Zahl variabel.

Blütendiagramme sind – meist etwas vereinfachte – Projektionen aller Teile einer Blüte auf eine Ebene. Um die Stellungsverhältnisse der Blütenglieder darzustellen, werden auch das Tragblatt und eventuell vorhandene Vorblätter in das Diagramm einbezogen. Das Diagramm wird so orientiert, dass die Abstammungsachse oben und das Tragblatt, in dessen Achsel die Blüte steht, unten liegt. Die Blütenteile werden folgendermaßen gekennzeichnet:

- Tragblätter (Deckblätter, Brakteen): schwarz ausgefüllt; gekielt.
- Vorblätter (Brakteolen): schwarz ausgefüllt; gekielt.
- Sepalen (Kelchblätter): schwarz ausgefüllt; ohne Kiel.
- Petalen (Kronblätter): nicht ausgefüllt.
- Tepalen (Perigonblätter): schraffiert.
- Stamina (Staubblätter): nicht ausgefüllt.
- Staminodien (sterile Staubblätter): grau gerastert.
- Ovar (Fruchtknoten) oberständig: Ovar nicht von einem Ring umgeben.
- Ovar (Fruchtknoten) mittelständig: Ovar von einem nicht anliegenden schwarzen Ring umgeben.
- Ovar (Fruchtknoten) unterständig: Ovar von einem anliegenden schwarzen Ring umgeben.
- Ovulum (Samenanlage) nicht ausgefüllt.
- Nektarien, Diskus, Honigblätter: grau gerastert.

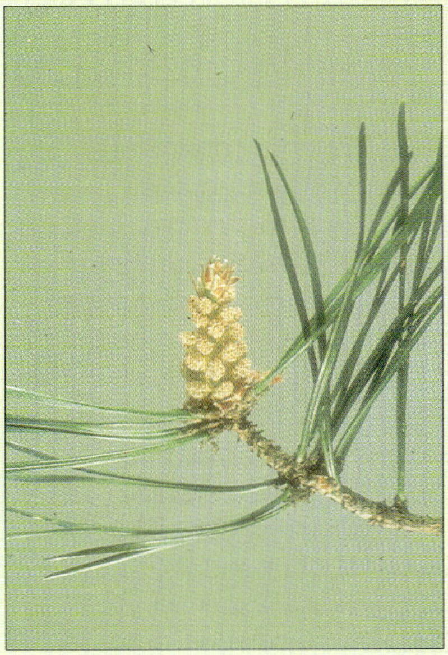

1

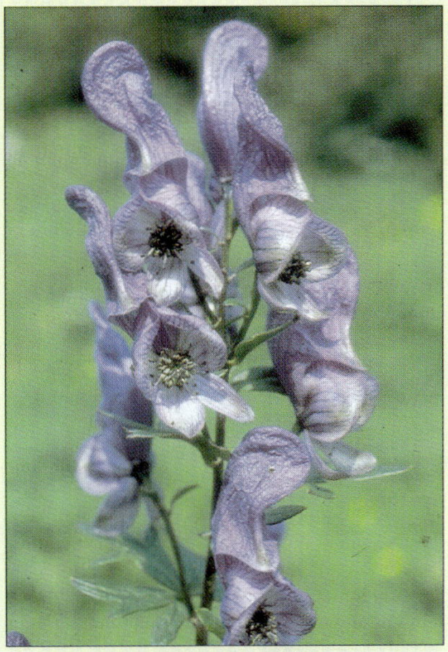

2

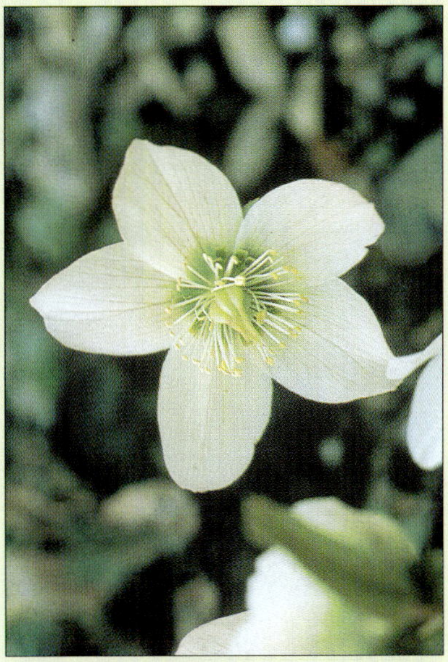

3

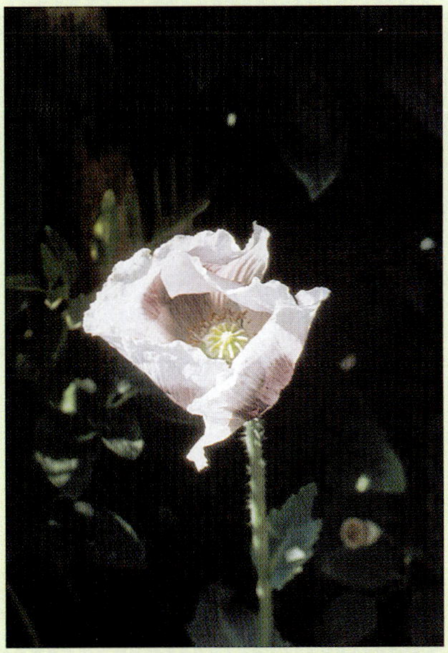

4

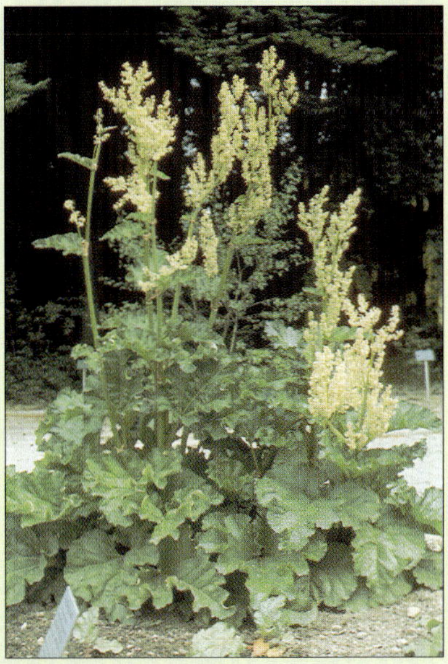

5

Abb. 1: Pinus sylvestris
Abb. 2: Aconitum variegatum
Abb. 3: Helleborus niger
Abb. 4: Papaver somniferum
Abb. 5: Rheum officinale
Abb. 6: Tilia platyphyllos
Abb. 7: Malva sylvestris

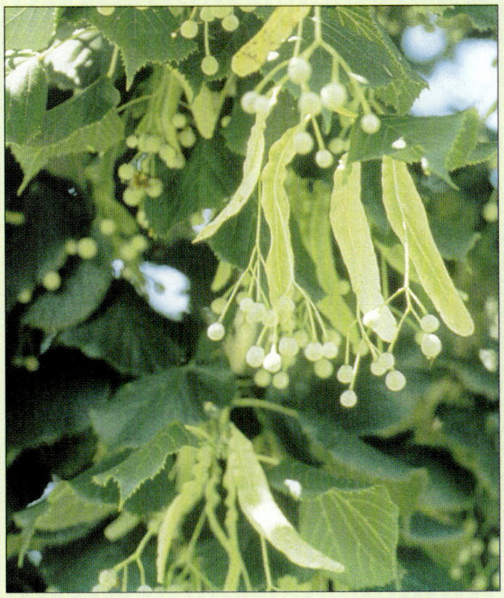

6

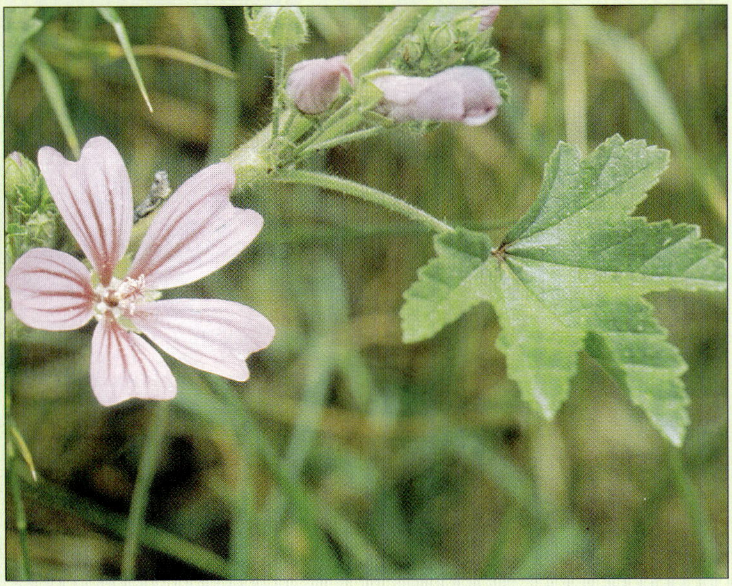

7

Abb. 8: Rosa corymbifera
Abb. 9: Prunus dulcis
Abb. 10: Malus domestica
Abb. 11: Cassia corymbosa
Abb. 12: Foeniculum vulgare
Abb. 13: Rhamnus frangula
Abb. 14: Primula elatior
Abb. 15: Arctostaphylos uva-ursi
Abb. 16: Vinca minor
Abb. 17: Coffea arabica
Abb. 18: Valeriana officinalis
Abb. 19: Taraxacum officinale
Abb. 20: Arnica montana
Abb. 21: Solanum tuberosum

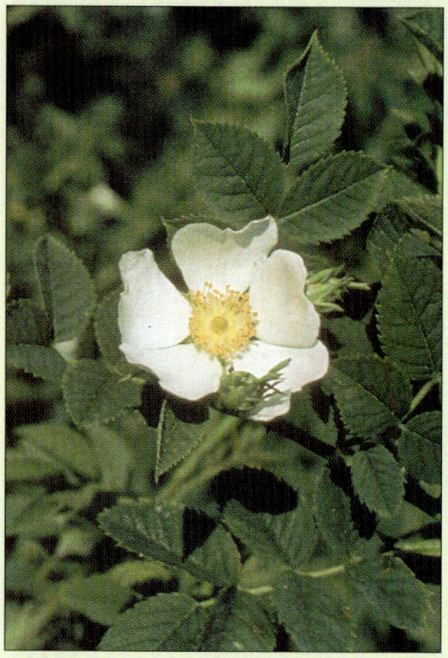
8

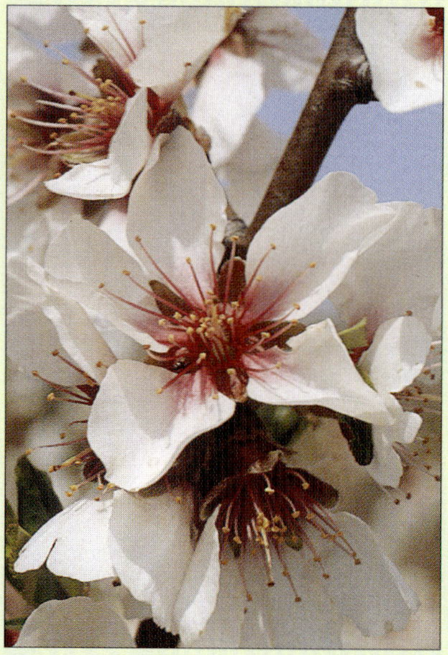
9

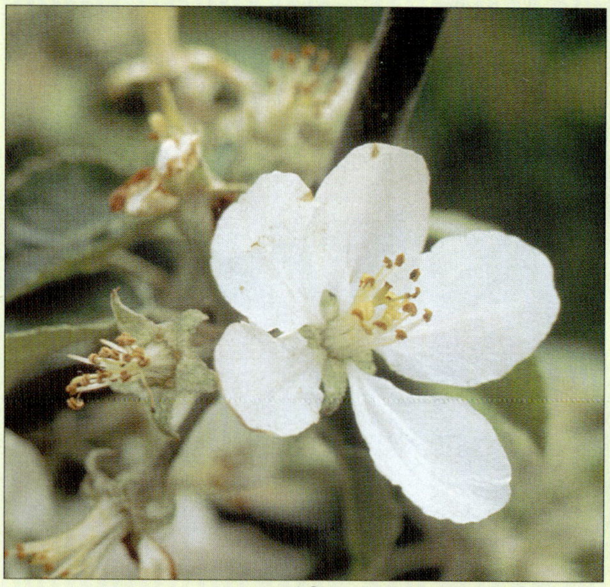
10

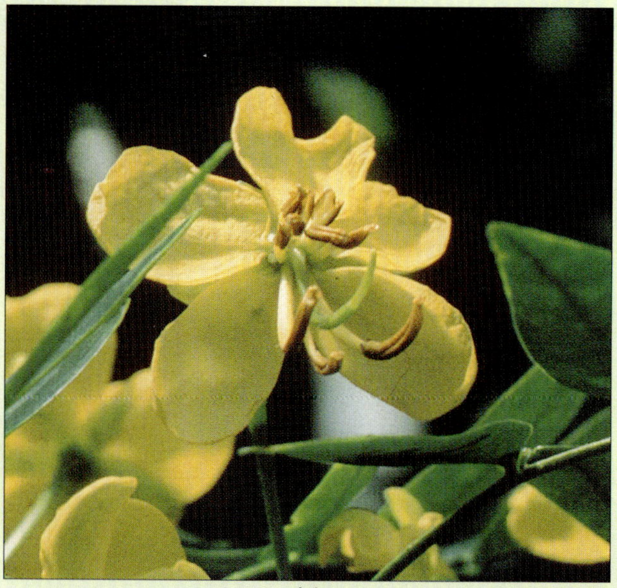
11

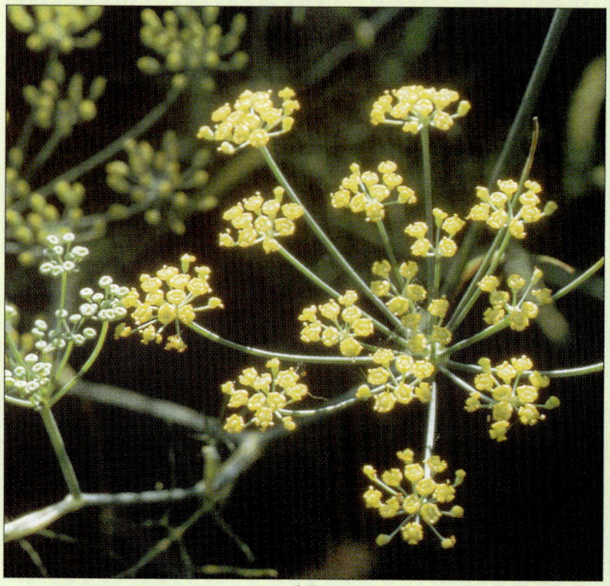
12

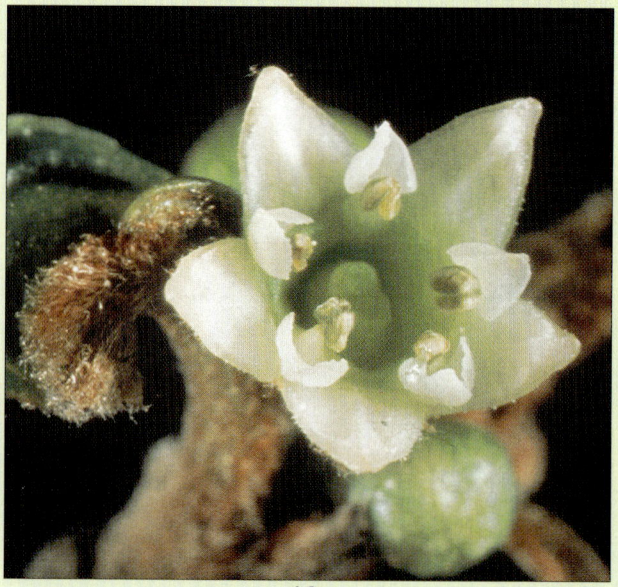
13

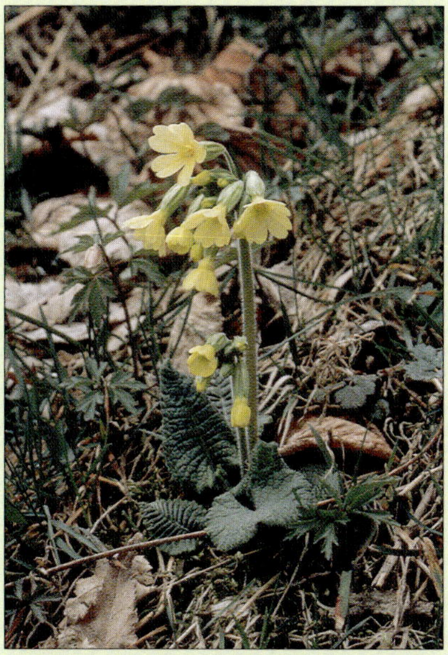
14
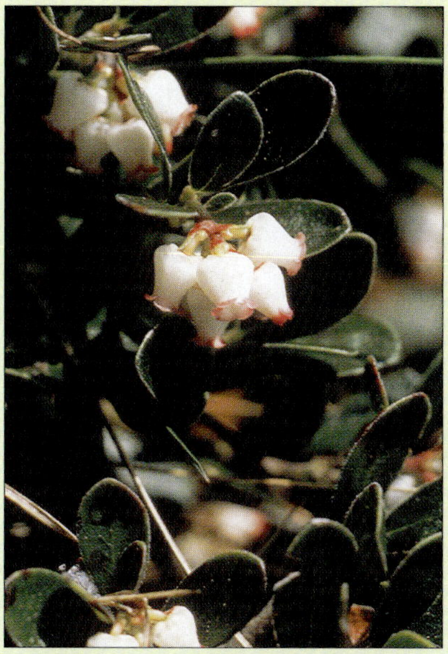
15
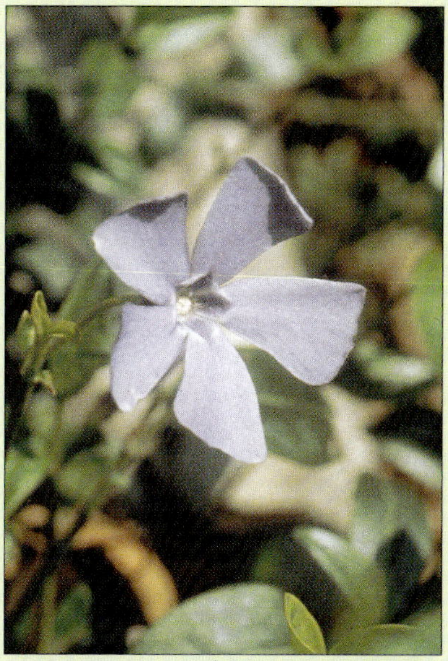
16
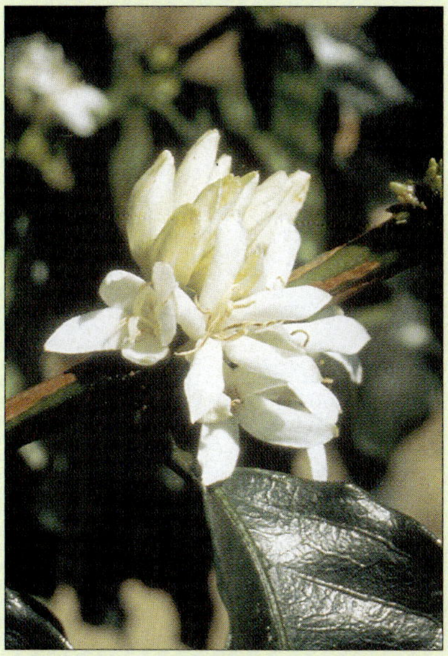
17
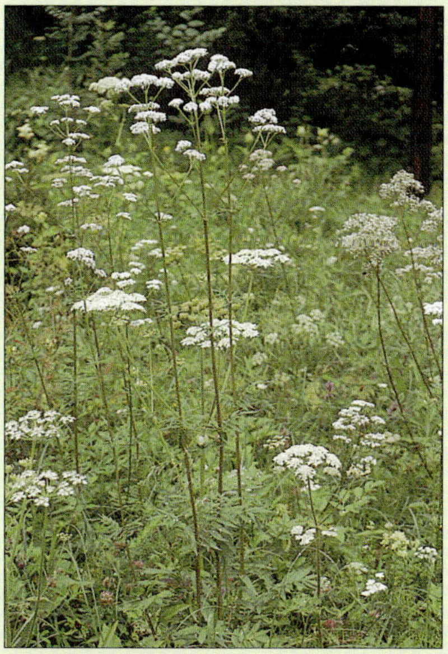
18
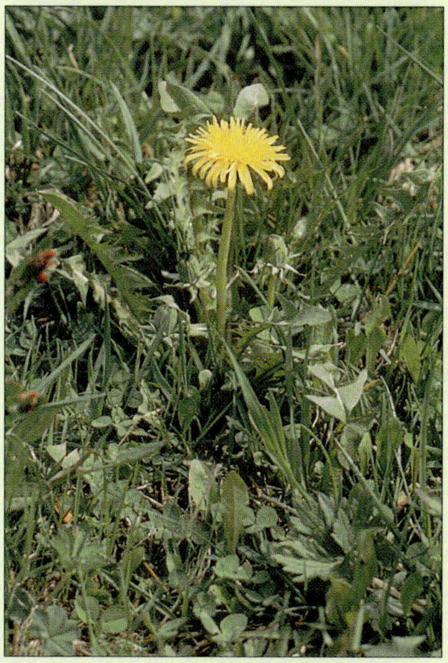
19
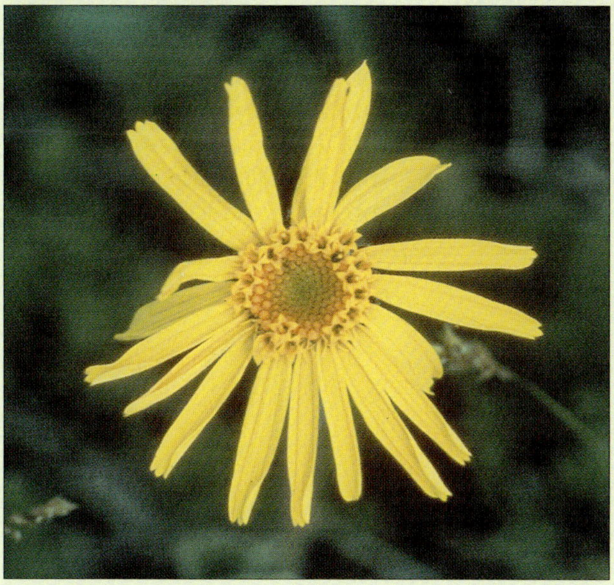
20
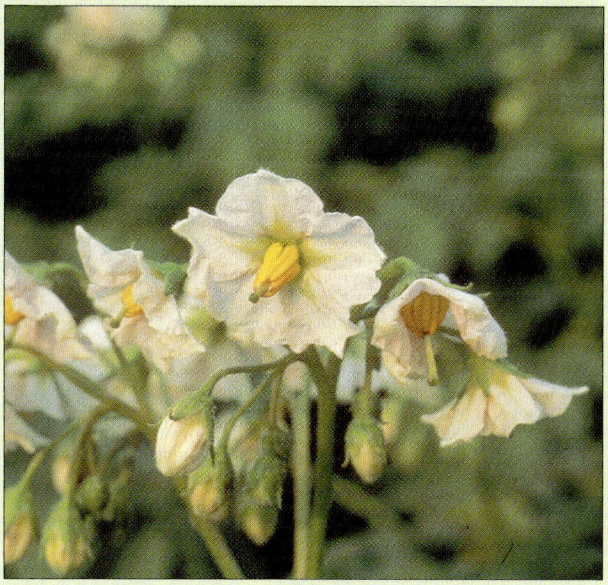
21

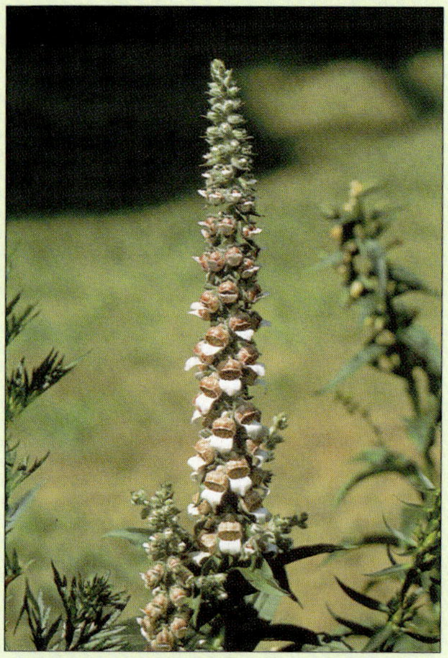
22

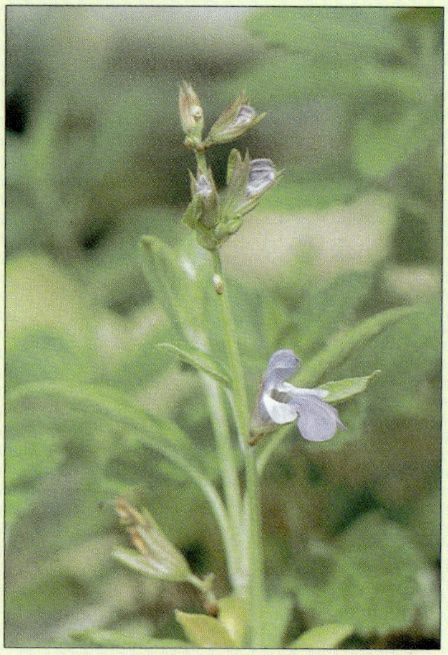
23

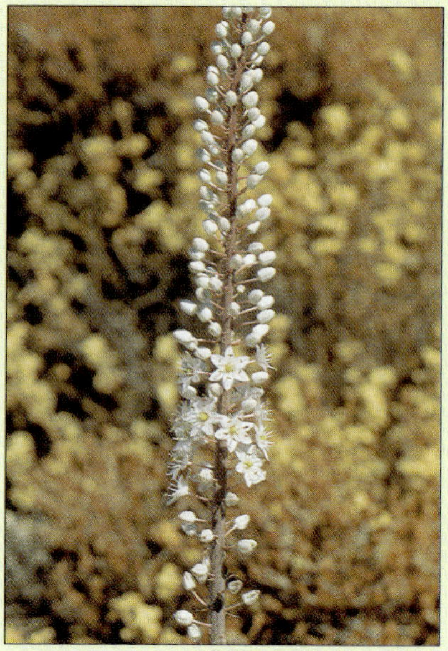
24

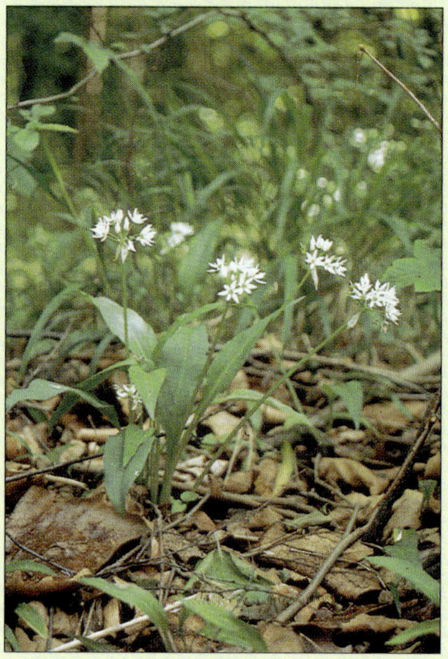
25

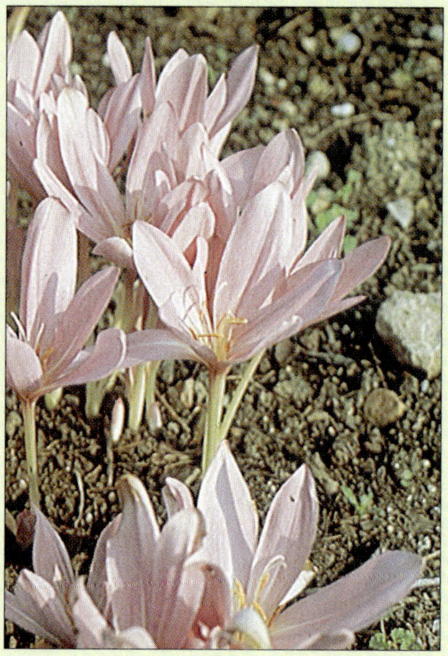
26

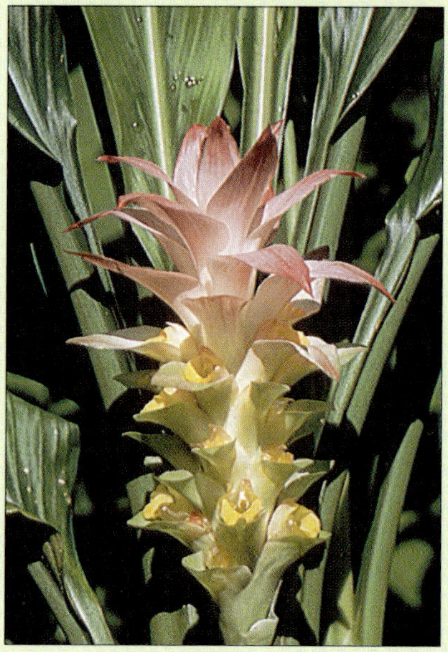
27

Abb. 22: Digitalis lanata
Abb. 23: Salvia officinalis
Abb. 24: Drimia maritima
Abb. 25: Allium ursinum
Abb. 26: Colchicum autumnale
Abb. 27: Curcuma domestica

41 Abteilung: Spermatophyta

Der Vegetationskörper der Samenpflanzen ist ein **Kormus,** der in Wurzel und beblätterten Spross gegliedert ist. Typisch ist die Ausbildung von **Blüten** und **Samen.**

Blüten sind Sporophyllstände, d. h. Kurzsprosse mit begrenztem Wachstum, die Mikrosporophylle (bei Samenpflanzen: **Staubblätter**) und/oder Megasporophylle (bei Samenpflanzen: **Fruchtblätter**) tragen. Einfache Sporophyllstände können allerdings auch außerhalb der Samenpflanzen, z. B. bei Bärlappgewächsen (Lycopodiopsida: *Lycopodium*) und Schachtelhalmgewächsen (Equisetopsida: *Equisetum*) vor.

Samen dienen der Ausbreitung der Pflanzen. Sie enthalten den jungen Sporophyten **(Embryo),** eine Samenschale und meist ein Nährgewebe. Die Samen entwickeln sich aus **Samenanlagen,** die aus dem **Nucellus** (Megasporangium) und ein oder zwei den Nucellus umgebenden **Integumenten** bestehen und an **Fruchtblättern** (Megasporophyllen) gebildet werden. Die Samenanlagen sind bei den **nacktsamigen** Samenpflanzen (**Gymnospermae:** Ginkgoopsida, Cycadopsida, Pinopsida, Gnetopsida) frei zugänglich, bei den **bedecktsamigen** Samenpflanzen **(Angiospermae)** dagegen in ein von Fruchtblättern gebildetes Gehäuse **(Fruchtknoten, Ovar)** eingeschlossen.

Der **Entwicklungszyklus** der Samenpflanzen ist **diplo-haplont** mit stark reduzierter haploider Phase (Kap. 9.2.1). Der **männliche Gametophyt** entwickelt sich in der männlichen Spore, dem **Pollenkorn.** Der **weibliche Gametophyt** entsteht in einer weiblichen Spore, dem **Embryosack** (Embryosackzelle). Der Embryosack wird im Nucellus der Samenanlage durch meiotische Teilung einer Embryosackmutterzelle gebildet. Dabei entstehen zunächst 4 haploide Embryosackzellen (Megasporen), von denen aber in der Regel 3 zugrunde gehen.

Taxonomie: Die **Samenpflanzen** sind eine monophyletische Untergruppe der grünen Pflanzen (Unterreich: **Chlorobionta**). Über die Ranghöhe des Taxons gibt es unterschiedliche Auffassungen. Die besonders in Lehrbüchern weit verbreitete Einordnung als Abteilung **(Spermatophyta),** die wegen der besseren Vergleichbarkeit auch in diesem Lehrbuch verwendet wird, ist wahrscheinlich zu hoch gegriffen. Wenn man den Stammbaum der gesamten Chlorobionta angemessen berücksichtigt, wäre wohl eher eine Einordnung als Klasse **(Spermatopsida)** gerechtfertigt.

Die Kenntnisse über die Phylogenie der Samenpflanzen haben sich in den letzten Jahren durch computergestützte kladistische Untersuchungen von morphologischen und molekularen Merkmalen erheblich erweitert. Die am häufigsten für kladistische Untersuchungen der Phylogenie der Chlorobionta verwendeten DNA-Sequenzen sind die in **Chloroplasten** lokalisierten Gene der großen Untereinheit des Enzyms Ribulose-1,5-bisphosphat-carboxylase-oxygenase (***rbc*L** = ribulose-bisphosphate-carboxylase large subunit), der β-Untereinheit des Enzyms ATP-Synthase (***atp*B**), der b'-Untereinheit der DNA-abhängigen RNA-Polymerase (***rpo*C1**) und einer Untereinheit einer plastidären NADH-Dehydrogenase (***ndh*F**), die **im Zellkern** lokalisierten Gene der **18S-rRNA** und der **26S-rRNA** sowie die **in Mitochondrien** lokalisierten Gene der Untereinheiten 1 (***cox*I**) und 3 (***coxIII***) der Cytochrom-c-Oxydase und der Untereinheit 5 der NADH-Dehydrogenase (***nad*5**) aus dem Atmungsketten-Komplex I.

Die taxonomische Einteilung der Samenpflanzen wird daher heute weit weniger kontrovers diskutiert als noch vor wenigen Jahren. Kladistische Untersuchungen mit rRNA-Genen des Zellkerns und der Chloroplasten (s. Abb. 41.1: d) sowie mit dem Chloroplastengen *rpo*C1 sprechen für eine Einteilung der heute lebenden Samenpflanzen in 2 monophyletische Gruppen, die Unterabteilungen **Gymnospermae** und **Angiospermae.**

41.1 Unterabteilung: Gymnospermae

Zu den Gymnospermae gehören die Klassen **Ginkgoopsida, Cycadopsida, Pinopsida (Conife-**

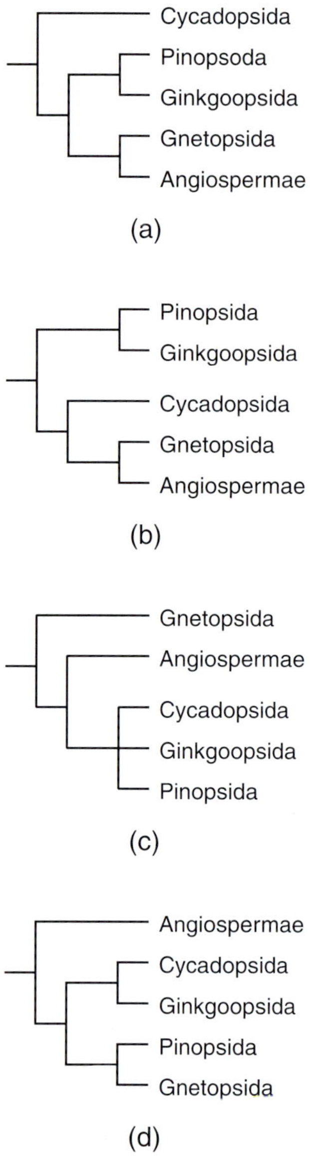

Abb. 41.1 Hypothesen zur Phylogenie der rezenten Samenpflanzen, die auf der Basis kladistischer Untersuchungen mit unterschiedlichen Merkmalen vorgeschlagen wurden. (a) und (b) Doyle, J.A. (1996) Int. J. Plant Sci. 157 (Suppl.): S3-39, morphologische Merkmale. (c) Hamby, R.K. und Zimmer, E.H. (1992) in Soltis, D.E., Soltis, P.S., Doyle, J.A., Molecular Systematics of Plants, New York: Chapman & Hall, 18S- und 28S-rRNA; Albert, V.A. et al. (1994) Ann. Missouri Bot. Gard. 81: 534–567, *rbc*L; Källersjö, M. et al. (1998) Pl. Syst. Evol. 213: 259–287, *rbc*L. (d) Chaw, S.M. et al. (1997) Mol. Biol. Evol. 14: 56–68, 18S-rRNA; Bowe, L.M. und DePamphilis, C.W. (1997) Amer. J. Bot. 84 (Suppl.): 178–179, *cox*I; Samigullin, T.Kh., Martin, W.F., Troitsky, A.V., Antonov, A.S. (1999) J. Mol. Evol. **49**: 310–313, *rpo*C1.

rae) und **Gnetopsida.** Die Verzweigungen an der Basis des Stammbaums der Samenpflanzen sind allerdings noch nicht genau genug bekannt, um zu erkennen, ob die drei Klassen Ginkgoopsida, Cycadopsida und Pinopsida getrennte Entwicklungslinien repräsentieren oder in mehrere monophyletische Gruppen, z. B. die Unterabteilungen **Cycadophytina** und **Coniferophytina** (Abb. 41.1: a, b), zusammengefasst werden können. Auch die Stellung der **Gnetopsida,** einer sehr alten nacktsamigen Sippe, von der heute nur wenige Arten der Gattungen *Gnetum, Welwitschia* und *Ephedra* leben, ist umstritten. Fast alle kladistischen Untersuchungen mit **morphologischen Merkmalen** (Abb. 41.1: a, b) sprechen für die Hypothese, dass die Gnetopsida die nächsten lebenden Verwandten der **Angiospermae** sind. Andererseits finden alle Untersuchungen mit **molekularen Merkmalen** keine Anhaltspunkte für eine nähere Verwandtschaft der Gnetopsida mit den Angiospermae (Abb. 41.1: c, d). Die in Kladogramm d (Abb. 41.1) dargestellte Topologie, also eine nahe Verwandtschaft der Gnetopsida mit den Pinopsida und eine nahe Verwandtschaft der Cycadopsida mit den Ginkgoopsida, wird durch die bisher bekannten Daten am besten gestützt.

41.1.1 Klasse: Pinopsida (Pinatae, Coniferae)

Der **weibliche Gametophyt** der Pinopsida besteht aus einem vielzelligen Prothallium, das mehrere **Archegonien** enthält, in denen sich je eine Eizelle befindet. Die Befruchtung der Eizelle erfolgt durch eine der beiden **Spermazellen,** die vom mehrzelligen **männlichen Gametophyten** gebildet werden. Die Spermazellen werden nach der Übertragung des Pollenkorns auf die Mikropyle der Samenanlage **(Bestäubung)** über den ebenfalls vom männlichen Gametophyten gebildeten **Pollenschlauch** vom Pollenkorn zur Eizelle transportiert (Siphonogamie). Bei der Bildung der **Samen** entsteht aus einer befruchteten Eizelle der **Embryo,** aus dem Megaprothallium das Nährgewebe **(primäres Endosperm)** und aus dem Integument die **Samenschale.**

Alle heute lebenden (rezenten) Arten der Pinopsida gehören zu den Pinales.

Ordnung: Pinales

Die Ordnung umfasst 7 Familien, zu denen die auf der Nordhemisphäre verbreiteten **Cupressaceae** *sensu lato* (im weiteren Sinne; inklusive Taxodiaceae), **Taxaceae** und **Pinaceae** sowie die südhemisphärischen **Araucariaceae** und **Podocarpaceae** gehören. Die **weiblichen Blüten** der Pinales entsprechen einem stark reduzierten Seitenspross, der in der Regel aus einer **Samenschuppe** mit einer oder mehreren Samenanlagen besteht. Die Samenschuppe ist meist mehr oder weniger vollständig mit dem Tragblatt des Seitensprosses, der **Deckschuppe,** verwachsen.

Familie: Pinaceae

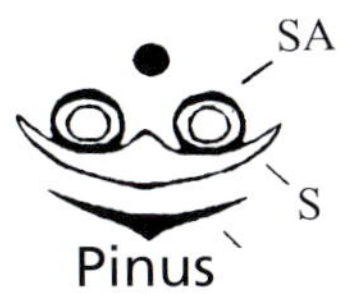

Pinus
D = Deckschuppe
S = Samenschuppe
SA = Samenanlage

Allgemeines: Die Familie hat ihren Verbreitungsschwerpunkt in den nördlichen temperierten Gebieten. Sie umfasst 9 Gattungen mit insgesamt etwa 194 Arten.

Morphologie: In der Regel **Bäume,** nur selten niederliegende Sträucher, mit **schraubig gestellten, nadelförmigen, meist immergrünen Blättern.** Die **Blüten** sind **eingeschlechtig.** Die **zapfenförmigen weiblichen Blütenstände** bestehen aus vielen, jeweils in der Achsel eines Deckblattes **(=Deckschuppe)** stehenden weiblichen Blüten **(=Samenschuppen).** Die Samenschuppen tragen **zwei frei liegende Samenanlagen** auf ihrer Oberseite; sie wachsen nach der Bestäubung weiter, verholzen und bilden zusammen mit den weniger stark wachsenden oder verkümmernden Deckschuppen und der Blütenstandsachse einen **Samenzapfen.** Dieser öffnet sich zur Zeit der Samenreife, die bei *Pinus*-Arten häufig erst mehrere Jahre nach der Bestäubung erfolgt, und gibt die geflügelten Samen frei. Die **männlichen Blüten** bestehen aus **zahlreichen, schraubig gestellten Staubblättern;** jedes Staubblatt trägt **zwei Pollensäcke** (Mikrosporangien) auf der Unterseite.

Inhaltsstoffe: In den **Blättern** wird **ätherisches Öl** und im **Stamm** eine Mischung aus **ätherischem Öl und Harz (Balsam)** in **schizogenen Exkretbehältern** akkumuliert. Die ätherischen Öle bestehen vor allem aus **Monoterpenen,** z. B. α-Pinen; Hauptkomponenten der nicht flüchtigen Bestandteile der Balsame sind **Diterpene,** z. B. Primarsäure.

Arzneipflanzen: *Pinus pinaster* SOLAND., *Pinus palustris* MILL. und andere *Pinus*-Arten: Terpentin (Balsam aus dem Stamm). Durch Wasserdampfdestillation erhält man aus diesem Balsam Terpentinöl, der nicht flüchtige Rückstand, ein Harz, wird als Kolophonium bezeichnet; *Pinus sylvestris* L. (Farbtafel Abb. 1): Kiefernnadelöl/Pini aetheroleum AB (aus Blättern). *Pinus mugo* TURRA: Latschenkiefernöl (aus Blättern. *Picea abies* (L.) KARST., *Abies sibirica* LEDEB. oder anderen *Abies*-Arten: Fichtennadelöl/Piceae aetheroleum AB (aus Blättern).

41.2 Unterabteilung: Angiospermae (Magnoliophytina)

Bei den Angiospermae sind die Samenanlagen in ein von einem oder mehreren Fruchtblättern gebildeten Gehäuse, dem **Fruchtknoten** oder **Ovar,** eingeschlossen. Der Pollen kann daher bei der **Bestäubung** nicht direkt auf die Samenanlage übertragen werden. Er wird meist von einem spezialisierten Teil des Fruchtknotens, der **Narbe,** aufgenommen. Von dort wächst der Pollenschlauch zu den Samenanlagen im Innenraum des Fruchtknotens.

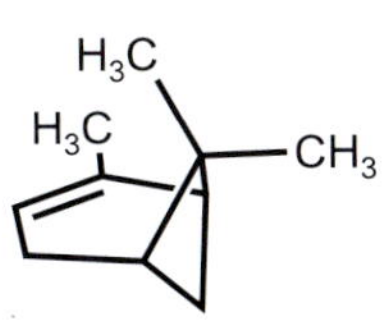

(-)-α-Pinen

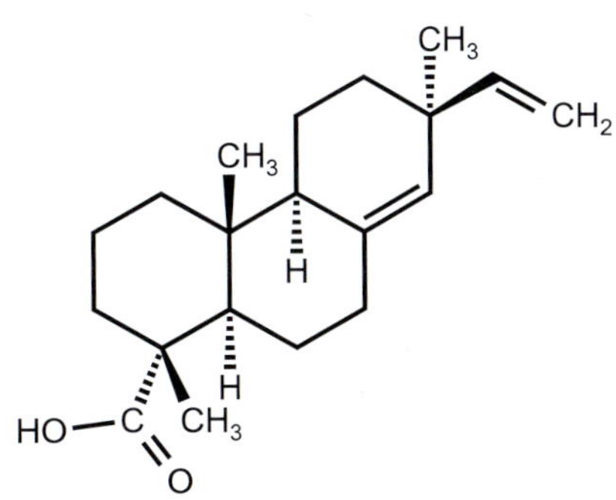

Pimarsäure

Der **weibliche Gametophyt** der Angiospermae besteht nur aus wenigen Zellen. Bei dem weit verbreiteten Normaltyp (Polygonum-Typ) der Embryosackentwicklung entstehen aus einer überlebenden **Megaspore** (Embryosackzelle) 8 Zellen bzw. Zellkerne (Kap. 9.2.1): die **Eizelle** und zwei **Synergiden** (Eiapparat), 3 **Antipoden** sowie zwei **Polkerne,** die vor oder nach dem Eindringen des Pollenschlauchs zum diploiden **sekundären Embryosackkern** verschmelzen. Der männliche Gametophyt besteht nur aus 3 Zellen, der vegetativen Zelle und zwei Spermazellen. Die vegetative Zelle bildet nach der Bestäubung den Pollenschlauch aus. Im Gegensatz zu den Pinopsida sind bei den Angiospermae beide Spermazellen an der Befruchtung beteiligt **(doppelte Befruchtung):** Der Zellkern einer Spermazelle verschmilzt mit dem Eikern, während der Zellkern der zweiten Spermazelle normalerweise mit dem sekundären Embryosackkern oder den beiden Polkernen verschmilzt. Bei der Bildung der **Samen** entsteht aus der befruchteten Eizelle der **Embryo,** aus dem befruchteten sekundären Embryosackkern das triploide Nährgewebe **(sekundäres Endosperm)** und aus dem Integument die **Samenschale.** Seltener entwickelt sich aus dem Nucellus ein diploides Nährgewebe, das **Perisperm.**

41.2.1 Nicht klassifizierte Ordnungen

An der Basis des Stammbaums der Angiospermae stehen einige isolierte Familien und Ordnungen, deren gegenseitige Abstammungsverhältnisse noch nicht ausreichend geklärt sind. Dazu gehören z. B. die **Laurales** sowie die hier nicht behandelten **Magnoliales, Piperales** und **Illiciaceae.** Um diese Unsicherheit zu berücksichtigen, aber die Einführung nicht monophyletischer Klassen und Unterklassen zu vermeiden, werden diese Ordnungen vorläufig nicht in höhere Taxa eingeordnet (s. Abb. 41.2).

Ordnung: Laurales

Die Ordnung umfasst sieben Familien, von denen die **Lauraceae,** die Calycanthaceae und die Monimiaceae am bekanntesten sind. Die Blüten der Laurales besitzen häufig einen **krugförmigen Blütenbecher** (Perigynie) und **Staubblätter,** die sich **mit Klappen** öffnen.

Blütenformel:
$*P3+3\ A3+3+3+3^{st}\ G\underline{1}$
$*P2+2\ A2+2+2\ G\underline{1}$

Familie: Lauraceae

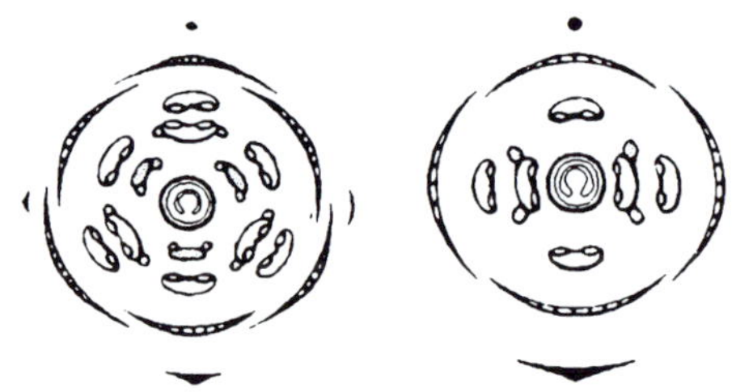

Cinnamomum Litsea

Allgemeines: Die Familie ist in tropischen und subtropischen Gebieten verbreitet, mit Schwerpunkten in Südostasien und Brasilien. Sie umfasst 45 Gattungen mit insgesamt etwa 2200 Arten.

Morphologie: Die Lauraceae sind in der Regel **Bäume oder Sträucher.** Die meist **wechselständigen Blätter** sind normalerweise **ungeteilt,** selten gelappt (*Sassafras*) oder schuppenförmig. Die kleinen, **radiären Blüten** sind **meist 3zählig, seltener 2zählig.** Die Blütenhülle besteht in der Regel aus **zwei Kreisen freier Perigonblätter** (Tepalen). Die freien **Staubblätter** sind meist in **4 Kreisen** angeordnet; häufig ist der innere Staubblattkreis, manchmal auch die beiden äußeren Kreise zu **Staminodien** umgebildet oder ausgefallen. Die **Antheren öffnen sich mit Klappen;** die Filamente, besonders die der inneren Staubblätter, tragen an der Basis je zwei drüsige Anhängsel. Ein **Blütenbecher** ist meist vorhanden; die Blüte ist also in der Regel perigyn. Nur selten ist der aus einem Karpell bestehende Fruchtknoten mit dem Blütenbecher verwachsen (Epigynie). Die Früchte, **Beeren** oder **Steinfrüchte,** sind häufig zum Teil oder vollständig von dem sich vergrößerenden fleischigen oder holzigen Blütenbecher umgeben.

Inhaltsstoffe: Für die pharmazeutische Verwendung und die Verwendung als Gewürz sind die in **Ölzellen** (Idioblasten) akkumulierten ätherischen Öle bedeutsam. Hauptkomponenten der **ätherischen Öle** sind häufig **Phenylpropane,** z. B. Zimtaldehyd aus Zimtrinde, seltener **Monoterpene,** z. B. Campher aus dem Stammöl von *Cinnamo-*

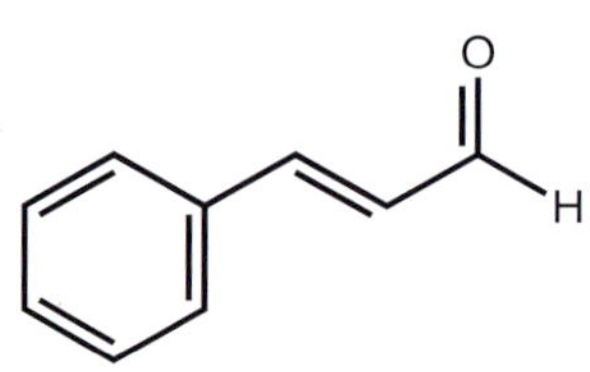

Zimtaldehyd

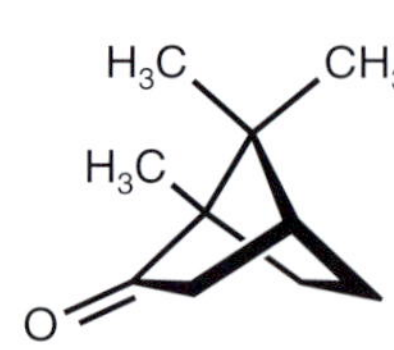

(+)-Campher

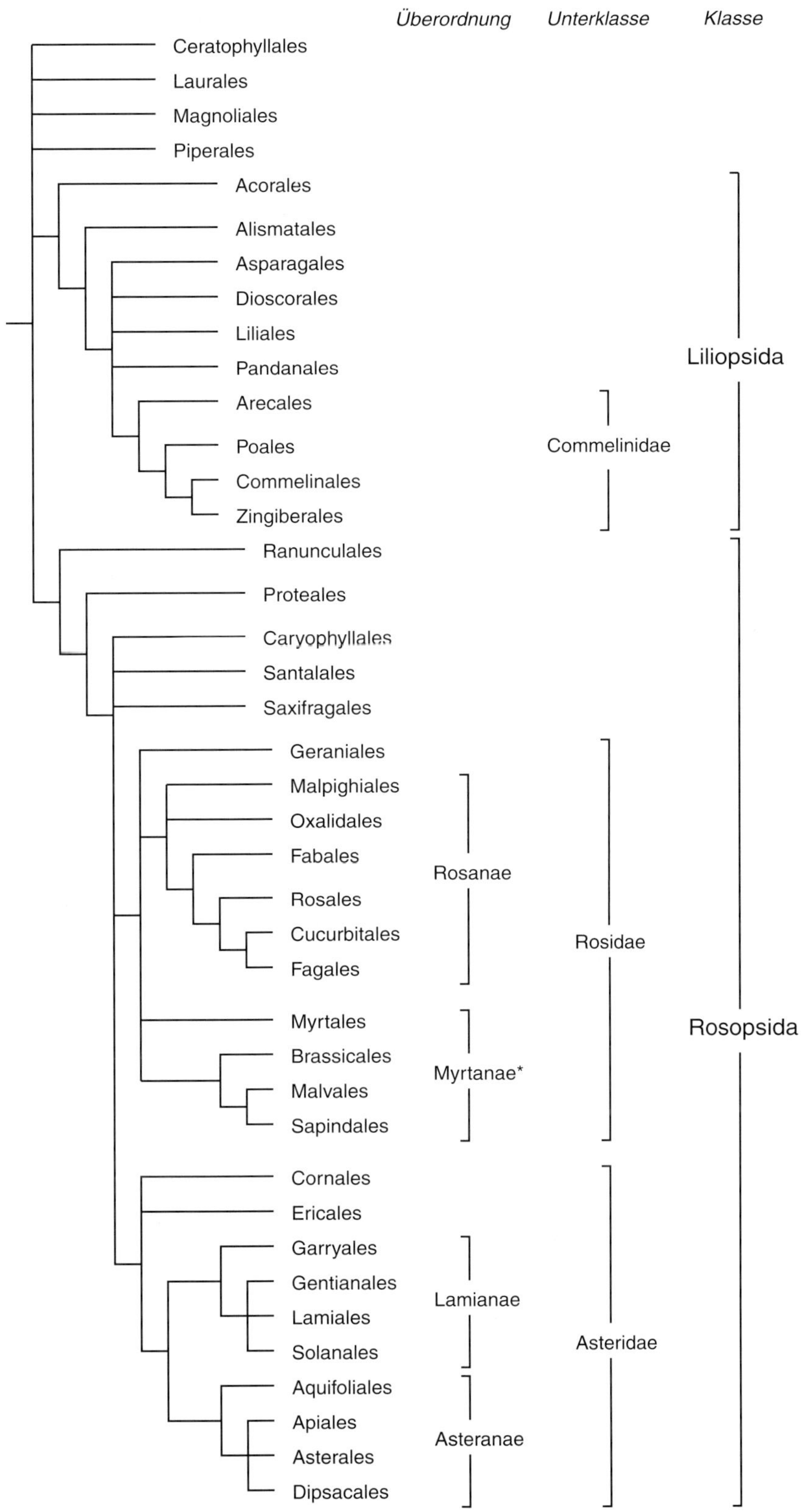

Abb. 41.2 Phylogenetische Beziehungen der Ordnungen innerhalb der Angiospermae. Das Kladogramm basiert auf kladistischen Untersuchungen von 545 Sequenzen der Chloroplastengene *rbc*L und *atp*B sowie der kernkodierten 18S-rDNA. (Nach Angiosperm Phylogeny Group (1998) Ann. Missouri Bot. Gard. 85: 531–553).
* Diese Analyse stützt nicht die Hypothese, dass die Myrtanae monophyletisch sind

mum camphora. Außerdem kommen von Tyrosin abgeleitete **Benzyltetrahydroisochinolin-Alkaloide** und **Gerbstoffe** vor.

Arzneipflanzen, Nutzpflanzen: *Cinnamomum verum* J.S. PRESL: Cinnamomi cortex/Zimtrinde AB; *Cinnamomum aromaticum* NEES: Cinnamomi chinensis cortex/Chinesische Zimtrinde; *Cinnamomum camphora* (L.) J.S. PRESL: Camphora/Campher AB; *Laurus nobilis* L.: Lorbeerblätter, Lorbeerfrüchte; *Persea americana* MILL.: Avocado (Frucht), Avocadoöl (fettes Öl aus der Frucht).

41.2.2 Klasse: Liliopsida (Monocotyledoneae)

Die Liliopsida bilden eine durch DNA-Analysen und nichtmolekulare Merkmale gut charakterisierte, monophyletische Gruppe, die sich von den krautigen, bisher nicht klassifizierten Ordnungen an der Basis des Angiospermen-Stammbaums ableitet (s. Angiospermae).

Typische morphologische Merkmale der Klasse sind das Namen gebende **eine Keimblatt,** eine **zerstreute Anordnung der Leitbündel** auf dem Stängelquerschnitt und **parallelnervige Blätter.** Während bei allen Liliopsida nur 1 Keimblatt zu finden ist, kommen zerstreut angeordnete Leitbündel und parallelnervige Blätter zwar bei vielen, aber nicht bei allen Vertretern dieser Klasse vor. Selten findet man zerstreut angeordnete Leitbündel und parallelnervige Blätter auch in anderen Verwandtschaftskreisen.

Nicht klassifizierte Ordnungen

Auch der Stammbaum der Liliopsida zeigt an der Basis einige Ordnungen, deren genaue Verwandtschaftsbeziehungen zueinander und zu der einzigen Unterklasse, den Commelinidae, noch nicht geklärt sind. Dazu gehören die Acorales (*Acorus calamus*: Kalmuswurzel), Alismatales (inkl. Araceae: *Arum maculatum*), **Asparagales, Dioscoreales** und **Liliales.**

Ordnung: Asparagales

Die Ordnung umfasst 29 Familien, von denen die **Agavaceae, Alliaceae, Amaryllidaceae,** Anthericaceae, **Asparagaceae, Asphodelaceae, Convallariaceae, Hyacynthaceae,** Iridaceae und **Orchidaceae** am bekanntesten sind. Sie ist durch *rbc*L-Sequenzvergleiche gut charakterisiert.

Einige typische nichtmolekulare Merkmale, die bei vielen, wenn auch nicht bei allen Arten der Asparagales vorkommen, sind Nektarien an der Berührungsfläche benachbarter Karpellränder im Fruchtknoten **(Septalnektarien),** durch **Phytomelane** schwarz gefärbte **Samenschalen,** und mit Schleim und **Oxalat-Raphiden** gefüllte Idioblasten.

Familie: Convallariaceae (Ruscaceae)

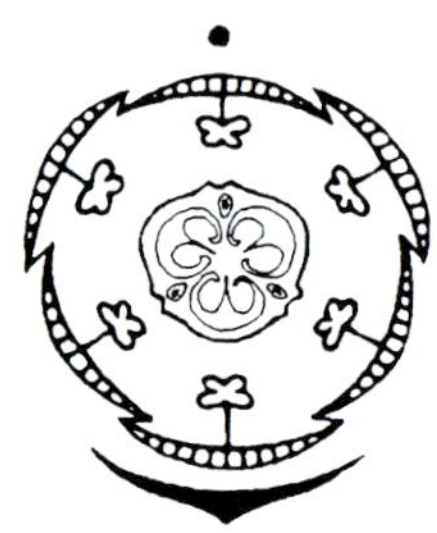

Polygonatum

Blütenformeln:
*P(3+3) A3+3 G($\underline{3}$)
*[P(3+3) A3+3] G($\underline{3}$)

Allgemeines: Die Familie ist hauptsächlich in temperierten Gebieten der Nordhemisphäre verbreitet mit Schwerpunkten im Himalaya und Ostasien. Sie umfasst etwa 100 Arten in 10 Gattungen, unter anderem auch den im Mittelmeergebiet vorkommenden Mäusedorn (*Ruscus aculeatus*).

Morphologie: Kräuter mit monopodial oder sympodial verzweigtem **Rhizom** und grundständigen, wechselständigen, gegenständigen oder quirlig angeordneten parallelnervigen Blättern. Mit Schleim und Oxalat-Raphiden gefüllte Idioblasten sind vorhanden. Die meist **3-zähligen,** selten 2-zähligen (*Maianthemum*) oder 4-zähligen (*Aspidistra*) **Blüten** sind **radiär.** Die Blütenhülle besteht aus **2 Kreisen** mehr oder weniger gleich gestalteter Tepalen, die in der Regel zu einem krugförmigen oder glockenförmigen **Perigon** verwachsen sind. Die in **zwei Kreisen** angeordneten **Staubblätter** sind frei oder mit der Perigonröhre verwachsen. Der **oberständige, dreikarpellige Fruchtknoten** ist **coenokarp-synkarp:** Die Karpellränder sind nach innen gebogen und teilen als „echte“ Scheidewände (Septen) das Ovar in ebenso viele Fächer, wie Karpelle vorhanden sind. In den Septen, an der Berührungsfläche benachbarter Karpellränder, befinden sich wie bei den meisten Asparagales Nektarien **(Septalnektarien).** Als Früchte kommen meist Beeren, selten Kapseln vor.

Inhaltsstoffe: Steroidsaponine, z.B. Convallasaponin A aus *Convallaria*-Arten, sind in der Fa-

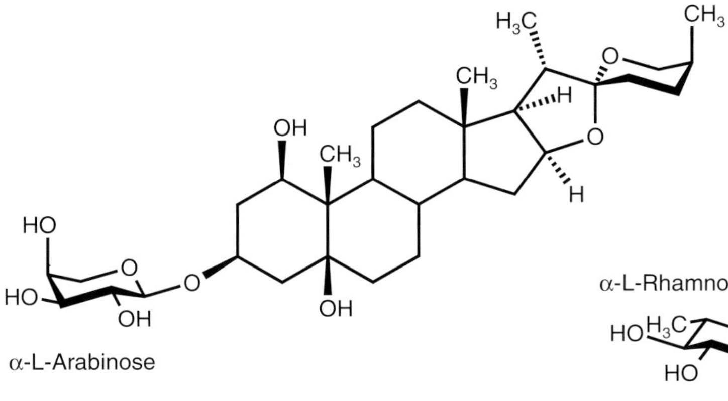

Convallasaponin A

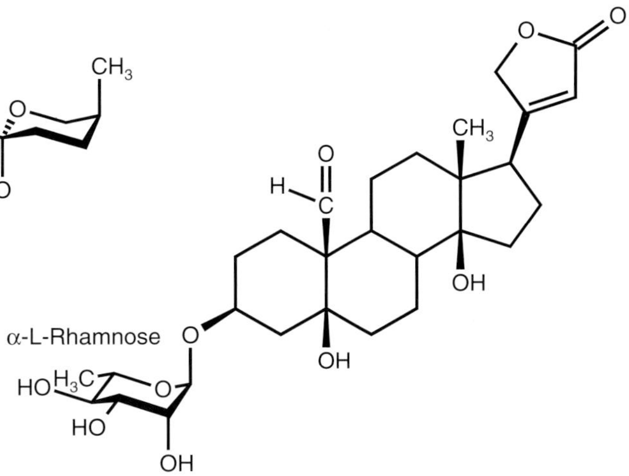

Convallatoxin

milie weit verbreitet. *Convallaria*-Arten akkumulieren auch **Cardenolide,** z. B. Convallatoxin.

Arzneipflanzen: *Convallaria majalis* L.: Convallariae herba/Maiglöckchenkraut AB.

Familie: Asphodelaceae

Blütenformeln:
*P3+3 A3+3 G (3) [*Asphodelus*]
*P(3+3) A3+3 G(3) [*Aloe*]

Allgemeines: Die Familie ist in der Alten Welt weit verbreitet mit einem Schwerpunkt in Südafrika. Sie umfasst 17 Gattungen mit insgesamt etwa 600 Arten und wird in zwei Unterfamilien, Asphodeloideae und Alooideae, gegliedert.

Morphologie: Meist Kräuter, seltener (*Aloe*) Bäume mit bis zu mehreren Metern hohen Stämmen. **Blätter grundständig, bei den baumförmigen Arten schopfartig** an den Enden der Äste, häufig dick und **sukkulent.** Anthranoidhaltige parenchymatische Zellen **(Aloinzellen),** welche die Phloemseite der Blattleitbündel umgeben, kommen bei den meisten Vertretern der Unterfamilie Alooideae vor; sie fehlen bei der Unterfamilie Asphodeloideae. Die **3-zähligen Blüten** sind meist **radiär,** bei einigen Alooideae aber auch mehr oder weniger deutlich zygomorph. Die Blütenhülle besteht aus **2 Kreisen von Perigonblättern,** die frei oder miteinander verwachsen sind. Die in **zwei Kreisen** angeordneten **Staubblätter** sind frei. Der **oberständige, dreikarpellige Fruchtknoten** ist **coenokarp-synkarp. Septalnektarien** sind vorhanden. Die Früchte sind **Kapseln;** die Samen tragen in der Regel einen fleischigen Samenmantel **(Arillus).**

Inhaltsstoffe: Anthranoide, z. B. das C-Glucosylanthron Aloin A aus *Aloe*-Arten, sind in der Familie weit verbreitet. Steroidsaponine werden im Gegensatz zu den meisten Familien der Asparagales nicht akkumuliert.

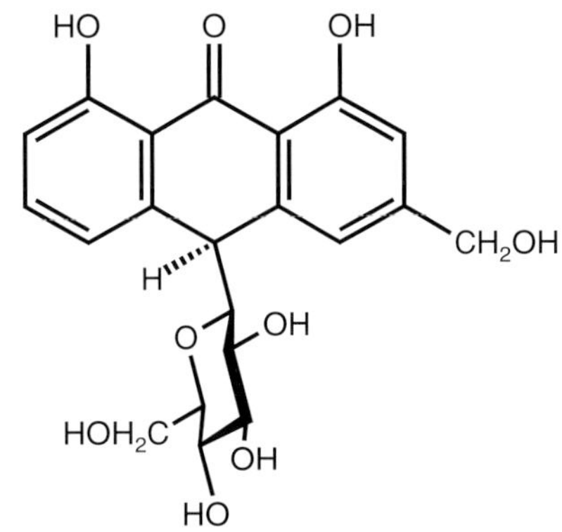

Aloin A

Arzneipflanzen: *Aloe barbadensis* MILL.: Aloe barbadensis/Curaçao-Aloe AB, Aloe-vera-Gel (aus Blättern; in Kosmetika); *Aloe ferox* MILL. und ihre Hybriden: Aloe capensis/Kap-Aloe AB.

Familie: Hyacinthaceae

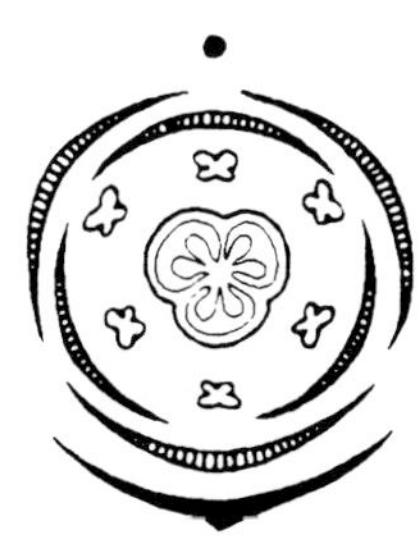

Ornithogalum umbellatum

Blütenformeln:
*P3+3 A3+3 G($\underline{3}$)
* [P(3+3) A3+3] G($\underline{3}$)

Allgemeines: Die Familie ist weit verbreitet in temperierten Gebieten und tropischen Gebirgen mit Schwerpunkten in Südafrika und vom Mittelmeergebiet bis nach Südwestasien. Sie umfasst etwa 40 Gattungen mit ingesamt etwa 900 Arten.

Morphologie: Krautige Pflanzen mit **Zwiebeln, grundständigen,** ungestielten, Stängel umfassenden **Blättern** und einem blattlosen Blütenschaft. Blütenstand in der Regel eine **Traube** oder **Ähre** mit deutlich verlängerter Hauptachse. Die **3-zähligen Blüten** sind **radiär.** Die Blütenhülle besteht aus **2 Kreisen von Perigonblättern,** die frei oder miteinander verwachsen sind. Die in **zwei Kreisen** angeordneten **Staubblätter** sind frei oder mit den Tepalen verwachsen. Der **oberständige, dreikarpellige Fruchtknoten** ist **coenokarp-synkarp** und entwickelt sich zu einer **Kapsel. Septalnektarien** sind vorhanden. Mit Schleim und Oxalat-**Raphiden** gefüllte Idioblasten kommen häufig vor.

Inhaltsstoffe: Steroidsaponine sind in der Familie weit verbreitet. Einige Sippen akkumulieren **herzwirksame Glykoside: Bufadienolide,** z. B. Proscillaridin, wurden in Arten der Gattungen *Drimia (Urginea), Scilla* und *Bowiea*, **Cardenolide** in *Ornithogalum*-Arten nachgewiesen.

Arzneipflanzen: *Drimia maritima* (L.) STEARN (=*Urginea maritima* (L.) BAKER) (Farbtafel Abb. 24): Scillae bulbus/Meerzwiebel AB.

Familie: Alliaceae

Blütenformeln:
* [P(3+3) A3+3] G($\underline{3}$)
* P3+3 A3+3 G($\underline{3}$)

Allgemeines: Die Familie ist weit verbreitet in arktischen bis tropischen Gebieten mit Schwerpunkten einzelner Sippen in Südafrika und Südamerika. Sie umfasst 30 Gattungen mit insgesamt etwa 720 Arten und wird in 3 Unterfamilien gegliedert.

Morphologie: Krautige Pflanzen mit Zwiebeln oder seltener Rhizomen, **grundständigen,** Stängel umfassenden **Blättern** und einem blattlosen Blütenschaft. Der im Gegensatz zu den Hyacinthaceae meist **doldenförmige Blütenstand** ist aus einer oder mehreren gestauchten Cymen auf-

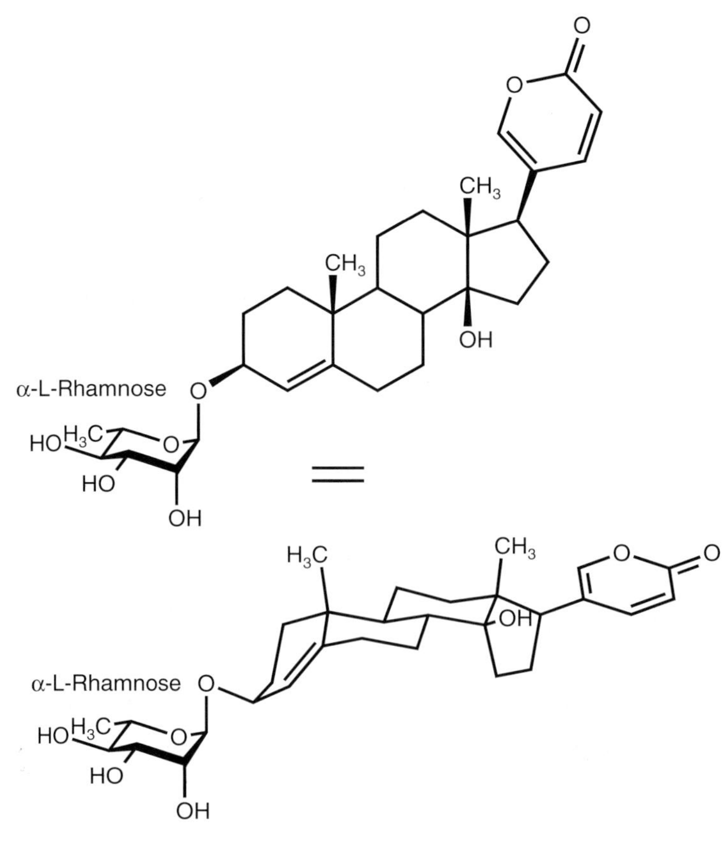

Proscillaridin

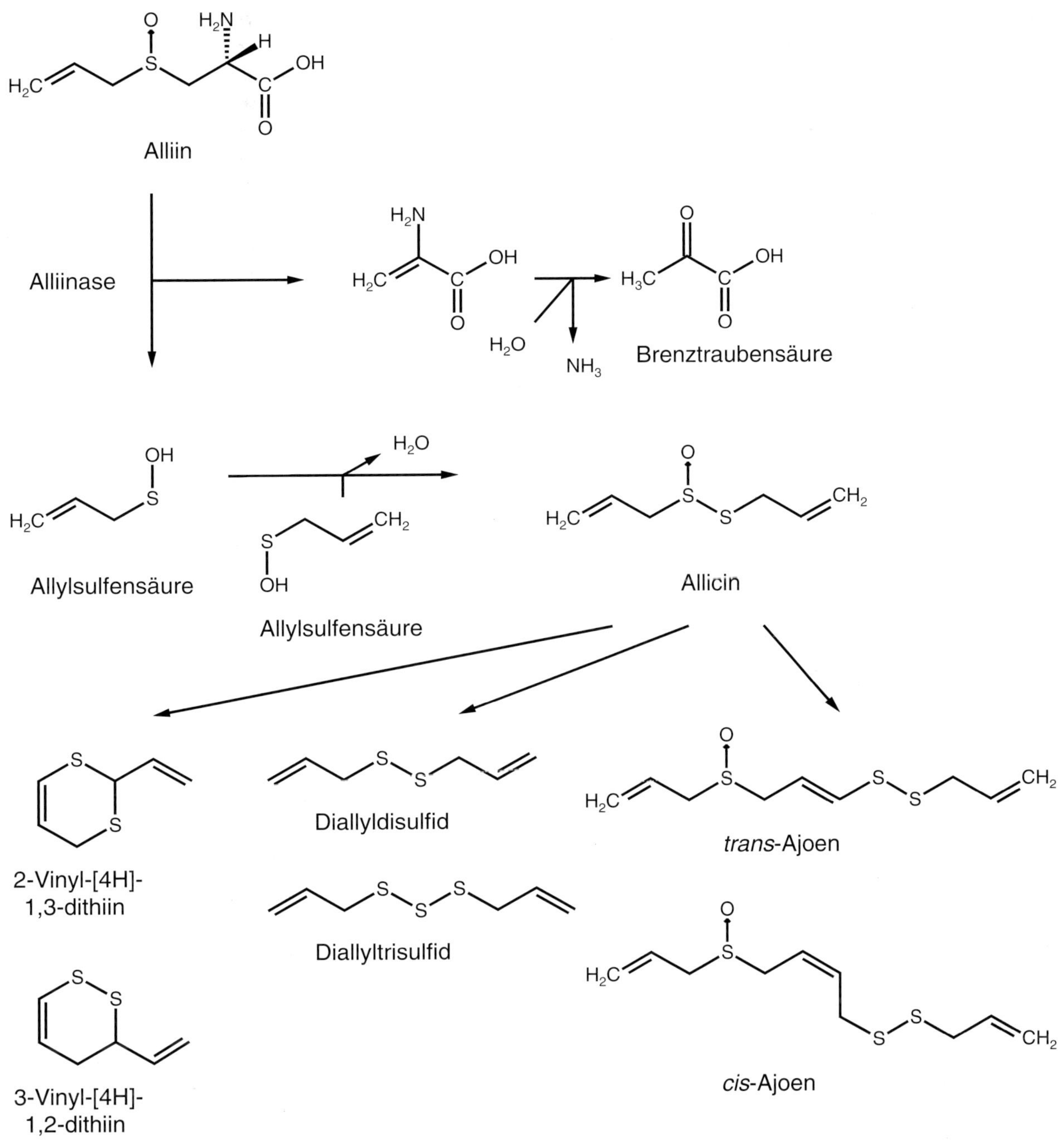

gebaut und besitzt eine **Hülle aus 2 oder mehr membranartigen Hochblättern,** die entweder frei oder miteinander verwachsen sind. Die **3-zähligen Blüten** sind meist **radiär,** seltener zygomorph. Die Blütenhülle besteht aus **2 Kreisen** von häufig miteinander verwachsenen, seltener freien **Perigonblättern.** Die in **zwei Kreisen** angeordneten **Staubblätter** sind frei oder mit den Tepalen verwachsen. Der **oberständige, dreikarpellige Fruchtknoten** ist **coenokarp-synkarp** und entwickelt sich zu einer **Kapsel. Septalnektarien** sind vorhanden. Mit Schleim und Oxalat-Raphiden gefüllte Idioblasten kommen nur bei einigen Sippen vor; sie fehlen z. B. in der Gattung *Allium.*

Inhaltsstoffe: Steroidsaponine sind in der Familie weit verbreitet. Einige Sippen (z. B. *Allium*) akkumulieren ***S*-Alkyl-L-cysteinsulfoxide,** z. B. Allin im Knoblauch (*Allium sativum*), und – in getrennten Kompartimenten – Enzyme **(Alliinasen),** welche diese Sulfoxide enzymatisch an der C-S-Bindung spalten (C-S-Lyasen). Die dabei entstehenden schwefelhaltigen Produkte reagieren häufig weiter zu anderen flüchtigen schwefelhaltigen Verbindungen. Das Gemisch dieser Verbindungen **(Lauchöl),** das erst bei Verletzung des Pflanzengewebes entsteht, bedingt den charakteristischen Geruch und Geschmack der betreffenden Pflanzenteile. Komponenten der Lauchöle sind auch für pharmakologische Wirkungen, z.B. der Knoblauchzwiebeln, verantwortlich.

Arzneipflanzen, Nutzpflanzen: *Allium cepa* L.: Küchenzwiebel; *Allium porrum* L.: Porree, Lauch (ganze junge Pflanze als Gemüse); *Allium sativum* L.: Allii sativi bulbus/Knoblauchzwiebel; *Allium schoenoprasum* L.: Schnittlauch (röhrenförmige Oberblätter als Gewürz); *Allium ursinum* L. (Farbtafel Abb. 25): Bärlauch (Zwiebel als Gewürz).

Ordnung: Liliales

Die Ordnung umfasst 9 Familien, darunter die Alstroemeriaceae, **Colchicaceae,** Liliaceae, Melanthiaceae und Smilacaceae. Sie ist vor allem durch DNA-Sequenzvergleiche definiert. Morphologische Merkmale, die für die Ordnung charakteristisch sind, gibt es nur wenige: Bei den meisten Liliales öffnen sich die **Antheren** nach außen **(extrors),** und die **Nektarien** befinden sich **auf Tepalen oder Staubblättern.** Von den Asparagales unterscheiden sich die Liliales außerdem durch das **Fehlen von Oxalat-Raphiden.**

Familie: Colchicaceae

Blütenformeln:
* P(3+3) A3+3 G(3)
* P3+3 A3+3 G(3)

Allgemeines: Die Familie ist in Afrika, mit einem Schwerpunkt in Südafrika, dem Mittelmeergebiet und Westasien verbreitet. Sie umfasst 17 Gattungen mit insgesamt etwa 170 Arten.

Morphologie: Zu den Colchicaceae gehören **Kräuter** mit unterirdischer **Sprossknolle,** grundständigen oder stängelständigen, Stängel umfassenden Blättern und meist **traubigem Blütenstand.** Die **3-zähligen Blüten** sind **radiär.** Die Blütenhülle besteht aus **2 Kreisen** von miteinander verwachsenen oder freien **Perigonblättern.** Die in **zwei Kreisen** angeordneten **Staubblätter** sind frei oder mit den Tepalen verwachsen. Der **oberständige, dreikarpellige Fruchtknoten** ist **coenokarp-synkarp** und entwickelt sich zu einer **Kapsel. Nektarien** kommen entweder an den **Tepalen** oder an den **Staubblättern** (*Colchicum*) vor; Septalnektarien fehlen. Oxalat-Raphiden fehlen ebenfalls.

Inhaltsstoffe: Von **Tyrosin abgeleitete** Phenylethylisochinolin-, Homoproaporphin- oder **Tropolon-Alkaloide** sind in der Familie weit verbreitet. Zu den Tropolon-Alkaloiden gehört das Colchicin, ein Tubulinaggregationshemmer, der in der Pflanzenzüchtung zur Erzeugung polyploider Sippen verwendet wird. Steroidsaponine kommen nicht vor.

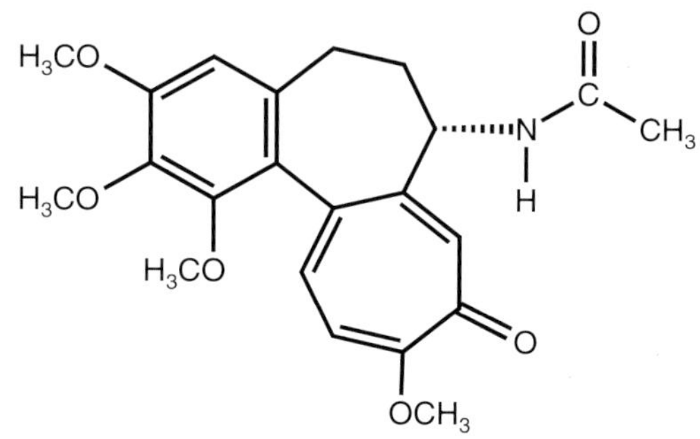

Colchicin

Arzneipflanzen: *Colchicum autumnale* L. (Farbtafel Abb. 26): Colchici semen, Colchicin (aus Samen).

Unterklasse: Commelinidae

Die Commelinidae umfassen die **Arecales** (Palmen), Commelinales, **Poales** und **Zingiberales** sowie einige noch nicht eingeordnete Familien, zu denen auch die **Bromeliaceae** (*Ananas comosus:* Ananas) gehören. Sequenzanalysen von Chloroplastengenen und Kerngenen haben die Monophylie dieser Unterklasse belegt (s. Abb. 41.2). Die Commelinidae sind aber auch durch einige nicht molekulare Merkmale gut charakterisiert: Die **äußeren und die inneren Blütenhüllblätter sind in der Regel unterschiedlich gestaltet** (doppeltes Perianth), das **Endosperm** ist **stärkereich,** die Spaltöffnungen sind von **spezialisierten Nebenzellen** umgeben, Sprosszellen enthalten häufig **Kieselkörper-Einschlüsse,** und die **Zellwände fluoreszieren im UV-Licht.** Die Fluoreszenz der Zellwände ist auf Feruloylreste zurückzuführen, die an Hydroxygruppen der Zellwandpolysaccharide gebunden sind.

Ordnung: Zingiberales

Die Ordnung umfasst 8 Familien, darunter die Cannaceae (*Canna*: Zierpflanze), **Musaceae** (*Mu-*

sa: Banane), **Strelitziaceae** (*Strelitzia*: Zierpflanze) und **Zingiberaceae.** Typische morphologische Merkmale der krautigen Zingiberales sind **Rhizome,** große, **gestielte, fiedernervige Blätter** und auffällige Blüten mit **zygomorpher Krone** und **unterständigem Fruchtknoten.**

Familie: Zingiberaceae

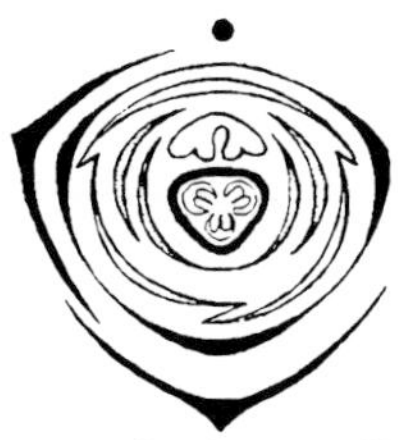

Kaempferia ovalifolia

Blütenformeln: ↓ K(3) C(3) A2[st] +1: (2st) G($\overline{3}$)

Allgemeines: Die Familie ist pantropisch verbreitet mit Schwerpunkt in Indomalesien. Sie umfasst 50 Gattungen mit insgesamt etwa 1000 Arten.

Morphologie: Die Zingiberaceae sind krautige Pflanzen mit fleischigen, verzweigten **Rhizomen** und **grundständigen, zweizeilig angeordneten Blättern,** deren ineinander geschobene offene Blattscheiden einen **Scheinstamm** bilden. Die Lamina der Laubblätter hat meist eine kräftige Mittelrippe und **parallele, schräg von der Mittelrippe abgehende Seitennerven** erster Ordnung. Die oberirdischen Sprossachsen sind kurz und in der Regel ohne Laubblätter. Die **zygomorphen Blüten** stehen einzeln oder zu mehreren (in Cymen) in der Achsel von Hochblättern. Die **3-zählige Blütenhülle** ist in einen **verwachsenblättrigen Kelch** und eine ebenfalls **verwachsenblättrige Krone** gegliedert. Das obere Kronblatt ist häufig größer als die anderen Petalen. Von den **Staubblättern ist nur eines,** das mediane des inneres Kreises, **fertil.** Die beiden anderen Staubblätter des inneren Kreises sind in **Staminodien** umgewandelt, die miteinander **verwachsen** sind und eine sehr auffällige zweilappige oder dreilappige **Lippe** (Labellum) bilden. Die beiden seitlichen

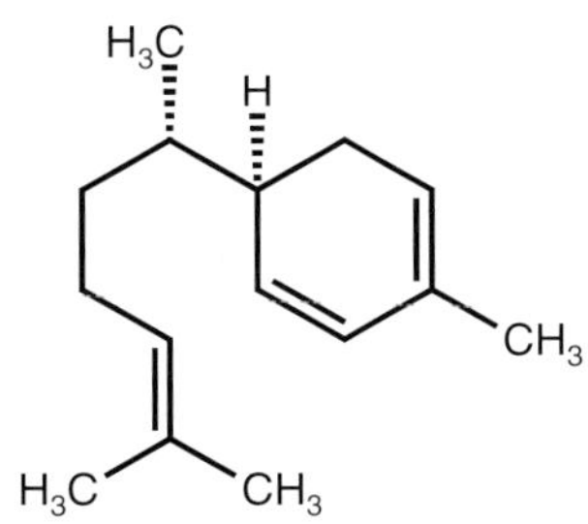

(-)-α-Zingiberen

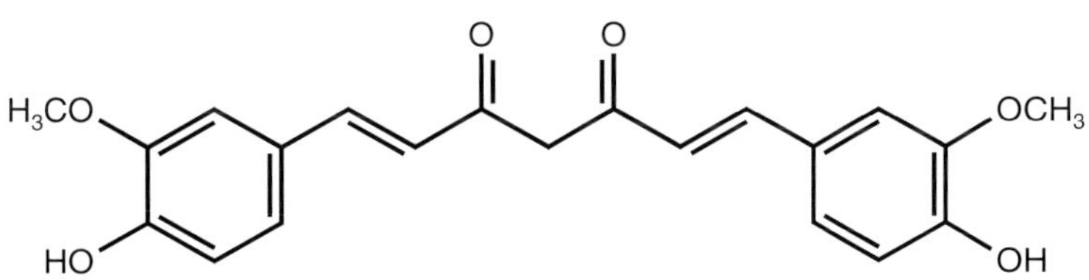

Curcumin

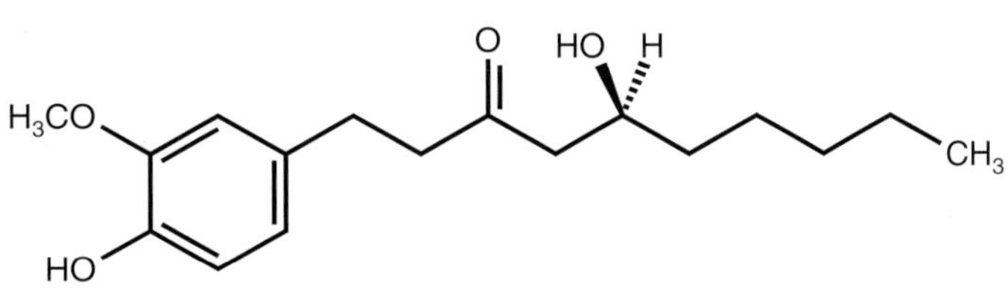

[6]-Gingerol

Staminodien des äußeren Kreises können frei, groß und auffällig gefärbt (*Curcuma, Kaempferia*) oder mit dem Labellum verwachsen, klein und unscheinbar (*Zingiber, Elettaria*) sein; manchmal fehlen sie auch völlig. Der **unterständige, dreikarpellige Fruchtknoten** ist meist **coenokarp-synkarp** und entwickelt sich zu einer **Kapsel,** einer **Beere** oder einer **trockenen Schließfrucht.** Die Samen tragen einen dünnen **Arillus** und enthalten ein **stärkehaltiges Perisperm** neben wenig Endosperm. Auf dem Scheitel des Fruchtknotens befinden sich meist zwei fadenförmige, pfriemliche oder schuppenartige Nektarien. Sekretzellen mit ätherischem Öl **(Öl-Idioblasten)** kommen in allen Pflanzenteilen vor.

Inhaltsstoffe: Ätherisches Öl häufig mit **Sesquiterpenen,** z. B. Zingiberen, als Hauptkomponenten sowie **nicht flüchtige Phenylpropanderivate** (Curcuminoide, z. B. Curcumin; Zingiberaceen-Scharfstoffe, z. B. Gingerole) sind in der Familie weit verbreitet.

Arzneipflanzen, Nutzpflanzen: *Curcuma domestica* VAL. (Syn.: *Curcuma longa* L.) (Farbtafel Abb. 27): Curcumae longae rhizoma, Bestandteil von Curry; *Curcuma xanthorrhiza* ROXB.: Curcumae xanthorrhizae rhizoma/Javanische Gelbwurz AB; *Elettaria cardamomum* (L.) MATON: Cardamomi fructus, Kardamomen; *Zingiber officinale* ROSC.: Zingiberis rhizoma, Ingwer AB.

Ordnung: Poales

Aufgrund kladistischer Untersuchung mehrerer Chloroplasten-DNA-Sequenzen ist die Ordnung erheblich erweitert worden. Sie umfasst nun 16 Familien, darunter die **Cyperaceae, Juncaceae** und **Poaceae,** Sparganiaceae und Typhaceae. In dieser weit gefassten Definition bildet die Ordnung eine monophyletische Sippe, die auch morphologisch durch die **windbestäubten, stark reduzierten, unauffälligen Blüten in komplexen Infloreszenzen** gut charakterisiert ist.

Familie: Poaceae

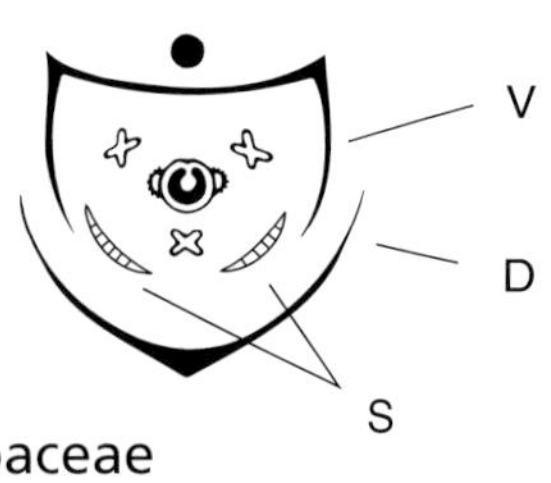

Poaceae
D = Deckspelze (Lemma)
S = Schwellkörper (Lodiculae)
V = Vorspelze (Palea)

Blütenformel: ↓ P2 A3 G(2)

Allgemeines: Die Familie ist fast kosmopolitisch verbreitet mit Schwerpunkt in den Tropen und in temperierten Gebieten der Nordhemisphäre. Sie umfasst 650 Gattungen mit insgesamt etwa 10 000 Arten und wird in 5 Unterfamilien gegliedert.

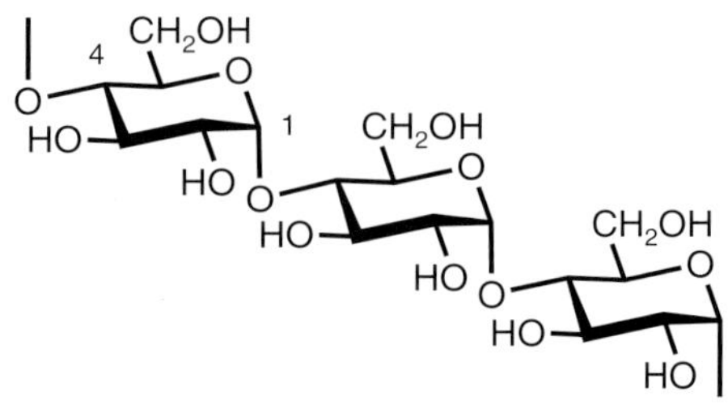

Amylose (Ausschnitt)

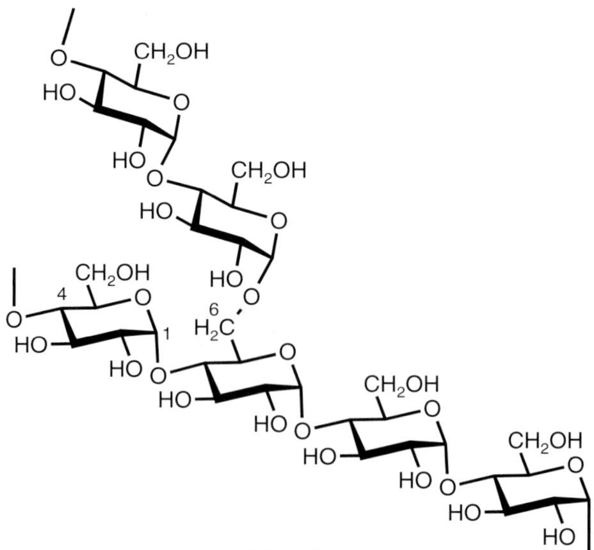

Amylopektin (Ausschnitt)

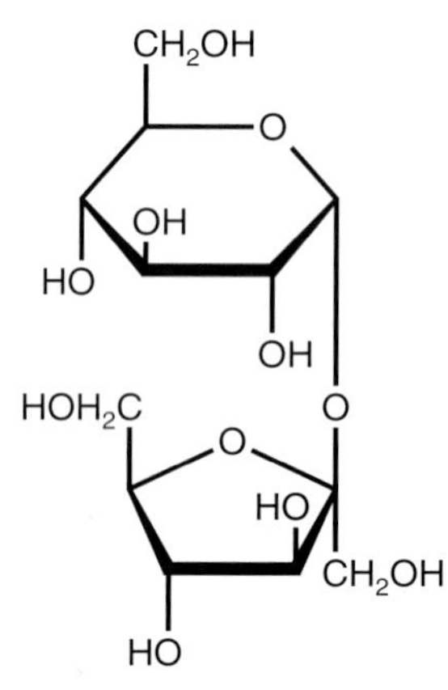

Saccharose

Morphologie: Meist **Kräuter,** seltener mehr oder weniger stark verholzt (*Bambusa*: Bambus). **Sprossachsen** in der Regel **stielrund, mit hohlen Internodien und zweizeilig angeordneten Blättern.** Die Blätter sind in eine meist offene, den Stängel umfassende **Scheide** und die **Blattspreite** (Lamina) gegliedert; am Übergang zwischen Blattscheide und Blattspreite befindet sich meist ein **Blatthäutchen (Ligula),** das als Hautsaum oder als Haarreihe ausgebildet sein kann. Die **windbestäubten, meist zwittrigen,** seltener (*Zea*) eingeschlechtigen **Blüten** stehen einzeln oder zu mehreren in ährenförmigen Blütenständen **(Ährchen),** die zu **ährenförmigen oder rispigen komplexen Infloreszenzen** zusammengefasst sind. Ein Ährchen ist in der Regel folgendermaßen aufgebaut: An der Basis der Ährchenachse (Rhachilla) stehen zwei Hochblätter, die keine Seitenachsen tragen; sie werden als **Hüllspelzen** (Glumae, Singular: Gluma) bezeichnet. Darauf folgen meist mehrere, häufig begrannte **Deckspelzen** (Lemmae, Singular: Lemma), in deren Achsel je eine **Blüte** steht; diese besteht aus einer zweikieligen **Vorspelze** (Palea), **zwei Schwellkörpern** (Lodiculae), **drei Staubblättern** und einem **einfächrigen Fruchtknoten mit meist zwei, häufig gefiederten Narben.** Seltener (vor allem bei Arten der Bambusoideae) kommen 3 Lodiculae, 6 Staubblätter (*Oryza*) oder 3 Narben vor. Die Vorspelze wird als Vorblatt und die Lodiculae werden als Perigonblätter gedeutet. Bei der **nussartigen Frucht** ist in der Regel die Fruchtwand mit der Samenschale verwachsen; sie wird dann als **Karyopse** bezeichnet.

Inhaltsstoffe: Im **Endosperm** der Samen wird **Stärke** und Protein gespeichert. Stärke besteht aus zwei Polysacchariden, der weitgehend unverzweigten **Amylose** und dem stark verzweigten **Amylopektin**. Beide Polysaccharide sind **Glucane,** d.h., sie sind ausschließlich aus Glucoseein-

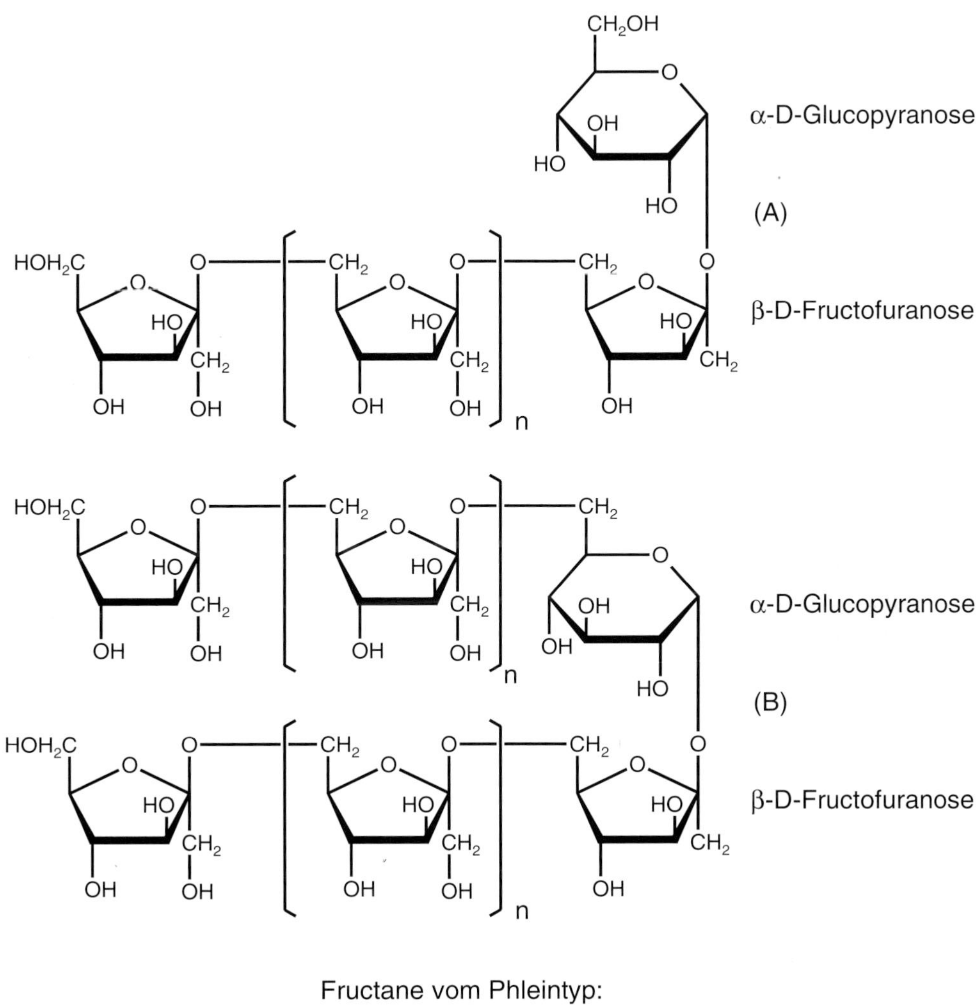

Fructane vom Phleintyp:
(A) mit endständigem Glucoserest und (B) mit internem Glucoserest

heiten aufgebaut. Im Rhizom und anderen **vegetativen Teilen** der Pflanze wird bei einem Teil der Poaceae **Stärke** oder **Saccharose,** ein Disaccharid aus Glucose und Fructose, akkumuliert. Andere Poaceae (Unterfamilie Pooideae) akkumulieren stattdessen **Fructane,** deren Fructoseeinheiten im Gegensatz zu den Fructanen der Asteraceae häufig (1β-6)-verknüpft sind (Phlein). Auch Mischtypen, bei denen die Fructoseeinheiten teils (1β-2)-, teils (1β-6)-verknüpft sind, kommen bei den Pooideae vor. **Silikat** kommt in allen Pflanzenteilen in großen Mengen vor; Epidermiszellen enthalten häufig charakteristisch geformte **Silikatkörper.** Einige Sippen (*Cymbopogon* und andere Panicoideae) akkumulieren **ätherisches Öl in schlauchförmigen Sekretzellen.**

Arzneipflanzen, Nutzpflanzen: *Avena sativa* L.: Hafer; *Cymbopogon winterianus* JOWITT: Citronellae aetheroleum (aus oberirdischen Teilen); *Hordeum vulgare* L.: Saatgerste; *Oryza sativa* L.: Oryzae amylum/Reisstärke AB, Reis; *Saccharum officinarum* L.: Saccharum/Saccharose AB (aus dem Mark (!) der Sprossachsen; *Secale cereale* L.: Roggen; *Triticum aestivum* L. emend. FIORI et PAOL.: Tritici amylum/Weizenstärke AB, Weizen; *Triticum durum* DESF.: Hartweizen; *Zea mays* L.: Maydis amylum/Maisstärke AB, Mais.

41.2.3 Klasse: Rosopsida

Die Klasse umfasst den größten Teil der **zweikeimblättrigen Pflanzen** (Dicotyledoneae). Sie leitet sich von den ebenfalls zweikeimblättrigen, bisher nicht klassifizierten Ordnungen an der Basis des Angiospermen-Stammbaums (s. Abb. 41.2) ab und lässt sich in die beiden Unterklassen **Rosidae** und **Asteridae** gliedern. Die Monophylie der Rosopsida ist durch DNA-Analysen gut belegt. Ein für die Klasse charakteristisches morphologisches Merkmal ist die Bildung von **triaperturaten Pollenkörnern,** d.h., Pollenkörnern mit 3 Austrittsöffnungen für den Pollenschlauch.

Nicht klassifizierte Ordnungen

Auch der Stammbaum der Rosopsida zeigt an der Basis einige Ordnungen und Familien, deren genaue Verwandtschaftsbeziehungen zueinander und zu den Unterklassen Rosidae und Asteridae noch nicht geklärt sind, deren Monophylie aber als gesichert gilt (s. Abb. 41.2). Dazu gehören außer den hier behandelten Ordnungen **Ranunculales** und **Caryophyllales** auch die **Proteales** mit den Familien Protaceae, **Platanaceae,** Nelumbonaceae, die **Santalales,** zu denen z.B. die Loranthaceae (*Viscum*) gehören, und die **Saxifragales,** die außer den Saxifragaceae, Grossulariaceae, Crassulaceae und acht weiteren Familien aus den traditionellen Saxifragales auch die **Paeoniaceae** und die **Hamamelidaceae** umfassen.

Ordnung: Ranunculales

Die Ordnung umfasst die **Ranunculaceae, Berberidaceae, Menispermaceae,** drei weitere Familien und die **Papaveraceae.** Neuere kladistische Untersuchungen haben die schon von Cronquist (1981) und von Thorne (1992) vertretene Auffassung, dass die Papaveraceae in die Ranunculales einzubeziehen sind, bestätigt.

Die meisten Ranunculales sind **krautige Pflanzen mit eingeschnittenen oder gelappten Blättern.** Die Blüten enthalten oft **viele Staubblätter** und **mehrere oder viele Karpelle.**

Benzyltetrahydroisochinolin-Alkaloide und andere Alkaloidtypen, die sich von der Aminosäure **Tyrosin** ableiten, sind in der Ordnung weit verbreitet.

Familie: Ranunculaceae

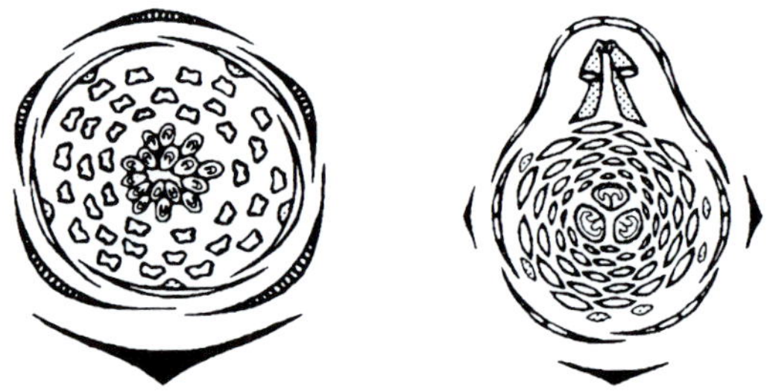

Ranunculus Aconitum napellus

Blütenformeln:

$* \, P \, \infty \rightarrow 2 \; A \, \infty \; G \, \underline{\infty} \rightarrow \underline{1}$

$\downarrow P \, \infty \rightarrow 2 \; A \, \infty \; G \, \overline{\underline{\infty}} \rightarrow \overline{\underline{1}}$

Allgemeines: Die Familie hat ihren Verbreitungsschwerpunkt in den nördlichen temperierten und kühleren Gebieten. Sie umfasst 47 Gattungen mit insgesamt etwa 1900 Arten und wird in die drei Unterfamilien Coptidoideae, Isopyroideae und Ranunculoideae eingeteilt. Die größte Unterfamilie Ranunculoideae wird in 7 Tribus gegliedert.

Morphologie: Die meisten Ranunculaceae sind **krautig,** aber auch Lianen (*Clematis*) und kleine Sträucher (*Xanthorhiza*) kommen vor. Die in der Regel **wechselständigen Blätter** sind einfach oder zusammengesetzt. Die **Blüten** sind **radiär oder zygomorph.** Die Blütenhülle besteht aus **2 bis vielen,**

freien Perigonblättern (Tepalen), die **schraubig** angeordnet sind. Zwischen den Tepalen und den ebenfalls schraubig angeordneten **vielen freien Staubblättern** sind oft **Nektar bildende Staminodien** zu erkennen, die als **Honigblätter** oder – vor allem dann, wenn sie groß und auffällig gefärbt sind – als **nektarfertile Kronblätter** (nektarfertile Petalen) bezeichnet werden. Die Ausgestaltung der Honigblätter variiert von unscheinbaren Formen mit kopfigem Nektarium (*Pulsatilla*) über schüssel- und röhrenartige Formen (*Helleborus*) bis zu auffälligen, gespornten (*Aquilegia*) oder kronblattartigen flachen Formen (*Ranunculus*). Bei *Adonis* bilden die auffällig gefärbten flächigen „Honigblätter" keinen Nektar mehr; sie sind zu echten nektarsterilen Kronblättern geworden. Das **Gynoeceum** ist **chorikarp.** Es besteht aus **einem bis vielen freien Fruchtknoten,** aus denen sich vielsamige **Balgfrüchte** oder einsamige **Nüsschen** entwickeln; in seltenen Fällen (*Hydrastis, Actaea*) ist das Perikarp fleischig.

Inhaltsstoffe: In der Familie werden unterschiedliche Sekundärstoffgruppen akkumuliert, die jeweils nur in bestimmten Unterfamilien oder Tribus vorkommen: Von **Tyrosin** abgeleitete **Protoberberin-Alkaloide,** z. B. Coptisin, werden von Vertretern der Unterfamilien Isopyroideae, z. B. *Thalictrum-* und *Aquilegia*-Arten, die außerdem cyanogene Glykoside akkumulieren, und Coptoideae (*Coptis*-Arten) akkumuliert. In der Unterfamilie Ranunculoideae kommen weitere Sekundärstoffgruppen vor: **Protoanemonin bildende Glykoside,** z. B. Ranunculin, sind vor allem bei den Ranunculeae und Anemoneae verbreitet. Die Akkumulation von **Diterpen-Alkaloiden,** z. B. Aconitin, ist auf einen Teil der Tribus Delphinieae, nämlich die Gattungen *Aconitum, Delphinium* und *Consolida* beschränkt. **Herzwirksame Glykoside** kommen bei *Adonis*-Arten (**Cardenolide,** z. B. Adonitoxin) und bei *Helleborus*-Arten (**Bufadienolide,** z. B. Hellebrin) vor.

Arzneipflanzen, Giftpflanzen, Zierpflanzen: *Adonis vernalis* L.: Adonidis herba/Adoniskraut AB; *Aconitum napellus* L.: Aconiti tubera (Farbtafel Abb. 2); *Consolida regalis* S.F. GRAY: Acker-Rittersporn; *Helleborus niger* L. (Farbtafel Abb. 3): Christrose.

Familie: Papaveraceae

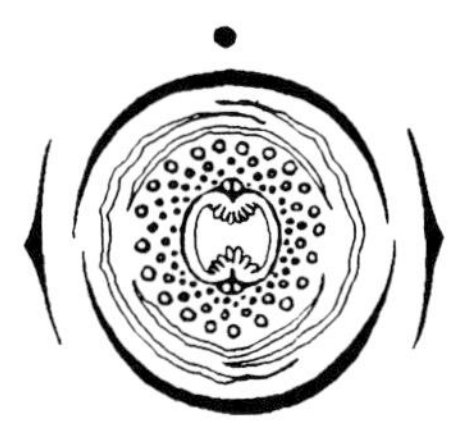

Glaucium

Blütenformeln:
* K 2 C 2+2 A ∞ G $(\underline{2})$ → $(\underline{\infty})$
* K 3 C 3+3 A ∞ G $(\underline{3})$ → $(\underline{\infty})$

Allgemeines: Die Papaveraceae haben ihren Verbreitungsschwerpunkt in den nördlichen temperierten Gebieten. Die Familie umfasst 40 Gattungen mit insgesamt etwa 760 Arten.

Morphologie: Die meisten Papaveraceae sind **krautig,** aber auch Halbsträucher und kleine Bäu-

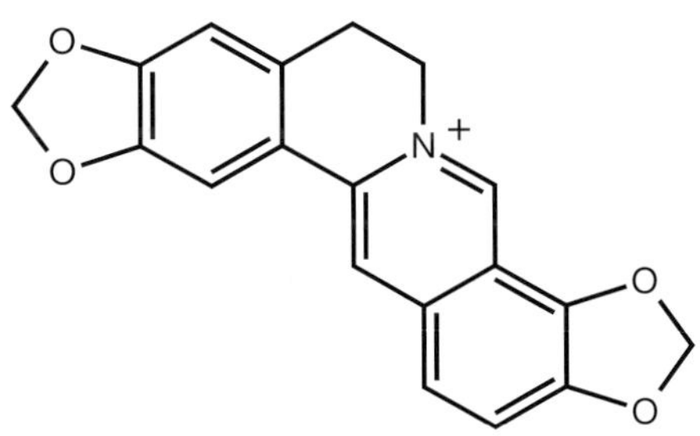

Coptisin

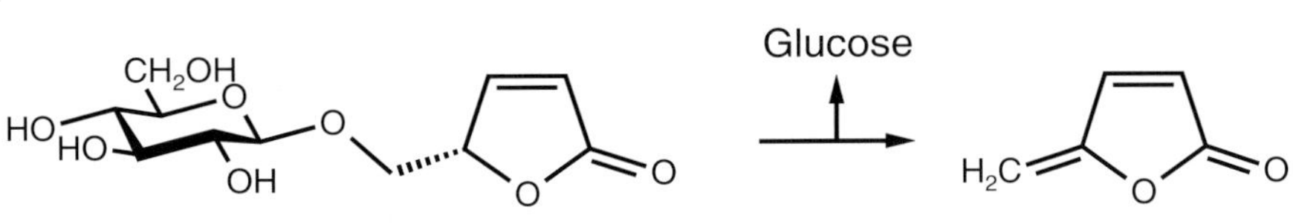

Ranunculin Protoanemonin

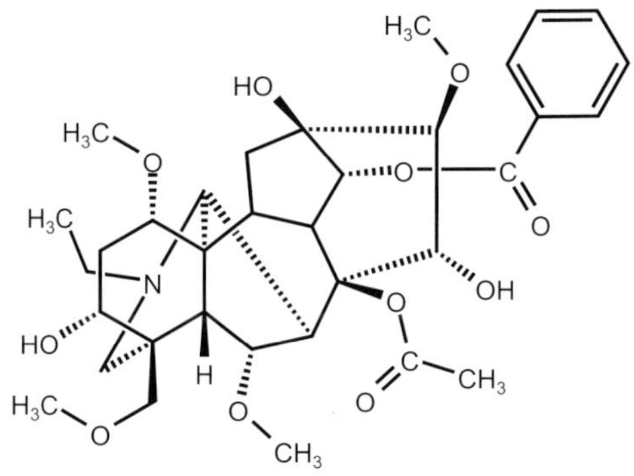

Aconitin

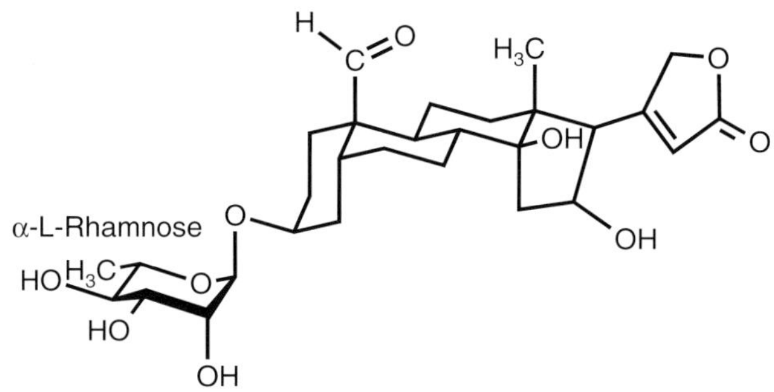

Adonitoxin

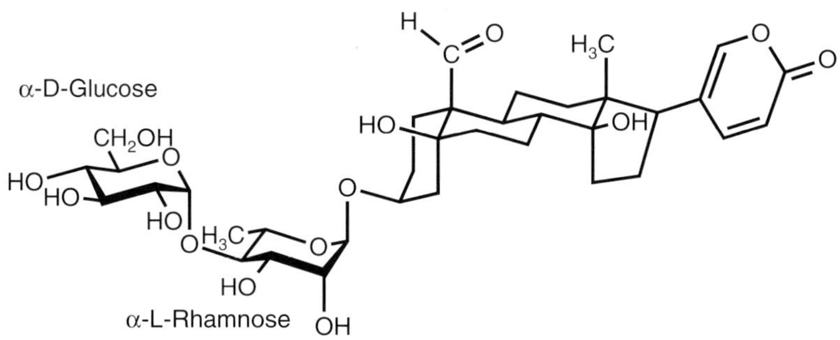

Hellebrin

me kommen vor. Die **wechselständigen Blätter** sind meist gelappt bis eingeschnitten, nur selten ungeteilt. **Gegliederte Milchröhren** kommen in allen Pflanzenteilen vor. Die insektenbestäubten **Blüten** sind **radiär.** Die Blütenhülle besteht aus **einem Kreis von 2, seltener 3, freien Kelchblättern und zwei Kreisen von je 2, seltener je 3, freien Kronblättern.** Das Androeceum besteht aus **vielen freien Staubblättern, 6 Staubblättern in zwei Bündeln** (*Fumaria, Corydalis*) oder selten (*Hypecoum*) aus vier freien Staubblättern. Das **Gynoeceum** ist **coenokarp-parakarp;** es besteht aus 2, seltener 3 oder vielen miteinander verwachsenen Fruchtblättern. Als Früchte kommen **Kapseln** (*Papaver*) und **Schoten** (*Chelidonium*) vor.

Inhaltsstoffe: Von **Tyrosin** abgeleitete **Alkaloide** kommen in der ganzen Familie vor. Sie werden in den Milchsaftschläuchen akkumuliert. Die Struktur des Grundkörpers variiert erheblich: Wichtige Untergruppen sind **Morphinan-** (Morphin, Codein), **Protoberberin-** (Protopin, Berberin) und **Benzophenanthridin-Alkaloide** (Chelidonin).

Arzneipflanzen: *Papaver somniferum* L. (Farbtafel Abb. 4): Opium AB (eingetrockneter Milchsaft aus den Kapseln); *Chelidonium majus* L.: Chelidonii herba/Schöllkraut AB).

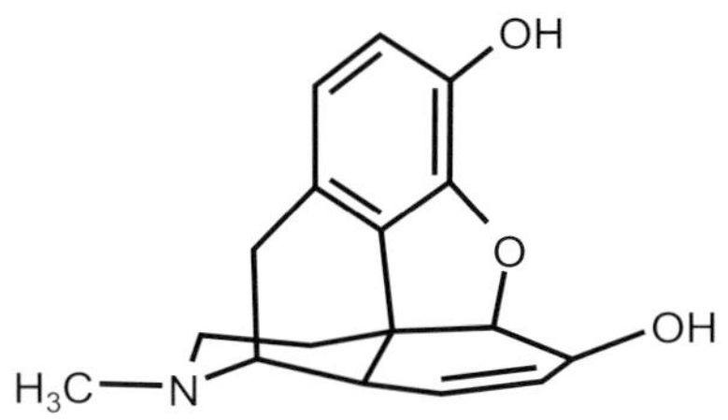

Morphin

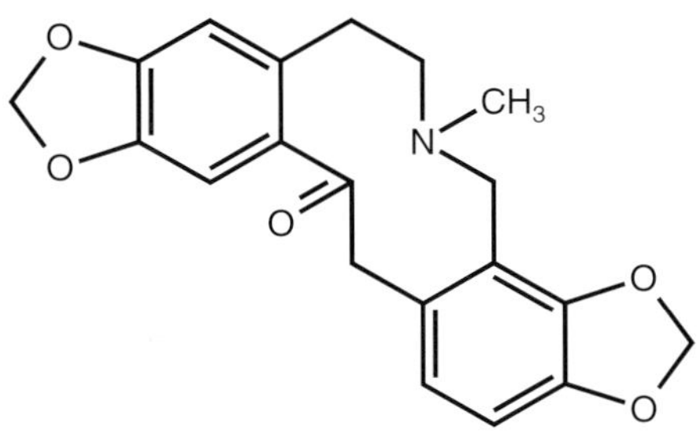

Protopin

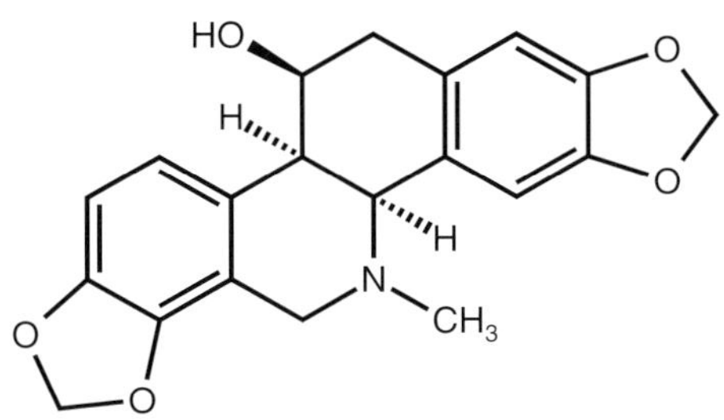

(+)-Chelidonin

Ordnung: Caryophyllales

Diese Ordnung wird aufgrund kladistischer Untersuchungen mit Sequenzen verschiedener Chloroplastengene und Kerngene wesentlich weiter gefasst als nach den auf morphologischen Merkmalen basierenden Systemen zu erwarten war. Sie umfasst nun 25 Familien. Neben den klassischen Caryophyllales, z. B. den **Caryophyllaceae, Amaranthaceae** (einschließlich **Chenopodiaceae**) oder **Cactaceae,** gehören auch die Plumbaginaceae, **Droseraceae** (*Drosera*: Sonnentau) und Nepenthaceae sowie die **Simmondsiaceae** (*Simmondsia chinensis*: Jojoba-Öl) und die **Polygonaceae** in diesen Verwandtschaftskreis.

Ein charakteristisches nichtmolekulares Merkmal der Ordnung ist die Speicherung von **Stärke im Endosperm** (oder Perisperm). Weitere typische, wenn auch nicht bei allen Caryophyllales vorkommende Merkmale sind ein **einfächriger Fruchtknoten** und eine frei-zentrale oder basale Stellung der Samenanlagen **(frei-zentrale oder basale Placentation).**

Familie: Caryophyllaceae

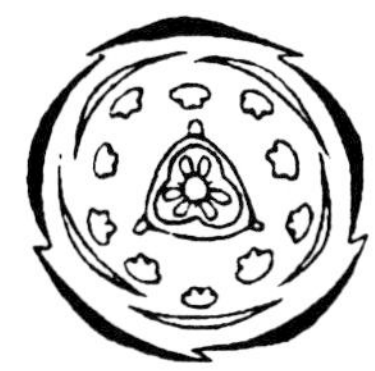

Silene vulgaris

Blütenformeln:
* K 5 C 5 A 5+5 G (5) / (3) /(2) [Alsinoideae, Paronychoideae]
* K (5) C 5 A 5+5 G (5) / (3) /(2) [Caryophylloideae]

Allgemeines: Die Familie ist kosmopolitisch verbreitet mit Schwerpunkt in den temperierten und warmen Gebieten der Nordhemisphäre. Sie umfasst 89 Gattungen mit insgesamt etwa 2070 Arten und wird in die 3 Unterfamilien Caryophylloideae (= Silenoideae), Alsinoideae und Paronychoideae eingeteilt.

Morphologie: Die Caryophyllaceae sind in der Regel **krautig,** nur selten strauchig oder baumförmig. Die meist **gegenständigen Blätter** sind **einfach und ganzrandig.** Die Blütenstände sind in der Regel geschlossene **Thyrsen;** die in den Achseln von Laubblättern oder Hochblättern stehenden **Teilblütenstände** sind **dichasial,** in höheren Verzweigungsordnungen auch **monochasial,** aufgebaut. Die **Blüten** sind **radiär;** die Blütenhülle besteht aus einem Kreis von **5 Kelchblättern,** die **frei oder** – bei Arten der Unterfamilie Silenoideae – **miteinander verwachsen** sind, und einem Kreis von **5 freien Kronblättern;** die Kronblätter können aber auch völlig fehlen (z. B. bei *Herniaria* und anderen Paronychoideae). Das Androeceum besteht meist aus **zwei Kreisen von je 5 Staubblättern,** aber auch hier können Glieder eines Kreises (z. B. bei *Herniaria*) oder beider Kreise (z. B. bei *Stellaria media*) ausfallen. Das aus 5, 3 oder 2 miteinander verwachsenen Fruchtblättern bestehende **Ovar** ist **oberständig, coenokarp** und häufig unvollkommen oder nicht gefächert; die Samenanlagen stehen dann an einer **zentralen Placentarsäule.** Als Früchte kommen **Kapseln** (z. B. *Saponaria, Dianthus*) und **Nussfrüchte** (z. B. *Herniaria*) vor.

Inhaltsstoffe: Triterpensaponine, z. B. Saponin G1, werden besonders von den Silenoideae, zu

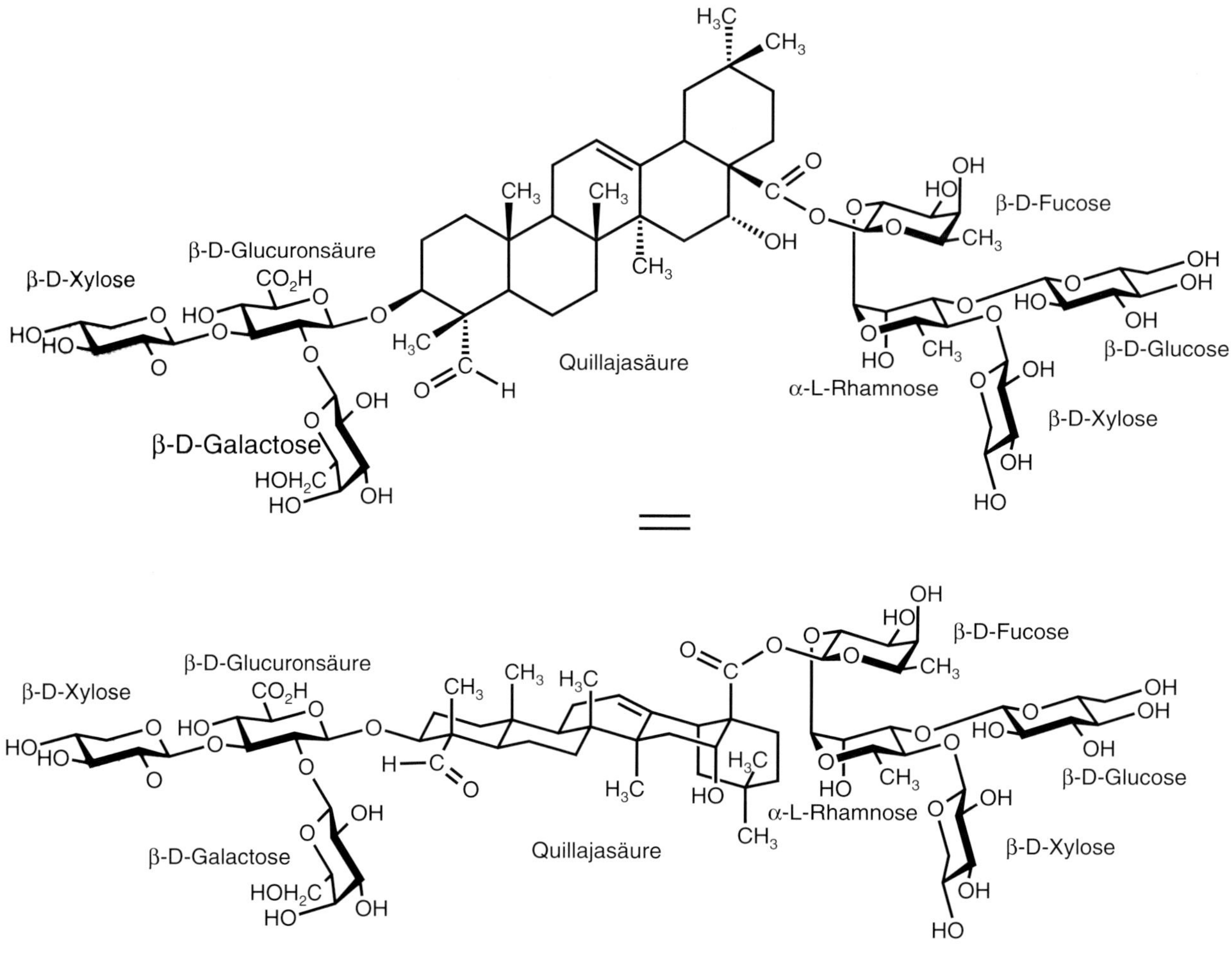

Saponin G1 aus *Gypsophila paniculata*

denen auch die Drogen liefernden Gattungen *Gypsophila* und *Saponaria* gehören, aber auch von vielen anderen Caryophyllaceae akkumuliert.

Arzneipflanzen: *Gypsophila*-Arten: Saponariae albae radix; aus dieser Droge kann Saponin (Reagenz AB) gewonnen werden. *Saponaria officinalis* L.: Saponariae rubrae radix.

Familie: Polygonaceae

Rheum — Rumex — Fallopia convolvulus

Blütenformeln:
* P 3+3 A 6+0 G ($\underline{3}$) [*Rumex*]
* P 3+3 A 6+3 G ($\underline{3}$) [*Rheum*]
* P 2+2 A 4+2 G ($\underline{2}$) [*Oxyria*]
* P 5/(5) A 6+2 → 4+1 G ($\underline{3}$)/($\underline{2}$) [*Polygonum, Persicaria, Fallopia*]

Allgemeines: Die Familie ist kosmopolitisch verbreitet mit Schwerpunkten in den temperierten Gebieten. Sie umfasst 49 Gattungen mit insgesamt etwa 1100 Arten.

Morphologie: Kräuter, Lianen, Sträucher oder Bäume. Die in der Regel **wechselständigen Blätter** sind einfach und meist ganzrandig. Die meist auffälligen **Nebenblätter** sind häufig zu einer den Stängel umfassenden Scheide, der **Ochrea,** verwachsen. Die meist zwittrigen, seltener eingeschlechtigen, wind-, insekten- oder selbstbestäubten **Blüten** sind **radiär.** Die in der Regel **un-**

scheinbare Blütenhülle besteht aus grünen oder petaloiden, freien oder an der Basis verwachsenen, z.T. oder vollständig **schraubig angeordneten Tepalen,** die in **zwei dreizähligen Gruppen** (P 3+3), **zwei zweizähligen Gruppen** (P 2+2) oder **einer fünfzähligen Gruppe** (P 5) angeordnet sind. Das im Prinzip dreizählige, seltener zweizählige Androeceum besteht aus **zwei Staubblattgruppen,** die ebenfalls **schraubig** angeordnet sind. Durch Verdoppelung (dédoublement) von Staubblättern der äußeren Staubblattgruppe oder Ausfall von Staubblättern der äußeren oder inneren Staubblattgruppe haben sich **unterschiedliche Staubblattzahlen** (5-9 pro Blüte) entwickelt. Die Staubblätter sind häufig ungleich lang und z.T. an der Basis miteinander verwachsen. Das **dreizählige, seltener zweizählige Gynoeceum** ist **oberständig** und **coenokarp-parakarp.** Die **Nussfrüchte** werden häufig **von** persistierenden **Tepalen,** die an der Fruchtverbreitung beteiligt sind, **eingeschlossen.**

Inhaltsstoffe: Kondensierte Gerbstoffe (Proanthocyanidine) und **hydrolysierbare Gerbstoffe** (Gallotannine) sind in der Familie weit verbreitet. Auch die Akkumulation von Oxalat, häufig in Form großer **Calciumoxalat-Drusen** oder **Calciumoxalat-Einzelkristalle,** aber auch in löslicher Form, ist charakteristisch für die Familie. Die laxierend wirkenden und daher als Drogeninhaltsstoffe bedeutsamen **Anthranoide,** z.B. das Anthrachinonglykosid Rhein-8-glucosid, kommen in einem Teil der Familie (*Rheum, Rumex*) häufig vor, werden aber von anderen Sippen der Familie nicht akkumuliert.

Arzneipflanzen, Nutzpflanzen: *Rheum officinale* BAILL. (Farbtafel Abb. 5), *Rheum palmatum* L. oder Bastarde dieser Arten: Rhei radix AB. *Polygonum aviculare agg.*: Polygoni avicularis herba. *Fagopyrum esculentum* MOENCH: Buchweizen (stärkehaltige Samen als Nahrungsmittel; aus dem Kraut kann in technischem Maßstab das **Flavonoid**glykosid Rutosid (AB) gewonnen werden).

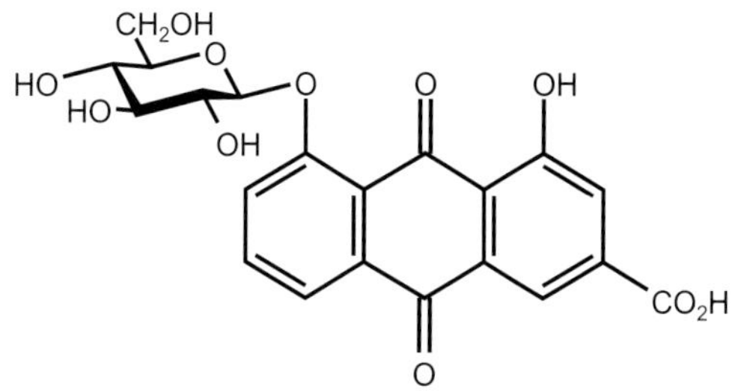

Rhein-8-O-β-D-glucosid

Unterklasse: Rosidae

Die Rosidae umfassen den größten Teil der **freikronblättrigen Dicotyledoneae** (Dialypetalae). Sie lassen sich in die beiden Überordnungen **Rosanae** und **Myrtanae** gliedern. Eine Ordnung **(Geraniales)** und einige Familien, z.B. die **Krameriaceae** (*Krameria lappacea*: Ratanhiawurzel) und die Vitaceae (*Vitis vinifera*: Wein), werden noch nicht in die Unterklassen eingeordnet.

Die **Samenanlagen** der Rosidae besitzen in der Regel zwei Integumente und einen aus vielen Zellschichten aufgebauten Nucellus; sie sind also **bitegmisch** und **crassinucellat.**

Überordnung: Rosanae

Die Gliederung der Rosanae ist durch die molekularen Merkmale stark verändert worden. Das Ergebnis ist eine sehr übersichtliche Einteilung in wenige große Ordnungen. Außer den hier behan-

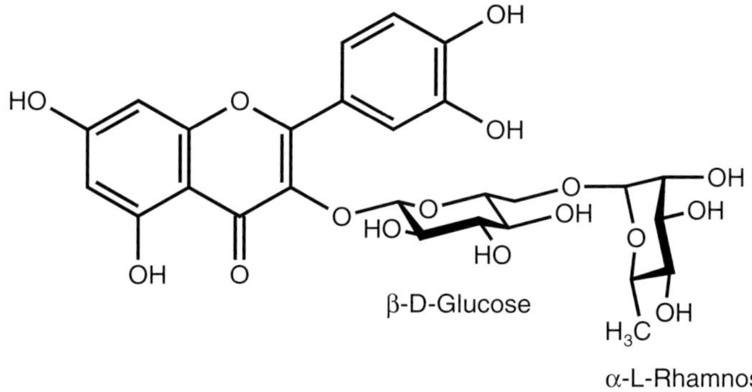

Rutosid

IX
Samenpflanzen

delten **Rosales** und **Fabales** sowie einigen nicht klassifizierten Familien werden auch die Oxalidales, **Cucurbitales, Fagales** und **Malpighiales** zu dieser Überordnung gestellt. Die **Malpighiales** wurden erheblich erweitert und umfassen jetzt auch viele Familien, die früher zu anderen Ordnungen gerechnet wurden, z. B. die **Linaceae** (*Linum usitatissimum*: Leinsamen, Leinöl), **Erythroxylaceae** (*Erythroxylum coca*: Cocain), **Euphorbiaceae** (*Ricinus*: Ricinusöl), **Salicaceae,** Violaceae, Passifloraceae und **Clusiaceae** (*Hypericum perforatum*: Johanniskraut).

Ordnung: Rosales

Die DNA-Sequenzvergleiche innerhalb der Rosanae haben auch einige unerwartete Befunde zur Abgrenzung der Rosales geliefert. So sind offenbar die **Urticaceae,** Ulmaceae, Moraceae, **Cannabaceae** und **Rhamnaceae** so nahe mit den **Rosaceae** verwandt, dass sie in dieselbe Ordnung zu stellen sind.

Diese Neugliederung wird auch durch nichtmolekulare Trendmerkmale gestützt: Beispielsweise leben viele Arten der Rosales – und der nahe verwandten Ordnungen Cucurbitales und Fagales – in **Symbiose mit Stickstoff oxidierenden Mikroorganismen.**

Familie: Rosaceae

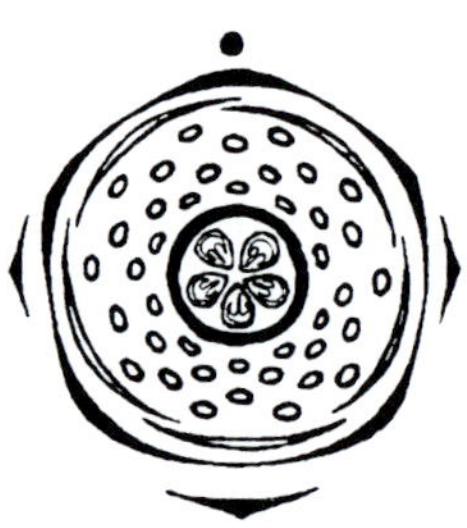

Spiraea hypericifolia

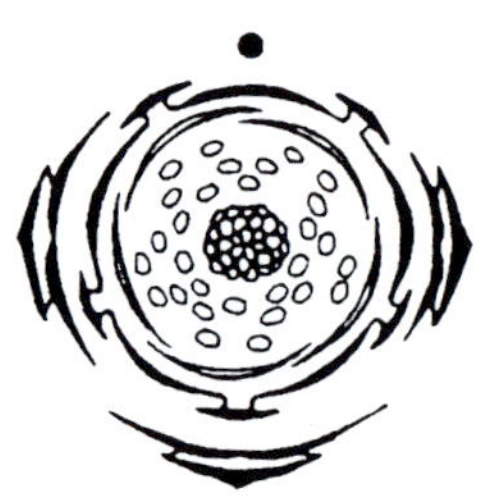

Potentilla fruticosa

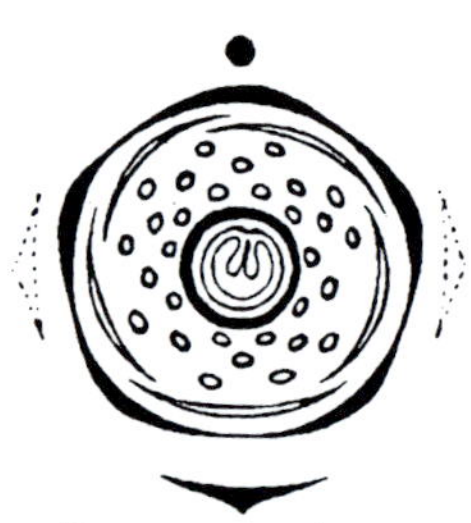

Prunus padus

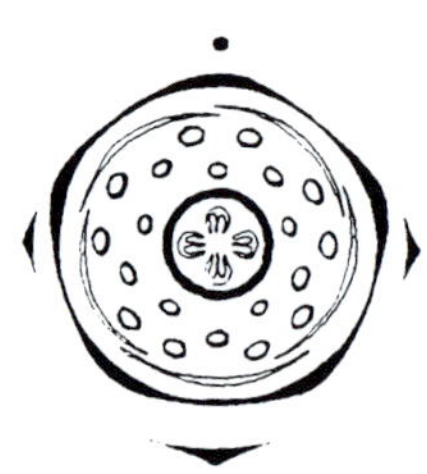

Pyrus communis

Blütenformeln:

$* K(5)\ C5\ A\infty\ G\underline{1} \rightarrow \overline{\underline{\infty}}$ [Rosoideae]

$* K(5)\ C5\ A\infty\ G\underline{5} \rightarrow \underline{1}$ [Spiraeoideae]

$* K(5)\ C5\ A\infty\ G\underline{1}$ [Prunoideae]

$* K(5)\ C5\ A\infty\ G\overline{5} \rightarrow \overline{1}$ [Maloideae]

Allgemeines: Die Familie ist nahezu kosmopolitisch verbreitet mit Schwerpunkten in temperierten und warmen Gebieten der Nordhemisphäre. Sie umfasst 107 Gattungen mit insgesamt etwa 3100 Arten und wird üblicherweise in vier Unterfamilien **(Rosoideae, Spiraeoideae, Maloideae, Prunoideae)** eingeteilt.

Morphologie: Zu den Rosaceae gehören baumförmige, strauchige und krautige Arten. Die fast immer **wechselständigen Blätter** sind einfach oder zusammengesetzt; **Nebenblätter** sind meist vorhanden. Die meist **radiären Blüten** besitzen manchmal einen Außenkelch (*Alchemilla, Potentilla*). Die **5-zählige,** seltener 3-4-zählige oder mehr als 5-zählige **Blütenhülle** ist in Kelch und Krone gegliedert. Die Kelchblätter sind in der Regel verwachsen. Die **Kronblätter** sind **frei,** manchmal fehlen sie (*Alchemilla*). **Staubblätter** werden meist mehr als doppelt so viele (∞), häufig viermal so viele wie Kelchblätter ausgebildet. Fast ausnahmslos ist ein **Blütenbecher** vorhanden, der flach, schüsselförmig, krugförmig oder röhrenförmig gestaltet sein kann und an dessen Rand Kelchblätter, Kronblätter und Staubblätter befestigt sind. Die Ausbildung des **chorikarpen Gynoeceums** und der **Früchte** ist sehr variabel: Bei den **Maloideae** sind die Karpelle mit dem Blütenbecher verwachsen; dadurch ist das Gynoeceum unterständig **(Epigynie).** Es bildet sich eine **Scheinfrucht,** bei der das Fruchtfleisch im Wesentlichen aus Geweben des Blütenbechers entsteht. Der aus Karpellgewebe entstehende innere Teil dieser Früchte besteht z.T. oder vollständig aus Sklerenchym und bildet das Kernhaus der **Apfelfrüchte** (*Malus, Pyrus*) oder die harten Steinkerne der **Steinäpfel** (*Crataegus, Mespilus*). Bei den anderen Unterfamilien stehen die Karpelle meist frei am Grunde des Blütenbechers **(Perigynie).** Daraus entwickeln sich **Balgfrüchte (Spiraeoideae), Nussfrüchte (Rosoideae)** oder **Steinfrüchte (Rosoideae, Prunoideae).** Bei den Rosoideae findet man häufig **Sammelfrüchte,** z. B. durch einen fleischigen Gynophor (*Fragaria*) oder den fleischigen Blütenbecher (*Rosa*) zusammengehaltene **Sammelnussfrüchte** oder durch den konvexen nicht fleischigen Gynophor zusammengehaltene **Sammelsteinfrüchte** (*Rubus*).

Inhaltsstoffe: Kondensierte **Gerbstoffe** (Proanthocyanidine) sind in der Familie weit verbreitet. Ellagitannine, hydrolysierbare Gerbstoffe mit Hexahydroxydiphenoylresten, kommen vor allem in der Unterfamilie Rosoideae vor. Die Gerbstoffe gelten als Wirkstoffe der als Antidiarrhoica oder bei Entzündungen im Mund- und Rachenraum verwendeten Drogen von *Alchemilla-, Potentilla-, Rubus-* und *Fragaria*-Arten und der bei Herzbeschwerden verwendeten Drogen von *Crategus*-Arten. **Cyanogene Glykoside** kommen in den Unterfamilien Maloideae, Prunoideae und Spiraeoideae vor. Die Samen von *Prunus dulcis* var. *amara*, die bitteren Mandeln, enthalten z.B. Amygdalin, das bei Verletzung des Gewebes durch das ebenfalls im Samen enthaltene Enzymgemisch Emulsin unter Freisetzung von Blausäure gespalten wird. Dadurch kann es beim Verzehr bitterer Mandeln zu einer Blausäure-Intoxikation kommen. Bei kleineren Kindern genügen bereits wenige Mandeln, um eine Vergiftung auszulösen.

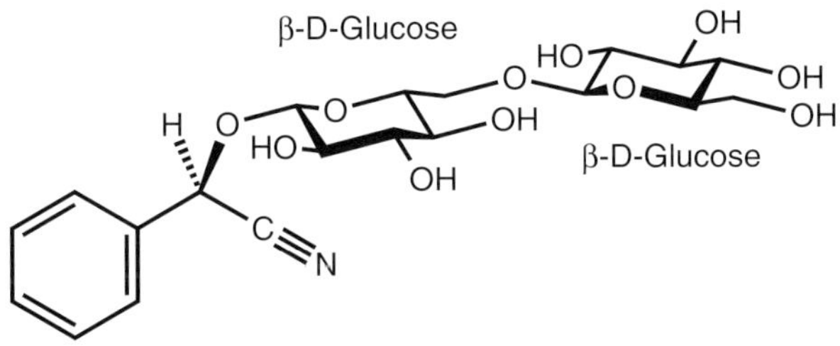

Amygdalin

Arzneipflanzen: Rosoideae: *Alchemilla xanthochlora* ROTHM.: Alchemillae herba/Frauenmantelkraut AB; *Potentilla erecta* (L.) RAEUSCH.: Tormentillae rhizoma/Tormentillwurzelstock; *Rosa*-Arten (Farbtafel Abb. 8): Rosae pseudofructus/Hagebuttenschalen AB;

Prunoideae: *Prunus dulcis* (MILL.) D.A. WEBB. var. *dulcis* (süßer Mandelbaum; die Samen enthalten sehr geringe Mengen an Amygdalin) und/oder *Prunus dulcis* (MILL.) D.A. WEBB. var. *amara* (bitterer Mandelbaum; die Samen enthalten größere Mengen an Amygdalin) (Farbtafel Abb. 9): Amygdalae oleum, Mandelöl AB;

Maloideae: *Crataegus*-Arten, z.B. *C. monogyna* JACQ. emend. LINDM., *C. laevigata* (POIR.) DC.: Crataegi folium cum flore/Weißdornblätter mit Blüten AB.

Nutzpflanzen: Rosoideae: *Fragaria x magna* THUILL. (Syn.: *F. x ananassa* DUCH.): Gartenerdbeere; *Fragaria vesca* L.: Walderdbeere; *Rubus idaeus* L.: Himbeere; *Rubus fruticosus* agg.: Brombeere.

Prunoideae: *Prunus armeniaca* L.: Aprikose; *Prunus avium* (L.) L.: Süßkirsche; *Prunus cerasus* L.: Sauerkirsche; *Prunus domestica* L.: Pflaume, Reineclaude, Mirabelle; *Prunus persica* (L.) BATSCH: Pfirsich.

Maloideae: *Cydonia oblonga* MILL.: Quitte; *Malus domestica* BORKH. (Farbtafel Abb. 10): Apfel; *Mespilus germanica* L.: Mispel; *Pyrus communis* L.: Birne; *Sorbus aucuparia* L.: Eberesche.

Familie: Rhamnaceae

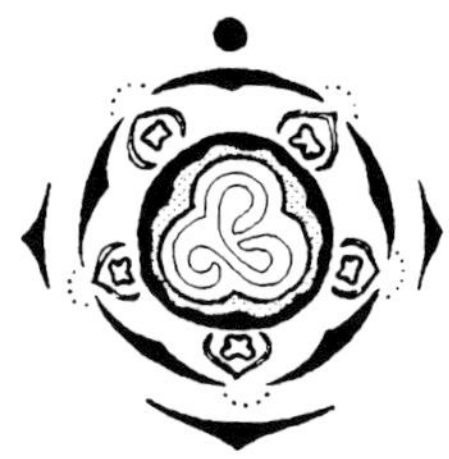

Rhamnus frangula

Blütenformel: * K5 C5 A5 G($\underline{3}$)

Allgemeines: Die Familie ist kosmopolitisch verbreitet mit Schwerpunkten in den tropischen und warmen Gebieten. Sie umfasst 53 Gattungen mit insgesamt 875 Arten.

Morphologie: Die Rhamnaceae haben einen baumförmigen oder strauchigen, nur selten einen krautigen Habitus. Die **wechselständigen oder gegenständigen Blätter** sind einfach; krautige oder dornige **Nebenblätter** kommen häufig vor. Die **radiären Blüten** sind meist klein und in der Regel **5-zählig,** selten 4-zählig. Ein flachschaliger bis röhrenförmiger **Blütenbecher** (Hypanthium) und ein ringförmiger **Diskus,** der innerhalb des Staubblattkreises (intrastaminal) angeordnet ist, sind meist vorhanden. Die **freiblättrige Blütenhülle** ist meist in Kelch und Krone gegliedert, selten fehlt die Krone. Die kleinen Kronblätter umgeben oft die vor ihnen (epipetal) stehenden, in einem Kreis angeordneten Staubblätter. Der frei im Blütenbecher stehende, seltener unterständige **coenokarpe Fruchtknoten** besteht häufig aus 3, seltener aus 5, 4 oder 2 Karpellen. Daraus entwickeln sich **Steinfrüchte,** geflügelte **Nussfrüchte** oder **Spaltfrüchte,** die in trockene Teilfrüchte zerfallen.

Inhaltsstoffe: Für die pharmazeutische Verwendung sind besonders die laxierend wirkenden **Anthranoide** (Anthraglykoside), z.B. das Anthrachinondiglykosid Glucofrangulin A aus *Rhamnus frangula*, die von einigen Sippen der Rhamnaceae akkumuliert werden, bedeutsam. Außerdem kommen in einigen Sippen Benzyltetrahydroisocholin-Alkaloide oder Cyclopeptid-Alkaloide vor.

Arzneipflanzen: *Rhamnus catharticus* L.: Rhamni cathartici fructus/Kreuzdornbeeren AB;

Rhamnus frangula L. (=*Frangula alnus* MILL.) (Farbtafel Abb. 13): Frangulae cortex/Faulbaumrinde AB; *Rhamnus purshianus* DC. (=*Frangula purshiana* (DC.) J.G. COOPER): Rhamni purshianae cortex/Cascararinde AB.

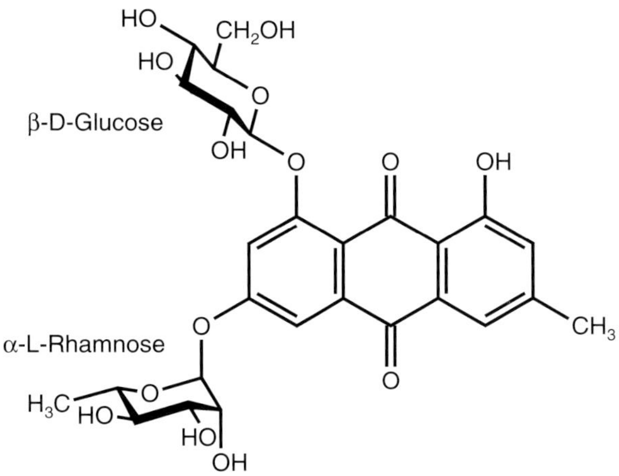

Glucofrangulin A

Ordnung: Fabales

Die Fabales umfassen die **Fabaceae** (einschließlich Mimosaceae und Caesalpiniaceae), die **Polygalaceae** und zwei weitere Familien. Bei einem großen Teil der Fabaceae und bei den Polygalaceae sind die Filamente der Staubblätter zu einer Staubblattröhre verwachsen.

Familie: Fabaceae (Leguminosae)

Sequenzvergleiche des Chloroplasten-Gens *rbc*L haben gezeigt, dass von den drei klassischen Familien Fabaceae, Caesalpiniaceae und Mimosaceae nur die **Fabaceae** eine eigenständige monophyletische Gruppe bilden. Die **Mimosaceae** sind zwar ebenfalls monophyletisch. Sie repräsentieren aber nur gemeinsam mit einem Teil der paraphyletischen **Caesalpiniaceae** einen den Fabaceae vergleichbaren Hauptast des Leguminosae-Stammbaums. Die übrigen Arten der **Caesalpiniaceae** bilden mehrere eigenständige Gruppen an der Basis des Leguminosae-Stammbaums (s. Abb. 41.3). Da die Sequenzvergleiche bestätigt haben, dass die Arten der Fabaceae s. str. (*sensu stricto* = im engen Sinne), Mimosaceae und Caesalpiniaceae insgesamt eine monophyletische Sippe bilden, wird diese Sippe als Familie **Fabaceae s.l.** (*sensu lato* = im weiten Sinne) geführt. Eine mit den *rbc*L-Daten übereinstimmende Gliederung der Familie ist noch nicht publiziert. Wir behalten daher noch die Gliederung in die Unterfamilien Faboideae (Papilionoideae), Mimosoideae und Caesalpinioideae bei.

Typische gemeinsame Merkmale der Fabaceae s.l. sind die **gegenständigen,** meist einfach oder doppelt **gefiederten Blätter** und das aus **einem Karpell** bestehende **Gynoeceum,** das sich in der Regel zu einer vielsamigen **Hülsenfrucht** entwickelt. Die meisten Leguminosae bilden Wurzelknollen, in denen **Stickstoff oxidierende** *Rhizobium*-Arten leben. Durch die **Symbiose** mit diesen Bakterien können die Leguminosae Luftstickstoff als Quelle für den Aufbau von Aminosäuren und anderen stickstoffhaltigen organischen Verbindungen nutzen.

Die Familie umfasst etwa 18 000 Arten und ist damit – nach den Orchidaceae und den Asteraceae – die drittgrößte Familie der Blütenpflanzen.

Caesalpinioideae (Caesalpiniaceae)

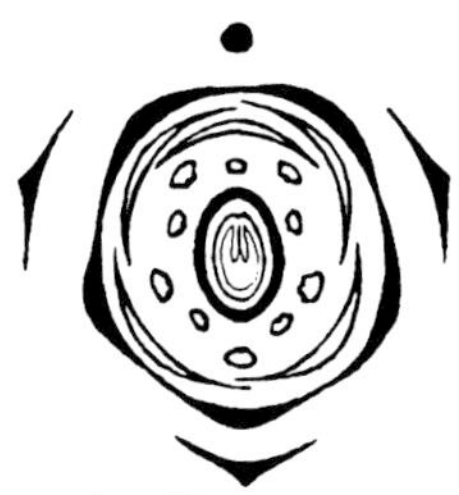

Cercis siliquastrum

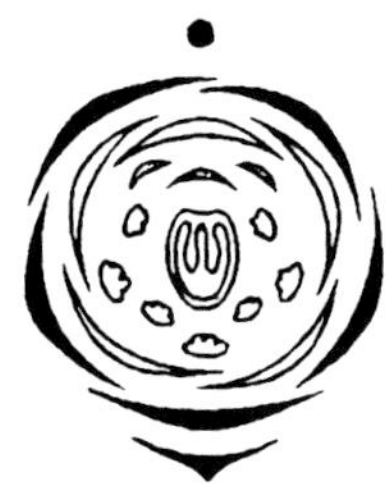

Cassia floribunda

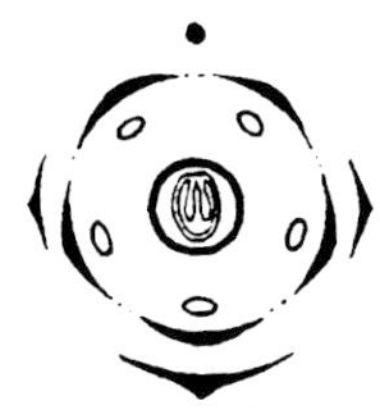

Ceratonia siliqua

Blütenformel: ↓ K5 C5 → C0 A5+5 → A1 G$\underline{1}$

Allgemeines: Die Unterfamilie ist fast ausschließlich in den Tropen und Subtropen der Alten und der Neuen Welt verbreitet und umfasst 162 Gattungen mit insgesamt etwa 2000 Arten.

Morphologie: Zu den Caesalpinioideae gehören baumförmige oder strauchige, aber nur wenige krautige Arten. Die wechselständigen **Blätter** sind meist einfach oder doppelt **gefiedert; Nebenblätter** sind häufig vorhanden. Die meist **zygomorphen Blüten** können groß und auffällig (*Cassia*) (Farbtafel Abb. 11), aber auch klein und unscheinbar (*Ceratonia*) sein. Die Blütenhülle ist in Kelch und Krone gegliedert. Der Kelch besteht in der Regel aus 5 meist freien Sepalen. Die ursprünglich 5 **freien Kronblätter** sind z.T. deutlich verschieden

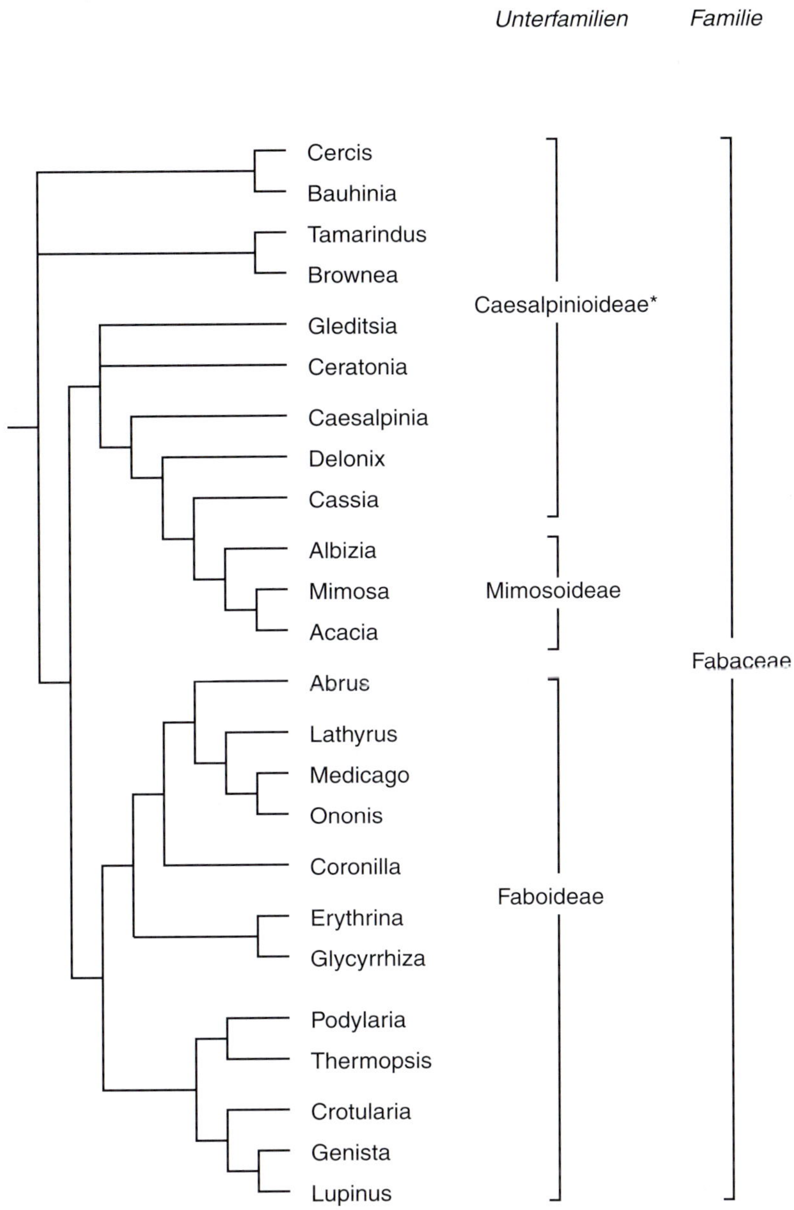

Abb. 41.3 Phylogenie der Fabaceae s.l. Das Dendrogramm basiert auf kladistischen Untersuchungen der *rbc*L-Sequenzen von 49 Arten. (Nach Käss, E. und Wink, M. (1996) Biochem. Syst. Ecol. 24: 365–378; modifiziert).
* paraphyletisch

gestaltet: Häufig ist das hintere Kronblatt besonders groß und auffällig. Es wird in der Knospe von den beiden seitlichen Kronblättern überdeckt **(aufsteigende Knospendeckung).** Relativ häufig sind **weniger als 5 Kronblätter** vorhanden oder die Krone fehlt vollständig (*Ceratonia*). Auch im Androeceum findet man häufig den **Ausfall einzelner Staubblätter** oder eines Staubblattkreises; außerdem kommen nicht selten **Staminodien** vor (*Cassia*). Meist ist ein **Blütenbecher** vorhanden, der radiär oder zygomorph, schüsselförmig oder röhrenförmig gestaltet sein kann; die Blüte ist also in der Regel perigyn. Das Gynoeceum besteht aus einem Karpell. Daraus entwickelt sich eine an Bauch- und Rückennaht aufspringende **Hülse** oder eine mehrsamige Schließfrucht (*Ceratonia*).

Inhaltsstoffe: Die sekundären Wandverdickungen in den Endospermzellen vieler Caesalpinioideae bestehen aus **Galactomannanen,** die dort als Reservestoffe gespeichert werden. Diese Schleim bildenden Polysaccharide enthalten eine Hauptkette aus Mannose-Einheiten, an die einzelne Galac-

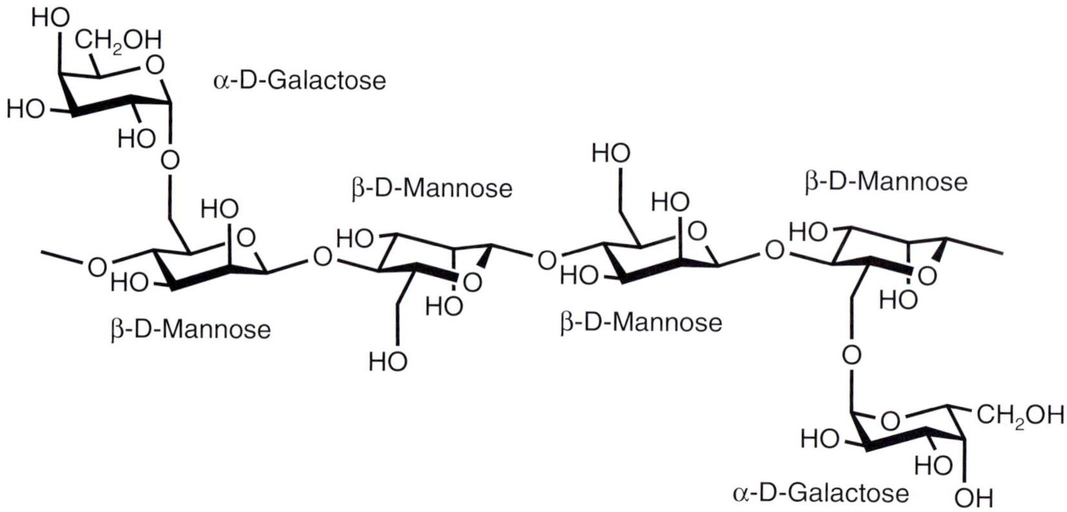

Caruban (Ausschnitt)

tosylreste als Seitenketten gebunden sind. Das Galactomannan aus *Ceratonia siliqua* **(Caruban)** wird als Stabilisator und Dickungsmittel in der pharmazeutischen Technologie und in der Lebensmitteltechnologie verwendet.

Gerbstoffe sind in der Familie weit verbreitet. In einigen *Cassia*-Arten werden laxierend wirkende **Anthranoide** akkumuliert, aus denen bei der Trocknung **Dianthronglykoside,** z. B. das Sennosid B, entstehen.

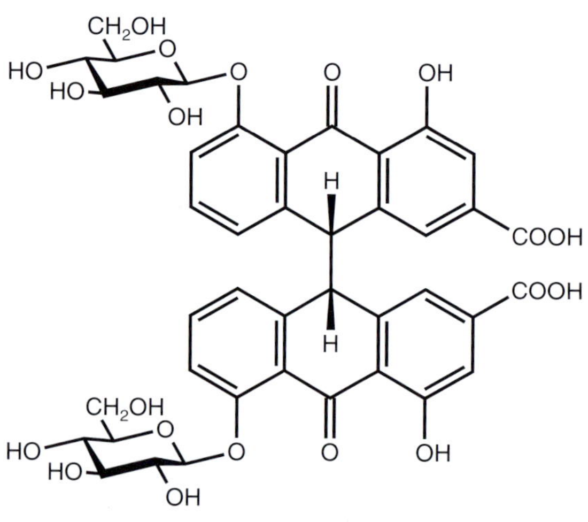

Sennosid B

Arzneipflanzen: *Cassia senna* L.; *Cassia angustifolia* VAHL: Cassiae folium/Sennesblätter AB; *Cassia senna*: Cassiae acutifoliae fructus/Alexandriner Sennesfrüchte AB; *Cassia angustifolia*: Cassiae angustifoliae fructus/Tinevelly-Sennesfrüchte AB; *Ceratonia siliqua* L.: Johannisbrot (Frucht), Karobenkernmehl (gemahlenes Endosperm).

Faboideae (Fabaceae s. str., Papilionaceae)

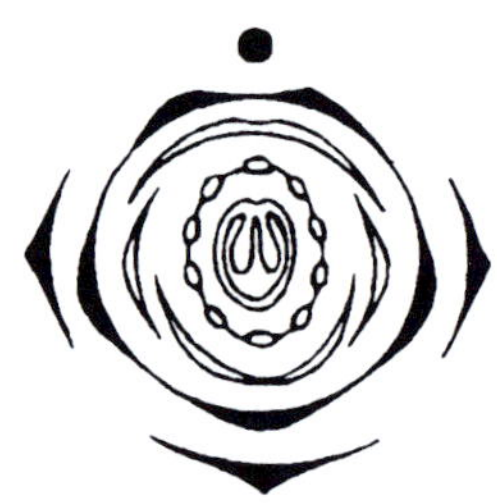

Laburnum anagyroides

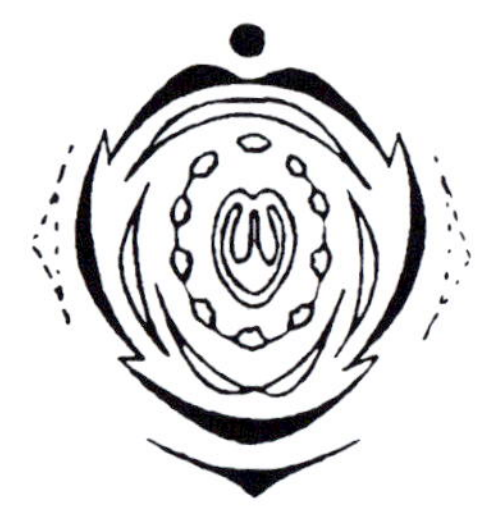

Vicia faba

Blütenformeln:
↓ K(5) C5 A(5+5) G1
↓ K(5) C5 A(5+4:)1 G1

Allgemeines: Die Unterfamilie ist fast kosmopolitisch verbreitet und umfasst 437 Gattungen mit insgesamt etwa 11 300 Arten. Sie wird in 31 Tribus gegliedert, von denen 8 in Europa verbreitet sind.

Morphologie: Zu den Faboideae gehören krautige oder strauchige, aber nur wenige baumförmige Arten. Die **wechselständigen Blätter** sind meist **einfach gefiedert;** doppelt gefiederte Blätter kommen nicht vor; **Nebenblätter** sind meist vorhanden. Die in der Regel insektenbestäubten **Blüten** sind meist ausgeprägt **zygomorph.** Ein **Blütenbecher** ist meist vorhanden, jedoch ist er in der Regel kurz und unauffällig, nur selten lang röhrenförmig gestaltet. Der häufig zweilippige Kelch besteht in der Regel aus 5 an der Basis verwachsenen Sepa-

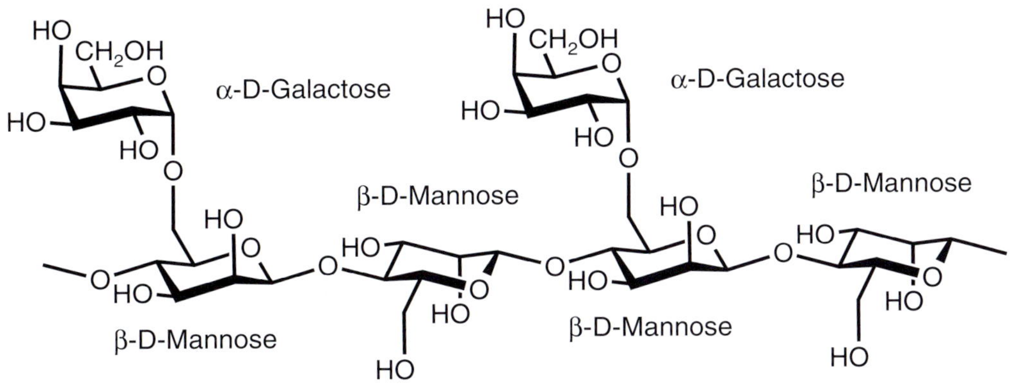

Guaran (Ausschnitt)

len. Die **Krone** ist in der Regel **schmetterlingsförmig** gestaltet: Das hintere Kronblatt, die **Fahne,** ist meist besonders groß und auffällig. Es deckt in der Knospe die beiden seitlichen Kronblätter, die **Flügel (absteigende Knospendeckung).** Die beiden vorderen Kronblätter bilden das **Schiffchen,** das die Staubblätter und den Fruchtknoten umgibt. Das Androeceum besteht in der Regel aus **10 Staubblättern** in zwei Kreisen, deren **Filamente** zu einer Staubblattgruppe (monadelphisch) oder zu zwei Staubblattgruppen (diadelphisch) **verwachsen** sind. Die den Fruchtknoten umgebende Filamentröhre kann bei monadelphischen Staubblättern geschlossen oder oben offen sein. Bei diadelphischen Staubblättern sind meist 9 Staubblätter zu einer oben offenen Röhre verwachsen und das mehr oder weniger freie zehnte Staubblatt bedeckt diese Öffnung. Das Gynoeceum besteht aus einem Karpell. Daraus entwickeln sich an Bauch- und Rückennaht aufspringende **Hülsen,** ein- oder mehrsamige **Schließfrüchte** oder **Bruchfrüchte,** die in mehrere einsamige Teilfrüchte zerfallen.

Inhaltsstoffe: Die sekundären Wandverdickungen in den Endospermzellen vieler Faboideae bestehen aus **Galactomannanen,** die dort als Reservestoffe gespeichert werden. Das Galactomannan aus *Cyamopsis tetragonoloba* **(Guaran = Guargalactomannan)** wird als Stabilisator und Dickungsmittel in der pharmazeutischen Technologie und in der Lebensmitteltechnologie sowie als Adjuvans bei der Behandlung des Diabetes mellitus verwendet. Auch die Samen von *Trigonella*-Arten enthalten Galactomannane.

Weitere Reservestoffe der Samen sind Eiweiß, fettes Öl und Stärke. **Eiweiß** und **Stärke** sind bei der Verwendung der Samen als Nahrungsmittel (Hülsenfrüchte) von Bedeutung. Die **fetten Öle** werden z.T. im technischen Maßstab gewonnen und als Nahrungsmittel oder pharmazeutisch verwendet. Viele Fabaceae enthalten in den Samen Glykoproteine, die spezifisch an bestimmte Mono- oder Oligosaccharidgruppen in anderen Glykoproteinen oder in Glykolipiden binden können. Diese als **Lektine** bezeichneten Verbindungen sind für Menschen und Tiere toxisch.

Einige Faboideae, z.B. Arten der Tribus Genisteae, akkumulieren **Chinolizidin-** und **Pyrrolizidin-Alkaloide.** Selten kommen auch einfache **Indolalkaloide** vor, z.B. das **Physostigmin** in *Physostigma venenosum.*

Arzneipflanzen: *Arachis hypogaea* L.: Arachidis Oleum/Erdnussöl AB; *Astragalus microcephalus* WILLD. und andere *Astragalus*-Arten: Tragacantha/Traganth AB; *Cyamopsis tetragonoloba* (L.) TAUB.: Guargalactomannan AB; *Cytisus scoparius* (L.) LINK: Spartein; *Glycyrrhiza glabra* L.: Liquiritiae radix/Süßholzwurzel; *Melilotus officinalis* (L.) PALL.: Meliloti herba; *Myroxylon balsamum* (L.) HARMS var. *pereirae* (ROYLE) HARMS: Balsamum peruvianum/Perubalsam AB; *Ononis spinosa* L.: Ononidis radix; *Physostigma venenosum* BALF.: Physostigminsalcylat AB; *Trigonella foenum-graecum* L.: Foenugraeci semen/Bockshornsamen AB.

Nutzpflanzen: *Glycine hispida* (MOENCH) MAXIM.: Sojabohne (Samen als Nahrungsmittel, Futtermittel, zur Ölgewinnung); *Lens culinaris* MEDIK.: Linse (Samen als Gemüse); *Lupinus luteus* L., *Lupinus angustifolius* L.: Lupinen (alkaloidfreie Zuchtformen [Süßlupinen] als Futterpflanzen); *Phaseolus vulgaris* L.: Gartenbohne (Früchte als Gemüse); *Pisum sativum* L.: Erbse (Samen als Gemüse); *Trifolium pratense* L.: Rotklee (Futterpflanze).

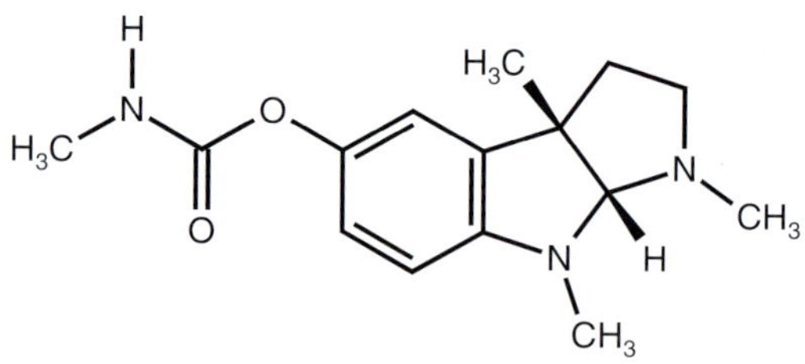

Physostigmin

Überordnung: Myrtanae

Auch die Gliederung der Myrtanae ist durch die molekularen Merkmale stark verändert worden. Die DNA-Sequenzvergleiche haben zahlreiche, oft unerwartete neue Verwandtschaftsbeziehungen aufgedeckt. Schon die Zusammenfassung der vier Ordnungen **Brassicales** (=Capparales), **Myrtales, Sapindales** und **Malvales** ist überraschend, aber auch innerhalb der Ordnungen gibt es einige bisher nicht vermutete Verwandtschaftsbeziehungen.

Ordnung: Brassicales (Capparales s. l.)

Die Brassicales umfassen die **Brassicaceae,** zu denen jetzt auch ein Teil der polyphyletischen **Capparaceae** (z. B. *Capparis spinosa*: Blütenknospen = Kapern) gehört, die **Caricaceae** (*Carica papaya*: Papaya-Früchte), Tropaeolaceae (*Tropaeolum majus*: Kapuzinerkresse) und Resedaceae sowie elf weitere Familien, die z.T. aus den **Capparaceae** hervorgegangen sind, z.T. aber auch lange Zeit zu ganz anderen Verwandtschaftskreisen gerechnet wurden (s. Abb. 41.4). Die Monophylie dieser völlig neu gefassten Ordnung ist durch kladistische Untersuchungen sowohl von morphologischen

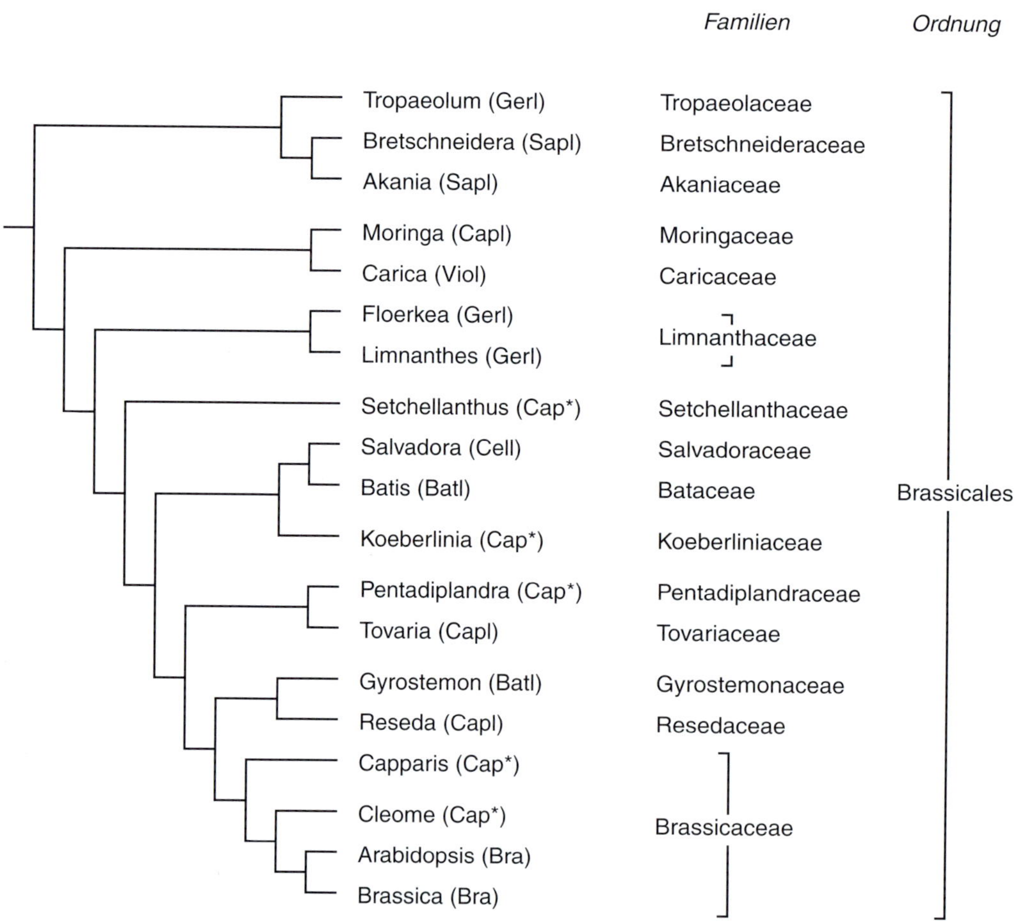

Abb. 41.4 Phylogenie der Brassicales. Das Kladogramm basiert auf kombinierten *rbc*L- und 18S-rDNA-Sequenzen. [Nach Rodman, G.E. et al. (1998) Amer. J. Bot. 85: 997–1006].
Die in Klammern stehenden Abkürzungen hinter den Gattungsnamen geben die Zuordnung zu Familien und Ordnungen im System von Cronquist (1981) an: Bat = Batales; Bra = Brassicaceae; Cap = Capparaceae; Capl = Capparales; Cell = Celastrales; Gerl = Geraniales; Sapl = Sapindales; Viol = Violales. * polyphyletisch

Merkmalen als auch von Chloroplasten- (*rbc*L) und Kerngenen (18S-rDNA) überzeugend belegt. Für die Ordnung charakteristische morphologische Merkmale sind z. B. die **parietale Plazentation** (s. Brassicaceae) und das **Fehlen von Schleimzellen** in den Blättern (s. Malvales).

Auch ein chemisches Merkmal, die Bildung und Speicherung von **Glucosinolaten** (Senfölglykosiden) und des zur Freisetzung der Senföle aus diesen Glykosiden erforderlichen Enzyms **(Myrosinase)** stützt die Umgrenzung der Brassicales: Mit einer Ausnahme (Koeberliniaceae) enthalten alle Familien dieser Ordnung Glucosinolate und Myrosinase. Außerhalb der Ordnung ist nur eine weitere Gattung mit Glucosinolat akkumulierenden Arten bekannt. Diese Gattung, Drypetes, gehört wahrscheinlich zu den mit den Brassicales nicht näher verwandten Euphorbiaceae. Man muss also folgern, dass die Entwicklung des Glucosinolat-Myrosinase-Abwehrsystems zweimal unabhängig voneinander entstanden ist. Bei der traditionellen Verteilung der Glucosinolat führenden Arten auf sieben verschiedene Ordnungen müsste man dagegen postulieren, dass sich die Fähigkeit zur Glucosinolat- und Myrosinase-Akkumulation siebenmal unabhängig voneinander entwickelt hat.

Familie: Brassicaceae (Cruciferae)

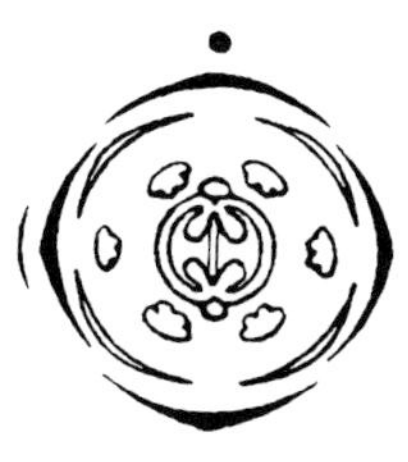

Brassicaceae

Blütenformeln:
⊹ K2+2 C4 A2+4 $G(\underline{2})$ [Brassica]
* K2+2 C4 A4 → A∞ $G(\underline{2})$ [Cleome]
* K2+2 C4 A∞ $G(\underline{2})$ [Capparis]

Allgemeines: Durch den Einschluss eines Teils der polyphyletischen Capparaceae (z. B. *Capparis, Cleome*) entsteht eine monophyletische Familie Brassicaceae s.l. (s. Abb. 41.4). Diese Familie ist kosmopolitisch verbreitet mit Schwerpunkten in den temperierten Gebieten. Sie umfasst 429 Gattungen mit insgesamt etwa 3 600 Arten.

Morphologie: Kräuter, selten Bäume oder Sträucher (z. B. *Capparis*) mit meist **wechselständigen,** oft **fiederförmig geteilten oder gefingerten Blättern.** Die Blütenhülle besteht in der Regel aus **2 Kreisen zu je 2 Kelchblättern** und einem Kreis aus **4 Kronblättern.** Die Zahl der Staubblätter variiert: Häufig, vor allem bei den in den temperierten Gebieten heimischen Arten, kommen **6 Staubblätter** vor, die in einem äußeren **zweizähligen** und einem inneren **vierzähligen Kreis** angeordnet sind. In diesem Fall lassen sich genau zwei senkrecht zueinander stehende Symmetrieebenen durch die Blüte legen, die Blüte ist also **disymmetrisch** (⊹). Die Blüten der tropischen und subtropischen Arten haben meist 4 (z. B. einige *Cleome*-Arten) oder viele (z. B. *Capparis*-Arten) Staubblätter und sind daher radiärsymmetrisch. Das **zweizählige Gynoeceum** ist **oberständig** und **coenokarp.** Jedes Karpell verwächst so mit den Rändern des anderen Karpells, dass die Plazenten und damit die Samenanlagen an der Außenwand des Fruchtknotens stehen **(parietale Plazentation).** Die Frucht ist meist eine **Schote;** diese öffnet sich durch das Ablösen zweier Klappen von dem aus den verwachsenen Fruchtblatträndern gebildeten **Rahmen.** Fruchtknoten und Frucht sind häufig durch eine aus den Plazenten entstehende **falsche Scheidewand** in zwei Fächer geteilt. Seltener kommen Schoten ohne Scheidewand (*Cleome*), Bruchschoten (Gliederschoten), die in mehrere einsamige Teilfrüchte zerfallen, einsamige Nüsse oder Beeren (*Capparis*) vor.

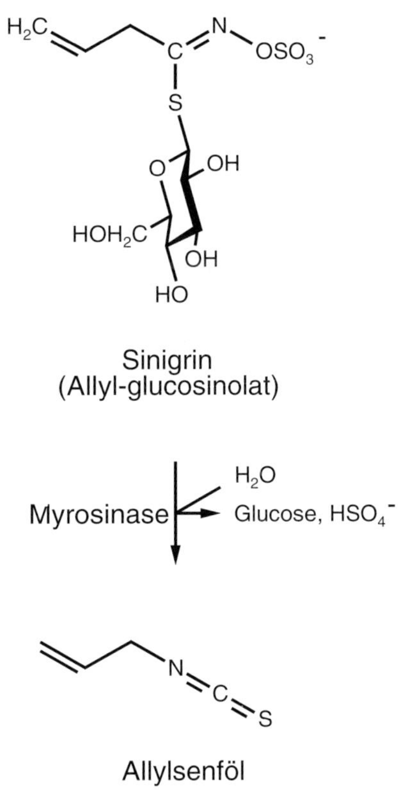

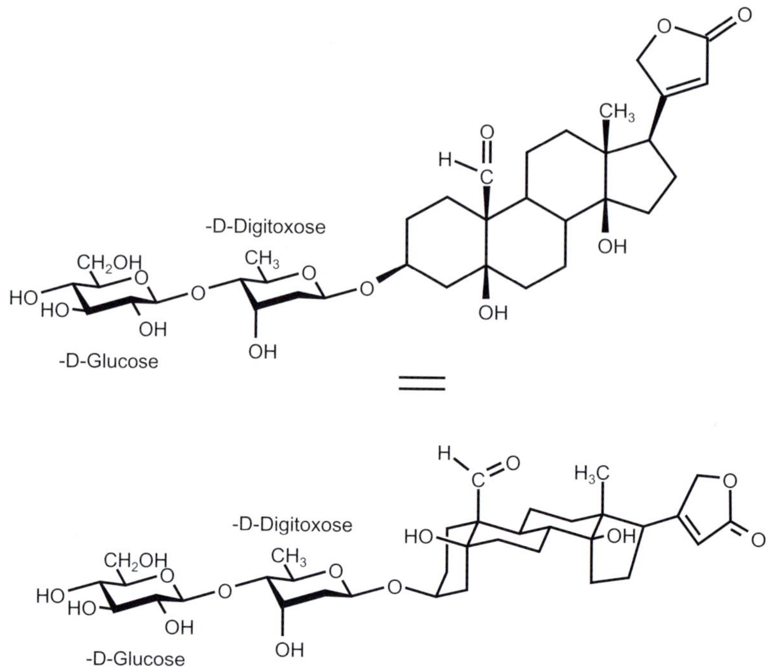

Erysimosid

Inhaltsstoffe: Die meisten Brassicaceae akkumulieren **Glucosinolate** (Senfölglykoside) und **Myrosinase,** ein Isoenzymgemisch, das die hydrolytische Spaltung der Glucosinolate katalysiert. Enzym und Substrat sind in verschiedenen Kompartimenten gespeichert: Die **Glucosinolate** befinden sich in der **Vakuole** von **Parenchymzellen,** während die Myrosinase in speziellen Idioblasten, den **Myrosinzellen,** lokalisiert ist. Erst bei einer Verletzung des Gewebes, z.B. durch Herbivoren, reagieren Enzym und Substrat miteinander. Das nach hydrolytischer Abspaltung der Glucose aus den Glucosinolaten zunächst entstehende Aglykon ist instabil und reagiert spontan zu **Senfölen** (Isothiocyanaten), Nitrilen oder anderen Reaktionsprodukten weiter. Diese Verbindungen wirken als **Abwehrstoffe** der Pflanze. Für den scharfen Geschmack von glucosinolathaltigen Gewürzen (schwarzer und weißer Senf) und Gemüsen (Rettich, Meerrettich) und als Wirkstoff bei der Verwendung von glucosinolathaltigen Arten als Arzneimittel sind vor allem die Senföle verantwortlich.

Die **Samen** speichern als Reservestoff in der Regel **fettes Öl,** das bei Wildformen besonders langkettige Fettsäuren, z.B. Erucasäure (22:1) enthalten. Öle mit geringem Erucasäuregehalt aus Kulturformen von Raps und Rübsen werden nach Hydrierung (Härtung) zur Margarineherstellung verwendet.

Herzwirksame Glykoside **(Cardenolide),** z.B. Erysimosid, kommen nur in wenigen Gattungen (*Cheiranthus, Erysimum*) vor.

Arzneipflanzen, Nutzpflanzen: *Armoracia rusticana* Ph. Gaertn., B. Mey et Scherb.: Meerrettich (Rübe); *Brassica nigra* (L.) W.D.J. Koch: Sinapis semen, Schwarzer Senf; *Brassica oleracea* L.: Weißkohl, Wirsingkohl, Rosenkohl (gestauchte Sprossabschnitte verschiedener Kulturvarietäten); *Brassica napus* L. emend. Metzg. var. *napus*: Raps-Öl (aus Samen); *Brassica rapa* L. emend. Metzg. var. *silvestris* (Lam.) Briggs: Rübsen-Öl (aus Samen); *Sinapis alba* L.: Erucae semen, Weißer Senf; *Raphanus sativus* L.: Rettich, Radieschen (Hypokotylknollen von Kulturvarietäten).

Ordnung: Sapindales

Die Ordnung umfasst die **Sapindaceae (einschließlich** der **Aceraceae** und der **Hippocastanaceae,** zu denen die Gattung *Aesculus* (Rosskastanie) gehört), die **Burseraceae** (*Commiphora*), die **Rutaceae** und sechs weitere Familien.

Die Sapindales sind fast ausnahmslos **Holzpflanzen** mit meist **zusammengesetzten,** seltener gelappten **Blättern.** Die 5-zähligen Blüten haben in der Regel 5 oder 10 Staubblätter und einen gut entwickelten Nektar produzierenden Diskus.

Familie: Rutaceae

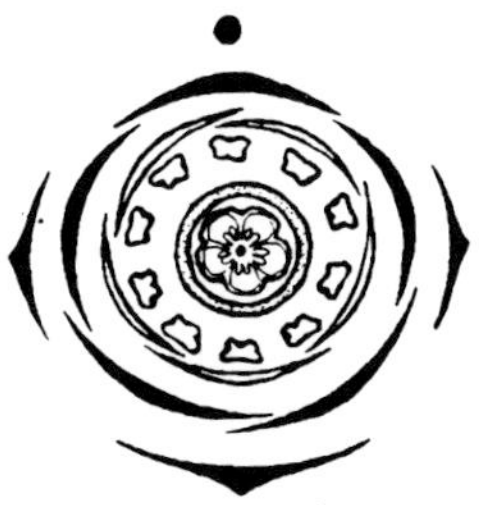

Ruta graveolens

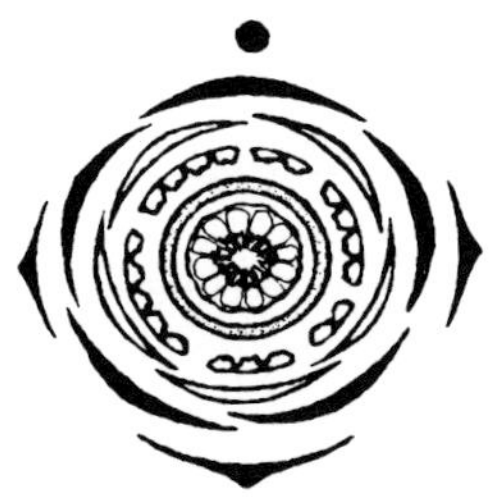

Citrus aurantium

Blütenformeln:

* K5 C5 A5+5 → A∞ G$\underline{(5)}$ → G$\underline{1}$
* K5 C5 A5+5 → A∞ G$\underline{(\infty)}$

Allgemeines: Die Familie ist kosmopolitisch verbreitet mit Schwerpunkt in den Tropen. Sie umfasst 161 Gattungen mit insgesamt etwa 1700 Arten und wird in 5 Unterfamilien eingeteilt. In Europa sind nur wenige Arten aus der Unterfamilie Rutoideae heimisch (*Dictamnus-*, *Haplophyllum-* und *Ruta*-Arten). *Citrus*-Arten (Unterfamilie Citroideae [=Aurantoideae]) werden im Mittelmeergebiet und weltweit in wärmeren Gebieten zur Gewinnung der Früchte angebaut.

Morphologie: Die meisten Rutaceae sind **Bäume oder Sträucher,** nur wenige Arten sind krautig. Die normalerweise **wechselständigen Blätter** sind meist **einfach gefiedert,** selten fiederteilig oder ungeteilt. Die Blätter, aber auch andere Pflanzenteile, enthalten **lysigene Exkreträume.** Die **Blüten** sind meist **radiär,** selten, z. B. bei *Dictamnus*, schwach zygomorph. Die meist 5-zählige Blütenhülle ist in Kelch und Krone gegliedert. Kelchblätter und Kronblätter sind frei oder an der Basis verwachsen. Die **Staubblätter** sind meist frei und in zwei Kreisen angeordnet, seltener (z. B. *Citrus*) sind sie vermehrt und gruppenweise verwachsen. Ein meist ringförmiger **Diskus** umgibt den Fruchtknoten. Der **oberständige, coenokarpe Fruchtknoten** ist meist aus 4–5 Karpellen aufgebaut; selten (z. B. *Citrus*) ist die Zahl der Karpelle vermehrt. Als Früchte kommen Steinfrüchte, Beeren, Kapseln oder Spaltfrüchte vor. Die **Früchte der *Citrus*-Arten** sind hochspezialisierte Beeren: Das Fruchtfleisch, die **Pulpa,** besteht aus saftgefüllten, schlauchförmigen Auswüchsen des Mesokarps, die in die Fruchtfächer hineinragen; der äußere Teil der Fruchtwand ist in das weiße Mesokarp, die **Albedoschicht,** und das gelb oder orange gefärbte Exokarp, die **Flavedoschicht,** gegliedert. In der Flavedoschicht befinden sich große lysigene Exkreträume mit ätherischem Öl.

Inhaltsstoffe: Für die pharmazeutische Verwendung sind vor allem die in lysigenen Exkreträumen akkumulierten **ätherischen Öle** bedeutsam. Hauptkomponenten der *Citrus*-Öle sind **Monoterpene,** z. B. das Limonen. Außerdem kommen Benzyltetrahydroisochinolin-Alkaloide, Acridon-Alkaloide und **Imidazol-Alkaloide** (Pilocarpin) vor.

Arzneipflanzen, Nutzpflanzen: *Citrus aurantium* L. ssp. *aurantium*: Aurantii pericarpium, Aurantii flos, Pomeranze; *Citrus limon* (L.) Burm. f.: Citri pericarpium, Citri aetheroleum, Zitrone; *Citrus sinensis* (L.) Pers.: Apfelsine, Orange; *Citrus reticulata* Blanco: Mandarine. *Pilocarpus jaborandi* Holmes und andere *Pilocarpus*-Arten: Pilocarpinnitrat AB (aus den Blättern).

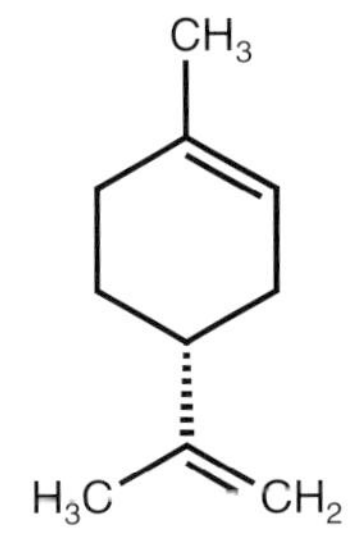

(*R*)-(+)-Limonen

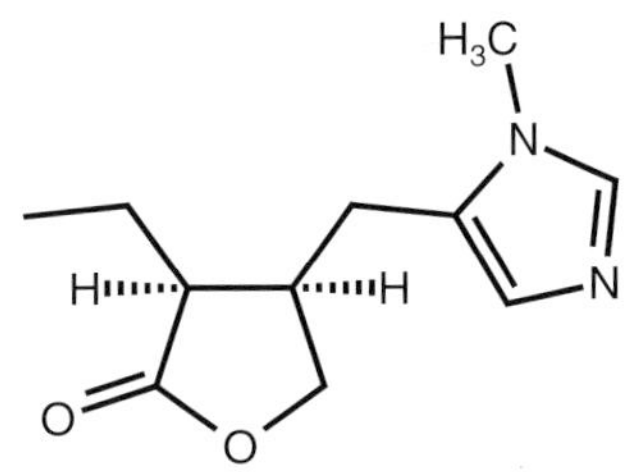

(+)-Pilocarpin

Ordnung: Malvales

Die Ordnung umfasst zehn Familien, zu denen die **Malvaceae (einschließlich Tiliaceae, Sterculiaceae und Bombacaceae),** Bixaceae, Cistaceae (*Cistus, Helianthemum*), Dipterocarpaceae und Thymelaeaceae (*Daphne*) gehören.

Die Monophylie der Malvales ist durch Sequenzvergleiche von Chloroplastengenen (*rbc*L und *atp*B) gut belegt. Für die Ordnung typische, aber nicht nur bei Malvales vorkommende morphologische Merkmale sind die **klappige** (valvate) **Knospenlage der Kelchblätter, Sternhaare** und **schildförmige Schuppenhaare.** In fast allen Malvales (Ausnahmen: Cistaceae und Bixaceae) kommen außerdem **Schleimzellen** oder lysigene **Schleimgänge** vor.

Familie: Malvaceae
(inklusive Tiliaceae, Sterculiaceae, Bombacaceae)

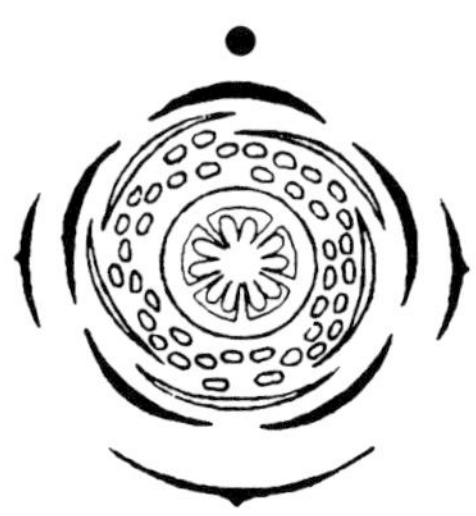

Tilia

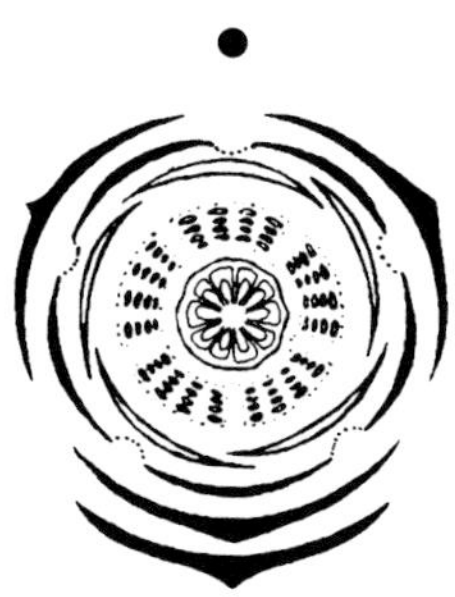

Malva

Blütenformeln:
$* \ K\,5\ C\,5\ A\,(\infty)\ G(\underline{5}) \rightarrow (\underline{\infty})$
$* \ K\,5\ C\,5\ A\,\infty\ G\,(\underline{2}) \rightarrow (\underline{\infty})$

Allgemeines: Sequenzvergleiche von Chloroplastengenen (*rbc*L und *atp*B) haben bestätigt, dass die Arten der vier ehemaligen Familien **Malvaceae, Bombacaceae, Tiliaceae** und **Sterculiaceae** insgesamt eine monophyletische Gruppe bilden. Die molekularen Untersuchungen haben aber auch gezeigt, dass die **Tiliaceae** und die **Sterculiaceae** in ihrer traditionellen Definition polyphyletisch sind. Das Kladogramm (s. Abb. 41.5) zeigt keine monophyletischen Gruppen, die auch nur annähernd diesen früheren Familien entsprechen. Die Äste des Kladogramms entsprechen, abgesehen von den Malvaceae und Bombacaceae, eher allgemein anerkannten Tribus oder Unterfamilien, die sich durch moderate Änderung ihrer Umgrenzung als Unterfamilien – auch morphologisch – gut definieren lassen. Daher werden auch die ehemaligen Malvaceae und Bombaceae als Unterfamilien geführt und mit den Arten der Tiliaceae und Sterculiaceae zur Familie Malvaceae s.l. (*sensu lato*) zusammengefasst.

Die Familie ist kosmopolitisch verbreitet mit Schwerpunkt in tropischen Gebieten. Sie umfasst etwa 150 Gattungen mit insgesamt etwa 3100 Arten.

Morphologie: Zu den Malvaceae gehören krautige, strauchige und einige baumförmige Arten. Die meist **wechselständigen,** ungeteilten oder gelappten bis geteilten **Blätter** sind normalerweise **fingernervig** und meist mit **Sternhaaren** besetzt. Die insektenbestäubten **Blüten** sind **radiär.** Die 5-zählige Blütenhülle ist in Kelch und Krone gegliedert. Die Kelchblätter sind frei oder manchmal an der Basis miteinander verwachsen; häufig ist ein Außenkelch vorhanden. Die Kronblätter sind frei oder mit der Basis der Staubblattröhre verwachsen. **Häufig** sind die **Filamente** der vielen Staubblätter **miteinander** zu einer **Röhre** (Columna) **verwachsen,** welche die Griffel und den Fruchtknoten umgibt. **Seltener** sind die Staubblätter zu **5 oder 10 Staubblattgruppen** verwachsen **oder** sie sind ganz **frei** (*Tilia*). In einigen Fällen, z.B. bei *Tilia tomentosa*, sind Staubblätter zu Staminodien umgewandelt. Der oberständige **Fruchtknoten** ist **coenokarp** und trägt ebenso viele oder doppelt so viele Griffel wie Karpelle. Als Früchte kommen häufig **Spaltfrüchte** (z.B. *Althaea, Malva*) oder **Kapseln** (z.B. *Hibiscus, Gossypium*), seltener **Nussfrüchte** (*Tilia*) oder **Steinfrüchte** vor.

Inhaltsstoffe: Schleim bildende Polysaccharide in Schleimzellen, Schleimlücken oder Schleimgängen sind in der Familie weit verbreitet. Sie sind die Wirkstoffe der als Hustenmittel verwendeten Drogen von *Malva*- und *Althaea*-Arten.

Arzneipflanzen, Nutzpflanzen: *Althaea officinalis* L.: Althaeae radix/Eibischwurzel AB; *Gossypium arboreum* L., *Gossypium barbadense* L., *Gossypium herbaceum* L., *Gossypium hirsutum* L.: Lanugo Gossypii absorbens/Verbandwatte aus Baumwolle AB; Tela Gossypii absorbens/Verbandmull aus Baumwolle AB, Baumwolle. *Hibiscus sabdariffa* L.: Hibisci flos/Hibiskusblüten AB; *Malva sylvestris* Mill. (Farbtafel Abb. 7): Malvae flos, Malvae folium; *Malva neglecta* Wallr. Malvae folium. *Tilia cordata* Mill., *Tilia platyphyllos* Scop. (Farbtafel Abb. 6): Tiliae flos AB.

Unterklasse: Asteridae

Die Asteridae wurden durch Aufnahme einiger Familien und Ordnungen (z.B. **Apiales, Cornales, Theaceae**), die früher zu den Rosidae, Cornidae oder Dilleniidae gerechnet wurden, erweitert. Die Monophylie dieser erweiterten Unterklasse ist durch kladistische Untersuchungen von Chloro-

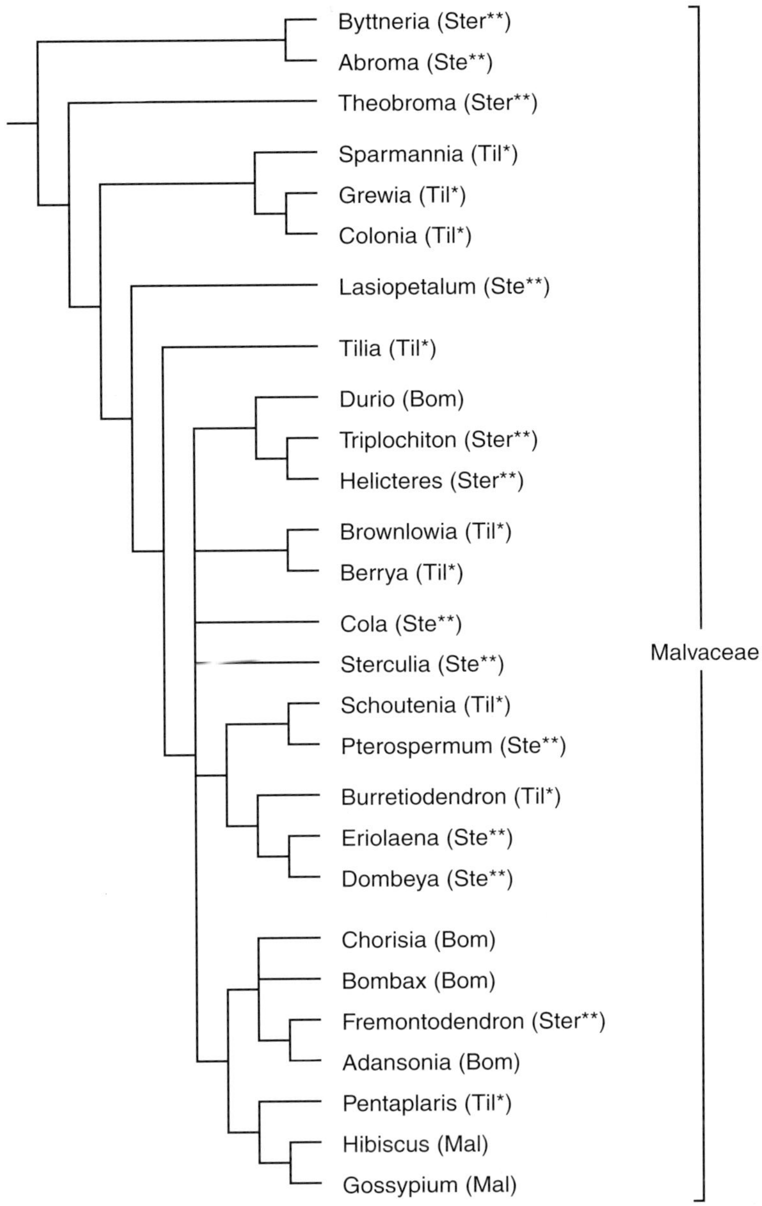

Abb. 41.5 Phylogenie der erweiterten Malvaceae. Das Kladogramm basiert auf kombinierten *rbc*L- und *atp*B-Sequenzen. [Nach Bayer, C. et al. (1999) Bot. J. Linn. Soc. 129: 267–303; modifiziert].
Die in Klammern stehenden Abkürzungen hinter den Gattungsnamen geben die Zuordnung zu Familien nach Brummitt (1992) an: Bom = Bombacaceae; Mal = Malvaceae; Ste = Sterculiaceae; Til = Tiliaceae.
*, ** polyphyletisch.

plasten- (*rbc*L, *atp*B) und Kerngenen (18S-rDNA) überzeugend belegt.

Das wichtigste morphologische Merkmal der Unterklasse ist die **unitegmische und tenuinucellate Samenanlage.** Dieser durch ein Integument und einen aus wenigen Zellschichten aufgebauten Nucellus charakterisierte Typ von Samenanlagen kommt bei fast allen Asteridae vor. Die meist **sympetalen Blüten** enthalten – von wenigen Ausnahmen abgesehen – nur **einen Staubblattkreis.**

Auch die Akkumulation von **Iridoiden** ist charakteristisch für diese Unterklasse: Alle Arten, in denen Iridoide nachgewiesen wurden, gehören nun zu den Asteridae. Das deutet darauf hin, dass sich die Fähigkeit zur Bildung und Speicherung dieser

Verbindungen nur einmal bei den Vorfahren der Asteridae entwickelt hat. Allerdings ist diese Fähigkeit offenbar in mehreren Untergruppen – unabhängig voneinander – verloren gegangen.

Nicht klassifizierte Ordnungen

Einige an der Basis des Asteridae-Stammbaums stehende Ordnungen (s. Abb. 41.2), deren Zuordnung noch unsicher ist, werden wie bei anderen Klassen und Unterklassen vorläufig nicht höheren Taxa zugeordnet. Neben den Ericales gehören dazu auch die hier nicht behandelten **Cornales.**

Ordnung: Ericales

DNA-Sequenzvergleiche haben gezeigt, dass diese Ordnung gegenüber älteren Systemen wesentlich erweitert werden muss. Sie umfasst nun auch die bisher als eigene Ordnungen geführten **Primulaceae, Theaceae** und Ebenaceae sowie die **Sapotaceae** (*Palaquium*: Guttapercha) und die bisher an verschiedenen Stellen des Angiospermensystems eingeordneten Familien **Actinidiaceae, Balsaminaceae,** Polemoniaceae und Sarraceniaceae.

Die Ordnung ist morphologisch schwer zu charakterisieren. Die meisten Ericales sind **Holzpflanzen** mit **ungeteilten wechselständigen Blättern.** Der Blütenbau variiert erheblich innerhalb der Ordnung. **Sympetale, radiäre Blüten** sind die Regel. Bei einigen Sippen sind jedoch die Kronblätter nicht miteinander verwachsen (choripetal), und auch zygomorphe Blüten kommen vor.

Familie: Ericaceae

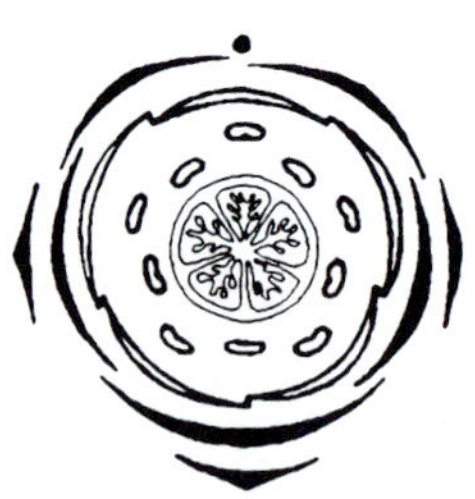

Rhododendron hirsutum

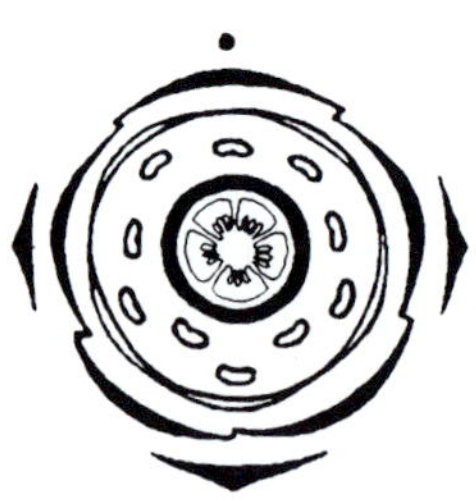

Vaccinium vitis-idaea

Blütenformeln:
* K(5) C(5) A5+5 G($\underline{5}$)
* K(5) C(5) A5+5 G($\overline{5}$)

Allgemeines: Die Familie ist kosmopolitisch verbreitet, in den Tropen vor allem im Gebirge. Sie umfasst 103 Gattungen mit insgesamt etwa 3350 Arten.

Morphologie: Meist **Sträucher oder Bäume** mit **Mykorrhiza.** Die wechselständigen, gegenständigen oder quirlständigen **Blätter** sind einfach und häufig **xeromorph.** Die radiären, seltener (*Rhododendron*) zygomorphen Blüten sind in der Regel 5-zählig oder 4-zählig, seltener 6- bis 7-zählig. Der meist verwachsenblättrige Kelch bleibt häufig bis zur Fruchtreife erhalten. Die **Kronblätter** sind meist **verwachsen,** selten (*Ledum*) frei. Das Androeceum besteht in der Regel aus **zwei Kreisen von Staubblättern,** die nur selten untereinander oder mit der Kronröhre verwachsen sind. Die Antheren öffnen sich mit terminalen Poren, seltener Schlitzen, und tragen häufig hornartige Anhängsel. Aus dem **oberständigen oder unterständigen** (*Vaccinium*) **coenokarp-synkarpen Fruchtknoten** entwickeln sich **Steinfrüchte** (*Arctostaphylos*), **Beeren** (*Vaccinium*) oder **Kapseln** (*Rhododendron*).

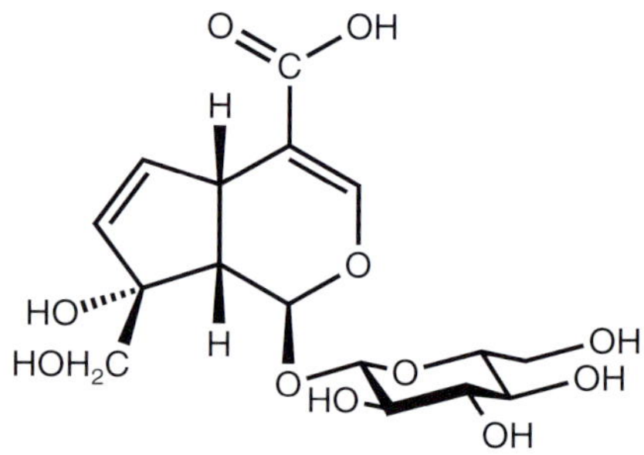

Monotropein

Inhaltsstoffe: Gerbstoffe sind in der Familie weit verbreitet. Sie gelten als Wirkstoffe der von *Vaccinium*-Arten gewonnenen Drogen. Außerdem kommen einfache Phenolglykoside (Arbutin in Blättern von *Arctostaphylos uva-ursi*) und **Iridoidglykoside** (z.B. Monotropein in Blättern von *Arbutus unedo*) vor.

Arzneipflanzen, Nutzpflanzen: *Arctostaphylos unva-ursi* (L.) SPRENG. (Farbtafel Abb. 15): Uvae ursi folium/Bärentraubenblätter AB; *Vaccinium myrtillus* L.: Myrtilli folium, Myrtilli fructus (Blaubeeren, Heidelbeeren); *Vaccinium vitis-idaea* L.: Vitis idaeae folium, Preiselbeeren.

Familie: Primulaceae

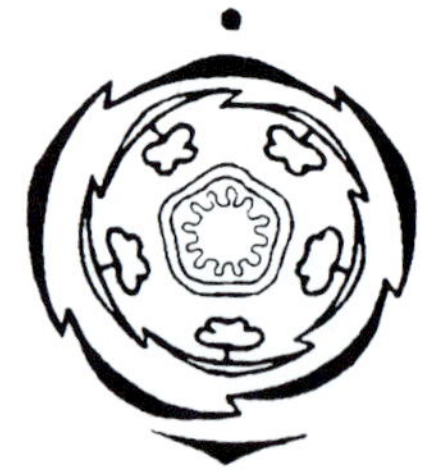

Primula acaulis

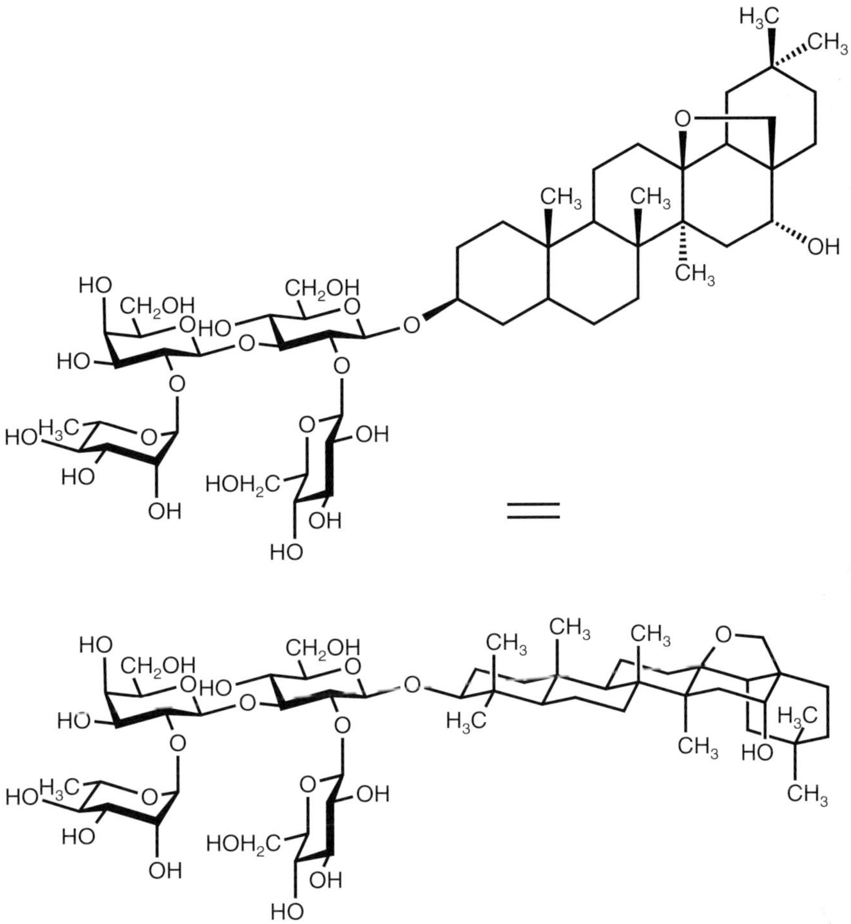

Triterpensaponin aus *Primula elatior*

Blütenformel: * K(5) [C(5) A5] G(5)

Allgemeines: Die Familie ist fast kosmopolitisch verbreitet mit Schwerpunkt in der Nordhemisphäre. Sie umfasst 22 Gattungen mit insgesamt etwa 800 Arten.

Morphologie: Die Primulaceae sind meist ausdauernde oder einjährige **Kräuter,** selten Halbsträucher. Die wechselständigen, gegenständigen oder quirlständigen Blätter sind einfach und meist ungeteilt und häufig grundständig. Die **radiären Blüten** sind in der Regel **5-zählig,** seltener 4-zählig oder 6- bis 9-zählig. Der verwachsenblättrige Kelch bleibt häufig bis zur Fruchtreife erhalten. Die **Kronblätter** sind nur an der Basis oder häufiger zu einer mehr oder weniger langen Kronröhre **verwachsen.** Die in **einem Kreis** angeordneten **Staubblätter** stehen **epipetal** (vor den Kronblättern); sie sind am Grunde miteinander verwachsen, mit der Kronröhre verwachsen oder frei. Selten kommt außerdem ein Kreis von Staminodien vor. Aus dem **oberständigen,** selten halbunterständigen, **coenokarp-parakarpen Fruchtknoten** mit **zentraler Placentarsäule** entwickeln sich **Kapselfrüchte.**

Inhaltsstoffe: Triterpensaponine sind in der Familie weit verbreitet. Sie sind die Wirkstoffe der als Expectorans verwendeten *Primula*-Wurzel.

Arzneipflanzen: *Primula veris* L., *Primula elatior* (L.) HILL. (Farbtafel Abb. 14): Primulae radix/Primelwurzel AB.

Überordnung: Lamianae

Die Lamianae umfassen die Ordnungen **Gentianales, Lamiales** und **Solanales** sowie die hier nicht behandelten Garryales, zu denen z. B. die Aucubaceae und Eucommiaceae gehören, und einige nicht klassifizierte Familien, z. B. die **Boraginaceae.**

Kladistische Untersuchungen mit Sequenzen von Chloroplasten- und Kerngenen sprechen für die Monophylie der Überordnung und der in erheblichem Umfang neu definierten Ordnungen. Es sind aber keine für die gesamte Überordnung charakteristischen morphologischen Merkmale bekannt. Einigermaßen typisch ist der Bau des **Fruchtknotens:** Er besteht in der Regel aus **zwei verwachsenen Karpellen,** die je **zwei oder mehr Samenanlagen** tragen.

Iridoide kommen in den Lamianae – mit Ausnahme der Solanales und der Gesneriaceae (Lamiales) – häufig vor.

Ordnung: Solanales

Die Solanales umfassen die **Solanaceae,** die Convolvulaceae und drei kleinere Familien. Sie sind durch **wechselständige Blätter** und das **Fehlen von Iridoiden** gut charakterisiert. Häufig akkumulieren sie **Alkaloide.**

Familie: Solanaceae

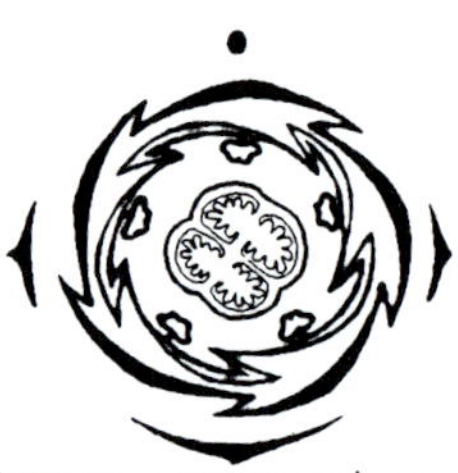

Datura stramonium

Blütenformeln:
* K(5) [C(5) A5] G $(\underline{2})$
↘ K(5) [C(5) A5] G $(\underline{2})$

Allgemeines: Die Familie ist fast kosmopolitisch verbreitet mit einem Schwerpunkt in Südamerika. Sie umfasst 90 Gattungen mit insgesamt etwa 2600 Arten.

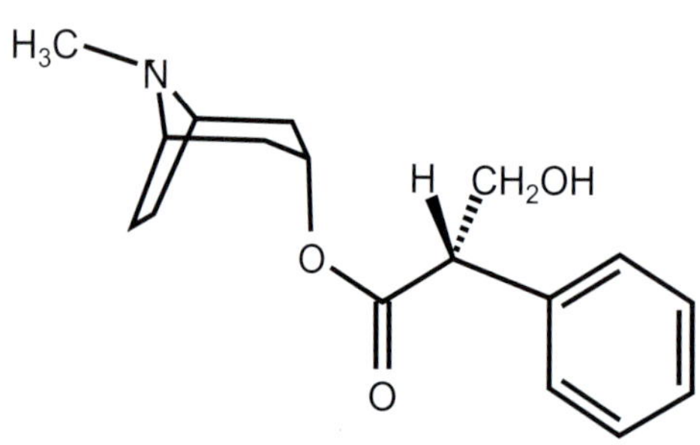

(*S*)-Hyoscyamin

Morphologie: Sträucher, Bäume, Lianen oder Kräuter mit **internem Phloem** und in der Regel **wechselständigen,** einfachen oder zusammengesetzten **Blättern.** Die meist **radiären,** seltener schräg zygomorphen Blüten sind meist 5-zählig. **Kelch und Krone** sind **verwachsenblättrig.** Das **Androeceum** ist meist **fünfzählig** und **mit der Krone verwachsen.** Der **coenokarp-synkarpe, oberständige,** meist **zweikarpellige,** seltener (*Lycopersicon, Capsicum*) mehrkarpellige **Fruchtknoten** ist in der Regel schräg zur Mediane (diagonal) gestellt und entwickelt sich meist zu einer **Beere** oder einer **Kapselfrucht.**

Inhaltsstoffe: In bestimmten Sippen der Familie kommen Tropanalkaloide (z. B. Hyoscyamin in *Atropa, Datura* und *Hyoscyamus*), nikotinartige Alkaloide (*Nicotiana*), Steroidalkaloide (*Solanum, Lycopersicon*) oder stickstoffhaltige Scharfstoffe (Capsaicin in *Capsicum*) vor.

Arzneipflanzen, Nutzpflanzen: *Atropa belladonna* L.: Belladonnae folium/Belladonnablätter AB; *Capsicum frutescens* L.: Capsici fructus/Cayennepfeffer AB, Chillies; *Capsicum annuum* L.: Paprika (Früchte); *Datura stramonium* L.: Stramonii folium/Stramoniumblätter AB; *Lycopersicon esculentum* MILL.: Tomate; *Hyoscyamus niger* L.: Hyoscyami folium/Hyoscyamusblätter AB; *Nicotiana tabacum* L.: Tabak (fermentierte Blätter); *Solanum melongena* L.: Aubergine (Frucht); *Solanum tuberosum* L. (Farbtafel Abb. 21): Kartoffel (Sprossknolle).

Ordnung: Gentianales

Die Gliederung der Gentianales ist aufgrund kladistischer Untersuchungen erheblich überarbeitet worden. Die Ordnung umfasst jetzt die Familien **Apocynaceae (einschließlich Asclepiadaceae), Gentianaceae, Gelsemiaceae, Loganiaceae** und **Rubiaceae.**

Interpetiolare Nebenblätter oder Nebenblattlinien sowie Schleim oder Harz abscheidende **Drüsenzotten** (Kolleteren) **an den Nebenblättern** sind charakteristische morphologische Merkmale der Ordnung. **Gegenständige, ganzrandige Blätter, internes** (intraxyläres) **Phloem** und **radiäre Blüten mit einem Kreis** von **episepalen** (vor den Kelchblättern stehenden) **Staubblättern** sind ebenfalls typische, aber auch außerhalb der Ordnung nicht selten vorkommende Merkmale.

Iridoide sind als **Iridoid-** oder **Secoiridoidglykoside,** aber auch als Bestandteile von **Indolalkaloiden** in der Ordnung weit verbreitet.

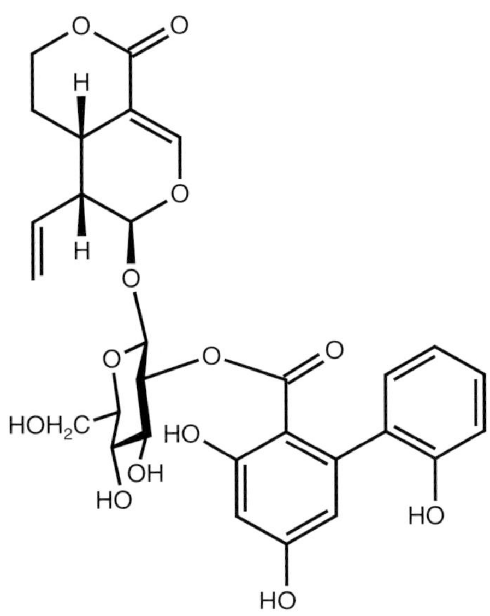

Amarogentin

Familie: Gentianaceae

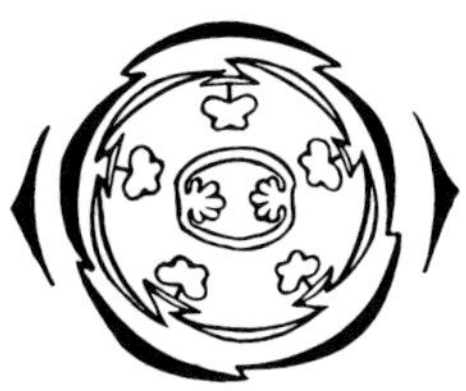

Gentiana verna

Blütenformeln:

* K(4) [C(4) A4] G ($\underline{2}$)

* K(5) [C(5) A5] G ($\underline{2}$)

* K(6) → (12) [C(6) → (12) A6 → 12] G ($\underline{2}$)

Allgemeines: Die Familie ist kosmopolitisch verbreitet, in den Tropen vor allem im Gebirge. Sie umfasst 74 Gattungen mit insgesamt etwa 1200 Arten.

Morphologie: Die Gentianaceae sind in der Regel **Kräuter,** seltener Sträucher oder kleine Bäume. In den Leitgeweben tritt **internes Phloem** (=intraxyläres Phloem) auf. Die nebenblattlosen, meist gegenständigen Blätter sind einfach und ganzrandig. Das Perianth und das Androeceum der radiären Blüten ist in der Regel 5-zählig oder 4-zählig, seltener 6- bis 12-zählig. Die Kelchblätter sind meist, die **Kronblätter** immer zu einer mehr oder weniger ausgeprägten Röhre **verwachsen.** Die in **einem Kreis** angeordneten **Staubblätter** sind **mit der Kronröhre verwachsen.** Das Gynoeceum besteht aus **2 Karpellen.** Aus dem **oberständigen,** meist **coenokarp-parakarpen Fruchtknoten** entwikkeln sich meist **Kapselfrüchte,** selten Beeren.

Inhaltsstoffe: Iridoidglykoside und vor allem **Secoiridoidglykoside** sind in der Familie weit verbreitet. Acylierte Secoiridoidglykoside, z. B. Amarogentin aus *Gentiana lutea*, sind als Bitterstoffe an der Wirkung der als Magenmittel verwendeten Gentianaceae-Drogen beteiligt.

Arzneipflanzen: *Centaurium erythraea* RAFN (Synonyme: *Centaurium minus* auct. non MOENCH, *C. umbellatum* GILIB.): Centaurii herba/Tausendgüldenkraut AB; *Gentiana lutea* L.: Gentianae radix/Enzianwurzel AB.

Familie: Apocynaceae

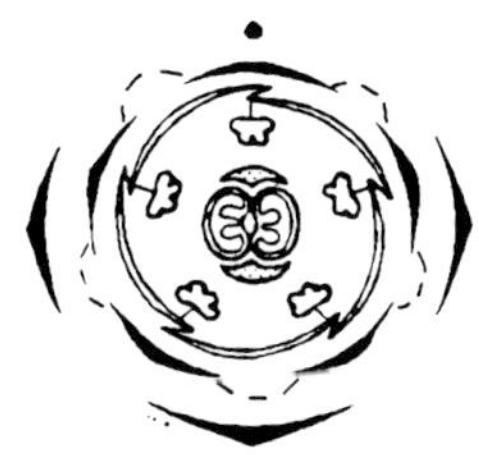

Vinca minor

Blütenformel: * K(5) [C(5) A5] G ($\underline{2}$)

Allgemeines: Kladistische Untersuchungen mit molekularen und morphologischen Merkmalen haben gezeigt, dass die Apocynaceae in der traditionellen Umgrenzung paraphyletisch sind. Nur unter Einschluss der früher als eigene Familie geführten **Asclepiadaceae** bilden sie eine monophyletische Gruppe. Man bezieht daher die Asclepiadaceae in die Familie Apocynaceae ein.

Die Apocynaceae sind überwiegend in den Tropen verbreitet. Nur wenige Arten kommen in temperierten Gebieten vor. Sie umfassen nach dem Einschluss der Asclepiadaceae etwa 530 Gattungen mit insgesamt etwa 5000 Arten.

Morphologie: Viele Apocynaceae sind **Lianen,** aber auch Bäume, Sträucher, Kräuter oder Sukkulenten kommen in der Familie vor. **Internes Phloem** (=intraxyläres Phloem) und Milchsaft in **ungegliederten Milchröhren** ist in der Regel vorhanden. Die meist gegenständigen Blätter sind einfach, ganzrandig. Das Perianth und das Androeceum der **radiären Blüten** ist in der Regel 5-zählig, seltener 4-zählig. Der verwachsenblättrige Kelch ist meist tief geteilt. Die **Kronblätter** sind zu einer meist zylindrischen oder trichterförmigen Röhre **verwachsen.** Die in **einem Kreis** angeordneten **Staubblätter** sind **mit der Kronröhre verwachsen.** Die **Antheren** sind häufig nach innen geneigt oder **mit dem oberen,** morphologisch dif-

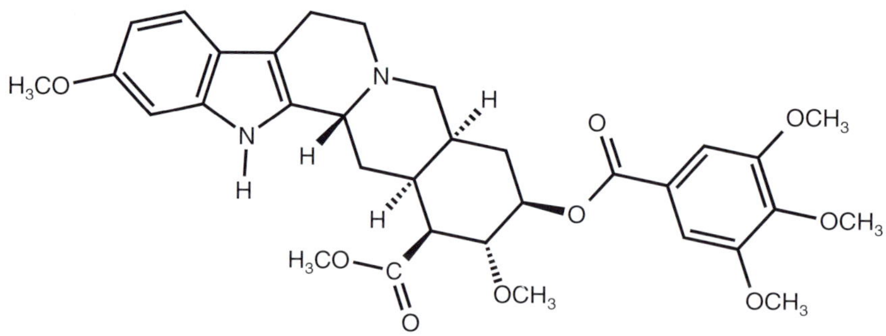

Reserpin

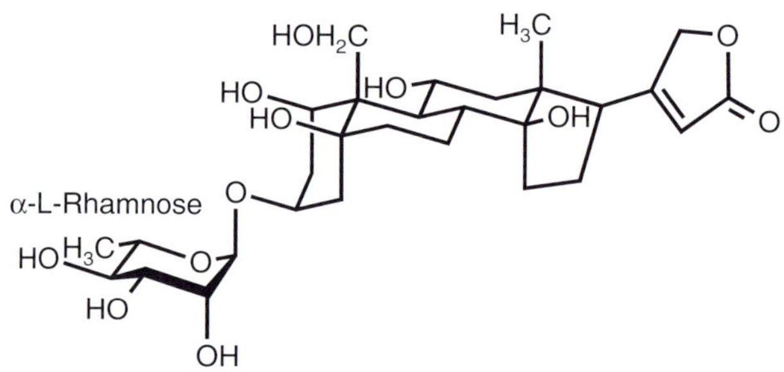

Oubain (g-Strophanthin)

ferenzierten **Teil des Griffels** (Griffelkopf) **verbunden.** Das **oberständige** oder halbunterständige **Gynoeceum** besteht aus **2 Karpellen, die häufig nur an der Basis und im Bereich des Griffels miteinander verwachsen** sind. Aus solchen fast chorikarpen Fruchtknoten entwickeln sich meist **zwei balgartige Teilfrüchte,** die sich durch einen Längsriss an der Verwachsungsnaht des Karpells öffnen. Seltener sind die Teilfrüchte fleischig. Es kommen aber auch fleischige Schließfrüchte (Beeren und Steinfrüchte) vor, die aus beiden Karpellen eines vollständig verwachsenen coenokarpen Fruchtknotens entstehen.

Inhaltsstoffe: Das Vorkommen von iridoiden Indolalkaloiden, Iridoidglykosiden und Secoiridoidglykosiden einerseits und Cardenoliden, Steroidalkaloiden und anderen Steroiden andererseits ist in diesem Verwandtschaftskreis von erheblicher taxonomischer Bedeutung. Jede der beiden Stoffgruppen kommt nur in bestimmten Gattungen vor, die auch aufgrund morphologischer Merkmale als nahe verwandt angesehen werden. Als Wirkstoffe von Arzneipflanzen sind vor allem **Indolalkaloide** und **Cardenolidglykoside** (herzwirksame Glykoside) von Bedeutung: Die Drogen aus *Catharanthus-*, *Vinca-* und *Rauvolfia*-Arten enthalten Indolalkaloide (z. B. Reserpin in *Rauvolfia serpentina*), die Drogen aus *Nerium-* und *Strophanthus*-Arten Cardenolidglykoside (z. B. Ouabain in *Strophanthus gratus*).

Arzneipflanzen: *Catharanthus roseus* (L.) G. Don: Vinblastinsulfat, Vincristinsulfat AB; *Nerium oleander* L.: Oleandri folium AB; *Rauvolfia serpentina* (L.) Benth.: Rauwolfiae radix/Rauwolfiawurzel AB; *Strophanthus gratus* (Wall. et Hook. ex Benth.) Baill.: Ouabain AB; *Strophanthus kombé* Oliv.: k-Strophanthin; *Vinca minor* L. (Farbtafel Abb. 16): Vincae minoris herba.

Familie: Rubiaceae

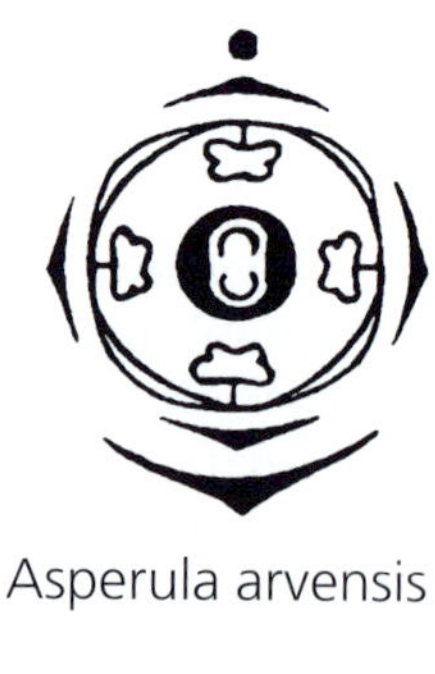

Asperula arvensis

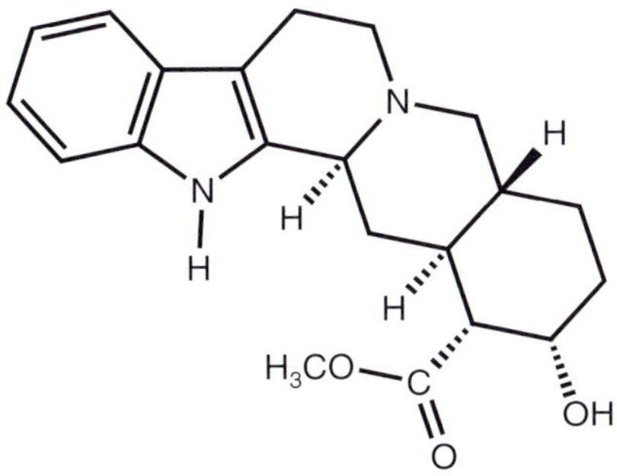

Yohimbin

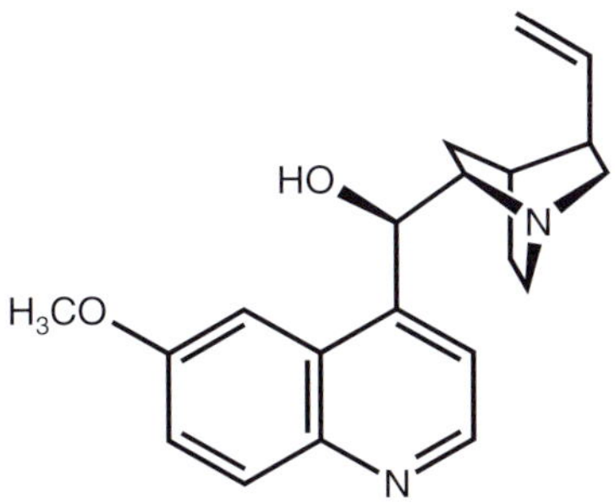

Chinin

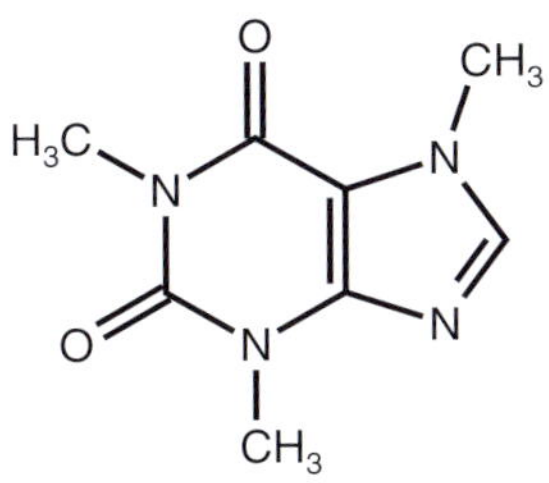

Coffein

Blütenformeln:
* K4 [C(4) A4] G($\overline{2}$)
* K5 [C(5) A5] G($\overline{2}$)

Allgemeines: Die Familie ist kosmopolitisch verbreitet mit Schwerpunkten in tropischen und warmen Gebieten. Sie umfasst 630 Gattungen mit insgesamt etwa 10400 Arten.

Morphologie: Bäume, Sträucher oder Lianen, seltener Kräuter (*Galium, Asperula*) mit **gegenständigen, einfachen** und meist ganzrandigen **Blättern.** Nebenblätter (Stipel) in der Regel mit dem jeweils benachbarten Nebenblatt des gegenüber stehenden Blattes verwachsen **(Interpetiolarstipel).** Jede Interpetiolarstipel kann zu 1, 2, 3 oder selten mehr laubblattartigen Abschnitten umgestaltet sein und dadurch einen 4-zähligen, 6-zähligen, 8-zähligen oder mehrzähligen **Blattquirl vortäuschen** (*Galium, Asperula*). Die echten Laubblätter (Oberblätter) sind in solchen Fällen daran zu erkennen, dass nur in ihren Blattachseln Seitentriebe entstehen können. Der Kelch der in der Regel 4-zähligen oder 5-zähligen **radiären Blüten** ist meist klein oder häufig kaum erkennbar. Die **verwachsenblättrige Krone** ist meist trichterförmig, glockenförmig oder stieltellerförmig und **mit den Filamenten des einen Staubblattkreises verwachsen.** Im Gegensatz zu den anderen Familien der Gentianales ist der zweikarpellige **Fruchtknoten unterständig.** Als Früchte kommen **Spaltfrüchte** (*Galium, Asperula*), **Kapseln** (*Cinchona*), **Steinfrüchte** (*Coffea*) oder Beeren vor.

Inhaltsstoffe: Iridoidglykoside sind in der Familie weit verbreitet. In bestimmten Sippen werden aus Tryptophan und Secoiridoiden aufgebaute **Indolalkaloide** (z. B. Yohimbin in *Pausinystalia johimbe*) oder **Chinolin-Alkaloide** (z. B. Chinin in *Cinchona*), seltener aus Tyrosin und Secoiridoiden aufgebaute **Isochinolin-Alkaloide** (z. B. Emetin in *Cephaelis ipecacuanha*) oder Coffein und andere Xanthinderivate (z. B. in *Coffea arabica*) akkumuliert.

Arzneipflanzen, Nutzpflanzen: *Cephaelis acuminata* KARST., *Cephaelis ipecacuanha* (BROT.) A. RICH.: Ipecacuanhae radix/Ipecacuanhawurzel AB; *Coffea arabica* L. (Farbtafel Abb. 17): Kaffee (geröstete Samenkerne); *Cinchona pubescens* VAHL (Syn.: *Cinchona succirubra* PAV. ex KLOTZSCH): Cinchonae cortex/Chinarinde AB.

Ordnung: Lamiales

Die Phylogenie der Familien, die man traditionell zu den Lamiales und den **Scrophulariales** gerechnet hat, ist in den letzten Jahren – vorwiegend durch Sequenzvergleiche der Chloroplastengene *rbc*L und *ndh*F – intensiv untersucht worden. Wie das Kladogramm (Abb. 41.6) zeigt, gibt es keinen Hinweis auf monophyletische Gruppen, die auch nur annähernd der traditionellen Umgrenzung dieser beiden Ordnungen entsprechen. Man fasst daher die Familien beider Ordnungen zu einer gemeinsamen Ordnung **Lamiales** zusammen. Die erweiterten Lamiales umfassen also nicht nur die **Lamiaceae** und **Verbenaceae,** sondern auch die **Oleaceae, Scrophulariaceae,** Orobanchaceae, **Plantaginaceae** (Veronicaceae), **Pedaliaceae** (*Harpagophytum*: Teufelskrallenwurzel AB), Lentibulariaceae, Acanthaceae und Bignoniaceae, sowie einige weitere Familien.

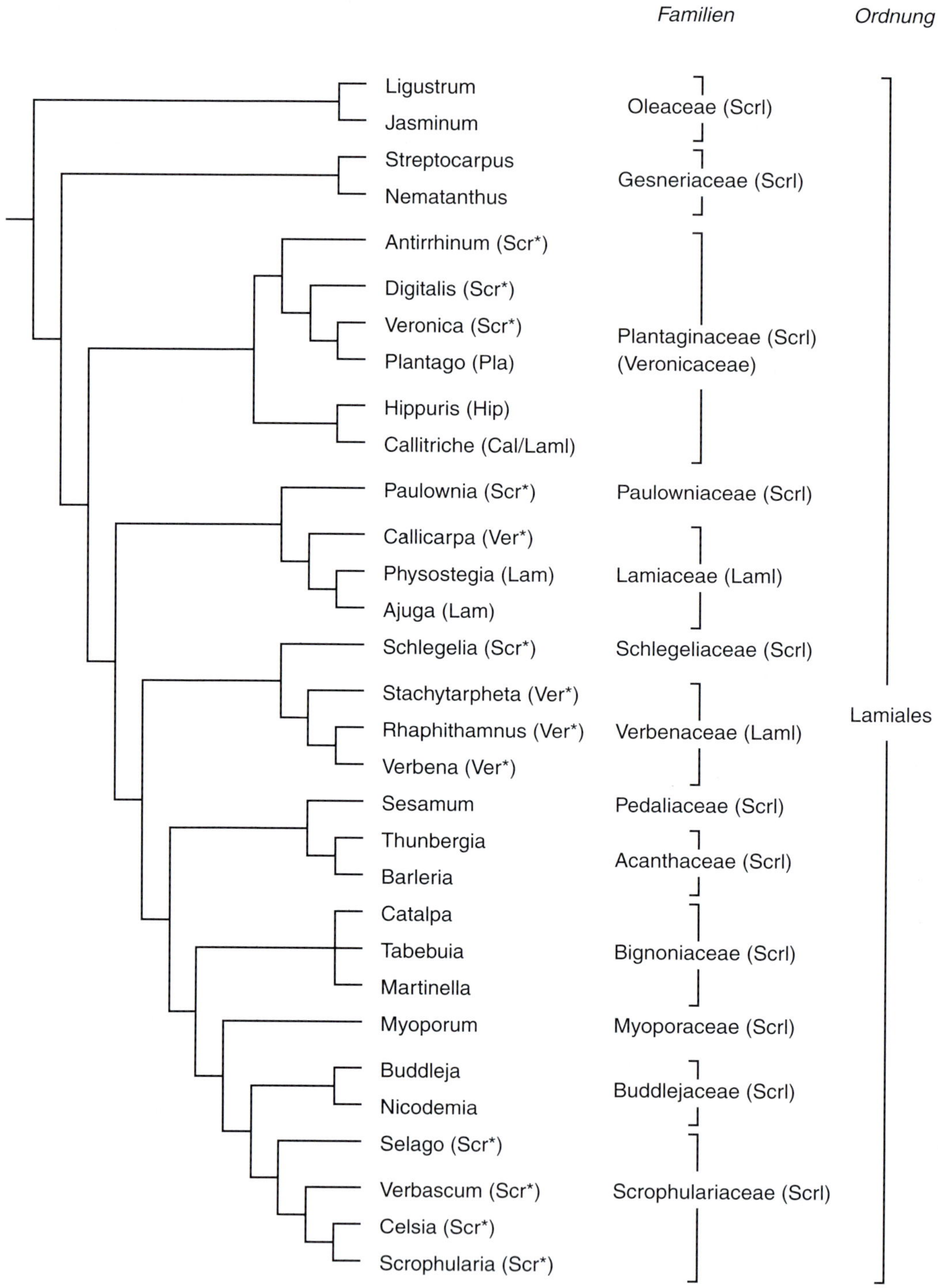

Abb. 41.6 Phylogenie der Lamiales. Das Kladogramm basiert auf Sequenzen der Chloroplastengene *rbc*L und *ndh*F. Es wurde aus den von Olmstead, R.G. und Reeves, P.A. [Ann. Missouri Bot. Gard. (1995) 82: 176–193] und Olmstead, R.G. et al. [Ann. Missouri Bot. Gard. (1993) 80: 700–722] publizierten Konsensusbäumen zusammengestellt.
Die in Klammern stehenden Abkürzungen hinter den Gattungsnamen geben die Zuordnung zu Familien nach Brummitt (1992) an, sofern sie von der hier verwendeten Zuordnung abweichen. Ca = Callitrichaceae; Hip = Hippuridaceae; Lam = Lamiaceae; Pla = Plantaginaceae; Scr = Scrophulariaceae; Ver = Verbenaceae. Die Abkürzungen hinter den Familiennamen kennzeichnen die Zuordnung zu Ordnungen nach Cronquist (1981): Laml = Lamiales; Scrl = Scrophulariales. * polyphyletisch

Die kladistischen Untersuchungen haben auch gezeigt, dass viele Familien dieses Verwandtschaftskreises, besonders die **Scrophulariaceae,** die **Lamiaceae** und die **Verbenaceae,** in der traditionellen Umgrenzung paraphyletisch oder polyphyletisch waren. Sie wurden daher durch Ausschluss von Gattungen oder durch Aufnahme von Gattungen aus anderen Familien neu umgrenzt, so dass sie nun jeweils eine monophyletische Sippe umfassen.

Typische, wenn auch nicht bei allen Familien der Lamiales vorkommende, morphologische Merkmale sind **gegenständige Blätter** (Ausnahme: viele Scrophulariaceae und Plantaginaceae), **zygomorphe Blüten** (Ausnahme: Oleaceae) und **vier oder zwei Staubblätter** (Ausnahme: einige Scrophulariaceae).

Iridoide kommen – vor allem als Iridoidglykoside – in fast allen Familien der Lamiales vor. Ausnahmen findet man z. B. bei den Gesneriaceae und einem Teil (Unterfamilie Nepetoideae) der Lamiaceae.

Familie: Scrophulariaceae

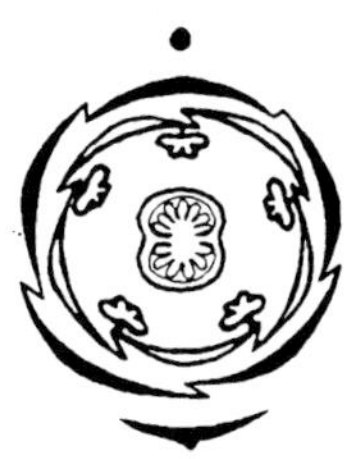

Verbascum nigrum

Blütenformeln:
↓ K(5 → 4) [C(5 → 4) A5/4/2] G ($\underline{2}$)

Allgemeines: Die Scrophulariaceae *sensu stricto* umfassen nur noch 24 Gattungen, zu denen z. B. *Verbascum* und *Scrophularia* gehören, mit insgesamt etwa 1200 Arten. Die neu definierten Scrophulariaceae haben ihren Verbreitungsschwerpunkt auf der Südhemisphäre; nur die Arten der Gattungen *Scrophularia* und *Verbascum* sind überwiegend in den temperierten Gebieten der Nordhemisphäre beheimatet.

Die früher hierher gestellten halbparasitischen Kräuter, z. B. *Pedicularis, Melampyrum* und *Euphrasia*, wurden in die Familie **Orobanchaceae,** die bisher nur chlorophylllose parasitische Kräuter enthielt, überführt. Diese Familie ist nach kladistischen Untersuchungen mit *rbc*L-Gensequenzen an den zu den Bignoniaceae führenden Ast (s. Abb. 41.6) anzuschließen.

Der größte Teil der restlichen Gattungen, z. B. *Veronica, Linaria, Chelone, Antirrhinum* und *Digitalis*, wird zu den **Plantaginaceae** gestellt.

Morphologie: In der Regel Kräuter mit einfachen, **wechselständigen oder gegenständigen Blättern.** Die meist **zygomorphen,** selten fast radiären (einige *Verbascum*-Arten) **Blüten** besitzen in der Regel eine 5-zählige, **verwachsenblättrige Blütenhülle.** Der Kelch ist häufig tief gespalten, die **Krone** ist häufig **zweilippig.** Das 5-zählige (*Verbascum*) oder **4-zählige,** selten 2-zählige **Androeceum** ist mit der Krone verwachsen. Der oberständige, zweikarpellige Fruchtknoten entwikkelt sich meist zu einer Kapselfrucht.

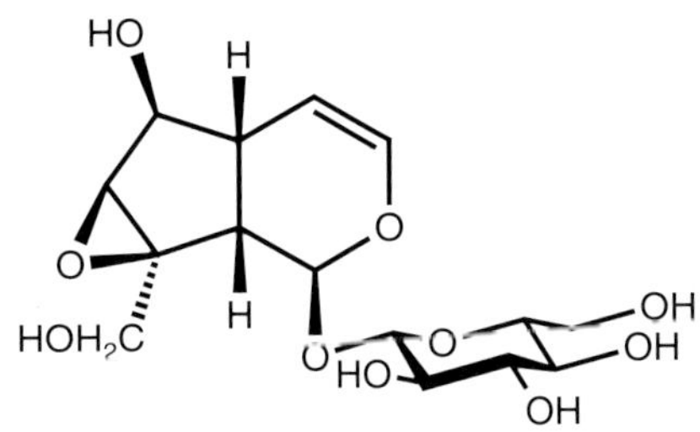

Catalpol

Inhaltsstoffe: Iridoidglykoside, z. B. Catalpol und Catalpolderivate, sind in der Familie weit verbreitet.

Arzneipflanzen: *Verbascum densiflorum* BERTOL., *Verbascum phlomoides* L.: Verbasci flos.

Familie: Plantaginaceae (Veronicaceae)

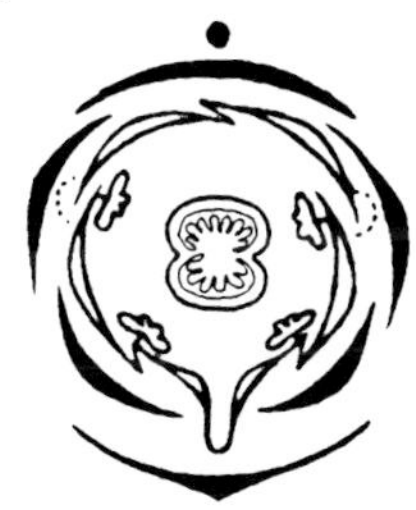

Linaria vulgaris

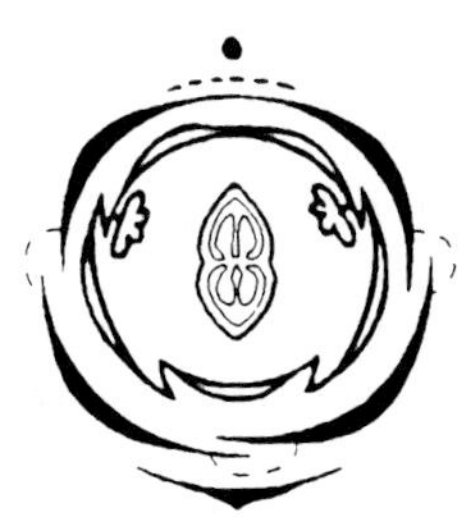

Veronica chamaedrys

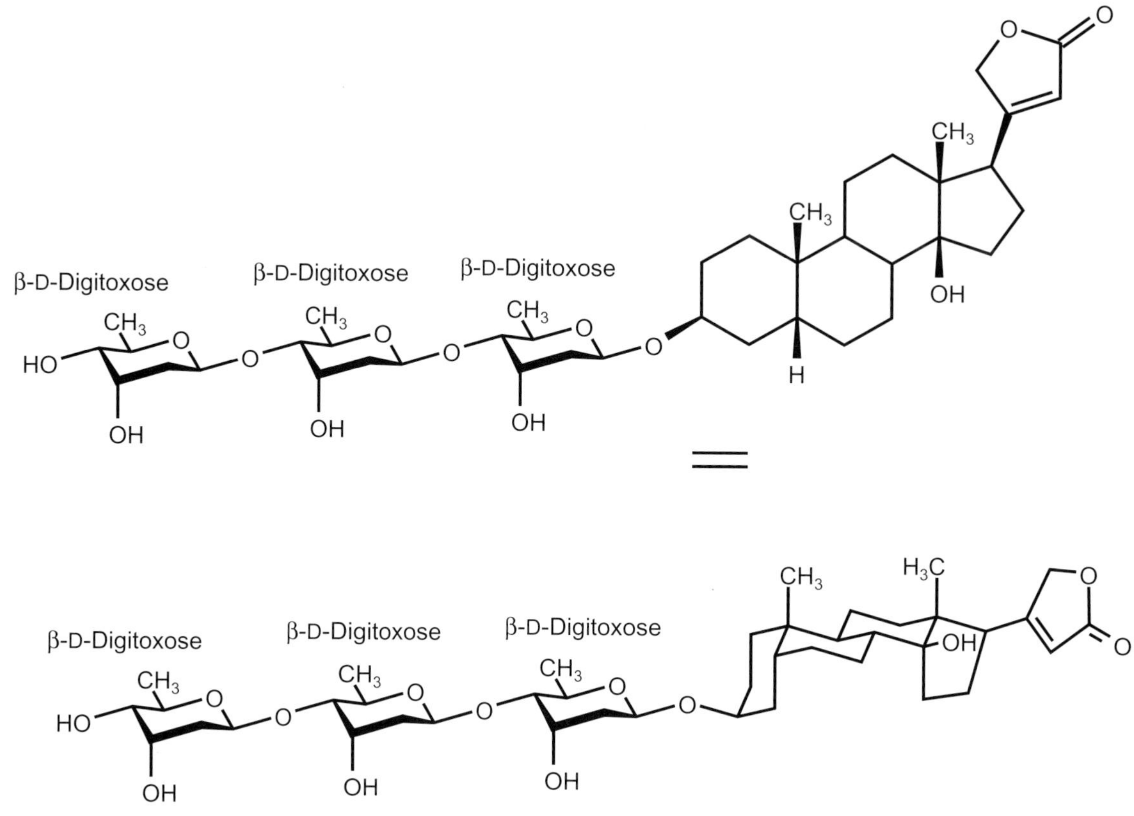

Digitoxin

Blütenformeln:
↓ K(5) [C(5) A4] G(2)
↓ K(5 → 4) [C(5 → 4) A2] G (2) [*Veronica*]
↓ K(4) [C(4) A4] G(2) [*Plantago*]

Allgemeines: Die Familie **Plantaginaceae** *sensu stricto* (*Plantago*) wurde auf Grund kladistischer Analysen molekularer Daten (s. Abb. 41.6) mit den **Hippuridaceae** (*Hippuris*), **Callitrichaceae** (*Callitriche*), **Globulariaceae** (*Globularia*) und einem Teil der traditionellen **Scrophulariaceae** (*Antirrhinum, Chelone, Digitalis, Gratiola, Veronica*) zu einer Familie zusammengefaßt, die nach den Regeln der botanischen Nomenklatur als **Plantaginaceae zu** bezeichnen ist. Viele Autoren bevorzugen trotzdem den Namen **Veronicaceae**, weil die überwiegende Zahl der Arten dieser Familie aus den traditionellen Scrophulariaceae stammt und der Name Veronicaceae dies besser zum Ausdruck bringt. Die Plantaginaceae *sensu lato* umfassen 114 Gattungen mit insgesamt etwa 2100 Arten, die nahezu kosmopolitisch verbreitet sind.

Morphologie: In der Regel Kräuter, seltener Sträucher oder Bäume mit einfachen, **wechselständigen oder gegenständigen Blättern.** Die meist **zygomorphen Blüten** besitzen eine 5-zählige oder 4-zählige, verwachsenblättrige Blütenhülle. Der Kelch ist häufig tief gespalten, die **Krone** ist **häufig zweilippig.** Das **4-zählige** (*Digitalis, Linaria* und viele andere Gattungen) **oder 2-zählige** (*Veronica*) **Androeceum** ist mit der Krone verwachsen. Der oberständige, zweikarpellige Fruchtknoten entwikkelt sich meist zu einer **Kapselfrucht.**

Inhaltsstoffe: Iridoidglykoside, z. B. Antirrhinosid, sind in der Familie weit verbreitet. In der Gattung *Digitalis* kommen **Cardenolide,** z. B. Digitoxin, vor.

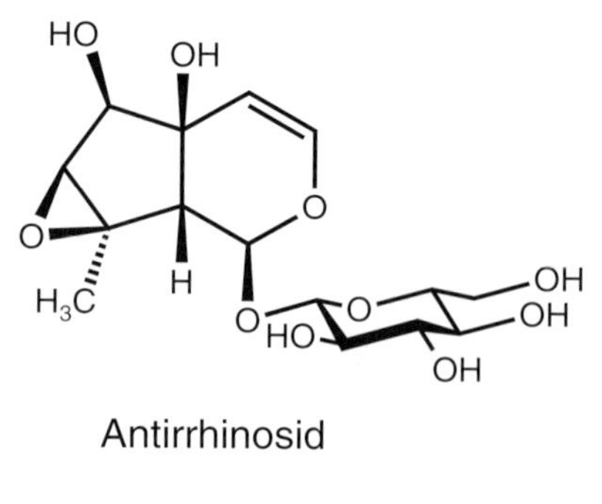

Antirrhinosid

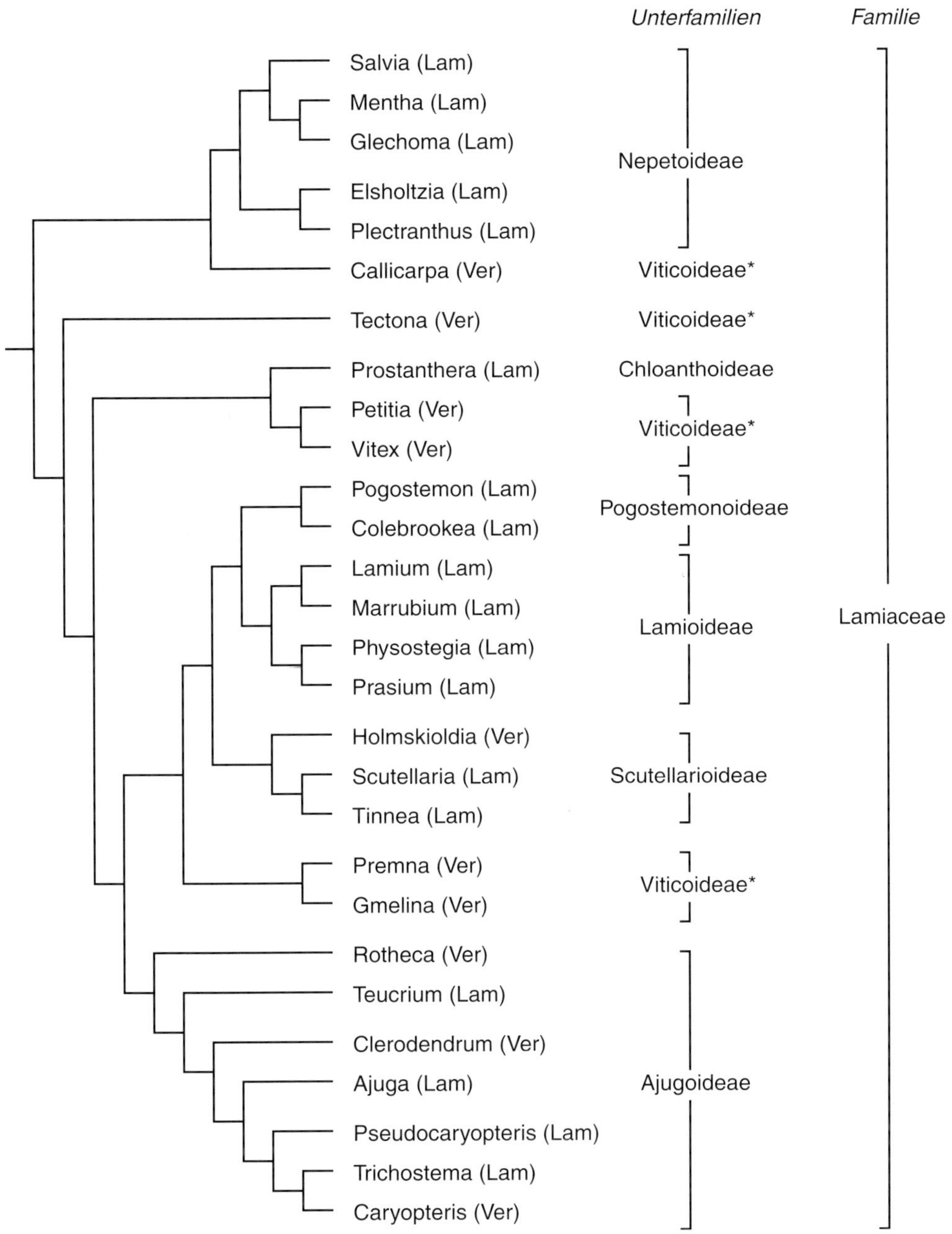

Abb. 41.7 Phylogenie der Lamiaceae s.l. Das Kladogramm basiert auf Sequenzen der Chloroplastengene *rbc*L und *ndh*F. (Nach Wagstaff, S.J. et al. (1998) Pl. Syst. Evol. 209: 265–274). Die in Klammern stehenden Abkürzungen hinter den Gattungsnamen geben die Zuordnung zu Familien nach Brummitt (1992) an: Lam=Lamiaceae; Ver= Verbenaceae. Die Umgrenzung der Unterfamilien entspricht der Definition von Cantino, P.D. et al. (1992) in Harley, R.M. and Reynolds, T. (Hrsg.) Advances in Labiate Science, Kew: Royal Botanic Gardens sowie Cantino, P.D. et al. (1999) Syst. Bot. 23: 369–386.
* polyphyletisch

Arzneipflanzen: *Digitalis lanata* Ehrh. (Farbtafel Abb. 22): Digitalis lanatae folium/Digitalis-lanata-Blätter AB; *Digitalis purpurea* L.: Digitalis purpurea folium/Digitalis-purpurea-Blätter AB; *Plantago afra* L. und *Plantago arenaria* Waldst. et Kit.: Psyllii semen/Flohsamen AB; *Plantago lanceolata* L.: Plantaginis lanceolatae herba/ Spitzwegerichkraut AB; *Plantago ovata* Forssk.: Plantaginis ovatae semen/Indische Flohsamen AB.

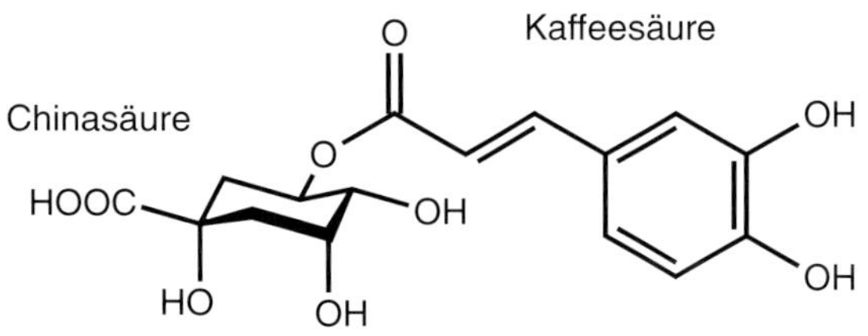

Chlorogensäure

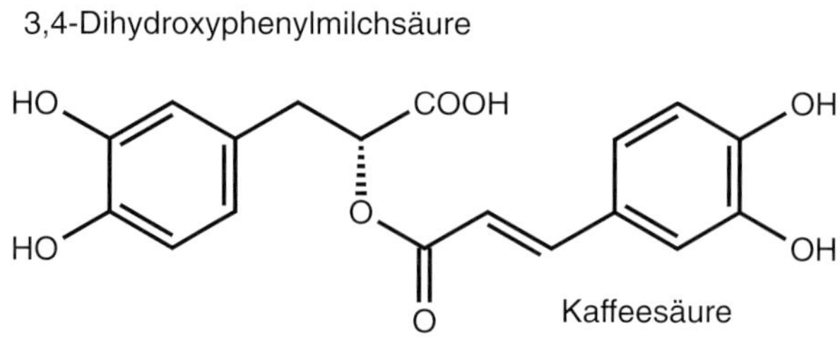

Rosmarinsäure

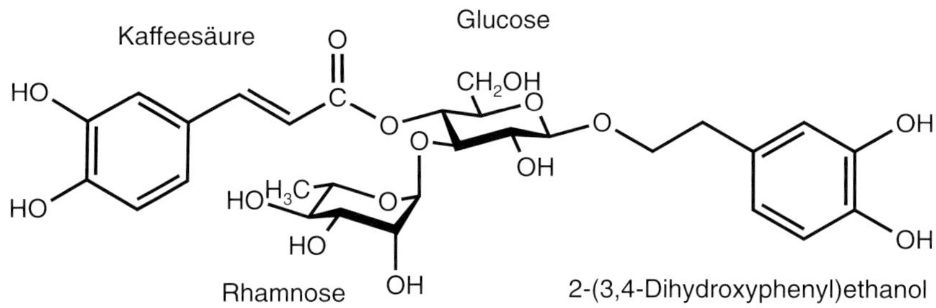

Verbascosid

Familie: Lamiaceae (Labiatae)

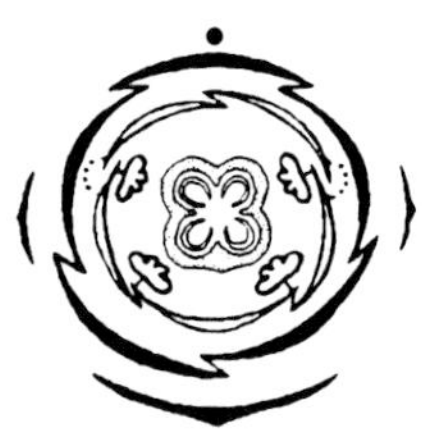

Lamium album

Blütenformeln:
↓ K(5) [C(5) A4] G ($\underline{2}$)
↓ K(5) [C(5) A2] G ($\underline{2}$)

Allgemeines: Die Familie ist aufgrund kladistischer Untersuchungen von morphologischen Merkmalen und Chloroplasten-DNA-Sequenzen (*rbc*L und *ndh*F) um 36 Gattungen aus den Verbenaceae erweitert worden (s. Abb. 41.7). Zu den neu in die Lamiaceae aufgenommenen Taxa gehören z. B. die Gattungen *Vitex, Tectona, Callicarpa, Clerodendrum, Caryopteris* und die Unterfamilie Chloanthoideae mit überwiegend in Australien beheimateten Arten. Die Familie **Verbenaceae** umfasst jetzt nur noch die ehemalige Unterfamilie Verbenoideae, zu der z. B. die Gattungen *Verbena, Lantana* und *Lippia* gehören.

Die Lamiaceae sind kosmopolitisch verbreitet mit Schwerpunkten im Mittelmeerraum und Zentralasien. Sie umfasst 258 Gattungen mit insgesamt etwa 6900 Arten.

Morphologie: Sträucher oder Kräuter, seltener Bäume, mit häufig **vierkantigen Sprossachsen** und meist einfachen, **gegenständigen Blättern.** Mehrzellige **Drüsenschuppen** mit **ätherischem Öl** kommen häufig vor. Die **zygomorphen Blüten** besitzen in der Regel eine 5-zählige, verwachsenblättrige Blütenhülle. Die **Krone** ist **häufig zweilippig.** Das **4-zählige, seltener 2-zählige** (*Rosmarinus, Salvia*) **Androeceum** ist mit der Krone verwachsen. Der **oberständige, zweikarpellige Fruchtknoten** ist zur Blütezeit häufig tief in **4 Fächer** (Klausen) eingeteilt und entwickelt sich häufig zu einer **Bruchfrucht,** die in vier einsamige Teilfrüchte (Merikarpien) zerfällt. Es kommen aber auch nicht zerfallende (z. B. *Vitex, Callicarpa*) oder zerfallende (z. B. *Clerodendrum*) **Steinfrüchte** vor.

Inhaltsstoffe: Iridoidglykoside und **ätherisches Öl** sind in der Familie weit verbreitet. In der Regel akkumulieren bestimmte Sippen jedoch nur jeweils eine der beiden Stoffgruppen: Vertreter der Unterfamilie **Nepetoideae** (*Lavandula, Melissa, Mentha, Ocimum, Origanum, Orthosiphon, Rosmarinus, Sal-*

via, Thymus) akkumulieren in der Regel **ätherisches Öl,** aber nur selten (*Nepeta, Satureja*) Iridoidglykoside; Vertreter der **Ajugoideae** (*Ajuga, Teucrium*), **Lamioideae** (*Lamium*) und anderer Unterfamilien akkumulieren in der Regel **Iridoidglykoside,** aber nur selten größere Mengen von ätherischem Öl. Hauptkomponenten der ätherischen Öle sind meist Monoterpene, z.B. Menthol im Öl von *Mentha piperita.* Bei den Iridoiden überwiegen Glykoside von C_9-Iridoiden, z.B. Ajugol in *Leonurus*-Arten.

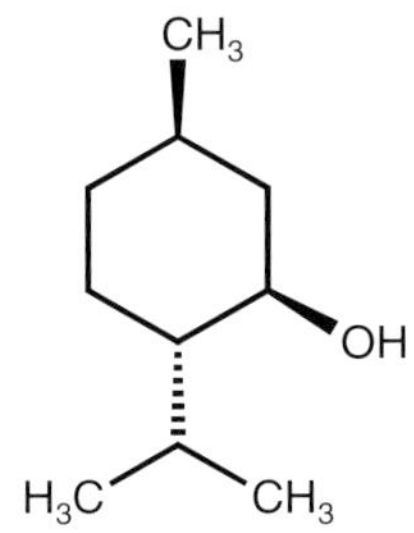

(-)-Menthol

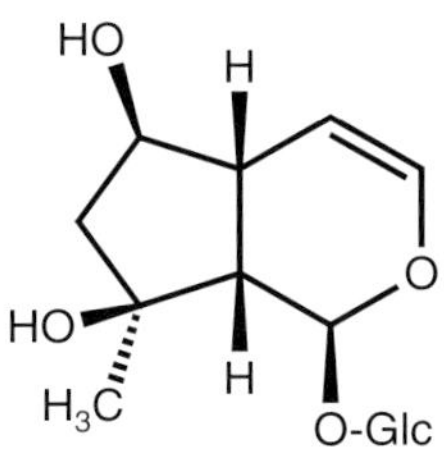

Ajugol

In ähnlicher Weise sind verschiedene Typen von **Kaffeesäureestern** verteilt: Vertreter der Nepetoideae akkumulieren häufig Rosmarinsäure, während in den anderen Unterfamilien Esterglykoside, wie z.B. Verbascosid, verbreitet sind. Caffeoylchinasäuren, wie z.B. Chlorogensäure, kommen in der ganzen Familie vor.

Arzneipflanzen, Nutzpflanzen: *Lavandula angustifolia* MILL.: Lavandulae aetheroleum/Lavendelöl AB (aus Blüten oder Blütenständen); *Leonurus cardiaca* L.: Leonuri cardiacae herba/Herzgespannkraut; *Melissa officinalis* L.: Melissae folium/Melissenblätter AB; *Mentha x piperita L.:* Menthae piperitae folium/Pfefferminzblätter, Menthae piperitae aetheroleum/Pfefferminzöl (aus blühenden oberirdischen Teilen); *Mentha arvensis* L. var. *piperascens* HOLMES: Menthae arvensis aetheroleum/Minzöl (aus frischem blühenden Kraut) AB; *Ocimum basilicum* L.: Basilikum (Kraut als Gewürz); *Origanum majorana* L.: Majoran (Kraut als Gewürz); *Orthosiphon aristatus* (BL.) MIQ.: Orthosiphonis folium/Orthosiphonblätter AB; *Rosmarinus officinalis* L.: Rosmarini aetheroleum/ Rosmarinöl AB (aus Blättern oder beblätterten Stängeln); *Salvia officinalis* L. (Farbtafel Abb. 23): Salviae folium/Salbeiblätter AB; *Salvia triloba* L. f.: Salviae trilobae folium/Dreilappiger Salbei AB; *Thymus vulgaris* L., *Thymus zygis* L.: Thymi herba/ Thymian AB; *Thymus serpyllum* L. s.l.: Serpylli herba.

Überordnung: Asteranae

Die Asteranae umfassen die Ordnungen **Apiales** (Araliales), **Dipsacales** und **Asterales** sowie die hier nicht behandelte Ordnung **Aquifoliales,** zu der die **Aquifoliaceae** mit der Gattung *Ilex* (Stechpalme) gehören. Zu den noch nicht eingeordneten Familien der Asteraneae gehören die **Adoxaceae,** die neben der Gattung *Adoxa* (Moschuskraut) auch die aus den Caprifoliaceae (Ordnung: Dipsacales) ausgeschlossenen Gattungen *Sambucus* (Holunder) und *Viburnum* (Schneeball) umfassen.

Die Überordnung ist vor allem durch DNA-Sequenzvergleiche definiert. Charakteristische morphologische Merkmale sind ein **unterständiger Fruchtknoten** (epigyne Blüten) und **eine** einzige **Samenanlage pro Karpell** oder **pro Ovar** (Asteraceae). Es gibt allerdings Ausnahmen: Einige Sippen der Asteranae, wie die Campanulaceae und einige Caprifoliaceae, haben mehrere Samenanlagen pro Karpell; selten, z.B. bei Aquifoliaceae, kommen auch hypogyne Blüten vor. Andererseits kommen epigyne Blüten und eine einzige Samenanlage pro Karpell auch bei einigen Sippen außerhalb der Asteranae, z.B. bei den Rubiaceae (Asteridae-Lamianae), vor.

Ordnung: Apiales

Die Ordnung umfasst die **Apiaceae,** die **Araliaceae** und fünf kleinere Familien. Zu den hier nicht behandelten Araliaceae gehören z.B. die Gattungen *Hedera* (Efeu) und *Panax* (Ginseng).

Charakteristische Merkmale der Ordnung sind **freie Petalen** und mit **ätherischem Öl** oder Balsam gefüllte **schizogene Exkretgänge.** Iridoide sind in einigen kleineren Familien der Apiales (Aralidiaceae, Griselinaceae), nicht aber in den Apiaceae und Araliaceae, nachgewiesen worden.

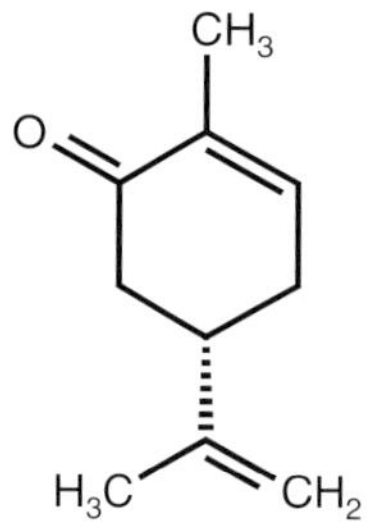

(*S*)-(-)-Carvon

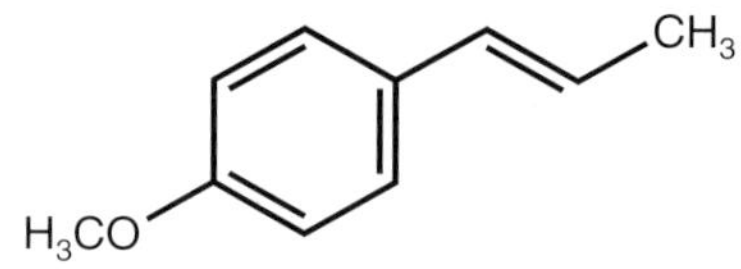

trans-Anethol

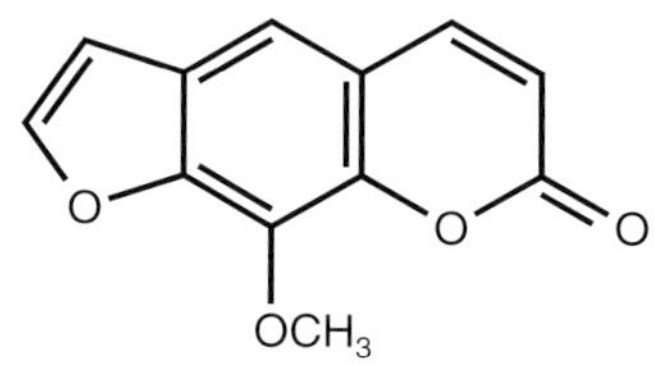

Xanthotoxin (8-Methoxypsoralen)

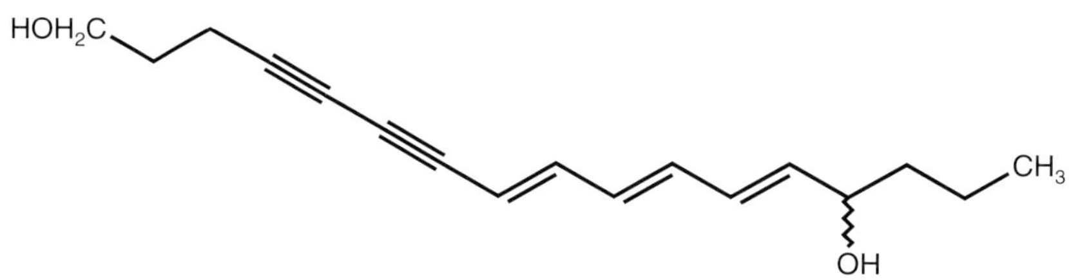

Cicutoxin

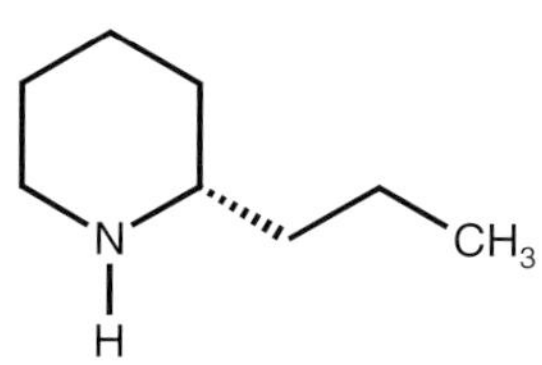

Coniin

Familie: Apiaceae (Umbelliferae)

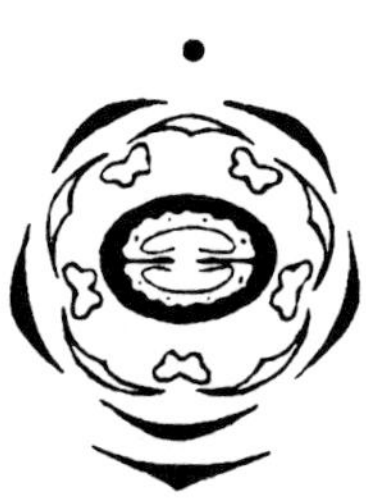

Laser trilobum

Blütenformel: * K5 C5 A5 G($\overline{2}$)

Allgemeines: Die Familie ist fast kosmopolitisch verbreitet mit Verbreitungsschwerpunkten in den nördlichen temperierten Gebieten und in tropischen Bergregionen. Sie umfasst 418 Gattungen mit insgesamt etwa 3100 Arten.

Morphologie: Die meisten Apiaceae sind **Kräuter;** nur wenige Arten sind strauchig oder baumförmig. Alle Pflanzenteile enthalten **schizogene Exkreträume.** Die normalerweise **wechselständigen Blätter** besitzen oft eine breite **Blattscheide;** sie sind meist **gefiedert oder fiederteilig,** nur selten gefingert oder ungeteilt. Als Blütenstände findet man in der Regel einfache oder zusammengesetzte **Dolden.** Die Blüten sind meist radiär, zygomorphe Blüten finden sich vor allem als Randblüten der Blütenstände. Die 5-zählige, freiblättrige Blütenhülle ist in Kelch und Krone gegliedert; der Kelch ist allerdings meist zu sehr kleinen Lappen oder Zähnen reduziert. Die 5 in **einem Kreis** angeordneten, freien **Staubblätter** stehen vor den Kelchblättern (episepal). Der **unterständige zweikarpellige, coenokarpe Fruchtknoten** wird von einem **Diskus** bedeckt, der mit den beiden Griffeln zu einem Griffelpolster (Stylopodium) verwachsen ist. Sehr typisch sind die trockenen **Spaltfrüchte,** die bei der Reife in **zwei** geschlossen bleibende **Teilfrüchte** zerfallen. Die Fruchtwand der Teilfrüchte besitzt fünf mehr oder weniger stark vorspringende Hauptrippen, in denen je ein Leitbündel verläuft. Zwischen den Hauptrippen können Nebenrippen ausgebildet sein. Unter den Nebenrippen oder den Tälchen zwischen den Hauptrippen befindet sich in der Regel je ein **schizogener Exkretgang.** Zwei weitere Exkretgänge sind unter der Fugenfläche lokalisiert.

Inhaltsstoffe: Für die pharmazeutische Verwendung und die Verwendung als Gewürz sind vor allem die in den Exrekträumen lokalisierten **ätherischen Öle** bedeutsam. Hauptkomponenten der arzneilich verwendeten ätherischen Öle sind meist **Monoterpene,** z. B. Carvon in Carvi aetheroleum, oder **Phenylpropane,** z. B. Anethol in Anisi aetheroleum. Außerdem kommen lipophile **Cumarinderivate,** z. B. das Furanocumarin Xanthotoxin in Angelicae radix, und **Polyine** (Polyacetylene), z. B. Cicutoxin in *Cicuta virosa* (Wasserschierling), vor. Sehr selten werden Alkaloide akkumuliert, z. B. Coniin in *Conium maculatum* (Schierling).

Arzneipflanzen: *Angelica archangelica* L.: Angelicae radix; *Carum carvi* L.: Carvi fructus/Kümmel AB; *Coriandrum sativum* L.: Coriandri fructus/Koriander AB; *Foeniculum vulgare* MILL. var. *vulgare* (Farbtafel Abb. 12): Foeniculi fructus/Fenchel AB, Foeniculi aetheroleum/Fenchelöl AB; *Levisticum officinale* W.D.J. KOCH: Levistici radix/Liebstöckelwurzel AB; *Pimpinella anisum* L.: Anisi fructus/Anis AB, Anisi aetheroleum/Anisöl AB.

Giftpflanzen: *Aethusa cynapium* L.: Hundspetersilie (Polyine); *Cicuta virosa* L.: Wasserschierling (Polyine); *Conium maculatum* L.: Schierling (Früchte, Alkaloide).

Nutzpflanzen: *Anethum graveolens* L.: Dill (Blätter); *Daucus carota* L.: Mohrrübe, Karotte (Wurzel); *Petroselinum crispum* (MILL.) NYM. ex A.W. HILL: Petersilie (Blätter, Wurzel).

Ordnung: Dipsacales

Die Dipsacales umfassen die Familien **Caprifoliaceae,** Diervillaceae, Linnaeaceae, Morinaceae, Dipsacaceae und **Valerianaceae.** Die Ordnung ist intensiv taxonomisch untersucht worden. Während die Dipsacaceae und Valerianaceae weitgehend unverändert blieben, haben die DNA-Sequenzvergleiche zu einer tief greifenden Umgruppierung bei den **Caprifoliaceae** geführt. Diese Familie umfasst außer zwei kleineren wenig bekannten Gattungen nur noch die Gattungen *Lonicera* und *Symphoricarpos.* Die Gattungen *Sambucus* und *Viburnum* gehören offenbar nicht zu den Dipsacales; sie werden zusammen mit der Gattung *Adoxa* als Familie Adoxaceae an die Basis der Asteranae gestellt. Die übrigen Gattungen werden zwar in der Ordnung Dipsacales belassen, aber als eigene monophyletische Familien Diervillaceae (*Diervilla* und *Weigela*) und Linnaeaceae (*Linnaea*) geführt.

Dipsacales haben **gegenständige Blätter** und in der Regel komplexe cymöse Infloreszenzen. **Iridoide** sind in der Ordnung weit verbreitet.

Familie: Valerianaceae

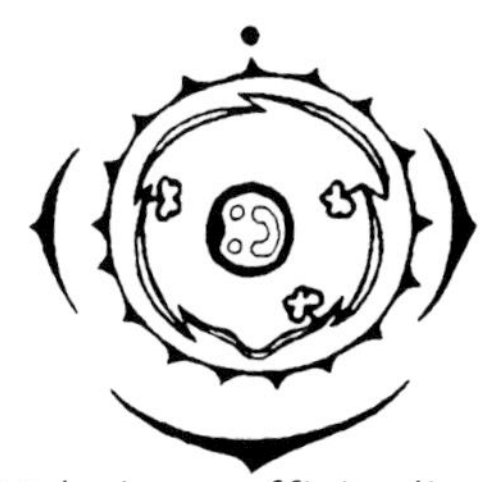

Valeriana officinalis

Blütenformel: ↯ [C(5) A4 → 1] G ($\overline{3}$)

Allgemeines: Die Familie ist fast kosmopolitisch verbreitet mit Schwerpunkten in temperierten Gebieten der Nordhemisphäre und in den Anden. Sie umfasst 17 Gattungen mit insgesamt etwa 400 Arten.

Morphologie: Kräuter, selten Sträucher, mit **gegenständigen,** ganzrandigen bis fiederteiligen oder gefiederten **Blättern** ohne Nebenblätter. Der **Kelch** ist zur Blütezeit meist unscheinbar und vergrößert sich zur Zeit der Fruchtreife häufig zu einem häutigen, gefiederten (*Valeriana*) oder mit Widerhaken besetzten **Pappus,** der zur Verbreitung der Früchte dient. Die in der Regel 5-zählige, verwachsenblättrige **Krone** trägt oft an der Basis der Kronröhre eine **Aussackung** oder einen **Sporn.** Da die Blüte außerdem nur **4 bis 1 mit der Kronröhre verwachsene Staubblätter** enthält, ist sie meist **asymmetrisch.** Der **3-karpellige, unterständige Fruchtknoten** entwickelt sich zu einer einsamigen **Nussfrucht.**

Inhaltsstoffe: Ätherisches Öl mit auffallendem Geruch ist in der Familie weit verbreitet. In *Valeriana*-Arten und Arten verwandter Gattungen kommen **Iridoidester** (Valepotriate), z. B. Valtrat, vor.

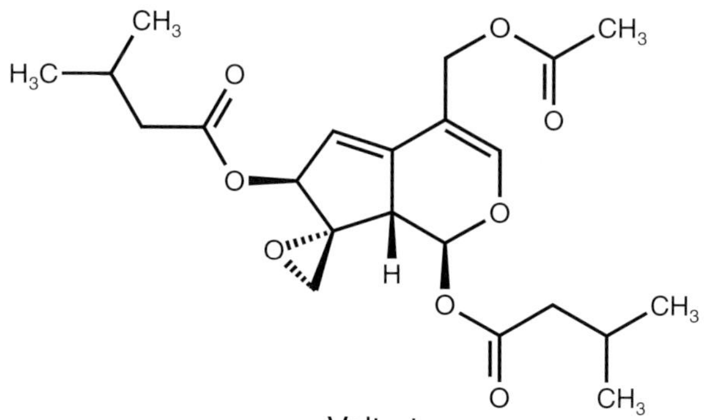

Valtrat

Arzneipflanzen, Nutzpflanzen: *Valeriana officinalis* L. (Farbtafel Abb. 18): Valerianae radix/ Baldrianwurzel AB; *Valerianella locusta* (L.) LATERR.: Feldsalat (Blätter).

Ordnung: Asterales

Die Ordnung umfasst die kosmopolitisch verbreiteten Familien **Asteraceae, Campanulaceae** (einschließlich Lobeliaceae) und **Menyanthaceae** sowie neun in Australien und Melanesien beheimatete Familien und eine in Südamerika beheimatete Familie (Calyceraceae).

Ein charakteristisches morphologisches Merkmal ist die **sekundäre Pollenpräsentation:** Die meisten Asterales präsentieren den Bestäubern den Pollen nicht auf den Antheren, wenn diese geöffnet werden, sondern auf anderen Blütenteilen. Häufig bilden die Staubblätter eine Röhre, in die sie den Pollen abgeben; anschließend wird der Pollen durch den wachsenden Griffel aus der Röhre gepumpt oder gefegt und **an der Öffnung der Röhre oder an der Außenseite des Griffels** präsentiert.

Die meisten Asterales speichern **Inulin,** ein aus Fructoseeinheiten und einer endständigen Glucoseeinheit aufgebautes Polysaccharid, als Reservestoff. **Iridoide** sind in den kleineren Familien (Me-

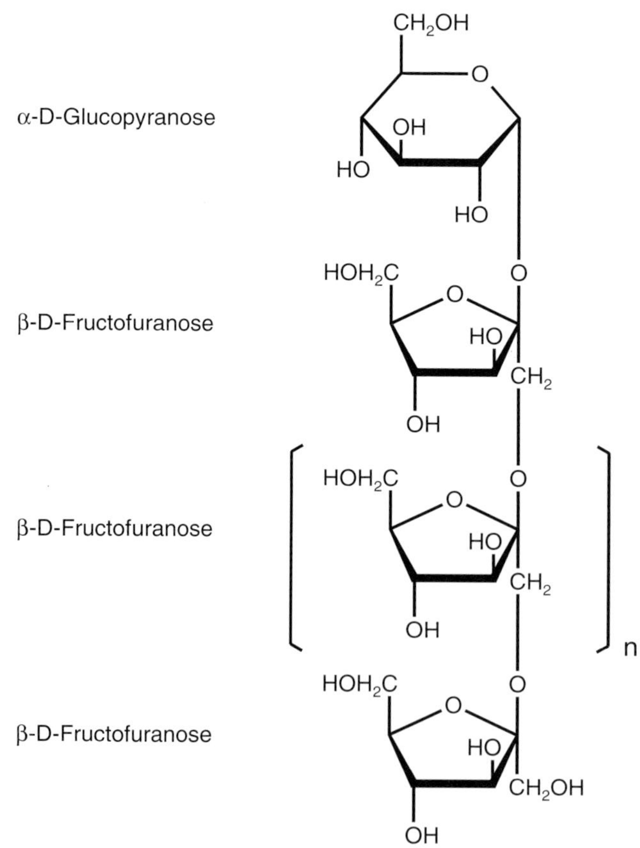

Inulin

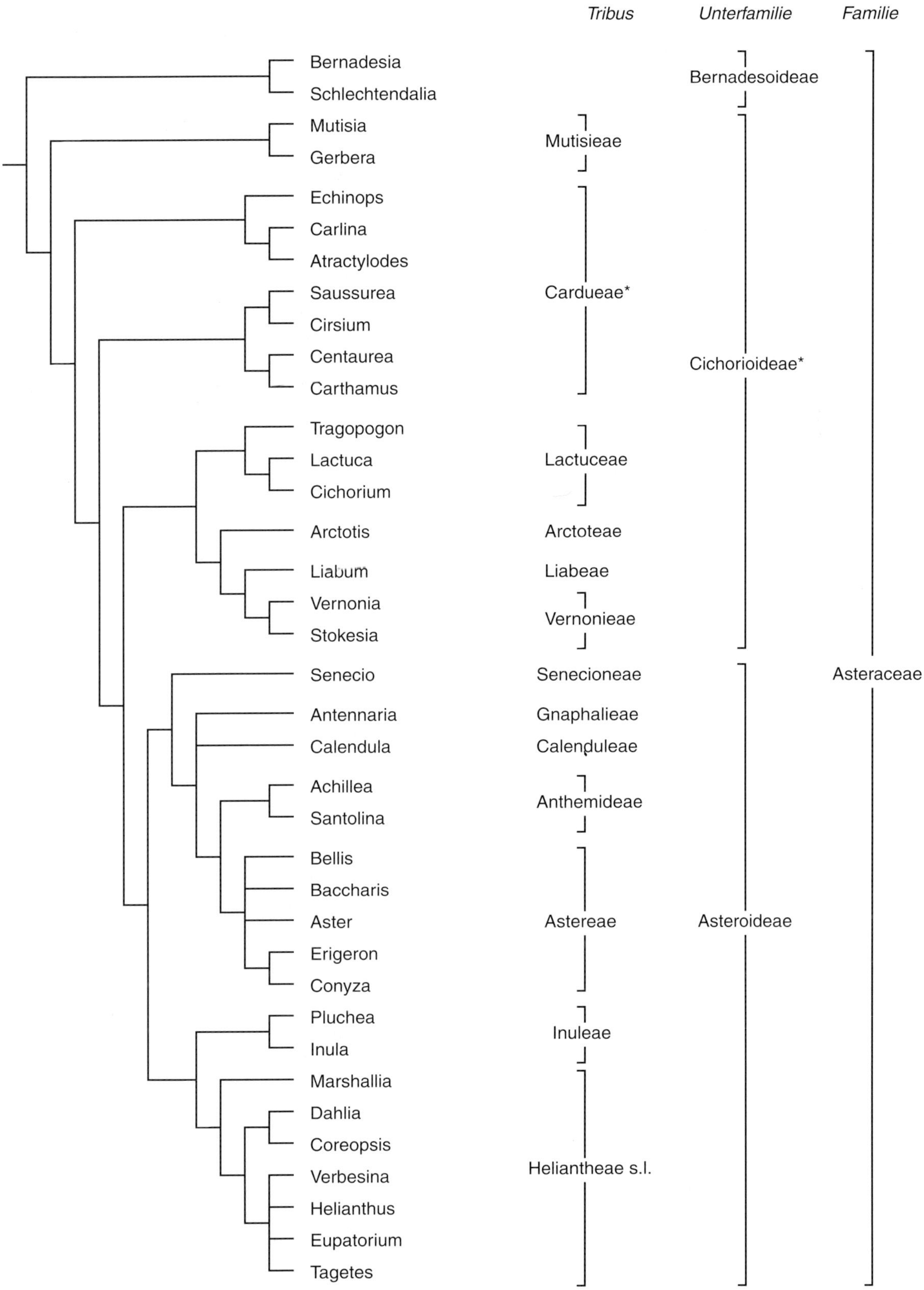

Abb. 41.8 Phylogenie der Asteraceae. Das Kladogramm basiert auf Sequenzen des Chloroplastengens *ndh*F. (Nach Kim, K.-J. (1995) Proc. Ntl. Acad. Sci. USA 92: 10379–10383).
* paraphyletisch

nyanthaceae, Goodeniaceae), nicht aber in den Campanulaceae und Asteraceae nachgewiesen worden.

Familie: Asteraceae (Compositae)

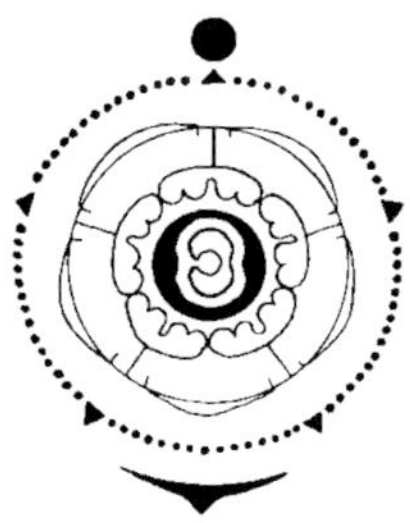

Arnica (Röhrenblüte)

Blütenformeln:
* [C(5) A(5)] G $(\overline{2})$ Röhrenblüten
↓ [C(5) A(5)] G $(\overline{2})$ Zungenblüten

Allgemeines: Die kosmopolitisch verbreitete Familie umfasst etwa 1300 Gattungen und etwa 21 000 Arten. Damit ist sie – nach den Orchidaceae – die zweitgrößte Familie der Blütenpflanzen. Eine einigermaßen konsistente Gliederung dieser riesigen Familie in Unterfamilien und Tribus zu erstellen, wird noch einige Zeit dauern. Neuere kladistische Studien mit molekularen (*ndh*F, *rbc*L) und morphologischen Merkmalen haben jedoch schon zur Klärung einiger Gliederungsprobleme entscheidend beigetragen. So ist man sich weitgehend einig, dass die redefinierte Unterfamilie **Asteroideae** und die 1992 erstmals definierte, nur südamerikanische Arten umfassende Unterfamilie **Bernadesioideae** monophyletisch sind (s. Abb. 41.8). Dagegen ist die früher auch als eigenständige Familie (Cichoriaceae) geführte Unterfamilie **Cichorioideae** in ihrer traditionellen Umgrenzung mit hoher Wahrscheinlichkeit paraphyletisch.

Morphologie: Kräuter, Sträucher oder Bäume mit meist **wechselständigen,** seltener gegenständigen, einfachen oder zusammengesetzten **Blättern** ohne Nebenblätter. Auffällig ist der von kelchblattartigen Hochblättern (**Hüllkelch,** Involucrum) umgebene **köpfchen- oder körbchenförmige Blütenstand,** der das Aussehen und die Funktion einer Einzelblüte hat und daher zu den **Pseudanthien** gerechnet wird. Die Einzelblüten stehen ohne Deckblatt oder in der Achsel ihrer Deckblätter, der **Spreublätter,** auf dem Blütenstandsboden. Ein Köpfchen oder Körbchen kann nur **Röhrenblüten** (Cichorioideae p.p. (*pro parte* = zum Teil): z. B. *Silybum, Carduus*), nur **Zungenblüten** (Cichorioideae p.p.: z. B. *Cichorium, Taraxacum*) oder beide Blütentypen (Asteroideae: z. B. *Arnica, Chamomilla*; selten bei Cichorioideae) enthalten. Häufig unterscheiden sich die **Randblüten** durch Größe, Farbe, Form (Zungenblüten) oder Geschlecht (weibliche oder sterile Blüten) von den Scheibenblüten. Die 5-zähligen **Röhrenblüten** sind **radiär;** ihre Kronblätter sind teilweise oder fast vollständig zu einer Röhre verwachsen, die dann je nach Verwandtschaftskreis 5 kurze, relativ breite (Asteroideae) oder 5 längere schmale Kronlappen (Cichorioideae) trägt. Die ebenfalls 5-zähligen **Zungenblüten** sind **zygomorph;** der untere röhrenförmige Teil trägt einen einseitig verlängerten bandförmigen Kronlappen. Dieser Kronlappen, die **Zunge,** ist bei einlippigen Zungenblüten aus allen **5 Kronblättern** aufgebaut (Cichorioideae); bei zweilippigen Zungenblüten besteht die Zunge nur aus **3 Kronblattabschnitten** und die restlichen zwei Kronblattabschnitte sind sehr kurz oder fehlen völlig (Asteroideae; selten bei Cichorioideae). Die Unterschiede im Aufbau sind häufig noch an der Zahl der Zähne an der Spitze der Zunge erkennbar. Die **Antheren** der 5 mit der Kronröhre verwachsenen Staubblätter sind zu einer **Röhre** vereinigt, in die der Pollen abgegeben wird. Zu diesem Zeitpunkt liegen die Griffeläste derselben Blüte noch aneinander und die Narben können noch nicht bestäubt werden (Proterandrie); die Griffelspitze befindet sich am unteren Ende der Antherenröhre. Durch Verlängerung des Griffels oder durch Verkürzung der Staubblatt-Filamente schiebt dann das außen behaarte Griffelende den **Pollen aus der Röhre** heraus; danach lösen sich die Griffeläste voneinander und geben die auf der Innenseite befindlichen Narben frei. Durch diesen Mechanismus wird der blüteneigene Pollen den bestäubenden Insekten präsentiert und gleichzeitig die Fremdbestäubung gefördert. Der **zweikarpellige, unterständige Fruchtknoten** entwickelt sich zu einer einsamigen **Nussfrucht,** die auch als **Achäne** bezeichnet wird, da Fruchtwand und Samenschale miteinander verwachsen sind. Der Kelch ist zur Blütezeit unscheinbar oder fehlt völlig. Zur Zeit der Fruchtreife entwickelt er sich häufig zu einem aus Schuppen, Borsten oder Haaren bestehenden **Pappus,** der zur Verbreitung der Früchte dient.

Inhaltsstoffe: Inulin (s. Asterales), **Polyine** (=Polyacetylene), z. B. die En-in-dicycloether aus Kamillenblüten, **Sesquiterpenlactone,** z. B. Artabsin aus Wermutkraut, die häufig einen bitteren Geschmack haben, und **ätherische Öle,** die in Drüsenhaaren oder schizogenen Exkretbehältern akkumuliert werden, sind in der Familie weit verbreitet. Hauptkomponenten der ätherischen Öle

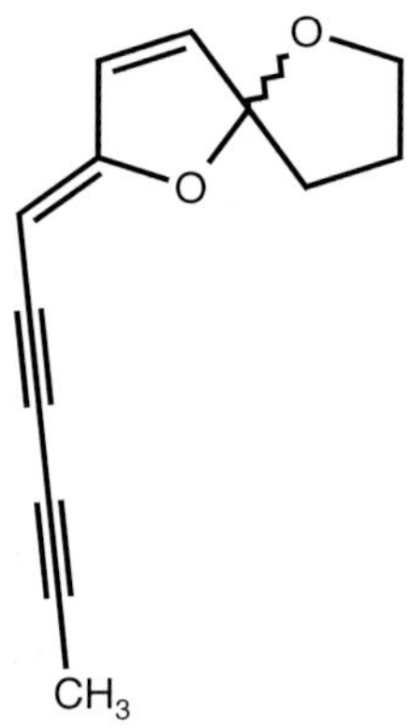

cis-En-in-dicycloether

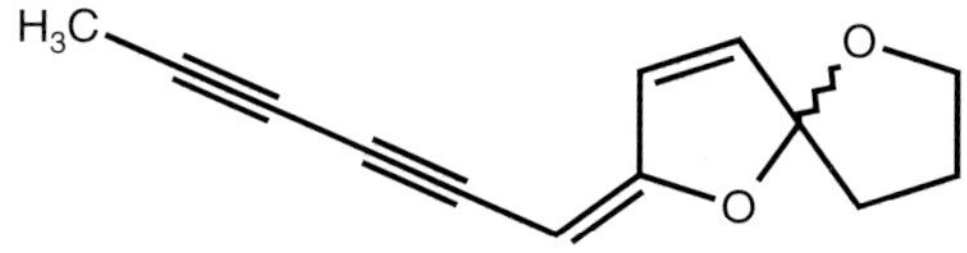

trans-En-in-dicycloether

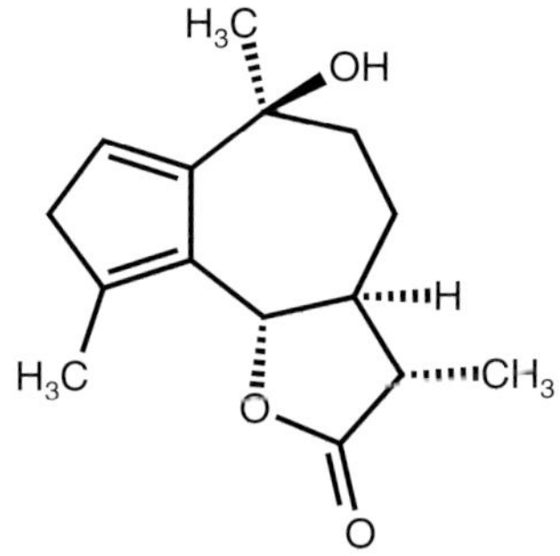

Artabsin

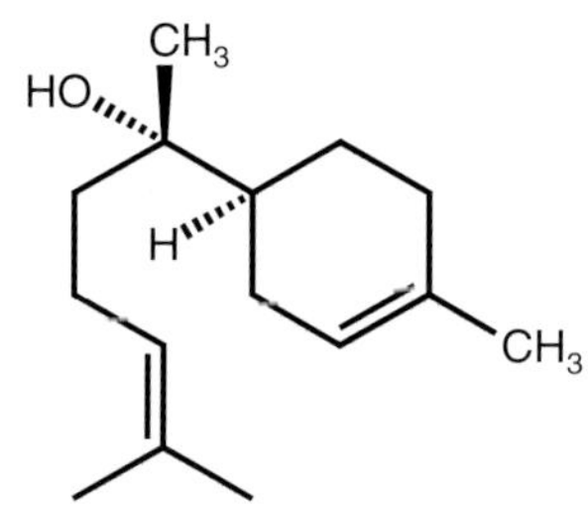

(-)-α-Bisabolol

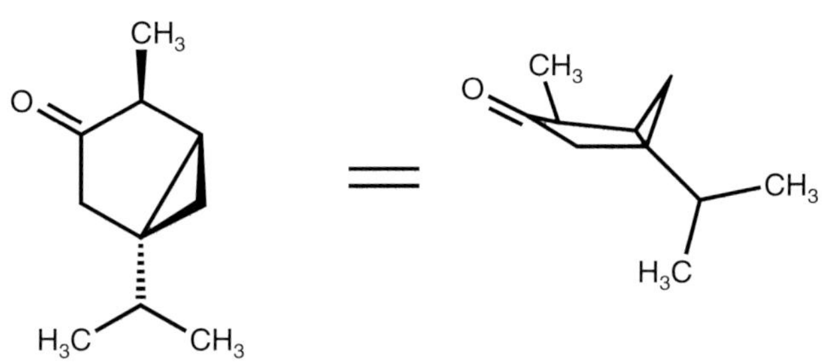

(+)-Isothujon

sind meist **Sesquiterpene,** z. B. Bisabolol aus Kamillenblüten, oder **Monoterpene,** z. B. Isothujon aus Wermutkraut. Bei einem Teil der Cichorioideae (Tribus Lactuceae) kommt Milchsaft in **gegliederten Milchröhren** vor.

Arzneipflanzen, Nutzpflanzen: Cichorioideae: *Cichorium intybus* L.: Chicorée (gestauchte beblätterte Seitensprosse); *Cynara scolymus* L.: Artischocke (Blütenstandsboden als Gemüse; Extrakte aus dem Kraut in Fertigarzneimitteln); *Silybum marianum* (L.) GAERTN.: Cardui mariae fructus/Mariendistelfrüchte AB; *Lactuca sativa* L.: Kopfsalat (gestauchter beblätterter Spross), Schnittsalat (Blätter); *Taraxacum officinale* WEB. ex WIGG. (Farbtafel Abb. 19): Taraxaci radix cum herba/Löwenzahnwurzel mit Kraut.

Asteroideae: *Achillea millefolium* L.: Millefolii herba/Schafgarbenkraut AB; *Arnica montana* L. (Farbtafel Abb. 20), *Arnica chamissonis* LESS. ssp. *foliosa* (NUTT.) MAGUIRE: Arnicae flos/Arnikablüten AB; *Artemisia absinthium* L.: Absinthii herba/Wermutkraut AB; *Chamaemelum nobile* L. (ALL.): Chamomillae romanae flos/Römische Kamille; *Helianthus annuus* L.: Sonnenblumenöl (fettes Öl der Samen); *Matricaria recutita* L. [Syn. *Chamomilla recutita* (L.) RAUSCHERT]: Chamomillae flos/Kamillenblüten, Chamomillae aetheroleum/Kamillenöl AB; *Tussilago farfara* L.: Farfarae folium/Huflattichblätter AB.

Sachregister

Sachregister

A

C

D

E

F

G

H

I

J

K

L

M

N

O

P

Q

R

S

T

U

V

W

X

Y

Z